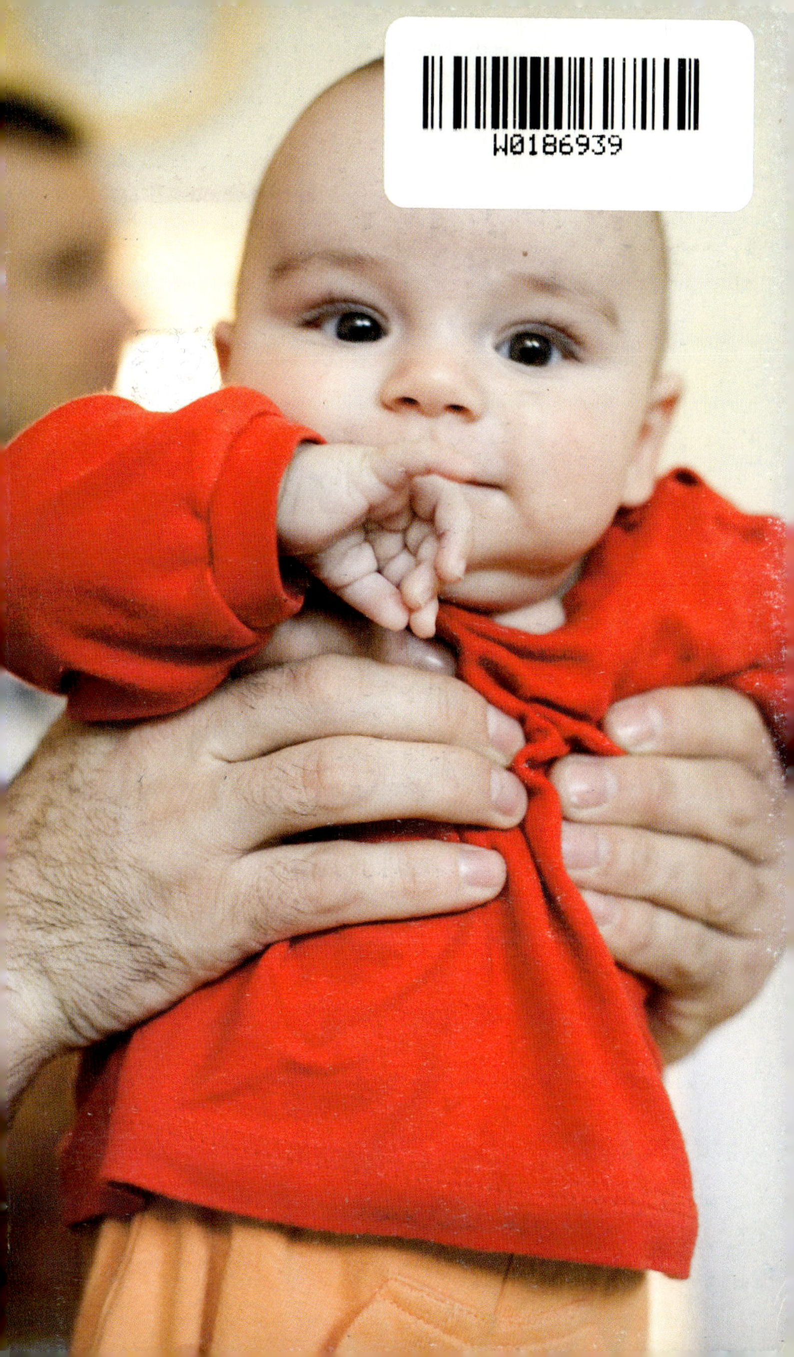

Thieme

EXPRESS Pflegewissen

Gesundheits- und Kinderkrankenpflege

257 Abbildungen
106 Tabellen

2. Auflage

Georg Thieme Verlag
Stuttgart · New York

Bibliografische Information der Deutschen Nationalbibliothek

Die Deutsche Nationalbibliothek verzeichnet diese Publikation in der Deutschen Nationalbibliografie; detaillierte bibliografische Daten sind im Internet über http://dnb.d-nb.de abrufbar.

Layout: Melanie Erlewein, Stuttgart

Zeichnungen:
Viorel Constantiescu, Bukarest, Rumänien
Karin Baum, Mannheim
Roland Geyer, Weilerswist
Andrea Schnitzler, Insbruck

Fotografen:
Paavo Blåfield, Kassel
Alexander Fischer, Sinzheim-Winden

1. Auflage 2009

Wichtiger Hinweis: Wie jede Wissenschaft ist die Medizin ständigen Entwicklungen unterworfen. Forschung und klinische Erfahrung erweitern unsere Erkenntnisse, insbesondere was Behandlung und medikamentöse Therapie anbelangt. Soweit in diesem Werk eine Dosierung oder eine Applikation erwähnt wird, darf der Leser zwar darauf vertrauen, dass Autoren, Herausgeber und Verlag große Sorgfalt darauf verwandt haben, dass diese Angabe **dem Wissensstand bei Fertigstellung des Werkes** entspricht.
Für Angaben über Dosierungsanweisungen und Applikationsformen kann vom Verlag jedoch keine Gewähr übernommen werden. **Jeder Benutzer ist angehalten**, durch sorgfältige Prüfung der Beipackzettel der verwendeten Präparate und gegebenenfalls nach Konsultation eines Spezialisten festzustellen, ob die dort gegebene Empfehlung für Dosierungen oder die Beachtung von Kontraindikationen gegenüber der Angabe in diesem Buch abweicht. Eine solche Prüfung ist besonders wichtig bei selten verwendeten Präparaten oder solchen, die neu auf den Markt gebracht worden sind. **Jede Dosierung oder Applikation erfolgt auf eigene Gefahr des Benutzers.** Autoren und Verlag appellieren an jeden Benutzer, ihm etwa auffallende Ungenauigkeiten dem Verlag mitzuteilen.
Geschützte Warennamen (Warenzeichen) werden **nicht** besonders kenntlich gemacht. Aus dem Fehlen eines solchen Hinweises kann also nicht geschlossen werden, dass es sich um einen freien Warennamen handelt.

Rüdigerstraße 14
D-70469 Stuttgart
Unsere Homepage: http://www.thieme.de

Printed in Italy

Umschlaggestaltung: Thieme Verlagsgruppe
Umschlagfoto: Alexander Fischer, Sinzheim-Winden
Satz: Mitterweger & Partner GmbH, Plankstadt
Gesetzt auf 3B2
Druck: L.E.G.O. S.p.A., in Lavis (TN)

ISBN 978-3-13-149822-9 1 2 3 4 5 6
Auch erhältlich als E-Book:
eISBN (PDF) 978-3-13-150992-5

Liebe Leserinnen, liebe Leser,

schnell finden, schnell lesen, schnell verstehen. Das ist das Grundkonzept der Reihe ***Express Pflegewissen***. Wenn Sie wenig Zeit auf Station haben, ist die schnelle, übersichtliche Antwort der absolute Trumpf. Die Reihe bietet Ihnen gebündelt Information, die Sie sich durch den Charakter des raschen Nachschlagewerks ganz einfach erschließen können.

Als Erinnerungsstütze finden Sie zu jeder Thematik kurz gefasste Grundlagen und darauf aufbauend spezifische pflegerische und medizinische Fachinformationen, die präzise und praxisorientiert Ihre Fragen beantworten. Ideal für Wiedereinsteiger nach der Elternzeit oder für Pflegende, die den Fachbereich wechseln.

Bewusst haben wir das Format klein und handlich gehalten. Das Buch ist robust und hält jede Menge Wasser- und Desinfektionsmittelspritzer aus. Es ist der ideale Begleiter auf Station. Setzen Sie es dort ein, wo die Fragen entstehen, in der Praxis.

Es werden immer die gleichen Gliederungspunkte verwendet. So finden Sie sich ebenso mühelos in jedem Kapitel zurecht, wie in jedem Band der Reihe. Nicht zuletzt trägt ein schönes Erscheinungsbild des Buches dazu bei, es gerne aufzuschlagen und darin zu blättern.

Wir wünschen Ihnen häufige und schnelle Verwendung und viel Freude am Besitz dieses hochwertigen Buches.

Ihr Thieme-Redaktionsteam

Mitarbeiterverzeichnis

Dr. Hakan Akintürk
Leiter der Abteilung Kinderherzchirurgie
Kinderherzzentrum
Universitätsklinikum Gießen-Marburg
Feulgenstraße 12
35390 Gießen

Univ. Prof. Dr. Klaus Arbeiter
Universitätsklinik für Kinder- und
Jugendheilkunde
Währinger Gürtel 18-20
1090 Wien

Christa Aßmann
Lehrerin für Pflegeberufe
Wälder Weg 10
55469 Holzbach

Univ. Prof. Dr. Christoph Aufricht
Universitätsklinik für Kinder- und
Jugendheilkunde
Währinger Gürtel 18-20
1090 Wien

Ilse Bayerl
Rechtsanwältin
Rhönweg 15
65462 Ginsheim

Heidrun Beyer
Lehrerin für Kinderkrankenpflege
Humperdinckstraße 5
65193 Wiesbaden

Dr. Barbara Binder
Oberärztin
Universitätsklinik für Dermatologie und
Venerologie
Medizinische Universität Graz
Auenbruggerplatz 8
8036 Graz

Dr. Michael Böhm
Universitätsklinik für Kinder- und
Jugendheilkunde
Währinger Gürtel 18-20
1090 Wien

Univ. Prof. Dr. Ernst Eber
Stellv. Abteilungsleiter
Klinische Abteilung für Pulmonologie und
Allergologie
Universitätsklinik für Kinder- und
Jugendheilkunde
Auenbruggerplatz 30
8036 Graz

Michael Färber
Lehrer für Pflegeberufe, Kinderkrankenpfleger,
Krankenpfleger
Westendstr. 13
65375 Oestrich-Winkel

Dr. Elke Elisabeth Fröhlich-Reiterer
Oberärztin, Department für
Allgemeine Pädiatrie
Bereich Diabetes und Endokrinologie
Universitätsklinik für Kinder- und
Jugendheilkunde
Auenbruggerplatz 30
8036 Graz

Dr. Berthold Gehrke
80469 München
Berthold.gehrke@gmx.de

Univ.Prof. Dr. Almuthe C. Hauer
Universitätsklinik für Kinder- und
Jugendheilkunde
Auenbruggerplatz 30
8036 Graz

Dr. Bernd Heinzl
Oberarzt der Klinischen Abteilung für
Pädiatrische Kardiologie
Universitätsklinik für Kinder- und
Jugendheilkunde
Auenbruggerplatz 30
8036 Graz

Walter Hell
Richter am Amtsgericht
Am alten Einlaß 1
86150 Augsburg

Monika Hensel
Kinderkrankenschwester, Fachkinderkranken-
schwester für Intensiv- und Anästhesie
Jacob-Jacobi-Str. 8
65321 Heidenrod

Diana Hochscheid
Kinderkrankenschwester,
Dipl.-Pflegepädagogin (FH)
Kinderkrankenpflegeschule des Klinikum der
Johannes Gutenberg-Universität Mainz
Am Pulverturm 13
55101 Mainz

Mechthild Hoehl
Kinderkrankenschwester, Präventionsassistentin,
freiberufliche Dozentin, Elternberaterin
In den Werkstückern 22
54331 Pellingen

Eva Hokenbecker-Belke
Dipl. Pflegewirtin (FH), Fachkrankenschwester für Intensivpflege und Anästhesie
Case Managerin (DGCC), Qualitätsmanagementbeauftragte (QMB-TÜV)
Lippstädter Str. 34
59510 Lippetal

Dr. Uwe Hübner
Chefarzt der Chirurgischen Abteilung
Katholisches Kinderkrankenhaus
Wilhelmstift gem. GmbH
Liliencronstr. 130
22149 Hamburg

Pamela Jech
Kinderkrankenschwester, Praxisanleiterin
DRK Klinikum Westend
Spandauer Damm
14050 Berlin

Dr. Martin Jentzsch
Facharzt für Kinderheilkunde, Neonatologie
St. Josef-Stift
Weststraße 7
48324 Sendenhorst

Ursula Junker
Kinderkrankenschwester, Lehrerin für Pflegeberufe, Atemtherapeutin
Franklenweg 15
79588 Blansingen

Gabi Kempf
Kinderkrankenschwester
Universitäts-Augenklinik
66424 Homburg/Saar

Olaf Kirschnick
Leiter der Berufsfachschule für Pflegeberufe am Kreiskrankenhaus Tauberbischofsheim
Albert-Schweitzer-Str. 35
97941 Tauberbischofsheim

Jenny Krämer-Eder
Kinderkrankenschwester
Ringstr. 75
55129 Mainz

Kurt Kullick
Diplompädagoge, Dipl. Sozialarbeiter (FH)
Abteilungsleiter im Diakonischen Werk Wiesbaden
Heinrich-Gärtner-Str. 11
55257 Budenheim

Petra Kullick
Kinderkrankenschwester, Lehrerin für Gesundheitsfachberufe
Kinderkrankenpflegeschule des Klinikums der Johannes Gutenberg-Universität Mainz
Am Pulverturm 13
55101 Mainz

Dr. Thomas Meißner
Medizinjournalist
Rießstr. 16
61231 Bad Nauheim

Univ. Prof. Dr. Thomas Müller
Universitätsklinik für Kinder- und Jugendheilkunde
Währinger Gürtel 18-20
1090 Wien

Dr. Alice Plummer
Kinderkrankenschwester, R.N., Psychologin
P.O. Box 186
Manchester M21 OWH
England

Dr. Andrea Riesenhuber
Universitätsklinik für Kinder- und Jugendheilkunde
Währinger Gürtel 18-20
1090 Wien

Brigitte Rinner
Kinderkrankenschwester, stellvertretende Stationsleitung
Zentrum für Kinder- und Jugendmedizin des Klinikums der Johannes Gutenberg-Universität Mainz
Langenbeckstr.1 (Bau109/A2)
55101 Mainz

Dr. Alexander Schneider
Universitätsklinik für Kinder- und Jugendheilkunde
Währinger Gürtel 18-20
1090 Wien

Dr. Franz Schnekenburger
Leitender Oberarzt
Klinik für Kinderchirurgie und Schwerbrandverletzte
Kinderkrankenhaus Park Schönfeld
Frankfurter Str. 167
34121 Kassel

Daniela Schütz
Kinderkrankenschwester,
Dipl.-Pflegepädagogin (FH)
Kinderkrankenpflegeschule des Klinikum
der Johannes Gutenberg-Universität Mainz
Am Pulverturm 13
55101 Mainz

Franz Sitzmann
Fachkrankenpfleger für Krankenhaushygiene,
tätig in verschiedenen Krankenhäusern,
Altenpflegeheimen, heilpädagogischen
Einrichtungen
Weg zum Poethen 87
58313 Herdecke/Ruhr

Dr. Andrea Skrabl-Baumgartner
Oberärztin, Leiterin der Rheumaambulanz
Universitätsklinik für Kinder- und
Jugendheilkunde
Auenbruggerplatz 30
8036 Graz

Astrid Steinberger M.A.
Krankenschwester, freiberufliche Dozentin
für Psychologie, Soziologie, Sozialmedizin und
Pädagogik
Nonnenwies 8
55442 Roth

Dietmar Stolecki
Dipl.-Berufspädagoge
Referat Fort- und Weiterbildung
St. Johannes-Hospital
Johannesstr. 9-17
44137 Dortmund

Simone Teubert
Kinderkrankenschwester
Zentrum für Kinder- und Jugendmedizin
des Klinikums der Johannes Gutenberg-
Universität Mainz
Langenbeckstr.1
55131 Mainz

Dr. Klaus Valeske
Kinderherzzentrum
Universitätsklinikum Gießen-Marburg
Feulgenstraße 12
35390 Gießen

Dr. Regina Vargha
Universitätsklinik für Kinder- und
Jugendheilkunde
Währinger Gürtel 18-20
1090 Wien

Eva-Maria Wagner
Kinderkrankenschwester,
Fachkinderkrankenschwester für pädiatrische
Intensivpflege, Praxisanleiterin
Huxelrebenweg 58
55129 Mainz

Dr. Felicitas Witte
Ärztin und Wissenschaftsjournalistin
Rheinländerstr. 12
4056 Basel
Schweiz

Inhaltsverzeichnis

Teil 1:
Grundlagen der Pflege von Kindern

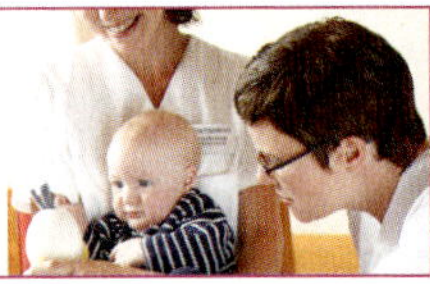

Teil 2:
Kinder pflegen in den LAs

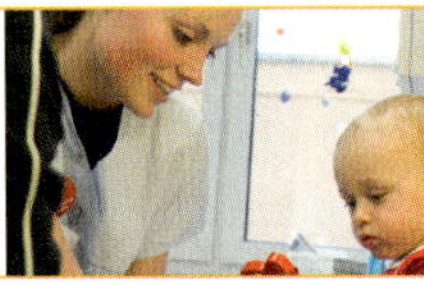

Teil 3: Kinder mit spezifischen Erkrankungen pflegen

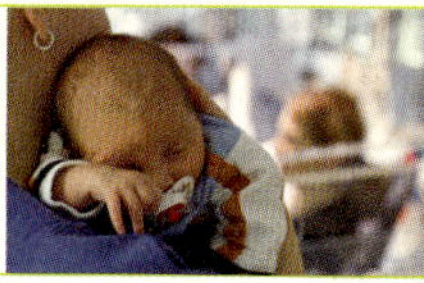

Teil 4:
Anhang

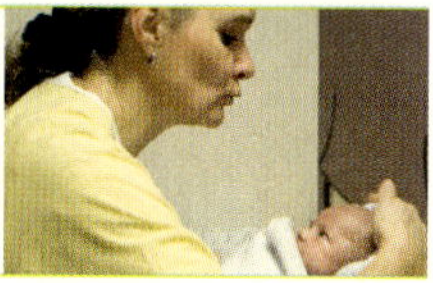

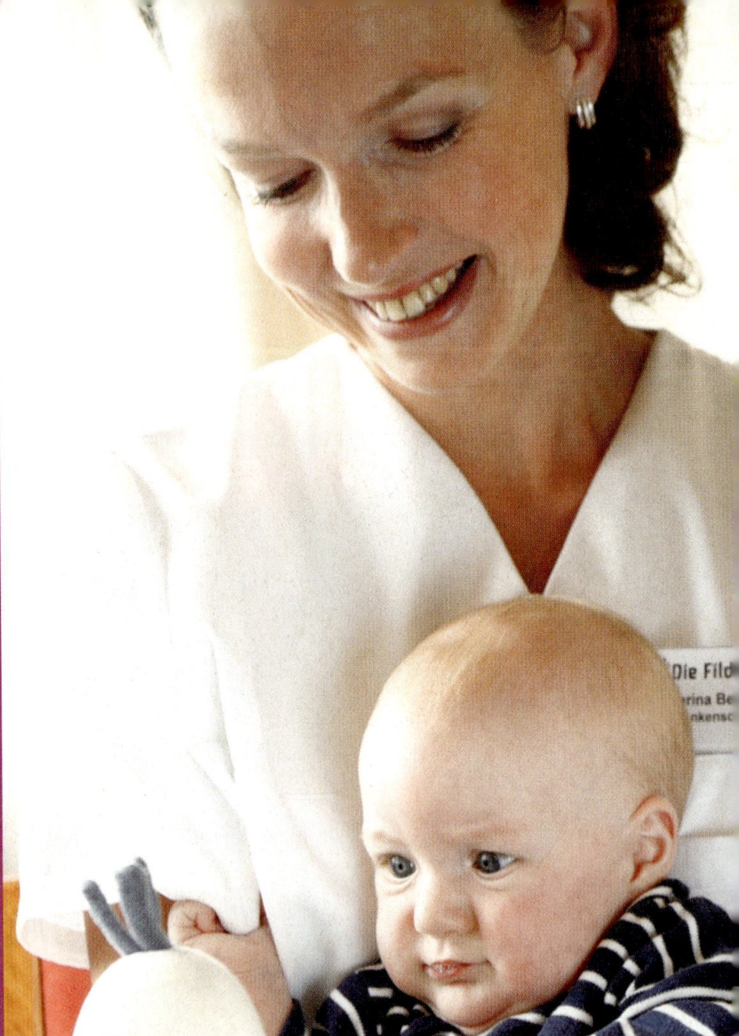

Teil 1:
Grundlagen der Pflege von Kindern

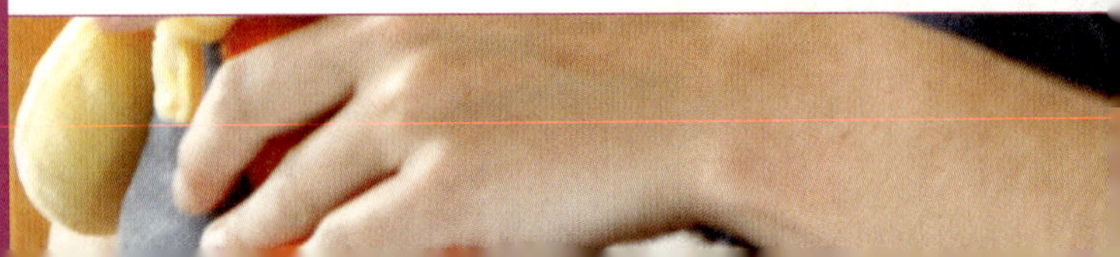

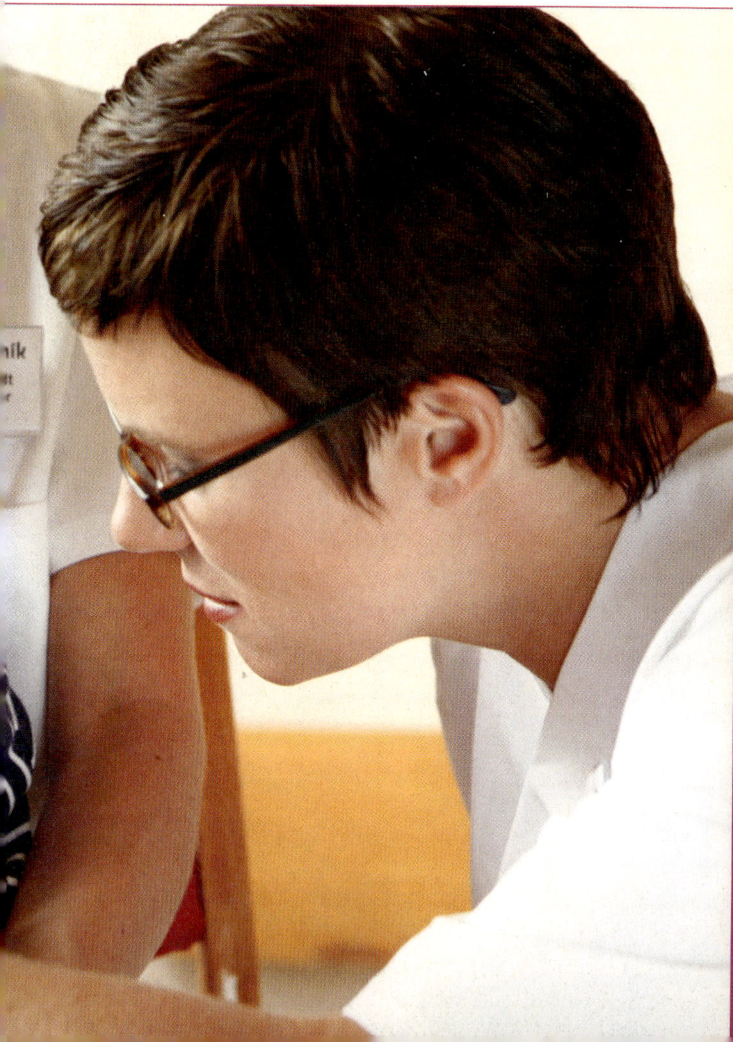

1

Professionelle Pflege, Aufgabenbereiche der Gesundheits- und Kinderkrankenpflege

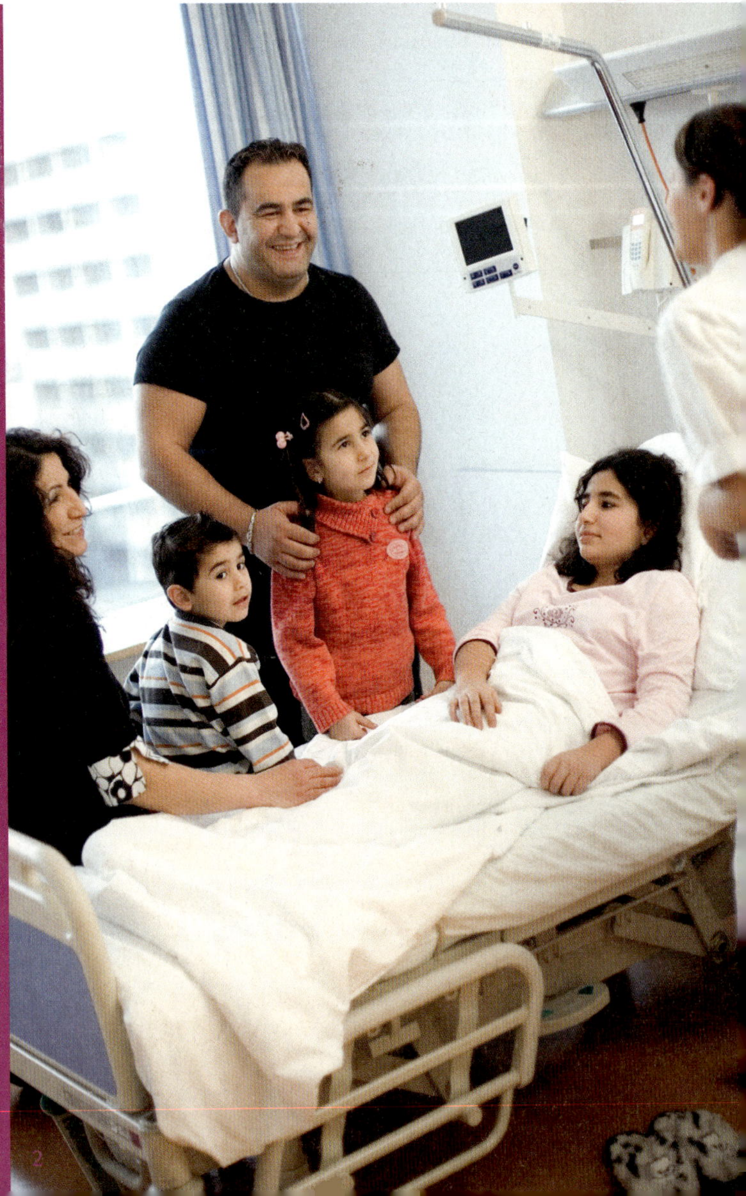

1.1 Berufsbild und Berufsverständnis

Merke: Beruflich ausgeübte Pflege bedeutet nicht nur Unterstützung oder Hilfestellung, wenn ein Mensch erkrankt ist. Zum Aufgabengebiet gehören ebenso Prävention und Rehabilitation. Mit Prävention ist das Ziel verbunden, die Gesundheit des Kindes zu erhalten und zu fördern. Rehabilitation dient der Wiederherstellung von Gesundheit bzw. der Förderung der Akzeptanz der Gesundheitsstörung. Im ambulanten und stationären Bereich fördert Kinderkrankenpflege die körperliche, geistige, psychische und soziale Entwicklung des Kindes unter Miteinbeziehung der Familie.

Der Deutsche Berufsverband für Pflegeberufe (DBfK) erstellte das Berufsbild der Pflege in Anlehnung an die Definition von Krankenpflege des International Council of Nurses (ICN, Weltverband der Pflegeberufe) und der Weltgesundheitsorganisation (WHO).

Definition: „[...] Pflege erstreckt sich auf Gesunde und Kranke, bezieht also Gesundheitsvor- und fürsorge sowie die Betreuung gesunder Hilfsbedürftiger mit ein [...] Es gehört zum beruflichen Selbstverständnis [...], dass sich Pflege an der Bedürftigkeit des Menschen orientiert, nicht an einzelnen Funktionen. Der Mensch wird in seiner Ganzheit betreut [...]" (DBfK, 1993a)

Die WHO erklärt die Krankenpflege zu einem eigenständigen Fachbereich im Gesundheitswesen. Die primären Aufgaben sind:

- die optimale Funktionsfähigkeit bei unterschiedlichen Gesundheitszuständen in jedem Lebensalter zu bewahren,
- psychosomatische und psychosoziale Aspekte der Betroffenen zu berücksichtigen.

Pflege wird sowohl als Kunst als auch als Wissenschaft gesehen, die Kenntnisse und Techniken aus anderen Wissenschaftsbereichen verwendet. Das Vorgehen in der Pflege geschieht auf der Grundlage des Pflegeprozesses und in Zusammenarbeit mit Angehörigen anderer Berufsgruppen im Gesundheitswesen.

Der Berufsverband Kinderkrankenpflege Deutschland (BeKD e.V.) legt seinen Schwerpunkt auf die Interessen der Pflegepersonen, die in der Kinderkrankenpflege tätig sind.

Definition: „Kinderkrankenpflege versteht sich als eine spezielle Fachdisziplin „ganzheitlicher" pflegerischer Leistungen, in deren Mittelpunkt das einzelne Kind in seinem unmittelbaren Lebensprozess steht. [...] Kinderkrankenpflege ist eine moderne, spezialisierte, gesellschaftlich als Beruf ausdifferenzierte Weise diesen Umgangs innerhalb des Gesundheitssystems. Sie umfasst die Betreuung gesunder, akut kranker, chronisch kranker und behinderter Kinder aller Altersstufen vom Früh- und Neugeborenen bis zum Jugendlichen. Dabei muss die Pflege dem jeweiligen psychischen und physischen Zustand des einzelnen Kindes altersgerecht angepasst werden. In solcher individueller Pflege ist sich die/der Pflegende der besonderen Aufgabe als „Anwalt" des Kindes bewusst." (BeKD e.V., 1994)

1.2 ICN-Ethik-Kodex für Pflegende

Um Pflegepersonen ethische Grundsätze zur Reflexion des eigenen Handelns zu geben, hat der ICN einen internationalen Ethik-Kodex verfasst. In der Präambel des ICN-Ethik-Kodex für Pflegende werden vier grundlegende Aufgaben der Pflegenden beschrieben:

- Gesundheit zu fördern,
- Krankheit zu verhüten,
- Gesundheit wiederherzustellen,
- Leiden zu lindern.

Weiterhin sind folgende ethische Grundregeln festgelegt, die bei der Ausübung der Pflege zu beachten sind:

- Achtung der Menschenrechte, einschließlich dem Recht auf Leben, auf Würde und auf respektvolle Behandlung.
- Respekt des einzelnen Menschen unabhängig von Alter, Behinderung oder Krankheit, Geschlecht, Glauben, Hautfarbe, Kultur, Nationalität, politischer Einstellung, Rasse oder sozialem Status.
- das Wohl des Einzelnen, der Familie und der sozialen Gemeinschaft.
- Koordination der Dienstleistung mit denen anderer beteiligter Gruppen.

Der ICN-Ethik-Kodex für Pflegende bestimmt ethische Verhaltensweisen in vier Grundelementen:

Verantwortung der Pflegenden gegenüber ihren Mitmenschen.

- Die Verpflichtung, die Menschenrechte und deren Wertvorstellungen zu beachten.
- Religiöse und kulturelle Bedürfnisse des Einzelnen, der Familie und der sozialen Gemeinschaft sind zu respektieren.
- Der Pflegebedürftige hat ein Recht auf eine umfassende Information bezüglich der pflegerischen Versorgung, um seine Zustimmung oder Ablehnung deutlich machen zu können.
- Persönliche Informationen über den Patienten sind vertraulich zu behandeln.
- Neben der Verantwortung gegenüber dem einzelnen Patienten gehört ebenso eine Verantwortung gegenüber den gesundheitlichen und sozialen Bedürfnissen der Bevölkerung und dem Schutz der natürlichen Umwelt.

Verantwortung für die Berufsausübung. Die Pflegeperson trägt die Verantwortung für die Berufsausübung. Dies beinhaltet:

- Die eigene fachliche Kompetenz wird durch ständige Fort- und Weiterbildung gefördert.
- Sie achtet auf den Erhalt der eigenen Gesundheit.
- In ihrem beruflichen Handeln soll die Pflegeperson das Ansehen des Berufsstandes und somit das Vertrauen gegenüber professioneller Pflege in der Bevölkerung fördern.

Verantwortungsbereich innerhalb der Profession.

- Mitwirkung bei der Entwicklung, Festlegung und Umsetzung neuer Erkenntnisse. Hiermit wird die Qualität der Pflege beeinflusst.
- Durch die Organisation in einem Berufsverband soll die Pflegeperson die Arbeitsbedingungen in der Pflege positiv unterstützen.

Pflegende und ihre Kollegen. Zum Wohle des Patienten arbeitet die Pflegeperson mit ihren Kollegen aus der eigenen Berufsgruppe oder aus anderen Berufsgruppen zusammen.

1.3 Aufgabenbereiche

1

1.3.1 Gesundheitsförderung und Prävention

Sogenannte (infektiöse) Kinderkrankheiten und andere durch Infektionen und Mangel hervorgerufenen Krankheiten sind heute fast aus dem Bewusstsein verschwunden. Andere Krankheiten, die früher nahezu unbekannt waren, treten in der Häufigkeit an deren Stelle, sodass in manchen Kreisen bereits von den „neuen Kinderkrankheiten" die Rede ist. Neue Probleme entstehen z.B. durch

- Umweltveränderungen und ökologische Belastung,
- einen veränderten Lebensstil: Fehlernährung im Sinne einer kalorischen Überversorgung mit minderwertigen Nahrungsmitteln (Fast Food, Süßigkeiten, Fette, Softdrinks),
- Bewegungsmangel und übermäßigen Fernsehkonsum,
- fehlende Bewegungsflächen und -möglichkeiten.

Das führt zu:

- **Störungen des Essverhaltens.** Bislang 20% aller Kinder und Jugendlichen sind betroffen, 8% haben so starkes Übergewicht, dass ihre Gesundheit akut bedroht ist. Zusätzlich fühlen sich viele dieser Kinder „nicht wohl in ihrer Haut" und bekämpfen diese psychischen Probleme oft durch übermäßiges Essen. Gleichzeitig steigt die Anzahl der Jugendlichen, die zwanghaft Gewicht und Nahrungsaufnahme kontrollieren, bis hin zur Ausbildung der Krankheitsbilder Anorexie, Bulimie oder Orthorexie.
- **Bewegungsarmut.** Die Fettleibigkeit wird durch die Bewegungsarmut verstärkt. Fehlende Tobe- und Spielräume schränken die Kinder in freiem, spielerischem Bewegungsverhalten ein. Jedes 3. Kind bewegt sich in Deutschland weniger als eine Stunde am Tag intensiv. Kinder sitzen heute im Durchschnitt bis zu 9 Stunden am Tag, davon 2 Stunden vor dem Fernseher. Dieses kann zu orthopädischen Problemen, Haltungsschäden, Wahrnehmungs- und Koordinationsschwierigkeiten sowie zu psychischen Auffälligkeiten führen.
- **Störungen im psychologischen Bereich.** Nach Angabe des Zentrums für Kinder und Jugendforschung in Freiburg leiden 18% aller Kinder im Vorschulalter unter klar feststellbaren Verhaltensauffälligkeiten. Die Folgen sind vermehrtes Auftreten von AD(H)S, Kontakt- und Beziehungsstörungen, Störungen im schulischen Bereich, psychosomatische und affektive Störungen, kindliche Ängste und Depressionen bis hin zu einem frühen Einstieg in Suchtverhalten.
- **Zunahme autoimmuner Erkrankungen.** Durch Umweltverschmutzung wird der Körper einerseits massiv mit Umweltgiften konfrontiert, übertriebenes Hygieneverhalten führt andererseits zur Verminderung einer „gesunden Keimflora", sodass mittlerweile 25% der Kinder Allergiesymptome zeigen.

Prävention

> ! **Definiton:** Die Begriffe **Gesundheitsförderung** und **Prävention** werden häufig synonym benutzt. Streng genommen ist Prävention jedoch orientiert an den Auslösefaktoren von Gesundheitsstörungen („Vermeidung des Auftretens von Krankheiten"), Gesundheitsförderung richtet sich dagegen an die Verbesserung der Lebensbedingungen i.A. zur „Stärkung der gesundheitlichen Entfaltungsmöglichkeiten" (Hurrelmann et al 2004).

Unter **Prävention** versteht man die Vermeidung von Krankheiten unter Einbeziehung medizinischer und biowissenschaftlicher Erkenntnisse. Das an Krankheitsvermeidung orientierte Prinzip beinhaltet also im Wesentlichen die Verminderung von Risikofaktoren (Abb. 1.1).

Primärprävention. Sie beinhaltet alle Bemühungen zur Krankheitsvermeidung, bevor sich erste Zeichen einer Störung zeigen. Man unterscheidet zwischen unspezifischen Maßnahmen wie ausgewogene Ernährung, positives Bewegungsverhalten und förderliches Freizeitverhalten, sowie spezifischen Maßnahmen die ganz gezielt einzelnen möglichen Gesundheitsstörungen vorbeugen sollen.

Sekundärprävention. Sie versucht beim Auftreten von ersten Zeichen einer Gesundheitsstörung den Krankheitsverlauf günstig zu beeinflussen.

Tertiärprävention. Beim Auftreten einer chronischen Gesundheitsstörung dient sie dazu, Rezidive der Krankheit zu verhindern oder abzumildern und den Umgang mit der Krankheit zu erleichtern.

Verhaltensprävention. Sie versucht, das Verhalten der Zielgruppe zu beeinflussen und zielt auf einen bewussten Umgang mit der individuellen Gesundheit durch aufgeklärtes, förderliches Verhalten.

Verhältnisprävention. Sie versucht, durch Beeinflussung der Lebensbedingungen ein Umfeld für ein gesundes Leben überhaupt erst zu schaffen. Hierbei geht es z.B. in sog. Setting-Ansätzen (setting, engl.=Umfeld, Milieu) um die Schaffung gesundheitsfördernder Lebensverhältnisse in sozial benachteiligten Familien sowie Kindergärten und Schulen in benachteiligen Stadtbezirken.

Salutogenese. Die Salutogenese zielt auf die gesamten gesellschaftlichen Rahmenbedingungen, die ein Mensch braucht, um sich ganzheitlich gesund zu entwickeln und gesund zu erhalten. Salutogenese berücksichtigt

- Lebensqualität,
- individuelles Erleben und
- persönliche Lebensentwürfe.

Im Salutogenese-Modell von Antonovsky ist Gesundheit kein Zustand, sondern muss als Prozess gesehen werden. Dieser Prozess wird davon beeinflusst, welche äußeren Einflüsse auf das individuelle Leben einwirken, und ob diese vorhersehbar oder erklärbar sind. Ferner von den individuellen Ressourcen sich diesen Anforderungen zu stellen und der Tatsache, ob den äußeren Einflüssen eine sinnhafte Bedeutung zugeordnet werden kann.

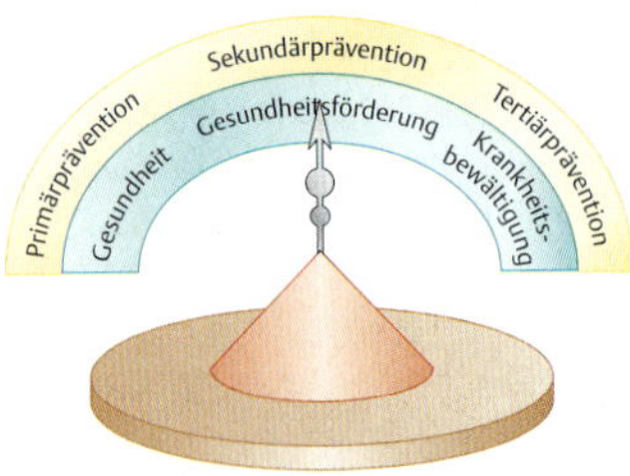

***Abb. 1.1** Primär-, Sekundär- und Tertiärprävention.*

Definition: Die Grenze zwischen **Prävention** und **Gesundheitsförderung** ist fließend und eine strenge Trennung anhand einzelner Definitionen ist der Sache nicht dienlich. Gerade im Bereich der Primärprävention im Kindesalter ist ein ganzheitlicher Ansatz notwendig, der das System Familie in seinem gesellschaftlichen Kontext berücksichtigt.

Tab. 1.1 Vorsorgeuntersuchungen bei Kindern und Jugendlichen.

	Zeitpunkt	Untersuchungen:	Die Untersuchung ermittelt	Das Kind sollte
U1	In den ersten 5 Lebenstagen, meist direkt nach der Geburt	▪ APGAR-Wert ▪ Nabelschnur-pH-Wert ▪ körperliche Untersuchung	▪ Anpassung des Neugeborenen nach der Geburt, ▪ Fehlbildungen, ▪ körperlichen Entwicklungsstand.	▪ möglichst hohen APGAR-Wert haben, ▪ Blut-pH höher als 7,2.
U2	5. bis 10. Lebenstag	▪ Reflexkontrolle ▪ körperliche Untersuchung ▪ Neugeborenenscreening ▪ Beratung der Eltern	▪ Entwicklung des zentralen Nervensystems, ▪ Status von Herz, Lunge, Muskelkraft, Hüftentwicklung, ▪ Früherkennung von Stoffwechselstörungen. ▪ Hinweis für Eltern auf Rachitis- und Kariesprophylaxe.	▪ Neugeborenenreflexe, ▪ gleichseitige Beinlänge und gleichmäßige Gesäßfalte haben.
U3	4. bis 7. Lebenswoche (LW)	▪ körperliche Untersuchung ▪ Sonografie der Hüfte ▪ Beratung der Eltern	▪ Körpergewicht, ▪ Größenwachstum, ▪ Reflexe, ▪ Sehvermögen, ▪ Lautbildung, ▪ Reaktionsfähigkeit, ▪ Ausschluss Hüftdysplasie. ▪ Beratung der Eltern hinsichtlich Ernährung und Ausscheidung. ▪ Hinweis auf Impfungen in der 9. LW.	
U4	3. bis 4. Lebensmonat (LM)	▪ Seh- und Hörvermögen ▪ Reflexe ▪ Motorik ▪ Hand-, Augen-Koordination ▪ Entwicklung Sprache und Stimme	▪ Entwicklung der Reaktionsweisen und der Sinne, um mögliche Entwicklungsstörungen des Gehirns zu erkennen. ▪ Meist erfolgt die zweite Schutzimpfung.	▪ Saugreflex kaum noch besitzen, ▪ Beine und Kopf für ca. 30 Sekunden halten, ▪ Hand und Augen koordinieren können, ▪ beginnende Stimm- und Sprachentwicklung zeigen.
U5	6. bis 7. LM	▪ differenzierte sprachliche Entwicklung ▪ körperliche Entwicklung ▪ motorische Reaktionen	▪ sprachliche, motorische und neurologische Entwicklung.	▪ lallen und Silben verdoppeln und ▪ sich drehen können, ▪ soziale Reaktionen zeigen.

Tab. 1.1 (Forts.) Vorsorgeuntersuchungen bei Kindern und Jugendlichen.

	Zeitpunkt	Untersuchungen:	Die Untersuchung ermittelt	Das Kind sollte
U6	10. bis 12. LM	■ Untersuchungsverfahren: Münchner funktionelle Entwicklungsdiagnostik	■ Motorik/Feinmotorik, ■ Sprachvermögen, ■ Sozialverhalten. ■ Weitere Impfungen sind möglich.	■ krabbeln und sitzen, ■ sich an Möbeln hochziehen, ■ Schrittbewegungen ausführen, ■ Gegenstände untersuchen können, ■ Zangen- oder Pinzettengriff beherrschen.
U7	20. bis 24. LM	■ psycho-soziale Reaktion/Interaktion ■ Hör- und Sprachvermögen ■ Motorik ■ Gespräch mit den Eltern	■ Sozialverhalten, ■ Entwicklung des Hörens und der Sprache, ■ Ausbildung der Fein- und Grobmotorik. ■ Weitere Impfungen sind möglich.	■ sich auf Gespräch konzentrieren und ■ Gegenstände bezeichnen können, ■ seinen Vornamen kennen, ■ ca. 10 Worte sprechen und 250 verstehen, ■ einen Turm bauen und ■ vorwärts- und rückwärts laufen können.
U8	44. bis 48. LM	■ körperliche Untersuchung, z. B. auf internistische oder orthopädische Erkrankungen ■ Reaktion/Interaktion ■ Feinmotorik/Wahrnehmung	■ Motorik/Koordination, ■ Sehvermögen, ■ Stoffwechsel-, Nieren- und Knochenwachstumsstörungen, ■ Sozialverhalten.	■ Sehvermögen komplett entwickelt haben, ■ tagsüber windelfrei sein, ■ Laufvermögen ausgebildet haben, ■ Kreise malen und ■ sich konzentrieren können.
U9	60. bis 66. LM (vor der Einschulung)	■ klinische Untersuchung ■ Gespräch mit Kind und Eltern	■ körperliche Entwicklung, ■ sprachliche Entwicklung, ■ kognitive Entwicklung, ■ soziales Verhalten. ■ Möglichkeit für Auffrischungsimpfungen.	■ im Zehen- Hackengang vorwärts gehen können, ■ Nebensätze gebrauchen und ■ Erklärungen geben können, ■ sich eine Bilderbuchgeschichte lag konzentrieren und einen „6-Teile-Mensch“ malen können.

Tab. 1.1 (Forts.) Vorsorgeuntersuchungen bei Kindern und Jugendlichen.

	Zeitpunkt	Untersuchungen:	Die Untersuchung ermittelt	Das Kind sollte
J1	14 Jahre	▪ Gewicht ▪ Körpergröße ▪ Blutdruck ▪ körperliche Untersuchung (auch äußere Merkmale der Pubertätsentwicklung) ▪ ausführliches Gespräch	▪ mögliche Körperfehlhaltungen, ▪ Bewegungseinschränkungen, ▪ Problembewältigungsstrategien des Jugendlichen, ▪ Hinweise auf eine Gesundheitsgefährdung (z.B. durch Alkohol- und Nikotinkonsum), ▪ das soziale Verhalten (z.B. erhöhtes Gewaltpotenzial), ▪ pubertätsspezifische Probleme, ▪ Ernährungsgewohnheiten.	

1.3.2 Pädiatrische Gesundheitseinrichtungen

Stationäre pädiatrische Einrichtungen

Man unterscheidet Akuteinrichtungen und Langzeiteinrichtungen. Kinder werden hier präventiv, kurativ, rehabilitativ und palliativ versorgt.

In der **Akutklinik** steht die kurative, d.h. die primär therapeutisch versorgende Medizin im Vordergrund. Die Kinder werden sowohl stationär als auch ambulant betreut und behandelt. Verschiedene **Fachambulanzen** stehen z.B. Kindern mit chronischen Erkrankungen zur Verfügung. Über die DRGs (Kap. 2.2.9) wird diagnoseabhängig geregelt, welche Kinder stationär und welche Kinder ambulant behandelt werden können.

Pflege und Betreuung im häuslichen Umfeld

Definiton: Häusliche Kinderkrankenpflege ist eine qualifizierte, ganzheitlich orientierte Pflege und Betreuung akut erkrankter, chronisch kranker, behinderter und sterbender Säuglinge, Kinder und Jugendlicher in ihrem gewohnten, häuslichen Umfeld.

„Ambulant vor stationär" – dieses Paradigma hat in den vergangenen Jahren im Gesundheitswesen weite Kreise gezogen und für Veränderungen gesorgt. Der Bedarf an ambulanter pflegerischer Versorgung ist seit einigen Jahren stark gestiegen und mit ihm die Anzahl ambulanter Pflegedienste. In der Bundesrepublik Deutschland existieren ca. 150 ambulante Pflegedienste, die jährlich etwa 10.000 Säuglinge, Kinder und Jugendliche betreuen (Bundesverband Häusliche Kinderkrankenpflege e.V., Stand August 2007).

Merke: Der wichtigste Vorteil der ambulanten Kinderkrankenpflege ist, dass auf die Bedürfnisse und Wünsche der Kinder und ihrer Familie in ihrem häuslichen Umfeld individueller eingegangen werden kann.

Voraussetzungen zur Arbeit in der häuslichen Kinderkrankenpflege sind

- abgeschlossenes Examen zur Gesundheits- und Kinderkrankenpflegerin,
- Berufserfahrung ist empfehlenswert, jedoch nicht verpflichtend.
- Bereitschaft, eigenes Fachwissen durch Fortbildungen und Seminare regelmäßig zu aktualisieren und zu erweitern,
- verantwortungsbewusstes und selbstständiges Handeln sowie viel Eigenengagement,
- Interesse an einem breiten Spektrum von pflegerischen Handlungen,
- Flexibilität für unterschiedliche Arbeitsbedingungen von Familie zu Familie,
- Fähigkeit, mit oftmals einfachen Mitteln optimale Pflege zu leisten,

Im häuslichen Bereich werden Frühgeborene, Säuglinge, Kinder und Jugendliche mit ganz unterschiedlichen Gesundheitsstörungen gepflegt.

Zu den Aufgabenschwerpunkten in der häuslichen Pflege gehören:

- **Pflegeüberleitung**: In der Regel nimmt der zuständige Arzt oder Sozialarbeiter der Klinik den Kontakt zum ambulanten Pflegedienst auf und informiert über die bevorstehende Entlassung des Kindes.
- **Beratung und Anleitung**: Die Pflegende berät das betroffene kranke Kind, seine Eltern und Geschwister zu Hause in vielfältigen Bereichen. Sie leitet die an der häuslichen Pflege beteiligten Personen in den für das Kind relevanten Pflegemaßnahmen an.
- **Unterstützung der Familie**: Nach der Ankunft zu Hause, im Kreise der Familie, müssen sich das kranke Kind und die weiteren Familienmitglieder erst wieder aneinander und an die geänderten Lebensbedingungen gewöhnen. Eine primäre Aufgabe der Gesundheits- und Kinderkrankenpflegerin im ambulanten Bereich besteht in der Begleitung der Familie bei der Krankheitsbewältigung.
- **Dokumentation**: In der häuslichen Kinderkrankenpflege ist eine ausführliche, lückenlose schriftliche Dokumentation unerlässlich. Die dokumentierten Unterlagen dienen der Krankenkasse als Nachweis über die geleisteten Pflegemaßnahmen, zur Abrechnung und auch zur rechtlichen Absicherung. Jedes betreute Kind erhält eine eigene Mappe mit den nötigen Unterlagen. Diese verbleibt im Haushalt des Kindes und kann von den Erziehungsberechtigten jederzeit eingesehen werden.
- **Zusammenarbeit im interdisziplinären Team**: Das Pflegeteam stellt das Fundament in der häuslichen Pflege dar. Regelmäßige Teamsitzungen gewährleisten den ständigen Informationsaustausch über die betreuten Familien, Therapien, Kassenverhandlungen u.a.

1.3.3 Rehabilitation von Kindern und Jugendlichen

Eine frühzeitige und qualitätsgesicherte Rehabilitationsmaßnahme trägt dazu bei, die körperliche und geistige Leistungsfähigkeit wiederherzustellen bzw. zu steigern, um die Kinder und Jugendlichen in Alltag, Schule, Ausbildung und Gesellschaft integrieren zu können und damit die Versorgung dieser Patientengruppe und deren Familien zu verbessern. Wenn rehabilitative Pflege erforderlich ist, dann sollte sie so früh wie möglich einsetzen. Rehabilitative Interventionen müssen z.B. bei einem Kind mit Schädel-Hirn-Trauma bereits auf der Intensivstation parallel zur Akutbehandlung einsetzen (Frührehabilitation).

Definition: Rehabilitation beginnt immer dort, wo ein Mensch befähigt werden soll, mit seiner Einschränkung umzugehen und zu leben – gleich ob kurz-, mittel- oder langfristig.

„Die Rehabilitation von Kindern mit chronischen Krankheiten, von behinderten und von Behinderungen bedrohten Kindern hat das Ziel, Folgeerscheinungen von Gesundheitsstörungen abzuwenden, zu beseitigen, zu mindern, auszugleichen oder eine Verschlimmerung zu verhüten. Sie hat das Ziel, das Anrecht eines jeden Kindes auf die ihm gemäße ungestörte körperliche, geistige, seelische und soziale Entwicklung zu erreichen oder zumindest anzustreben. [...] (www.dgspj.de/kinderreha.php).

ICF. Die Internationale Klassifikation der Funktionsfähigkeit, Behinderung und Gesundheit (International Classification of Functioning, Disability and Health) basiert auf einem bio-psycho-sozialen Modell und wurde der Lebenssituation betroffener Menschen angepasst (Abb. 1.2). Es umfasst innere und äußere Einflussfaktoren auf Funktionsfähigkeit und Behinderung; die Weltgesundheitsorganisation (WHO) hat sie verfasst.

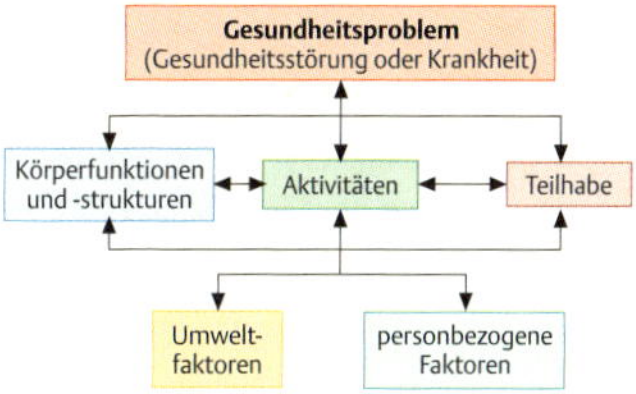

***Abb. 1.2** Bio-psycho-soziales Modell der ICF. Die einzelnen Komponenten stehen in Wechselwirkung.*

Rehabilitationsformen

- **Entwicklungsrehabilitation:** Darunter versteht man die Anbahnung noch nicht entwickelter Funktionen (z.B. Motorik, Sprache), die sich aufgrund von angeborenen und erworbenen Störungen nicht oder nur verzögert entwickeln würden.
- **Anschlussheilbehandlung (AHB):** Eine AHB bzw. Anschlussrehabilitation (AR) schließt sich unmittelbar an eine stationäre Krankenhausbehandlung an. Diese Leistung wird nur bei bestimmten Indikationen gewährt und kann stationär oder – meist bei Erwachsenen – auch ambulant erfolgen.
- **Stationäre Rehabilitation**: Sie kann erfolgen, wenn verfügbare ambulante Therapiemöglichkeiten ausgeschöpft oder nicht möglich sind, um das Therapieziel unter ICF-Gesichtspunkten zu erreichen.
- **Ambulante Rehabilitation**: Sie findet z.B. in Sozialpädiatrischen Zentren (SPZ) statt. SPZ sind der Diagnostik, Therapie und Rehabilitation behinderter und von Behinderung bedrohter Kinder gewidmet, umfassen aber nicht das gesamte Spektrum von Indikationen für eine Rehabilitation. Ein Charakteristikum von SPZ ist, dass sie die Schnittstelle zwischen klinischer Pädiatrie und pädiatrischer Rehabilitation sind. Ein Schwerpunkt ist die Früherkennung und Frühbehandlung geschädigter und von Behinderung bedrohter Kinder. Einen besonderen Stellenwert haben die psychotherapeutischen/psychosozialen und rehabilitativen Interventionen sowie die Integration der Familie in die Therapie.
- **Familienorientierte Rehabilitation (FOR)**: Eine FOR umfasst ein erweitertes, komplexes Aufgabenspektrum mit dem Ziel, Rehabilitationsziele für das Kind zu erreichen, das Rehabilitationsereignis nachhaltig zu sichern sowie das System „Familie" zu entlasten und zu stabilisieren.

Aufgabenschwerpunkte der Pflegenden im Rehabilitationsteam

Pflegende übernehmen im Rehabilitationsprozess spezielle Aufgaben und leisten einen wichtigen Beitrag zur Erreichung der Therapie- und Rehabilitationsziele sowohl in Akut- oder Rehabilitationskliniken als auch im ambulanten Bereich. Pflegerische Aufgaben im Rehabilitationsprozess sind:

- Mitwirkung an der Organisation, Koordination und Dokumentation des Rehabilitationsverlaufs. Neben pflegerischen und gesundheitsfördernden Aufgaben liegt der Schwerpunkt auch auf pädagogischer Unterstützung. Alle Interventionen orientieren sich dabei an Alter, Entwicklungsstand und individueller Situation des Kindes bzw. Jugendlichen.
- Aufbau eines vertrauensvollen „therapeutischen Klimas", d.h. Schaffen einer Atmosphäre des gegenseitigen Verständnisses und der Wertschätzung sowie einer haltgebenden und verlässlichen Pflegebeziehung.
- Erkennen von Gesprächsbedarf und Führen von Gesprächen, um Zugang zur Lebens- und Gefühlswelt des Kindes oder Jugendlichen zu finden.
- Gezielte Beobachtung im Rehabilitationsalltag (z.B. Ausführung der Lebensaktivitäten, Fortschritte/Stagnation/Rückschritte, Verhaltensbeobachtung, Eltern-Kind-Interaktion, Situation der Begleitperson).
- Förderung der Selbstständigkeit und Handlungsfähigkeit unter Einbezug der individuellen körperlichen, seelischen und sozialen Ressourcen, Motivation und Unterstützung des Kindes/Jugendlichen bei der Krankheitsbewältigung.
- Individuelle pädagogische Betreuung und Führung (z.B. Alltagsbewältigung, tägliche Körperpflege, Tagesstrukturierung, einfühlsame Begleitung bei Heimweh, Ängsten, Konflikten), Selbstwertstärkung.
- Mitwirkung bei der Integration in Gruppen Gleichaltriger, oft nach längerer sozialer Isolation, Beratung zu gesundheitsfördernder Lebensführung und Reduktion von gesundheitsschädigenden Risikofaktoren.
- Mitwirkung an indikationsspezifischen Patientenschulungen (z.B. Neurodermitisschulung), Mitgestaltung von Elternschulungen.
- Hilfsmittelversorgung. Unterstützung im Gebrauch von Hilfsmitteln, bei der Anwendung bestimmter Techniken (z.B. Inhalationen, Einsatz von Dosieraerosolen, Blutzuckerbestimmung, Insulininjektionen, Hautpflege bei Neurodermitis, Führen von Ernährungsprotokollen).
- Mitwirkung bei der ärztlichen Diagnostik und Therapie, Teilnahme und Mitgestaltung des interdisziplinären Austauschs (z.B. Visite, Fallbesprechung).
- Früherkennung von Anzeichen oder Risikofaktoren, die auf eine chronische Erkrankung, auf Entwicklungsverzögerungen oder eine Behinderung hinweisen. Durch Früherkennung können Kinder einer frühzeitigen Diagnostik, effektiven Frühtherapie und Frühförderung zugeführt werden.
- Mitgestaltung des Entlassungsgesprächs, in dem Eltern umfassend über alle zentralen Aspekte informiert werden und Empfehlungen für das weitere Vorgehen erhalten.

1.3.4 Strukturierte Aufnahme, Verlegung und Entlassung

Die Steuerung von Prozessabläufen bei Aufnahme, Verlegung und Entlassung gewinnen einen immer höheren Stellenwert, wenn der Spagat zwischen Sachzwängen und patientenorientierter Versorgung von der Aufnahme bis zur Entlassung und darüber hinaus gelingen soll. Die Entwicklung von Qualitätsstandards für das systematische Vorgehen sind zentrale Methoden, um den steigenden Anforderungen zu entsprechen, Organisationsabläufe kind- und elternorientiert und zur höheren Zufriedenheit von Patienten, Angehörigen und Mitarbeitern zu gestalten.

Merke: Ein strukturiertes **Aufnahme-, Verlegungs- und Entlassungsmanagement** unter emotionaler Begleitung der Eltern und des Kindes, orientiert an seinem Alter und Entwicklungsstand, zeugt von einem hohen Qualitätsstandard. Reibungslose Prozessabläufe von der Aufnahme bis zur Entlassung bzw. Nachsorge sind ein Qualitätsmerkmal auch im Wettbewerb mit anderen Kinderkliniken.

Gestalten der Aufnahmesituation

Merke: Die **erste Begegnung** während der Aufnahme zwischen Pflegenden, dem Kind und seinen Eltern hinterlässt häufig einen bleibenden Eindruck. Das Erleben dieser Situation kann für den Aufbau einer konstruktiven und tragfähigen Pflegebeziehung mitentscheidend sein und hat damit Auswirkungen auf den Pflegeprozess. Der Aufnahmesituation kommt hierbei eine Schlüsselrolle zu.

Die zentralen Pflegeaufgaben während der Aufnahme eines Kindes sind:

- organisatorische und administrative Tätigkeiten durchführen
- Eltern und Kind in der ungewohnten Umgebung Halt und Orientierung geben
- das Kind während der Aufnahme einfühlsam unterstützen, um Trennungsschmerz, Gefühle von Hilflosigkeit, Kontrollverlust, Schmerzen und Angst vor Untersuchungen u. a. von Beginn an zu mildern und Hilfe zur Bewältigung der Situation zu geben
- Aufnahmegespräch führen und die Pflegeanamnese erstellen
- Eltern und Kind in die stationären Gegebenheiten einführen
- Gesamtsituation des Kindes und seiner Familie einschätzen
- bei der ärztlichen Aufnahmeuntersuchung assistieren
- bei geplanter Aufnahme das Patientenzimmer vorbereiten und nötige Utensilien bereitlegen

Pflegerisches Aufnahmegespräch

Im Rahmen des pflegerischen Aufnahmegesprächs macht sich die Pflegende ein erstes Bild von der Situation des Kindes und seiner Familie. Das Aufnahmegespräch wird i. A. mit einem oder beiden Elternteilen geführt, bei Jugendlichen auf deren Wunsch auch alleine.

Definition: Ein ausführliches **Aufnahmegespräch** hat auch das Ziel, Bedürfnisse, Erwartungen und Wünsche des Kindes und seiner Eltern kennenzulernen und diese im Pflegeprozess zu berücksichtigen. Dabei ist es wichtig, Eltern transparent zu machen, welche Bedürfnisse und Erwartungen erfüllt werden können und wo Grenzen bestehen. Denn es führt zu Frustrationen und dem Gefühl, nicht ernst genommen zu werden, wenn Informationen zwar gesammelt werden, dann aber unkommentiert keine Berücksichtigung in der Pflege finden.

Erhebung der Pflegeanamnese

Ein Bestandteil des pflegerischen Aufnahmegesprächs ist die Erstellung der Pflegeanamnese (S. 25). Die Pflegeanamnese ist eine zielgerichtete, systematische Sammlung von Informationen über das Kind und seine Familie und bildet die Grundlage für den individuellen Pflegeprozess (S. 24). Hauptschwerpunkt der Pflegeanamnese ist die Einschätzung der Lebensgewohnheiten und des Gesundheitsverhaltens zu

Hause, um deren Fortführung auch im Krankenhaus soweit umsetzbar zu ermöglichen bzw. erste Anhalte für Unterstützungsbedarf zu erkennen. Gesprächsinhalt sind deshalb in erster Linie

- die Bedürfnisse und Gewohnheiten des Kindes,
- sein Entwicklungsstand,
- die Ausübung der Lebensaktivitäten und Strategien, die dem Kind und seiner Familie zur Bewältigung der Erkrankung und der veränderten Situation zur Verfügung stehen.

Einschätzen der Situation des Kindes

Neben den im Aufnahmegespräch gewonnenen Informationen ergänzen folgende pflegediagnostischen und ärztlich angeordneten Maßnahmen die erste Gesamteinschätzung:

- Beobachten des körperlichen und psychischen Zustands (z.B. Beurteilung der Körperproportionen, Haut- und Pflegezustand, Verhalten, Ängste, Schmerzen, Ressourcen und Einschränkungen in den Lebensaktivitäten).
- Ermitteln und Beurteilen von Ausgangswerten wie Körpertemperatur, Puls, Blutdruck und evtl. Atmung.
- Feststellen von Körperlänge und Körpergewicht (S. 131).
- Durchführen von Umfangsmessungen (Kopfumfang bis zum ersten Lebensjahr (S. 277), bei Auffälligkeiten oder abhängig von der Erkrankung Brust- und Bauchumfang bei entsprechender Indikation).
- Eintragen von Körperlänge und -gewicht in ein Somatogramm, bei Säuglingen zusammen mit dem Kopfumfang in eine Perzentilenkurve (S. 132).
- Durchführung ärztlich angeordneter diagnostischer Maßnahmen wie Gewinnung von Urin- oder Stuhlproben, mikrobiologische Abstriche.
- Übertragung aller Beobachtungen und ermittelten Daten in das Pflegedokumentationssystem.
- Assistenz bei der ärztlichen Aufnahmeuntersuchung.

Verlegung eines Kindes

Sie erfolgt klinikintern von einer Station zur anderen oder extern in ein anderes Krankenhaus. Pflegehandlungen bei einer Verlegung sind:

- Eltern und Kind sowie die nachfolgende Station rechtzeitig informieren, um Vorbereitungen treffen zu können. Der Arzt erklärt Eltern und Kind den Grund der Verlegung. Von Pflegenden erhalten sie vorab Informationen über die weiterbetreuende Station. Ist dies nicht möglich, z.B. bei einer notfallmäßigen Verlegung, ist an eine telefonische Benachrichtigung der Eltern zu denken.
- Die notwendigen Unterlagen werden zusammengestellt. Sinnvoll ist die Anfertigung eines Pflegeverlegungsberichtes in Form eines Standardformulars. Alle persönlichen Dinge des Kindes und z.B. Medikamente, Impfausweis und Spezialnahrung werden mitgenommen.
- Das Transportmittel und die Begleitperson werden nach Alter und Gesundheitszustand des Kindes und zurückzulegender Wegstrecke ausgewählt.

Die Pflegende begleitet das Kind und anwesende Eltern zum verabredeten Zeitpunkt zur neuen Station. Hier stellt sie die Neuankömmlinge persönlich vor. Bei jeder Verlegung erfolgt eine ausführliche mündliche Übergabe an einen Kollegen des weiter betreuenden Pflegeteams.

Entlassung eines Kindes

Die Entlassung wird frühzeitig und systematisch geplant, damit Eltern Zeit für die nötigen Vorbereitungen haben und eine notwendige Weiterversorgung zu Hause sichergestellt ist. Müssen zu Hause Pflege- und Unterstützungsmaßnahmen weitergeführt werden, erhalten Eltern rechtzeitig vor der Entlassung Informationen, Schulungen und Beratung zur Ressourcenstärkung. Dabei ist genügend Zeit zum Training einzuplanen, damit sie bis zur Entlassung größtmögliche Sicherheit gewinnen können.

Merke: Unsichere Eltern, die vor der Entlassung ausführliche Erklärungen erhalten und gezielt angeleitet wurden, sind weniger ängstlich. Zudem kann das Gefühl der Überforderung abgemildert werden. Der sog. „Drehtüreffekt" durch Wiederaufnahme von z.B. chronisch kranken Kindern kann so reduziert werden.

Im Optimalfall nehmen Eltern, Arzt und betreuende Pflegende an einem **Entlassungsgespräch** teil, bei einer Pflegeüberleitung auch die weiter versorgende Pflegende. Kinder werden nach Alter und Situation miteinbezogen. Gesprächsinhalte können das weitere Vorgehen, Kontrolltermine, Verabreichung von Medikamenten und weiterzuführende Pflegemaßnahmen sein. Das abschließende Gespräch sollte anhand eines Standardformulars dokumentiert werden. Wichtige Informationen werden für die Eltern schriftlich aufgezeichnet und mit nach Hause gegeben.

1.4 Familienorientierte Pflege und Betreuung

Bei einer stationären Aufnahme eines Kindes im Krankenhaus ist es nicht nur Aufgabe der Ärzte und Pflegenden, Kinder und Eltern über Erkrankung und Therapie aufzuklären und zu informieren, sondern sie müssen die Kinder und Eltern auch aktiv auffordern, an der Pflege und Behandlung mitzuwirken.

Merke: Hilfe zur Selbsthilfe ist immer auch die Unterstützung der Familie, sich an den medizinischen und pflegerischen Anforderungen einer Therapie zu beteiligen.

Zwei Formen der Zusammenarbeit des Krankenhausteams mit der Familie werden beschrieben:

- **Compliance:** Bereitschaft und Einwilligung des Patienten bzw. der Eltern zur Behandlung, aber auch die Anpassung und der „Gehorsam", sich der Behandlung unterzuordnen und die Rolle des „Schwächeren" zu übernehmen.
- **Adherence:** „Festhalten" des Patienten oder der Eltern an einer vereinbarten Behandlung und das „Übereinstimmen" mit den Behandlungserfordernissen. Dabei wird der Patient durch das Behandlungsteam unterstützt.

Merke: Informieren, Beraten, Anleiten und Schulen ist ein Kernbestandteil pflegerischer Arbeit und benötigt Pflegende mit qualifiziertem, thematischem und pädagogischem Fachwissen.

1.4.1 Information

Information ist die gezielte Weitergabe von Fakten und Kenntnissen über einen bestimmten Sachverhalt. Informationen erfolgen in mündlicher und schriftlicher Form. Dazu gehören z.B.

- das Bereitstellen von Informationsmaterialien (z.B. Broschüre zur Prävention des plötzlichen Kindstodes),
- Medien (z.B. Film zur Versorgung eines Tracheostomas) und
- hilfreiche Adressen (z.B. von Selbsthilfegruppen).

Informationen sind Bestandteil von Beratung, Anleitung und Schulung oder erfolgen häufig nebenbei, z.B. im Rahmen von Pflegehandlungen.

1.4.2 Anleitung

Sie ist eine pädagogische Intervention. Ziel der Anleitung ist der Ausgleich von Selbstpflegedefiziten von Betroffenen durch Aneignung von alltagspraktischen Handlungskompetenzen bzw. die Anleitung von Eltern zur Übernahme von Pflegehandlungen bei ihrem Kind. Eine Anleitung ist ein geplanter, zielgerichteter, in Schritten verlaufender Prozess:

- **1. Schritt:** Lernbedarf, Lernvoraussetzungen, Lernwiderstände und Motivation werden eingeschätzt.
- **2. Schritt:** Planung der Anleitung mit gemeinsamer Zielbestimmung, Festlegen des Vorgehens, Auswahl der Methoden, Medien, Materialien und ggf. Einsatz von Übungsmodellen.
- **3. Schritt**: Demonstration der zu erlernenden Tätigkeit durch den Anleiter.
- **4. Schritt:** Trainingsphase, d.h. der Anzuleitende führt die Handlung unter Anleitung durch, die Aktivität des Anleiters kann dabei nach Bedarf zu- oder abnehmen. Der Anzuleitende übt, bis er in der Lage ist, selbstständig zu handeln.

1.4.3 Schulung

Schulung ist ein zielgerichtetes, geplantes und strukturiertes Vorgehen zur Vermittlung von Wissen, Fähigkeiten und Fertigkeiten. Die Ergebnissicherung ist ein wesentlicher Aspekt.

Unterschieden werden Einzel-, Gruppen- oder Mikroschulungen (s.u.). Bestandteile von Schulungen sind Informationsvermittlung, Anleitung und Beratung zum Ausgleich von fehlendem Wissen und Selbstpflegedefiziten. Eine Schulung beinhaltet folgende Schritte:

- Einschätzung (Vorwissen erfassen/Haltung erkennen),
- gemeinsame Zielvereinbarung, Unterstützung der Zielerreichung,
- Evaluation zur Ergebnissicherung orientiert an den Lernzielen (evtl. mit Wissensprüfung).

Mikroschulungen sind kleine Lerneinheiten, die eine Fertigkeit oder Verhaltensweise vermitteln. Beispiele für Mikroschulungen sind subkutane Injektion, Verbandwechsel, Verabreichung von Sondennahrung, endotracheale Absaugung.

1.4.4 Beratung

Der Beratungsprozess mit seinen Elementen ist bei der Versorgung von Menschen mit Gesundheitsstörungen in den Pflegeprozess eingebettet (Abb. 1.3). Pflegende sind in einer günstigen Ausgangsposition für Beratung. Aufgrund ihrer engen Kontakte zum Patienten und auf der Basis des Pflegeprozesses nehmen sie deren individuelle Bedürfnisse umfassender wahr als andere Berufsgruppen.

> **Merke:** Die Pflege- und Behandlungsqualität zu sichern, bedeutet auch, entsprechendes Wissen an den Patienten und seine Angehörigen weiterzugeben. Wissen ist eine Ressource.

Übergeordnete Ziele von Beratung:

- Beteiligung des Patienten am Beratungsprozess als aktiver Partner des Gesundheitspersonals
- Unterstützung bei Bewältigung und Akzeptanz der physischen und psychischen Folgen von Gesundheitsproblemen, Behinderung oder belastender Lebenssituation
- Befähigung zum Lösen von Problemen und Treffen selbstständiger und sachgerechter Entscheidungen in Zusammenhang mit der eigenen Gesundheit
- Bewirken von Veränderungen im Denken, Fühlen und Handeln in Bezug auf Gesundheit
- Ausbau von Selbstmanagementfähigkeiten, z. B. bei einer chronischen Erkrankung, um eigenverantwortlich handeln, ein unabhängiges Leben führen und den Alltag bewältigen zu können
- Aufzeigen, Aufbauen, Erhalten und Stärken von eigenen und fremden Ressourcen
- aktive Förderung der Gesundheit
- Verbesserung der Lebensqualität
- Kostenreduzierung im Gesundheitswesen

Merke: Wichtiges Ziel einer Beratung ist der „informierte Patient", bei Kindern die „informierten Eltern", die autonom Entscheidungen treffen und ihr Leben und das ihrer Familie weitgehend selbstständig gestalten können.

Grundlegende Voraussetzungen für eine erfolgreich verlaufende Beratung sind

- Vertrauen, angemessene Kommunikation, Kompetenz,
- geeignete pädagogische Momente, Methoden sowie
- eine lernfördernde Atmosphäre.

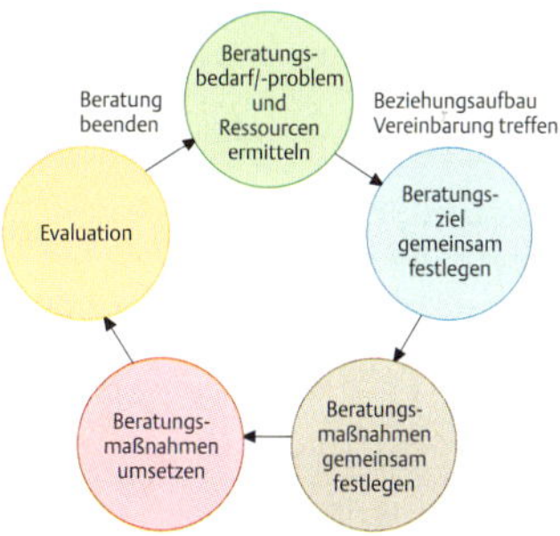

***Abb. 1.3** Beratung als Problemlösungsprozess in fünf Schritten.*

1.5 Kulturspezifische Pflege

Definiton: Kulturspezifische Pflege berücksichtigt die individuell unterschiedlichen kulturellen und religiösen Bedürfnisse eines Menschen. Eine Kultur beinhaltet gemeinsame Wertvorstellungen und Lebensweisen einer definierten Gruppe. Diese beeinflussen deren Haltungen und Handlungen im täglichen Leben.

1

Innerhalb des kulturspezifischen Pflegeprozesses sind deshalb zu berücksichtigen:
- Erfassung von kulturellen Bedürfnissen (Einschätzen des Pflegebedarfs und Evaluation/Auswertung der Pflegeergebnisse)
- Berücksichtigung der kulturellen Bedürfnisse in der Pflege (Planung und Durchführung der Pflege)

1.5.1 Aspekte der kulturspezifischen Pflege

Familienstruktur

In islamischen Ländern wird es z.B. als Pflicht angesehen, kranke Freunde, Verwandte und Bekannte im Krankenhaus zu besuchen. Einschränkungen in der Besucherzahl können auf Unverständnis stoßen. In der Rollenverteilung innerhalb der Familie liegt die höchste Entscheidungsbefugnis beim Vater. Jüngere haben Ältere zu ehren und zu respektieren.

Gesundheit und Krankheit

Bestimmte Körperbereiche und deren Erkrankungen können tabuisiert werden, was evtl. das frühzeitige Erkennen und die notwendige Behandlung verhindern bzw. verzögern kann. Ursachen für psychische Verhaltensauffälligkeiten, Behinderungen, Erkrankungen bzw. Unfälle können mit Magie und Religion in Verbindung gebracht werden. Die Gesundheitsversorgung variiert von Herkunftsland zu Herkunftsland. Daher kann das Verständnis für bestimmte Therapien, Prophylaxen oder Vorsorgeuntersuchungen fehlen.

1.5.2 „Sunrise-Modell" („Sonnenaufgangsmodell") nach Leininger

Das „Sunrise-Modell" stellt die wechselseitigen Einflüsse zwischen dem Befinden, der kulturellen und sozialen Situation des Patienten und der Pflegeinterventionen dar (Abb. 1.4). Ziel der kulturellen Pflege ist eine „kulturkongruente Pflege" (kulturübereinstimmende Pflege), die durch unterschiedliche Möglichkeiten die kulturellen Bedürfnisse des Menschen berücksichtigt. Dies kann nach Madeleine M. Leininger (1998) erfolgen durch:
- *„Bewahrungs- und/oder Erhaltungsfunktion kulturspezifischer Fürsorge"*: vollständige Berücksichtigung der kulturellen Bedürfnisse in der Pflege.
- *„Anpassungs- und/oder Verständigungsfunktion kulturspezifischer Fürsorge"*: teilweise Berücksichtigung der kulturellen Bedürfnisse.
- *„Änderungs- oder Umstrukturierungsfunktion kulturspezifischer Fürsorge"*: vollständige Änderung der Lebensgewohnheiten des Patienten, wobei jedoch für den Patienten kulturell zu akzeptierende Lösungen gefunden werden müssen.

Die Pflegemaßnahmen werden unter Berücksichtigung der kulturellen Bedürfnisse des Patienten ausgewählt. Hierbei setzt die Pflegeperson in der professionellen Pflege unterschiedliche Pflegesysteme ein, die von Leininger beschrieben werden als
- *„generische (informelle) Pflegesysteme"*: laienhaftes, traditionelles Wissen, das in einer Kultur von Generation zu Generation weitergegeben wird,
- *„professionelle (formelle) Pflegesysteme"*: aufgrund beruflicher Qualifikation erworbenes Wissen.

Die professionelle Pflege verbindet beide Systeme: Die Pflegeperson wägt ab, welches System bei der Pflege für *„Einzelne, Familien, Gruppen, Gemeinden, Institutionen in den verschiedenen Gesundheitssystemen"* wie eingesetzt werden soll.

Die Theorie von Leininger darf nicht ohne die notwendige Interaktion mit dem einzelnen Patienten und seinen Angehörigen gesehen und angewendet werden. So ist nicht nur die einzelne Kultur zu betrachten, sondern vielmehr der Mensch inklusive seiner kulturell geprägten, speziellen Bedürfnissen zu sehen. Eine transkulturelle Pflege sollte daher bedeuten, das eigene Wissen um mögliche soziokulturelle Einflüsse zu erweitern. Dies ist dann in der konkreten Pflegesituation zu reflektieren und anzuwenden.

Abb. 1.4 *Sunrise-Modell (Leininger, 1998).*

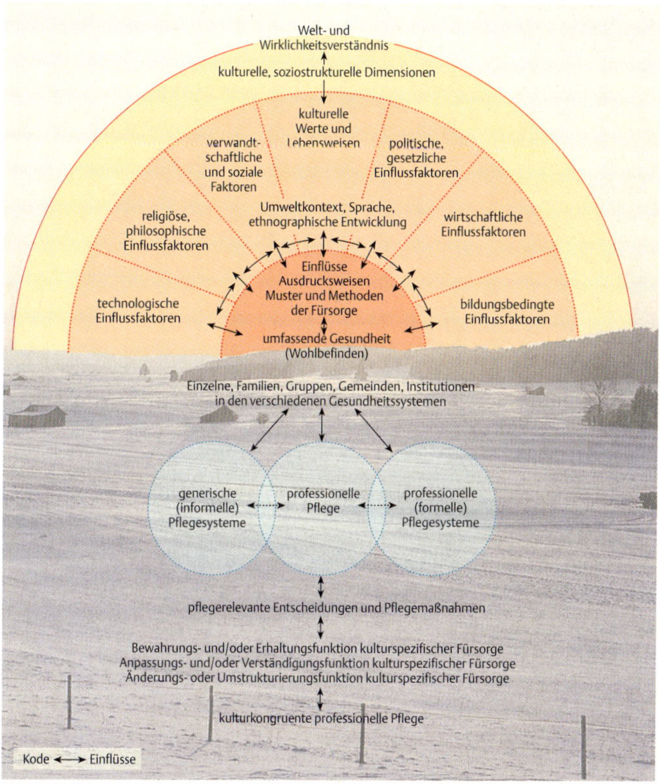

1.5.3 Kulturspezifische und religiöse Besonderheiten der islamischen Lebensordnung

Am Beispiel der islamischen Lebensordnung folgen nun einige mögliche Besonderheiten bzw. Lebensgewohnheiten, die in den einzelnen Lebensaktivitäten für die betreffenden Personen wichtig sein könnten:

- **Kommunizieren**: Frauen können bei der Anwesenheit von Besuch vermehrt Schmerzen äußern, um die Aufmerksamkeit der Besucher zu erhalten. Dies geschieht, um Achtung durch die Familienmitglieder zu erhalten. Die Pflegende sollte nach der Frau sehen und ihr Verhalten respektieren, d.h. nicht bewerten.

- **Sich sauber halten und kleiden**: Der Körperreinigung unter fließendem Wasser wird eine symbolische reinigende Wirkung zugesprochen. So können z.B. Waschungen von Händen, Füßen und Gesicht vor und nach den Mahlzeiten rituell vorgesehen sein. Bei der Durchführung von medizinischen Bädern sollte die Möglichkeit des vorherigen und anschließenden Abduschens gegeben sein. Reinigungsbäder hingegen werden i.d.R. abgelehnt. Der Frau wird nach dem Koran vorgeschrieben, in der Öffentlichkeit ihren Körper und die Haare zu verdecken.
- **Essen und trinken**: Nach islamischem Grundsatz ist der Genuss „unreiner" Speisen verboten, da die Reinheit des Körpers die Voraussetzung für die Reinhaltung der Seele ist. So ist z.B. der Genuss von Schweinefleisch, Blutwurst und Alkohol verboten. Zum Essen wird die rechte Hand genommen. Im Monat Ramadan (neunter Mondmonat) wird gefastet, d.h. von Sonnenaufgang bis Sonnenuntergang nicht gegessen, getrunken und geraucht. Kinder, ältere und kranke Menschen sind vom Fasten ausgenommen.
- **Ausscheiden**: Zur Wahrung der Intimsphäre sollten Mädchen nur von weiblichen Pflegenden und Jungen nach Möglichkeit nur von männlichen Pflegenden betreut werden. Nach der Ausscheidung ist es üblich, die Genitalregion mit klarem Wasser zu spülen. Das geschieht mit der linken Hand.
- **Mädchen oder Junge sein**: Aus hygienischen und moralischen Gründen ist die Beschneidung der Jungen als ein übliches Ritual bekannt. Beschneidung von Frauen ist im Koran nicht vorgesehen. Moslemische Mädchen und Frauen sollten von Ärztinnen untersucht werden, bzw. es sollte eine weibliche Pflegende anwesend sein. Die Rollen von Männern und Frauen sind klar definiert: Männer haben für den Unterhalt der Familie zu sorgen. Die Frau hat dagegen ihre Aufgabe in der Familie und unterliegt der Autorität des Mannes. Gesetzlich und gesellschaftlich untersagt ist Homosexualität. Erlaubt ist Empfängnisverhütung, Abtreibung dagegen nur bei strenger medizinischer Indikation der Mutter. „In-vitro-Fertilisation" ist nur erlaubt, wenn die jeweilige Eizelle und das Sperma von dem betreffenden Ehepaar stammen. Die Geburt von mehreren Töchtern wird nicht geschätzt, da es für die Familie wegen des Unterhalts eine finanzielle Belastung darstellt.
- **Sterben/Sinn finden**: Es gibt fünf feste Gebetszeiten der Moslems. Diese sind vor Sonnenaufgang, mittags, nachmittags, nach Sonnenuntergang und nachts. Vor dem Gebet findet eine besondere Reinigung des Körpers statt. Das Gebet wird in Richtung Mekka durchgeführt und enthält feste Gebetstexte und Bewegungsabläufe. Neben dem bereits erwähnten Gebet und dem Fasten im Monat Ramadan gehört zu den fünf religiösen Grundsätzen das Glaubensbekenntnis, die Armensteuer und die Pilgerfahrt nach Mekka.

Pflegemanagement, Recht und Ökonomie

2

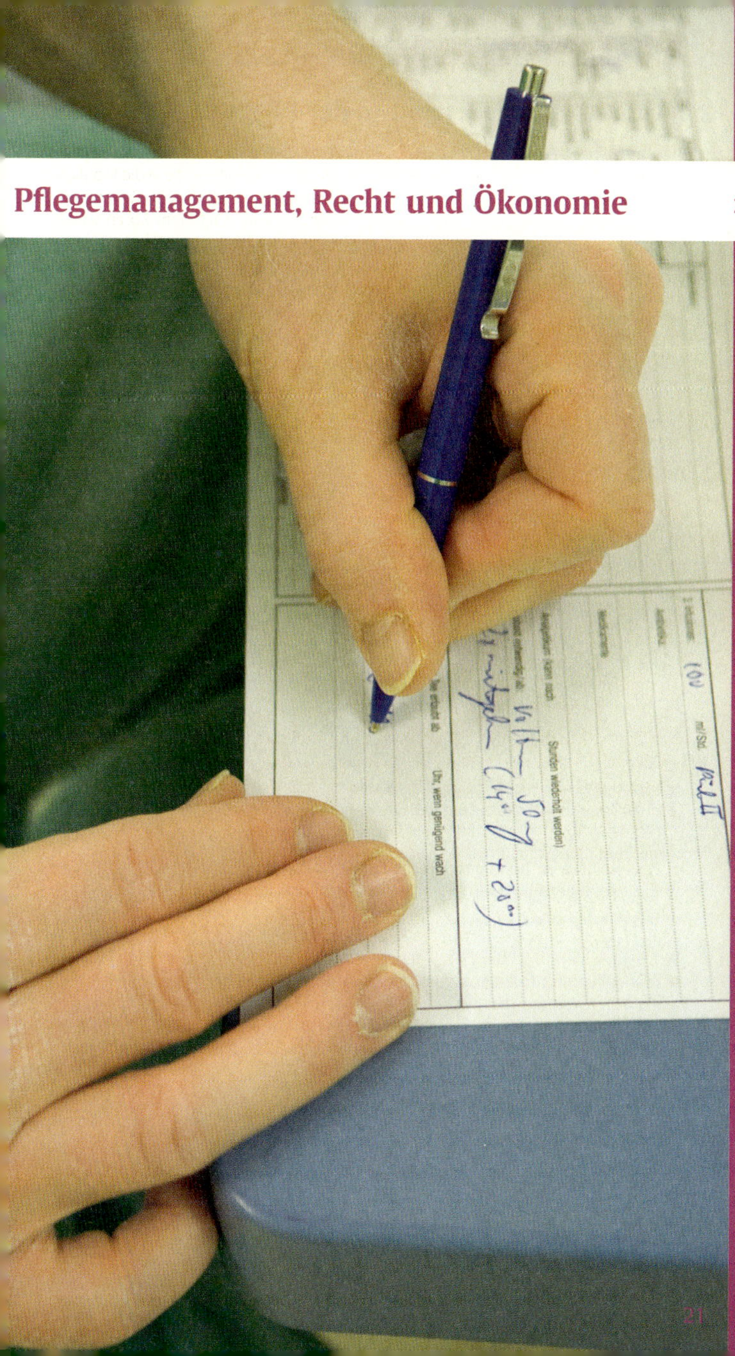

2.1 Qualitätsmanagement in der Pflege

2.1.1 Pflegesysteme

> **Defintion: Pflegesysteme** beschreiben die „... Arbeitsorganisation für pflegerische Dienstleistungen, also die Bedarfseinschätzung, Planung, Koordination, Durchführung und Bewertung von Pflegeangeboten. Je nach Organisationsform orientieren sich Pflegesysteme stärker an den Betriebsabläufen der Institution (...) oder am Gesundungsprozess des Patienten (...)" (Georg u. Frowein 2001).

Grundsätzlich liegen der pflegerischen Organisation zwei Denkansätze (Pflegeprinzipien) zugrunde:

- das funktionsorientierte Pflegeprinzip
- das ganzheitlich/patientenorientierte Pflegeprinzip

Funktionspflege

> **Definition: Funktionspflege** wird auch als „funktionelle Pflege" oder „Stationspflege" bezeichnet. Hierbei werden (Pflege-)Handlungen am Patienten in einzelne Arbeitsschritte eingeteilt, die dann von den zuständigen Mitarbeitern je nach Qualifikation ausgeführt und umgesetzt werden.

Diese Arbeitsorganisationsform orientiert sich stärker an den Betriebsabläufen als an den Patienten. Die Funktionspflege ist eine tätigkeitsorientierte und streng arbeitsteilige Form der Arbeitsorganisation, wobei die Stationsleitung die Aufgaben und Verantwortung delegiert.

Vorteile

- relativ hohe Effektivität und Arbeitsbewältigung
- qualifikationsbezogene Aufgaben/Aufgabenverteilung

Nachteile

- Unterteilung in „höherwertige" und „niedrige" Aufgaben
- keine feste Bezugsperson für den Patienten, Informationen können leicht verloren gehen
- wenig Entfaltungsmöglichkeiten in den Tätigkeitsbereichen der Pflegenden
- fehlende Verantwortung der Pflegepersonen
- mangelhafter Informationsfluss und monotone Arbeitsabläufe
- Auftreten von Burnout-Symptomatik bei den Mitarbeitern
- Entfremdung im Team und bei den Patienten/Bewohnern
- fehlende Berücksichtigung von fachlichen Normen in der Berufsausübung
- Pflege wird zur Fließbandarbeit und der Patient/Bewohner verkommt zum neutralen Pflegeobjekt
- Ergebnis: Pflegende werden zu funktionellen „Hilfsarbeitern".

Bereichspflege

Definition: Bereichspflege: Die Station wird in Einzelbereiche unterteilt, unabhängig von den Krankheitsbildern. Jedem Bereich wird ein Pflegeteam bzw. eine Pflegeperson zugeordnet, die Einteilung erfolgt durch die Stationsleitung. Formen der Bereichspflege sind die sog. Zimmerpflege (die Einteilung erfolgt nach Zimmern) oder die Gruppenpflege (bestimmte Patienten bilden eine Gruppe für die Pflegenden).

Das Pflegeteam plant alle Maßnahmen, Handlungen und Arbeitsschritte und legt fest, welches Teammitglied welche Aufgaben und Tätigkeiten übernimmt. Die Pflegenden sind für diesen Bereich verantwortlich und führen alle notwendigen Pflegetätigkeiten durch. Alle Beobachtungen und Dokumentationen werden gemeinsam besprochen.

Vorteile

- Patientengruppe ist überschaubar, Patienten werden stärker wahrgenommen als in der Funktionspflege.
- Intensive Beziehung zwischen Patient/Angehörigem und Pflegeperson.
- Umfassender Informationsaustausch und geringe Gefahr von Informationsverlusten.
- Pflegende haben mehr Handlungs- und Entscheidungsfreiraum und geringere Wegzeiten.

Nachteile

- Das Pflegeteam eines Bereichs ist evtl. nicht ausreichend über Belange und Patienten eines anderen Bereichs auf seiner Station informiert.
- In der „Gruppenbildung“ kann die Kollegialität sowie Hilfsbereitschaft unter den Gruppen abnehmen.

Bezugspflege

Definition: Bezugspflege: Zielsetzung ist die individuell ganzheitliche Betreuung des Patienten/Klienten/Bewohners. Sie wird mittels Bezugspflegepersonen umgesetzt. Es handelt sich um ein dezentral-egalitäres Organisationsprinzip, d.h. dass alle Bezugspflegenden gleichgestellt sind und niemand übergeordnete Tätigkeiten delegiert.

Merkmale

- Jeder Patient/Bewohner wird *einer* Bezugspflegeperson zugeordnet, die für alle pflegerischen Belange von der Aufnahme bis zur Entlassung/zum Tod im Rahmen der gesetzlichen Bedingungen entscheidungsbefugt und für die Planung der Pflege verantwortlich ist.
- Sie ist für diesen bestimmten Patienten/Bewohner zuständig und kann diese Zuständigkeit nicht von sich weisen; sie ist verpflichtet, sich allen pflegerelevanten Problemen anzunehmen und die entsprechenden Schritte zu planen und einzuleiten; eine Delegation für unterstützende Handlungen ist jedoch möglich.
- Alle anderen Pflegenden sind ihr bezüglich dieses Patienten/Bewohners rechenschaftspflichtig, keine andere Pflegende darf ohne ihre Einwilligung die Pflegeplanung oder -maßnahmen ändern.
- Die Planung und Evaluation der Pflege obliegt der Bezugspflegeperson, die Durchführung der Pflege auch anderen Pflegepersonen – jedoch nur dann, wenn die Bezugspflegeperson nicht anwesend ist.

- In Abwesenheit der Bezugspflegeperson orientieren sich die Mitarbeiter an deren Anweisungen/Pflegeplanung.

Vorteile und Nachteile

- Eine feste Bezugspflegekraft schafft Vertrauen für den Patienten.
- Die Bezugspflegeperson kann eine sinnvolle Ablauforganisation der Tätigkeiten umsetzen.
- Sie besitzt Eigenverantwortung und Gestaltungsspielraum.
- Ihre umfassende Zuständigkeit erfordert Verantwortungsgefühl und umfangreiches Wissen über den einzelnen Patienten.
- Nachteil: Bei Konflikten und Konfrontationen gibt es kaum Ausweichmöglichkeiten.

Primary Nursing

! **Definition: Primary Nursing** (PN) gilt als Sonderform der Bezugspflege. Es ist eine Organisationsform der Pflege, die (nach Manthey 1980) dazu dient,

1. die Rund-um-die-Uhr-Verantwortung für die Versorgung eines Patienten einer bestimmten Pflegenden zu übertragen **und**
2. dass diese Pflegende, wenn immer möglich, auch tatsächlich die Pflege des Patienten übernimmt.

Zielsetzungen

- PN verfolgt eine individuelle, umfassende und kontinuierliche Pflege.
- Eindeutige Zuständigkeit, Verantwortung und Rechenschaft verleihen der Pflegenden eine größtmögliche Autonomie.
- Die Behandlungs- und Betreuungsprozesse werden durch intraprofessionelle und interdisziplinäre Kooperation sowie direkte, klare Kommunikationswege optimiert (Schippers 2007).
- Die Primary Nurse erhält eine umfassende Verantwortung für die Pflege eines Patienten. Voraussetzung ist, dass ihre Zuständigkeiten in ihrer Stellenbeschreibung schriftlich fixiert und formal festgelegt sind.

Aufgaben

- praktische Anwendung des Pflegeprozesses, pflegerische Anamnese,
- Pflegeplanung und Durchführung der Pflege inkl. Evaluation,
- Schlüsselperson für die patientenbezogene Kommunikation,
- Beziehungsgestaltung, Kontaktpflege mit Angehörigen/Bezugspersonen,
- Entlassungsmanagement für den entsprechenden Patienten,
- ggf. Erstellung/Überprüfung von Pflegediagnosen.

2.1.2 Pflegeprozess

! **Definition:** „Der **Pflegeprozess** ist die systematische Anwendung einer problemlösenden Methode, die sich mit den physischen, psychologischen und sozialen Bedürfnissen der Einzelperson, Familien oder der Gesellschaft befasst, im Gegensatz zur traditionellen Vorgehensweise, wobei bestimmte Pflegebedürfnisse angenommen/vorausgesetzt werden. (...) Auf diese Weise entwickelt sich die Krankenpflege zu einem dynamischen Prozess, der zur Anpassung und Verbesserung führt." (WHO, 1987)

Schritt 1 – Einschätzen des Pflegebedarfs/Pflegeanamnese

In der **Pflegeanamnese** oder Informationssammlung werden die aktuellen Ressourcen, Bedürfnisse, Gewohnheiten und Einschränkungen erfasst. Die Pflegende ermittelt objektive oder subjektive Daten direkt (vom Kind) oder indirekt (von den Eltern oder anderen Bezugspersonen). Weitere Quellen können Patientendokumente sein. Messwerte werden als objektive Daten bezeichnet (z.B. Vitalparameter). Empfindungen des Patienten sind subjektive Daten, z.B. die Intensität und Qualität des Schmerzes (S. 483). Die Informationssammlung legt die Basis für die Definition der Pflegeprobleme oder Pflegediagnosen sowie für die Festsetzung der Pflegeziele.

Schritt 2 – Planung der Pflege

> **Merke:** Die Miteinbeziehung des Kindes in die Pflege erfolgt entsprechend seiner Entwicklung und seinen Fähigkeiten. Dadurch sollen Ressourcen erhalten bzw. gefördert und einer Regression vorgebeugt werden.

Die schriftlich fixierte **Pflegeplanung** erleichtert die kontinuierliche Umsetzung und Überprüfung der Pflegequalität. Die Pflegeplanung besteht aus vier Teilen:

- **Ressourcen** sind individuelle Hilfsquellen im physischen, psychischen, geistigen und sozialen Bereich des Menschen. Sie beeinflussen den Genesungsprozess positiv.
- **Pflegeprobleme** sind physische, psychische, geistige und soziale Beeinträchtigungen in der Lebenssituation eines Menschen. Pflegeprobleme werden so konkret wie möglich beschrieben; die Ursache wird ergänzt, um Ziele und Maßnahmen so konkret wie möglich darauf abstimmen zu können, z.B. „Lisa hat Angst, weil sie eine andere Sprache spricht und nichts versteht."
- **Pflegeziele** sind die Ziele, die durch die Pflege in Bezug auf die Erfüllung der Bedürfnisse und Akzeptanz, Linderung oder Beseitigung von Einschränkungen eines Menschen angestrebt werden. Sie gelten als Indikator für die Effektivität der Pflege. Auch hier sollte konkret formuliert werden: „Gewichtszunahme von 100g pro Woche".
- **Pflegemaßnahmen** sind die Maßnahmen, die von der Pflegeperson übernommen werden, um die geplanten Pflegeziele zu erreichen. Pflegemaßnahmen werden auch als Pflegeinterventionen bezeichnet. Sie beinhalten eine vollständige oder teilweise Unterstützung in den Lebensaktivitäten.

Schritt 3 – Durchführung der Pflege

Die Pflegeplanung dient als Grundlage für die Durchführung der Pflege. Sie ist notwendig, damit eine einheitliche Vorgehensweise in der Pflege des Menschen eingehalten und das Pflegeziel erreicht werden kann. Während der Durchführung beobachtet die Pflegende, ob Veränderungen durch die pflegerische Intervention eintreten. Der Pflegebericht dient in diesem Zusammenhang dazu, Beobachtungen und zusätzliche außerplanmäßig durchgeführte Pflegemaßnahmen zu dokumentieren, um diese nachweisen und die Wirksamkeit der Maßnahmen überprüfen zu können.

Schritt 4 – Evaluierung der Pflege

Die Auswirkungen der pflegerischen Maßnahmen auf das Kind werden überprüft. Der Pflegeverlauf und die Wirkung der Pflege, sowie die Veränderungen in der Situation des Kindes werden deutlich. Pflegende vergleichen die Fortschritte des Kindes mit den angestrebten Zielen und ermitteln, welche Bedürfnisse des Kindes erfüllt sind bzw. welche in der Planung neu überdacht werden müssen. Abhängig von der Ursache für das Nichterreichen eines Pflegeziels, muss eine Neuanpassung innerhalb der Pflegeplanung stattfinden.

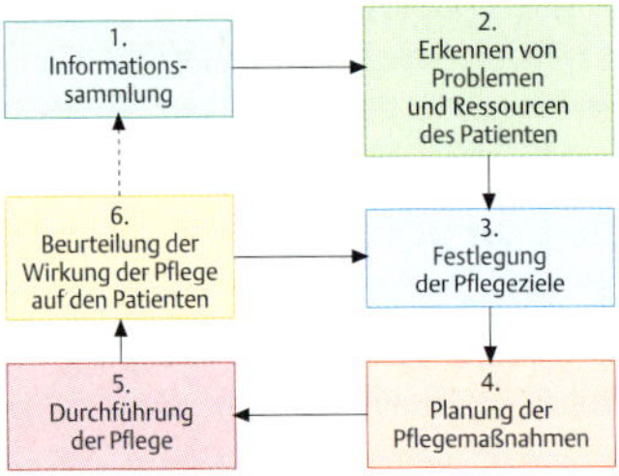

Abb. 2.1 *Der Regelkreis des Pflegeprozesses nach Fiechter und Meier (1992) verläuft in sechs Regelschritten.*

Pflegediagnosen und Gesundheitsdiagnosen

Pflegediagnosen sind vorgegebene Formulierungen zur Problemdefinition. Damit können sie anstelle der Pflegeprobleme in die Pflegeplanung aufgenommen werden. Pflegende haben dadurch eine einheitliche Begrifflichkeit.

> **Definition:** „Eine **Pflegediagnose** ist die klinische Beurteilung der Reaktionen von Einzelpersonen, Familien oder sozialen Gemeinschaften auf aktuelle oder potenzielle Probleme der Gesundheit oder im Lebensprozess." (Nordamerikanische Pflegediagnosenvereinigung – NANDA, 1990)

Formen von Pflegediagnosen.

- **Aktuelle Pflegediagnosen**: Sie beschreiben die bestehenden Gesundheitsprobleme eines Menschen, deren Kennzeichen und ätiologische Faktoren (z. B. „unterbrochenes Stillen").
- **Verdachts-Pflegediagnosen**: Werden Gesundheitsprobleme vermutet, können aktuelle Pflegediagnosen mit dem Zusatz „Verdacht auf (...)" formuliert werden. Sie enthalten dann die ätiologischen Faktoren, die den Rückschluss auf die Verdachtsdiagnose zulassen.
- **Hochrisiko- oder Gefährdungspflegediagnosen**: Sie zeigen Risikofaktoren für die Entstehung eines Gesundheitsproblems.
- **Syndrom-Pflegediagnosen**: Komplexe Problemsituationen mit mehreren aktuellen oder Risiko-Pflegediagnosen sind in den Syndrom-Pflegediagnosen beschrieben.
- **Gesundheitsdiagnose**: Sie enthalten als Kennzeichen Ressourcen des Menschen, die er zur Erhaltung der Gesundheit bzw. Steigerung des Wohlbefindens einsetzen kann.

> **Merke:** Pflegediagnosen unterscheiden sich von medizinischen Diagnosen. Letztere beziehen sich auf Krankheiten oder Störungen von Organen. Hingegen ist bei den Pflegediagnosen das Verhalten auf aktuelle oder potenzielle Störungen der Gesundheit oder Veränderungen der Lebenssituation Ausgangslage für die Auswahl der notwendigen Pflegemaßnahmen.

2.1.3 (Pflege-)Dokumentation

Arzt und Pflegepersonal sind zur Dokumentation ihrer Tätigkeiten verpflichtet. Diese Pflicht ergibt sich zum einen aus dem Krankenhausaufnahmevertrag, aber auch aufgrund einer tatsächlichen Übernahme und Durchführung der Behandlung. Für die Pflegenden kann sich zusätzlich die Pflicht zur Dokumentation aus dem Arbeitsvertrag bzw. aus der zulässigen arbeitsrechtlichen Weisung ergeben.

Dokumentationszweck.

- Sicherung der Therapie
- Beweissicherung und Rechenschaftspflicht
- Absicherung der ausführenden Person
- Information des Patienten

Qualitätsmerkmale einer Dokumentation

- **Systematisch und lückenlos.** In der Dokumentation werden die im Pflegeprozess geplanten und durchgeführten Maßnahmen, weitere Beobachtungen, Besonderheiten und Veränderungen lückenlos schriftlich fixiert. Alle Handlungen, Entwicklungen und Beobachtungen sollen so beschrieben und dokumentiert sein, dass die erbrachte Versorgung und alle Vorgänge transparent werden, um Verbesserungsmöglichkeiten zu erkennen und die gesetzlichen Normen des Leistungsnachweises zu erfüllen.
- **Übersichtlich und linear.** Ein Dokumentationssystem, das sich an den Schritten des Pflegeprozesses orientiert, strukturiert die Dokumentation übersichtlich und linear und macht den Versorgungsverlauf deutlich. Es gilt als Nachweis der professionellen, systematisch geplanten und durchgeführten, aktuell und individuell auf den Pflegebedürftigen bezogenen Pflege.
- **Zeitnah und individuell.** Die Dokumentation erfolgt zeitnah zum aufgetretenen Ereignis und ist individuell für jeden Pflegebedürftigen. Jeder Patient/Kunde/Bewohner hat eine eigene Dokumentationsmappe (handschriftlich oder EDV-gestützt), in der alle Anamnesen, Diagnosen, Operationen, Untersuchungen, Therapien, Leistungsnachweise, Pflegeplanungen, -berichte usw. zusammengefügt sind.
- **Objektiv und professionell formuliert.** Die Dokumentation sollte professionell erfolgen, unter Anwendung pflegerisch und medizinisch definierter Begriffe. Dabei sollen die Formulierungen auf den Pflegebedürftigen bezogen sein (wertfrei und objektiv), eindeutig, transparent und überprüfbar.
- **Überprüfbar und qualitätssichernd.** Alle beschriebenen und vorgestellten Elemente der Dokumentationsakte müssen jeweils zeitnah schriftlich niedergelegt werden und immer mit Datum, ggf. Uhrzeit, und Handzeichen des Durchführenden abgezeichnet werden. Aus der Dokumentation lassen sich Daten für Erhebungen, Statistiken und Informationen für das Qualitätsmanagement ableiten.
- **Sichert die kontinuierliche interdisziplinäre Pflege.** Die systematische und lückenlose Dokumentation soll die Sicherung und Kontinuität der Pflegeorganisation gewährleisten sowie eine übersichtliche und vollständige Verlaufsdarstellung der Betreuung des Pflegebedürftigen bieten.

Basisformulare der Pflegedokumentation

Der Aufbau des Dokumentationssystems konzentriert sich im Wesentlichen auf folgende Formulare, die alle für die Pflege notwendigen Informationen aus dem Pflegeprozess erfassen:

- Stammblatt und Formular zur Informationssammlung
- Pflegeplanung, Durchführungsnachweis und Pflegebericht

Weitere Formulare

Dem Dokumentationssystem können bei Bedarf weitere Formulare zugefügt werden:

- Vitalzeichen-, Blutzucker- und Gewichtskontrollen
- Ernährungs-/Flüssigkeitsbilanzierung und Lagerungs-/Mobilisationsplan
- ärztliche Verordnungen (Medikamente, Infusionen)
- Risikoerfassung (z.B. Bradenskala)

- Wunddokumentation/-verlaufsbögen und Überleitungsbögen (bei Verlegungen, Schnittstellenmanagement)
- Erfassungsbögen zur Therapie, Besonderheiten, Betreuungen (Ergotherapie, Aktivitäten)

Merke: Juristisch gesehen gelten nur die Tätigkeiten als tatsächlich verrichtet, die auch dokumentiert sind. Durch die Unterschrift bzw. das Handzeichen der einzelnen Pflegeperson versichert diese die Ausführung der Pflegemaßnahme bzw. die Beobachtung. Es dürfen keine Angaben ausradiert, überklebt oder unleserlich gemacht werden. Dieses ist Dokumentenfälschung! Lediglich das Durchstreichen von falschen Angaben ist erlaubt, aber so, dass sie noch lesbar sind.

2.1.4 (Pflege-)Standards

Definition: Ein **Standard** ist ein professionell abgestimmtes Leistungsniveau, das den Bedürfnissen der damit angesprochenen Bevölkerung entspricht. Es ist beobachtbar, erreichbar, messbar und wünschenswert. Einen Standard betrachtet man als Werkzeug der Pflegekräfte bei der Beurteilung des für den Patienten oder Klienten Geleisteten (WHO 1987). Demnach beschreibt ein Standard die nach derzeitigem wissenschaftlichen Stand bestmögliche Lösung eines Problems.

Zielsetzungen

- einheitliche Durchführung von Pflegetätigkeiten
- Handlungsabläufe, die alle Pflegenden gleichartig anwenden
- (Leistungs-)Transparenz der Pflege
- Vereinfachung/Vereinheitlichung der Dokumentation
- Hinterfragen alter Vorgehensweisen
- Offenlegen und Optimieren von Schnittstellen
- Abstimmung von Theorie und Praxis

Ebenen der Standards.

- Expertenstandards (national)
- Standards auf Organisationsebene
- interne Standards (innerhalb einer Einrichtung, z.B. Pflegestandards)

Expertenstandards

Momentan liegen Expertenstandards mit den Thematiken chronische Wunden, Dekubitusprophylaxe (S. 167), Sturzprophylaxe, Kontinenzförderung, Schmerzmanagement und Entlassungsmanagement vor. Experten nationaler Pflegeorganisationen und pflegewissenschaftlicher Fachbereiche haben diese Werke auf Basis fundierter Untersuchungen entwickelt und arbeiten derzeit an weiteren Themenbereichen.

Standards auf Organisationsebene

Standards auf Organisationsebene sind Richtlinienstandards, die allgemeine Aussagen über Management, Organisation oder Qualifikation enthalten. Sie gelten z.B. einrichtungsübergreifend in einem Klinikverbund.

Interne Standards (Pflegestandards)

Praxis-Standards oder Pflegestandards sind handlungsorientiert und legen bestimmte Abläufe allgemeingültig und individuell für die Einrichtung bzw. die Abteilung/Station/den Bereich fest. Sie sind konkret formuliert und beinhalten Thema, Zweck, Hinweise, Material und Durchführung einer Pflegehandlung. Zudem ordnen sie jeder Handlung bzw. Tätigkeit die notwendige Qualifikation des Durchführenden (z. B. „examinierte Pflegekraft") zu.

Trotz dieser standardisierten Handlungsanweisung und Vorgehensweise muss die Individualität des Patienten berücksichtigt werden (z. B. bei der Ganzkörperwaschung seine eigenen Pflegeutensilien verwenden und seine Bedürfnisse und Gewohnheiten berücksichtigen).

Aufbau und Inhalte der Pflegestandards

- Thema und Problembeschreibung
- Zielsetzung, angestrebtes Qualitätsniveau
- Strukturkriterien:
  - Rahmenbedingungen, die zur Durchführung der Pflegeleistungen erforderlich sind
  - Qualifikation der Pflegeperson (Wissensstand, Aus-, Fort- und Weiterbildung)
  - notwendiges (Pflege-)Material, Räumlichkeiten
- Prozesskriterien:
  - Art und Umfang der Pflege (auf Grundlage des angewandten pflegetheoretischen Modells)
  - Beschreibung der Tätigkeiten, Handlungsanweisungen
  - Maßnahmen zur Erreichung der Ziele
- Ergebniskriterien:
  - Resultat der durchgeführten Leistungen
- Datum der Erstellung, Geltungsdatum und -zeitraum, Urheber, Literaturangaben

Merke: Pflegestandards dienen der **Qualitätsplanung**, da sie pflegerische Werte, Normen und Ziele beinhalten. Sie dienen auch der **Qualitätsprüfung**, da sie aufgrund der detaillierten Beschreibung eine Beurteilung der pflegerischen Leistung ermöglichen und die Effektivität der durchgeführten Maßnahmen nachweisbar machen. Weiterhin dienen sie der **Qualitätslenkung**, da sie zur Anleitung und Handlungsvorgabe eingesetzt werden.

Tab. 2.1 *Standardpflegeplan nach pflegerischer Diagnose am Beispiel trockene Mundschleimhaut bei einem Kleinkind (kein Anspruch auf Vollständigkeit).*

Pflegeprobleme	Pflegeziele	Pflegemaßnahmen
Spannungsgefühl und unangenehmer Geschmack im Mund Ressourcen: kann den Mund ausspülen	Wohlbefinden durch nachlassendes Spannungsgefühl und angenehmen Geschmack	4-mal tgl. Mund mit Kamillentee ausspülen
Gefahr der Entstehung von Verletzungen der Mundschleimhaut	intakte feuchte Mundschleimhaut	Mundschleimhaut inspizieren 4-mal tgl. Mundpinseln mit den für das Kind angeordneten Tinkturen

2.1.5 Mitarbeiterqualifikation

Lernen beschränkt sich nicht nur auf die Schulzeit. Um die eigene Arbeitsqualität und die Chancen auf dem Arbeitsmarkt zu erhöhen, ist lebenslanges Lernen nötig. Pflegende haben verschiedene Quellen für den Wissenserwerb.

Weiterbildung und Studium

Nach der Grundausbildung können Pflegende an **Weiterbildungen** mit staatlicher Anerkennung teilnehmen. Weiterbildungsmöglichkeiten gibt es z.B. für:

- Intensivpflege und Anästhesie, pädiatrische Intensivpflege
- Onkologie, Hygiene, Nephrologie, Psychiatrie
- Rehabilitation, ambulante Pflege, operative Funktionsbereiche
- Case-Management im Sozial- und Gesundheitswesen
- Diabetesberater, Enterostomatherapeut, Palliative Care
- Pflegeexperte Schmerzmanagement
- Pflegegutachter, Pflegeüberleitung, Praxisanleiter
- Public Health/Gesundheitsberatung
- Qualitätsbeauftragter im Gesundheitswesen und in sozialen Einrichtungen
- Still- und Laktationsberater

Zudem gibt es **Studiengänge** in den Bereichen der Pflege bzw. dem Gesundheitswesen, z.B. Pädagogik, Management, Wissenschaft.

Lernformen und -mittel

- E-Learning: Lernen wird elektronisch unterstützt, z.B. durch die Präsentation von Lernmaterialien über digitale Medien. Voraussetzung: Internetzugang.
- Blended-Learning: Kombination aus Wissenserwerb über E-Learning mit Präsenzveranstaltungen zum persönlichen Austausch.
- Arbeiten mit Fachliteratur und Internet: Regelmäßiges Studium der gedruckten Fachliteratur ist empfehlenswert. Für den Gesundheitsbereich gibt es zudem viele Datenbanken im Internet, in denen Recherchen möglich sind – zum Beispiel **www.dimdi.de** (DIMDI=Deutsches Institut für medizinische Dokumentation und Information). Eine englischsprachige kostenlose Datenbank ist **PubMed**.

2.2 Pflegerecht und Ökonomie

2.2.1 Grundrechte der Bundesrepublik Deutschland

Die Grundrechte der Bundesrepublik Deutschland sind im Grundgesetz in Artikel 1–19 festgelegt. (Tab. 2.2) Sie beinhalten seit der Verabschiedung im Jahre 1949 die Menschenrechte der Bevölkerung gegenüber dem Staat. Artikel 1 ist als Grundlage für alle weiteren Artikel zu sehen: *„Die Würde des Menschen ist unantastbar. Sie zu achten und zu schützen ist Verpflichtung aller staatlichen Gewalt"*.

2.2.2 Strafrecht

Das Strafrecht gibt dem Staat Zwangsmittel zur Hand, mit deren Hilfe er wichtige Rechtsgüter schützen kann, die für das Leben des Einzelnen und das Zusammenleben der Menschen unabdingbar sind. Strafrechtliche Tatbestände sind im Strafgesetzbuch (StGB), aber auch in zahlreichen anderen Gesetzen geregelt.

Straftat

Eine Straftat liegt dann vor, wenn:

- die durch ein Strafgesetz beschriebene Verhaltensweise verwirklicht wird (Tatbestand),

- keine Gründe vorliegen, die das Verhalten im konkreten Fall ausnahmsweise rechtfertigen (Rechtswidrigkeit),
- die Tat dem Täter im konkreten Fall auch persönlich vorgeworfen werden kann (Schuld).

Tab. 2.2 *Grundrechte der Bundesrepublik Deutschland (aus dem Grundgesetz für die Bundesrepublik Deutschland vom 23. Mai 1949).*

Artikel	Inhalt
Artikel 1	Menschenwürde, Rechtsverbindlichkeit der Grundrechte
Artikel 2	Freiheit der Person
Artikel 3	Gleichheit vor dem Gesetz
Artikel 4	Glaubens- und Gewissensfreiheit
Artikel 5	Freiheit der Meinungsäußerung, Freiheit von Kunst, Wissenschaft und Lehre
Artikel 6	Ehe und Familie
Artikel 7	Schulwesen
Artikel 8	Versammlungsfreiheit
Artikel 9	Vereins- und Koalitionsfreiheit
Artikel 10	Brief- und Postgeheimnis
Artikel 11	Freizügigkeit
Artikel 12 Artikel 12 a	freie Berufswahl Dienstpflicht
Artikel 13	Unverletzlichkeit der Wohnung
Artikel 14	Gewährleistung des Eigentums
Artikel 15	Überführung in Gemeineigentum
Artikel 16	Staatsangehörigkeit, Auslieferung, Asylrecht
Artikel 17 Artikel 17 a	Petitionsrecht Einschränkung der Grundrechte im Wehrdienst
Artikel 18	Verwirkung von Grundrechten
Artikel 19	Einschränkung der Grundrechte, Gewährleistung des Rechtsweges

Merke: Strafbar handelt, wer Täter oder Mittäter ist, die Straftat also selbst oder gemeinsam mit anderen begeht. Strafbar handelt auch, wer Beihilfe zur Tat leistet, die Straftat also in irgendeiner Weise fördert, und auch, wer Anstifter ist, d.h. einen Dritten zur Begehung der Tat verleitet.

Vorsatz und Fahrlässigkeit

Merke: Strafbar ist stets die vorsätzliche Tat, fahrlässiges Handeln nur dann, wenn dies im Gesetz ausdrücklich vermerkt ist. Vorsätzlich handelt, wer mit Wissen und Wollen die Tat begeht.

Fahrlässig handelt, wer nicht so sorgfältig handelt, wie er nach den Umständen hätte handeln müssen und nach seinen persönlichen Fähigkeiten auch hätte handeln können. Dies kann geschehen durch:

- Täter bedenkt nicht, welche Folgen sein sorgfaltswidriges Handeln haben kann (unbewusste Fahrlässigkeit).
- Täter erkennt die möglichen Folgen seines pflichtwidrigen Handelns, vertraut aber darauf, dass diese nicht eintreten (bewusste Fahrlässigkeit).

Vollendung oder Versuch

- Die Vollendung einer Straftat ist stets strafbar.
- Versuchte Straftaten sind strafbar, wenn es sich um ein Verbrechen handelt. Verbrechen sind rechtswidrige Taten, die im Mindestmaß mit Freiheitsstrafe von einem Jahr bedroht sind.
- Vergehen sind rechtswidrige Taten, die im Mindestmaß mit einer Freiheitsstrafe von unter einem Jahr oder mit Geldstrafe bedroht sind.
- Versuchte Vergehen sind nur strafbar, wenn dies ausdrücklich gesetzlich bestimmt ist.

Rechtfertigungsgründe

Merke: Wer eine Tat begeht, die im Gesetz mit Strafe bedroht ist, geht dennoch straffrei aus, wenn seine Tat im konkreten Fall gerechtfertigt ist und daher vom Gesetz gebilligt wird.

Rechtfertigungsgründe sind:

Einwilligung

Merke: Ärztliche Eingriffe und pflegerische Maßnahmen stellen tatbestandsmäßig eine Körperverletzung (S. 34) dar. Eine Einwilligung in die tatbestandsmäßige Handlung (Körperverletzung) ist rechtswirksam, wenn der Einwilligende über das Rechtsgut, in das eingegriffen werden soll, verfügen darf. Der Einwilligende muss zudem fähig sein, die Folgen der Einwilligung oder deren Verweigerung zu erkennen. Pflegerische und ärztliche Handlungen, die tatbestandsmäßig eine Körperverletzung darstellen, bleiben trotz Einwilligung rechtswidrig, wenn sie gegen die guten Sitten verstoßen. Die Einwilligung muss stets vor der tatbestandsmäßigen Handlung erfolgen.

Die Einsichtsfähigkeit des Patienten ist unabhängig von dessen Alter zu prüfen. Jugendliche und auch Kinder sind selbst zur Erteilung der Einwilligung berechtigt, wenn sie in der Lage sind, Bedeutung und Tragweite der ärztlichen Behandlung oder auch die Folgen eines Unterlassens der Behandlung zu verstehen.

Merke: Für Kinder unter 12 Jahren ist davon auszugehen, dass diese noch nicht in der Lage sind, eine eigenständige Entscheidung zu treffen und daher eine rechtswirksame Einwilligung in einen ärztlichen Eingriff nicht erteilen können. Ab einem Alter von 12 Jahren ist der Minderjährige jedoch in die Entscheidung über die Einwilligung mit einzubeziehen.

- Dem Kind sind die Bedeutung und Folgen einer Behandlung in altersgerechter Sprache zu erklären.
- Erteilen die Eltern ihre Einwilligung, jedoch nicht der Minderjährige, dann darf die Behandlung nicht durchgeführt werden, wenn der Arzt der Überzeugung ist, dass der Minderjährige zu einer verständigen Beurteilung der Situation in der Lage ist.

- Lehnen die Eltern eine Behandlung ab, aber nicht der Minderjährige, darf der Arzt in gerechtfertigter Weise behandeln.
- Wenn Zweifel an der Einsichts- und Einwilligungsfähigkeit des Minderjährigen bestehen, hat der Arzt die Möglichkeit, das Familiengericht anzurufen.
- Der Arzt ruft das Familiengericht auch an, wenn die Eltern des nicht einsichtsfähigen Kindes ihre Einwilligung für das Kind verweigern oder sich in ihrer Entscheidung nicht einig sind.
- Volljährige Personen können für den Fall, dass sie einwilligungsunfähig werden, einer Person ihres Vertrauens eine Vorsorgevollmacht erteilen.
- Für volljährige Personen, die nicht einwilligungsfähig sind und keine Vorsorgevollmacht erteilt haben, ist vom Vormundschaftsgericht ein Betreuer zu bestellen.

Mutmaßliche Einwilligung

Aufgrund einer mutmaßlichen Einwilligung handelt gerechtfertigt, wer eine Handlung im Interesse des Betroffenen vornimmt und dabei davon ausgehen darf, dass dieser vermutlich einwilligen würde, aber nicht rechtzeitig einwilligen kann – Beispiel ist, wenn ein Patient bewusstlos in eine Klinik eingewiesen wird und umgehend medizinische Intervention nötig ist.

Rechtfertigender Notstand

Wer in einer gegenwärtigen Gefahr für Leib oder Leben eine Tat begeht, um diese Gefahr abzuwenden, handelt gerechtfertigt, wenn das geschützte Interesse das beeinträchtigte Interesse wesentlich überwiegt – Beispiel ist, wenn eine Pflegende eine arterielle Spritzblutung mit einem zerrissenen Bettlaken (Eigentum der Klinik) abbindet.

Notwehr/Nothilfe

Gerechtfertigt ist auch eine Verteidigungshandlung, um einen gegenwärtigen rechtswidrigen Angriff auf die eigene Person (Notwehr) oder eine andere (Nothilfe) abzuwehren. Gegenüber offensichtlich schuldunfähigen Personen (Kindern, Betrunkenen) kann geboten sein, auf Abwehr zu verzichten, d.h. auszuweichen. Ist das nicht möglich, darf der Angegriffene Verteidigungsmaßnahmen ergreifen, die geeignet sind, den Angriff zu beenden.

Merke: Niemand, auch nicht das Pflegepersonal in Krankenhäusern, muss das Risiko einer eigenen Verletzung in Kauf nehmen.

Schuldfähigkeit

Eine rechtswidrige Tat kann nur bestraft werden, wenn dem Täter die Tat auch persönlich vorgeworfen werden kann. Kinder unter 14 Jahren sind nicht schuldfähig und können nicht bestraft werden. Bei schweren Straftaten besteht jedoch die Möglichkeit, dass das Jugendamt ein solches Kind aus seiner Familie heraus in seine Obhut nimmt. Ohne Schuld handelt auch, wer bei Begehung der Tat unfähig ist, das Unrecht der Tat einzusehen oder nach dieser Einsicht zu handeln (§ 20 StGB), z.B. bei

- krankhafter seelischer Störung,
- tiefgreifender Bewusstseinsstörung,
- angeborener Intelligenzschwäche,
- Psychopathien, Neurosen und Triebstörungen.

Wer schuldfähig ist, kann dennoch entschuldigt handeln, wenn ihm die Tat nicht zum Vorwurf gemacht werden kann.

2

Straftatbestände

Ausgewählte Strafvorschriften, mit denen Pflegende in Berührung kommen können.

Körperverletzung

Körperliche Misshandlung oder Schädigung der Gesundheit eines anderen. Dazu gehören auch ärztliche und pflegerische Intervention. Ob diese Körperverletzungen strafwürdig sind, bestimmt sich danach, ob ein allgemeiner Rechtfertigungsgrund oder auch ein Entschuldigungsgrund besteht. (S. 32.)

Misshandlung von Schutzbefohlenen

Wer eine Person unter 18 Jahren oder eine Person, die wehrlos ist und die seiner Obhut untersteht, quält oder roh misshandelt, oder die Sorgepflicht vernachlässigt oder ihre Gesundheit schädigt, macht sich strafbar – das gilt für körperliche und seelische Misshandlung. Pflegende haben eine besondere Sorgfaltspflicht für ihre Patienten. Sie sind verpflichtet, alle ihnen zustehenden Mittel zu nutzen, um pflegerische Missstände zu beheben. Offensichtliche Fehler müssen sie bekannt machen, um sich nicht dem Vorwurf der Misshandlung von Schutzbefohlenen auszusetzen.

Aussetzung

Wer einen Menschen in eine hilflose Lage versetzt oder in einer hilflosen Lage im Stich lässt, obwohl er ihn in seiner Obhut hat, und ihn dadurch der Gefahr des Todes oder einer schweren Gesundheitsschädigung aussetzt, macht sich der Aussetzung strafbar.

Nötigung

Wer durch rechtswidrige Gewaltanwendung oder durch Drohung mit einem empfindlichen Übel einen anderen zu einem bestimmten Verhalten zwingt und so die Willensfreiheit des Genötigten verletzt, nötigt ihn.

Freiheitsberaubung

Geschütztes Rechtsgut ist die persönliche Bewegungsfreiheit eines Menschen. Eine Freiheitsberaubung begeht, wer einen anderen Menschen einsperrt oder auf andere Weise seiner Freiheit beraubt. Das gilt auch dann, wenn nur vorübergehend die Möglichkeit genommen wird, sich frei zu bewegen: Einsperren, Fixieren, Abschließen von Ausgängen gehören dazu. Ebenso eine Drohung und das Verabreichen von Sedativa. Erlaubt ist Freiheitsberaubung nur, wenn eine wirksame Einwilligung oder ein sonstiger Rechtfertigungsgrund vorliegt. (S. 32).

Straftaten gegen die sexuelle Selbstbestimmung

> **Definition: „Sexueller Missbrauch** von Kindern ist jede sexuelle Handlung, die an oder vor einem Kind entweder gegen den Willen des Kindes vorgenommen wird oder der das Kind aufgrund körperlicher, psychischer, kognitiver oder sprachlicher Unterlegenheit nicht wissentlich zustimmen kann. Der Täter (die Täterin) nutzt seine (ihre) Machtposition aus, um seine (ihre) eigenen Bedürfnisse auf Kosten des Kindes zu befriedigen." (Suer 1998)

Wegen sexuellen Missbrauchs strafbar ist auch derjenige, der einen Patienten des Krankenhauses dadurch missbraucht, dass er unter Ausnutzung der Krankheit, Hilfsbedürftigkeit oder der körperlichen, geistigen oder seelischen Widerstandsunfähigkeit sexuelle Handlungen an ihm vornimmt oder an sich von dem Patienten vornehmen lässt.

Verletzung von Privatgeheimnissen

Definition: Die **Schweigepflicht** verletzt, wer unbefugt ein fremdes Geheimnis, insbesondere ein zum persönlichen Lebensbereich gehörendes Geheimnis offenbart, das ihm anvertraut oder sonst bekannt geworden ist (§ 203 StGB).

Die Schweigepflicht erstreckt sich auf sämtliche persönlichen, medizinischen und wirtschaftlichen Daten des Patienten. Sie besteht nach dem Tod weiter.

Pflegende sind von der Schweigepflicht entbunden, wenn
- sie zum Kreis der „Berufenen" gehören, mit an der Behandlung eines Patienten befasst sind,
- das Gesetz es vorschreibt, z.B. Personenstandsgesetz (Meldepflicht der Geburt). Auch andere Gesetze enthalten Meldepflichten (z.B. Infektionsschutzgesetz, Transfusionsgesetz und Röntgenverordnung,
- ein schweres Verbrechens (z.B. Mord, Raub, Geiselnahme) verhindert werden kann. Es besteht sogar Meldepflicht,
- ein allgemeiner Rechtfertigungsgrund besteht (S. 32), z.B. bei Verdacht auf Misshandlung eines Patienten ,
- bei Anschuldigungen oder Schadensersatzansprüchen von Patienten.

Merke: Einwilligungsfähige Kinder und Jugendliche (S. 32) sind vor der Erteilung einer Auskunft an Eltern oder auch an dritte Personen zu befragen, ob sie damit einverstanden sind.

Datenschutzgesetze

Alle personenbezogenen Daten der Patienten sind durch die Datenschutzgesetze geschützt. Die Gesetze gelten für die Erhebung, Verarbeitung und Nutzung personenbezogener Daten. Jedem Betroffenen ist auf Antrag über die zu seiner Person gespeicherten Daten und den Zweck der Speicherung Auskunft zu erteilen. Die Verarbeitung personenbezogener Daten und deren Nutzung sind nur zulässig, wenn
- dies durch das Gesetz ausdrücklich erlaubt ist,
- wenn der Betroffene eingewilligt hat.

Strafbare Handlungen durch Unterlassen

Eine Straftat kann durch „Nichtstun", d.h. durch Unterlassen einer an sich gebotenen Handlung, begangen werden. Dazu gehören
- **unterlassene Hilfeleistung**: bei Gefahr oder Not wird keine Hilfe geleistet,
- **unechte Unterlassungsdelikte**: Nichthandeln bei konkreter Gefahr, obwohl eine besondere Verantwortung für eine Person oder Sache besteht.

2.2.3 Zivilrecht

Es beinhaltet verschiedene Rechtsgebiete, wesentliche Teile sind im Bürgerlichen Gesetzbuch (BGB) zusammengefasst.

Merke: Die **Pflegedokumentation** hat bei zivilrechtlichen Haftungsfragen eine besondere Bedeutung. Im Zivilprozess, so auch im Haftungsprozess wegen Pflegefehlern, muss grundsätzlich der Geschädigte, also der Patient, beweisen, dass ihm ein Schaden entstanden ist, dass die Pflegeperson fehlerhaft gehandelt hat und dass sein Schaden gerade durch das Fehlverhalten der Pflegeperson entstanden ist. Dazu kann er die Pflegedokumentation heranziehen.

Rechtsfähigkeit

> **Definition: Rechtsfähigkeit** bezeichnet die Fähigkeit, Inhaber von Rechten und Pflichten zu sein. Die Rechtsfähigkeit eines jeden Menschen beginnt mit der Geburt und endet mit seinem Tod.

Bereits ein Säugling kann Rechte gegenüber einer Pflegenden haben, die ihm durch ein schuldhaftes Fehlverhalten einen Schaden zugefügt hat.

Handlungsfähigkeit

> **Definition: Handlungsfähig** ist eine Person, die in der Lage ist, in rechtlich erheblicher Weise zu handeln, d.h. selbstständig Rechte zu erwerben und Pflichten zu begründen.

Handlungsfähigkeit teilt sich auf in Geschäftsfähigkeit und Deliktsfähigkeit.

Geschäftsfähigkeit

Sie bezeichnet die Fähigkeit einer Person, im Rechtsleben wirksam ihren Willen zu erklären und dadurch private Rechtsverhältnisse (z.B. Verträge) zu begründen, zu ändern oder zu beenden.

> **Merke:** Wer noch nicht sieben Jahre alt ist, ist nicht geschäftsfähig. Ein Minderjähriger, der das 7. Lebensjahr vollendet hat, ist beschränkt geschäftsfähig. Volljährige Personen sind geschäftsfähig, es sei denn, ihre freie Willensbestimmung ist auf Dauer ausgeschlossen.

Deliktsfähigkeit

Sie bezeichnet die Fähigkeit, schuldhaft zu handeln und damit für den einem anderen vorsätzlich oder fahrlässig zugefügten Schaden zu haften.

> **Merke:** Kinder unter sieben Jahren sind nicht deliktsfähig. Nur eingeschränkt deliktsfähig ist, wer mindestens sieben, aber noch nicht 18 Jahre alt ist. Voll deliktsfähig ist grundsätzlich, wer das 18. Lebensjahr vollendet hat.

Vertrag und Haftung

Ein Vertrag ist ein Geschäft auf rechtlicher Ebene. Er kommt dadurch zustande, dass mindestens zwei Personen gegenseitig übereinstimmend ihren Willen erklären, einen bestimmten rechtlichen Erfolg herbeizuführen. Wer seine aus dem Vertrag sich ergebenden Pflichten schuldhaft, also vorsätzlich oder fahrlässig, verletzt, muss dem Vertragspartner den dadurch entstandenen Schaden ersetzen. Wer zur Erfüllung seiner vertraglichen Pflichten Hilfspersonen, sog. Erfüllungsgehilfen, heranzieht, haftet für deren Verschulden genauso wie für eigenes Verschulden.

> **Merke:** Ist wegen einer Verletzung des Körpers, der Gesundheit, der Freiheit oder der sexuellen Selbstbestimmung Schadensersatz zu leisten, kann der Verletzte zusätzlich ein angemessenes Schmerzensgeld verlangen.

Verträge im Krankenhaus

Bei der stationären Aufnahme schließen der Träger des aufnehmenden Krankenhauses und der Patient einen Vertrag, aus dem sich die Rechte und Pflichten beider Parteien für die Dauer des Krankenhausaufenthaltes des Patienten ergeben.

Totaler Krankenhausaufnahmevertrag

Dieser beinhaltet die gesamte notwendige Versorgung des Versicherten, insbesondere die ärztliche Behandlung, Krankenpflege, Versorgung mit Arznei-, Heil- und Hilfsmitteln, Unterkunft und Verpflegung.

Gespaltener Krankenhausaufnahmevertrag

Der Patient schließt Verträge mit mindestens zwei Parteien: mit dem Krankenhausträger über dessen zu erbringende Leistungen mit Ausnahme der ärztlichen Leistungen und mit einem oder mehreren Ärzten über die ärztliche Versorgung während des Krankenhausaufenthalts.

> **Merke:** Die im Krankenhaus tätige Pflegende schließt in keinem Fall selbst einen Vertrag mit dem Patienten über die pflegerische Betreuung ab. Die Pflegende wird vielmehr als Erfüllungsgehilfe des Krankenhausträgers tätig. Deshalb können sich vertragliche Ersatzansprüche des Patienten auch nur gegen den Krankenhausträger richten.

Aufsichtspflicht

Kinder und Jugendliche, die für einen von ihnen verursachten Schaden nicht persönlich haften (S. 36), sind ordnungsgemäß zu beaufsichtigen. Diese Sorgepflicht umfasst eine dem Entwicklungsstand des Kindes angemessene Aufsichtspflicht. Eine Gesundheits- und Kinderkrankenpflegerin ist aufgrund ihres Arbeitsvertrags mit dem Krankenhausträger verpflichtet, die ihr anvertrauten minderjährigen Patienten zu beaufsichtigen.

> **Merke:** Auch wenn die Eltern im Krankenzimmer ihres Kindes weilen, entbindet dies die Gesundheits- und Kinderkrankenpflegerin nicht von ihrer – vertraglich übernommenen – Aufsichtspflicht. Der Pflegende ist verpflichtet, in regelmäßigen Abständen (mindestens alle 45 Minuten) nachzusehen, ob „alles in Ordnung" ist (Höfert 1998).

2.2.4 Betreuungsrecht

Zuständig für die Bestellung eines Betreuers ist das Betreuungsgericht (seit 1.9.2009). Ein Betreuer wird bestellt, wenn

- eine volljährige Person, die aufgrund einer psychischen Krankheit oder einer körperlichen, geistigen oder seelischen Behinderung nicht mehr in der Lage ist, ihre Angelegenheiten ganz oder teilweise zu besorgen, und
- diese Person keine wirksame Vorsorgevollmacht errichtet hat.

Ein Betreuer wird nur für Aufgabenkreise bestellt, in denen Betreuung erforderlich ist. Bei Handlungen des Betreuers, die für die betreute Person sehr wichtig sind oder ihn gesundheitlich gefährden könnten (Einwilligung in ärztliche Eingriffe), müssen vom Betreuungsgericht genehmigt werden.

> **Merke:** Die Betreuung ist aufzuheben, wenn sie nicht mehr notwendig ist.

2.2.5 Arbeitsrecht

Das Arbeitsrecht befasst sich mit den besonderen Rechten und Pflichten von Arbeitnehmer und Arbeitgeber.

Merke: Der Arbeitgeber kann im Rahmen des Arbeitsvertrags über die Arbeitsleistung des Arbeitnehmers frei verfügen. Insbesondere kann er bestimmen, welche Art von Arbeit zu welcher Zeit und an welchem Ort zu leisten ist.

Rechtliche Grundlagen

Bei der Ausübung seines Weisungsrechts darf der Arbeitgeber nicht willkürlich handeln. Er muss arbeitsrechtliche Gesetze und Regelungen beachten, die seiner Weisungsbefugnis Grenzen setzen. Wichtige arbeitsrechtliche Gesetze sind z.B.

- Kündigungsschutzgesetz, Arbeitszeitgesetz,
- Mutterschutzgesetz, Jugendarbeitsschutzgesetz.

Rechte und Pflichten aus dem Arbeitsverhältnis

Durch das Arbeitsverhältnis ergeben sich zahlreiche Pflichten für die Vertragspartner.

Pflichten des Arbeitgebers sind:

- die vereinbarte Zahlung des Entgelts
- die Beschäftigung des Arbeitnehmers
- die „Fürsorgepflicht“, z.B. Einhaltung der Unfallverhütungsvorschriften

Pflichten des Arbeitnehmers sind:

- Die sorgfältige, nach dem Stand der Technik gebotene Ausführung seiner Arbeit nach den Anweisungen des Arbeitgebers.
- Rücksichtnahme auf die Interessen des Arbeitgebers Rücksicht, z.B. die Treuepflicht. Dazu zählen u.a.:
  - Einhaltung der Verschwiegenheitspflicht
  - Erhaltung der eigenen Arbeitskraft
  - sorgsamer Umgang mit dem Eigentum des Arbeitgebers
  - Beachtung der Betriebsordnung

Merke: Bei der **Beendigung des Arbeitsverhältnisses** hat der Arbeitgeber dem Arbeitnehmer ein schriftliches Zeugnis auszustellen. Dieses muss zwingend Angaben über die Person von Arbeitnehmer und Arbeitgeber sowie über Art und Dauer der Beschäftigung enthalten. Wenn der Arbeitnehmer es wünscht, werden zusätzlich seine Leistungen und sein Verhalten während der Dauer des Arbeitsverhältnisses bewertet.

2.2.6 Sozialrecht

Definition: Das **Sozialgesetzbuch (SGB)**, das aus zwölf Büchern besteht, soll der Verwirklichung sozialer Gerechtigkeit und sozialer Sicherheit dienen.

Im SGB sind soziale Rechte benannt, aufgrund derer der Einzelne Ansprüche gegen den Staat geltend machen kann. Soziale Rechte sind:

- Bildungs- und Arbeitsförderung
- soziale Entschädigung bei Gesundheitsschäden (Impfschäden)

- Minderung des Familienaufwands
- Zuschuss für eine angemessene Wohnung
- Kinder- und Jugendhilfe
- Hilfe zum Lebensunterhalt
- Teilhabe behinderter Menschen
- Recht auf Zugang zur Sozialversicherung

Wer in der Sozialversicherung versichert ist, hat ein Recht auf Maßnahmen zum Schutz, zur Erhaltung, zur Besserung und zur Wiederherstellung der Gesundheit und der Leistungsfähigkeit sowie wirtschaftliche Sicherung bei Krankheit, Mutterschaft, Minderung der Erwerbsfähigkeit und Alter (§ 4 SGB I). Die einzelnen Anspruchsvoraussetzungen sind im SGB geregelt:

- SGB V – Gesetzliche Krankenversicherung
- SGB VI – Gesetzliche Rentenversicherung
- SGB VII – Gesetzliche Unfallversicherung
- SGB XI – Soziale Pflegeversicherung

Praxistipp: Die jeweils aktuellen Gesetzesvorschriften können im Internet abgerufen werden unter http://www.bundesrecht.juris.de/sgb_1 fortlaufend bis http://www.bundesrecht.juris.de/sgb_12; Stand 24.03.2009.

2.2.7 Patientenrechte

Ein Gesetz über die Rechte des Patienten gibt es in der Bundesrepublik Deutschland nicht. Trotzdem formulierten Akteure des Gesundheitssystems die „Charta der Patientenrechte“, aus der sich vielfältige Rechte für die Patienten ergeben:

- Der Patient kann den Arzt und das Krankenhaus grundsätzlich frei wählen und wechseln. Er kann auch den Rat eines zweiten Arztes einholen.
- Die ärztliche Behandlung muss sorgfältig nach den anerkannten Regeln der ärztlichen Kunst erfolgen, auch eingesetzte Arzneimittel müssen die gesetzlich vorgeschriebenen Qualitäts- und Sicherheitsanforderungen erfüllen.
- Der Patient kann selbst bestimmen, ob und in welchem Umfang er behandelt wird – unabhängig davon, ob er sich damit selbst schadet. Erfolgt ein Eingriff, muss eine entsprechende Einwilligung des Patienten vorliegen.
- Zwar sind lebensverkürzende Maßnahmen verboten, doch können Patienten lebenserhaltende oder -verlängernde Maßnahmen ablehnen. Eine solche Entscheidung kann durch eine Patientenverfügung erfolgen.
- Der Arzt muss den Patienten rechtzeitig vor der Behandlung und grundsätzlich in einem persönlichen Gespräch über Art und Umfang der Maßnahmen und der damit verbundenen gesundheitlichen Risiken aufklären.
- Bei Behandlungen, deren Wirksamkeit und Sicherheit wissenschaftlich noch nicht abgesichert sind, muss der Patient umfassend über die Durchführungsbedingungen, über Nutzen und Risiken sowie über Behandlungsalternativen aufgeklärt werden. Er hat das Recht, eine Versuchsbehandlung abzulehnen, ohne dass ihm daraus Nachteile bei der medizinischen Versorgung erwachsen.
- Die wichtigsten diagnostischen und therapeutischen Maßnahmen müssen dokumentiert werden.
- Der Patient oder eine von ihm beauftragte Person seines Vertrauens kann grundsätzlich alle Unterlagen einsehen und Kopien erstellen. Ausgenommen hiervon sind Aufzeichnungen mit subjektiven Einschätzungen und Eindrücken des Arztes.
- Informationen über einen Patienten dürfen von Ärzten, Pflegepersonal, Krankenhäusern und Krankenversicherern an niemanden ohne Einwilligung des Betroffenen herausgegeben werden.

- Sollte es zu Fehldiagnosen und Behandlungsfehlern kommen, stehen dem Patienten Schadensersatz- und Schmerzensgeldansprüche zu.
- Mit Beschwerden kann sich der Patient an Ärzte- oder Zahnärztekammern, Krankenkassen oder freie Patientenberatungs- und Patientenbeschwerdestellen, Verbraucherzentralen und Selbsthilfeorganisationen wenden.
- Streitfälle können vor den von Ärzte- und Zahnärztekammern eingerichteten Gutachter- und Schlichtungsstellen außergerichtlich beigelegt werden. Auf Wunsch des Versicherten beraten und unterstützen die gesetzlichen Krankenkassen kostenlos ihre Versicherten bei der Durchsetzung möglicher Schadensersatzansprüche.
- Informationen von Patientenberatungs- und Patientenbeschwerdestellen und die Geltendmachung von Ansprüchen bei den Gutachter- und Schlichtungsstellen sind kostenlos. Bei einer rechtsanwaltlichen Beratung oder gerichtlichen Geltendmachung von Ansprüchen entstehen jedoch Kosten.

Praxistipp: Ein Überblick über die „Charta der Patientenrechte" ist im Internet zu finden unter http://www.krankenkassen.de/gesundheit/arzt-patient/TODO-29/; Stand 24.03.2009.

2.2.8 Delegation ärztlicher Aufgaben

Im Krankenhaus kommt insbesondere die Übertragung von ärztlichen Aufgaben auf das Pflegepersonal in Betracht. Eine solche Delegation ist jedoch nur dann zulässig, wenn diejenige Person, auf die delegiert werden soll, fachlich qualifiziert ist, d.h. über ausreichendes Wissen und hinlängliche Erfahrung verfügt. Hiervon muss sich diejenige Person überzeugen, die für die Durchführung der Aufgabe verantwortlich ist und diese delegiert.

Verabreichung von Injektionen. Grundsätzlich kann nicht gesagt werden, welche Arten von Injektionen (subkutan, intravenös, intramuskulär) vom Pflegepersonal durchgeführt werden dürfen oder nicht. Entscheidend sind immer der Wissenstand und die praktische Fertigkeit dieser Person. So kann durchaus eine langjährig tätige, verantwortungsbewusste und sorgfältig arbeitende Pflegende, die die erforderlichen Kenntnisse und Fertigkeiten hat, Injektionen verabreichen. Dabei ist jedoch zu beachten, dass diese Injektion eine ärztliche Aufgabe bleibt, was bedeutet, dass sie vom Arzt angeordnet werden muss und auch unter seiner Verantwortung durchzuführen ist. So hängt es auch vom Grad der Gefährlichkeit einer Injektion ab, inwieweit der anordnende Arzt dies überwachen muss und erreichbar zu sein hat.

Verantwortungsbereiche der Delegation

Anordnungsverantwortung

Diese trifft die delegierende Person (i.d.R. der Arzt). Er hat die erforderliche Diagnose, die Indikation und die entsprechende Anordnung zu treffen. Dabei muss er auch die richtige Person auswählen, auf die er die Durchführung der Maßnahme überträgt. Kommt es hier zu einem Fehler, fällt dieser eindeutig und ausschließlich in den Verantwortungsbereich des Arztes.

Übernahmeverantwortung

Diese trifft diejenige Person, auf die die Durchführung der Aufgabe übertragen wird. Die Pflegeperson muss daher eigenständig überprüfen, ob sie die Durchführung der Maßnahme aufgrund eigener Qualifikation verantworten kann. Liegen Umstände vor, die dies nicht ermöglichen – und mögen es auch nur Umstände sein, die nur zu diesem konkreten Zeitpunkt vorliegen – so ist die Pflegende verpflichtet, diese Umstände dem anderen mitzuteilen. Dies geht soweit, dass im konkreten Fall die Übernahme einer bestimmten Maßnahme nicht nur verweigert werden kann, sondern verweigert werden muss.

Durchführungsverantwortung

Diese trifft ausschließlich diejenige Person, die die angeordnete Maßnahme durchführt. Es bedeutet, dass die Pflegende bei Durchführung einer Injektion eigenständig und selbstverantwortlich alle Maßnahmen zu treffen hat, die zur sorgfältigen Ausführung einer Injektion gehören. Dazu gehören natürlich auch Folgemaßnahmen wie Überwachung des Patienten, soweit dies aufgrund der Injektion eines bestimmten Medikaments erforderlich ist.

2.2.9 Stationäre Vergütungsregelung – DRG-System

> **Definition:** Die Vergütung der allgemeinen Krankenhausleistungen mit dem **DRG-System** ist ein durchgängiges, leistungsorientiertes und pauschaliertes Vergütungssystem. DRG steht für *Diagnosis Related Groups*.

Mit DRG werden Behandlungsfälle anhand bestimmter Kriterien (u.a. Diagnose, Schweregrad, durchgeführte Behandlung, Alter, bei Kleinkindern bis zu einem Jahr das Aufnahmegewicht) in Fallgruppen eingeteilt und nach einem besonderen Modus verschlüsselt.

Die Höhe der Vergütung erfolgt unabhängig von den tatsächlich entstandenen Kosten oder der tatsächlichen Verweildauer des Patienten im Krankenhaus. Gewinne aus der Behandlung eines Patienten bleiben bei den Krankenhäusern. Sie müssen aber auch die Verluste einer Behandlung tragen, z.B. wenn die Behandlung eines Patienten höhere Kosten verursacht hat als das Krankenhaus gemäß der Verschlüsselung erhält.

Eingruppierung in eine DRG

DRG sind vierstellige Kombinationen aus Buchstaben und Ziffern.

1. Stelle

Sie bezeichnet die Hauptdiagnose. Die Unterscheidung erfolgt hier entweder nach der Art der Erkrankung (z.B. Erkrankung des Nervensystems) oder auch der Ursache der Erkrankung (z.B. Verletzungen). Anhand der Hauptdiagnose kann meist die Eingruppierung in eine MDC (Major Diagnostic Category) erfolgen. Sehr intensive und kostenaufwendige Fälle, wie Transplantationen, Langzeitbeatmungen oder Querschnittlähmungen, werden in besonderen, sog. Prä-MDCs, aufgeführt. Die Stelle wird nach dem ICD-10-GM (International Classification of Diseases 10. Revision German Modification) ermittelt, die deutsche Ausgabe des amtlichen Katalogs der Weltgesundheitsorganisation für die Verschlüsselung von Haupt- und Nebendiagnosen.

2. und 3. Stelle

Sie bestimmen die Art der Behandlung des Patienten (sog. Partition). Dabei wird von drei möglichen unterschiedlichen Partitionen ausgegangen:

- **Operative Partition**: zur Behandlung des Patienten muss mindestens ein zur Hauptdiagnose passender und an die Nutzung eines Operationssaales gebundener Eingriff durchgeführt werden.
- **Andere Partition**: eine nicht operative, jedoch invasive Behandlung.
- **Medizinische Partition**: beschreibt alle anderen Behandlungsfälle.

Die Prozeduren werden nach einem vom Gesetzgeber vorgeschriebenen (§ 301 Absatz 2 SGB V) und vom Deutschen Institut für Medizinische Dokumentation und Information herausgegebenen sog. Operationen- und Prozedurenschlüssel verschlüsselt. Fälle mit ungewöhnlichen Diagnose-Prozedur-Kombinationen werden in „Fehler-DRG“ eingruppiert.

4. Stelle

Sie bezeichnet den „Patienten-Schweregrad“ (PCCL = Patient Clinical Complexyty Level). Mit dem PCCL werden Begleiterkrankungen eines Patienten oder auch Komplikationen berücksichtigt, die zu einem erhöhten Personal- oder Materialbedarf und damit zu höheren Kosten geführt haben.

Merke: Kostendeckende und dem Aufwand entsprechende Erlöse können nur erzielt und finanzielle Verluste für das Krankenhaus vermieden werden, wenn die gestellten Diagnosen nebst Nebendiagnosen und die erbrachten ärztlichen und pflegerischen Leistungen für den Patienten vollständig dokumentiert werden.

Pflege im DRG-System

Für pflegerische Handlungen und Maßnahmen haben v.a. die Nebendiagnosen eine besondere Bedeutung. Es sind 13 pflegerelevante Nebendiagnosen definiert, die unter bestimmten Voraussetzungen kodierfähig nach ICD 10 und damit abrechnungsfähig sind. Sie können somit den Erlös des Krankenhauses für einen Behandlungsfall steigern. Hierzu gehören:

1. Diarrhö
2. Flüssigkeitsüberschuss
3. Essstörung
4. Funktionsstörung eines Tracheostomas
5. Dekubitalgeschwür
6. Ulcus cruris
7. sonstige näher bezeichnete Harninkontinenz
8. Stuhlinkontinenz
9. nicht näher bezeichnete Harninkontinenz
10. Harnverhalt
11. Ernährungsprobleme durch unsachgemäße Ernährung
12. sonstige Komplikationen bei Eingriffen
13. Versorgung eines Tracheostomas

3

Wachstum und Entwicklung, Erleben und Bewältigen von Gesundheitsstörungen

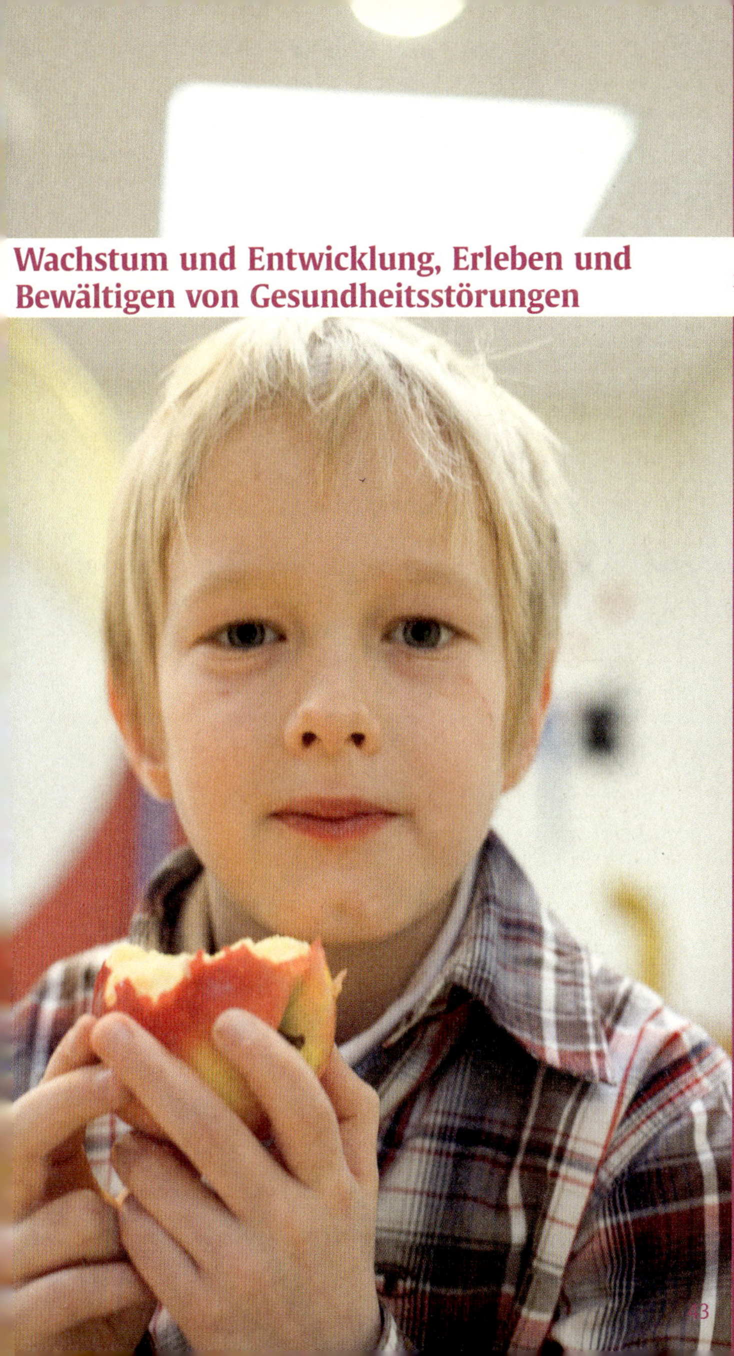

3.1 Entwicklung

3.1.1 Entwicklungspsychologie

Definition: „**Entwicklungspsychologie** ist jene Wissenschaft, die sich mit den Veränderungen menschlichen Verhaltens und Erlebens über die Zeit befasst" (Schenk-Danzinger 2006).

3

Die Aufgaben der Entwicklungspsychologie sind:
- **Aufzeigen** von Gesetzmäßigkeiten, nach denen sich Verhalten, Erleben, Denken und Leistungen im Laufe des Lebens verändern.
- **Beschreibung** der Ursachen und Bedingungen, die zu entwicklungsbedingten Veränderungen führen.
- **Anwendung** entwicklungspsychologischer Erkenntnisse und Vorhersagen für die weitere Entwicklung eines Menschen.

3.1.2 Begriffsdefinition Entwicklung

Definition: „Unter **Entwicklung** versteht man eine gerichtete Reihe von miteinander zusammenhängenden Veränderungen des Erlebens und Verhaltens im Laufe des Lebens, die in einer bestimmten Reihenfolge auftreten" (Hobmair 2003).

Entwicklung ist ein lebenslanger Prozess. Veränderungen treten in einer bestimmten, bei einem normalen Entwicklungsverlauf nicht umkehrbaren, Reihenfolge auf (Abb. 3.1).

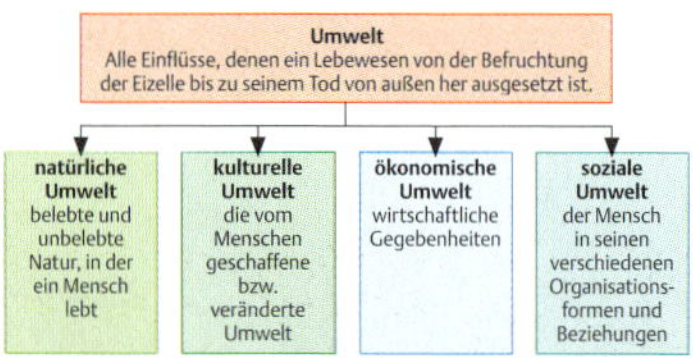

__Abb. 3.1__ Umwelteinflüsse (Hobmair 2003). Die Umwelt eines Menschen umfasst verschiedene Teilbereiche.

Definition: „Mit dem Begriff **Entwicklungsfaktoren** bezeichnet man die Faktoren, die eine Entwicklung in Gang setzen, aufrechterhalten und vorantreiben" (Ekert u. Ekert 2005).

Der aktuelle Forschungsstand geht von drei Einflussfaktoren aus, die sich wechselseitig beeinflussen:
1. **Endogene Faktoren**: genetische Ausstattung eines Individuums. Die genetischen Faktoren legen den Ablauf von entwicklungsbedingten Veränderungen fest, z.B. Reifungsprozesse. Weiterhin determinieren genetische Anlagen das individuelle Wachstums- und Entwicklungspotenzial eines Menschen.
2. **Exogene Faktoren**: alle Umwelteinflüsse. Sie können sowohl optimierend wirken und eine gesunde Entwicklung ermöglichen als auch hemmend wirken und Entwicklungsstörungen hervorrufen.

3. **Autogene Faktoren**: aktive Selbststeuerung. Laut Bühler spielt die aktive Selbststeuerung eine wichtige Rolle als Koordinator zwischen Organismus und Umwelt (Bühler 1962; zitiert nach Schenk-Danzinger 2006). In welchem Ausmaß sich selbst steuernde Tendenzen bei einem Menschen entwickeln, hängt stark von der Erziehung ab.

3.1.3 Entwicklungsaufgaben

Unterschiedliche Entwicklungsaufgaben beschreibt das Konzept der psychosozialen Entwicklung nach Erikson (Tab. 3.1). Er geht in seinem Phasenmodell von Krisen und Konflikten aus, die durch Reifungsvorgänge im Organismus hervorgerufen werden. 3

3.2 Entwicklung in den verschiedenen Alterstufen

3.2.1 Entwicklung im Säuglingsalter (0–2 Jahre)

Wahrnehmung

Definition: „**Wahrnehmung** ist ein Prozess, der zur Gewinnung und Verarbeitung von Informationen führt, die aus inneren und äußeren Reizen gewonnen werden; diese Reize führen zu einem (meist bewusst, aber auch unbewusst gelenkten) Auffassen und Erkennen von Gegenständen und Vorgängen" (Baacke 1992).

Vestibuläre Wahrnehmung (Gleichgewichtssinn)

Der Gleichgewichtssinn wird im zweiten und dritten Schwangerschaftsmonat angelegt, er gilt im sechsten Monat als ausgereift.

Taktile Wahrnehmung (Tastsinn)

Das Neugeborene reagiert bereits auf Berührungen und Druck. Beim Spielen mit Gegenständen lernt es Größen, Formen und Materialien kennen.

Merke: Ergreifen kommt vor **Be**greifen: Die Möglichkeit zu vielfältigen und anregenden taktilen Wahrnehmungen im Säuglingsalter fördert die kognitive, emotionale und sprachliche Entfaltung eines Kindes.

Gustatorische Wahrnehmung (Geschmackssinn)

Die Geschmackswahrnehmung ist bei der Geburt im Wesentlichen ausgeprägt. Untersuchungen zeigen, dass Säuglinge zwei Stunden nach der Geburt beim Schmecken unterschiedliche Gesichtsausdrücke zeigen.

Olfaktorische Wahrnehmung (Geruchssinn)

Der Geruchssinn ist nach der Geburt sehr gut entwickelt. Während der ersten Lebensmonate spielt er eine wichtige Rolle bei der Anbahnung erster sozialer Beziehungen.

Praxistipp: Weil dem Säugling ein bekannter Geruch Sicherheit gibt, werden sie häufig in fremder Umgebung ruhiger, wenn man ein Tuch oder ein Hemd, das die Bezugsperson einige Zeit am Körper getragen hat, ins Bett legt.

Tab. 3.1 *Phasen der psychosozialen Entwicklung (nach Erikson).*

Psychosozialer Konflikt	Entwicklungsthemen und Folgen bei positiver Bewältigung		Mögliche Ursachen und Folgen negativer Bewältigung	
0 – 1,5 Lebensjahre **Säuglingsalter**				
Vertrauen vs. Misstrauen	▪ Entwicklung von Vertrauen (Urvertrauen) durch mit Bezugspersonen gemachte Erfahrungen, diese sollten verlässlich und zugewandt sein. ▪ In dieser Lebensphase gemachte Erfahrungen können sich ein Leben lang z. B. auf die Bindungsfähigkeit auswirken.	▪ Gefühl der Sicherheit	▪ Durch Mangel an körperlicher Nähe und Zuwendung sowie durch wechselhafte Behandlung kann sich ein Gefühl von Misstrauen entwickeln.	▪ Unsicherheit, Angst
1,5 – 3 Lebensjahre **frühe Kindheit**				
Autonomie vs. Selbstzweifel	▪ Durch fortschreitende sprachliche und motorische Entwicklung kommt es zur zunehmenden Unabhängigkeit von Bezugspersonen bei der Entdeckung der Welt. ▪ Das Kleinkind kann durch klare Grenzen, angemessene Unterstützung und Vertrauen in die Fähigkeiten des Kindes in seinem Autonomiestreben unterstützt werden.	▪ Sich selbst als Person wahrnehmend, welche seinen Körper und Ereignisse kontrollieren kann ▪ Austesten von Grenzen	▪ Zu Selbstzweifel kann es führen, wenn sich das Kleinkind in seinem Handeln nicht erfolgreich erlebt, übermäßige Einschränkungen erfährt, kritisiert oder überfordert wird.	▪ Gefühl der Hilflosigkeit ▪ Zweifel an den eigenen Fähigkeiten, Ereignisse kontrollieren zu können
3 – 6 Lebensjahre **Kindheit**				
Initiative vs. Schuldbewusstsein	▪ Diese Phase ist gekennzeichnet vom zunehmenden Wissensdrang und der Neugierde, die Welt zu erkunden. Typisch für diese Zeit sind die von Kindern häufig gestellten "Sesamstraßenfragen". ▪ Das Kind knüpft neue soziale Kontakte außerhalb der Familie. Es entwickelt ein Gefühl von Freiheit und Selbstvertrauen.	▪ Vertrauen auf eigene Initiative und Kreativität	▪ Erfährt das Kind in seinem Tatendrang häufig Verbote und wird mit überzogenen Leistungserwartungen konfrontiert, kann es tief liegende Schuldgefühle entwickeln.	▪ Mangelndes Selbstwertgefühl
6 –12 Lebensjahre **Pubertät/Schulalter**				
Kompetenz vs. Minderwertigkeitsgefühl	▪ Die Neugierde und Lernbereitschaft im Schulalter führt zur systematischen Weiterentwicklung kognitiver Fähigkeiten (Lesen, Rechnen, Schreiben), damit verbunden sind Leistungsanforderungen und –bewertungen. ▪ Durch den Vergleich und in der Interaktion mit Gleichaltrigen lernt das Kind seine Fähigkeiten einzuschätzen.	▪ Angemessenes Wissen um Kompetenz in sozialen und intellektuellen Fähigkeiten ▪ Entdecken von Begabungen und Leistungsfähigkeit ▪ Sich selbst realistisch einordnen	▪ Fehlende Erfolgserlebnisse, Überforderung und übermäßige Kritik können zu Ängstlichkeit und Minderwertigkeitsgefühlen führen.	▪ Mangelndes Selbstwertgefühl ▪ Gefühl des Versagens ▪ Trägheit und mangelnde Entscheidungsfähigkeit

12-18 Lebensjahre **Adoleszenz**				
Identität vs. Rollenkonfusion	■ Zentrale Aufgabe dieser Phase ist die Entwicklung der eigenen Identität, ausgelöst durch körperliche Reifungsprozesse, den veränderten Umgang mit dem anderen Geschlecht, Integration und Behauptung in Peer groups und der Forderung nach Neubestimmung der sozialen Rolle als Jugendlicher. ■ Der Heranwachsende sollte eine Vorstellung über sein zukünftiges Leben entwickeln z. B. über seine Berufsziele.	■ Festes Vertrauen in die eigene Person ■ Entspanntes Erleben der eigenen Person ■ Erkennen von Eigenschaften, Fähigkeiten, Interessen	■ Gelingt es nicht, widersprüchliche Erfahrungen und gesellschaftliche Erwartungen sowie die bisher erlernten Rollen und Kompetenzen in Einklang zu bringen, kommt es zu Gefühlsverwirrungen und zu einem unklaren Selbstkonzept mit instabilen Zielen.	■ Das eigene Selbst wird als bruchstückhaft und diffus wahrgenommen ■ Unsicheres Selbstbewusstsein
18 – 30 Lebensjahre **frühes Erwachsenenalter**				
Intimität vs. Isolierung	■ Der Aufbau stabiler, intimer sozialer Beziehungen im privaten und beruflichen Bereich gehört zur wesentlichen Aufgabe des frühen Erwachsenenalters. Dies erfordert vom Individuum den Verzicht auf einige persönliche Präferenzen, Übernahme von Verantwortung und teilweise Aufgabe von Unabhängigkeit.	■ Bindungsfähigkeit zu anderen wird erworben ■ Vom "Ich" zum "Wir", ohne Selbstaufgabe	■ Wird die Aufgabe des frühen Erwachsenenalters nicht angemessen gelöst, kommt es zu egozentrischem Verhalten, Isolation und der Unfähigkeit, bedeutsame soziale Beziehungen eingehen zu können.	■ Gefühl der Einsamkeit ■ Leugnung des Bedürfnisses nach Nähe ■ Pathologische Exklusivität und Extravaganz
30 – 59 Lebensjahre **mittleres Erwachsenenalter**				
Generativität vs. Stagnation	■ In dieser Lebensphase steht die Unterstützung der nachfolgenden Generationen in ihrem Fortkommen durch die Weitergabe von Wissen, Können und Lebenserfahrung im Vordergrund.	■ Über die eigene Person hinaus Sorge um die Familie, Gesellschaft und zukünftige Generationen tragen	■ Durch subjektiv empfundenen Entwicklungsstillstand, beginnenden körperlichen Abbau und den Vergleich mit jüngeren Generationen kann es zu einer pessimistischen, Ich-bezogenen oder gelangweilten Lebenshaltung kommen.	■ Egozentrisches Verhalten ■ Ablehnende Grundhaltung ■ Fehlende Zukunftsperspektive
ab 80 Lebensjahren **hohes Alter**				
Ich-Integrität vs. Verzweiflung	■ Im letzten Lebensabschnitt wird das eigene Leben reflektiert und dessen Begrenztheit akzeptiert. ■ Wurden die vorangegangen Entwicklungsphasen und Konflikte angemessen bewältigt entsteht ein Gefühl der Ganzheit und Zufriedenheit mit dem Erreichten.	■ Grundlegende Zufriedenheit mit dem Leben ■ Gefühl der Ganzheit	■ Wurden die an das Individuum gestellten Entwicklungsaufgaben und Konflikte unzureichend oder nicht gelöst wurden, kommt es zur Unzufriedenheit über das eigene Leben.	■ Gefühl der Sinnlosigkeit und Enttäuschung Selbstverachtung

3

Visuelle Wahrnehmung (Sehsinn)

Die Sehkraft entwickelt sich zuletzt. Intrauterin kann das Kind nur zwischen hell und dunkel differenzieren. Der für das Sehen zuständige Bereich des Gehirns, die Sehrinde, ist zum Zeitpunkt der Geburt im Vergleich zur Hörrinde relativ wenig entwickelt.

- Ein Neugeborenes kann Gegenstände bis zu einem Abstand von etwa 20cm klar sehen.
- Erst mit ungefähr sechs Monaten ist die Kontrastsensitivität ähnlich der eines Erwachsenen.
- Das Tiefensehen ist zwar angeboren, man geht aber davon aus, dass Kleinkinder erst ab dem zweiten Lebensmonat Tiefen wahrnehmen können, ab dem neunten Monat reagieren sie jedoch erst mit Angst bei Abgründen.
- Bis zum Ende des zweiten Lebensjahres entwickeln Kinder die Fähigkeit, Objekte trotz unterschiedlicher Entfernung, Betrachtungsperspektive, Schattierung und Beleuchtung als dieselben wiederzuerkennen und von anderen ähnlichen Objekten zu unterscheiden. Diese Fähigkeit wird als **Wahrnehmungskonstanz** bezeichnet.

Auditive Wahrnehmung (Hörsinn)

Das Hörvermögen wird im letzten Drittel der Schwangerschaft ausgebildet. Schon kurze Zeit nach der Geburt reagiert das Kind auf Geräusche und kann menschliche Stimmen von anderen Geräuschen unterscheiden. Für die auditive Wahrnehmungsfähigkeit eines Säuglings gilt (Schenk-Danzinger 2006):

- strukturierte Geräusche und Klänge werden mehr beachtet
- Grundfrequenzen der menschlichen Stimme sind die wirksamsten akustischen Reize
- auf höhere Frequenzen wird besser angesprochen als auf tiefere

Im ersten Lebensjahr erwerben Kleinkinder die Fähigkeit, den Ort der Schallquelle zu lokalisieren. Das Hören gilt als die Basis der Sprachentwicklung.

Motorik

Die motorische Entwicklung steht in engem Zusammenhang mit der kognitiven. In der sensomotorischen Phase (kognitive Entwicklung nach Piaget, S. 49) versucht das Kind, ein erstes Schema von der Welt zu bilden. Treten Störungen in einem dieser beiden Entwicklungsbereiche auf, hat das unweigerlich negativen Einfluss auf den Entwicklungsverlauf im anderen. (Tab. 3.2)

> **Merke:** Entwicklungsverzögerungen äußern sich häufig in der motorischen Entwicklung.

Sprache

Der Erwerb der Sprache zählt zu einer der wichtigsten Entwicklungsaufgaben der ersten Lebensjahre. Die Fähigkeit Sprache zu verstehen, zu verarbeiten und sie als Kommunikationsmittel zu nutzen, beeinflusst erheblich den weiteren Entwicklungsverlauf.

Sozial-emotionale Entwicklung

Die soziale Entwicklung beginnt mit dem Aufbau einer engen emotionalen Beziehung zwischen dem Säugling und seinen Bezugspersonen.

- Von Geburt an hat das Kleinkind Fähigkeiten, um in sozialen Kontakt mit der Umwelt zu treten, z.B. Blickverhalten, Kopfhaltung, Weinen.

Tab. 3.2 *Wichtige Etappen der motorischen Entwicklung von der Geburt bis zum 2. Lebensjahr.*

Alter	motorische Entwicklung
nach der Geburt	Oerter und Montada gehen von differenzierten und strukturierten motorischen Verhaltensmustern (früher „Reflexe") aus, die nur in bestimmten Situationen auftreten und nach einiger Zeit verschwinden oder in abgewandelter Form wieder auftauchen (Oerter u. Montada 2002). Dies gilt z.B. für: frühes Greifen, kriechen, schreiten, Schwimmbewegungen, das Wenden des Kopfes zur Berührungsquelle („rooting") und saugen.
6 Wochen	Das Kind hebt den Kopf in Bauchlage für einen kurzen Moment und führt ergriffene Finger sofort zum Mund.
3 Monate	Das Kind hebt den Kopf für längere Zeit, rollt sich allein von der Seite auf den Rücken, zieht die Knie nicht mehr an den Bauch und streckt sich mehr.
5 Monate	Das Kind greift gezielt nach Gegenständen, die es sieht, und kann mit Unterstützung sitzen.
6 Monate	Das Kind kann in die „Sphinxstellung" (Bauchlage mit aufgestützten Armen) gehen und mit Hilfe sitzen, dabei stützt es sich mit den Armen seitlich ab. In der Rückenlage kann sich das Kind von einer Seite auf die andere rollen. Häufig ist bei Kindern in diesen Alter auch die sog. „Fliegerhaltung" oder auch „jet-postion" zu beobachten.
8 Monate	Das Kind dreht sich vom Rücken auf den Bauch, beginnt zu „robben" und sich selbst aufzusetzen.
10 Monate	Das Kind beginnt zu krabbeln, sitzt sicher selbstständig, kann sich vom Sitzen zum Stehen hochziehen und steht, wenn es sich festhält.
12 Monate	Das Kind läuft mit Hilfestellung, versucht die ersten freien Schritte, ohne sich festzuhalten und greift nach kleinen Dingen („Pinzettengriff").
18 Monate	Das Kind beginnt rückwärts zu gehen, klettert und bückt sich, ohne umzufallen. Es isst mit dem Löffel und trinkt aus der Tasse.
24 Monate	Das Kind steigt Treppen im Wechselschritt mit Festhalten und kann einen Gegenstand mit dem Fuß anstoßen, ohne umzufallen.

- Ab der 6. bis 8. Lebenswoche zeigt es das erste soziale Lächeln. Zu diesem Zeitpunkt reagiert das Kind aber lediglich auf das menschliche Gesichtsschema.
- Erst ab dem sechsten Monat kann es zunehmend zwischen seinen Bezugspersonen und ihm fremden Personen differenzieren.
- Das „Fremdeln" beginnt häufig ab dem 8. Lebensmonat.

Kognitive Entwicklung

Definition: „Kognitive Entwicklung ist die Entwicklung von geistigen Prozessen und Fähigkeiten wie der Vorstellungskraft, der Wahrnehmung, des Schlussfolgerns und des Problemlösens sowie der zugehörigen Wissensgrundlagen" (Zimbardo u. Gerrig 2004).

Die Forschung über die geistige Entwicklung eines Menschen wurde besonders von Jean Piaget (1896–1980) geprägt. Er beschreibt die kognitive Entwicklung in vier diskontinuierlich verlaufenden Stadien,

- dem sensomotorischen,
- präoperatorischen,
- konkret-operatorischen und
- formal-operatorischen Stadium.

Er geht davon aus, dass erst durch die beiden sich wechselseitig beeinflussenden Prozesse der Assimilation und der Akkommodation kognitives Wachstum möglich wird.

- **Assimilation:** Neue Wahrnehmungen werden in schon vorhandene Schemata integriert oder diese so modifiziert, dass sie zu den vorhandenen kognitiven Strukturen passen.
- **Akkommodation:** Bestehende kognitive Strukturen (Schemata) werden modifiziert, um so neue Erfahrung angemessen darin einzugliedern.

Sensomotorisches Stadium

Zu Beginn des sensomotorischen Stadiums (Geburt–2. Lebensjahr) ist der Säugling von der äußeren Stimulation abhängig. Im Verlauf des ersten Lebensjahres versucht er, mehrere Schemata miteinander zu kombinieren, z. B. Ergreifen eines Gegenstandes und in den Mund nehmen. Bis zum Ende des zweiten Lebensjahres hat das Kind die Fähigkeit zur mentalen Repräsentation nicht vorhandener Objekte (Objektpermanenz) erworben.

3.2.2 Entwicklung in der frühen Kindheit (2–4 Jahre)

Kinder machen in dieser Entwicklungsphase enorme Fortschritte in ihrer sensorischen Integration. Das Gehirn ist bis zum siebten Lebensjahr besonders aufnahmefähig gegenüber Wahrnehmungseinwirkungen. Kinder

- verbessern ihre Augen-Hand-Koordination,
- können besser Gleichgewicht halten und
- beginnen ihre Handlungen und Bewegungsabläufe zu planen,
- die Menschenbildzeichnung ist ein sog. „Kopffüßler".

Motorik

Das Kleinkind wird durch seine motorischen Fähigkeiten immer selbstständiger in der Erkundung seiner Umwelt und in seiner Kontaktaufnahme zur sozialen Umwelt (Tab. 3.3).

Tab. 3.3 *Motorische Entwicklung vom 2.–4. Lebensjahr.*

Alter	motorische Entwicklung
3. Lebensjahr	Das Kind steht für kurze Zeit auf einem Bein und springt aus geringen Höhen. Es beginnt mit Messer und Gabel zu essen.
4. Lebensjahr	Das Kind klettert sicherer, kann Dreirad fahren und aus ca. 30cm Höhe springen.
5. Lebensjahr	Das Kind klettert und balanciert sicher. Es kann Fahrrad fahren und auf einem Bein hüpfen.
6. Lebensjahr	Das Kind kann Purzelbäume schlagen. Es schneidet exakt vorgegebene Formen aus und zeichnet z. B. Dreiecke nach. Es benutzt sicher verschiedene Werkzeuge (z. B. Schere, Stifte) und Materialien (z. B. Knete).

Wahrnehmung

- **Vestibuläre Wahrnehmung (Gleichgewichtssinn):** Im Alter von 3–4 Jahren ist das Kind in der Lage, Bewegungen abrupt zu beenden, ohne umzufallen.
- **Zeitliche Wahrnehmung:** Bis zum dritten Lebensjahr lebt das Kind in einer dauernden Gegenwart. Erst mit drei Jahren lernt es einfache Zeitabfolgen zu verstehen. Sprachlich nutzt es „Zukunft" und „Vergangenheit" richtig und versteht deren Bedeutung – wenn auch noch undifferenziert.

Sprache

- Das Kleinkind spricht im 2. Lebensjahr zunehmend in Zwei- und Dreiwortsätzen.

- Im 3. Lebensjahr benutzt das Kleinkind komplexere Sätze, teilweise schon verschachtelt, und Flexionen.
- Im 3. und 4. Lebensjahr verlagert sich das Kind von der sensomotorischen Bewältigung – begreifen durch Begreifen – zur geistigen Bewältigung mittels Sprache.

Soziale Entwicklung

Die Entwicklungsschritte der sozialen Entwicklung lassen sich am deutlichsten an der Entwicklung des Spielverhaltens darstellen:

- Bis zum 2. Lebensjahr spielt das Kind vorwiegend allein und hat kaum Interesse an wechselseitigem Kontakt mit Gleichaltrigen.
- Ab dem 2. Lebensjahr spielen Kinder meist nebeneinander – nicht miteinander (Parallelspiel).
- Ab dem 3. Lebensjahr sind zwischen den Kindern Kontakte des Gebens und Nehmens beobachtbar, diese sind jedoch unorganisiert (assoziiertes Spiel).

Kognitive Entwicklung

Der entscheidende kognitive Fortschritt des präoperatorischen Stadiums (2.–7. Lebensjahr) ist laut Piaget die verbesserte Fähigkeit des Kindes zur mentalen Repräsentation von physikalisch nicht vorhandenen Objekten. Das kindliche Denken ist geprägt von:

- **Egozentrischem Denken**: Das Kind ist unfähig, die Perspektive einer anderen Person einzunehmen (beim Versteckspielen verstecken sie nicht den ganzen Körper).
- **Zentrierung**: Das Kind ist nicht fähig, zu Beginn des präoperatorischen Stadiums, mehr als einen perzeptuellen (wahrnehmbaren) Faktor gleichzeitig zu berücksichtigen (Kinder konzentrieren sich auf ein auffälliges/zentrales Merkmal eines Objekts).

3.2.3 Entwicklung in der mittleren Kindheit (4–6 Jahre)

Motorik

Im Vorschulalter sind Unterschiede in der motorischen Entwicklung von Jungen und Mädchen beobachtbar. Mädchen beherrschen differenzierte Formen des Springens und der Fortbewegung, Jungen vorwiegend grobmotorische Fähigkeiten, die Körperkraft erfordern.

Wahrnehmung

Im Alter von 3–7 Jahren lernt das Kind Werkzeuge und Materialien (Messer, Schaufel, Schere) zu gebrauchen. Die Menschenbildzeichnung enthält Kopf, Körper, Arme und Beine.

Vestibuläre Wahrnehmung (Gleichgewichtssinn). Mit ca. 5 Jahren kann das Kind sein Gleichgewicht so halten, dass es auf einem Bein stehen und hüpfen sowie Fahrrad oder Roller fahren kann.

Sprache

Bis zum Schuleintritt hat das Kind einen korrekten Sprachgebrauch und einen ungefähren Wortschatz von 2100 Wörtern.

Soziale und kognitive Entwicklung

Das kindliche Spiel wird bei 5-jährigen Kindern zunehmend organisierter. Es ist auf ein Ziel ausgerichtet, es gibt Regeln und gemeinsame Aktionen.

3.2.4 Entwicklung im Schulalter (6–12 Jahre)

Motorik

Jungen zeigen schnell differenzierte motorische Koordinationsleistungen (Ballwurf). Insgesamt scheint es so zu sein, dass die Jungen im motorischen Bereich eine Vielfalt an Bewegungsabläufen erwerben und damit den Mädchen überlegen sind, deren motorische Entwicklung spätestens in der Pubertät stagniert. Als eine spezielle sensomotorische Leistung beim Schuleintritt gilt das Erlernen des Schreibens.

Wahrnehmung

Bis zum 8. Lebensjahr sind die Sinnesorgane ausgereift. Das Körpergefühl ist ebenfalls vollständig ausgeprägt.

Zeitliche Wahrnehmung.

- Im Vorschulalter beginnt das Kind, die Wochentage richtig anzugeben.
- Mit 6 bis 7 Jahren kann es mit Zeitangaben wie Monaten, Jahren und der Uhrzeit umgehen und bildet sich eine genaue Vorstellung über Zukünftiges und Vergangenes.
- Es kann zwischen der nahen Vergangenheit (gestern) und einer länger zurückliegenden Zeit (vor Monaten) sowie naher und ferner Zukunft differenzieren.
- Ab dem zehnten Lebensjahr kann das Kind zunehmend mit geschichtlichen Zeiträumen umgehen.

Soziale Entwicklung

Im Schulalter kommt es neben festen Regeln immer mehr zur Zusammenarbeit zwischen den Heranwachsenden (Teamspiele). Im 10. Lebensjahr sind grundlegende soziale Verhaltensmuster vorhanden.

Sprache

Ein Kind kann in den ersten Lebensjahren jede Sprache der Welt erlernen. Der sprachspezifische Redefluss (Dialekt) manifestiert sich erst jetzt zwischen dem 6.–10. Lebensjahr und bleibt danach meist ein Leben lang erhalten.

Kognitive Entwicklung

- Kinder im **konkret-operatorischen** Stadium (7.–11. Lebensjahr) sind zu mentalen Operationen in der Lage (lediglich im Geist ausgeführte Handlungen). Dieses Denken ist noch an konkrete Situationen und Probleme gebunden.
- Kinder erwerben die Fähigkeit, Objekte aufgrund mehrerer Merkmale einzuordnen. Es ist ihnen möglich das **Invarianzprinzip** – das Prinzip der Erhaltung von Masse, Menge und Volumen – anzuwenden.
- Kinder haben ein Verständnis dafür, dass sowohl gegenständliche als auch geistige Operationen umgekehrt werden können.

3.2.5 Entwicklung im Jugendalter (12–18 Jahre)

Im Jugendalter (Adoleszenz) geben Menschen ihre Privilegien und Verhaltensformen der Kindheit auf, um Merkmale und Kompetenzen zu erwerben, die den Status des Erwachsenen begründen.

Körperliche Entwicklung

Bei Mädchen ab etwa dem 10. und bei Jungen ab dem 12. Lebensjahr kommt es zu einem pubertären Wachstumsschub. Der Adoleszente wächst etwa acht bis fünfzehn Zentimeter pro Jahr und nimmt schnell an Körpergewicht zu.

Definition: „Als **Pubertät** wird das Erreichen der sexuellen Reife bezeichnet; bei Mädchen durch die Menarche gekennzeichnet, bei Jungen durch die Produktion fruchtbarer Spermien und das Erlangen der Ejakulationsfähigkeit" (Zimbardo u. Gerrig 2004).

Kognitive Entwicklung

3

Das **formal-operatorische Stadium** beginnt etwa mit dem 11. Lebensjahr. In der Adoleszenz entwickeln sich insbesondere folgende Fähigkeiten:
- **Abstraktes Denken/Denken in Möglichkeiten:** Jugendliche können abstrahieren und in theoretischen Möglichkeiten denken.
- **Metakognition:** Der Heranwachsende reflektiert seine eigenen Gedanken.
- **Relativität des Denkens:** In der Betrachtung der eigenen Lebenswelt und bei Entscheidungen werden Gegebenheiten und Möglichkeiten im Verhältnis zueinander beurteilt.
- **Multidimensionales Denken:** unterschiedliche Aspekte werden in das Denken einbezogen und verarbeitet.

Entwicklungsaufgaben

Der Aufbau von Beziehungen zu Gleichaltrigen (Peer Groups) und die zunehmende emotionale Unabhängigkeit vom Elternhaus sind Bestandteil der sozialen Entwicklung. Normative Aufgaben sind
- Ausgestaltung der Geschlechterrolle,
- Aufbau intimer Beziehungen und Vorstellungen über Partnerschaft und Familie,
- Akzeptieren der körperlichen Veränderungen,
- Klarheit über sich selbst gewinnen,
- berufliche Orientierung und das Entwickeln einer Zukunftsperspektive,
- Entwickeln eigener Werte.

Ziel ist das Entwickeln der eigenen Identität.

3.2.6 Entwicklung im frühen Erwachsenenalter (18–30 Jahre)

Entwicklungsaufgaben sind
- Lösen von der Herkunftsfamilie (durch räumliche Trennung und emotional-soziale Distanzierung),
- Freizeitverhalten (soziale Aktivitäten sind wichtig),
- Beruf und Arbeit finden,
- Partnerwahl, Leben in Partnerschaft,
- Familiengründung und Elternschaft.

3.3 Entwicklung von Bindungsfähigkeit

3.3.1 Bonding

Definition: „Das Phänomen **Bonding** beschreibt die Mutterliebe, welche dafür sorgt, dass die Mutter all ihre Zeit, Energie und Fürsorge dem Kind zuwendet und lernt, in der Interaktion mit dem Kind ihre mütterlichen Fähigkeiten zu entwickeln" (Rauh 2005, zitiert nach Eckardt 2006).

Laut Eckardt tragen zu einem gelungenen Bonding bei (Eckardt 2006):

- Betrachtung des Kindes als Wunschkind
- komplikationsloser Verlauf von Schwangerschaft und Geburt
- Unterstützung der Mutter durch den Vater und das Umfeld
- Vorbereitung oder vorhandene Erfahrung der Mutter in der Kinderpflege und im Umgang mit Säuglingen

Negativ auf die Entwicklung einer guten Mutter-Kind-Beziehung wirken:

- Betrachtung des Kindes als Störfaktor, wenn die Mutter das Kind eigentlich (noch) nicht haben wollte
- unvollendete Persönlichkeitsentwicklung der Mutter (sehr junge Mütter)
- eigene mangelhafte Erfahrung der Mutter mit Zuwendung im Kindesalter
- geringe Unterstützung durch den Partner
- Depressionen oder andere psychische Erkrankungen der Mutter
- Leben in einem sozial desolaten Milieu

Gefährdete Mutter-Kind-Paare sollten durch pflegerisches Fachpersonal gezielt unterstützt werden durch Information über

- Pflege und den Umgang mit dem Säugling,
- bindungsfördernde Möglichkeiten wie Känguru-Methode und Massagetechniken,
- Techniken, die Säuglinge sanft zur Ruhe kommen lassen.

Praxistipp: Pucken ist eine spezielle Wickeltechnik, bei der der Säugling in den ersten Lebensmonaten eng in ein Tuch eingewickelt wird. Man geht davon aus, dass Neugeborene eine begrenzte Umgebung – so wie im Mutterleib – bevorzugen. Durch diese Technik soll das Kind

- ein Gefühl für seinen eigenen Körper bekommen,
- Ruhe und Sicherheit finden durch die begrenzte Hülle,
- keine unkontrollierten Bewegungen machen können, durch die es sich beim Einschlafen erschreckt.

3.3.2 Bindung und Bindungsqualität

Definition: „**Bindung** beschreibt die angeborene soziale Motivation, Beziehungen zu anderen, emotional nahe stehenden Menschen einzugehen" (Bowlby u. Bischof; zitiert nach Ziegenhain 2004).

Bindungserfahrungen in den ersten drei Lebensjahren wirken sich nachhaltig auf die sozial-emotionale Entwicklung aus (Tab. 3.4).

Tab. 3.4 *Bindungsstrategien (nach Ziegenhain 2004 u. nach Weinberger 2001).*

Bindungsstrategie	Verhalten der Bindungspersonen	Verhalten der Kinder
sichere Bindungsstrategie Diese Kinder haben verlässliche positive Erfahrungen gemacht und dadurch gelernt, dass auf ihre Bedürfnisse angemessen reagiert wird.	■ Sie verhalten sich emotional zuverlässig, feinfühlig und voraussagbar. ■ Sie respektieren die kindliche Autonomie und bevormunden es nicht, wenn es etwas selbst tun möchte. ■ Sie sind in der Lage, das Kind in belastenden Situationen zu beruhigen und die Ursache seines Unwohlseins zu beseitigen.	■ Sie sind gut in der Lage, Trennungen zu verarbeiten. ■ Sie machen ihr Bedürfnis nach Nähe und Zuwendung ihren Bindungspersonen gegenüber deutlich. ■ Sie verhalten sich kooperativ und kompromissbereit gegenüber ihren Bindungspersonen. ■ Mit kleineren Belastungen gehen sie selbstständig um, bei Überforderung suchen sie aktiv Unterstützung.
unsicher-vermeidende Bindungsstrategie Diese Kinder können ihre Bindungspersonen nicht als sichere Basis nutzen und haben eine unsichere Bindungsstrategie.	■ Sie zeigen teilweise zurückweisendes und ignorierendes Verhalten gegenüber dem Kind. ■ Sie gehen selten oder nicht angemessen auf die Bedürfnisse des Kindes ein.	■ Sie leiden unter Trennungen, zeigen dies aber nicht ihren Bindungspersonen. ■ Sie verhalten sich konfliktbereiter und sind in Problemsituationen leichter frustriert. ■ Sie vermeiden es, wenn sie Probleme haben oder bekümmert sind, mit Eltern oder Freunden darüber zu sprechen.
unsicher-ambivalente Bindungsstrategie Diese Kinder wachsen mit Bindungspersonen auf, bei denen sie nie wissen, woran sie sind.	■ Ihr Verhalten ist sehr wechselhaft. Mal überschütten sie das Kind mit Liebe und Zuneigung, mal ignorieren sie es.	■ Sie verhalten sich sehr anhänglich gegenüber ihren Bindungspersonen und zeigen heftige Reaktionen z.B. Schreien und Klammern bei einer Trennung. Kümmert sich die Bindungsperson wieder um sie, wehren sie dies meist ab und reagieren aggressiv. ■ Sie sind häufig passiv ihrer Umgebung gegenüber und zeigen kein Neugierverhalten, da sie sich auf die Bindung zur Bezugsperson konzentrieren.
desorganisierte Bindungsstrategie Diese Kinder haben häufig ausgeprägte negative Interaktionserfahrungen.	■ Sie ängstigen das Kind durch ihr Verhalten, häufig kommt es zu Misshandlungen und sexuellem Missbrauch des Kindes. ■ Sie ziehen sich, ohne für das Kind erkennbaren Grund, von diesem zurück. Ursache für dieses Verhalten kann ein selbst erlebtes Trauma sein.	■ Sie können ihre Angstgefühle bei Trennungen nicht unter Kontrolle halten. Sie wenden sich dabei jedoch nicht an ihre Bezugsperson, sondern zeigen stereotype motorische Verhaltensweisen in Konfliktsituationen, d.h. sie unterbrechen ihre Bewegung und erstarren für kurze Zeit.

Ainsworth entwickelte 1969 mit dem sog. „Fremden-Situations-Test" ein Setting zur Erforschung kindlicher Bindungsmuster. Zunächst mit drei Ausprägungen von Bindungstypen. In den 80er-Jahren kam ein viertes Bindungsmuster hinzu: die desorganisierte Bindung.

3.4 Entwicklungsstörungen und -verzögerungen

3.4.1 Entwicklungsstörungen

Definition: „Eine **Entwicklungsstörung** betrifft die Qualität der Entwicklung: Einzelne oder mehrere Funktionen oder das ganze Kind sind deutlich gestört oder krank, eine ungestörte normale Entwicklung ist ihm verwehrt. Entwicklungsstörungen können leicht oder schwerwiegend sein und auch die Entwicklungsgeschwindigkeit beeinträchtigen" (von Loh 2003).

Verschiedene Faktoren haben einen Einfluss auf die Prognose für den Therapieerfolg einer Entwicklungsstörung (Tab. 3.5):

- Ist die Ursache eine bisher nicht erkannte Krankheit, kann deren Heilung die Chancen auf einen normalen Entwicklungsverlauf verbessern.
- Einige Entwicklungsstörungen können nicht geheilt werden. Eine angemessene Förderung und Therapie trägt aber entscheidend zur Verbesserung der Entwicklungssituation des Kindes bei.

Tab. 3.5 *Ursachen für Entwicklungsstörungen.*

Ursache	Beispiel
genetische Ursachen	Down-Syndrom, Klinefelter-Syndrom, Phenylketonurie
vorgeburtliche (pränatale) Ursachen	Alkohol- und Drogenkonsum der Mutter, Virusinfektionen, Plazentainsuffizienz
Ursachen während der Geburt (perinatal)	Asphyxie, Vakuum-Extraktion, Aspiration
Ursachen nach der Geburt (postnatal)	Hirnverletzungen, soziale Vernachlässigung, Missbrauch, Überforderung
chronische Krankheiten	Bronchialasthma, Epilepsie, Blutungskrankheiten, Muskelkrankheiten, Diabetes mellitus

3.4.2 Entwicklungsverzögerung

Definition: Eine **Entwicklungsverzögerung** (Retardierung) bezieht sich ausschließlich auf die Entwicklungsgeschwindigkeit.

- Bei einer Verzögerung wird davon ausgegangen, dass das Kind seine Defizite durch geeignete Förderung und Unterstützung ausgleichen kann.
- Entwicklungsstörungen und Entwicklungsverzögerungen kann das Kind nicht selbst überwinden.
- Betreuung durch Fachpersonal muss frühzeitig beginnen.

Merke: Die Ursachen für Entwicklungsstörungen sind sehr vielfältig (Tab. 3.4). Bei etwa 50% aller entwicklungsgestörten Kinder bleibt die Ursache ungeklärt (von Loh 2003). Eine Ursache für Entwicklungsstörungen ist die Frühgeburtlichkeit.

3.5 Entwicklungsfördernde Therapiekonzepte

Physiotherapie. Speziell für die Therapie von Kindern mit hirnbedingten Bewegungsstörungen (Zerebralparese) sind zwei Formen entwickelt worden:

- **Bobath-Konzept:** Es versucht, krankhafte Muskelspannungen zu regulieren, durch gezielte Handgriffe abnorme Bewegungen zu hemmen und das Kind zu normalen Bewegungsabläufen zu motivieren.
- **Vojta-Konzept:** Es arbeitet auf der Basis von Reflexbewegungen, z.B. eine Abwehrbewegung oder eine Bewegung zur Erhaltung des Gleichgewichtes. Diese Bewegungen sollen die krankhaften Bewegungsmuster unterdrücken und gesunde anbahnen.

3

Beide Formen sind umstritten, weil sie

- eine hohe psychische und physische Belastung für Bezugsperson und Kind sind,
- nicht wissenschaftlich belegbar und bei einigen Störungsbildern, z.B. Spina bifida, sogar kontraindiziert sind.

Mototherapie. Eine Therapieform, die psychologische, pädagogische, sportwissenschaftliche sowie medizinische Erkenntnisse und Methoden miteinander verknüpft. Ziel ist, Entwicklungsstörungen im Bereich der Psychomotorik und der emotionalen Verfassung auszugleichen.

Ergotherapie. Verschiedene Entwicklungsstörungen, z.B. in der Wahrnehmung und Feinmotorik, können mit unterschiedlichen Therapiekonzepten behandelt werden. Das Ziel ist, mit Einschränkung im täglichen Leben besser zurecht zu kommen und Entwicklungsverzögerungen aufzuholen.

Sensorische Integrationstherapie. Ausgangspunkt ist die Annahme, dass die Wahrnehmungsverarbeitung im Gehirn („sensorische Integration") durch körperliche oder psychische Störungen lückenhaft ist. Daraus resultieren Wahrnehmungs- und Erfahrungsdefizite, die zu Entwicklungsstörungen führen. Das Ziel ist, die Basissinne zu stimulieren und aufzubauen.

Logopädie. Sprachstörungen sind häufig Ausdruck eines komplexen Störungssyndroms. Das Ziel der Therapie ist, Kommunikationsfähigkeit und soziale Integration zu verbessern. Zudem sollen Auswirkungen auf andere Entwicklungsbereiche, z.B. die kognitive Entwicklung, verhindert werden.

Heilpädagogische Therapie. Die wesentlichen Aufgaben der Heilpädagogik sind (Straßburg 2002)

- ganzheitliche Erfassung der senso- und psychomotorischen Auffälligkeiten im Zusammenhang mit den psychosozialen Bedingungen,
- Vermittlung pädagogischer und sozialer Hilfen in der familiären Umgebung,
- heilpädagogische Übungsbehandlung zur Förderung der Eigentätigkeit des Kindes im freien und strukturierten Spiel,
- Koordination der Frühförderung im Team mit Fachkräften anderer Disziplinen,
- keine Betonung genormter Leistungsmessungen.

Basale Stimulation. Basale Stimulation ist ein pädagogisches Konzept zur Wahrnehmungs- und Kommunikationsförderung für Menschen in krisenhaften Lebenssituationen. Dabei stehen Fähigkeiten zur Wahrnehmung, Kommunikation sowie zur Bewegung im Zentrum des Konzeptes.

> **Merke:** Menschen mit Wahrnehmungsstörungen benötigen Berührungen, die klar und eindeutig sind, die ihnen Informationen über den Körper vermitteln, die ihnen helfen, ihr Körperbild wiederzufinden oder zu erhalten. Außerdem werden Berührungen zu einer elementaren Form der Kommunikation mit dem beeinträchtigten Menschen.

Babymassage. Die Babymassage ist nicht als therapeutische Heilmassage zu verstehen. Sie ist eine Möglichkeit, um mit dem Baby in Kontakt zu sein.

> **Merke:** Für geistig und körperlich behinderte Kinder ist die Babymassage eine gute Möglichkeit, sich den eigenen Körper und seine Grenzen bewusst zu machen.

Die Frühgeborenenmassage nach der RISS-Methode (Rice Infant Sensorimotor Stimulation Technique, auch „Loving Touch" genannt) wurde wissenschaftlich untersucht. Es konnte nachgewiesen werden, dass regelmäßig massierte Frühgeborene deutlich mehr an Gewicht zunahmen, außerdem waren sie wacher, aktiver und konnten früher aus der Klinik entlassen werden. Sie zeigten weniger gestörte Interaktionen mit ihren Eltern und schnitten bei Entwicklungstests besser ab.

3.6 Erleben und Bewältigen von Krankheit in den verschiedenen Entwicklungsphasen

Wie Kinder ihre Krankheit erleben und verarbeiten, hängt von verschiedenen Faktoren ab:

- Alter bzw. körperlicher, kognitiver, psychosozialer Entwicklungsstand
- zurückliegende Krankheitserfahrungen
- Persönlichkeit und Kontrollüberzeugungen
- familiäres sowie medizinisches, therapeutisches und pflegerisches Umfeld. (Tab. 3.6)

3.7 Leben mit chronischer Krankheit und Behinderung

3.7.1 Das behinderte und chronisch kranke Kind in der Familie

Die psychosoziale Situation von betroffenen Familien hat viele Facetten und ist von folgenden Faktoren abhängig:

- Art der Behinderung bzw. chronischen Erkrankung
- Zeitpunkt des Auftretens (angeboren oder erworben)
- Familienstruktur (z.B. Geschwister) und Beziehung der Eltern zueinander
- Verfügbarkeit und Qualität (z.B. unterstützend, abwertend) eines sozialen Stützsystems (sog. soziale Netze und Vertrauenspersonen)
- finanzielle Ressourcen der betroffenen Familie
- subjektive Wahrnehmung und Bewertung
- Persönlichkeit sowie Bildungsstand der Eltern und die Fähigkeit, die Herausforderung, die die Behinderung für die Familie darstellt, zu bewältigen

Eine Erkrankung ruft unterschiedliche Abwehrmechanismen bei den Familienmitgliedern hervor (Hensle u. Vernooij 2000):

- **Verleugnung**: Es wird so getan, als existiere die Behinderung nicht.
- **Projektion**: Die Schuld für das Geschehen wird außerhalb der eigenen Person gesehen.
- **Intellektualisierung bzw. Rationalisierung**: Die Behinderung wird wissenschaftlich analysiert und entsprechende Fachliteratur gelesen.
- **Sublimierung**: Ein verstärktes soziales Engagement für Behinderte wird gezeigt, u.a. durch die Mitarbeit in entsprechenden Vereinen.

__Tab. 3.6__ Phasen der Denkentwicklung nach Piaget und implizite Konzepte zu Gesundheit und Krankheit (nach Schmitt 1996; Lohaus 2006).

Phasen	Denkentwicklung	Konzepte über Gesundheit und Krankheit
präoperationale Phase (3*.-7. Lebensjahr)	▪ Konzentration auf das unmittelbar Wahrnehmbare ▪ kaum Verständnis für Zusammenhänge zwischen Ereignissen ▪ kindliches Denken ist von Zentrierung (Unfähigkeit mehr als einen perzeptuellen Faktor zu berücksichtigen) und Egozentrismus (Unfähigkeit sich in eine andere Perspektive hineinzuversetzen) gekennzeichnet	▪ Konzentration auf sichtbare und fühlbare Symptome ▪ verschiedene Phänomene (Personen, Situationen, Handlungen, Gegenstände), die in einer Reihenfolge liegen, können als Ursache für eine Erkrankung gesehen werden, z.B. kann bei Kleinkindern der Mond für das Auftreten einer Erkrankung verantwortlich gemacht werden, später werden bestimmte Aktionen, wie ohne Jacke bei kaltem Wetter draußen sein, zur Erklärung genutzt ▪ geringes Verständnis für die Prozesshaftigkeit von Erkrankungen, die Krankheit ist immer so wie zum aktuellen Zeitpunkt, sie können sich keinen Verlauf vorstellen ▪ geringes Verständnis für die Handlungsabsicht der anderen, sowie die Fähigkeit der anderen, die eigene Situation zu verstehen
konkret-operationale Phase (7.-11. Lebensjahr)	▪ Verständnis für einfache Zusammenhänge von Sachverhalten ▪ zunehmendes Verständnis für das Invarianzprinzip (mehrere Zustände können gleichzeitig berücksichtigt werden) ▪ eingeschränkte Abstraktionsfähigkeit (Denken ist an konkrete Situationen und Probleme gebunden) ▪ Fähigkeit, die Perspektive anderer Menschen in das eigene Denken einzubeziehen	▪ Konzept über Verursachung von Krankheit wird spezifischer und konkreter, z.B. dass Krankheiten durch Schlucken oder Atmen nach innen gelangen ▪ zunehmendes Verständnis für die Prozesshaftigkeit von Erkrankungen ▪ Verständnis für Sachverhalte, die konkret beschrieben werden (konkrete Symptome und Therapien) ▪ Krankheitserfahrungen anderer Kinder werden verstanden und in das Denken des Kindes einbezogen
formal-operationale Phase (Jugendalter)	▪ Relativität des Denkens und Denken in Möglichkeiten (Verständnis für Zusammenhänge und Fähigkeit, mehrere Realitäten zu berücksichtigen) ▪ abstraktes Denken (Fähigkeit zu hypothetischem und von der Realität losgelöstem Denken) ▪ multidimensionales Denken (Betrachtung eines Sachverhaltes aus unterschiedlichen Perspektiven)	▪ Verständnis über komplexe Wirk- und Funktionszusammenhänge, der Verursachung von Erkrankung werden multiple Erklärungen gegeben ▪ Jugendlicher erkennt psychosomatische Zusammenhänge ▪ Krankheiten können aus verschiedenen Perspektiven (individuell und gesellschaftlich) betrachtet werden

*Piaget gibt den Beginn dieses Stadiums mit dem 2. Lebensjahr an, die dieser Tabelle zugrunde liegenden Untersuchungen beziehen Kleinkinder erst ab dem 3. Lebensjahr ein.

Auswirkungen auf die Eltern

- Viele Eltern beschreiben die Geburt eines behinderten Kindes zunächst als Schock.
- Die Lebensplanung verändert sich.
- Eltern geraten in Konflikte, um konkurrierende Anforderungen der einzelnen Familienmitglieder zu erfüllen.
- Häufige Krankenhausaufenthalte, Förder- und Therapieprogramme über längere Zeit erschweren das Familienleben.
- Eltern müssen Verhandlungen mit Behörden führen, um finanzielle Aufwendungen erstattet zu bekommen.

Auswirkungen auf Geschwister

- Geschwister von behinderten und chronisch kranken Kindern werden häufig als „Schattenkinder" bezeichnet, da sie oft hinter dem kranken oder behinderten Kind zurückstehen müssen.
- Viele machen die Erfahrung, dass für ihre Wünsche und Bedürfnisse weniger Zeit und Kraft da ist.
- Rücksichtnahme auf das behinderte Geschwister und auf die Eltern kann zur Unterdrückung eigener Bedürfnisse führen.
- Beim Geschwister kann der Eindruck entstehen, dass das behinderte Geschwisterkind von den Eltern vorgezogen wird.
- Besonders in der frühen Kindheit kann der Mangel an Zuwendung und emotionalem Rückhalt weit reichende Folgen haben.
- Geschwister werden vielleicht von Schulkameraden gehänselt.
- Die Situation kann sich auch ausgesprochen positiv auf die Persönlichkeitsentwicklung auswirken. Die Kinder sind oft selbstständiger, empathischer und selbstbewusster als Gleichaltrige.

> **Merke:** Wie die Auseinandersetzung mit der Behinderung des Geschwisterkindes erfolgt, hängt stark von den Coping-Strategien (Bewältigungsstrategien) der Eltern sowie deren Unterstützung des nichtbehinderten Geschwisters bei der Bewältigung dieses kritischen Lebensereignisses ab.

3.7.2 Verarbeitungs- und Bewältigungsprozess

Krisenverarbeitung ist als Lernprozess zu verstehen und verläuft in Phasen. Folgende Reaktionskette ist häufig bei Eltern von behinderten als auch chronisch kranken Kindern beobachtbar (von Loh 2003):

1. Phase (Schock, Nicht-Wahrhaben-Wollen)

Oft erleben Eltern wechselnde Gefühle von Unsicherheit, Angst, Verlassenheit, Verzweiflung, Einsamkeit, Hilflosigkeit und Wut. Das Abwehrverhalten hat eine Schutzfunktion und lindert die emotionale Belastung. Teilweise kommt es zum Rückzug aus dem sozialen Umfeld. Bei vielen Betroffenen zeigt sich fokussiertes Denken oder sie sind wie benommen.

2. Phase (Wut, Schmerz)

Das Gefühl der Ungerechtigkeit kommt auf: „Warum gerade ich?" Oder es wird – ungerechtfertigte – Kritik geäußert („Das wäre nicht passiert, wenn [...]") bzw. gegenüber Ärzten, Pflegepersonal, Therapeuten, Familie und Freunden feindselig reagiert. Manche Betroffene werden rastlos, können kaum schlafen oder haben Essstörungen.

3. Phase (Verhandeln)

Die Eltern gehen eher oberflächlich auf Hilfs- und Therapieangebote ein. Sie wollen die bestmögliche Förderung für ihr Kind und suchen, um sich aus der Not zu befreien, auch nach alternativen Hilfsangeboten z. B. Heilpraktiker, religiöse Angebote.

4. Phase (Depression)

Eine erste Einsicht in den Verlust findet statt, teilweise kommt es zur Überforderung der Eltern. Sie versinken in einen stummen Schmerz. Als Folge der Konzentration auf das Kind fehlt es den Betroffenen oft an Zeit für die eigene Beziehung. Es kann aber auch zur Verstärkung des Gefühls von Nähe bei den Eltern kommen.

5. Phase (Annehmen)

In der letzten Phase kommt es zur Annahme, d.h. die Eltern erkennen für sich einen Sinn. Es findet meist eine völlig neue Werteordnung statt. Sie sind zufrieden mit dem, was noch bleibt. Es stellen sich Gefühle des inneren Friedens und der Gelassenheit ein, die neue Handlungsspielräume eröffnen.

> **Merke:** Um Mütter und Väter von behinderten und chronisch kranken Kindern durch adäquate Hilfsangebote unterstützen zu können, ist es von Bedeutung, die psychosoziale Situation beider Elternteile differenziert zu betrachten, ihre Verhaltensweisen und ihr Rollenverständnis zu kennen, verstehen zu lernen und Vätern z. B. Angebote zu machen, die ihrem männlichen Selbstverständnis entsprechen.

3.8 Kinder und Jugendliche im Krankenhaus

Die Reaktionen eines Kindes auf einen Aufenthalt in der Klinik lassen sich in drei Phasen beschreiben:

1. **Protest:** Kinder versuchen sich gegen die Einweisung zu wehren. Kinder können z. B. wild um sich schlagen, laut protestieren oder sich fest an Eltern/Bezugspersonen oder auch Pflegenden klammern. Meist haben die Kinder Angst vor der neuen Situation, davor, allein gelassen zu werden und „sich hilflos" zu fühlen.
2. **Resignation, Regression:** Kindern erscheint die Situation ausweglos. Dies zeigt sich z. B. durch apathisches Liegen im Bett, die Kinder sind meist zurückgezogen und wenig gesprächsbereit. Auch depressives Verhalten ist in dieser Phase möglich. Vor allem die **Regression** ist ein im Krankenhaus übliches Abwehrverhalten gegen Ängste, Überforderung und Anspannung.

> **Merke:** Häufig wird noch unbewusst vonseiten der Pflegenden regressives Verhalten gefördert und unterstützt, indem z. B. die Pflegende Pflegemaßnahmen übernimmt, die das Kind eigentlich selbst machen könnte.

3. **Scheinbare Anpassung:** Bei längeren Krankenhausaufenthalten bleibt den Kindern häufig keine andere Wahl, als sich den Umständen anzupassen. Sie versuchen nun, das Beste aus der Situation zu machen. Allerdings ist die scheinbare Anpassung ein problematischer Zustand, der sich zunächst durch Wohlverhalten der Kinder darstellt, aber hinter der Fassade sich ein anderes Bild, das der Enttäuschung und Verletzung, zeigt.

Merke: Wenn sich die Verhaltensform der scheinbaren Anpassung bei den Kindern zeigt, ist es ganz wesentlich, auf diese Form der Verhaltensäußerung durch Gesprächsbereitschaft und Kontaktaufnahme vonseiten des Pflegepersonals zu reagieren, um eine Verschlechterung der psychischen Situation des Kindes zu verhindern (Charlier 2001).

Ein Klinikaufenthalt kann auch langfristige Auswirkungen haben. Krankenhausgeschädigte Kinder

- leiden häufig zu Hause unter Schlafstörungen (Albträume),
- zeigen Veränderungen bei der Nahrungsaufnahme,
- sind niedergeschlagen und ängstlich,
- nässen plötzlich wieder ein.

Diese Symptome gehen vorüber. Typische Langzeitschäden können Gefühlsarmut, Unkonzentriertheit, Unsicherheit und Misstrauen sein.

3.8.1 Bedürfnisse von Kindern im Krankenhaus

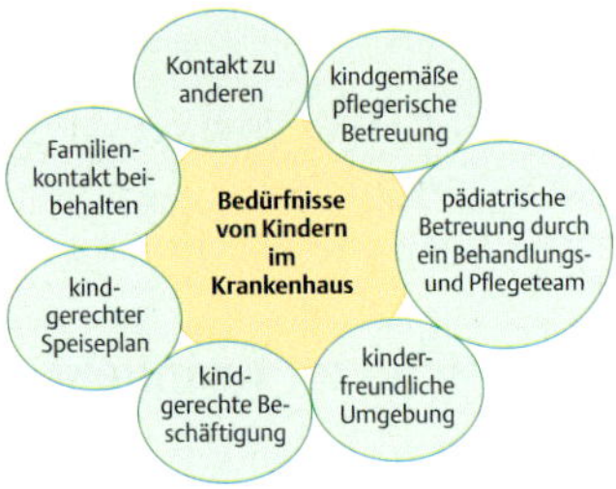
Bedürfnisse von Kindern im Krankenhaus
Kontakt zu anderen
kindgemäße pflegerische Betreuung
pädiatrische Betreuung durch ein Behandlungs- und Pflegeteam
kinderfreundliche Umgebung
kindgerechte Beschäftigung
kindgerechter Speiseplan
Familienkontakt beibehalten

***Abb. 3.2** Kinder im Krankenhaus. Ihre Bedürfnisse kann man in sieben Schwerpunkte aufschlüsseln.*

EACH-Charta

Die „Charta für Kinder im Krankenhaus" beschreibt in zehn Punkten die Rechte aller Kinder vor, während und nach einem Krankenhausaufenthalt. Ziel von EACH (**E**uropean **A**ssociation for **C**hildren in **H**ospital) ist, diese Rechte in den Ländern Europas umzusetzen.

1. Kinder sollen nur dann in ein Krankenhaus aufgenommen werden, wenn die medizinische Behandlung, die sie benötigen, nicht ebenso gut zuhause oder in einer Tagesklinik erfolgen kann.

2. Kinder im Krankenhaus haben das Recht, ihre Eltern oder eine andere Bezugsperson jederzeit bei sich zu haben.

3. Bei der Aufnahme eines Kindes ins Krankenhaus soll allen Eltern die Mitaufnahme angeboten werden, und ihnen soll geholfen und sie sollen ermutigt werden, zu bleiben. Eltern sollen daraus keine zusätzlichen Kosten oder Einkommenseinbußen entstehen. Um an der Pflege ihres Kindes teilnehmen zu können, sollen Eltern über die Grundpflege und den Stationsalltag informiert werden. Ihre aktive Teilnahme daran soll unterstützt werden.

4. Kinder und Eltern haben das Recht, in angemessener Art ihrem Alter und ihrem Verständnis entsprechend, informiert zu werden. Es sollen Maßnahmen ergriffen werden, um körperlichen und seelischen Stress zu mildern.

5. Kinder und Eltern haben das Recht, in alle Entscheidungen, die ihre Gesundheitsfürsorge betreffen, einbezogen zu werden. Jedes Kind soll vor unnötigen medizinischen Behandlungen und Untersuchungen geschützt werden.

6. Kinder sollen gemeinsam mit Kindern betreut werden, die von ihrer Entwicklung her ähnliche Bedürfnisse haben. Kinder sollen nicht in Erwachsenenstationen aufgenommen werden. Es soll keine Altersbegrenzung für Besucher von Kindern im Krankenhaus geben.

7. Kinder haben das Recht auf eine Umgebung, die ihrem Alter und ihrem Zustand entspricht und die ihnen umfangreiche Möglichkeiten zum Spielen, zur Erholung und Schulbildung gibt. Die Umgebung soll für Kinder geplant, möbliert und mit Personal ausgestattet sein, das den Bedürfnissen von Kindern entspricht.

8. Kinder sollen von Personal betreut werden, das durch Ausbildung und Einfühlungsvermögen befähigt ist, auf die körperlichen, seelischen und entwicklungsbedingten Bedürfnisse von Kindern und ihren Familien einzugehen.

9. Die Kontinuität in der Pflege kranker Kinder soll durch ein Team sichergestellt sein.

10. Kinder sollen mit Takt und Verständnis behandelt werden, und ihre Intimsphäre soll jederzeit respektiert werden.

Merke: Um Kindern den Krankenhausaufenthalt so angstfrei wie möglich zu machen, können sie die Klinik im Vorfeld besuchen, sich die Räumlichkeiten anschauen und auch Dinge ausprobieren (Willig 2001).

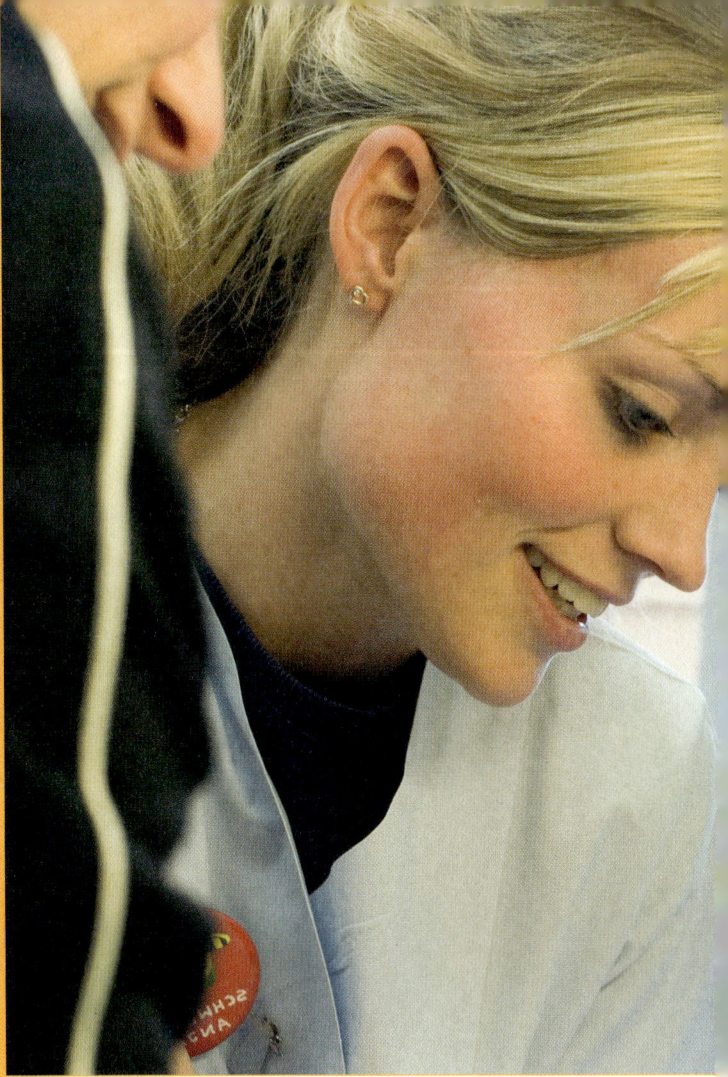

Teil 2:
Kinder pflegen in den LAs

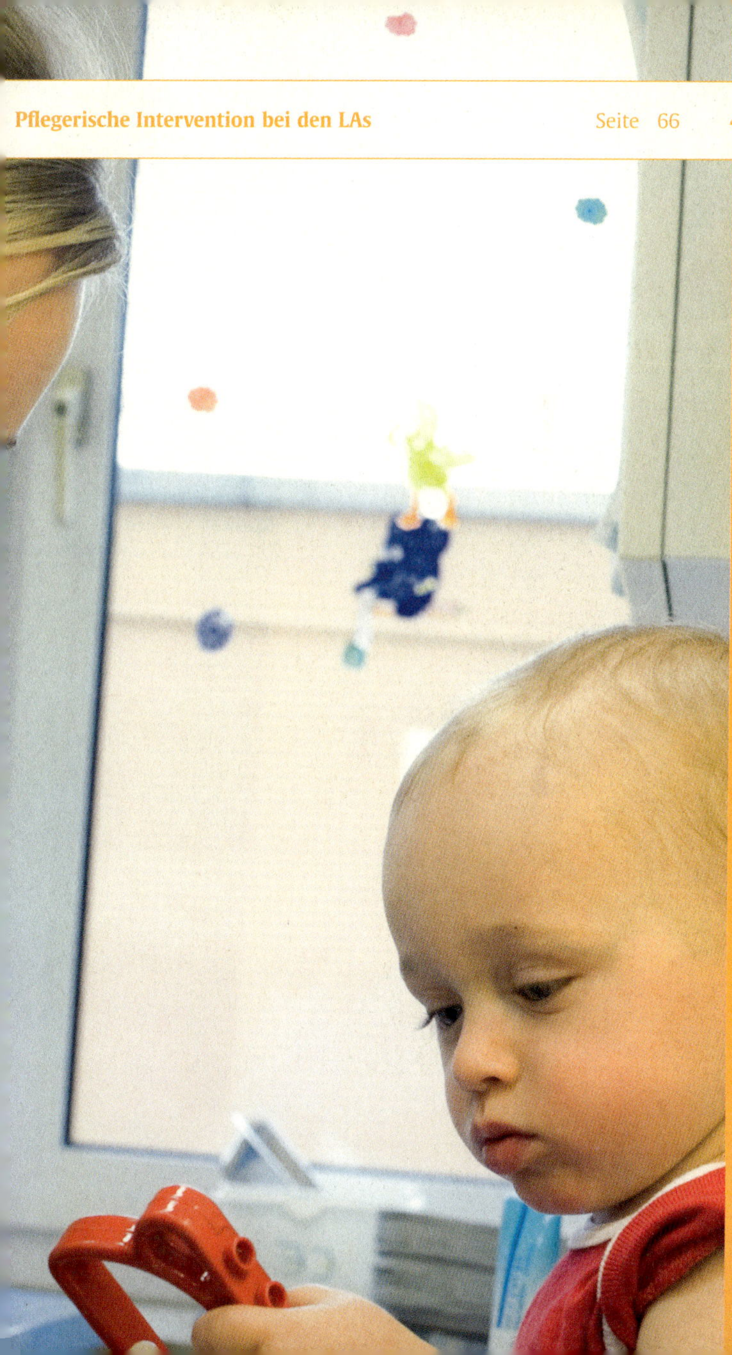

4 Pflegerische Intervention bei den LAs

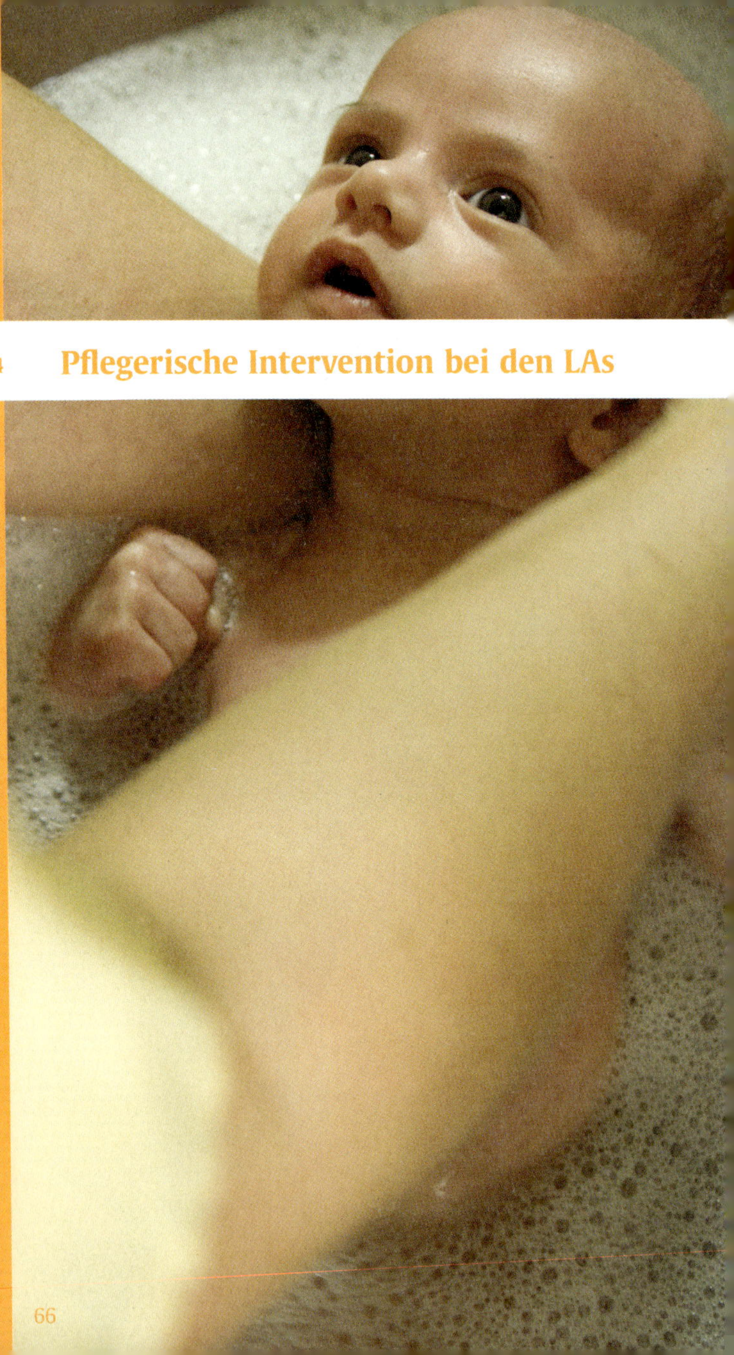

4.1 Kommunizieren

4.1.1 Alters- und entwicklungsbedingte Faktoren

Merke: Die Sprachentwicklung reagiert in hohem Maße auf Störungen in anderen Systemen wie Umwelt, emotionalen, kognitiven, neurologischen und physiologischen Strukturen. Probleme in jedem dieser Bereiche sind Indikatoren dafür, dass Sprechfähigkeit und Sprachverständnis sich evtl. nicht normal entwickeln können.

Die Sprachentwicklung von Kindern zwischen ½ und 6 Jahren ist in Form einer Pyramide dargestellt (Abb. 4.1).

Abb. 4.1 *Sprachpyramide. Sprachentwicklung von Kindern zwischen 6 Monaten und 6 Jahren.*

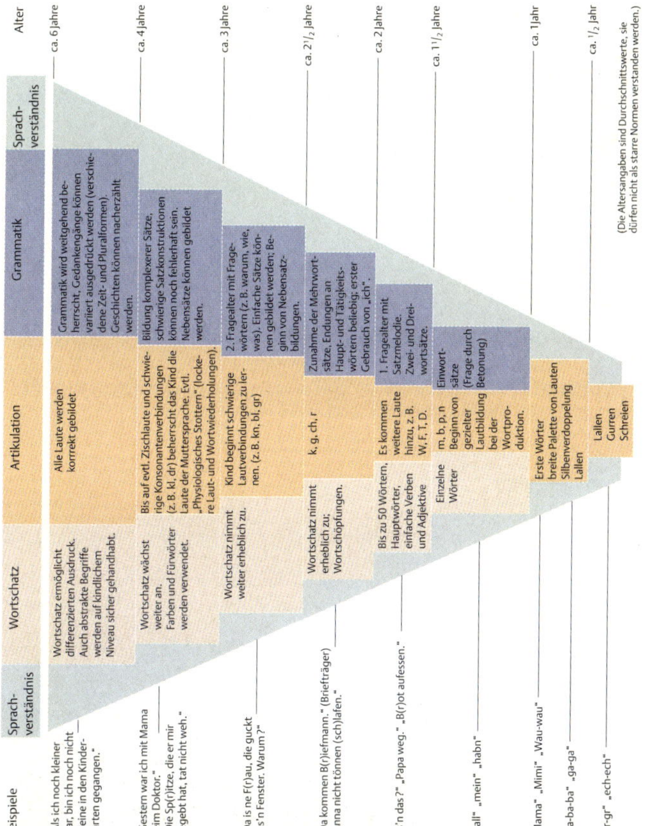

4

4.1.2 Kommunikationsprozess

Kommunizieren unterliegt bestimmten Gesetzmäßigkeiten. Voraussetzung für die Kommunikation ist das Vorhandensein (Abb. 4.2)

- eines Senders (Kommunikator),
- einer Nachricht,
- eines Empfängers (Rezipient).

Eine Nachricht beinhaltet vier Aspekte (Abb. 4.3).

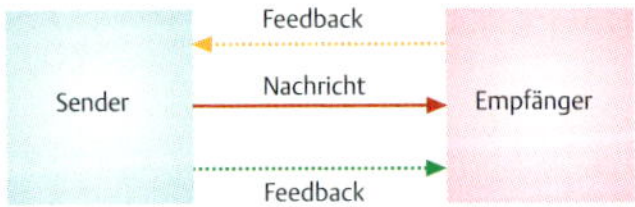

Abb. 4.2 *Kommunikationsmodell. Vereinfachtes Modell nach Schulz und Thun.*

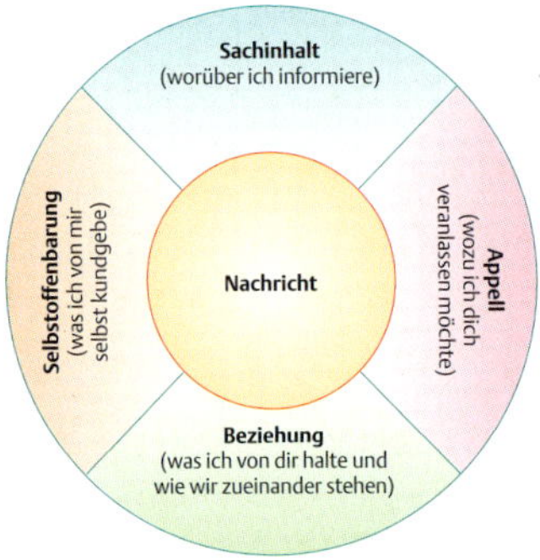

Abb. 4.3 *Kommunikationsprozess. Die vier Aspekte einer Nachricht.*

4.1.3 Förderung der Sprachentwicklung

> **Merke:** Bei der Förderung der Sprachentwicklung von Kindern ist zu beachten, dass die Altersangaben nur Richtwerte sind. Jedes Kind hat seine eigene Geschwindigkeit.

Bis zum 4. Monat

- Sprechen Sie viel mit dem Kind.
- Lassen Sie es Dinge in seinem Umfeld anschauen, insbesondere Gegenstände, die in Form und Farbe kontrastreich sind.
- Suchen Sie Blickkontakt und sprechen Sie fröhlich mit dem Kind.
- Lassen Sie das Kind mit den Augen einer Rassel folgen, die Sie ca. 40cm vor seinen Augen waagerecht hin und her bewegen.

5.–8. Monat

- Rufen Sie das Kind häufig bei seinem Namen.
- Ermuntern Sie das Kind, Gesten nachzuahmen (Winken, auf einen Gegenstand klopfen).
- Machen Sie kleine Bewegungsspiele mit Armen und Beinen – z.B. „Eisenbahnfahren“ und sprechen Sie dabei mit dem Kind.
- Sagen Sie dem Kind wie die Dinge heißen, die es intensiv anschaut: „Das ist ein Ball“.

9.–12. Monat

- Fragen Sie das Kind nach bekannten Dingen und Personen: „Wo ist der Ball?“
- Machen Sie Geben-und-Nehmen-Spiele, lassen Sie das Kind Dinge aus Hohlkörpern (z. B. einem Becher) herausholen.
- Sprechen Sie zu Tätigkeiten, die Sie bewusst vorführen – beim Licht einschalten „an-aus“ oder bei einer Verabschiedung „winke-winke“.
- Schauen Sie mit dem Kind Bilderbücher (mit jeweils nur einem Bild pro Seite) an und erklären Sie, was auf dem Bild zu sehen ist.
- Bitten Sie das Kind, Ihnen etwas zu holen oder zu geben. Legen Sie die Gegenstände so, dass es sie durch Krabbeln und Strecken erreicht.
- Decken Sie vor den Augen des Kindes einen Gegenstand mit einem Tuch zu und lassen es danach suchen.

13.–16. Monat

- Betrachten Sie gemeinsam Bilderbücher mit übersichtlich dargestellten, bunten Dingen.
- Zeigen Sie dem Kind, was man mit seinem Spielzeug alles machen kann (z. B. wie ein Auto in eine Schachtel fährt).
- Zeigen Sie dem Kind bewusst, dass Sie sich freuen, wenn es etwas „spricht“ und kleine Aufträge erfüllt.

17.–20. Monat

- Führen Sie dem Kind vor, was man mit Dingen machen kann. Beladen Sie z. B. einen Eisenbahnwagen mit Tieren.
- Fragen Sie das Kind beim Anschauen von Bilderbüchern nach abgebildeten Gegenständen.
- Sprechen Sie mit dem Kind über das, was es gerade tut.

21.–24. Monat

- Erzählen Sie, was im Bilderbuch geschieht.
- Sprechen Sie mit dem Kind über vergangene Ereignisse und erinnern sich gemeinsam daran: „Waren wir heute gemeinsam spazieren?“
- Lassen Sie das Kind kleine Aufträge erfüllen und loben es im Anschluss.
- Spricht das Kind Sie an, dann greifen Sie das Gesprächsangebot auf und bauen es thematisch aus.
- Singen Sie mit dem Kind Lieder, bei denen Bewegung eine Rolle spielt (z. B. Fingerspiele).

25.–28. Monat

- Malen Sie mit dem Kind. Fingerfarben und Wachsmalstifte eignen sich besonders.
- Spielen Sie gemeinsame Spiele wie „Einkaufen gehen“ oder „Kochen“ und benennen Sie alle Zutaten.
- Erinnern Sie das Kind an bereits erzählte Geschichten und vergangene Erlebnisse.
- Beschreiben Sie, was in den Bilderbüchern geschehen ist: „Der Junge ist auf einen Baum geklettert.“

29.–32. Monat

- Bestimmte Handlungen können dem Kind auch begründet werden: „Wir machen jetzt das Licht aus, weil es schon spät ist.“
- Schauen Sie gemeinsam mit dem Kind Bildergeschichten an.
- Sprechen Sie mit dem Kind über das, was am Tag geschehen ist.

33.–36. Monat

- Spielen Sie kleine Szenen mit dem Kind: „Teddy kauft eine Fahrkarte.“
- Malen Sie mit dem Kind viel.
- Fragen Sie nach Ereignissen aus Kinderbüchern.

4.1.4 Kommunizieren mit hörgeschädigten Kindern

Hauptrisikofaktoren für die Entstehung frühkindlicher Hörstörungen:

- familiäre Hörschäden mit Verdacht auf Erblichkeit
- Röteln und andere Viruserkrankungen in den ersten Schwangerschaftsmonaten
- Fehlbildungen im Kopfbereich, einschließlich Spalten
- schwere Blutungen in der Frühschwangerschaft
- Frühgeburten unter 1500g Körpergewicht
- perinatale Asphyxie
- Ikterus gravis neonatorum
- Meningitis und Enzephalitis

Schwerhörigkeit und Gehörlosigkeit

Bei einer angeborenen Gehörlosigkeit oder Schwerhörigkeit können Kinder die sprachliche Kommunikationsfähigkeit nur schwer erwerben:

- Sie akzentuieren fehlerhaft und artikulieren mangelhaft.
- Sie beherrschen grammatikalische und syntaktische Formen nur eingeschränkt.
- Sie haben einen begrenzten Wortschatz.
- Mit Hör- und Sprachproblemen tritt oftmals eine Beeinträchtigung der Sozialkompetenz auf.

Eine erste Einschätzung der Hörfähigkeit ist ein Test im Säuglingsalter (Tab. 4.1).

Tab. 4.1 *Orientierende Hörtestung bei Säuglingen und Kleinkindern.*

Alter des Kindes	Test	Reaktion
Neugeborene und erste Lebensmonate	■ Kinderrassel in Ohrnähe ■ Schütteln eines Schlüsselbundes	■ Zusammenzucken ■ Veränderung der Atmung (Anhalten, verspätete Inspiration) ■ bei geöffneten Augen kurzer deutlicher Lidschluss
6–9 Monate	■ Anruf ■ leise Geräusche (leises Schütteln der Kinderrassel, Öffnen eines Papierballes in Ohrnähe)	■ Umsehen zur Schallquelle
10–15 Monate	■ leises Rufen des Namens aus etwa 2m Abstand ■ leises, rhythmisches Vorsprechen von Lauten wie „S-S-S“, „P-P-P“, „K-K-K“ aus 1m Abstand	■ Umsehen zur Schallquelle ■ Beruhigung des Kindes bei vorheriger Unruhe ■ Ausdruck einer schallbezogenen inneren Bewegung (z.B. Lachen, Nachsprechen)

Der günstigste Zeitpunkt für das Neugeborenen-Hörscreening ist innerhalb der ersten Woche ab dem zweiten Tag nach der Geburt. Für das Neugeborenen-Hörscreening stehen zwei apparative Verfahren zur Verfügung:

- die Messung otoakustischer Emissionen (OAEs)
- die Messung der akustisch evozierten Potenziale (AEPs)

Verhaltensregeln

- Das hörgeschädigte Kind als vollwertigen Menschen akzeptieren und behandeln,
- ihm zu erkennen geben, dass man auf es zukommt,
- langsam, deutlich und laut sprechen, nicht schreien,
- das Gesicht zuwenden, damit es die Laute von den Lippen ablesen kann,
- Gestik und Mimik eindeutig und unterstützend einsetzen,
- möglichst Hochdeutsch und in kurzen, klar verständlichen Sätzen sprechen,

- das Kind bitten, wichtige Einzelheiten des Gesprächs zu wiederholen, um sich zu vergewissern, dass es alles verstanden hat,
- beachten, dass sich die Stimme von Hörgeschädigten monoton, melodiearm und schwer verständlich anhören kann; geduldig bleiben, Verständnis aufbringen,
- Kontaktpersonen auf die Hörbehinderung aufmerksam machen,
- im Krankenzimmer einen entsprechenden Hinweis anbringen,
- Kontakte zwischen Hörenden und Hörbehinderten fördern, damit diese integriert werden,
- wird ein hörbehindertes Kind geröntgt, muss vorher vereinbart werden, wie es sich im abgedunkelten Raum zu verhalten hat,
- die Betroffenen immer wieder bewusst informieren und einbeziehen,
- Hörhilfen zur Verfügung stellen,
- Anwendung eines Fingeralphabets, wobei zur Beschreibung von fremden Namen und Begriffen jeder Buchstabe des Alphabets mit den Fingern gebildet wird,
- ggf. einen Gebärdensprachdolmetscher einschalten,
- Mimik, Tanz und Pantomime sind als Ausdrucksmöglichkeit des Hörbehinderten und als Informations- und Unterhaltungsquelle zu fördern.

4.1.5 Kommunizieren mit sehgeschädigten Kindern

Blinde oder sehbehinderte Kinder zeigen oft besondere Verhaltensweisen:

- Sie wirken schüchtern, gehemmt, zurückhaltend und bescheiden.
- Sie können aber auch misstrauisch, gereizt und aggressiv reagieren, besonders dann, wenn sie sich in einer neuen Umgebung nicht zurechtfinden.
- Im Krankenhaus leben sie in ständiger Furcht vor schmerzhaften medizinischen Eingriffen.
- Vieles Neue bereitet ihnen zunächst Angst.

Verhaltensregeln

- Persönlichkeit ernst nehmen; Kindern unbefangen und natürlich begegnen. Mitleidsäußerungen, taktlose Fragen wirken verletzend,
- direkt ansprechen, nicht etwa die Begleitperson. Jede Kontaktperson stellt sich vor, damit das Kind weiß, wer mit ihm spricht,
- die Mitpatienten vorstellen,
- in den ersten Stunden im Krankenhaus helfen, sich in der neuen Umgebung zu orientieren: Rundgang machen, das Krankenzimmer (wo steht was?) und den Weg zur Toilette erklären. Die wichtigsten Dinge sollte das Kind ertasten und ausprobieren können,
- jede räumliche Veränderung im Zimmer erklären,
- oft auf den Arm nehmen und körperliche Nähe erfahren lassen,
- entsprechend des Entwicklungsstandes eine bildhafte, klare und einfache Sprache sprechen,
- „normal" kommunizieren: Auch sagen, ihm stehe die Farbe des Sweat-Shirts – besonders spät Erblindete erinnern Farben und Formen,
- bei Lob und Bestärkung, die Stimme deutlich variieren oder Körperkontakt aufnehmen,
- mit Namen ansprechen, wenn sich noch andere Personen im Raum befinden. Bevor die Pflegeperson den Raum verlässt, dies ankündigen,
- alle pflegerischen oder therapeutischen Maßnahmen ankündigen und verständlich erklären,
- erklären, was es zu essen gibt, wo sich Teller, Besteck usw. befinden. Fragen, wie viel das Kind essen möchte. Gläser und Tassen nicht zu voll einschenken,
- möglichst viel selbstständig tun lassen, auch wenn das mehr Zeit und Erklärung braucht,

- viel Aufmerksamkeit und Zuwendung geben. Das Kind ist auf Anregungen aus seiner Umwelt angewiesen,
- das Spielzeug sollte in Form und Material abwechslungsreich sein, da das Fehlen von Farben dadurch ausgeglichen werden muss.

> **Merke:** Darauf achten, dass die Angaben „rechts" und „links" vom erblindeten Kind aus korrekt bezeichnet werden.

4.1.6 Kommunizieren mit geistig behinderten Kindern

Bei geistig behinderten Kindern ist die **nonverbale Kommunikation** besonders wichtig.

> **Merke:** Neben Intelligenzminderung und eingeschränkten Möglichkeiten der verbalen Kommunikation liegen bei geistig behinderten Kindern häufig auch Beeinträchtigungen des Hör- und Sehvermögens und des Bewegungsapparates vor.

Verhaltensregeln

- Trotz Handicaps als vollwertigen Menschen betrachten,
- Kommunikationshilfsmittel verwenden,
- alle pflegerischen Maßnahmen verständlich machen,
- ihnen mit Akzeptanz und Geduld begegnen,
- verbale Kommunikation eindeutig durch Gestik und Mimik unterstützen,
- viel Aufmerksamkeit und Zuwendung geben,
- Kontakte zu nicht behinderten Kindern fördern,
- nicht überfordern, aber bei Erfolgen viel loben,
- Gepflogenheiten beibehalten,
- ausreichend Möglichkeiten zum Spiel mit geeignetem Spielzeug einräumen.

4.1.7 Kommunizieren mit sprachgestörten Kindern

> **Praxistipp:** Grundsätzlich langsam und deutlich in einfachen Satzmustern sprechen. Das Sprachverständnis wird erleichtert, wenn die Pflegeperson anschaulich zeigt, was sie meint.

Stottern. Unterbrechen der fließenden Sprache. Häufig ist die Ursache des Stotterns psychogen bedingt. Formen des Stotterns sind

- klonisches Stottern: einzelne Laute, Silben und Worte werden wiederholt,
- tonisches Stottern: der am Anfang des Wortes ausgesprochene Laut wird verlängert,
- primäres Stottern: organisch bedingt, tritt gleichzeitig neben anderen Störungen auf,
- sekundäres Stottern: evtl. Folge eines traumatischen Erlebnisses oder von Erziehungsfehlern.

Poltern. Überhastetes, unregelmäßiges Sprechtempo, Stolpern im Redefluss und eine verwaschene, undeutliche Aussprache.

Dyslalie. Fehlartikulation eines Lautes, mehrerer Laute, Lautverbindungen oder ganzer Lautgruppen. Je nach Anzahl der „gestörten" Laute spricht man von einer parziellen, multiplen oder universellen Dyslalie.

Bei einer Dyslalie lassen sich 2 Formen unterscheiden:

- **Artikulationsstörung:** Das Sprechen ist gestört, die Aussprache gelingt nicht in angemessener Weise. Einzelne Laute und Lautverbindungen können nicht korrekt gebildet/ausgesprochen werden. Beim **Lispeln** (Sigmatismus) handelt es sich um eine spezielle Form der Artikulationsstörung.
- **Lauterwerbsstörung:** Das Kind bildet die fehlenden oder fehlerhaft gebildeten Laute nur mit gezielter Unterstützung. In seiner Spontansprache verwendet es diese Laute jedoch nicht. Es lässt einen oder mehrere Laute oder Lautverbindungen aus oder ersetzt Laute und Lautverbindungen durch andere (z.B. statt „Blume" sagt es „Lume").

Dysgrammatismus. Störungen beim Erwerb und Gebrauch der Grammatik. Zeigt sich im Auslassen von Wörtern und Satzteilen, in der mangelnden Übereinstimmung zwischen Artikel und Substantiv oder Subjektiv und Verb, aber auch in einer falschen Stellung der Wörter innerhalb eines Satzes.

Dysarthrie. Störung der Aussprache infolge von Erkrankungen der zentralen Bahnen und Kerne der Hirnnerven, die die Artikulationsmuskulatur bewegen. Die Kinder bilden einige Laute nicht, nicht richtig oder sie ersetzen sie durch andere Laute. Als Babys oder Kleinkinder geben die Kinder oft nur minimale lautsprachliche Äußerungen von sich. I.d.R. wirken sich die Probleme auf die Nahrungsaufnahme aus: Häufig können diese Kinder normale Kost kaum kauen oder schlucken, sie haben Speichelfluss und keinen Mundschluss.

Alalie. Das Kind hört normal, ist kognitiv altersentsprechend entwickelt, hat keine motorischen oder sozialemotionalen Beeinträchtigungen – aber die Sprachentwicklung bleibt bis zum 3. Lebensjahr aus.

Aphasie. Dabei handelt es sich um eine zentrale Sprachstörung, die bei einer Schädigung der dominanten Hirnhemisphäre auftritt.

Mutismus. Kinder mit vorhandenem Sprech- und Hörvermögen sprechen nicht mehr.

Verhaltensregeln

- Auf eine logopädische, ggf. zusätzliche psychotherapeutische Behandlung hinwirken,
- Betroffenen annehmen und Selbstbewusstsein stärken, positive Eigenschaften und Fähigkeiten aufzeigen,
- Sprechangst reduzieren,
- Verständnis zeigen, geduldig sein, keinesfalls die verzögerten Sätze oder Worte des Betroffenen vollenden,
- Störungen keinesfalls als niedliche Kindervariante der Sprache übernehmen,
- Kontakte zu anderen Betroffenen und zu Selbsthilfegruppen vermitteln.

4.1.8 Kommunizieren mit fremdsprachigen Kindern

Merke: Einige Familien stammen aus Ländern, in denen sie z.T. politisch verfolgt oder sozial und gesundheitlich gefährdet waren. Kinder sind bei militärischen Kampfhandlungen verletzt worden und haben Angehörige verloren. Aufgrund dieser belastenden Faktoren ist die Möglichkeit einer psychosomatischen Erkrankung und Depression besonders bei Kindern groß.

Verhaltensregeln

- Verständnis und Zuwendung, Sicherheit und Geborgenheit vermitteln,
- Körperkontakt aufnehmen, wenn die kulturellen Normen des Herkunftslandes das zulassen,

- Ernährungsgewohnheiten, religiöse und kulturelle Gepflogenheiten respektieren,
- einen Dolmetscher heranziehen,
- sofern das Kind schreiben kann, Mitteilung aufschreiben und später übersetzen,
- zweisprachig angelegte Kommunikationstafel mit Begriffen aus dem Alltag des Krankenhauslebens einsetzen,
- Mimik und Gestik einsetzen,
- wer über Kenntnisse der Muttersprache des Kindes verfügt, und seien es nur einige Worte, sollte diese verwenden,
- Verhaltensweisen, die nicht hiesigen Erwartungen entsprechen, unter Berücksichtigung von Verständigungsproblemen, Erziehung, Kultur und Krankheit des Patienten beurteilen.

Praxistipp: Für die Kommunikation mit fremdsprachigen Kindern sollte jede Klinik eine Dolmetscherliste bereithalten.

4.1.9 Kommunizieren bei beeinträchtigter Körpersprache

Die Körpersprache als Ausdrucksmöglichkeit kann durch Fehlbildungen, Verletzungen, Krankheiten, Bewusstlosigkeit oder seelische Störungen beeinträchtigt oder verändert sein.

Gesichtsausdruck. Bestimmte Erkrankungen können Ursache eines veränderten Gesichtsausdrucks bei Kindern sei (z.B. Facies abdominalis, Greisengesicht, Facies lunata).

Haltung. Sie kann durch Hemmung, Erkrankungen, Fehlbildungen oder Deformitäten beeinträchtigt werden.

Gestik. Sie kann bei seelischen und geistigen Störungen sowie Erkrankungen des Bewegungsapparates und des Nervensystems beeinträchtigt sein. Pflegepersonen müssen die Körperbewegungen genau beobachten, um Mitteilungen zu erkennen.

Körperkontakt.
- Ausdruck einer krankhaften Störung kann **Distanzlosigkeit** sein (häufig bei misshandelten Kindern), andere Kinder reagieren mit extremer **Distanzierung**.
- Bei Autismus ist das Kind unfähig zur Kontaktaufnahme mit der Außenwelt.
- Manche Kinder können über die Haut keine Empfindungen aufnehmen (bei Verbrennungen, Verletzungen).

Blickverhalten.
- Krankhafte Störungen des Blickverhaltens sind meist durch Schäden an Nerven, die die Bewegung der Augäpfel steuern, bedingt (Blicklähmung).
- Beim Blickkrampf werden die Augen zwanghaft nach oben oder zur Seite hin verdreht. Er dauert Minuten bis Stunden und tritt bei Störungen des extrapyramidalen Systems oder nach Gehirnentzündungen auf.
- Schielen kann auf den Gesprächspartner irritierend wirken.

Bewusstlosigkeit. Das bewusstlose Kind kann nicht wechselseitig kommunizieren. Pflegende sollten ihm deshalb immer wieder Reize anbieten (ansprechen, berühren, Musik vorspielen).

Verhaltensregeln

- Einschränkungen durch andere, geeignete Mittel kompensieren,
- besonders viel Aufmerksamkeit widmen,
- bei ruhelosen Kindern (z.B. Spastikern) Bewegungen nicht zwangsweise ruhig halten,

- bei gestörter Wahrnehmung auf Unfallquellen achten (z.B. Hitze bei fehlendem Schmerzempfinden),
- bei bewusstlosen Kindern Hörmedien einsetzen.

4.1.10 Kommunikationshilfsmittel

Die Überlegung, welches Hilfsmittel dem Kind die Kommunikation erleichtern soll, ist abhängig vom Entwicklungsstand.

> **Merke:** Körpereigene Kommunikationsformen wie Gestik, Mimik, Blickbewegungen und Gebärdensprache lassen sich zu kommunikativen Zwecken einsetzen.

Bei externen Kommunikationshilfen unterscheidet man nichtelektronische und elektronische Systeme.

Sprechhilfen

- **Sprechtafel:** Sie ist beidseitig bedruckt. Die eine Seite trägt Symbole aus dem täglichen Leben, auf der anderen Seite sind z.B. Zahlen, Buchstaben, Begriffe für einzelne Tätigkeiten geschrieben.
- **Kommunikationsbuch:** Eine Verständigungshilfe, die – thematisch geordnet – verschiedene Bereiche des täglichen Lebens beinhaltet und mit Bildern und Wortlisten die Kommunikation erleichtert.
- **Symbol- oder Bildposter:** Sie können an den Wänden angebracht werden und je nach Örtlichkeit, z.B. am Essplatz, Badezimmer, die Kommunikation vereinfachen.
- **BLISS-Symbolsystem:** Universale grafische Symbolsprache, die als Kommunikationsmittel für Menschen mit schweren Sprachstörungen entwickelt wurde; umfasst ca. 2400 Symbole. (Bezugsquelle: Julius Groos Verlag, Hertzstr. 6, 69126 Heidelberg)
- **Löb-Symbolsystem:** Umfasst 60 Symbole und ist besonders geeignet für nicht sprechende körper- oder geistig behinderte Kinder. (Bezugsquelle: Reinhold-Löb-Verlag, Sebastian-Kneipp-Str. 27, 86854 Amberg)
- **PICSYMS-Symbolsystem (Picture-Symbol-System):** Verfügt über 800 Symbole und ist aufgrund seiner einfachen Umrisszeichnungen eher für Kinder geeignet.
- **Communicator:** Elektronische Miniaturschreibmaschine, die am Unterarm festgebunden oder um den Hals gehängt und stets bei sich getragen werden kann. Im Gerät befindet sich ein Band, auf das Geübte pro Sekunde bis zu 10 Buchstaben tippen können. Ist für Menschen mit spastischen Lähmungen geeignet und kann von gelähmten Menschen mithilfe eines Bleistifts im Mund bedient werden.
- **Kommunikationsgerät mit natürlicher Sprachausgabe:** Kann auch von Kindern mit stärkeren körperlichen Beeinträchtigungen genutzt werden. Symbolverständnis muss vorhanden sein. (Bezug über Fa. IGEL, Hastedter Osterdeich 222, 28207 Bremen)
- **Alltalk:** Elektronisches Kommunikationsmittel für Sprechbehinderte. Das Gerät kann vom Benutzer so programmiert werden, dass es mit einer „menschlichen Stimme" sprechen kann.

Hör- und Sehhilfen

- **Hörgerät:** Für Schwerhörige ist das wichtigste Kommunikationshilfsmittel das Hörgerät.
- **Cochlea Implantate (CI):** Hörprothesen, die operativ in die Schädeldecke der Kinder implantiert werden.
- **Telefon und Rundfunk:** Mit ihnen können sehbehinderte oder blinde Menschen am sozialen Leben teilnehmen oder sich Informationen beschaffen.
- **Bücher in Großdruck:** Verschiedene Verlage bieten Bücher in Großdruck an.

- **Lesehilfen:** Leselupen ohne und mit Beleuchtung werden bis zu 10-facher Vergrößerung angeboten. Lesegeräte mit Bildschirm erreichen eine Vergrößerung bis zum 50-fachen. Für Bettlägerige eignen sich durchsichtige Leseständer und für Menschen mit eingeschränkter oder fehlender Finger- oder Handfunktion Lesehalter aus Acrylglas mit Mundstab oder Tipphämmerchen zum Umblättern.
- **Tonträger:** Als Alternative zum Briefeschreiben können besprochene Kassetten verwendet werden. Besonders für Kinder sind mit Kinderliedern und -geschichten bespielte Kassetten eine wichtige Anregung.

4.2 Atmen/Kreislauf regulieren

4

4.2.1 Atmen – Beobachten und Beurteilen

Zählen der Atemzüge

- Die Atemzüge werden über eine Minute gezählt (Tab. 4.2).
- Bei einem Säugling, bei dem die Thorax- oder Zwerchfellbewegungen nicht sicher zu erkennen sind, kann die Hand auf den Thorax unterhalb des Schwertfortsatzes des Brustbeins aufgelegt werden.
- Die Atemfrequenz kann auch mit einem Stethoskop erfasst werden.

Tab. 4.2 *Atemfrequenz in Abhängigkeit vom Lebensalter.*

Alter	Atemfrequenz (Atemzüge pro Minute)
Frühgeborenes	50–60
Neugeborenes	30–40
Säugling bis 1 Jahr	25–30
Kleinkind	20–25
Schulkind	18–20
Jugendlicher	16–18
Erwachsener	12–18

Indirekte Beobachtung der Atmung

Aufschlüsse über die Atemleistung erlaubt auch die Beobachtung des Hautkolorits.

Rosige Haut. Spricht für gut oxygeniertes Blut.

Merke: Bei einer Kohlenmonoxidvergiftung erscheint die Haut rosig bis kirschrot.

Zyanose. Blaufärbung von Haut, Schleimhäuten und/oder Finger- und Zehennägeln. Man unterscheidet in

- **zentrale Zyanose** (am Körperstamm, Lippen und Mund); sie weist auf Sauerstoffmangel hin,
- **periphere Zyanose** (an den Endgliedern der Extremitäten oder Nasenspitze), auch Akrozyanose genannt; sie kann durch Unterkühlung bedingt sein.

Für die Beurteilung der Zyanose muss unterschieden werden,

- ob sie ständig vorhanden ist, etwa bei einem zyanotischen Vitium oder
- nur in bestimmten Situationen auftritt, z.B. unter Belastung.

Blass-graues Hautkolorit. Häufig das erste Zeichen einer Neugeboreneninfektion. Das Kind ist weiter intensiv zu beobachten.

Merke: Die Beurteilung des Hautkolorits ist nur bei Tageslicht und/oder ausreichenden Lichtverhältnissen sicher durchzuführen. Bei Kindern mit schwarzer Hautfarbe kommt es bei schlechtem Allgemeinzustand häufig zu aschgrauem Aussehen.

Leistungsfähigkeit. Sie ist bei Beeinträchtigung der Atemleistung häufig vermindert, z.B. kann das Trinkverhalten eines Säuglings eingeschränkt sein oder das Kind spielt weniger, ist unruhig oder verschwitzt.

Physiologische Atmung (Eupnoe)

- **Einatmung**: Die Rippen werden angehoben, das Zwerchfell wird kontrahiert und nach unten gezogen. Hierdurch wird die Lunge gedehnt und Luft eingezogen.
- **Ausatmung**: Mit der Erschlaffung der Zwischenrippenmuskulatur und des Zwerchfells erfolgt die Ausatmung durch passives Ausströmen der Luft.

Zwei Formen werden unterschieden:
- **Brustatmung:** Atembewegungen werden verstärkt durch die Hebung der Rippen ausgelöst. Die Brustatmung wird vorwiegend von Frauen ausgeführt.
- **Bauchatmung:** Entsteht durch kräftigeres Zusammenziehen des Zwerchfells. Diese Atmung findet sich oft bei Säuglingen und Männern.

Abweichungen

Die Atmung kann verschiedene physiologische und pathologische Veränderungen zeigen (Tab. 4.3, Abb. 4.4, Abb. 4.5).

Tab. 4.3 *Alle Abweichungen von der normalen Atmung und ihre möglichen Ursachen.*

Beobachtungskriterium	Abweichung	mögliche Ursachen
Atemfrequenz	Tachypnoe ■ Überschreitung der altersüblichen Atemfrequenz	physiologisch bei Anstrengung oder Aufregung, krankheitsbedingt durch Fieber, starken Blutverlust, Herzerkrankung, Lungenerkrankung
	Bradypnoe ■ Unterschreitung der alterstypischen Atemfrequenz	bei herabgesetztem Stoffwechsel, im Tiefschlaf, Unterkühlung, zentralen Regulationsstörungen, z.B. bei Gehirnerkrankungen, Vergiftungen, Stoffwechselstörungen (Coma diabeticum)
	Apnoe ■ Atempause, bzw. Atemstillstand über 20 Sekunden	als Folge einer Bradypnoe, Symptom von Pertussis, Unreife des Atemzentrums bei Frühgeborenen, Schädigung des Atemzentrums, Vergiftung, Lähmung des Atemzentrums, Muskelrelaxation z.B. bei Narkose, Aspiration, Herz-Kreislauf-Stillstand
Atemrhythmus (Abb. 4.4)	Biot-Atmung ■ periodische Atmung mit kräftigen Atemzügen, unterbrochen von längeren Atempausen	typisch für Frühgeborene mit unreifem Atemzentrum, durch Störung des Atemzentrums bei Hirndruck, durch Tumor, Blutung, Hirnödem, Meningitis
	Cheyne-Stokes-Atmung ■ kleine flache Atemzüge, die immer tiefer werden, dann wieder abflachen bis eine längere Atempause eintritt	schwere Schädigung des Atemzentrums durch Hirnerkrankungen, Vergiftungen, schweren Schädel-Hirn-Traumen, prognostisch ungünstig

4

Tab. 4.3 *(Forts.) Alle Abweichungen von der normalen Atmung und ihre möglichen Ursachen.*

Beobachtungskriterium	Abweichung	mögliche Ursachen
	Schnappatmung ■ vereinzelte, unregelmäßige und ineffektive Atemzüge mit langen Atempausen	bei Sterbenden, respiratorischer Insuffizienz, Zustand nach Reanimation, auch direkt nach der Geburt bis zum Einsetzen der ausreichenden Spontanatmung
	Kussmaul- oder Azidoseatmung ■ große, tiefe, beschleunigte Atemzüge ohne Pause nach der Exspiration	Kompensation einer metabolischen Azidose durch Abatmen von Kohlendioxid, bei schweren Stoffwechselentgleisungen z.B. dem diabetischen Koma
Atemtiefe	Hyperventilation ■ übermäßige Steigerung der Atemtätigkeit ■ durch übermäßiges Abatmen von Kohlendioxid kann es zu Krämpfen (Hyperventilationstetanie) mit typischer Pfötchenstellung der Finger und Bewusstlosigkeit kommen	durch Angst, Aufregung, Nervosität oder Schmerzen, in Einzelfällen willkürlich herbeigeführt
	hechelnde Atmung ■ extrem oberflächliche und beschleunigte Atemzüge mit geöffnetem Mund	bei Früh- und Neugeborenen mit interstizieller Pneumonie, sowie immunsupprimierten Patienten mit Pneumocystis-Pneumonie
	Hypoventilation ■ verminderte Atemtätigkeit, die zu verringerter Kohlendioxidabgabe führt	bei zentralen Störungen, metabolischer Alkalose, z.B. bei Säuglingen mit hypertropher Pylorusstenose
	Schonatmung ■ vorsichtige, oberflächliche und beschleunigte Atemzüge ■ häufig werden nicht alle Lungenbezirke belüftet	bei Schmerzen, v.a. im Brust oder Bauchraum, Rippenbruch, Pleuritis, nach Lungen oder Bauchoperationen
Atemqualität	Dyspnoe ■ Atemnot, ängstlicher Gesichtsausdruck, Unruhe oder Apathie, Benutzung der Atemhilfsmuskeln, verstärkte Atembewegungen, erhöhte Atemfrequenz mit ungenügend tiefen Atemzügen, Atemgeräusche, Tachykardie, ggf. Zyanose Ruhedyspnoe ■ Atemnot in Ruhe = Orthopnoe, schwerste Atemnot	■ pulmonal: durch eine Lungenerkrankung ■ kardial: bei Herzinsuffizienz ■ zirkulatorisch: bei schwerer Beeinträchtigung des Kreislaufs ■ azidotisch: durch Stoffwechselentgleisung ■ psychisch: bei starker Aufregung oder Angst ■ abdominal: bei Behinderung der Zwerchfellatmung durch starke Schmerzen im Bauchraum
	inspiratorische Dyspnoe ■ erschwerte und/oder verlängerte Einatmung, ggf. mit Stridor	verengte oder verlegte obere Atemwege, z.B. durch eine Enge im Nasen-Rachen-Schlund-Bereich beim Krupp-Syndrom

Tab. 4.3 *(Forts.) Alle Abweichungen von der normalen Atmung und ihre möglichen Ursachen.*

Beobachtungskriterium	Abweichung	mögliche Ursachen
	exspiratorische Dyspnoe ▪ erschwerte und/oder verlängerte Ausatmung, ggf. mit Stridor	Folge einer Verengung in den Bronchien, z.B. beim Asthma bronchiale
	Nasenflügeln ▪ Aufblähung der Nasenflügel zur Erweiterung der Atemwege	bei Lungenentzündung
Atemqualität	atemabhängige Hauteinziehungen (Abb. 4.5) ▪ jugulare ▪ klavikulare ▪ interkostale ▪ sternale ▪ epigastrische	Atembehinderungen bei der Einatmung
atemabhängige Schmerzen	pleurale Schmerzen ▪ zwischen den Rippen, atemabhängig und stechend	Pleuritis, Rippenfraktur
	retrosternale Schmerzen ▪ hinter dem Brustbein	tracheale oder ösophagiale Entzündungen, Herzerkrankungen
Atemgeräusche	Keuchen	bei starker körperlicher Anstrengung
	Schnarchen ▪ durch Zurückfallen des schlaffen Gaumensegels im Schlaf	Vergrößerung der Gaumen- oder Rachenmandeln, Gewebsweichheit im Gaumen, Schlaf-Apnoe-Syndrom mit obstruktiven Atempausen im Schlaf, häufig auch ohne Krankheitswert
	Stridor ▪ lang gezogenes, pfeifendes Geräusch – inspiratorischer Stridor – exspiratorischer Stridor	Verengung in den Atemwegen: ▪ bei inspiratorischem Stridor: Enge im Kehlkopf oder Trachealbereich, z.B. Krupp-Syndrom, Glottis-Ödem ▪ bei expiratorischem Stridor: Atembehinderungen unterhalb der Bifurkation, z.B. Asthma bronchiale
	Rasseln	durch Sekret verursacht, das durch die Atemluft hin- und herbewegt wird
	Brodeln	größere Sekretmengen als beim Rasseln
	Giemen	spastische Verengungen der Luftwege oder Verlegung mit zähem Schleim, z.B. Asthma bronchiale
	Stöhnen	expiratorisches Stöhnen ist bei Früh- und Neugeborenen, Zeichen des Atemnotsyndroms
	Schniefen	verlegte Nasenatmung
	Schluckauf	Reizung des Zwerchfells, selten sind unstillbare Anfälle von Schluckauf bei Säuglingen, manchmal Anzeichen eines zerebralen Krampfanfalls

4

Tab. 4.3 (Forts.) Alle Abweichungen von der normalen Atmung und ihre möglichen Ursachen.

Beobachtungs-kriterium	Abweichung	mögliche Ursachen
Husten	Räuspern	befördert kleine Schleimmengen nach oben
	trockenes, raues Hüsteln	nervöser Husten
	stakkatoartig	mit lautem Aufziehen typisches Zeichen des Keuchhustens (= pertussiform), ohne Aufziehen häufig bei mukoviszidose-kranken Kindern
	bellend	Pseudokrupp, tracheale Entzündung
	trockener Reizhusten	laryngeale oder tracheale Entzündung, Reizgaseinwirkung
	produktiver Husten (mit Sekret)	Bronchitis
	kupierter Husten (nur kurz anklingend)	wegen Schmerzen unterdrückt, z. B. bei Pleuritis, schwerer Pneumonie
	Merke: Zur Hustenbeobachtung gehört auch die Beobachtung der Begleitumstände: Zeitpunkt, Lagerung, Häufigkeit, usw.	
Sputum	weißlich	normales Sekret, bei Virusinfektionen vermehrt produziert
	gelblich	verdicktes Sekret
	grün	eitrige Entzündungen, Abszess
	grau	Tuberkulose
	blutig, rostfarben	feine Blutbeimengungen, Lungenstauung bei Herzfehlern
	blutig-tingiert	Blutungen der oberen Atemwege
	hellrot-schaumig	Rippenfraktur, Lungenödem, Lungenblutung bei Tuberkulose oder Karzinomen
Atemgeruch (Halitose)	unangenehmer Mundgeruch (foetor ex ore)	ernährungsabhängig, mangelnde Mundhygiene, Entzündungen von Zähnen, Mundhöhle, Magen-Darm-Trakt oder der oberen Luftwege
	übelriechend	Gewebs- und Zellzerfall
	fade-süßlich	Lungenabszess oder Bronchiektasien
	Azetongeruch (stechend obstähnlich, wie Nagellack-entferner)	saure Stoffwechsellage, Coma diabeticum, azetonämisches Erbrechen, Fettverbrennung bei Hunger, Nahrungsverweigerung, Heilfasten
	Ammoniak (stechend riechend)	Nieren- oder Leberstoffwechselstörung
	Bittermandel	Zyankalivergiftung

Abb. 4.4 *Atemrhythmus. Grafische Darstellung typischer Atemmuster.*

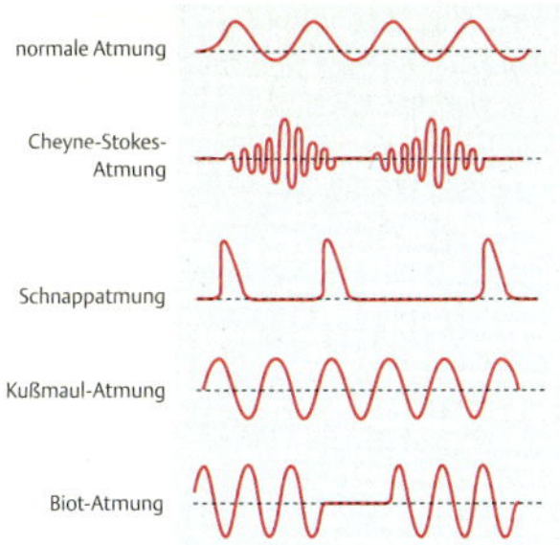

Abb. 4.5 *Einziehungen. Haut und Gewebe können aufgrund von Atembehinderungen an verschiedenen Stellen eingezogen werden.*

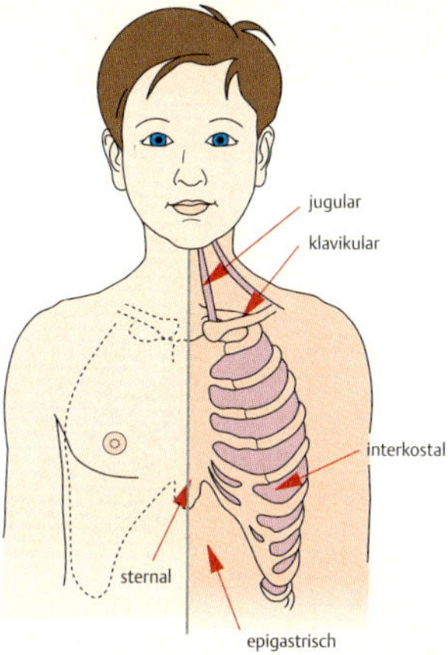

4.2.2 Pflegemaßnahmen

Verbesserung der Luftqualität

Merke: Ziel atemunterstützender Pflegemaßnahmen ist, eine ungestörte Atemtätigkeit zu gewährleisten oder wiederherzustellen, sodass ein ausreichender Gasaustausch sichergestellt ist.

- Beim Lüften sollte Zugluft und allzu starkes Abkühlen der Luft, besonders auf den Säuglingsstationen, vermieden werden.
- Kälteempfindliche Kinder müssen dabei immer ausreichend angekleidet und zugedeckt sein.
- Eine Freiluftbehandlung, gerade bei Kindern mit Störungen des Atemsystems, ist sehr förderlich.
- In klimatisierten Räumen besteht Gefahr von Lufttrockenheit, an zusätzliche Luftbefeuchtung denken.

Merke: Bei gefährdeten Kindern sollte das Pflegepersonal die Familien über Maßnahmen zur Verbesserung des Raumklimas im häuslichen Umfeld aufklären. Eltern und ältere Kinder sollten auf die schädigende Wirkung des Rauchens hingewiesen werden.

Verbesserung Atemtechnik

Das Kind wird angehalten, ganz bewusst die **Bauchatmung** durchzuführen (Abb. 4.6).

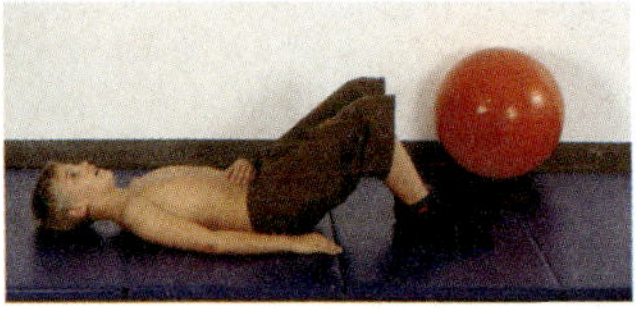

Abb. 4.6 *Bauchatmung. Der Bauch hebt sich bei der Einatmung und senkt sich bei der Ausatmung. Durch Auflage der Hände kann das Kind die Bauchfell- und Zwerchfellbewegungen erspüren.*

4 Größere kooperative Kinder können zum bewussten, tiefen Durchatmen angeregt werden. Um die unteren Lungenbezirke besser zu belüften, kann die Pflegeperson dem Kind die **Flankenatmung** (Abb. 4.5) durch Auflegen der Hände an die Flanken bewusst machen (Kontaktatmung, S. 87).

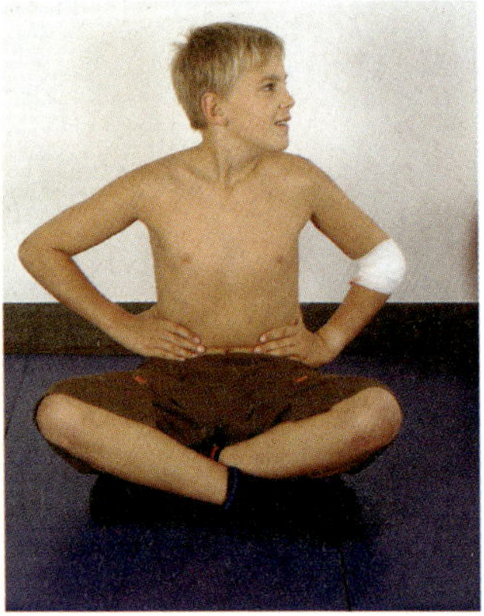

Abb. 4.7 *Flankenatmung. Das Kind erspürt und trainiert diese Atmung mit den Händen an den Flanken.*

Atemerleichternde Ausgangsstellungen

Sie sind besonders für Kinder mit chronischen Atemwegserkrankungen geeignet (Abb. 4.8).

Atemunterstützende Lagerungen

Merke: Allgemein gilt: Hochgelagerte, gedehnte Lungenabschnitte werden besser belüftet. Das Kind wird regelmäßig umgelagert, sodass alle Lungenbezirke gleichmäßig belüftet und gedehnt werden, sofern keine anderen Indikationen für spezielle Lagerungen bestehen.

Pneumonielagerung

Zur Vorbeugung von Atemstörungen und zur Linderung einer bereits bestehenden Atembehinderung eignet sich die klassische Pneumonielagerung (Abb. 4.9):

- Oberkörper des Kindes bis zu 45° hochlagern.
- Zusätzliche Unterpolsterung des Brustkorbes oder gesamten Oberkörpers bewirkt eine Dehnung und damit eine Vergrößerung der Atemfläche.
- Bei großen Kindern Thorax mit Kissen dehnen, Knie unterpolstern, um die Bauchdecke zu entspannen und ein Abrutschen zu verhindern. Atemerleichternd wirkt auch eine Unterstützung der Arme.

Abb. 4.8 *Atemerleichternde Ausgangsstellungen.* ***a*** *Reitsitz,* ***b*** *Kutschersitz,* ***c*** *Anlehnen an einen Tisch,* ***d*** *Anlehnen an Wand,* ***e*** *Torwartstellung,* ***f*** *Päckchen.*

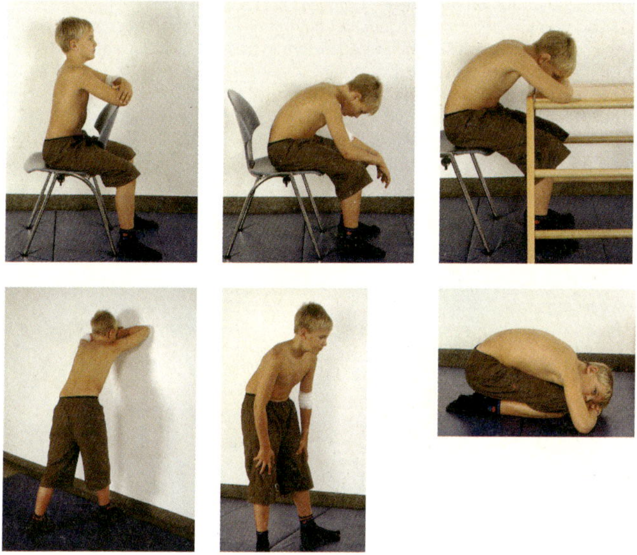

- Bei Säuglingen Dehnung des Brustkorbes je nach Größe mit gefaltetem Moltontuch oder gefalteter Stoffwindel. Statt Knierolle unterhalb des Gesäßes ein gerolltes Molton legen (alternativ: Hufeisenkissen).
- Zusätzlich zur Thoraxdehnung Kopf des Säuglings so unterlagern, dass er nicht zurückfällt.
- Bei kleinen Frühgeborenen die Unterlagerung des Thorax nicht zu extrem vornehmen. Eine sog. Drei-Stufen-Lagerung, bei der das Molton- oder Mulltuch beginnend von der Hüfte zunächst einmal gefaltet, unter dem Thorax zweimal gefaltet und unter dem Kopf dreimal gefaltet wird, bewirkt eine physiologischere Körperhaltung und entspannte Lagerung.

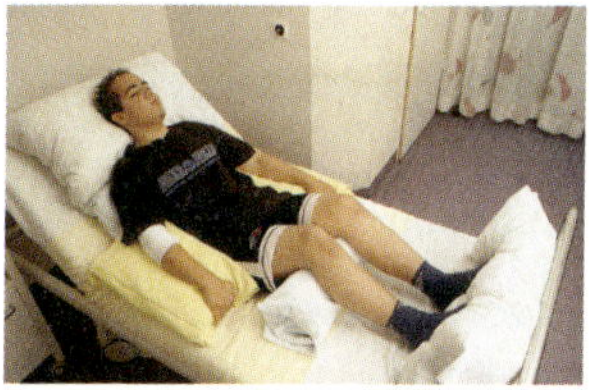

Abb. 4.9 *Pneumonielagerung bei einem Schulkind.*

V-, A-, T-, I-Lagerungen

Weitere Möglichkeiten der gezielten Dehnung einzelner Lungenbezirke sind nach der Anordnung der Lagerungshilfsmittel benannt (Abb. 4.10):

- **V-Lagerung:** unterstützt die Dehnung der unteren Lungenanteile. Die Lagerungshilfsmittel werden V-förmig unter das Kind gebracht, sodass sich die Lagerungskissen oder Moltontücher im Beckenbereich überschneiden.

- **A-Lagerung:** bewirkt eine Dehnung der oberen Lungenanteile. Die Lagerungshilfsmittel werden A-förmig unter das Kind gelegt, sodass sich die Spitze unter den Schulterblättern befindet.
- **T-Lagerung:** erzielt eine Dehnung der unteren, mittleren und oberen Lungenanteile. Die Lagerungshilfsmittel werden T-förmig unter das Kind gelegt, sodass das Kind mit der Wirbelsäule auf dem Längskissen liegt. Die Lage des Querkissens kann je nach Indikation variiert werden.
- **I-Lagerung:** dient zur leichten Dehnung des gesamten Brustraums. Sie besagt, dass sich ein Lagerungsmittel entlang der Wirbelsäule des Kindes befindet.

Diese Lagerungen werden üblicherweise in flacher Rückenlage durchgeführt.

Bei Säuglingen wird z.B. eine Atemerleichterung durch Unterlagern des gesamten Oberkörpers erzielt. Dies ist sowohl in Rückenlage als auch in Hängebauchlage möglich (S. 85).

Abb. 4.10 *Atemunterstützende Lagerung.* ***a*** *V-Lagerung,* ***b*** *A-Lagerung,* ***c*** *T-Lagerung,* ***d*** *I-Lagerung.*

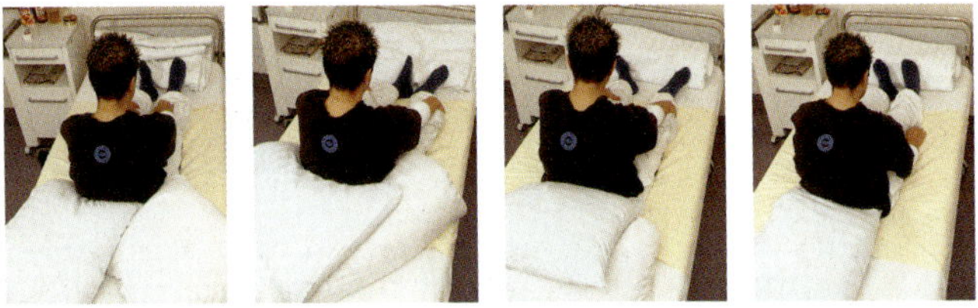

Dehnlagen

Körperhaltungen, um bestimmte Lungenbezirke zu dehnen und zu mobilisieren. Sie sind sowohl bei akuten Gesundheitsstörungen der Atemwege geeignet (etwa zur Öffnung von Atelektasen), als auch bei Kindern mit chronischen Störungen der Atemwege. Das Kind sollte sich mehrmals täglich in die Position begeben (Abb. 4.11).

- **Halbmond:** Das Kind bewegt sich aus der Rückenlage in eine mondförmige Lage, indem es z.B. eine Hand hinter den Kopf legt und die andere soweit wie möglich an der Körperseite nach unten bewegt. Hierdurch werden die oberen und seitlichen Lungenbezirke der Gegenseite gedehnt.
- **Schraube:** Das Kind bewegt sich aus einer entspannten Seitenlage nur mit dem Oberkörper zur Gegenseite und dehnt damit die unteren und seitlichen Lungenbezirke.
- **Rutschbahn:** Aus dem Fersensitz gleitet das Kind mit den Händen auf der Unterlage nach vorn, bis es mit dem Gesäß möglichst weit oben ist. So werden seitliche und rückwärtige Lungenabschnitte gedehnt. Die Ruheposition nach dieser Stellung kann im „Päckchen" (S. 83) oder der Hängebauchlage sein.
- **Knoten:** Im entspannten aufrechten Sitz stellt das Kind ein Bein über das andere und dreht den Oberkörper gleichzeitig zur Gegenseite. Hierbei werden untere und seitliche Lungenbezirke gedehnt.

> **Merke:** Kinder mit Wirbelsäulen- und Hüftleiden können die Dehnlagen nur nach ärztlicher Rücksprache einnehmen.

Abb. 4.11 *Dehnlagen.* ***a*** *Halbmond,* ***b*** *Schraube,* ***c*** *Rutschbahn nach vorne,* ***d*** *Knoten.*

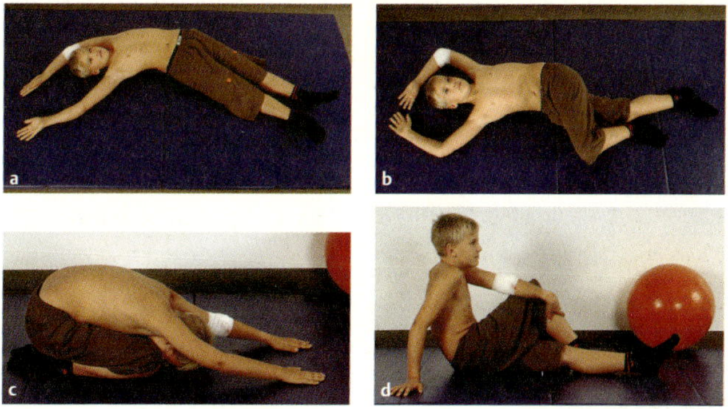

Lagerungsdrainagen

Sekretverlegte Bronchien werden durch Lagerungsdrainagen gereinigt (Abb. 4.12):

- Rücken-, Rechts- und Linksseitenlage sowie Bauchlage, in Hoch-, Flach- und Kopftieflage werden abwechselnd für eine begrenzte Zeit eingenommen und die Sekretlösung durch Vibration gleichzeitig gefördert.
- Eine Bauchlage darf beim Säugling wegen der Gefahr des plötzlichen Kindstodes nicht ohne Monitorkontrolle oder kontinuierliche Beobachtung durchgeführt werden.
- Die Kopftieflage wird nur während der Vibration, aber nicht über längere Zeit belassen, da sie unangenehm für das Kind sein kann.

> **Merke:** Die Kopftieflage ist bei Früh- und Neugeborenen kontraindiziert, da die Gefahr der Hirndrucksteigerung mit der Folge einer Hirnblutung zu groß ist.

Abb. 4.12 *Drainagelagerungen. Vorsicht! Kopftieflage darf nicht bei Frühgeborenen angewendet werden, da Hirnblutungsgefahr besteht.*

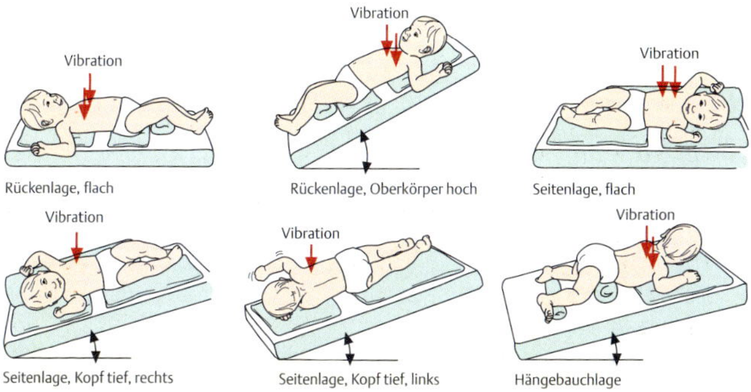

Pflegemaßnahmen bei Atemübungen

Kindgerechte Atemübungen

- Spiel mit Seifenblasen und das Aufblasen von Luftballons,
- mit Strohhalmen können Kinder bereits ab dem Kindergartenalter in Wassergläsern „blubbern",
- Singen und herzhaftes Lachen wirkt sich positiv auf die Atmung aus. Allerdings können sich kurzfristig bereits bestehende Symptome erneut verstärken,
- Atemzüge laut der altersgemäßen Normfrequenz mitzählen. Beachte: Das Zählen sollte im Atemrhythmus des Kindes erfolgen. Deshalb sollten zuerst die Atemzüge des Kindes intensiv beobachtet werden.

> **Merke:** Kinder sollten Atemübungen nicht allein durchführen. Es besteht die Gefahr, dass sie zu schnell und zu tief atmen.

Einsatz von Atemtrainern

Spezielle Atemtrainer sind dazu konstruiert, die positiven Effekte der Atemübungen gezielt zu verstärken.

Lippenbremse. Erhöht den Atemwegswiderstand, durch die Ausatmung bei geschlossenen Lippen. Besonders geeignet bei Asthma bronchiale (S. 314).

Blubberflasche. Erhöht den Atemwegswiderstand. Ist eine wassergefüllte Flasche, in die ein Schlauch gehängt wird. Das Kind bläst durch den Schlauch, Blasen steigen auf. Die Eintauchtiefe des Schlauches bestimmt den Atemwiderstand.

Vario-Resistance-Pressure-Gerät (VRP). Erhöht den Atemwegswiderstand. Geräte sind auch als „Flutter" bekannt. Ein pfeifenähnliches Gerät, bei dem eine Metallkugel durch den Druck der Ausatmung angehoben wird.

Inspirationstrainer. Verlängern und verstärken die Inspiration. Sie zeigen entweder die Atmungsströmung und das Volumen an oder lassen Bälle durch den Flow steigen.

Peak-Flow-Meter. Dient zur Verlaufskontrolle der aktuellen Lungenfunktion bei Kindern mit chronischen Atemwegsstörungen (S. 317). Beim schnellen Ausatmen durch das Gerät zeigt es die maximale Sekundenkapazität an.

Totraumvergrößerer. Vergrößert den Atemwegstotraum durch ein zusammensteckbares Kunststoffrohr nach Giebel. Der damit verbundene Kohlendioxidanstieg bewirkt i.d.R. eine verstärkte Atemarbeit.

> **Merke:** Der Einsatz dieser Maßnahme ist bei Kindern nicht ungefährlich und daher kritisch zu betrachten.

Atemstimulierende Einreibungen

Damit kann eine gleichmäßige, ruhige und vertiefte Atmung erzielt werden:

- Das Kind sitzt bequem vor der Pflegeperson. Bei sehr kranken Kindern können im Liegen die Thoraxhälften in Halbseiten- oder Bauchlage einzeln nacheinander eingerieben werden.
- Mit warmen Händen eine unparfümierte Wasser-in-Öl-Lotion in Haarwuchsrichtung auf den Rücken des Kindes auftragen, die Finger sind nicht gespreizt oder gekrümmt.
- Eine Hand bleibt immer in Körperkontakt.

- Hände gleichzeitig mit kreisenden Bewegungen, die sich der gewünschten Normfrequenz der Atmung anpassen, in Richtung Steiß führen, wobei der Druck unmittelbar neben der Wirbelsäule leicht verstärkt wird.

> **Merke:** Bei sehr kleinen Säuglingen wird die Technik individuell abgewandelt. Die atemstimulierenden Kreise können mit den Fingern oder Daumen bei einem in Bauchlage liegendem Kind ausgeführt werden.

Kontaktatmung

Durch Auflegen der Hände werden die Atembewegungen von Thorax und Bauch vertieft. Die Hände der Pflegeperson versuchen, sich in die Atembewegungen des Kindes einzufühlen und machen ihm seine Atmung erfahrbarer. Bei der Ausatmung wird der Druck der Hände etwas verstärkt und verlängert, sodass anschließend eine vertiefte Einatmung erfolgt. Meistens hat diese Maßnahme einen beruhigenden Effekt auf die Kinder und durch die Beruhigung tritt eine zusätzliche Verbesserung der Atemqualität ein.

Sekretlockerung

Vibration

Kontraindikationen:

- Rippenfrakturen, Lungenblutungen, Lungenembolie
- erhöhter Hirndruck, nach Operationen im Thorax- oder Bauchbereich

Vibrationen werden bei Säuglingen ausgeführt

- ohne zusätzlichen Druck mit den Händen,
- mit einer elektrischen Zahnbürste, deren Borsten in einen Mulltupfer gewickelt sind,
- in den Drainagelagerungen in Richtung Hauptbronchien.

Bei größeren Kindern eignen sich Vibrationsgeräte.

> **Praxistipp:** Der Vibrationseffekt kann verstärkt werden, wenn das Kind auf ein Luftkissen oder über einen Wasser- oder Gymnastikball gelegt wird. Als weitere spielerische Hilfsmittel zur Sekretmobilisation stehen bei wenig beeinträchtigten Kindern Trampolin, Hüpfbälle oder Hüpfpferde zur Verfügung.

Schüttelungen

Einen Vibrationseffekt erzielen auch Schüttelungen, bei denen rhythmische Bewegungen von einem Körperteil des Kindes so ausgeführt werden, dass sich die Schwingungen auf den Brustkorb übertragen.

Ätherische Substanzen und Heilkräuter

Ätherische Substanzen können bei der Anwendung als Wickel für ½–¾ Stunde auf dem Brustkorb des Patienten belassen werden (Tab. 4.4).

> **Merke:** Bei Säuglingen und Schwangeren muss auf die Verwendung ätherischer Substanzen und Heilkräuter, die nicht ausdrücklich zur Anwendung bei Säuglingen bzw. Schwangeren bestimmt sind, verzichtet werden, weil diese besonders empfindlich darauf reagieren können. Bei Überdosierung und falscher Anwendung wurden eine Vergrößerung der Atemnot, Allergien sowie Nebenwirkungen auf den Kreislauf und das Magen-Darm-System beobachtet.

Tab. 4.4 Gebräuchliche Substanzen, die in Teezubereitungen, Hustenbonbons, Erkältungsbädern und Einreibungsmitteln häufig verwendet werden.

Substanz	Wirkung	Anwendung	Hinweis
Anis	expektorierend, antiseptisch	innerlich	Allergien möglich
Efeu	spasmolytisch, expektorierend	innerlich	gut verträglich
Eibisch	reizlindernd	innerlich	gut verträglich
Eukalyptus	sekretomotorisch, expektorierend	äußerlich und innerlich	nicht anwenden bei Kindern unter 2 Jahren, bei Leber- oder Gallenerkrankungen
Fichtennadel	sekretolytisch, antiseptisch	meist äußerlich	nicht anwenden bei obstruktiven Atemwegserkrankungen, Keuchhusten
Holunder	sekretolytisch	innerlich	gut verträglich
Latschenkiefer	sekretolytisch, antiseptisch	meist äußerlich	nicht anwenden bei obstruktiven Atemwegserkrankungen, Keuchhusten
Lindenblüten	expektorierend, reizlindernd	innerlich	gut verträglich
Malve	reizmildernd	innerlich	gut verträglich
Pfefferminz	sekretolytisch, antibakteriell	äußerlich und innerlich	▪ nicht anwenden bei Gallen- und Lebererkrankungen ▪ Säuglingen im ersten Lebensjahr ▪ gleichzeitiger homöopathischer Therapie
Primel	sekretolytisch, sekretomotorisch	meist äußerlich	Allergien möglich
Spitzwegerich	reizmildernd, adstringierend, antibakteriell	innerlich	gut verträglich
Süßholzwurzel (Lakritz)	sekretolytisch, sekretomotorisch, spasmolytisch, antiphlogistisch	innerlich	nicht für Schwangere, Säuglinge, Kleinkinder und Menschen mit Bluthochdruck, Leber-, Niereninsuffizienz geeignet, nicht für übermäßigen Gebrauch bestimmt
Thymian	bronchospasmolytisch, expektorierend, antiseptisch	äußerlich und innerlich	gut verträglich

Sekretverflüssigung

Unterschiedliche Techniken und Substanzen mobilisieren Sekrete (Tab. 4.5).

Tab. 4.5 Wirkungsorte und Applikationsformen inhalativer Sekretverflüssigung.

Partikelgröße (μm)	Eindringtiefe	Applikationsform
bis 3	gelangen in die Alveolen	Inhalette, Pari-Boy
bis 10	gelangen in die Bronchien	Ultraschallvernebler
bis 100	gelangen in die oberen Luftwege	Defensor, Luftbefeuchter für den Hausgebrauch
über 100	gelangen nicht in die Atemwege	Raumluftbefeuchtung unter 80% Feuchte

Raumluftbefeuchtung

Geheizte oder klimatisierte Räume weisen häufig eine geringe Luftfeuchtigkeit auf. Ideales Raumklima erreicht man durch

- regelmäßiges Stoßlüften,
- feuchte Tücher, die die Luftfeuchtigkeit nah am Bett erhöhen,
- Kaltluftbefeuchter wie Ultraschallvernebler.

Merke: Da die Keimansiedlungsgefahr bei dieser Maßnahme groß ist, muss sie kritisch betrachtet werden.

Warmluftbefeuchtung

4

Sie können mit geschlossenen Wassersystemen oder mit einer Sauerstoffapplikationsmöglichkeit kombiniert werden.

Merke: Eine zu starke Raumluftbefeuchtung kann zu unerwünschter Kondensation mit der Gefahr von Schimmelbildung führen. Ein regelmäßiger Luftaustausch ist daher zu gewährleisten.

Inhalation

Bei der Inhalation sind folgende Kriterien zu beachten:

- Kleine Kinder inhalieren mit einer Gesichtsmaske, die lose über Mund und Nase gelegt wird.
- Es empfiehlt sich, das Kind auf den Schoß zu nehmen, damit es keine Angst bekommt.
- Eltern können ihr Kind unter Anleitung inhalieren lassen.
- Nach der Inhalation benötigt das Gesicht eine besondere Hautpflege.
- Größere Kinder setzen sich auf und inhalieren selbstständig unter Aufsicht mithilfe eines Mundstückes.
- Bei einigen Geräten kann der Luftstrom unterbrochen werden, sodass Kinder die Verneblung nur in der Inspirationsphase auslösen.
- Bei der Inhalation von Medikamenten sind die Wirkungen und Nebenwirkungen der Medikamente zu beachten.

Praxistipp: Inhalationen lösen Sekret und verursachen häufig unmittelbar danach Hustenanfälle. Daher sollte die Inhalation einige Zeit vor den Mahlzeiten durchgeführt werden.

Sekretentleerung

Abhusten

Folgende Maßnahmen können dem Kind das Abhusten erleichtern:

- Kind nach sekretlösenden Maßnahmen zum Abhusten auffordern. Dazu aufsetzen und leicht nach vorn beugen.
- Nach einem initialen, tiefen Atemzug mehrmals durch die Nase einatmen und beim Ausatmen durch den Mund jeweils aktiv nachschieben, unterstützt von möglichst vielen „sch-sch-sch“.
- Schmerzen durch Thorax- oder Bauchoperationen können das Abhusten einschränken. Ein leichter Gegendruck mit der flachen Hand auf der Wunde lindert die Schmerzen.

Absaugen

Material.

- Absauggerät (−0,2 bar), (bei Frühgeborenen: −0,18 bar, Schulkindern −0,4),
- Absaugkatheter in verschiedenen Größen,
- Lochpfanne (= Fingerdip),
- unsterile Handschuhe (bei Immunsuppression/Frühgeborenen ggf. sterile Handschuhe)
- Spüllösung, Abwurf.

Vorbereitung und Durchführung.

- Information des Kindes.
- Absauggerät auf gewünschten Sog einstellen,
- mit der Lochpfanne und dem nur am Ansatz ausgepackten Katheter verbinden,
- Absaugkatheter ohne Sog einführen,
- Lochpfanne schließen,
- Katheter unter Sog und leichten Drehbewegungen zügig zurückziehen,
- Dauer des Absaugvorgangs sollte 10 Sekunden nicht überschreiten.

Praxistipp: Die Pflegeperson kann mit dem Kind Zeichen vereinbaren, mit denen es signalisieren kann, wenn es den Absaugvorgang nicht mehr akzeptieren kann.

Merke: Wegen der Aspirationsgefahr und aus hygienischen Gründen wird zuerst Mund, dann die Nase abgesaugt. Für einen erneuten Absaugvorgang muss der Katheter gewechselt werden.

Nachsorge.

- Katheter in den Handschuh hineinziehen und verwerfen,
- Schlauch mit Spüllösung durchspülen,
- Händedesinfektion,
- Mund- und Nasenpflege vornehmen.

Sauerstofftherapie

Grundlagen

Hyperoxämie, zu viel gelöster Sauerstoff im Blut, ist für Kinder gefährlich:

- Bei Frühgeborenen wurden Netzhautveränderungen und Sehbehinderungen beobachtet. Die Retinopathia praematurorum (auch ROP = Retinopathy of Prematurity) ist gekennzeichnet durch Neubildungen von Netzhautgefäßen, Einblutungen und evtl. Netzhautablösung.
- Sauerstoff trocknet die Schleimhäute aus und führt in hohen Zufuhrkonzentrationen zu einer Schädigung von Atemwegen und Lunge.
- Sauerstofftherapie kann bei chronischer Atemschwäche und erhöhter Kohlendioxidspannung im Blut zu einer Abnahme der Atemarbeit mit Apnoen führen.

Merke: Inhaltsberechnung der Sauerstoffflasche: Rauminhalt × Manometerstand = Inhalt
Beispiel: 10 l Flasche, 120 bar Manometerstand = > 10 × 120=1200l Inhalt.

Gebrauchsdauer: Inhalt dividiert durch Liter pro Minute
Beispiel: Sauerstoffverabreichung: 2 l pro Minute = > 1200 : 2 = 600 Minuten (10 Stunden) Gebrauchsdauer.

Flaschen, in denen nur noch wenig Druck ist (unter 100 bar), müssen gekennzeichnet werden. Flaschen mit einem Druck unter 50 bar sind sofort auszutauschen.

Überwachung der Sauerstofftherapie

- Sauerstoffangebot in Liter pro Minute angeben.
- Sauerstoffkonzentration kann mit Sauerstoffkonzentrationsmessern überprüft werden.
- Sauerstoffsättigung unter 90% weist auf eine Minderversorgung hin.
- Applikationsort des Sättigungssensors regelmäßig wechseln.
- Nachteile der Pulsoxymetrie liegen in der Häufigkeit der Fehlalarme durch Bewegungsartefakte und in der Messungenauigkeit im oberen Messbereich.
- Obere Alarmgrenze deshalb nach ärztlicher Anordnung eng stellen oder zusätzliche transkutane Überwachung vornehmen.

Pneumonieprophylaxe

Anamneseerhebung und sorgfältige Beobachtung sind die Grundlage für eine effektive Pneumonieprophylaxe (Tab. 4.6).

Tab. 4.6 *Einschätzung des Pneumonierisikos bei Kindern und geeignete Maßnahmen.*

Pneumoniegefährdung durch	betroffene Patientengruppen	geeignete Maßnahmen
unzureichende Atemtiefe Folge: Minderbelüftung einzelner Lungenbezirke, Gefahr der Sekretanschoppung	■ Kinder nach Thorax- oder Bauchoperationen ■ Kinder mit geschwächter Atemmuskulatur	■ Verbesserung der Atemtiefe mittels spezieller Atemtrainer ■ atemstimulierende Einreibungen ■ Kontaktatmung ■ Pustespielchen
gestörte Sekretentleerung Folge: nicht entleertes Sekret bietet idealen Nährboden für Krankheitskeime	■ Kinder mit Mukoviszidose ■ Kinder mit chronischen Veränderungen der Atemwege ■ intubierte Kinder	■ Drainagelagerungen ■ gezieltes Atemtraining mit speziellen Atemtrainern ■ selbstständige Durchführung von Atemübungen ■ physiotherapeutische Thoraxmobilisation
Schluckstörung Folge: erhöhte Aspirationsgefahr	■ Kinder mit angeborenen Schluckstörungen ■ bewusstlose Kinder ■ beatmete Kinder ■ Kinder nach Extubation	■ Nahrungsverabreichung per Sonde ■ Absaugen des Nasen-Rachen-Raumes bei Bedarf ■ ggf. Lagerung in Seitenlage zur Aspirationsprophylaxe
Immobilität Folge: Gefahr der Sekretanschoppung	■ Kinder mit therapeutisch erforderlicher Bettlägerigkeit ■ schwer körperbehinderte Kinder ■ sedierte oder relaxierte Kinder	■ Mobilisierungsmaßnahmen soweit möglich ■ regelmäßiger Lagerungswechsel ■ Maßnahmen zur Sekretmobilisation und Sekretentleerung
Immunsuppression Folge: erhöhte Anfälligkeit gegenüber Infektionen aller Art	■ zytostatisch oder immunsuppressorisch behandelte Kinder ■ Kinder mit angeborener Immunschwäche ■ Frühgeborene ■ Kinder während oder nach schwerer Allgemeinerkrankung	■ strenge Auflagen an die hygienischen Anforderungen im pflegerischen Umgang mit den gefährdeten Kindern ■ Isolation von erkrankten Personen ■ Steigerung des Immunsystems über Ernährung ■ Lebensgestaltung und physikalische Maßnahmen soweit möglich
akutes lungenschädigendes Ereignis Folge: auch kurz dauernde Schädigungen erhöhen das Pneumonierisiko	■ Kinder mit akuten Aspirationen, Inhalationstraumen, Ertrinkungsunfällen	■ abhängig von der Ursache sofortige adäquate Reaktion, um Dauer der schädigenden Einflüsse zu verkürzen

4

4.2.3 Puls – Beobachten und Beurteilen

Der Puls kann getastet werden an

- Arteria radialis (Speichenschlagader),
- Arteria carotis (Halsschlagader),
- Arteria temporalis (Schläfenschlagader),
- Arteria femoralis (Leistenschlagader),
- Arteria dorsalis pedis (Fußrückenschlagader),
- Arteria tibialis posterior (hintere Schienbeinschlagader),
- Arteria brachialis (Oberarmschlagader) (Tab. 4.7).

Tab. 4.7 *Pulsfrequenz pro Minute in Abhängigkeit vom Lebensalter.*

Alter	Schwankungsbreite je nach Aktivität (Schlaf–Unruhe)
Frühgeborenes	90–190
Neugeborenes	80–180
Säugling bis 1 Jahr	70–170
Kleinkind	70–130
Schulkind	70–110
Jugendlicher	60–90
Erwachsene	70–80
Senioren	70–90

Abweichungen

Der Puls zeigt physiologische und pathologische Veränderungen (Tab. 4.8).

Tab. 4.8 *Pulsabweichungen.*

Beobachtungs-kriterium	Abweichung	Mögliche Ursachen
Pulsfrequenz	Tachykardie ■ deutliche Überschreitung der alterstypischen Normfrequenz	■ Aufregung ■ körperliche Anstrengung ■ Schmerzen ■ verringertes Sauerstoffangebot (Höhenluft in den Bergen) ■ Fieber ■ Blutverlust, Schockzustand ■ Herzinsuffizienz ■ Hyperthyreose ■ Sympathikusreizung, Fehlregulation des vegetativen Nervensystems ■ herzstimulierende Medikamente (z.B. Adrenalin)
Pulsfrequenz	Bradykardie ■ Unterschreitung der altersgemäßen Herzfrequenz	■ im Schlaf ■ bei Sportlern ■ reduzierte Stoffwechsellage (z.B. nach längerem Hungern) ■ Vagusreiz ■ Hirndruck ■ Ikterus ■ Hypothyreose ■ AV-Block 3. Grades ■ Schlaf- und Beruhigungsmittel ■ Überdosierung herzaktiver Medikamente ■ Streptokokken-Sepsis des Neugeborenen

Tab. 4.8 (Forts.) Pulsabweichungen.

Beobachtungskriterium	Abweichung	Mögliche Ursachen
		▪ Hyperkaliämie ▪ Apnoe-Bradykardie-Syndrom des Frühgeborenen ▪ Neugeborene von Müttern mit Lupus erythematodes
	relative Bradykardie ▪ keine Herzfrequenzerhöhung bei Fieber	▪ bei Typhus
	Asystolie ▪ Herzstillstand	▪ Folge einer Bradykardie oder Herzrhythmusstörungen ▪ durch Hyperkaliämie ▪ nach Kammerflimmern
Herzrhythmus ▪ normaler Herzrhythmus = Sinusrhythmus	Sinusarrhythmien ▪ vom Sinusknoten ausgehende schwankende Herzfrequenz	▪ v.a. bei Jugendlichen, oft ohne Krankheitswert ▪ meist atmungsabhängig (= respiratorische Sinusarrhythmie): typische Verlangsamung bei der Einatmung
	paroxysmale Tachykardien ▪ anfallsartig auftretendes Herzrasen mit Frequenzen bis 300 Herzschläge in der Minute	▪ vegetative Fehlregulation – manchmal Zeichen einer Herzerkrankung (Herzinsuffizienz, Herzmuskelerkrankung) Schilddrüsenerkrankung
	▪ Extrasystolen ▪ Sonderschläge, außerhalb des regulären Grundrhythmus ▪ tastbar als vorzeitig eintretende Pulswellen mit kompensatorischer Pause ▪ werden von den Betroffenen als „Herzstolpern" wahrgenommen. Man unterscheidet: ▪ ventrikuläre Extrasystolen (= Kammerextrasystolen) ▪ supraventrikuläre Extrasystolen = (Vorhofextrasystolen)	▪ häufig ohne Krankheitswert bei herzgesunden Kindern, Jugendlichen oder Erwachsenen ▪ vom Lebenswandel oder der Ernährung abhängig (z.B. Cola-, Kaffeekonsum) ▪ manchmal erstes Anzeichen einer Herzmuskelerkrankung
	Bigeminus ▪ Zwillingspuls, auf jeden Herzschlag folgt über längere Zeit regelmäßig eine Extrasystole	▪ typisch für eine Digitalisüberdosierung
	Trigeminus ▪ ein Sinusschlag, zwei Extrasystolen 2:1 Extrasystolie ▪ zwei Sinusschläge, eine Extrasystole 3:1 Extrasystolie ▪ 3 Sinusschläge, eine Extrasystole	▪ unterschiedliche, rhythmisch wiederkehrende Muster der Extrasystolie, Ursachen s.o.

4

Tab. 4.8 (Forts.) Pulsabweichungen.

Beobachtungs-kriterium	Abweichung	Mögliche Ursachen
	absolute Arrhythmie ▪ vollständige Unregelmäßigkeit der Herzfunktion	▪ Reizbildungs- oder Reizleitungsstörungen des Herzens mit Vorhofflimmern ▪ Folge von angeborenen Herzrhythmusstörungen, Mitralklappenfehlern, rheumatischer Karditis, degenerativer Herzerkrankung, Herzinfarkt, Schilddrüsenüberfunktion
	tachykarde Herzrhythmusstörungen ▪ Störungen, die mit gesteigerter Herzfrequenz einhergehen – Vorhofflattern, Vorhofflimmern: Hyperstimulation des Vorhofes, die nicht bei jeder Vorhoferregung an die Herzkammer weitergeleitet wird – Kammerflattern, Kammerflimmern: Übererregung der Herzkammer, führt innerhalb von 8–10 Sekunden zum funktionellen Herzstillstand	▪ Vorhofflattern ist nur mit EKG-Ableitung zu erkennen ▪ Kammerflimmern ist die Folge einer Herzmuskelerkrankung, bei Kindern selten
	bradykarde Rhythmusstörungen ▪ Rhythmusstörungen mit verminderter Herzfrequenz AV-Block ▪ Blockierung der Reizleitung am AV-Knoten Adams-Stokes-Anfall ▪ schwere Herzrhythmusstörung mit Minderdurchblutung des Gehirns	Blockierung des Reizleitungssystems ▪ leichte Formen nach Einnahme von herzaktiven Medikamenten (z. B. Digitalis) ▪ schwere Formen als Folge einer Erkrankung des Reizleitungssystems ▪ Behandlung medikamentös oder mit Herzschrittmacher
Pulsqualität: Pulsspannung	Spannung ▪ Widerstand gegen den Druck, den man beim Pulsfühlen ausübt	▪ abhängig von der Intensität der Kammerkontraktionen, bzw. vom systolischen Blutdruck
	Pulsus mollis ▪ weicher, eindrückbarer Puls	▪ schwache Kreislaufverhältnisse, niedriger Blutdruck, Fieber, Herzinsuffizienz
	Pulsus durus ▪ harter, schlecht unterdrückbarer Puls	▪ Bluthochdruck, Gefäßverkalkung
	Druckpuls ▪ verstärkte Form des harten Pulses mit verlangsamter Herzfrequenz	▪ Hirndruck durch Hirnödem, Blutung oder Tumor ▪ bei Vagusreizung extrem verlangsamte Herzfrequenz
Pulsfüllung	Füllung ▪ Blutmenge im Gefäß	▪ abhängig vom Schlagvolumen des Herzens

Tab. 4.8 (Forts.) Pulsabweichungen.

Beobachtungskriterium	Abweichung	Mögliche Ursachen
	Pulsus altus ■ gut gefüllter Puls	■ Normalfall ■ nur in Zusammenhang mit Druckpuls ein Hirndruckzeichen
	Pulsus tardus ■ schlecht gefüllter Puls	■ Hypotonie
Pulsfüllung	Pulsus filiformis ■ fadenförmiger Puls	■ kleiner beschleunigter Puls bei Schock, Kreislaufversagen, Herzinsuffizienz
	Drahtpuls ■ Druckpuls mit hoher Frequenz	■ gleichzeitiger Anstieg von Systole und Diastole ■ bei nephrogenem Bluthochdruck oder Eklampsie
Anstieg der Pulswelle ■ Zeitraum zwischen dem niedrigen und höchsten Füllungszustand der Blutgefäße	Pulsus tardus ■ langsam ansteigende Pulswelle	■ Aorten- oder Aortenklappenstenose
	Pulsus celer ■ schnell ansteigende Pulswelle	■ Aortenklappeninsuffizienz, bei der die „Windkesselfunktion" der Aorta (Dehnbarkeit und Druckausgleich) verloren geht

4.2.4 Pflegemaßnahmen

Tachykardie

Kinder mit tachykarden Herzrhythmusstörungen benötigen eine angst- und stressfreie Atmosphäre. Das kann erreicht werden durch:

- Organisation von pflegerischen Maßnahmen im Sinne des Minimal-Handling.
- Optimierung und gute Absprachen bei der Organisation diagnostischer und therapeutischer Maßnahmen.
- Eindeutig abgegrenzte Ruhe-, Schlaf- und Spielzeiten für die Kinder.
- Belastende Arzt- und Elterngespräche außerhalb des Patientenzimmers.
- Austragen von Konflikten nicht in Anwesenheit des Kindes.
- Säuglinge erhalten bei auftretendem Hunger unverzüglich Nahrung.
- Darf ein Säugling aufgrund einer Störung des Herz-Kreislauf-Systems nur wenig Flüssigkeit zu sich nehmen, nach sättigenden Alternativen suchen.
- Beruhigend wirkt sich Körperkontakt oder die Nestlagerung bei Säuglingen aus, notfalls auf ärztliche Anweisung leicht sedieren.
- Kleinkinder mit Spielzeug und Beschäftigung ablenken.
- Ab Kindergartenalter mit den Kindern Entspannungstechniken durchführen.

Merke: Nimmt das Kind Herz-Kreislauf-aktive Medikamente, so sind in der ersten Zeit engmaschige Puls- und Blutdruckkontrollen, möglicherweise eine EKG-Monitorüberwachung notwendig.

4.2.5 Blutdruck – Beobachten und Beurteilen

Der Blutdruck kann gemessen werden an
- Arteria brachialis, Arteria radialis, Arteria poplitea,
- Arteria tibialis posterior, Arteria dorsalis pedis.

Die Normwerte des Blutdrucks sind altersabhängig (Tab. 4.9).

Tab. 4.9 *Blutdrucknormwerte in Abhängigkeit vom Lebensalter.*

Alter	systolischer Blutdruck in mmHg	diastolischer Blutdruck in mmHg
Frühgeborenes	55–70	25–35
Neugeborenes	60–80	35–50
Säugling bis 1 Jahr	90	60
Kleinkind	95	60
Schulkind	100	60
Jugendlicher	110	70
Erwachsene	120	80
Senioren	150	90

Merke: Mittlerer arterieller Druck (MAD): rechnerischer Wert, der nach folgender Formel berechnet wird:

(diastolischer Blutdruck × 2 + systolischer Blutdruck): 3 = MAD.

Der mittlere arterielle Druck entspricht dem Perfusionsdruck in den Organen.

Methoden der Blutdruckmessung

- **Auskultatorisch**: Mittels Blutdruckmanschette nach Riva Rocci und Stethoskop wird der Blutdruck meist an der Arteria brachialis ermittelt (Tab. 4.10, Tab. 4.11).
- **Palpatorisch**: Statt mit dem Stethoskop auszukultieren, wird der Puls ertastet.
- **Automatisch**: Blutdruckmessung wird mittels Oszillometrie ermittelt.
- **Arteriell**: Invasive Druckmessung in einer Arterie, meist auf Intensivstationen.

Tab. 4.10 *Oberarmumfang und Manschettengröße für das Blutdruckmessen.*

Alter	Oberarmumfang	Manschettengröße
Frühgeborenes (ca. 2000g)	5–9cm	3cm
Neugeborenes	7,5–10cm	4cm
Säugling bis 1 Jahr	10–12,5cm	5cm
Kleinkind	12,5–15cm	7cm
Schulkind	15–20cm	9cm
Jugendlicher	20–30cm	12cm
Erwachsene	25–40cm	13cm (Normmanschette)
adipöse oder muskulöse Erwachsene	< 40	18cm

Tab. 4.11 Fehlerquellen beim Blutdruckmessen.

Fehlerquelle	Folge
Manschette war nicht luftleer	verfälschte Messergebnisse
zu breite Manschette	falsch niedriger Blutdruckwert
zu schmale Manschette	falsch hoher Blutdruckwert
Stethoskop drückt zu stark auf den Arm	Geräusche auch unterhalb des diastolischen Drucks hörbar
zu schnelles Öffnen des Luftauslassventils	erster Ton wird überhört
verspätetes Öffnen des Luftauslassventils	venöser Stau führt zu einem falsch hohen Wert
Undichtigkeit im Messsystem	keine Messung möglich
unruhiger Patient	keine Messung möglich oder falsch hohe Werte
schlecht hörbare Arterientöne bei Kleinkindern	keine Messung möglich, andere Messmethode bevorzugen
falsche Aufstellung des Riva-Rocci-Stativs	falsche Messwerte
falsche Nullpunkteinstellung vor Beginn der Messung	verzerrte Messwerte, zu hoch oder zu niedrig
Gefäßanomalien, Shunt, arterieller oder venöser Zugang, Sättigungsableitung	Messung erschwert oder unmöglich, falsche Messwerte, Beeinträchtigung der Zugänge oder Sättigungsableitung
Geräuschquellen im Zimmer	Hören leiser Arterientöne erschwert

Indirekte Beurteilung des Blutdrucks

Zur Ermittlung der Kreislaufsituation werden folgende Parameter herangezogen:

- **Mikrozirkulation:** Beurteilung mittels Hautfarbe, Hauttemperatur und Rekapillarisierungszeit. Ist das Hautkolorit grau-blass-marmoriert, die Hauttemperatur reduziert und füllen sich die Kapillaren nach Druck verzögert mit Blut, so ist die Mikrozirkulation beeinträchtigt.
- **Urinausscheidung:** Ein anhaltend niedriger Blutdruck reduziert die Durchblutung innerer Organe, besonders der Nieren, was sich in einem Rückgang der Urinausscheidung bemerkbar macht (Oligurie, Anurie).
- **Herzfrequenz:** Der Organismus kompensiert eine Hypotonie häufig durch einen Anstieg der Herzfrequenz.
- **Allgemeinbefinden:** Allgemeine Müdigkeit und Schwindelgefühle können bei älteren Kindern eine Hypotonie anzeigen.

Merke: Aufgrund der Zunahme der Hypertonien im Jugendalter werden daher routinemäßige Blutdruckkontrollen bei der J1 (Vorsorgeuntersuchung im Jugendalter) sowie bei Arztbesuchen aus anderer Ursache und/oder der Aufnahmeuntersuchung im Krankenhaus empfohlen.

Abweichungen

Der Blutdruck zeigt physiologische und pathologische Veränderungen (Tab. 4.12).

Tab. 4.12 *Blutdruckabweichungen.*

Beobachtungskriterium	Abweichung	mögliche Ursachen
Hypotonie ■ Unterschreitung des altersgemäßen Blutdrucks	physiologische Hypotonie ■ niedriger Blutdruck ohne Krankheitswert	■ reduzierter Stoffwechsel ■ im Schlaf ■ bei Hungerkuren
	orthostatische Hypotonie ■ körperhaltungsabhängiger Blutdruckabfall	■ durch plötzliches Aufstehen, besonders bei vegetativ labilen oder lange immobilisierten Patienten ■ nach längerem Stehen ohne Bewegungsmöglichkeiten
	symptomatische Hypotonie ■ niedriger Blutdruck als Krankheitsanzeichen ■ mit Tachykardie, blasser, kaltschweißiger Haut, Schwindel	■ Herz-, Kreislauferkrankungen, Schock, Blutverlust ■ durch Einnahme von herz- und kreislaufaktiven Medikamenten, z.B. Beta-Blocker
	Kreislaufkollaps ■ akut auftretende Kreislaufreaktion mit Bewusstseinsverlust	■ kurzfristige Minderversorgung des Gehirns durch den Blutdruckabfall
	vasovagale Synkope ■ gleichzeitiger Abfall von systolischem und diastolischem Blutdruck	■ „Versacken" des Blutvolumens in abhängigen Köperregionen ■ führt ebenfalls zum Kollaps
Hypertonie ■ deutliche Erhöhung des altersgemäßen Blutdrucks	primäre oder essenzielle Hypertonie ■ Blutdruckerhöhung ohne eindeutig feststellbare Ursache	■ familiär gehäuft ■ manchmal, abhängig von den Lebens- und Ernährungsgewohnheiten sowie Stresszuständen
	sekundäre oder symptomatische Hypertonie ■ Hypertonie mit eindeutigen organischen Ursachen – renale Hypertonie – endokrine Hypertonie – kardiovaskuläre Hypertonie	■ angeborene oder erworbene Gesundheitsstörungen, z.B. bronchopulmonale Dysplasie ■ erhöhter Gefäßwiderstand ■ bei Nierenerkrankungen ■ vermehrte Adrenalin-, Noradrenalin-, Aldosteron- oder Glukokortikoidausschüttung, z.B. bei Nebennierenrindentumoren ■ bei Aortenisthmusstenose, Herz-Kreislauf-Erkrankungen, Arteriosklerose
Blutdruckamplitude ■ Differenz zwischen systolischem und diastolischem Blutdruck	kleine Blutdruckamplitude	■ im Stehen kleine Amplitudenverringerung, extrem bei der orthostatischen Hypotonie ■ kleines Schlagvolumen ■ Aortenklappenstenose
	große Blutdruckamplitude	■ großes Schlagvolumen ■ Aortenklappeninsuffizienz, bei der durch fehlenden Klappenschluss der diastolische Blutdruck abfällt ■ persistierender Ductus arteriosus Botalli ■ Hirndruck

Tab. 4.12 (Forts.) *Blutdruckabweichungen.*

Beobachtungskriterium	Abweichung	mögliche Ursachen
Blutdruckdifferenz ■ Differenz des Blutdrucks an den einzelnen Extremitäten ■ diagnostisches Hilfsmittel bei vermuteten Herzfehlern	leichte Differenz	■ Normalzustand (bei Säuglingen normalerweise keine Differenz); ab einem Jahr an Oberschenkeln maximal 20mmHg höher
	Erhöhung des Blutdruckes an der oberen Körperhälfte	■ Aortenisthmusstenose
	Erhöhung des Blutdrucks an den Beinen	■ Aortenklappeninsuffizienz

4.2.6 Pflegemaßnahmen

Hypotonie

Leichte, vegetativ bedingte, orthostatische Hypotonien

Sie kommen meist bei pubertierenden Jugendlichen vor und lassen sich beeinflussen durch

- rechtzeitiges, langsames morgendliches Aufstehen,
- Wechselduschen,
- Kneipp-Anwendungen,
- bei Jugendlichen auch ein morgendlicher Schluck Kaffee.

Körperliche Grunderkrankungen

Bei z.B. Volumenmangel, Infektionskrankheit, Herzerkrankung stehen spezielle Überwachungsparameter und gesundheitsfördernde Pflegemaßnahmen im Vordergrund, die die Grundkrankheit beeinflussen können.

Mobilisation

Bei der postoperativen Mobilisation und der Mobilisation schwerkranker Kinder ist die Kreislaufsituation aufmerksam zu beobachten.

- Vor dem Aufstehen das Kind zunächst mit den Beinen nach unten an die Bettkante setzen
- Auf Hautkoloritverfärbung (Blässe) oder Kaltschweißigkeit beobachten.
- Das Kind auffordern, nicht nach unten zu schauen, weil dies Schwindelgefühl hervorrufen kann. Bitten, tief und langsam durchzuatmen. Erst dann auf die Beine stellen.

> **Merke:** Bei auffallender Blässe, Kaltschweißigkeit oder Schwindel sofort die Maßnahme unterbrechen.

Bei einem Kreislaufkollaps

- das Kind sicher hinlegen und
- die unteren Extremitäten leicht hochhalten.

Hypertonie

Kinder mit einer Hypertonie sollten Ärger und Stress vermeiden:

- Die Eltern sind im Umgang mit dem Kind zu beraten.
- Tagesablaufpläne geben dem Kind ausreichend Zeit zur Erledigung der Hausaufgaben, zum Spielen und unverplanter Freizeit.
- Das Kind sollte Entspannungstechniken erlernen, mit denen es Stresssituationen besser bewältigen kann.
- Das Kind sollte Übergewicht reduzieren.
- Ruhige Ausdauersportarten, z.B. Schwimmen, sind für hypertone Kinder geeignet.

4

Merke: Lässt sich die Hypertonie mit konservativen Maßnahmen nicht ausreichend kontrollieren, muss zur Vermeidung weiterer Folgekrankheiten konsequent und längerfristig medikamentös behandelt werden.

4.3 Körpertemperatur regulieren

4.3.1 Beobachten und Beurteilen

Messmethoden

Zu beachten bei der Messung sind:

- Temperatur immer an der gleichen Körperstelle bestimmen
- zur gleichen Tageszeit messen
- bei ruhenden Patienten messen (Ruhezeit ca. 30 Min.)
- Einhaltung der erforderlichen Messzeiten
- dem Kind angenehme Messmethode auswählen (Tab. 4.13).

Tab. 4.13 *Körpertemperatur: Messmethoden im Vergleich.*

Messdauer	Vorteile	Nachteile/Hinweise
rektal		
Maximalthermometer: ca. 3–5 Minuten*	■ genaue Messmethode, Messwert entspricht weitgehend der Kerntemperatur ■ kurze Messzeit	■ häufig geringe Akzeptanz bei Kindern ■ Beeinträchtigung der Intimsphäre ■ Keimverschleppung möglich ■ Verfälschung der Messwerte durch Stuhl im Rektum möglich ■ Verletzung der Rektumschleimhaut möglich ■ Perforationsgefahr des Enddarms bei Säuglingen und insbesondere bei Frühgeborenen ungeeignet bei: ■ Durchfall ■ schmerzhaften Veränderungen am Enddarm ■ schweren Darmentzündungen ■ nach bestimmten Untersuchungen und Operationen bes. am Rektum ■ Blutungsneigung

***Tab. 4.13** (Forts.) Körpertemperatur: Messmethoden im Vergleich.*

Messdauer	Vorteile	Nachteile/Hinweise
äußerer Gehörgang		
Ohrthermometer: ca. 1–2 Sekunden	▪ bei präziser Anwendung genaue Widerspiegelung der Kerntemperatur ▪ sehr kurze Messzeit ▪ Einflussfaktoren leicht handhabbar ▪ hohe Akzeptanz bei Kindern ▪ Wahrung der Intimsphäre ▪ gut zugänglicher Messort ▪ Messung im Schlaf möglich ▪ hygienische Messmethode	▪ ungenaue Messung bei nicht genauer Platzierung des Sensors ▪ ungeeignet bei Verletzungen oder Erkrankungen des Ohrs ▪ umstritten in der Anwendung bei Neugeborenen und jungen Säuglingen
axillar		
Maximalthermometer: ca. 10–12 Minuten* ▪ Unterschied zur rektalen Temperatur: ca. 0,5 °C niedriger ▪ bei Neugeborenen kein wesentlicher Unterschied	▪ angenehme Messmethode ▪ Intimsphäre wird gewahrt ▪ hygienisches Messverfahren	▪ ungenauer Messwert, da Messen der Körperschalentemperatur ▪ beeinflussbar durch äußere Faktoren (z. B. Verrutschen des Thermometers, Achselschweiß, Deodorant) ▪ lange Messzeit ungeeignet bei: ▪ Kreislaufzentralisation (Vasokonstriktion)
sublingual/oral		
Maximalthermometer: ca. 6–8 Minuten* ▪ Unterschied zur rektalen Temperatur: ca. ▪ 0,3–0,5 °C niedriger	▪ relativ genauer Messwert ▪ angenehme Messmethode ▪ leicht anwendbar	▪ Messwert beeinflussbar durch unmittelbar zuvor eingenommene kalte oder heiße Getränke, Kaugummikauen und Rauchen ▪ Vorsicht: Messmethode nur geeignet für ältere, kooperative Kinder, die die Anweisungen verstehen und einhalten können ungeeignet bei: ▪ unkooperativen Kindern ▪ Kindern mit Bewusstseinsstörungen, Behinderungen ▪ unzureichendem Lippenschluss, bei Beeinträchtigung der Atmung, Husten, Fazialisparese ▪ nach Eingriffen, Erkrankungen und Verletzungen im Mundbereich

*Messzeiten verkürzen sich bei Verwendung eines Digitalthermometers um ca. 1–3 Minuten

Praxistipp: Die Messspitze des Ohrthermometers muss im Gehörgang genau positioniert werden, um ein zuverlässiges Messergebnis zu erzielen. Die Herstellerangaben sind dabei zu beachten.

Physiologische Körpertemperatur

Die menschliche Körpertemperatur unterliegt geringen tagesrhythmischen und periodischen Schwankungen von ca. 0,5–1,3°C. Der Normbereich umfasst deshalb Temperaturen von ca. 36,1–37,4° C (Tab. 4.14).

- Das Temperaturminimum wird zwischen 2.00 und 4.00 Uhr erreicht.
- Das Temperaturmaximum wird zwischen 17.00 und 18.00 Uhr erreicht.

Voraussetzung ist ein normaler Schlaf-Wach-Rhythmus.

Tab. 4.14 *Beurteilung der Körpertemperaturwerte bei rektaler Temperaturmessung.*

Einteilung der Körpertemperaturwerte	Temperatur (°C)
Eiweißgerinnung im menschlichen Körper (führt zum Tode)	über 42,0
sehr hohes Fieber (Hyperpyrexie)	über 40,0
hohes Fieber	39,1–40,0
mäßiges Fieber	38,6–39,0
leichtes Fieber	38,1–38,5
subfebrile Temperatur	37,5–38,0
physiologische Körpertemperatur	36,1–37,4
Untertemperatur	unter 36,0
kritischer Bereich	unter 29,0
Erlöschen der autonomen Körperfunktionen (führt zum Kältetod)	ca. 25,0

Merke: Eine erhöhte Körpertemperatur führt zu gesteigerten Stoffwechselvorgängen und damit zu einer Mehrbelastung des Kreislaufs sowie einem erhöhten Energie- und Sauerstoffverbrauch. Es entstehen Flüssigkeits- und Elektrolytverluste.

Erhöhte Körpertemperatur

Bei der erhöhten Körpertemperatur wird zwischen Hyperthermie und Fieber unterschieden.

Definition: Hyperthermie ist eine Überwärmung mit Anstieg der Körperkerntemperatur **ohne** Sollwerterhöhung im Hypothalamus. Die thermoregulatorischen Mechanismen sind überfordert (z.B. körperliche Anstrengung in sehr heißer Umgebung). Eine Form der Hyperthermie ist der Hitzschlag.

Fieber geht mit einer Sollwerterhöhung im Temperaturregulationszentrum einher.

Die Unterscheidung zwischen Hyperthermie und Fieber ist pflegerelevant, da aufgrund des Sollwertverhaltens unterschiedliche temperatursenkende Maßnahmen erforderlich werden.

Merke: Bei Hyperthermien sind Effekte von Antipyretika nicht eindeutig. Konsequente, oberflächenkühlende Maßnahmen sind z.B. bei einem Hitzschlag ein wirksames Vorgehen.

Fieber

Definition: Fieber wird als eine Erhöhung der Körperkerntemperatur über 38 °C definiert. Es handelt sich um eine vom Hypothalamus gesteuerte Sollwerterhöhung der Körperkerntemperatur. Die Regulationsmechanismen (z. B. Schwitzen) sind primär funktionstüchtig.

Fieber

- tritt im Kindesalter häufig auf, ist ein Symptom,
- kann durch folgende Ursachen entstehen:
  - Infektionen, nichtinfektiöse Entzündungen
  - immunologische und maligne Prozesse
  - Fremdeiweiße
  - freigesetzte Zellbestandteile (z. B. nach Operationen, Traumen)

Fieberformen

- **Fieber durch Infektionen:** Ist eine Immunreaktion auf Toxine von Viren, Bakterien oder Pilzen.
- **Resorptionsfieber (aseptisches Fieber):** Wird ausgelöst durch pyrogene Abbauprodukte, die bei Gewebeschädigungen wie Operationen oder Traumen entstehen und in die Blutbahn gelangen. Gekennzeichnet durch steilen Anstieg, etwas Verweilen und langsamen, gleichmäßigen Fieberabfall.
- **Toxisches Fieber:** Ist eine Reaktion auf körperfremde Eiweiße (Impfungen, Transfusionen, Transplantate).
- **Zentrales Fieber:** Wird verursacht durch eine Schädigung des Temperaturregulationszentrums (z. B. Trauma, Tumor).
- **„Durstfieber" („dehydration fever"):** durch Flüssigkeitsmangel oder Salzüberschuss hervorgerufene Hyperthermie.

Fieberphasen

1. **Stadium: Fieberanstieg (stadium incrementi):** Körpertemperatur kann langsam oder schnell ansteigen. Infolge einer raschen Körpertemperaturerhöhung kann bei älteren Kindern Schüttelfrost auftreten (S. 107).
2. **Stadium: Fieberhöhe (Fastigium):** Fieber hat seinen Höhepunkt erreicht.
3. **Stadium: Fieberabfall (stadium decrementi):** Sollwert normalisiert sich wieder. Wärmeabgabe ist durch starkes Schwitzen und gesteigerte Hautdurchblutung erhöht.

Merke: Der Fieberabfall kann langsam (lytisch) oder schnell (kritisch) erfolgen. Bei einer Krisis besteht eine große Kreislaufbelastung mit Kollapsgefahr.

Der **lytische Fieberabfall** (Lysis)

- kann mehrere Tage dauern,
- der Schweiß ist warm und großperlig.

Der **kritische Fieberabfall** (Krisis)

- dauert nur wenige Stunden,
- kann durch das rasche Absinken der Temperatur einen Kollaps auslösen,
- Hinweise auf drohendes Kreislaufversagen können sein
  - erneuter Pulsanstieg, kalter, kleinperliger, klebriger Schweiß,
  - Blässe und Zyanose.

Fieberzeichen

- gemessener Fieberwert
- Krankheitsgefühl, Kopf- und Gliederschmerzen, Reizempfindlichkeit
- Trinkunlust bei Säuglingen, Appetitlosigkeit
- Tachykardie, beschleunigte, häufig oberflächliche Atmung
- evtl. Kältezittern oder Schüttelfrost im Fieberanstieg
- Veränderungen an der Haut:
  - blasse, kühle Haut bei Fieberanstieg
  - gerötete, heiße, trockene Haut bei Fieberhöhe
  - gerötete, heiße und feuchte Haut, ggf. Schweißausbrüche beim Fieberabfall
- trockener Mund, belegte Zunge
- evtl. Herpes labialis (schmerzhafte Lippenbläschen)
- glänzende Augen, weinerliches, unruhiges Verhalten, Schlaflosigkeit
- verminderte Urinmenge (Urin dunkel und konzentriert)
- evtl. Obstipation

4

> **Merke:** Bei Fieber steigt die Pulsfrequenz um ca. 8–10 Pulsschläge in der Minute pro 1 °C Körpertemperaturerhöhung.

Komplikationen bei Fieber

- **Krisis:** Siehe S. 103.
- **Fieberkrämpfe:** Meist harmlose Gelegenheitskrämpfe, die bei disponierten Säuglingen und Kleinkindern oft als generalisierte tonisch-klonische Krampfanfälle bei einem plötzlichen und meist hohen Fieberanstieg über 38,0 °C auftreten. Betroffen sind vorwiegend Kinder vom 6. Lebensmonat bis zum 5. Lebensjahr.
- **Fieberdelirium:** Kann bei hohem und lang andauerndem Fieber entstehen. Zu beobachten sind Bewusstseinstrübung, motorische Unruhe, Angst, Erregungszustände, Sinnestäuschungen, Phantasieren.

Fiebertypen

Klassische Fiebertypen, die auf bestimmte Erkrankungen hinweisen, sind durch den Einsatz von Medikamenten wie Antibiotika oder Antipyretika kaum noch zu beobachten. Auch Impfungen lassen bestimmte Erkrankungen mit charakteristischen Fieberverläufen seltener auftreten (Abb. 4.13).

Hypothermie

> **Definition:** Bei einer **Hypothermie** liegt die rektale Körpertemperatur konstant unter 36° C (Tab. 4.15).

Faktoren, die eine Hypothermie bedingen, können sein

- Unreife des Temperaturregulationssystems,
- Kälteexposition, Wärmeverluste über die Haut (Verbrennungen),
- Fehlen von Fettdepots (Kachexie),
- Flüssigkeits- und/oder Blutverluste, Kollaps, Schock,
- zentrale Temperaturregulationsstörungen zentrale Hypothermie (Hirnverletzungen, -tumoren, Intoxikationen).

> **Merke: Kontrollierte Hypothermie:** Eine Herabsetzung des Stoffwechsels mit einer Verminderung des Sauerstoffverbrauchs wird eingesetzt z. B. in der Herz- und Neurochirurgie, bei Transplantationen.

Abb. 4.13 *Fiebertypen. Man unterscheidet verschiedene Fiebertypen, je nach Verlauf des Fiebers und der auftretenden Temperaturdifferenzen.*

Kontinuierliches Fieber

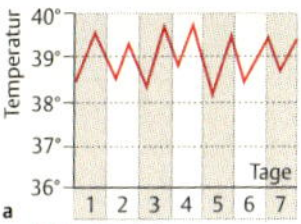

a

- gleichmäßig hohe Temperatur
- Tagesdifferenz unter 1 °C
- Ursachen: Scharlach, Viruspneumonie, Typhus abdominalis

Remittierendes Fieber

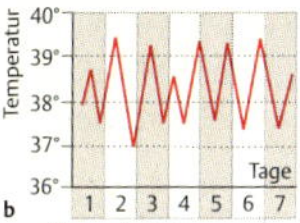

b

- nachlassendes Fieber
- Tagesdifferenz bis ca. 1,5 °C
- Temperatur abends hoch, dann nachlassend bis zum Morgen, tiefster Wert liegt immer über Normalwert
- Ursachen: Pyelonephritis, Sepsis, Tuberkulose

Intermittierendes Fieber

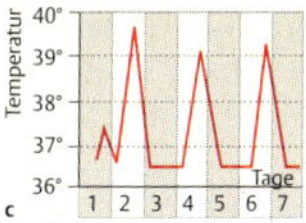

c

- im Tagesverlauf wechseln hohe Temperaturen mit fieberfreien Intervallen
- stundenweise hohe Fieberanfälle lösen oft Schüttelfrost aus
- Tagesdifferenz beträgt 1,5 °C und mehr
- Ursachen: typischer Fieberverlauf bei Sepsis

Rekurrierendes Fieber

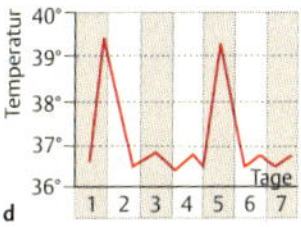

d

- Rückfallfieber, da sich mehrtägige Fieberschübe mit fieberfreien Intervallen (2 – 15 Tage) abwechseln
- Ursachen: Malaria, Borreliosen, Cholangitis, Cholezystitis

Undulierendes Fieber

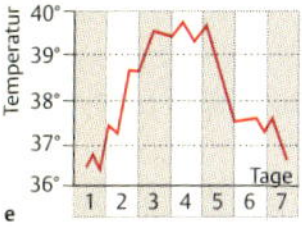

e

- wellenförmiger Verlauf der Fieberkurve, beginnt mit langsamem Temperaturanstieg, dann einige Tage hohes Fieber, danach langsamer Fieberabfall und mehrere fieberfreie Tage, dann Wiederholung
- Ursachen: Morbus Hodgkin, Tumore

Biphasisches Fieber

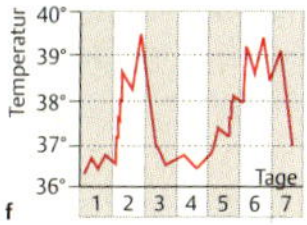

f

- Temperaturerhöhung in zwei Phasen
- Verlauf von Fieberanstieg und -abfall ergeben zweigipflige Fieberkurve mit Umriss eines Dromedars (Die erste Fieberphase ist meist begleitet von unspezifischen Infektsymptomen. Nach einem kurzen Intervall folgt die zweite Fieberphase mit den typischen Manifestationen wie einem Exanthem.
- Ursachen: charakteristisch für Virusinfektionen wie Masern und Poliomyelitis

Tab. 4.15 *Stadien und Symptome bei Hypothermie.*

Stadien	Symptome
I. leichte Hypothermie	▪ Frieren, Kältezittern (Ausnahme: Säuglingen fehlen Zitterbewegungen oder sie sind nur schwach ausgeprägt) ▪ blasse, kühle Haut, bläuliche Lippen, kühle Akren durch Vasokonstriktion/Zentralisation ▪ verzögerte Rekapillarisierungszeit ▪ Schmerzen ▪ Steigerung von Atmung, Herzfrequenz und Blutdruck ▪ erhöhter Sauerstoffverbrauch ▪ anfangs hellwach-erregt
II. mäßige Hypothermie	▪ zunehmend verwirrt bis apathisch ▪ Somnolenz, später Bewusstlosigkeit ▪ Atemdepression ▪ Absinken von Herzfrequenz und Blutdruck ▪ Arrhythmien ▪ erhöhter Muskeltonus ▪ fortschreitende Schmerzunempfindlichkeit ▪ Abschwächung der Reflexe
III. schwere Hypothermie	▪ Koma: weite, lichtstarre Pupillen, auch wenn noch kein Kreislaufstillstand eingetreten ist
IV. Kreislaufstillstand	▪ Kammerflimmern, Asystolie, Bradypnoe, Apnoe und Kältetod ▪ klinische Zeichen des Todes sind bei Temperaturen < 32 °C nicht zu verwerten, Wiedererwärmung abwarten („Scheintod“)
Als Referenz dient hier nicht eine gemessene Körpertemperatur, sondern das klinische Bild des Patienten.	

Schweiß

Definition: Schweiß ist „Kühlwasser" für den Körper. Über Haut und Atemluft wird ständig Verdunstung abgegeben (Perspiratio insensibilis). Sie beträgt ca. 1–2ml/kg/h und ist abhängig von der Körperoberfläche.

Wichtige Beobachtungskriterien des Schweißes sind:

- Schweißmenge, Aussehen, Beschaffenheit, Lokalisation
- Zeitpunkt des Schwitzens, Geruch
- Begleitsymptome oder nachfolgende Störungen

Veränderungen der Schweißproduktion zeigt Tab. 4.16.

Merke: Eine erhöhte Schweißsekretion mit ständig feuchter Haut verändert das Hautmilieu und begünstigt das Wachstum von Bakterien und Pilzen. Hautveränderungen wie Intertrigo können die Folge sein.

Tab. 4.16 *Veränderungen des Schweißes und mögliche Ursachen.*

Veränderung	Tritt auf bei
Hypohidrosis: verminderte, generalisierte oder lokale Schweißsekretion	■ hohen Flüssigkeitsverlusten ■ Hauterkrankungen mit gestörter Schweißdrüsentätigkeit ■ hormonellen Störungen ■ Nervenläsionen ■ Gabe von Medikamenten
Anhidrosis: fehlende Schweißsekretion	■ selten: angeborene Störung mit Fehlen der Schweißdrüsen
Hyperhidrosis: vermehrte, generalisierte oder lokale Schweißsekretion. Physiologischer Vorgang zur Wärmeabgabe bei hohen Umgebungstemperaturen und gesteigerter körperlicher Aktivität	■ Fieber ■ hormonellen Veränderungen ■ Herzfehlern Lokale Hyperhidrosis ■ Aufregung, Angst ■ vegetativen Störungen ■ Adipositas **Merke:** Starke Schweißbildung am Hinterkopf, häufig verknüpft mit Haarausfall und Juckreiz, kann auf eine Rachitis hinweisen.
Nachtschweiß: nachts auftretend	■ Albträumen ■ vegetativen Fehlregulationen ■ AIDS oder Lungentuberkulose
Hemihyperhidrosis: übermäßige, einseitige Schweißsekretion; betrifft meist nur eine Gesichts- oder Körperhälfte	■ Hemiplegie ■ Entzündungen ■ Tumoren des Gehirns
Bromhidrosis: unangenehmer Schweißgeruch	■ Genuss bestimmter Nahrungsmitteln ■ Einnahme von Medikamenten ■ Stoffwechselstörungen ■ mangelnde Körper- und Kleiderhygiene

4.3.2 Pflegemaßnahmen bei Temperaturveränderungen

Fieber ist eine wirksame Waffe gegen Viren und Bakterien und unterstützt die Abwehrreaktion des Organismus. Die Indikation zur Fiebersenkung orientiert sich deshalb nicht ausschließlich an bestimmten Messwerten, sondern auch an anderen Kriterien:

- Temperaturen ≥39 °C, Kreislaufbeschwerden
- beeinträchtigtes Allgemeinbefinden
- Muskel- und Gliederschmerzen
- bei Risikogruppen (z. B. Säuglinge, Schwangere, bei bestimmten Grunderkrankungen)

Merke: Bei Kindern, die anamnestisch Fieberkrämpfe aufweisen, wird das Fieber bereits bei mäßigen Körperkerntemperaturen ab 38,0 °C gesenkt.

Fieber kann auf verschiedene Arten gesenkt werden:
- symptomatisch: durch physikalische Maßnahmen, durch Gabe von Antipyretika
- ursächlich: durch Pharmaka zur Therapie der Grunderkrankung

Merke: Azetylsalizylsäure (ASS) ist im Kindesalter kontraindiziert wegen schwerer Nebenwirkungen wie dem Reye-Syndrom mit Leberzerfall, Hirnödem und Einschränkungen der Thrombozytenfunktion.

Pflege eines Kindes mit Fieber

Die Pflegemaßnahmen richten sich nach der Fieberphase (Tab. 4.17).

Tab. 4.17 *Pflegeschwerpunkte in den Fieberphasen/bei Schüttelfrost.*

Phasen	Begleitzeichen	Pflegeschwerpunkte
1. Fieberanstieg: Erfolgt meist allmählich, bei raschem Anstieg Auftreten von Schüttelfrost möglich, bei prädisponierten Säuglingen und Kleinkindern auf Fieberkrämpfe achten	▪ frieren, evtl. Schüttelfrost mit Muskelzittern, Zähneklappern, Gänsehaut ▪ kühle, blasse, marmorierte Haut ▪ Anstieg der Körpertemperatur ▪ Anstieg von Puls- und Atemfrequenz	▪ Wärmezufuhr, bis das Frieren aufhört ▪ regelmäßig nach dem Kind sehen, Ruhe vermitteln ▪ bei Schüttelfrost: Arzt benachrichtigen ▪ nach Beendigung des Schüttelfrostes Temperatur und Vitalzeichen kontrollieren ▪ evtl. nach Arztanordnung Assistenz bei der Entnahme einer Blutkultur
2. Fieberhöhe: Auftreten eines Fieberdeliriums bei hohem Fieber möglich	▪ Hitzegefühl ▪ heiße, gerötete, trockene Haut ▪ erhöhte Körpertemperatur ▪ erhöhte Pulsfrequenz und beschleunigte, ggf. oberflächliche Atmung ▪ Unruhe, Angst ▪ ausgeprägtes Krankheitsgefühl ▪ lichtempfindliche Augen ▪ Durst	Wärmeabgabe gewährleisten: ▪ Wärmespender entfernen, kühlende Pflegemaßnahmen ▪ medikamentöse Fiebersenkung nach Arztrücksprache ▪ Flüssigkeits- und Elektrolytersatz ▪ einfühlsame Begleitung, Sicherheit geben durch Anwesenheit, beruhigen ▪ reizarme Umgebung, gedämpftes Licht ▪ Überwachung von Temperatur, Vitalzeichen, Bewusstseinslage (Fieberdelir!), Allgemeinbefinden

Tab. 4.17 (Forts.) *Pflegeschwerpunkte in den Fieberphasen/bei Schüttelfrost.*

Phasen	Begleitzeichen	Pflegeschwerpunkte
3. Fieberabfall: lytischer oder kritischer Fieberabfall möglich	■ evtl. Schweißausbrüche ■ Körpertemperatur sinkt ■ Absinken von Puls- und Atemfrequenz ■ bei kritischem Fieberabfall: Kollapsneigung (kalter, kleinperliger Schweiß, Hautblässe, erneuter Pulsanstieg)	**Merke:** Kreislaufüberwachung in kurzen Abständen! Bei Krisiszeichen Arzt informieren und Kind nicht alleine lassen! ■ Temperaturkontrolle ■ Wärmeabgabe weiter unterstützen ■ Flüssigkeits- und Elektrolytersatz ■ Körperpflege, Bekleidungs- und Wäschewechsel bei Schwitzen ■ Schutz vor Zugluft
4. Erschöpfungsphase:	■ Abgeschlagenheit ■ Müdigkeit, Schlafbedürfnis	■ für ungestörte Erholungs- und Schlafphasen sorgen ■ Pflege- und Überwachungsmaßnahmen auf ein Minimum reduzieren ■ evtl. Hilfestellung bei der Mobilisation
Dokumentation	■ Beobachtungen/Befinden ■ bei Schüttelfrost Verlauf beschreiben	■ durchgeführte Pflegemaßnahmen, deren Effektivität und Wirkung auf das Kind

Merke: 3–6-jährige Kinder brauchen mindestens einen Liter, 7–10-jährige 1,5l, ältere Kinder 2l Flüssigkeit am Tag. Bei Fieber soll mehr getrunken werden. Der Flüssigkeitsverlust durch Fieber kann 60 bis 120ml/24h/°C Temperaturanstieg betragen.

Pflege eines Kindes mit Hypothermie

- Bei Kreislaufstillstand mit kardiopulmonaler Reanimation beginnen (S. 533).
- Feuchte Kleidungsstücke entfernen.
- Zum Transport metallbeschichtete Rettungsdecken verwenden.
- Äußere Erwärmungsmaßnahmen dürfen nur bei leichter Hypothermie und erhaltener Herz-Kreislauf-Funktion erfolgen.
- Warme, gesüßte Getränke nur bewusstseinsklaren Betroffenen schluckweise verabreichen.
- Stark unterkühlte Patienten schonend transportieren und nur unter ärztlicher Überwachung wiedererwärmen.
- Bewegungen auf ein Minimum beschränken.
- Transport nur in strikter Flachlagerung („After-Drop").
- Auch nur leicht unterkühlte Patienten sollten bis zur Wiedererwärmung ruhen.
- Raumtemperatur auf 26–29°C anheben.
- Kerntemperatur darf um maximal 1,0°C pro Stunde angehoben werden.
- Invasive Erwärmung erfolgt nur unter Intensivüberwachung.
- Frühzeitige Sauerstoffapplikation und evtl. Beatmung, beides mit angewärmtem und angefeuchtetem Atemgas.
- Engmaschige oder kontinuierliche Kontrolle der Vitalparameter, peripheren Durchblutung, Bewusstseinslage, Blutzucker, Urinausscheidung, Medikamentenwirkung.

- Temperaturmessung im Rektum mit einem bis 20 °C graduierten Spezialthermometer ist zuverlässig.

Merke: Aktive Erwärmung darf immer nur über den Körperstamm erfolgen und niemals isoliert über die Extremitäten, um eine Vermischung des kalten Blutes der Körperschale mit dem wärmeren Kernblut zu vermeiden! Gefahr des „Wiedererwärmungstodes“!

Wärmflaschen dürfen nicht angewendet werden, da sie infolge der gestörten Mikrozirkulation zu Verbrennungen führen können.

Maßnahmen zur physikalischen Therapie

Trockene Wärme- und Kälteanwendungen

Merke: Wärme- und Kälteanwendungen müssen mit dem Arzt abgestimmt und angeordnet werden. Im ambulanten Bereich können prophylaktische Maßnahmen wie Wickel unter Zustimmung der betroffenen Person erfolgen. Liegt eine Behandlungssituation vor, muss der Arzt konsultiert werden.

Eine Übersicht über die therapeutische Wirkung von Wärme und Kälte bietet Tab. 4.18.

Tab. 4.18 *Wärme- und Kälteanwendungen, Indikationen und Kontraindikationen.*

	Wärmeanwendung	Kälteanwendung
Wirkung	■ verbesserte Gewebedurchblutung durch Vasodilatation (Hyperämie mit sichtbarer Hautrötung) ■ erhöhter Gewebestoffwechsel mit besserer Sauerstoff- und Nährstoffversorgung, Abtransport von Abbauprodukten nimmt zu ■ erhöhte kapillare Durchlässigkeit ■ Schmerzlinderung ■ reflektorische Muskelentspannung ■ Entspannung, Beruhigung (Einfluss auf das vegetative Nervensystem)	■ verminderte Gewebedurchblutung durch Vasokonstriktion (antihämorrhagisch, antiexsudativ) ■ verminderter Gewebestoffwechsel ■ Schmerzlinderung (besonders bei akuten Schmerzen) ■ erhöhter Muskeltonus ■ entzündungshemmend im akuten Stadium ■ wärmeentziehend ■ abschwellend
Indikation	■ chronisch-entzündliche und degenerative Erkrankungen des Bewegungsapparates (z. B. bestimmte rheumatische Erkrankungen), Muskelverspannungen ■ chronische Schmerzen am Bewegungsapparat ■ krampfartige Schmerzen (z. B. Blähungen) ■ Einschmelzen von lokalen Entzündungen, bei denen der Entzündungsprozess nicht unterbunden werden soll und die eine Öffnung zum Abfließen des Eiters haben (z. B. Panaritium)	■ Prellungen, Verstauchung, Ergüsse ■ Nasenbluten, nach Tonsillektomie und Zahnextraktionen ■ Eindämmung von Entzündungen bei akuten Gelenkprozessen ■ akute Schmerzen (z. B. Kopfschmerzen) ■ Fieber, Hyperthermie ■ nach Entbindungen ■ Mastitis ■ paroxysmale Tachykardien

Tab. 4.18 *(Forts.) Wärme- und Kälteanwendungen, Indikationen und Kontraindikationen.*

	Wärmeanwendung	Kälteanwendung
Kontraindikation	■ akute Entzündungen (z.B. Appendizitis, akute Gelenkentzündungen mit überwärmten und geschwollenen Gelenken), da Gefahr der Ausbreitung und Aktivierung der Entzündung ■ unklare Schmerzzustände (z.B. unklare Bauchschmerzen) ■ Blutungsneigung ■ Sensibilitätsstörungen, Lähmungen ■ bewusstlose, desorientierte Kinder ■ Vorsicht bei Früh- und Neugeborenen, bei Kindern mit Herz-Kreislauf-Problemen (nicht anwenden oder nur milde Temperaturreize)	■ Personen mit Überempfindlichkeit gegen Kälte ■ Erkrankungen der Blutgefäße, Durchblutungs- und Sensibilitätsstörungen ■ Harnwegs- und Niereninfektionen ■ bei jüngeren Kindern i.d.R. keine Kältetherapie

Merke: Bei Früh- und Neugeborenen sowie Kindern mit Durchblutungs- und Sensibilitätsstörungen dürfen keine Wärmflaschen benutzt werden, da Verbrennungsgefahr besteht.

Hydrothermotherapie

Definition: Hydrothermotherapie umfasst die therapeutische Anwendung von Wasser in Form von Bädern, Waschungen, Güssen, Wickeln, Dampf u.a. in Kombination mit unterschiedlichen Wassertemperturen.

Temperatursenkende Waschung.

- Waschung nur bei einem durchwärmten Körper durchführen.
- Wassertemperatur sollte ca. 5 °C, bei Akzeptanz bis 10 °C unter der Körpertemperatur liegen.
- Wassertemperatur kann beginnend mit ca. 2 °C unter Körpertemperatur langsam abgesenkt werden.
- Körpertemperatur sollte max. um 1 °C gesenkt werden.
- Wasser auf der Haut trocknen lassen (wenn es das Kind toleriert).
- Gewaschenen Körperteil leicht zudecken.

Wickel und Auflagen

Als **Wickelzusätze** können Flüssigkeiten und feste Substanzen dienen (Tab. 4.19).

Tab. 4.19 Beispiele für Wickel und Auflagen.

Wickel/Auflage (Temperatur, Zusätze)	Anwendungsgebiete	Wirkung	Kontraindikation und Hinweise
Quarkauflage (kühl, nicht kalt)	▪ Akne, unreine, fettende Haut (Gesichtsmaske) ▪ Neurodermitis ▪ akute Gelenkschmerzen ▪ Prellungen, Verstauchungen ▪ Brustdrüsenentzündung bei stillenden Müttern ▪ Halsschmerzen, Heiserkeit ▪ Insektenstich ▪ Sonnenbrand ▪ Thrombophlebitis	▪ kühlend, entzündungshemmend ▪ schmerzlindernd, abschwellend ▪ bei akuten Entzündungen 5–10 Minuten belassen, ca. 3-mal wechseln ▪ bei nicht entzündlichen Prozessen kann Quark belassen werden bis er getrocknet ist	▪ Kontaktallergie gegen Milcheiweiß ▪ offene Wunden **Merke:** Für Quarkauflagen nur naturbelassenen, frischen Speisequark verwenden und keine Quarkzubereitungen (Bindemittel)! ▪ im Klinikbereich aus hygienischen Gründen nur kleine, abgepackte, frische Einzelportionen verwenden
Quarkauflage (körperwarm)	▪ Bronchitis (Brustwickel), aber Vorsicht bei Fieber ▪ Halsschmerzen ▪ Husten (insbesondere bei Kindern) ▪ Stirn- und Kieferhöhlenentzündung	▪ schleimlösend ▪ krampflösend ▪ hustenlindernd	**Merke:** Für alle Altersstufen geeignet, auch für junge Säuglinge und hitzeempfindliche Menschen
	▪ chronische Entzündung (z.B. Gelenkentzündung)	▪ schmerzlindernd ▪ durchblutungssteigernd	
Kamillenwickel/-kompresse (feuchtwarmer Bauchwickel/-kompresse)	▪ Blähungen, Dreimonatskoliken von Säuglingen ▪ evtl. Durchfall ▪ (nervöse) Magen-Darm-Beschwerden, Nervosität, Stress ▪ Unruhezustände	▪ entspannend, beruhigend, krampflösend, schmerzlindernd ▪ lindert Blähungen ▪ durchwärmend ▪ schlaffördernd	▪ unklare Magen-Darm-Beschwerden oder entzündliche Prozesse mit Fieber ▪ Unverträglichkeit von Kamille: dann nur Wasser verwenden
Kamillenauflage	▪ Akne ▪ Juckreiz ▪ Insektenstiche ▪ Mastitis	▪ entzündungshemmend, wundheilend, ▪ juckreizstillend	
Stiefmütterchenauflage	▪ Akne ▪ Juckreiz ▪ Ekzeme ▪ Milchschorf ▪ Hautirritationen im Windelbereich	▪ entzündungshemmend ▪ wundheilend ▪ juckreizstillend	Stiefmütterchentee: 2TL Stiefmütterchenkraut mit ¼ l kochendem Wasser übergießen, 10 Minuten ziehen lassen, abseihen, Auflage damit tränken
Zwiebelwickel/ Zwiebelkompresse (warm)	▪ chronische Gelenkschmerzen ▪ Husten (Auflage auf Brust oder Rücken) ▪ Ohrenschmerzen (Auflage auf und hinter dem Ohr)	▪ entzündungshemmend ▪ schmerzlindernd ▪ sekretlösend	▪ Abneigung gegen Zwiebeln ▪ starke Schleimhautreizung durch schwefelhaltige Inhaltsstoffe der Zwiebel

4

Wickelformen

Verschiedene Techniken zeigen Abb. 4.14 und Abb. 4.15.

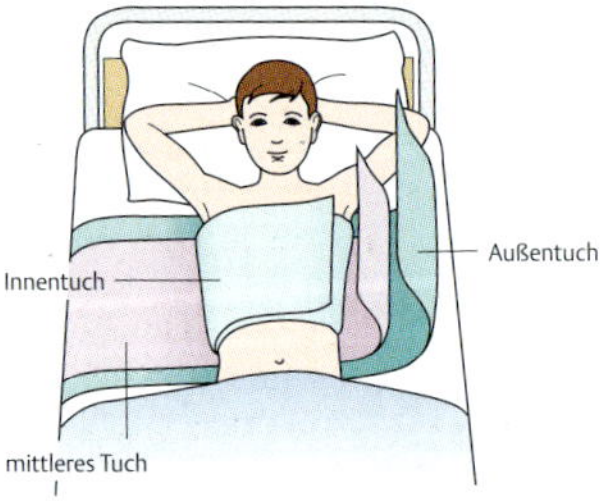

Abb. 4.14 *Brustwickel. Er reicht von den Achselhöhlen bis unter die Rippenbögen.*

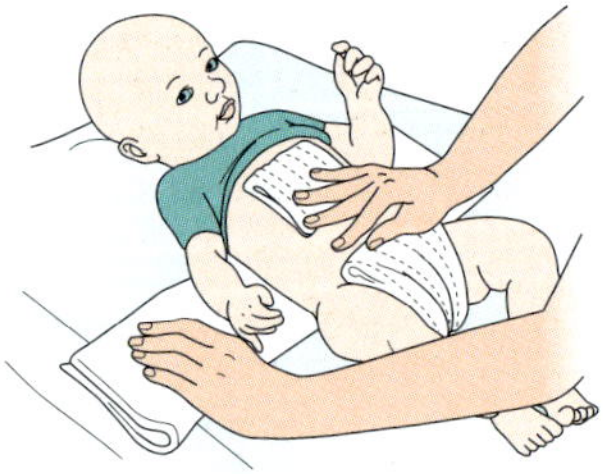

Abb. 4.15 *Bauchwickel. Eine feuchtwarme Bauchkompresse wird mit einem trockenen Tuch umwickelt.*

Wadenwickel zur Fiebersenkung

Fieber kann mit Wadenwickeln gesenkt werden (Tab. 4.20).

Tab. 4.20 *Wadenwickeln zur Fiebersenkung.*

	Wichtige Hinweise
Material	
■ 2 Innentücher aus Baumwolle oder Leinen in Wadenlänge ■ evtl. 2 Außentücher aus dünnem Frottee ca. 2–4cm länger als das Innentuch ■ lauwarmes bis kühles Wasser (Wassertemperatur wenige Grade unter der gemessenen Körpertemperatur) ■ Badethermometer ■ evtl. Obstessig als erfrischender Zusatz oder Lavendel zur Beruhigung ■ Bettschutz ■ Fieberthermometer, Uhr	■ Außentücher nur bei erwünschtem milderem Wärmeentzug ■ Wickelzusätze: nach Hautempfindlichkeit und Allergien fragen, keine Zusätze bei Säuglingen
Durchführung	
■ Kinder informieren, Ausgangstemperatur messen ■ Bettschutz unter die Beine legen ■ Innentücher in Wadenlänge abmessen (oberhalb der Knöchel bis unterhalb der Knie) ■ Kinder über den Moment des Anlegens der kühlen Tücher informieren ■ aufgerollte Innentücher in das kühle Wasser tauchen, mäßig ausdrücken, zügig und locker um die Unterschenkel legen ■ ggf. das etwas längere, trockene Außentuch darüber wickeln ■ wird nur ein Innentuch verwendet, können die Unterschenkel mit einem dünnen Tuch bedeckt werden	■ keine luftundurchlässigen Materialien um die Waden wickeln (Wärmestau!) ■ Gelenke nicht umwickeln (Schutz vor rheumaähnlichen Beschwerden) ■ Wärmestau unbedingt vermeiden!
Anwendungsdauer und -häufigkeit	
■ Wadenwickel nach ca. 10 Minuten erneuern, da sie sich schnell erwärmen ■ 3–4-mal wechseln, dann Fieber messen und pausieren ■ steigt die Körpertemperatur im Laufe des Tages wieder an, Wickelserie nach einigen Stunden wiederholen	■ für jeden Wickelgang frisches, kühles Wasser verwenden

4.4 Sich sauber halten und kleiden

4.4.1 Haut – Beobachten und Beurteilen

Verschiedene **Hauttypen** sind

- **normale Haut:** zart, feinporig, gut durchblutet, keine Hautunreinheiten, kein fettiger Glanz,
- **fette Haut (Seborrhoe):** grobporig, glänzend, fettig, oft verbunden mit Hautunreinheiten und fettigem Haar,
- **trockene Haut (Sebostase):** rau, spröde, leicht rissig oder schuppig.

Die Haut eines Säuglings hat physiologische Besonderheiten

- die Oberfläche ist bezogen auf das Körpergewicht in kg doppelt so groß wie beim Erwachsenen,
- die Epidermis ist sehr dünn, besonders die Hornschicht, daher ist die Wasserabgabe über die Haut (Perspiratio insensibilis) erhöht,
- der pH-Wert liegt bei 6,7 (beim Erwachsenen bei 5–6,5), die körpereigene Abwehr gegen Bakterien, Pilze und Viren ist herabgesetzt,
- die Schweißdrüsen sind erst im Alter von 2–3 Jahren voll funktionsfähig,
- der relative Anteil gesättigter Fettsäuren in der Säuglingshaut ist höher als beim Erwachsenen, Kälteeinwirkung kann zum Übergang vom öligen in den festen Zustand führen, d.h. zur Entwicklung von schmerzhaften, knotigen Fettgewebsentzündungen.

Merke: Die erhöhte Durchlässigkeit (Permeabilität) der Haut beim Säugling kann zu einer erhöhten Resorption von Medikamenten, Hautdesinfektionsmitteln und chemischen Stoffen in Hautpflegepräparaten führen.

Abweichungen

Hautkolorit

- Wird beurteilt, wo die Haut wenig Melanin enthält (z.B. Nagelbett, Ohrläppchen, Skleren).
- Rumpf ist geeignet, da er wenig Sonnenlicht ausgesetzt ist.
- Hautkolorit wird bei Tageslicht begutachtet (Blässe und Zyanose).

Hautverfärbungen

- **Hautrötung**: Folge von Überwärmung, Einwirkung von Kälte oder lokale Entzündung, beginnender Dekubitus oder Symptom einer Infektionskrankheit.
- **Rötlich-bläuliche Hautverfärbung**: Polyzythämie.
- **Kirschrote Haut**: Leitsymptom der Kohlenmonoxidvergiftung.
- **Flammendrote Haut**: Sonnenbrand; tritt auch bei der Kombination von Hautbestrahlung und der Gabe bestimmter Zytostatika auf.
- **Ikterus**: In der ersten Lebenswoche physiologisch; pathologisch, wenn er bereits am ersten Lebenstag auftritt, besonders ausgeprägt ist oder noch in der zweiten Lebenswoche bestehen bleibt. Bei chronischen Nierenerkrankungen färben sich oft die der Sonne ausgesetzten Hautpartien gelb (jedoch nicht die Skleren und Schleimhäute).
- **Braunfärbung**: Folge von Sonneneinwirkung oder therapeutischer Bestrahlung (Radioonkologie); kann auf Morbus Addison (Bronzehautkrankheit) oder einen Tumor der Hypophyse hinweisen.

Definition: Eine entzündliche Hautrötung ist ein **Erythem**; eine schuppende Rötung der gesamten Hautoberfläche nennt man **Erythrodermie**.

Hautfeuchtigkeit

Sehr trockene, raue Haut tritt auf bei:

- Fehlernährung, endokrinen Störungen (z.B. Hypothyreose)
- nach längerer Kälteeinwirkung
- verbunden mit Schuppenbildung
  - atopische Dermatitis oder Neurodermitis
  - Psoriasis und seborrhoische Dermatitis

Hautturgor

- **Verminderter Hautturgor:** bei Dehydratation oder Fehlernährung
- **Erhöhter Hautturgor** bei Ödemen:
  - Lidödeme bei allergischen Reaktionen oder Nierenerkrankungen
  - Ödeme an den Beinen bei stehenden Menschen bei Herzerkrankungen
  - Ödeme im Gesicht, am Schienbein, Knöchel bei Nierenerkrankungen

> **Merke:** Eine Temperaturdifferenz der Haut zwischen oben und unten, d.h. warme Arme und Hände bei kalten Beinen und Füßen, kann ein Hinweis auf einen angeborenen Herzfehler sein (Aortenisthmusstenose).

Angeborene Hautveränderungen

Geburtsmale oder Geburtsflecken sind

- Storchenbiss, Mongolenfleck,
- Naevus flammeus (syn. Feuermal, Portweinfleck), Hämangiom.

> **Merke:** Bei der Aufnahme des Kindes werden Lokalisation und Größe dokumentiert, ebenso wie evtl. auftretende Veränderungen.

Pigmentierung

- **Angeborener Pigmentmangel (Albinismus):** sehr helle, blasse Haut und weißblonde Haare.
- **Vitiligo (Weißfleckenkrankheit):** erworbene, stellenweise Depigmentierung der Haut bei normaler Hautstruktur. Auch Kopfhaare können depigmentieren und weiße Strähnen bilden.

> **Merke:** Bei Erkrankungen des Zentralnervensystems (z.B. Meningitis) kann das Berührungsempfinden herabgesetzt sein oder verloren gehen. Aber auch Fehlleistungen wie eine gesteigerte Schmerzempfindlichkeit sind möglich.

Juckreiz (Pruritus)

Ist ein Symptom und tritt auf bei

- Diabetes mellitus, Leberfunktionsstörungen, Leukämie,
- Parasitenbefall, Allergien, Schwangerschaft, Hautkrankheiten.

Hautblutungen

Sie weisen auf eine Gerinnungsstörung hin. Je nach Größe werden unterschieden

- **Petechien:** nadelstichartige Haut- oder Schleimhautblutungen,
- **Ekchymosen:** kleinfleckige Blutungen von mehr als drei Millimeter Durchmesser in Haut oder Schleimhaut,
- **Vibices:** kleine, streifenförmige Blutungen unter und in der Haut,
- **Purpura:** kleinfleckige Kapillarblutung in Haut oder Schleimhaut,

- **Hämatom:** geschlossene, begrenzte Blutmasse im Gewebe, Bluterguss,
- **Suggillation:** flächenhafte Blutung in der Haut ohne scharfe Begrenzung.

Effloreszenzen

> **Definition: Exanthem**. Ein Hautausschlag, der auf größere Körperpartien verteilt ist und aus Effloreszenzen besteht.

Primäre Effloreszenzen werden unmittelbar durch eine Krankheit hervorgerufen

- **Fleck oder Makula:** reine Farbveränderung ohne Veränderung der Konsistenz oder des Hautniveaus, kleiner als ein Zentimeter im Durchmesser; bei Entzündung rot, durch Fehlen von Farbe weiß, durch Pigmenteinlagerung kann die Makula alle Farben annehmen,
- **Knötchen oder Papel:** umschriebene Verdickung oder Auftreibung der Haut, kleiner als ein Zentimeter im Durchmesser,
- **Knoten oder Nodus:** umschriebene Vermehrung der Substanz in oder unter der Haut, 1 bis 2 Zentimeter im Durchmesser,
- **Bläschen oder Vesiculae:** leicht vorgewölbte, kleine, mit Flüssigkeit gefüllte Hohlräume, treten oft in Gruppen auf,
- **Blase oder Bulla:** mit Flüssigkeit gefüllte, erhabene Hohlräume, größer als ein Bläschen,
- **Pustel:** ein mit Eiter gefülltes Bläschen oder eine Blase,

Sekundäre Effloreszenzen entwickeln sich im Anschluss an primäre Effloreszenzen

- **Atrophie:** Gewebeschwund,
- **Narbe oder Cicatrix:** Ergebnis der Heilung nach der Zerstörung von Hautteilen,
- **Schuppung oder Squama:** abgeschilferte Teile der Hornschicht,
- **Kruste:** serum-, blut- oder eitergetränkter Schorf; Krusten bilden sich bei einer Vielzahl infektiöser oder entzündlicher Hauterkrankungen,
- **Erosion:** oberflächlicher Gewebedefekt (z.B. Pemphigus),
- **Exkoriation:** Gewebedefekt mit Beteiligung der Epidermis,
- **Ulkus:** Gewebedefekt mit Beteiligung der Dermis, Geschwür.

4.4.2 Schleimhaut – Beobachten und Beurteilen

- **Trockene Schleimhaut:** Tritt auf
  - im Mund bei Aufregung oder längerer Mundatmung,
  - in der Nase bei der Gabe von Sauerstoff,
  - infolge Dehydratation,
  - als Nebenwirkung bestimmter Medikamente, die den Speichelfluss hemmen.

> **Definition: Enanthem** ist ein fleckiger oder flächenhafter Ausschlag der Schleimhaut.

- **Pilzinfektionen (Soor):** Weißliche, stippchen- bis flächenförmige, schwer abwischbare Beläge der Mundschleimhaut. Bei vaginalem Soor tritt weißliches, dickflüssiges Sekret aus der Scheide aus.
- **Mundschleimhautentzündung (Stomatitis):** Rötung und Schwellung der Schleimhaut, Bildung zahlreicher Aphthen, die zu brennenden Schmerzen führen. Aphthen können durch Schleimhautverletzungen bei häufigem oralem Absaugen entstehen.
- **Rhagaden:** Kleine, häufig schmerzhafte Risse am Übergang von Haut zu Schleimhaut.

4.4.3 Haare – Beobachten und Beurteilen

Trockenes, brüchiges Haar weist hin auf

- Fehlernährung, falsche Pflege, Hypothyreose.

Weitere Abweichungen sind:

- **Kopfläuse:** An weißen Nissen zu erkennen, die sich nicht von den Haaren abstreifen lassen.
- **Alopezie** (Kahlheit aufgrund vermehrten Haarausfalls): Kann auftreten
  - als angeborene Haarlosigkeit, nach Infektionskrankheiten,
  - bei chronischen Krankheiten wie Eisenmangelanämie oder Diabetes mellitus,
  - bei hormonellen Veränderungen (postpartal oder durch Kontrazeptiva),
  - bei Intoxikationen,
  - als Folge von Medikamenteneinnahme (Zytostatika) oder
  - Röntgenbestrahlung.
- **Säuglingsglatze:** Teilweise Synchronisation des Haarausfalls aufgrund der mütterlichen Hormoneinwirkung während der Schwangerschaft. Der Haarausfall ist reversibel, bei manchen Kindern dauert es jedoch bis zum zweiten Lebensjahr.
- **Lanugobehaarung:** Bei Jugendlichen mit ausgeprägter Anorexia nervosa ist ein erneutes Auftreten in der Pubertät zu beobachten.
- **Schambehaarung:** Kann zur Beurteilung der altersentsprechenden körperlichen Entwicklung herangezogen werden. Bei hormonellen Störungen oder Chromosomenstörungen sind der Zeitpunkt des ersten Auftretens, Menge und Verteilung der Schambehaarung verändert.

4.4.4 Nägel – Beobachten und Beurteilen

- **Strukturveränderungen** sind
  - brüchige Nägel bei Vitamin-, Eisen- oder Kalkmangel,
  - Tüpfelnägel, haben punktförmige Defekte im Nagel und begleiten Hauterkrankungen wie Psoriasis,
  - Querrillen, sie können eine Folge von schweren Systemerkrankungen, Vergiftungen, Zytostatikaeinnahme oder lokalen Infektionen sein,
  - Längs- oder Querrillen bei Verletzungen des Nagelbettes.
- **Verfärbungen** sind
  - punktförmige/streifige weiße Flecken (Leukonychie) (kein Krankheitswert),
  - bläuliche oder braunschwarze Einschlüsse unter dem Nagel, meist Hämatome,
  - vom Nagelrand ausgehende, ungleichmäßige, braunschwarze Verfärbungen, entstehen aufgrund von Nagelinfektionen mit Bakterien, Viren oder Pilzen,
  - gelbliche Verfärbung, weist auf Pilzbefall hin,
  - weiße Querstreifen, treten nach Verletzungen des Nagelhäutchens auf oder bei Eiweißmangel aufgrund von Leber- oder Nierenerkrankungen,
  - längsstreifige Farbveränderungen sind die Folge von Verletzungen des Nagelbettes.

Merke: Die Einnahme von Medikamenten kann als Nebenwirkung die Verfärbung der Nägel mit sich bringen. Die Gabe bestimmter Zytostatika führt zu Hyperpigmentierung der Fingernägel und Nagelbetten.

- **Formveränderungen** sind
  - Nageldystrophien (angeboren oder erworben oder aufgrund von Nägelkauen),
  - Ablösung der Nagelplatte (Onycholysis), nach Infektionen, Verletzungen oder ohne Krankheitsursache,

- Uhrglasnägel, stark vorgewölbte Nägel (Hinweis auf chronischen Sauerstoffmangel),
- weiche, eingedellte „Löffelnägel“, Begleiterscheinungen bei Anämie.

4.4.5 Zähne und Zahnfleisch – Beobachten und Beurteilen

Veränderungen sind

- **Karies**: Weiße Flecken auf der Zahnoberfläche oder bräunliche Verfärbungen in den Grübchen der Backenzähne,
- **Parodontitis/Parodontose**: rotes, geschwollenes oder blutendes Zahnfleisch sowie Zahnbelag,
- **Zahnfleischwucherungen (Gingiva-Hyperplasie)**: Nebenwirkung von Antikonvulsiva.

4.4.6 Pflegemaßnahmen „Sich sauber halten“

Allgemeine Hinweise Waschen und Baden

- Fenster und Tür schließen,
- evtl. die Heizung andrehen (Raumtemperatur ca. 20–22 °C),
- bei Neugeborenen und Säuglingen Wärmestrahler einschalten,
- bei Neugeborenen und Säuglingen erst den Unterkörper entkleiden und säubern,
- das Baby zum Waschen oder Baden vollständig entkleiden,
- selbstständigen Kindern und Jugendlichen die Möglichkeit zu baden bzw. zu duschen geben,
- darauf hinweisen, dass die Badezimmertür nicht abgeschlossen werden darf,
- an der Badezimmertür ein Schild „Besetzt“ anbringen,
- werden Waschzusätzen angewendet, mit klarem Wasser nachwaschen,
- Stellen, an denen Haut auf Haut liegt, gut trocknen.

Für geeignete Präparate zur Hautreinigung und Pflege siehe Tab. 4.21 und Tab. 4.22.

***Tab. 4.21** Hautreinigungsmittel.*

Mittel/Inhaltsstoffe	Indikation	Hinweise
Wasser	alle Hauttypen	▪ bereits klares Wasser greift den Säureschutzmantel an ▪ warmes Wasser laugt die Haut stärker aus als kaltes Wasser
Seife Akalisalze, rückfettende Substanzen	starke Verschmutzung, z. B. mit Stuhlgang	▪ Alkalisalze greifen den Schutzmantel an, entfernen das Hautfett und lassen die Hornhaut aufquellen
Kinderseife wie Seife, größerer Anteil rückfettender Substanzen	Kinderhaut, trockene Haut	▪ pH-neutral
Parfümseife wie Seife, zusätzlich Parfümöl	nur auf Wunsch des Patienten	▪ Parfümöl kann zu allergischen Reaktionen führen ▪ nicht bei Kindern einsetzen
Deoseife wie Seife, zusätzlich Desinfektionsmittel	zur Hautdesinfektion für Klinikpersonal	▪ verändert die physiologische Hautflora ▪ nicht regelmäßig anwenden
Flüssigseife wie Seife, oft geringere Anteile rückfettender Substanzen	Klinikgebrauch	▪ in Seifenspendern hygienischer in der Anwendung als Seifenstücke, daher in Kliniken bevorzugt

Tab. 4.21 (Forts.) Hautreinigungsmittel.

Mittel/Inhaltsstoffe	Indikation	Hinweise
Syndets (synthetische Detergenzien) waschaktive Tenside, rückfettende Substanzen	trockene Haut	▪ flüssige Waschlotion ▪ pH-neutral ▪ bei trockener Haut besser geeignet als Seife
Schaumbad waschaktive Substanzen, Duftstoffe	Reinigungsbad	▪ Duftstoffe können zu allergischen Reaktionen führen ▪ bei Säuglingen nicht zu empfehlen
Duschgel waschaktive Substanzen, Duftstoffe	fettige Haut	▪ entfettet die Haut stärker als Seife ▪ auch zum Haarewaschen oder Baden geeignet
Reinigungsemulsion ähnlich wie Syndets	alle Hauttypen	▪ wird in die Haut einmassiert und mit klarem Wasser abgewaschen

Tab. 4.22 Hautpflegemittel.

Mittel/Indikation	Hinweise
Öl-in-Wasser-Emulsion normale, fettige und Mischhaut	▪ als Creme oder Lotion erhältlich ▪ dringt rasch in die Haut ein ▪ bildet keinen Fettfilm ▪ hoher Wasseranteil lässt die Epidermis aufquellen und führt zu Verlust an Hautfeuchtigkeit ▪ in reiner Form anwendbar oder als Trägersubstanz für medikamentöse Zusätze
Wasser-in-Öl-Emulsion trockene Haut	▪ als Creme oder Lotion erhältlich ▪ dringt langsam in die Haut ein ▪ bildet einen Schutzfilm an der Hautoberfläche
reines Pflanzenöl (z. B. Mandelöl, Sonnenblumenöl) alle Hauttypen	▪ zieht rasch in die Haut ein ▪ nur kaltgepresstes Pflanzenöl in Arzneibuchqualität verwenden ▪ Lagerung < 20 °C, lichtgeschützt (im Schrank oder im Braunglas) ▪ Weizenkeimöl stets 1 : 1 mit Mandelöl mischen, da es allein nur langsam in die Haut einzieht ▪ Allergisierung möglich, daher Eltern befragen und Information bei Klinikapotheke einholen ▪ Jojoba-Öl enthält einen natürlichen Lichtschutzfaktor, daher nicht bei Babys unter Phototherapie einsetzen
Salbe Hautfettung; längeres Haften eines Wirkstoffes auf der Haut, z. B. Antimykotikum	▪ nur auf ärztliche Anordnung verwenden ▪ hoher Fettanteil bei geringem Wassergehalt führt zur Abdichtung der Hautporen und verhindert den Wärmeaustausch, daher bei Raumtemperatur und großflächiger Anwendung Gefahr des Wärmestaus ▪ bei Babys unter Phototherapie nicht großflächig einsetzen
Paste wie bei Salbe	▪ Mischung aus Salbe und Puder ▪ nur auf ärztliche Anordnung verwenden ▪ haftet an der Hautoberfläche ▪ stößt Wasser ab ▪ weiche Paste fettet die Haut, harte Paste trocknet sie (z. B. Zinkpaste)

Baden

Beim Baden von Kindern sind folgende Regeln zu beachten:

- Zuerst kaltes, dann warmes Wasser einlaufen lassen.

- Beim Baden von Säuglingen und Kleinkindern Heißwasserhahn wegdrehen oder mit einem Tuch umwickeln.
- Temperatur des Badewassers sollte zwischen 36–38 °C liegen.
- Badethermometer unter der Wasseroberfläche ablesen.
- Auch Säuglinge, die sitzen können, beim Baden festhalten.
- Kleinkinder sowie geistig behinderte Kinder dürfen nicht unbeaufsichtigt baden.
- Beim Baden zu Hause sollten die Eltern eine Anti-Rutschmatte verwenden.
- Bei Früh- und Neugeborenen sowie kleinen Säuglingen wird die Badedauer begrenzt
  - beim Säugling 3–5 Minuten,
  - beim Kleinkind 5–8 Minuten.
- Bei medizinischen Bädern kann Badedauer und -temperatur variieren.
- Ein Bad vor der Abendmahlzeit ist günstig.
- Unmittelbar nach einer Mahlzeit sollte i.d.R. nicht gebadet werden.

Eine Übersicht über medizinische Badezusätze gibt Tab. 4.23.

Tab. 4.23 *Medizinische Badezusätze.*

Zusatz/Indikation	Badedauer	Hinweise
Ölbad Hautfettung bei trockener Haut	5–20min	■ nur auf ärztliche Anordnung ■ nur 2–3-mal pro Woche ■ Gebrauch von Seife o.Ä. hebt die Wirkung des Ölbads auf ■ Haut anschließend trocken tupfen, nicht rubbeln, um den Ölfilm nicht zu entfernen ■ man unterscheidet 2 Typen von Ölbädern: – Emulsionsbad (mischt sich völlig mit dem Badewasser, z.B. Balneum Hermal, Ölbad Cordes, Linola Fett Ölbad) – spreitendes Ölbad (legt sich als Fettfilm auf die Haut, z.B. Balmandol, Parfenac Basisbad) ■ **Vorsicht**: erhöhte Rutschgefahr aufgrund des Ölfilms
Kleiebad trockene, schuppige Ekzeme; Wundsein; Juckreiz	8–10min	■ Badezusatz zunächst mit einer kleinen Menge Wasser verrühren, dann auffüllen ■ bei hautgesunden Säuglingen anstatt Schaumbad geeignet ■ **Vorsicht**: erhöhte Rutschgefahr
Kaliumpermanganat (1 : 10000) nässende Ekzeme; mykotische und bakterielle Ekzeme	nach ärztlicher Anordnung	■ bei hellrosa Farbe korrekte Verdünnung ■ **Vorsicht:** ätzend bei höherer Konzentration ■ wirkt adstringierend, antiseptisch, desodorierend ■ kontraindiziert bei Schwangeren
Eichenrinde nässende Ekzeme, Hautrisse, Schrunden	5–10min	■ Eichenrinde färbt stark ab, um dies zu vermeiden, kann man dem Badewasser etwas Zitronensaft zusetzen
Salzbad Psoriasis, Windelsoor	5–10min	■ 2–3-mal pro Woche ■ mit Meersalz oder Solesalz ■ Haut hinterher abduschen
Lavendelbad Entspannung, Einschlafstörungen	10–15min	■ zur Einschlafförderung abends durchführen
Rosmarinbad Anregung von Kreislauf und Durchblutung	5–10min	■ nicht abends durchführen ■ kontraindiziert bei Epilepsie, Bluthochdruck, Schwangeren und Kindern unter 6 Jahren

Merke: Hautärzte empfehlen bei Säuglingen mit gesunder Haut 1–2 Bäder pro Woche, da tägliches Baden den Säureschutzmantel der Haut zerstört.

4

Material

- Handtücher, Waschlappen, Waschzusatz, Badethermometer,
- saubere Bekleidung, frische Windel, evtl. Badespielsachen.

Vorbereitung

- Badewanne nach kliniküblichem Vorgehen reinigen,
- danach mit klarem Wasser ausspülen,
- Wasser einlassen. Die Menge richtet sich nach
  - Zweck des Bades, Erkrankung,
  - Alter des Kindes (beim Säugling und Kleinkind sind 10–15cm Wasserhöhe ausreichend).

Durchführung bei Neugeborenen/Säugling

- Mit der linken Hand den linken Oberarm des Säuglings umgreifen, sodass der Hinterkopf auf dem Unterarm ruht.
- Rechte Hand unter dem rechten Bein des Kindes durchschieben und damit den linken Oberschenkel umfassen.
- Kind im Wasser so lange halten, bis es sich daran gewöhnt hat und sich entspannt.
- Den linken Oberschenkel des Kindes loslassen.
- Während des Badens den Säugling mit der linken Hand an seinem linken Oberarm halten.

Abfolge des Waschens.

- Hals, Arme von oben nach unten,
- Hände, Oberkörper, Bauch,
- Beine von oben nach unten und die Füße,
- bei schlechter Hautdurchblutung von der Peripherie zum Herzen waschen,
- Reinigung des Genitalbereichs (S. 122).

Drehen des Babys von der Rückenlage in die Bauchlage.

- Mit der rechten Hand den Brustkorb des Babys an seiner linken Seite greifen und auf dem Unterarm zu sich hindrehen, vom Rücken auf den Bauch.
- Das Kind liegt nun mit seiner Brust auf dem Unterarm und die linke Hand umfasst den rechten Oberarm des Kindes.
- Anschließend das Kind in der Bauchlage aus der Wanne herausheben.

Praxistipp: Baden in einem Badeeimer:

- Bei Früh- und Neugeborenen und Säuglingen möglich.
- Verwendet wird ein spezieller Badeeimer.
- Da das Baby bis zu den Schultern im Wasser steckt, ist die Gefahr der Auskühlung wesentlich geringer.
- Das Reinigen des Gesäßbereiches muss vorher außerhalb des Eimers erfolgen.
- Die Ähnlichkeit zur intrauterinen Körperhaltung führt zur Beruhigung und Entspannung des Babys.

Nach dem Waschen.

- Füße des Babys verlassen zuletzt das Wasser.
- Baby wie beim Hineinheben in die Wanne mit der rechten Hand am linken Oberschenkel halten.

- Baby in ein großes Badetuch einwickelen und von oben nach unten abtrocknen.
- Ggf. mit einem Hautpflegemittel eincremen, Wickeln und anziehen.

Durchführung bei Kleinkind

- Kleinkinder müssen nicht mehr am Oberarm gehalten werden.
- Sie können ihr Gesicht bereits selbst waschen.
- Zum Waschen des Genitalbereichs stellen sie sich in der Badewanne auf. Vorsicht: Rutschgefahr!
- Bei größeren Säuglingen und Kleinkindern mit beiden Händen unterhalb der Achseln am Brustkorb des Kindes anfassen und so aus der Badewanne heben.
- Weiteres Vorgehen ist wie beim Neugeborenen bzw. Säugling (S. 120).

Durchführung bei Infantiler Zerebralparese

Wegen des oft ausgeprägten Moro-Reflexes fällt bei halb liegender Stellung der Kopf nach hinten, die Arme schießen nach vorne oben und die Hände öffnen sich. Die Kinder können weder sitzen noch ihr Gleichgewicht halten. Sie können ihre Hände nicht zum Festhalten oder Abstützen benutzen. Daher muss die Auslösung des Moro-Reflexes vermieden werden,

- indem die Kinder in eine gebeugte Stellung gebracht werden, wobei Kopf und Arme vorne sind,
- in dieser Haltung wird das Kind in die Badewanne gehoben, zum Baden gehalten und auch wieder herausgehoben,
- um das Kind aus der Wanne zu heben, erst das Wasser ablaufen lassen, dann das Kind in ein trockenes Handtuch wickeln und in gebeugter Haltung aus der Wanne heben,
- größere Kinder benötigen einen Badewannensitz, in dem sie Halt haben,
- schwerbehinderte Kinder können möglicherweise nur im Liegen gebadet werden.

> **Merke:** Aus Sicherheitsgründen sollte nur wenig Wasser in der Wanne sein. Hat das Kind eine gewisse Kopfkontrolle, kann es seinen Kopf auf ein Badewannenkissen mit Saugnäpfen legen.

Duschen

Mobile und kreislaufstabile Kinder und Jugendliche ohne Zu- oder Ableitungen können duschen bzw. geduscht werden.

- **Vorteile:** Reinigung erfolgt schneller, die Haut wird nicht so ausgelaugt wie beim Baden. Außerdem kann der Wechsel der Wassertemperatur einen kreislaufanregenden Effekt erzielen.
- **Nachteile:** Das Kind muss sicher stehen können. Duschen kann das Kind anstrengen. Auch die Erkältungsgefahr ist erhöht. Rollstuhlbenutzer können mithilfe eines Hockers oder Duschstuhls duschen.

Ganzwaschung

Material

- Waschschüssel, Nierenschale, Handtücher, Waschlappen,
- evtl. Waschzusatz, Badethermometer,
- Bekleidung für das Kind, evtl. frische Windel.

Vorbereitung

- Benötigtes Material so anordnen, dass man sich maximal um 45 °C drehen muss,
- Bett auf Arbeitshöhe einstellen,
- bei Schulkindern und Jugendlichen Sichtschutz aufstellen,

- Lagerungshilfsmittel aus dem Bett entfernen,
- Kopfteil des Bettes möglichst hoch stellen.

Merke: Bei Früh- und Neugeborenen kann die Temperatur des Wärmebettes ein Grad höher eingestellt werden, damit durch das Öffnen der Klappen die Temperatur nicht absinkt. Moderne Inkubatoren verfügen über einen Regelkreis, der einem Temperaturabfall automatisch entgegenwirkt.

Durchführung

- Kind die Hände in der Waschschüssel baden lassen.
- Jeden Schritt erläutern.
- Handtuch zum Schutz des Bettes unter den zu reinigenden Körperteil legen.
- Nur den Körperteil aufdecken, der gewaschen wird.
- Nach dem Abtrocknen Körperteil wieder zudecken.
- Gesicht zuerst waschen – oder waschen lassen (mit klarem Wasser). Bei Kindern, die nicht selbstständig das Gesicht waschen können, an einem weniger sensiblen Körperteil beginnen, um keine Abwehrreaktion hervorzurufen.
- Anschließend Ohrmuscheln, Region hinter den Ohren und Hals reinigen.
- Achselhöhlen und Brust reinigen, anschließend Bauch bis zum Nabel.
- Arme an der Hand beginnend waschen; an der Innenseite des Armes entlang bis zur Achselhöhle, von dort an der Außenseite des Armes entlang zurück zur Hand.
- Falls möglich Kind aufsitzen lassen und Rücken waschen.
- Kann das Kind nicht aufsitzen, auf die Seite drehen. Dazu das Bett flach stellen oder in schiefe Ebene bringen.
- Nach dem Waschen des Rückens das Schlafanzugoberteil bzw. Nachthemd anziehen.
- Beine nach gleichem Prinzip wie Arme waschen.

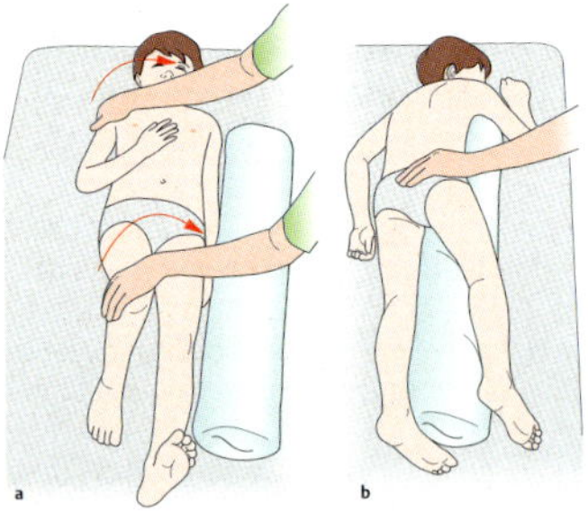

***Abb. 4.16** Waschen des Rückens. **a** Pflegekraft ergreift Schulter und Knie des Kindes. **b** Dann dreht sie es auf den Bauch.*

Intimtoilette

Merke: Es wird stets von vorne nach hinten gewaschen und abgetrocknet.

- Erst Leistenbeugen säubern, dann Genitalbereich, zuletzt Analbereich.
- Mädchen sollen die Beine im Bett aufstellen und leicht öffnen. Die Schamlippen spreizen, Wischrichtung von der Symphyse Richtung Perineum.
- Beim Jungen Vorhaut über die Glans zurückziehen und von der Harnröhrenmündung weg reinigen. Danach Vorhaut wieder vorstreifen.
- Anschließend Penisschaft und Hodensack waschen.
- Nach dem Waschen Unterhose bzw. Schlafanzug anziehen.

Hygienische Aspekte

Ein Waschwasserwechsel ist erforderlich, wenn
- es viele Seifenrückstände enthält oder sichtlich verschmutzt ist,
- stark abgekühlt ist,
- lokale Infektionen vorliegen (z. B. Fußpilz), vor dem Waschen des Genitalbereichs,
- derjenige, der gewaschen wird, es wünscht,
- die korrekte Reihenfolge beim Waschen nicht eingehalten werden kann,

Nach Gebrauch wird die Waschschüssel nach klinikublichem Vorgehen desinfiziert.

Ohrenpflege

- Das Reinigen des äußeren Ohres und der sichtbaren Teile des äußeren Gehörgangs ist beim täglichen Waschen ausreichend.
- Weder Wasser noch Seife sollten in das Ohr dringen.

> **Merke:** Aufgrund der großen Verletzungsgefahr darf das Wattestäbchen **nicht** in den Gehörgang eingeführt werden. Außerdem besteht die Gefahr, dass man mit dem Wattestäbchen das Zerumen noch weiter in den Gehörgang hineinschiebt.

Nasenpflege

- Reinigung der Nase erfolgt durch Schnäuzen oder Niesen.
- Bei zähem Sekret muss es evtl. mit Nasentropfen verdünnt, danach entfernt oder abgesaugt werden.

Augenpflege

- Verkrustungen werden mit physiologischer Kochsalzlösung eingeweicht und von außen nach innen abgewischt.
- Für jeden Wischvorgang wird ein neuer Tupfer benutzt.
- Spezielle Augenpflege mit künstlicher Tränenflüssigkeit oder Augensalbe (S. 402) wird erforderlich, wenn der Selbstreinigungsmechanismus nicht ausreichend funktioniert.

> **Merke:** Ist von einer **Konjunktivitis** nur ein Auge betroffen, so wird dieses Auge von innen nach außen gereinigt, um eine Schmierinfektion des anderen Auges bei der Reinigung zu vermeiden. Wenn möglich, soll das Kind auf die erkrankte Seite gelagert werden, damit kein Sekret in das andere Auge gelangen kann.

Zahnpflege

> **Merke:** Eltern sollten Schnuller, Sauger oder Löffel des Kindes nicht ablecken, da so Streptokokkus mutans, der Erreger der Karies, aus der Mundhöhle des Erwachsenen auf das Kind übertragen wird. Der Schnuller sollte dem Kind möglichst bis zum dritten Lebensjahr abgewöhnt werden, auch wenn er kiefergerecht geformt ist.

- **Putztechnik**: Zahnflächen aufeinanderstellen. Kaufläche, Außenseite der Zähne und Innenseite vom Zahnfleisch weg zum Zahn hin in kleinen, kreisenden Bewegungen mit mäßigem Druck putzen (Merksatz: von Rot nach Weiß).
- **Zeitpunkt**: Möglichst nach der Mahlzeit bzw. nach dem Verzehr von Süßigkeiten. Bei Sondenernährung Pflege entweder vor der Sondenmahlzeit oder ca. 30 Min.

danach durchführen, um ein Hochbringen von Nahrung durch Auslösen des Würgereizes zu verhindern.
- **Häufigkeit**: Mind. 2-mal täglich nach den Mahlzeiten und nach dem Verzehr von Süßigkeiten. Möglichst 30 Min. nach den Mahlzeiten, um der Entstehung von zahnschmelzschädigenden Säuren vorzubeugen.
- **Dauer**: Ca. 3 Minuten.

Besonderheiten siehe Tab. 4.24.

Merke: Bei Einsatz fluoridhaltiger Zahnpasta wird nach dem Zähneputzen möglichst nur ausgespuckt, nicht gespült, damit die Fluoride länger einwirken können.

4

***Tab. 4.24** Besonderheiten der Zahnpflege in Abhängigkeit vom Lebensalter.*

Lebensalter	Besonderheiten der Zahnpflege
6–12 Monate	Ab Durchbruch des ersten Milchzahns wird abends mit einer Babyzahnbürste und einem kleinen Klecks Milchzahncreme gereinigt.
12–18 Monate	Die vorhandenen Milchzähne werden morgens und abends gereinigt.
18 Monate bis 2 Jahre	Das Kind kann nun an die Kinderzahnbürste gewöhnt werden. Die Erwachsenen sollten das Kind mit der Zahnbürste spielen lassen und mit ihm üben, den Mund auf- und zuzumachen und die Zähne zu zeigen. Zum Zähneputzen stellt sich ein Erwachsener am besten hinter das Kind vor den Spiegel. Er fasst den Unterkiefer des Kindes mit einer Hand, sodass es den Mund öffnet. Mit dem Zeigefinger kann er die Wangen des Kindes zur Seite schieben und die Zahnbürste kann eingeführt werden.
ab 2 Jahre	Das Kind ist allmählich in der Lage, den Mund mit Wasser auszuspülen und zur Übung die Zähne vorzuputzen. Jetzt sollen die Zähne auch regelmäßig nach dem Frühstück, vor dem Schlafengehen und nach dem Verzehr von Süßigkeiten geputzt werden.
4–6 Jahre	Das Kind ist aufgrund seiner motorischen Entwicklung in der Lage, die Zähne selbstständig zu putzen, es muss aber noch ggf. von den Erwachsenen kontrolliert werden.

Merke: Bei Kleinkindern dürfen vor Operationen und Untersuchungen, für die das Kind nüchtern sein muss, die Zähne nicht geputzt werden.

Zähneputzen im Liegen

- Zum Schutz der Bettwäsche Handtuch unter den Kopf legen.
- Kopf zur Seite drehen und an den Rand des Kopfkissens platzieren.
- Zweites Handtuch als Wäscheschutz umhängen.
- Spülwasser mittels Trinkhalm anbieten.

Besonderheiten bei der Zahnpflege

- Besteht **Aspirationsgefahr**, werden die Zähne lediglich mit der feuchten Zahnbürste geputzt. Eine Absauganlage muss zur Verfügung stehen.
- Kinder mit **Zerebralparese** können sich eher mit einer elektrischen Zahnbürste als mit einer normalen Zahnbürste selbstständig die Zähne putzen.
- Nach **Hals-Nasen-Ohren-Operationen** dürfen Kinder erst nach ärztlicher Anordnung ihre Zähne mit einer neuen Zahnbürste mit weichen Borsten ohne Zahnpasta putzen.

- Bei **Gerinnungsstörungen** dürfen je nach ärztlicher Anordnung die Zähne nicht mit einer Zahnbürste, sondern nur mit einem feuchten Tuch gereinigt werden.
- Bei Immunsuppression muss die Zahnbürste häufiger gewechselt werden, bei frisch transplantierten Kindern wird ein täglicher Wechsel empfohlen.

Pflege von Zahnspangen

- Herausnehmbare Spangen nach dem Tragen mit klarem Wasser abspülen.
- Wichtig ist eine sorgfältige Zahnpflege bei festsitzenden Zahnspangen.

Mundpflege

Eine Übersicht über Mundpflegemittel siehe Tab. 4.25.

Tab. 4.25 *Mundpflegemittel.*

Mittel	Anwendungsart	Hinweise
Mundtrockenheit (Xerostomie)		
Mineralwasser, Tee	Mund spülen oder auswischen	■ kalte Getränke halten die Mundschleimhaut länger feucht ■ Tee nach Vorliebe des Kindes auswählen ■ Tee in Arzneibuchqualität verwenden, Teebeutel können mit Pilzsporen belastet sein ■ Tee max. 3min ziehen lassen, damit die Gerbsäure nicht in den Tee übergeht (Gerbsäure trocknet Mundschleimhaut aus)
Lieblingsgetränke zu Eiswürfeln gefroren	Eiswürfel lutschen	■ Kanten abrunden, indem man die Eiswürfel kurz unter heißes Wasser hält oder runde Eiswürfel mit Spezialbehältern herstellen ■ bei somnolenten oder komatösen Kindern Eiswürfel in Gaze verpackt in die Wangentasche legen, auf Abwehrreaktion achten
verdünnter Zitronensaft	Mund auswischen oder nur seitliche Zungenränder	■ Zitrone regt Speichelfluss an ■ nur bei intakter Schleimhaut und vorhandenem Schluckvermögen einsetzen ■ Zitronensaft greift Zahnschmelz an, daher nicht zur täglichen Mundpflege einsetzen
künstlicher Speichel	Mund einsprühen	■ Zusammensetzung ähnlich natürlichem Speichel ■ kann ohne Nebenwirkungen so oft wie nötig angewandt werden, hält nur etwa 1h an, Geschmack wird teilweise abgelehnt
		Vermeiden aller die Schleimhaut austrocknenden Mittel mit Gerbsäure oder Alkohol (z.B. Präparate, die Myrrhe, Salbei, Glyzerin oder Hexetidin enthalten)
reduzierte Speichelproduktion		
Zitrone	riechen lassen	■ aufgeschnittene Zitronenhälfte gut abgedeckt aufbewahren, damit das Aroma erhalten bleibt ■ Riechen ist nur möglich bei unbehinderter Nasenatmung; d.h. nicht bei Polypen, Schnupfen, nasal liegendem Tubus u.a.
Bonbons	lutschen lassen	■ zuckerfreie Bonbons verwenden ■ sofern möglich, Lieblingsgeschmack des Kindes berücksichtigen
Kaugummi, Brotrinde, Trockenfrüchte	kauen lassen	■ zuckerfreien Kaugummi verwenden ■ Vorlieben des Kindes berücksichtigen ■ Vorsicht bei Diät, Diabetes oder parenteraler Ernährung

Tab. 4.25 (Forts.) Mundpflegemittel.

Mittel	Anwendungsart	Hinweise
salzhaltige Zahnpasta	Zähne putzen (lassen)	■ regt den Speichelfluss stark an ■ wird evtl. aufgrund ihres Geschmacks abgelehnt
Massage der Speicheldrüsen	kreisende Bewegungen mit leichtem Druck	■ Massage der Ohr- und Unterkieferspeicheldrüsen von der Drüse zum Ausgang hin ■ mind. 3-mal täglich durchführen ■ Eltern/Kind zur Massage anleiten
		zusätzlich alle unter Mundtrockenheit aufgeführten Mittel
belegte Zunge und Mundschleimhaut, Borkenbildung		
kohlensäurehaltiges Mineralwasser	Mund spülen oder auswischen	■ Kohlensäure greift den Zahnschmelz an, daher nur befristet anwenden
Butter, Speiseöl, Margarine oder Naturjoghurt, Sahne je nach Wunsch des Patienten	Zunge und Gaumen dünn einreiben	■ nach Einwirkzeit von 20min aufgeweichte Borke entfernen ■ **Vorsicht**! Borken nicht gewaltsam entfernen
Natriumbikarbonat	Mund auswischen	■ nur auf ärztliche Anordnung ■ nur bei starker Verkrustung ■ 1 Teelöffel Natriumbikarbonat auf 500ml Wasser geben
Wasserstoffperoxid 1,5%	Mund auswischen oder spülen	■ nur auf ärztliche Anordnung ■ führt zur Schaumbildung, daher Absauganlage bereithalten ■ nicht bei Kindern mit beeinträchtigtem Hustenreflex ■ Kind vorher über Schaumbildung informieren ■ aufgrund Schaumbildung und üblem Geschmack Mund anschließend mit Wasser oder NaCl 0,9% spülen ■ nur bei starker Borkenbildung oder nach zahn-, mund-, kieferchirurgischen Eingriffen, wenn das Kind Nähte im Mund hat
Mundgeruch		
Zahnbürste u. -pasta	Zähne putzen	■ bestes und einfachstes Mittel zur Mundpflege, verhindert Mundgeruch ■ mindestens 2-mal täglich für drei Minuten durchführen
Zungenreiniger	Zunge von dorsal nach ventral reinigen	■ möglichst weit hinten im Mundraum ansetzen ■ Würgereiz möglich! ■ bei Schulkindern und Jugendlichen einsetzbar
Salzwasser	Mund spülen	■ 1 Messerspitze Salz in 1 Glas Wasser (0,2 l) oder isotonische Kochsalzlösung (0,9%)
Chlorophyll-Dragees/-Tropfen/-Salbe	kauen lassen bzw. auf Mundschleimhaut auftragen	■ nur auf ärztliche Anordnung ■ verfärben die Zunge grün
Mundaphthen		
Chlorhexidin	Mundspülung	■ wirkt antiseptisch, nur auf ärztliche Anordnung
Lokalanästhetika bei starken Schmerzen	betupfen	■ nur auf ärztliche Anordnung

Tab. 4.25 (Forts.) Mundpflegemittel.

Mittel	Anwendungsart	Hinweise
Stomatitis		
Chlorhexidin	spülen, gurgeln oder Mund auswischen	■ nur nach ärztlicher Anordnung ■ 2-mal täglich anwenden
NaCl 0,9% oder Wasser	spülen oder gurgeln	■ nach jeder Mahlzeit
Lokalanästhetika bei starken Schmerzen	betupfen	■ nur nach ärztlicher Anordnung, evtl. nach Bedarf, jedoch höchstens alle drei Stunden ■ mit Lieblingsgetränk zu Eiskugeln gefrieren und lutschen lassen, um ihren schlechten Geschmack zu überdecken
antiviral wirkende Medikamente	betupfen	■ nur nach ärztlicher Anordnung bei viraler Infektion
Parotitis		
Lokalanästhetika	Mund auswischen oder betupfen	■ nur auf ärztliche Anordnung
Salzwasser	Mund spülen	■ wirkt abschwellend
Rathaniatinktur	getränkte Tupfer in die Wangentasche legen	■ für 10min in Wangentaschen belassen, fördert Speichelfluss ■ Kind mit Nierenschale vornüber gebeugt sitzen lassen, um Speichel aufzufangen
Mundsoor		
Antimykotika	pinseln oder lutschen	■ nur nach ärztlicher Anordnung ■ vor der Anwendung Mund reinigen ■ danach mind. 20min Nahrungs- und Flüssigkeitskarenz, damit das Medikament wirken kann ■ Lutschtabletten haben eine längere Wirkungsdauer, sind aber unangenehmer im Geschmack (insbesondere Amphotericin)
Zahnungsbeschwerden		
Lokalanästhetikum	betupfen	■ nur auf ärztliche Anordnung
Beißring	kauen lassen (Anwendungsdauer begrenzen)	■ kann von den Eltern in die Klinik mitgebracht werden, vor der Anwendung in den Kühlschrank legen (nicht in das Tiefkühlfach), da Kälte schmerzlindernd wirkt

Material

- Watteträger bzw. Stieltupfer in passender Größe,
- Mundpflegelösung, Nierenschale, unsterile Handschuhe,
- evtl. Beißkeil aus Gummi, Lippencreme.

Vorbereitung und Durchführung

- Inspektion der Mundhöhle, Information des Kindes
- Benutzt werden kann ein Watteträger, ein Stieltupfer oder ein um den behandschuhten Zeigefinger geschlungener Tupfer.
- Bei Bedarf wird ein Gummikeil eingelegt, um zu verhindern, dass das Kind seinen Mund schließt bzw. zubeißt.
- Watteträger bzw. Tupfer mit Mundpflegelösung befeuchten und überschüssige Flüssigkeit abstreifen.
- Mundhöhle von hinten nach vorne auswischen. Lippen eincremen.

- Bei Kindern mit Schluckstörungen und bei bewusstlosen Kindern Mundpflege mit aufrechtem Oberkörper und leicht vorgebeugtem Kopf oder in Seitenlage durchführen. Eine funktionstüchtige Absauganlage muss bereitstehen.

Praxistipp: Wenn das Kind den Mund nicht öffnet, kann die Pflegeperson es dazu anregen, indem sie mit dem Finger langsam vom Jochbeinbogen zum Mundwinkel streicht oder die Lippen kreisförmig bestreicht.

Haarwäsche

4

- Wünsche bzw. Gewohnheiten des Kindes berücksichtigen.
- Bei Verletzungen oder Operationen im Bereich des Kopfes vorher die Erlaubnis des Arztes einholen.
- Getrocknet werden die Haare am schonendsten an der Luft in einem warmen Raum. Das Kind muss vor Auskühlung und Zugluft geschützt werden.
- Den Fön auf die niedrigste Stufe einstellen.

Die Haarwäsche im Bett erfolgt mithilfe spezieller Haarwaschbecken.

Merke: Bei Kindern mit Heuschnupfen ist es in der Zeit des Pollenflugs sinnvoll, jeden Abend Pollen durch eine Haarwäsche zu entfernen.

Rasieren

- Nach Augenoperationen oder bei Verletzungen im Gesicht muss vorher der Arzt befragt werden.
- Die Verwendung eines Elektrorasierers zur Trockenrasur vorziehen (geringere Verletzungsgefahr, insbesondere bei Hautunreinheiten wie Pickel).
- Nach Rasur die Haut pflegen.

Merke: Bei tracheotomierten Jugendlichen können kleine Haare in das Tracheostoma gelangen und einen Hustenreiz auslösen.

Nagelpflege

- Fingernägel rund schneiden oder feilen.
- Zehennägel gerade schneiden.
- Vom Nagelrand zur Mitte des Nagels feilen.
- Nagelhaut mit geeigneten Utensilien (sog. „Kuhfuß") zurückschieben.
- Eltern müssen in die Maßnahme vorher einwilligen.

Durchführung

- **Neugeborene:** Nägel in den ersten vier Wochen nicht schneiden.
- **Säugling:** geöffnete Hand des Kindes in die eigene nehmen und die oberen Fingerglieder festhalten.
- **Kleinkinder:** Fingernägel nicht ganz kurz schneiden. Nägel folgen der Linie der Fingerkuppen.
- **Vorschulkinder:** Nagelschneiden muss von einem Erwachsenen übernommen werden. Kinder können unter Beobachtung aber das Nagelfeilen und -reinigen üben.
- **Schulkinder:** Inwieweit sie die Nagelpflege selbstständig durchführen können, wird im Rahmen der Pflegeanamnese von den Eltern erfragt.

Merke: Bei Kindern mit **Thrombozytopenie** ist die Nagelpflege aufgrund der Blutungsgefahr kontraindiziert. Kinder mit **Diabetes** bedürfen einer besonders sorgfältigen Nagelpflege.

Wickeln

- **Reinigung mit klarem Wasser:** Stuhlgang, auch zähes Mekonium, lässt sich mit klarem Wasser am besten entfernen.
- **Reinigung mit Öl:** Auch Öl entfernt Schmutz und bildet außerdem eine leichte Schutzschicht gegen Urin und Stuhl im Windelbereich. Besonders empfehlenswert sind reine Pflanzenöle.

Merke: Bei Windeldermatitis oder Soor im Genitalbereich darf kein Öl zur Reinigung verwendet werden, da es auf wunder Haut brennt und Pilzwachstum begünstigt.

- **Einmal-Höschenwindeln:** Windelhose soll nicht zu stramm sitzen, damit die Bauchatmung noch gewährleistet ist und die Beine am Oberschenkel nicht eingeschnürt werden.
- Bei **Windeldermatitis** sollte das Baby möglichst viel ohne Windel an der Luft strampeln können. Auf ausreichenden Wärmeschutz achten (z.B. Inkubator oder Wärmebett).
- Kinder mit **infantiler Zerebralparese** haben in Rückenlage oft einen ausgeprägten Streckspasmus und überkreuzen beide Beine. Werden sie auf die Seite gerollt, lassen sich die Beine meist leichter spreizen und Hüften und Knie lassen sich besser beugen als in Rückenlage.

4.4.7 Pflegemaßnahmen „Sich kleiden“

Gesunde Kinder können Körperpflege und Kleiden selbstständig ausführen. Einen Überblick über die Entwicklungsschritte bietet (Tab. 4.26).

Tab. 4.26 *Entwicklung der Selbstständigkeit beim Sich-sauber-halten und Kleiden.*

Lebensalter	Fähigkeiten zum sich sauber halten und kleiden
Geburt bis 15 Monate	Das Neugeborene, der Säugling und das Kleinkind sind völlig abhängig von den sie betreuenden Personen.
ab etwa 15 Monaten	Das Kind kann beim An- und Ausziehen mithelfen, indem es auf Aufforderung einen Arm oder ein Bein streckt.
ab etwa 18 Monaten	Das Kleinkind kann einfache Anweisungen befolgen, es kann Kleidungsstücke wie Handschuhe, Socken und Mütze ausziehen und einen Reißverschluss öffnen.
ab etwa 24 Monaten	Das Kleinkind kann die Schuhe alleine ausziehen und einfache Kleidungsstücke selbst anziehen. Es hilft beim Haare waschen und kämmen. Die Eltern können mit dem Toilettentraining beginnen.
ab etwa 30 Monaten	Das Kind kann das Töpfchen selbst benutzen, braucht aber noch Hilfe beim Abputzen. Unter Aufsicht kann es die Hände waschen und abtrocknen und das Handtuch zum Trocknen aufhängen.
ab etwa 3 Jahren	Das Kind kann die Schuhe selbst anziehen, muss aber darauf hingewiesen werden, welcher Schuh an den linken bzw. rechten Fuß gezogen wird. Es kann Knöpfe auf- und zuknöpfen und sich anziehen, braucht aber noch Hilfestellung, z.B. bei Knöpfen auf dem Rücken. Das Kind ist tagsüber evtl. bereits trocken und kann sich selbst auf die Toilette setzen. Es kann sich nach dem Toilettengang selbstständig die Hände waschen.

Tab. 4.26 Entwicklung der Selbstständigkeit beim sich sauber halten und kleiden.

Lebensalter	Fähigkeiten zum sich sauber halten und kleiden
ab etwa 4 Jahren	Das Kind kann selbst die Schuhe zubinden. Waschen und Zähneputzen kann es mit Hilfestellung durchführen. Evtl. ist es auch nachts trocken. Das Kind kann sich nach dem Toilettengang selbstständig abputzen und die Toilettenspülung betätigen (muss aber möglicherweise noch darauf hingewiesen werden).
ab etwa 5 Jahren	Das Kind entwickelt ein ausgeprägtes Schamgefühl, es möchte nicht mehr von den Eltern im Genitalbereich gewaschen werden und zieht sich nur sehr ungern vor Fremden (z. B. Pflegepersonal und Ärzten) aus, manchmal auch nur ungern vor einem oder beiden Elternteilen. Außerdem entwickelt das Kind ein Bewusstsein dafür, welche Kleidung „in" ist und will sie selbst aussuchen. Dabei kann sein Geschmack den Erwachsenennormen völlig entgegengesetzt sein.
ab etwa 6–7 Jahren	Das Schulkind kann alleine baden und sich auf das Schlafengehen vorbereiten. Es kann seine Haare so kämmen oder bürsten, dass die Eltern die Frisur nicht korrigieren müssen.
ab etwa 10 Jahren	Das Kind ist völlig selbstständig in Bezug auf Körperpflege und Kleidung, auch beim Haarewaschen und fönen. Die Eltern müssen es ggf. darauf hinweisen, dass Maßnahmen zur Körperpflege erforderlich sind.
ab etwa 12 Jahren	Für Mädchen wird das Tragen eines Büstenhalters zum Thema sowie mit Einsetzen der Menstruation die Monatshygiene.
ab etwa 14 Jahren	Für Jungen wird das tägliche Rasieren wichtig.

An- und Auskleiden bei Einschränkungen

Merke: Ist bei einem Kind eine Extremität erkrankt oder beeinträchtigt (z. B. durch Gips), wird mit dem Anziehen an dieser Extremität begonnen. Beim Ausziehen dagegen beginnt man an der besser beweglichen Extremität.

- Bei Kindern mit z. B. **geistiger Behinderung** oder **erhöhtem Muskeltonus** ist eine gute Ausgangsposition wichtig
  - möglichst keine völlige Streckung des Körpers,
  - eine Unterlage unter dem Kopf unterstützt die Beugung,
  - beim Anziehen soll das Kind erst den Stoff spüren, dann werden die Kleidungsstücke und die zu bekleidenden Körperteile benannt.
- **Spastisch gelähmte Kinder:**
  - Mit dem Anziehen auf der weniger beweglichen Seite beginnen.
  - Das Ausziehen beginnt auf der besser beweglichen Seite.
  - Bei ausgeprägtem Streckspasmus die Beine des Kindes in der Hüfte und im Knie beugen, die Füße auf die Unterlage stellen.
  - Hose über die Füße und Beine streifen.
  - Kind mit gebeugten Hüften und Knien auf die rechte bzw. linke Seite drehen und dabei die Hose über sein Gesäß ziehen.
  - Säuglinge und Kleinkinder mit ausgeprägtem Streckspasmus lassen sich leichter an- und ausziehen, wenn sie auf der Seite liegen oder wenn die Pflegeperson das Kind auf dem Bauch über ihre Knie legt, da der Körper in dieser Stellung automatisch gebeugt wird.

Merke: Für Kinder mit einer Spastik in den Beinen gibt es propriozeptive Schuheinlagen, die durch Stimulation bestimmter Punkte an der Fußsohle den Muskeltonus der Beine günstig beeinflussen, sodass dem Kind das Laufen leichter fällt.

- **Kinder mit infantiler Zerebralparese:**
  - Kann das Kind ohne Unterstützung nicht sitzen und sein Gleichgewicht halten, setzt die Pflegeperson es mit seinem Rücken zu sich auf den Schoß oder auf einen Stuhl.
  - Bevor Strümpfe oder Schuhe angezogen werden, sollte die Pflegeperson das Bein des Kindes beugen, da bei gebeugten Beinen die Fußgelenke und Füße weniger steif sind und die Zehen weniger Richtung Fußsohle eingekrallt werden als bei gestreckten Beinen.
- **Wahrnehmungsbeeinträchtigte Kinder:**
  - Die Kleidung sollte etwas zu groß sein, sodass sie durch ständiges Hin- und Herrutschen auf der Haut den Kindern ihre Körpergrenzen verdeutlicht.

4.5 Essen und Trinken

4.5.1 Ernährungszustand – Beobachten und Beurteilen

Definition: Eutrophie ist der optimale Ernährungszustand. Quantitativ erfassbar ist er über das Körpergewicht, das in Form von Somatogrammen (S. 132), Perzentilenkurven (S. 132) und dem Body Mass Index (S. 133) in Beziehung zu Körperlänge und Lebensalter gesetzt wird.

Körpergewicht

Bei der Gewichtsermittlung sind zu beachten:

- Um Auskühlung zu verhindern, die Wiegefläche mit einem abgewogenen Tuch abdecken.
- Kinder nackt oder mit zuvor abgewogener Kleidung und Windel auflegen.
- Ältere Kinder mit möglichst wenig Bekleidung wiegen.
- Bei Kindern, die nicht sitzen oder stehen können, steigt die Pflege- oder Bezugsperson mit auf die Waage. Das zusätzliche Gewicht wird subtrahiert.
- Infusionsschläuche oder Drainagen bei der Gewichtsermittlung ohne Zugwirkung kurz anheben.
- Die Messvoraussetzungen sollten stets gleich sein. Möglichst gleiche Waage, gleiche Tageszeit, morgens, nüchtern und nach dem Toilettengang.

Merke: Das Kind muss auf der Waage beaufsichtigt werden. Zur Sicherung von Säuglingen und Kleinkindern muss beim Wiegen immer eine Hand über dem Kind und das Kind im Blickfeld bleiben.

Urin- und Stuhlabgang können größere Gewichtsschwankungen verursachen.

Körperlänge

- **Messprinzip:** Die Körperlänge wird bei Kindern ohne Schuhe, bei Säuglingen ohne Strümpfe, mit nebeneinander stehenden Füßen, gestreckten Beinen, aufrechter Körperhaltung und gerade gehaltenem Kopf ermittelt.

- **Messmethoden**
  - Säuglinge in einer Messmulde messen,
  - größere Kinder an einer Messlatte messen,
  - Kinder, die nicht stehen können, liegend auf fester Unterlage messen.

Somatogramm

Damit lässt sich der **Entwicklungsstand** beurteilen (Abb. 4.17):

- Lebensalter, Körperlänge und Körpergewicht markieren und Linien verbinden: Eine Gerade wäre als optimaler körperlicher Entwicklungsstand zu deuten.
- Rechts neben den Spalten für Körperlänge und -gewicht ist der plus/minus 2 Sigmabereich angegeben: Abweichungen innerhalb dieses Bereichs (doppelte Standardabweichung) entsprechen noch der Norm, d.h. Körperlänge und -gewicht sind altersentsprechend entwickelt.
- Die Werte zeigen, ob das Längenwachstum verlangsamt oder beschleunigt, das Kind unter- oder übergewichtig ist, oder ob Körperlänge und -gewicht zwar zueinander im Verhältnis stehen, jedoch für das Alter des Kindes zu niedrig oder hoch sind.

Mädchen

Jahre		cm	$\pm 2\sigma$	kg	$\pm 2\sigma$
		177		67,5	
		176		66,8	
		175		66,1	
		174		65,4	
		173		64,7	
		172		64,0	
		171		63,0	
		170		62,0	
		169		61,0	
		168		60,0	
		167		59,0	
19		166	11	58,0	
		165		56,0	
		164		54,5	+19,0
		163		53,5	−13,5
14		162	13	52,5	
		161		50,8	
		160	13	49,2	+19,0
		159		47,6	−13,5
13		158		46,0	
		157		45,1	
		156		44,2	+19,0
		155	14	43,3	−13,0
		154		42,4	
12		153		41,5	
		152		40,9	
		151		40,3	
		150	14	39,4	+16,5
		149		38,5	−11,0
		148		37,5	
11		147		36,6	

Abb. 4.17 *Somatogramm. Der Entwicklungszustand kann anschaulich beurteilt werden*

Zur Einschätzung des körperlichen Entwicklungsstands ist der Body Mass Index (S. 133) aber aussagekräftiger.

Perzentilenkurve

Sie ermöglicht die Beurteilung des **Entwicklungsverlaufs** (Abb. 4.18).

- Das 50. Perzentil entspricht dem Mittelwert: Hier sind 50% der Messwerte der repräsentativen Altersgruppe gleich oder darunter, die anderen 50% darüber.

- Entsprechend sind die anderen Perzentilen zu deuten. So sind beim 97. Perzentil 97% aller Messwerte der repräsentativen Altersgruppe gleich oder kleiner, 3% größer.
- Messdaten von der 3. bis einschließlich 97. Perzentile liegen im Bereich der doppelten Standardabweichung (plus/minus 2 Sigmabereich).

Merke: Abweichungen der Wachstumsdaten außerhalb des angegebenen Normbereichs bedürfen der weiteren Abklärung. Anhand von Perzentilenkurven lässt sich frühzeitig ein Trend in Richtung eines abweichenden Entwicklungsverlaufs erkennen.

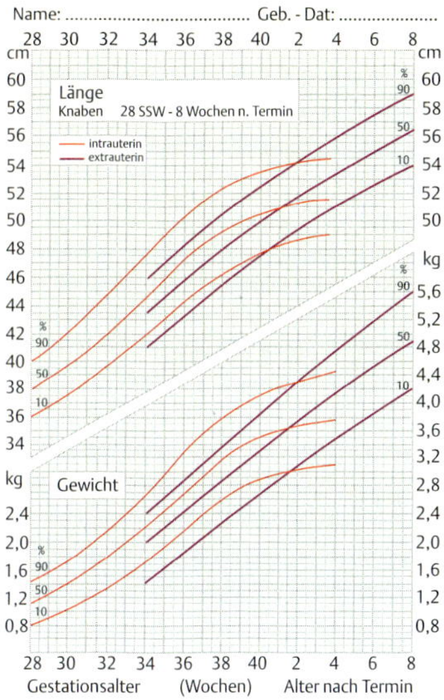

Abb. 4.18 Perzentilenkurve. Der Entwicklungsverlauf kann beurteilt werden (Beispiel eines Jungen von der 28. Schwangerschaftswoche bis 8 Wochen nach Termin).

Body Mass Index

Der Body Mass Index (BMI) oder Körpermasseindex (auch Quetelet-Index genannt) dient der Abschätzung des Körperfettanteils an der Gesamtkörpermasse.

Definition: Body Mass Index. Berechnet sich durch folgende Kalkulation: Körpergewicht (in Kilogramm) geteilt durch die Körperoberfläche (Körperlänge in Metern zum Quadrat).

BMI = [Körpergewicht in kg] : [Körperlänge in m] ^{2}

Da der BMI im Kindes- und Jugendalter Veränderungen in der prozentualen Körperfettmasse sowohl alters- als auch geschlechtsspezifischen Einflüssen unterliegt, dienen zur Beurteilung des BMI-Wertes alters- und geschlechtsspezifische Perzentilenkurven und -tabellen (http://www.a-g-a.de/aga_content.html).

Körperliches Wachstum des Säuglings

Körperlängenwachstum

Der Säugling wächst

- während des 1. Lebenshalbjahres monatlich etwa 2,5cm,
- während des 2. Lebenshalbjahres monatlich um die Hälfte (1,25cm),
- das Längenwachstum erfolgt typischerweise in Schüben,
- bis zum 1. Lebensjahr hat sich die Geburtskörperlänge um etwa 50% vergrößert.

Gewichtsentwicklung

Neugeborene

- verlieren bis zum 3./4. Lebenstag bis zu 10% ihres Geburtsgewichts,
- das Geburtsgewicht sollte nach 10 (spätestens 14) Tagen wieder erreicht sein,
- der Säugling nimmt im 1. Lebenshalbjahr wöchentlich im Durchschnitt 150–210 Gramm zu,
- im 2. Lebenshalbjahr reduziert sich die Gewichtszunahme auf wöchentlich 90–150 Gramm (Wong u.a. 2002),
- die Gewichtsentwicklung voll gestillter und nicht gestillter Säuglinge verläuft anders (Dewey u.a. 1992, 1993)
  - nach anfänglich ähnlicher Gewichtszunahme während der ersten 3 Lebensmonate, nehmen voll gestillte Säuglinge im Vergleich zu nicht gestillten im weiteren Verlauf des ersten Lebensjahres i.d.R. *langsamer* zu,
  - dieser Unterschied kann besonders im 2. Lebenshalbjahr nach Einführung der Beikost ausgeprägt sein,
  - der abweichende Gewichtsverlauf hat *keine* Auswirkungen auf Faktoren wie Körperlängenwachstum, Kopfumfangsentwicklung, Morbidität, Aktivitätenpegel oder Verhaltensentwicklung.

> **Merke:** Das Geburtsgewicht sollte sich bis zum 5. Lebensmonat (bei der U5) *verdoppelt*, bis zum 1. Lebensjahr (bei der U6) *verdreifacht* haben.

Abweichungen

Störungen des Durstgefühls

Eine Steigerung des Durstgefühls (Polydipsie) tritt auf z.B. bei Diabetes mellitus oder insipidus oder bei Erbrechen, Diarrhö. Eine Schädigung des Hypothalamus kann zu einer Verminderung bzw. einem Erlöschen des Durstgefühls (Adipsie) führen.

Dehydration

- **Ursachen:** z.B. Gastroenteritis, Blutverlust, Nierenerkrankungen, hormonelle Störungen.
- **Schweregrad:** Feststellbar über Gewichtsverlust.
- **Dehydratationstyp.** Bestimmung erfolgt über die Laborwerte. Unterschieden wird zwischen einer hypotonen, isotonen und hypertonen Dehydration (Tab. 4.27).

Tab. 4.27 Klinische Zeichen einer Dehydration in Abhängigkeit vom Schweregrad (Sitzmann 2007).

	leicht	mittel	schwer
Gewichtsverlust			
Säugling	≤5%	5–10%	10–15%
Kleinkind	≤3%	3–6%	6–9%
Haut			
Turgor	↓	↓↓	↓↓↓
Farbe	blass	grau-blass	marmoriert
Schleimhaut	trocken	spröde	brüchig
Blutdruck	normal	fast normal	↓
Puls	(↓)	↑	tachykard
Urin	niedriges Volumen	Oligurie	Oligo-Anurie, Azetonämie
Tränen	Tränen	keine Tränen	keine Tränen

Reduzierter Ernährungszustand

Ursachen sind z.B. Fehlernährung, Erbrechen, Nahrungsverwertungs- oder Stoffwechselstörung.

Unterschieden wird nach Schwere zwischen:

- **Dystrophie.** Leichtere Verlaufsform. Zeichen sind
  - erst fehlende Gewichtszunahme,
  - später Gewichtsabnahme bei fortschreitender Abmagerung,
  - eingesunkene Wangen, groß wirkende Augen,
  - blasse und trockene Haut,
  - Falten durch zunehmende Reduktion des Unterhautfettgewebes, besonders auffallend als längsstehende Falten im Gesäßbereich (sog. „Tabakbeutelgesäß"),
  - vorgewölbter Bauch, durch die hypotone und schwindende Muskulatur,
  - Pseudoobstipation bzw. Absetzen von Hungerstühlen (S. 166),
  - Verlangsamung des Körperwachstums.
- **Atrophie.** Extreme Abmagerung. Zeichen sind
  - völlig zurückgebildetes Unterhautfettgewebe,
  - „Greisengesicht" durch eingesunkene Wangen, Falten und halonierte, d.h. tief liegende, von ringförmigen Schatten umgebene Augen,
  - grau-blasse Haut, zyanotische und kühle Extremitäten,
  - hochrote, trockene Mundschleimhaut,
  - flache Atmung, verlangsamter Puls, herabgesetzte Körpertemperatur,
  - aussetzendes Körperwachstum,
  - das Kind ist stimmungslabil. Durch die allgemeine Schwächung ist es ausgeprägt infektanfällig.
- **Kachexie.** Auszehrung, das Körpergewicht hat um mehr als 20% des Sollgewichts abgenommen. Zeichen sind
  - Aussehen ist skelettartig, allgemeiner Kräfteverfall.
  - Der Kachexie kann auch eine Anorexia nervosa zugrunde liegen (S. 478).

Appetitstörungen

- **Appetitlosigkeit:** Herabgesetzter Trieb zur Nahrungsaufnahme.
- **Nahrungsverweigerung:** Kann ein Signal des Trotzes sein oder z.B. bei Anorexia nervosa oder Depression bestehen.

- **Appetitsteigerung:** Kann physiologisch auftreten, z.B. während der Adoleszenz oder einer Schwangerschaft.
- **Heißhunger.** Kann Symptom einer organischen Störung wie Diabetes mellitus sein oder medikamentenbedingt auftreten. Heißhunger kann auch im Zusammenhang mit Essstörungen bestehen.

Essstörungen

Frühkindliche Essstörungen: Sog. „Fütterstörungen". Oft treten mehrere Störungen gleichzeitig auf. Kinder mit Fütterstörungen haben z.B. oft auch Schlaf- und Schreiprobleme. Meist ist das harmlos. Hieraus kann sich jedoch eine ernstzunehmende Regulationsstörung entwickeln. Typische Anzeichen einer Fütterstörung sind:

- Bei **Säuglingen** z.B. Trinkschwäche, Erregbarkeit, motorische Unruhe, Ermüdbarkeit, Erbrechen oder Würgen, kein erkennbarer Appetit, Schluck- oder Kauprobleme, Abstillprobleme, Essensverweigerung von Breien oder fester Nahrung mit oder ohne angstgestörter Abwehr.
- Bei **Kleinkindern** z.B. geringer Appetit, Verweigerung jeglicher Nahrung, extrem wählerische Lebensmittelauswahl (meist nicht dem Alter entsprechend), Essen nur mit Ablenkung oder beim Herumlaufen und Spielen, Gewichtsverlust bzw. das Gewicht kann im Normalbereich liegen.

Merke: Die Prävalenz klinisch relevanter Fütterstörungen liegt bei etwa 5%; bei Kindern mit Entwicklungsstörungen liegt diese bei etwa 39% und kann ein erstes Anzeichen für neurologische Auffälligkeiten sein. Bei Kindern mit einer zerebralen Bewegungsstörung liegt die Häufigkeit von Fütterschwierigkeiten bei bis zu 80%. Insbesondere bei Kindern mit einer Essverweigerung ist die Symptompersistenz hoch (Kunde-Trommer u.a. 2001).

Adipositas

- **Übergewicht:** 90. alters- und geschlechtsspezifisches BMI-Perzentil
- **Adipositas:** 97. alters- und geschlechtsspezifisches BMI-Perzentil
- **extreme Adipositas:** ≥ 99.5 alters- und geschlechtsspezifisches BMI-Perzentil

Merke: Kinder und Jugendliche mit Adipositas haben eine erhöhte Komorbidität. Auch steigt das Morbiditäts- und Mortalitätsrisiko im Erwachsenenalter. Folgeerkrankungen sind Störungen des Fettstoffwechsels, Bluthochdruck, Diabetes Typ II und orthopädische Erkrankungen. Hinzu kommen weitere psychische Belastungen.

Schluck- und Verdauungsstörungen

- **Schluckstörungen (Dysphagien):** Lassen sich unterteilen in:
  - Oropharyngeale Schluckstörungen: Schluckbeschwerden zu Beginn des Schluckakts oder in Form von „Verschlucken" mit Hustenattacken
  - Ösophageale Schluckstörungen: Passagebehinderung im Weitertransport der Nahrung
- **Verdauungsstörungen:** Anzeichen sind
  - Mundgeruch und -beläge,
  - Aufstoßen, z.B. als Folge der Aerophagie,
  - Sodbrennen,
  - Blähungen,
- **Nausea.** Übelkeit.

Erbrechen

Merke: Erbrechen kann durch Vagusreizung eine Bradykardie provozieren.

Eine Auswahl über Kriterien zur Beobachtung des Erbrechens liefert Tab. 4.28.

Tab. 4.28 *Kriterien zur Beobachtung des Erbrechens.*

	beobachtbare Auffälligkeiten	Situation bzw. mögliche Ursachen des Erbrechens
1. Brechvorgang		
spastisches Erbrechen	■ Entleerung des Mageninhaltes erfolgt explosionsartig ■ meist über Mund und Nase	typisch bei hypertropher Pylorusstenose: spastisches Erbrechen „im hohen Bogen".
atonisches Erbrechen	■ Mageninhalt läuft „schlaff" zum Mund heraus ■ ohne sichtbare Kontraktionen der Magenmuskulatur	z.B. bei einer Kardiainsuffizienz
würgendes Erbrechen	■ meist mit Magenschmerz einhergehend bei wiederholtem Würgen	erfolgt auch bei bereits entleertem oder leerem Magen
Rumination	■ wiederholtes Heraufwürgen von Mageninhalt ohne gastrointestinale Störung ■ gefolgt von erneutem Kauen, Schlucken, teils Spucken	als Symptom einer Verhaltensstörung tritt die Rumination meist bei älteren Säuglingen auf
2. Beschaffenheit (beobachtbare Auffälligkeiten in Konsistenz, Farbe, Geruch und Beimengungen)		
unverdaute Nahrung	■ Erbrochenes entspricht der aufgenommenen, noch unzersetzten Nahrung ■ Geruch evtl. leicht säuerlich	kurze Verweildauer im Magen
angedaute Nahrung	■ durch Magensaft zersetzte, z.T. stark geronnene Nahrung, mit oder ohne Speisereste ■ Geruch stark sauer ■ Konsistenz flüssig, breiig oder bröckelig	längere Verweildauer im Magen mit vorangeschrittenen Verdauungsprozessen
Erbrechen von Schleim	■ Geruch meist fade ■ Konsistenz schleimig	bei nüchternem Magen oder bei vorliegender Gastritis (vermehrte Schleimproduktion als Entzündungsreaktion)
Bluterbrechen (Hämatemesis)	■ frisches Blut: Farbe hellrot	Blutungsquelle oberhalb des Magens (z.B. verschlucktes Blut bei Nasenbluten, Lungenblutung, nach Tonsillektomie), sofortiges Erbrechen des verschluckten Blutes
	■ geronnenes Blut: – durch Magensaft zersetzt – Farbe dunkel- bis schwarzrot – Konsistenz „kaffeesatzartig"	längere Verweildauer im Magen von verschlucktem Blut (Zersetzung des Hämoglobins zu Hämatin unter Einwirkung der Salzsäure), Blutungsquelle kann auch im Magen liegen, z.B. blutendes Magengeschwür
	■ Hämatinerbrechen: – Farbe rot-bräunlich – Konsistenz fadenartige Gerinnsel	typisch u.a. bei Refluxösophagitis

Tab. 4.28 (Forts.) *Kriterien zur Beobachtung des Erbrechens.*

	beobachtbare Auffälligkeiten	Situation bzw. mögliche Ursachen des Erbrechens
Erbrechen von Galle	■ Farbe gelb bis grünlich ■ Geruch süßlich bis bitter ■ Konsistenz dünnflüssig	bei nüchternem Magen, lang andauerndem Erbrechen mit leerem Magen oder auch einer Passagestörung im oberen Darmbereich (z. B. Ileus, Duodenalatresie)
Koterbrechen (Miserere)	■ Farbe bräunlich ■ Geruch kotig	bei tief liegendem Darmverschluss (Ileus oder Atresie)
3. Menge		
	■ es reicht i.d.R. aus, wenn beschrieben wird, ob die ganze Mahlzeit oder ein Teil davon, z.B. die Hälfte, erbrochen wurde	für eine exakte Mengenbestimmung, z.B. bei Kindern mit einer Flüssigkeitsbilanz, wird das in einem Gefäß oder Tuch aufgefangene Erbrochene abgemessen bzw. -gewogen
4. Zeitpunkt, Häufigkeit (wann, wie oft und in welchem Zusammenhang erfolgt das Erbrechen)		
	■ zu welcher Tageszeit ■ vor, während oder nach der Mahlzeit ■ nach dem Verzehr bestimmter Nahrungsmittel ■ vor, während oder nach der Medikation ■ bei Lageveränderungen ■ bei Schmerzen, Aufregung, Stress oder Angst ■ mit Durchfall einhergehend	

4.5.2 Pflegemaßnahmen

Erbrechen

Merke: Wegen Aspirationsgefahr müssen Säuglinge, Kleinkinder, Bewusstseinsgestörte und alle, die nicht in aufrechter Lage sind, umgehend in Seitenlage gebracht werden.

Durchführung

- Dem Kind ein Gefäß reichen. Tücher bereithalten,
- Ruhe und Mitgefühl signalisieren,
- mit einer Hand die Stirn stützen oder mit beiden Händen die Schultern umfassen,
- Kind zu tiefem, ruhigem Durchatmen auffordern,
- bei einer Wunde im Bauchbereich mit flacher Hand Gegendruck ausüben.

Nachsorge

- Kinder beruhigen, Erbrochenes umgehend entfernen,
- Zahnspangen und Prothesen sicherstellen,
- waschen und umziehen, Mundhygiene durchführen,
- Zimmer lüften, Klingel, Brechschale und Tücher in Griffweite legen.

Merke: Folgende Punkte sind beim Umgang mit Erbrechen zu beachten:
1. Häufiges Erbrechen kann schnell zu einem gefährlichen Gesundheitszustand eskalieren; umso schneller, je jünger das Kind ist. Ausgeprägter Gewichtsverlust, Exsikkose und Alkalose sind gefürchtete Komplikationen.
2. Erbrechen unabhängig von Zeit und Nahrungsaufnahme kann ein Hinweis auf einen erhöhten Hirndruck sein.
3. Bei blutigem, galligem, kotigem oder sonst auffälligem Erbrochenen, häufigem Erbrechen und/oder Verschlechterung des Allgemeinzustandes ist umgehend ein Arzt zu informieren.
4. Erbrochenes ist bei Auffälligkeiten aufzubewahren und dem Arzt zu zeigen.
5. Bei Vergiftungen wird eine Probe zur toxikologischen Analyse benötigt.

Ernährung des Säuglings

Im ersten Lebensjahr wird der Ernährungsplan (Abb. 4.19) in drei Abschnitte unterteilt (Kersting u. Alexy 2006).

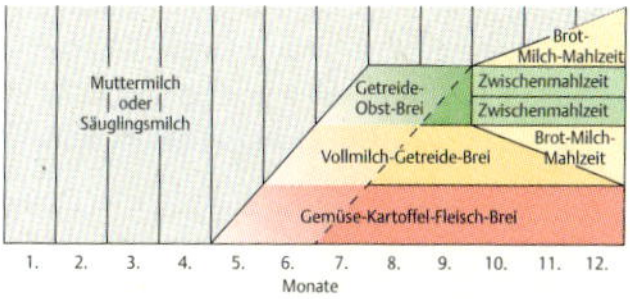

Abb. 4.19 *Ernährungsplan für das 1. Lebensjahr (nach Kersting u. Alexy 2006). Nach der ausschließlichen Ernährung mit Muttermilch oder Fertigmilch folgt die schrittweise Einführung der B(r)eikost zwischen dem 5. und 7. Lebensmonat (bei gut gedeihenden Säuglingen spätestens nach dem 7. Lebensmonat. Es folgt der allmähliche Übergang zur Familienkost im 10.–12. Lebensmonat. Teilgestillt wird weiterhin bei Bedarf.*

Muttermilch

Die Zusammensetzung der **Muttermilch** verändert sich während der Laktation:
- **Kolostrum:** Ist dick und klebrig, proteinreich und enthält viele Schutz- und Abwehrstoffe, v.a. Immunglobulin A, wie auch sog. Donné-Körperchen (mit Fett beladene Leukozyten). Kolostrum stimuliert die Darmperistaltik.
- **Transitorische Milch:** Die Übergangsmilch wird mit dem Milcheinschuss in den ersten Lebenstagen gebildet und geht nach etwa 2–3 Wochen über in die reife Muttermilch.
- **„Reife" Muttermilch:** Hat einen niedrigeren Gesamtproteinanteil und durch die angestiegene Menge an Fett und Kohlenhydrat einen höheren Energiegehalt.

Frauenmilchprotein wird folgendermaßen unterteilt (Wachtel u. Hilgarth 1994):
- *Nutritiver Anteil:* Er besteht aus Kasein und Laktalbuminen und wird im Verdauungstrakt zu Aminosäuren abgebaut. Durch den insgesamt relativ niedrigen Proteingehalt, mit hohem Anteil des feineren Molkenproteins gegenüber dem grobflockiger ausfallenden Kasein, ist Muttermilch u.a. leicht verdaulich.
- *Immunologisch wirksamer, verdauungsresistenter Anteil:* Er besteht aus wichtigen Schutz- und Abwehrstoffen wie Immunglobulin A, Laktoferrin oder Lysozym.

Merke: Frauenmilchprotein ist in erster Linie arteigenes Protein und schützt vor Allergien. Der hohe immunologisch wirksame Anteil stellt für den Säugling eine wichtige Überbrückung dar, bis die eigenen physiologischen Abwehrmechanismen ausgereift sind.

Die WHO empfiehlt

- Säuglinge 6 Monate lang, d.h. bis zur Vollendung des 6. Lebensmonats, ausschließlich und ad libitum zu stillen,
- Zufüttern, z.B. Zwiemilchernährung, stört das Zusammenspiel von „Angebot und Nachfrage“ und bedarf daher einer medizinischen Indikationsstellung,
- Stillende sollten nicht mehr als 500g pro Monat abnehmen (Kersting u. Alexy 2002). Eine starke Gewichtsreduktion würde zu einer Mobilisation von Depotfett führen, wodurch Schadstoffe in das mütterliche Blut und die Muttermilch gelangen können.

Fertigmilch

- **Säuglingsanfangsnahrung:** Auf der Basis von Kuhmilch hergestellt. Eignet sich als alleinige Ernährung in den ersten 4–6 Lebensmonaten.
- **Folgenahrung:** Sie *kann*, muss aber nicht, frühestens ab dem 5. Lebensmonat gegeben werden.
- **HA-Nahrung:** HA steht für „hypoallergen“. HA-Nahrungen wurden für allergiegefährdete, nicht gestillte Säuglinge entwickelt.
- **Weitere Milchnahrungen:** Säuglingsmilch auf Sojabasis ist frei von Kuhmilchbestandteilen. Diese eignet sich jedoch nicht für die Vorbeugung von Allergien.
- **Heilnahrungen:** Sie sind leichter verdaulich. Heilnahrung wird nur bei „Flaschenkindern“, die unter Durchfall leiden, nach ärztlicher Rücksprache empfohlen.

> **Merke:** Sollte eine Allergie beim Säugling nachgewiesen sein, darf keine HA-Nahrung mehr gegeben werden (Kersting u. Alexy 2006). Es ist dann eine Spezialnahrung mit hochgradig hydrolysierten Nahrungen (eHF = extensiv hydrolysierte Formula) notwendig.

Nahrungsmenge

Die benötigte Milchmenge kann nach den folgenden Formeln berechnet werden (Sitzmann 2006):

- Während der ersten 10 Lebenstage beträgt die tägliche Milchmenge etwa 500–600ml.
- Als Anhaltspunkt kann die sog. „Finkelstein-Regel“ zur Berechnung der täglich benötigten Milchmenge dienen: Trinkmenge (in ml) = (Lebenstage–1) x 50–70.
- Ab der 3. Lebenswoche trinkt der Säugling pro Tag 110–150ml/kg Körpergewicht; somit ist der tägliche Energiebedarf von 110–130 kcal/kg Körpergewicht im ersten Lebenshalbjahr gedeckt.

Ernährung des älteren Säuglings

Die B(r)eikost (Abb. 4.19) wird am besten langsam und schrittweise aufgebaut, indem anfangs Lebensmittel einzeln und im Abstand von einer Woche eingeführt werden.

- Die erste Beikost ist üblicherweise Gemüse.
- Ihr sind weder Salz, Zucker, Gewürze noch andere Süßungsmittel zugefügt.

Getränke. Zum Durstlöschen eignet sich Trink- oder stilles Mineralwasser, was im ersten Lebenshalbjahr vor dem Trinken abgekocht werden muss (Kersting u. Alexy 2006).

Übergang zur Familienkost. Ab etwa dem 10. Lebensmonat gestaltet sich die Kost allmählich gröber und verteilt sich auf drei Haupt- und zwei Zwischenmahlzeiten (Kersting u. Alexy 2006).

Ernährung von Kindern und Jugendlichen

Die optimierte Mischkost liefert eine ausgewogene Nährstoffzufuhr. Dabei stehen Energie- und Nährstoffzufuhr im folgenden Verhältnis:

- ca. 55 % Nahrungsenergie aus Kohlenhydraten (v.a. aus Getreide, Kartoffeln und Obst),
- ca. 30 % Nahrungsenergie aus Fett (vorwiegend pflanzlicher Herkunft),
- ca. 15 % Nahrungsenergie aus Proteinen (jeweils zur Hälfte tierischer Herkunft, wie Milch, Fleisch, Fisch oder Eier, und pflanzlicher Herkunft, wie Getreide und Kartoffeln).

Tab. 4.29 *Altersgemäße Lebensmittelverzehrmengen der optimierten Mischkost (Kersting u. Alexy 2005).*

Alter (Jahre)	1	2–3	4–6	7–9	10–12	13–14	15–18
Energie (kcal/Tag)	950	1100	1450	1800	2150	2200/2700 (w/m)	2500/3100 (w/m)
empfohlene Lebensmittel (≥ 90 % der Gesamtenergie)							
reichlich							
Getränke (ml/Tag)	600	700	800	900	1000	1200/1300	1400/1500
Brot, Getreide (-flocken) (g/Tag)	80	120	170	200	250	250/300	280/350
Kartoffeln* (g/Tag)	80	100	130	150	180	200/250	230/280
Gemüse (g/Tag)	120	150	200	220	250	260/300	300/350
Obst (g/Tag)	120	150	200	220	250	260/300	300/350
mäßig							
Milch, -produkte** (ml/Tag)	300	330	350	400	420	425/450	450/500
Fleisch, Wurst (g/Tag)	30	35	40	50	60	65/75	75/85
Eier (Stck./Woche)	1–2	1–2	2	2	2–3	2–3/2–3	2–3/2–3
Fisch (g/Woche)	50	70	100	150	180	200/200	200/200
sparsam							
Öl, Margarine, Butter (g/Tag)	15	20	25	30	35	35/40	40/45
geduldete Lebensmittel (≤10 % der Gesamtenergie)							
maximale Energiemenge (kcal/Tag)	90	110	140	180	210	220/270	250/310

* *oder Nudeln, Reis u.a. Getreide*

** *100ml Milch entsprechen im Kalziumgehalt ca. 15g Schnittkäse oder 30g Weichkäse*

Nahrungsgabe beim Säugling

Stillen

Mögliche Stillpositionen sind:

- **Stillen im Liegen:** Die Frau liegt ebenso wie das Neugeborene auf der Seite, wobei das Kind flach auf der Matratze liegt und der Mund sich in Höhe der Brustwarzen befindet. Damit das Kind alle Milchseen rund um den Warzenvorhof ausmassieren kann, sollten die Lage des Kindes bzw. die Stillpositionen gewechselt werden.

- **Haltung im Sitzen:** Die Frau sitzt in einem bequemen Sessel mit Armlehnen und der Möglichkeit, die Füße hochzustellen. Das Kind liegt im Schoß, der Kopf ruht im Arm und der Mund befindet sich in Höhe der Brustwarze.
- **„Fußballhaltung":** Bei dem Rückengriff oder der sog. „Fußballhaltung" sitzt die Mutter ebenfalls im Sessel und hält das Kind seitlich, sodass sich der Kopf vorn an der Brust und die Beine in Richtung des mütterlichen Rückens befinden. Der Rückengriff eignet sich besonders bei Milchstau.

Merke: Ohr, Schulter und Hüfte sollen stets eine Linie bilden, damit das Kind den Kopf nicht verdreht und ein Zerren der Brustwarze vermieden wird.

Weiter sind zu beachten:
- **Korrektes Anlegen:** Die Mutter nimmt mit der ganzen Hand im C-Griff ihre Brust, dabei sollten sich ihre Finger mindestens 3cm hinter der Brustwarze befinden. Anschließend berührt sie mit der Brustwarze die Unterlippe des Kindes. Wenn sich der Mund des Kindes öffnet und sich die Zunge auf der Zahnleiste befindet, zieht die Mutter das Kind fest an ihre Brust, damit es auch den Warzenvorhof fassen kann.
- **Stilldauer und -rhythmus:** Richtet sich nach Bedarf des Neugeborenen. Damit der Milchspende- oder Milchloslassreflex einsetzen kann, wird empfohlen, das Kind anfangs alle 2 Stunden kurz anzulegen, um ein sanftes Einschießen der Milch zu erreichen, was durch eine weniger gespannte Brust und weniger Schmerzen gekennzeichnet ist.
- **Sauger und Schnuller:** Sie können beim Neugeborenen zu Saugverwirrung führen, daher sollte die Benutzung möglichst vermieden bzw. sehr zurückhaltend erfolgen.

Zubereitung einer Flaschenmahlzeit

- **Wahl des Saugers:** Grundsätzlich sind Sauger mit „physiologischen" Formen (Abb. 4.20) zu benutzen. Rundsauger sollten möglichst **nicht** verwendet werden (Abb. 4.20d).
- **Kontrolle der Milchtemperatur:** Wenige Tropfen der Milch werden auf die Innenseite des eigenen Unterarms gegeben. Die Milchtemperatur sollte gegenüber der eigenen Hauttemperatur weder als kälter noch als wärmer empfunden werden.

Abb. 4.20 *Saugen. Saugverhalten an der Brust und Saugern ist grundsätzlich verschieden. Kiefer, Zunge und Muskulatur kommen beim Stillen optimal zum Einsatz.*

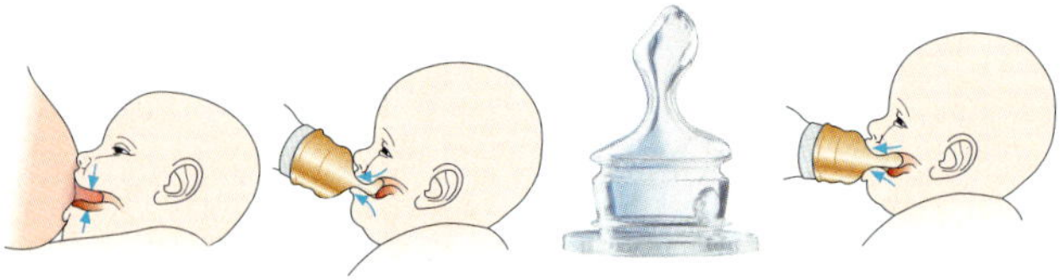

a an der Brust
b mit „physiologischem" Sauger (aus Latex)
c „Physiologischer" Sauger (aus Silikon)
d mit Rundsauger: möglichst *nicht* verwenden

Merke: Medikamente werden unter keinen Umständen in die Flasche gegeben, da beim unvollständigen Austrinken die aufgenommene Arzneimittelmenge nicht nachvollziehbar ist!

Nahrungsgabe beim älteren Säugling

Grundregeln bei der Nahrungsgabe sind:
- Hält das Kind im Sitzen das Gleichgewicht, kann es in einem Kindersitz am Tisch Platz nehmen. Die Sitzhöhe der Pflegeperson sollte in Augenhöhe des Kindes oder niedriger sein.
- Das Kind soll kleine Portionen und Schlücke zu sich nehmen.
- Der Löffel wird von der Mitte her in den Mund gebracht und möglichst waagerecht wieder herausgeführt (nicht an der Oberlippe abstreifen).
- Zum Kauen und Schlucken soll ausreichend Zeit gelassen werden. Der Mund muss erst geleert sein, ehe eine neue Portion nachgegeben wird.
- Auch wenn sich Nahrung um den Mund herum ansammelt, wird diese nicht ständig „abgewischt": Es kommt ansonsten zu einer Übersensibilisierung der Mundpartie. Bei größeren Kindern kann diese Handlung zudem als degradierend empfunden werden.
- Es ist nicht sinnvoll, eine Mahlzeit zeitlich zu weit auszudehnen. Das Vorhandensein eines Ernährungsrhythmus, mit als abgerundet empfundenen Mahlzeiten, sollte noch gewährleistet sein.
- Zwischendurch und nach der Mahlzeit wird Gelegenheit zum Aufstoßen gegeben.

Kinder mit Behinderungen oder Einschränkungen

Besonders in der Neuropädiatrie treten vielfältige Ernährungsschwierigkeiten auf. Zu beachten sind:
- **Sitzposition der Pflegeperson:** Natürlicher ist es, sich neben das Kind zu setzen, da die Nahrungsgabe aus dessen Perspektive erfolgt. Wo es möglich ist, wird die Hand des Kindes zum Mund geführt, um das Erleben der Nahrungsaufnahme im gesamten Handlungsablauf zu ermöglichen. Die Sitzposition gegenüber ermöglicht hingegen einen guten Augenkontakt und die Gesamtkontrolle, was aber als unangenehm empfunden werden kann.
- **Nahrungsgabe:** Ablenkungen sind möglichst zu vermeiden und die Betreuung durch gleiche Pflegepersonen besonders wichtig. Bei Anzeichen wie Lippen zusammenpressen, Kopf wegdrehen, Abwehrbewegungen oder einer entsprechenden Mimik wird die Nahrungsgabe unterbrochen. Die Situation ist so zu verändern und anzupassen, dass sich das Kind wieder wohl fühlt.

> **Merke:** Bei Husten und jeglichen Auffälligkeiten ist die Nahrungsgabe zu unterbrechen.
>
> Nach der Mahlzeit wird die aufrechte Körperhaltung für 20–30 Minuten belassen.

Transnasale Magensonde

Erfolgt bei kurzfristiger, noch unklarer oder auch bei langfristiger Sondenernährungsdauer. Indikationen können sein
- Trinkschwäche, Nahrungsverweigerung,
- Schluckstörung oder -lähmung, Fehlbildung,
- Verletzung oder Operation im Mund-Rachen-Raum oder im übrigen Verdauungstrakt,
- Atem- oder Bewusstseinsstörung,
- zu anstrengendes Saugen für schwerkranke Säuglinge.

Material

Das benötigte Material ist in Tab. 4.30 aufgezählt.

Tab. 4.30 Materialien zum Legen einer Magensonde.

Material	Verwendungszweck
Schutzkittel, Einmalhandschuhe	Hygiene und Eigenschutz der Pflegeperson
Tuch	Wäscheschutz für das Kind zum Abdecken des Oberkörpers
Sonde	die geeignete Sonde, d.h. deren Lumen, Länge und Material (z.B. Polyvinylchlorid, Polyurethan, Silikonkautschuk) wird entsprechend der individuellen Situation ausgewählt und richtet sich z.B. nach ■ Größe und Gewicht des Kindes, ■ Nahrungskonsistenz, ■ evtl. dem Magenrücklauf, ■ Liegedauer: Die Herstellerhinweise sind zu beachten.
Tee (oder NaCl 0,9%)	Anfeuchten der Sonde
schmaler Pflasterstreifen oder Fettstift	Markierung der abgemessenen Sondenlänge
Abwurfschale	Auffangen etwaigen Magenrücklaufs
	Lagekontrolle:
Spritze (1, 2 oder 5ml)	■ Abziehen von Mageninhalt (Spritzengröße je nach Sondengröße und Alter des Kindes)
pH-Indikatorpapier	■ pH-Bestimmung des Magenrücklaufs
Stethoskop	■ Auskultation der Magengegend
Mundspatel, Taschenlampe	Inspektion des Mund-Rachen-Raums
zugeschnittenes Pflaster (Abb. 4.21)	Fixierung der Sonde
Absauggerät	zum Freimachen der Atemwege bei Erbrechen

Vorbereitung

- Information, Zahnspangen oder Prothesen entfernen,
- Nase reinigen und schnäuzen,
- bei erstmaligem Sondenlegen bevorzugte Nasenseite erfragen, bzw. die größere Nasenöffnung ersehen,
- ein Zeichen, z.B. Handheben, für eine mögliche Unterbrechung vereinbaren, falls es zu sehr unangenehmen Empfindungen kommen sollte.

Durchführung

- Das Legen der Sonde erfolgt ggf. mit Hilfe einer weiteren Pflegeperson.

Merke: Das Sondenlegen beim Säugling wird erleichtert, wenn die Arme mit dem Oberkörper in ein Tuch eingewickelt werden.

- Falls ärztlich verordnet, wird anästhesierendes Spray unter Beachtung der Einwirkzeit in den Rachenraum eingebracht.

Merke: Vorsicht jedoch bei der Verwendung anästhesierender Sprays, da diese zu Schluckschwierigkeiten und somit einer Aspirationsgefahr führen können!

- **Bestimmung der einzuführenden Sondenlänge:** Wong u.a. (2002) beschreiben zwei Standardmethoden zum Abmessen der Sondenlänge
  - von der Nase zum Ohrläppchen und dann zur Sternumspitze,
  - von der Nase zum Ohrläppchen und dann zu einem in der Mitte zwischen Sternumspitze und Nabel gelegenen imaginären Punkt (Abb. 4.21a).
- **Lagerung:** Ältere Kinder nehmen eine bevorzugte Position ein, mit erhöhtem Oberkörper und nach vorn gebeugtem Kopf, z.B. in Seitenlage. Wer nicht aktiv mitmachen kann, wird in eine Halbschräglage (45°) gebracht. Mit der linken Hand (bei Rechtshändern) unter Kopf und Nacken des Kindes fassen und Kopf leicht nach vorne beugen (Abb. 4.21b). Dies führt zu einem tendenziellen Verschluss der Trachea.
- **Einführen der Sonde:** Kind zum tiefen Durchatmen auffordern. Mit der freien Hand die angefeuchtete, geöffnete Sonde am Nasenboden entlang in Richtung Okziput zügig einführen. Sobald sie etwas über die Nasenlänge eingebracht ist, Kind zum Schlucken auffordern. Dann die Sonde bis zur Markierung weiterhin zügig, synchron mit dem Schlucken, vorschieben. Ein etwaiger Mandrin wird jetzt gezogen.
- **Komplikationen.** Schleimhautverletzung; Aufrollen der Sonde im Mund-Rachen-Raum; Sonde gelangt in die Trachea; Vagusreizung beim Passieren des Rachenraums, d.h.
  - Würgereiz, der zu Erbrechen und Aspiration führen kann,
  - Bradykardie, Apnoe.

Abb. 4.21 *Transnasale Magensonde. Die Ernährungssonde wird über die Nase in den Magen eingebracht.* ***a*** *Abmessen der Sondenlänge von der Nasenspitze zum Ohrläppchen bis zu einem in der Mitte zwischen Sternumspitze und Nabel gelegenen imaginären Punkt,* ***b*** *Einführen der Sonde in Halbschräglage: Kopf leicht in Richtung Thorax halten,* ***c*** *Fixierungsmöglichkeiten: unterhalb oder auf der Nase.*

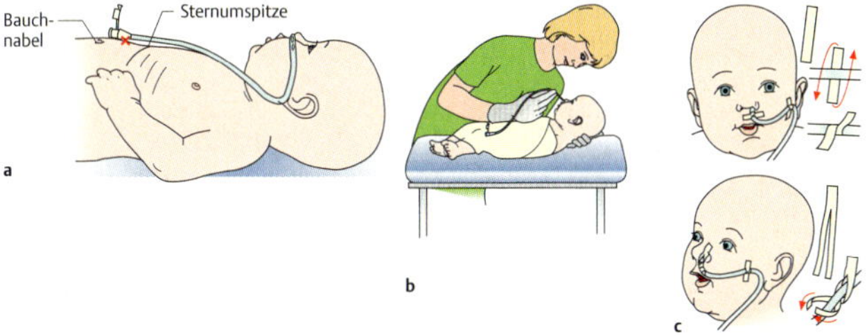

> **Merke:** Die Sonde darf nicht gegen Widerstand vorgeschoben werden. Bei spürbarem Widerstand sowie einsetzenden Dyspnoezeichen, muss sie sofort gezogen werden! Das Kind sollte rosig, mit klarer Stimme und ohne Hustenreiz sein.
>
> Bei erneutem Versuch dürfen Sonden mit gezogenem Mandrin unter keinen Umständen wieder verwendet werden: Es besteht Perforations- und Verletzungsgefahr!

- **Prüfen der Sondenlage:** Möglichkeiten zur Lagekontrolle sind
  - die Überprüfung des pH-Wertes,
  - Luftinsufflation („Luftversuch"),
  - Inspektion des Mund-Rachen-Raums.

Die Überprüfung der Sondenlage muss nach jedem Sondenlegen bzw. -wechsel, vor jeder Applikation von Flüssigkeit oder Nahrung, bei gelöstem oder disloziertem Fixierungspflaster, nach Würgen oder Erbrechen sowie bei jeglicher Auffälligkeit erfolgen.

Merke: Ein Beschlagen der Sondeninnenfläche bei der Ausatmung des Kindes ist ein möglicher Hinweis auf die Fehllage der Sonde im Atemtrakt.

- **Fixierung der Sonde** (Abb. 4.21c)**:** Die Sonde muss frei, d.h. ohne Zugwirkung, im Lumen der Nasenöffnung liegen. Stört die herunterhängende Sonde oder besteht die Gefahr, dass das Kind sie sich selbst zieht, erfolgt mit hautfreundlichem Pflaster eine weitere Fixierung an der Wange.

Pflegemaßnahmen bei liegender Sonde

- **Inspektion von Mund und Nase:** Mindestens einmal pro Tag werden Mundschleimhaut und Zunge nach Auffälligkeiten untersucht. Die Nasenöffnungen werden nach Auffälligkeiten inspiziert.
- **Intensivierte Mund- und Nasenpflege:** Sie erfolgt zur Erhaltung einer intakten Mund- und Nasenschleimhaut und reduziert die Gefahr einer Parotitis. Die Lippen- und Nasenpflege erfolgt mit Salbenpräparaten.

Zeitgleich mit dem Sondiervorgang wird eine geschmacksstimulierende Mundpflege vorgenommen (S. 125). So erfährt das Kind den Zusammenhang zwischen Schmecken (und Riechen) und der Magenfüllung, was insbesondere bei einer Langzeitsondierung wichtig ist.

- **Neufixierung der Sonde:** Erfolgt nur bei Bedarf.
- **Pneumonieprophylaxe:** Kann notwendig werden, wenn das Kind aufgrund der liegenden Sonde flach atmet (S. 81).
- **Sondenwechsel und Entfernen der Sonde:** Liegedauer der Sonde richtet sich nach Zustand und Belastbarkeit des Kindes. Verweildauer ist auch vom Sondenmaterial abhängig. Beim Legen einer neuen Sonde möglichst Nasenseite wechseln.

Praxistipp: Die Sonde muss in geschlossenem Zustand gezogen werden, da möglicher Sondeninhalt beim Passieren des Rachenraums in den Atemtrakt gelangen kann. Zur Vermeidung einer Vagusreizung die Sonde zügig ziehen.

Orale Magensonde

Eine Magensondierung erfolgt oral

- z.B. zur Gewährleistung einer freien Nasenatmung bei Früh- und Neugeborenen,
- bei der Unmöglichkeit einer nasalen Sondierung,
- bei Vorhandensein einer Fehlbildung, Verletzung oder Operation im Nasenbereich.

Beim Legen einer oralen Magensonde gibt es im Vergleich zur transnasalen Magensonde (S. 143) folgende Abweichungen:

- **Längenabmessung** (Abb. 4.22a): vom Mundwinkel zum Ohrläppchen zu einem in der Mitte zwischen Sternumspitze und Nabel gelegenem imaginären Punkt (Foster u.a. 1989). Wong u.a. (2002) hingegen geben die gleiche Messtechnik für die orogastrische Sondierung wie für die transnasale an. Klinikinterne Richtlinien sind den entsprechenden Standards zu entnehmen.
- **Einführen der Sonde durch den Mund in Richtung Rachen:** Dies kann evtl. durch einen Mundkeil erleichtert werden.

- **Fixierung der liegenden Sonde am Mundwinkel mit einer Schlaufe** (Abb. 4.22b): Ein Nachteil gegenüber der transnasalen Magensonde ist die unsichere Fixierungsmöglichkeit.

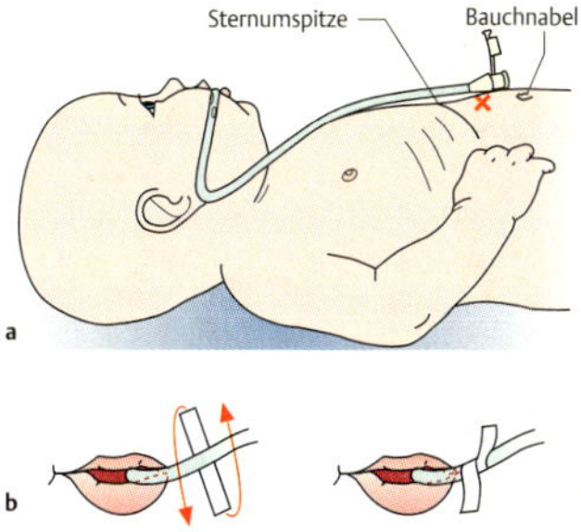

***Abb. 4.22** Orale Magensonde. Die Sonde wird über den Mund in den Magen eingebracht. **a** Abmessen der Sondenlänge vom Mund zum Ohrläppchen bis zu einem in der Mitte zwischen Sternumspitze und Nabel gelegenen imaginären Punkt, **b** Fixierung der liegenden Sonde.*

Perkutane Duodenalsonde

Sie wird gelegt
- bei Kontraindikation oder Unmöglichkeit einer nasalen und oralen Sondierung,
- bzw. unklarer, mittel- oder langfristiger Sondenernährungsdauer,
- ist u.a. erforderlich bei einer Magenentleerungsstörung,
- beugt einer Aspiration vor,
- wird durch einen Arzt unter bildgebendem Verfahren gelegt.

Sie bietet im Vergleich zur transnasalen (S. 143) und oralen Magensonde (S. 146) wesentliche Vorteile:
- Der Schluckakt bleibt durch die Sondenlage unbeeinträchtigt.
- Es kommt weder zur Irritation noch zum Fremdkörpergefühl im Nasen-Rachen-Raum.
- Die Sonde führt durch die kosmetischen Vorteile zu einer verbesserten Lebensqualität, da sie unter der Kleidung versteckt liegt.
- Sie kann problemlos gehandhabt und gewechselt werden.
- Es besteht weniger die Gefahr einer Dislokation und somit Fehlsondierung.

Es wird unterschieden zwischen
- **endoskopisch gelegten Sonden:** PEG (Perkutane Endoskopische Gastrostomie) oder PEJ (Perkutane Endoskopische Jejunostomie),
- **operativ eingebrachten Sonden:** Gastrostomie (Witzelfistel) oder FKJ (Feinnadel-Katheter-Jejunostomie).

> **Merke:** Beim Prüfen der Sondenlage muss der alkalische pH-Wert des Duodenalrücklaufs und die Lage im Duodenum bei der Luftinsufflation berücksichtigt werden.
>
> Auch Atemwegssekret hat einen alkalischen pH-Wert.

Pflege endoskopisch gelegter Sonden

- Der Verbandwechsel der PEG (oder PEJ) erfolgt nach den Regeln der aseptischen Wundversorgung (S. 263).
- Er wird während der ersten 10 Tage postoperativ täglich durchgeführt, danach 2–3-mal pro Woche bei reizlosem Stoma.
- Zur Versorgung des Stomas die Halteplatte lösen und vorsichtig zurückziehen.

- An die Stomaversorgung schließt sich neben der Hautbeobachtung die Lockerung der Sonde im Einstichkanal an: Hierfür wird sie leicht vor- und zurückgeschoben.
- Schließlich die Sonde bis zu dem durch die innere Halteplatte im Magen verursachten Widerstand vorsichtig wieder zurückziehen.
- Eine Schlitzkompresse um die Austrittstelle dient der Unterpolsterung der äußeren Halteplatte.
- Abschließend neuen Verband anlegen.
- Die Klemme bleibt bei geschlossener PEG offen, um einer Materialschädigung vorzubeugen. Sollte sie geschlossen bleiben müssen, z.B. bei stark erhöhtem Mageninnendruck, muss ihre Lokalisation regelmäßig zur Schonung des Materials gewechselt werden.

> **Merke:** Eine Weiterentwicklung der PEG ist der sog. Button. Dieses System ist für Patienten noch komfortabler, da der extrakorporale Schlauchanteil entfällt. Statt einer inneren Halteplatte wird der Button i.d.R. durch einen flüssigkeitsgefüllten Ballon gesichert.

Operativ eingebrachte Sonden

- Erster Verbandwechsel erfolgt durch den Chirurgen und bis zur vollständigen Abheilung der Wunde nach den Regeln einer aseptischen Wundversorgung (S. 263).
- Bei geblockten Kathetern fehlt die äußere Halteplatte. Da die Gefahr des Sondenverrutschens in Richtung Pylorus besteht, was zu dessen Verschluss führen kann, muss die Katheterlänge postoperativ zur weiteren Lagekontrolle abgemessen und dokumentiert werden.
- Eine Lagekontrolle erfolgt in jeder Schicht. Zusätzliche Sicherheit bietet eine Markierung an der Katheteraustrittstelle.
- Der geblockte Katheter wird unter leichtem Zug an die innere Gastrostomaöffnung gebracht und mit etwas Spielraum an der Bauchhaut fixiert. Dies gewährleistet auch einen von innen her dichten Abschluss.

> **Merke:** Eine zu feste Fixierung des Katheters kann sowohl an der Magenwand als auch an der Bauchdecke zu Druckulzera führen. Eine starke Zugwirkung kann allmählich zu einer Aufweitung des Kanals und somit zum Austritt von Magen- bzw. Darmsekret führen, was die umliegende Bauchhaut angreift.

Sondenernährung

Säuglinge, die gestillt werden oder gestillt werden sollen, erhalten ihre Muttermilch; nicht-gestillte Säuglinge erhalten Fertigmilch.

- **Selbst zubereitete Sondenkost:** Der Ernährungsplan wird zusammen mit einer Diätberaterin erstellt. Die Nahrung wird püriert, mit Bouillon, abgekochtem Wasser oder Milch verdünnt und gesiebt. Von Vorteil ist, dass die Kost mit den Wünschen des Kindes abgestimmt werden kann. Von Nachteil ist, dass sie den Erfordernissen an eine bedarfsgerechte bilanzierte Diät nicht gerecht wird. Zudem ist die Kontaminationsgefahr höher.
- **Industriell gefertigte Sondenkost:** Je nach Nährstoff- und Energiebedarf sowie Verdauungsleistung und spezifischer Erkrankung gibt es die passende Sondendiät:
  - Hochmolekulare, nährstoffdefinierte Sondennahrung wird bei ausreichend funktionstüchtiger Verdauungsleistung gegeben.
  - Chemisch definierte Sondennahrung mit bereits in ihre niedermolekularen Bestandteile aufgeschlüsselten Nährstoffe wird bei eingeschränkter Verdauungs- oder Resorptionsleistung gegeben.

  - Die Ernährung mit einer nährstoffmodifizierten Diät erfolgt bei Erkrankungen, bei denen die Sondenkost an die Stoffwechselsituation adaptiert sein muss.

Merke: Bei jeder Sondenernährung ist auf ausreichende Flüssigkeitszufuhr zu achten.

- **Sondierzeiten**: möglichst zu den üblichen Essenszeiten und in regelmäßigen Zeitabständen. Wenn es keine zwingende Indikation gibt, wird bei älteren Kindern die Sondierung nachts umgangen, um den Verdauungstrakt während der natürlichen Nachtruhe zu entlasten. Bei einer kontinuierlichen Nahrungsapplikation sollte eine Pause von mindestens 4 Stunden pro Tag eingeplant sein, damit der Magensaft seine bakterienabtötende Wirkung entfalten kann.
- **Ess- und Trinkversuch:** Zur Stimulierung der Sinnesempfindungen das Riechen an der Kost ermöglichen, ein Tröpfchen zum Kosten bzw. etwas Sondenkost oder passiertes Obst zwischen die Lippen oder auf die Zunge des Kindes geben. Voraussetzung ist ein positiver Schluckreflex, bzw. keine weitere Kontraindikation.

Pflegemaßnahmen bei der Gabe von Sondenkost

Vorbereitung

- Abgemessene Sondenkost im Flaschenwärmer auf Körpertemperatur (36–37 °C) erwärmen.
- Tee rechtzeitig vorbereiten, um eine ausreichende Abkühlung zu gewährleisten.
- Auch die Sondenmahlzeit auf einem Tablett, schön hergerichtet, servieren.
- Wenn das Kind keine Einwände hat, wird sie in der gemeinsamen Essensrunde gegeben.
- Vor der Nahrungsapplikation Kosttemperatur überprüfen und Sondenlage sorgfältig kontrollieren (S. 145).
- Körperhaltung ist möglichst aufrecht.
- Säuglinge können auf dem Schoß und Kleinkinder am Tisch sitzend sondiert werden.
- Ist dies nicht möglich, Kind in rechter Seitenlage sondieren, Oberkörper möglichst hoch lagern.
- Vorhandener **Magenrest** zur Erhaltung des Elektrolytgleichgewichtes i.d.R. resondieren.
  - Menge des Magenrestes von der verordneten Kostmenge subtrahieren: Soll z.B. ein Säugling 30ml Nahrung erhalten und hat unmittelbar vor der Mahlzeit einen Magenrest von 8ml, erhält er nach dessen Resondierung noch 22ml Nahrung.
  - Eine andere Methode kann bei größeren Kindern angewendet werden: Besteht ein Magenrest von mehr als $^1/_4$ der letzten Mahlzeit, wird dieser resondiert und nach 30–60 Minuten nochmals überprüft. Beträgt der Magenrest dann weniger als $^1/_4$ der zuletzt sondierten Nahrungsmenge, wird nach dessen Resondierung die verordnete Mahlzeit gegeben.
- **Sondierungsgeschwindigkeit:** Sie entspricht der physiologischen und individuellen Ess- oder Trinkzeit des Kindes. Eine Sondenmahlzeit hat eine Dauer von etwa 15–30 Minuten. Die Einlaufgeschwindigkeit sollte folgende Werte nicht überschreiten (Wong u.a. 2002)
  - bei Frühgeborenen und jungen Säuglingen 5ml in 5–10 Minuten,
  - bei älteren Kindern 10ml/Min.

> **Merke:** Während der Nahrungsgabe besteht eine erhöhte Aspirationsgefahr. Bei jeglicher Veränderung, z.B. Unruhe, Schwitzen ist der Sondiervorgang vorerst abzubrechen und die Ursache herauszufinden.

Durchführung

- **Durchspülen der Sonde:** Vor und nach der Nahrungsapplikation. Auch unbenutzte Sonden einmal täglich angespülen, um einer Verklebung vorzubeugen.

> **Merke:** Eine verstopfte Sonde darf nie mit Gewalt, z.B. durch hohen Druck oder einen Mandrin, durchgängig gemacht werden.

- **Lagerung des Kindes:** Nach Sondenmahlzeit aufrechte Körperhaltung noch 20–30 Min. belassen.
- **Hochhängen der Sonde:** Um Luft entweichen zu lassen, kann zur Entlastung des Magens die Sonde hochgehängt werden.

> **Merke:** Bei einer hochgehängten, geöffneten Sonde besteht erhöhte *Aspirationsgefahr!* Das Kind muss sicher gelagert und beaufsichtigt werden.

Hygiene

- Händewaschen und die hygienische Händedesinfektion vor jeder Zubereitung der Nahrung und Manipulation am Applikationssystem sind obligat.
- Einzelportion unmittelbar vor der Applikation aus der Flasche nehmen bzw. frisch zubereiten und erwärmen.
- Angebrochene Flasche mit vermerktem Datum und genauer Uhrzeit maximal 24 Std. im Kühlschrank aufbewahren. Reste verwerfen.
- Bei kontinuierlicher Nahrungsgabe beachten, dass ungekühlte Nahrung im Applikationssystem am Kind spätestens nach 6 Std. verworfen wird.
- Sondenansatz mindestens einmal täglich reinigen, um Verklebungen und Keimwachstum vorzubeugen. Hierfür keine alkoholischen Mittel verwenden.
- Sondierspritzen nach dem Gebrauch (bzw. nach Vorschrift der Hygieneabteilung) entsorgen.
- Beutelsysteme mit Tee oder abgekochtem Wasser durchspülen und spätestens nach 24 Std. wechseln.
- Ernährungspumpe und Halteständer einmal täglich und bei Bedarf reinigen.

> **Merke:** Sondenkost bietet einen günstigen Nährboden für Bakterien und Pilze. Jegliche Kontamination muss vermieden werden.

Medikamentengabe

- Tabletten fein zermörsern und in Flüssigkeit auflösen.
- Zähflüssige Arzneimittel wie Sirup möglichst mit etwas Flüssigkeit verdünnen.
- Vor und nach der Gabe Sonde durchspülen.
- Werden mehrere Medikamente zur gleichen Zeit gegeben, muss die Sonde zwischen jedem Medikament freigespült werden.

> **Merke:** Vitamin-C-haltige Säfte sollten immer gesondert gegeben werden, da die Sondenkost sonst leicht gerinnt. Auch Früchtetees können wegen des Säuregehaltes zum Ausflocken der Kost und einer Sondenverstopfung führen.

4.6 Ausscheiden

4.6.1 Urinausscheidung – Beobachten und Beurteilen

Tab. 4.31 und Tab. 4.32 geben eine Aufstellung der physiologischen und pathologischen Urinausscheidungen.

Tab. 4.31 *Kriterien zur Beobachtung der Urinausscheidung und physiologische Abweichungen.*

Beobachtung des Urins		Abweichungen durch physiologische Ursachen
Farbe	hellgelb	■ blassgelb bei hoher Flüssigkeitsaufnahme ■ dunkelgelb bei geringer Flüssigkeitszufuhr ■ rot gefärbter Niederschlag bei Säuglingen durch Urate (Ausfällung von Harnsäuresalzen und Uroerythrin) sichtbar durch rötlichen Hof in der Windel (Ziegelmehlsediment) ■ rötlich durch rote Rüben ■ leuchtend gelb durch Vitamin B
Durchsichtigkeit	klar	■ leichte Trübung bei konzentriertem oder saurem Urin durch längeres Stehen
Reaktion (Wasserstoffionenkonzentration = pH)	pH-Wert 5–6	■ pH: alkalisch 7–8, bei pflanzlicher Kost (Gefahr von Harnsteinen ist geringer) ■ saurer pH bei eiweißreicher Kost (Harnwegsinfekte entstehen seltener)
spezifisches Gewicht	1010–1025	„Messende Verfahren“, S. 162
Geruch	unauffällig, nicht unangenehm	■ stechender, scharfer Geruch nach Ammoniak durch langes Stehen ■ Veränderungen durch Nahrungsmittel, z.B. durch Spargel, Kaffee
tägliche Menge: sie richtet sich nach dem Alter der Kinder und der Flüssigkeitsmenge	Neugeborene: am ersten Tag: ca. 15ml, bis 10. Tag: 100–300ml Säuglinge: bis 500ml Kinder unter 8 Jahren: bis 1000ml Kinder über 8 Jahren: bis 1200ml Erwachsene: bis 2000ml	■ geringe Trinkmengen führen zu niedrigen Urinausscheidungen ■ eine hohe Flüssigkeitszufuhr führt zu großen Ausscheidungsmengen ■ zusätzlich muss der Flüssigkeitsverlust über Atmung und Haut (Perspiratio insensibilis) mitberücksichtigt werden: bei starkem Schwitzen (Perspiratio sensibilis) durch Sport oder hohe Temperaturen kann die Urinausscheidung verringert sein
Menge pro Miktion	Neugeborene: 5–10ml Säuglinge: 15–30ml Schulkind: ca. 150ml Erwachsene: 200–400ml	Säugling: 2,5 ml/kg KG/Std. Schulkind: 1,5 ml/kg KG/Std. Erwachsene: 1 ml/kg KG/Std.
Anzahl der täglichen Miktionen	Neugeborene: anfangs 1–2-mal 1. Lebenswoche: 6–8-mal Säuglinge: 12–18-mal Schulkinder 6–8-mal Erwachsene: 4–6-mal	Häufigkeit der Miktionen ist abhängig von: ■ Entwicklungsstand ■ Trinkmenge ■ Blasenkapazität

Tab. 4.32 Veränderungen des Urins durch pathologische Ursachen.

Farbe	▪ bierbrauner Urin durch Bilirubin, ein Bestandteil der Gallenfarbstoffe, bei Hyperbilirubinämie, Hepatitis usw. ▪ fleischwasserfarben bis rot durch Blut bei einem Harnwegsinfekt, Harnsteinen u.a. ▪ Makrohämaturie: sichtbares Blut im Urin ▪ Mikrohämaturie: Blut kann nur durch Untersuchungen nachgewiesen werden ▪ blassgelb bis wasserhell bei Diabetes mellitus und Diabetes insipidus (bei Diabetes mellitus ist trotz der hellen Farbe das spezifische Gewicht durch die Glukose hoch!)
Durchsichtigkeit	▪ trüb und undurchsichtig durch Eiweiß und Eiter bei massiven Harnwegsinfektionen; Eiweiß im Urin wird als **Proteinurie** und eitriger Urin als **Pyurie** bezeichnet
Reaktion	▪ saurer Urin bei Fieber, diabetischer Azidose, Tumorzerfall u.a. ▪ durch Zellzerfall nach zytostatischer oder Strahlentherapie kann Urin sehr sauer sein, d.h. pH 4–5: Gefahr einer Nierenschädigung durch Harnsäure
Geruch	▪ übelriechender Urin weist auf eine bakterielle Harnwegsinfektion hin ▪ Obstkellergeruch bei Coma diabeticum durch Azeton im Urin (**Ketonurie**)
Miktionsstörungen: (Menge, Häufigkeit, Zeitpunkt u.a.)	▪ **Polyurie:** vermehrte Urinausscheidung, z.B. bei Diabetes mellitus und Diabetes insipidus ▪ **Oligurie:** verminderte Urinausscheidung, hervorgerufen durch Fieber, Erbrechen, Durchfall u.a. ▪ **Anurie:** fehlende Harnproduktion; führt zur Urämie, da Stoffwechselprodukte nicht ausgeschieden werden können ▪ **Nykturie:** häufiges nächtliches Wasserlassen; Urinmenge ist nachts größer als tagsüber, z.B. bei Herz- und Nierenerkrankungen ▪ **Pollakisurie:** Bezeichnung für häufiges Wasserlassen von sehr kleinen Urinmengen bei Harnwegsinfektionen; Urinmenge über 24 Std. kann dabei normal sein ▪ **Dysurie:** schmerzhafte Miktion, bei der häufig nur tropfenweise Harn entleert wird (Vorkommen: bei Harnwegsinfektionen, postoperativ durch Sphinkterspasmus und nach Entfernen des Blasendauerkatheters u.a.) ▪ **Harnretention:** gefüllte Blase kann nicht entleert werden; Ursache ist eine Abflussbehinderung (z.B. durch Harnsteine oder neurogene Störungen) ▪ **Harninkontinenz** oder Harnträufeln: Unvermögen, den Urin willkürlich zurückzuhalten (z.B. bei neurogenen Blasenentleerungsstörungen)
spezifisches Gewicht	▪ **Isosthenurie:** Harnstarre; kann bei Nierenversagen beobachtet werden; Konzentrationsvermögen der Nieren ist stark herabgesetzt (spezifisches Gewicht beträgt daher konstant 1010–1012) ▪ **Hypersthenurie:** Bezeichnung für übermäßig hohes spezifisches Gewicht; massive Glukose- oder Eiweißausscheidung führt zu hohem spezifischen Gewicht bei normaler bis erhöhter Flüssigkeitsmenge und hellgelbem Urin

4.6.2 Pflegemaßnahmen

Sauberkeitsgewöhnung

- Sie beginnt i.d.R. im 2.–3. Lebensjahr.
- Sie sollte nicht zu früh einsetzen, da das Sauberwerden ein Entwicklungsprozess ist, für den neben körperlichen Fähigkeiten auch seelische Faktoren vorhanden sein müssen.
- Mit einem speziellen Toilettenaufsatz können Kinder problemlos die Toilette benutzen.

- Kind loben, wenn es erfolgreich war, nicht schimpfen, wenn es schief gegangen ist.
- Die Flüssigkeitsmenge am Abend nicht reduzieren. Besser zur Nacht eine Windel anziehen.
- Kinder mit fünf Jahren, die primär inkontinent sind und ältere Kinder, die nach einer trockenen Phase wieder einnässen, müssen einem Arzt vorgestellt werden.
- Kinder sind i. d. R. mit drei Jahren sauber, wobei die Stuhlausscheidung früher beherrscht wird.

Pflegemaßnahmen zum Anregen der Miktion

- Kinder auffordern, sich im Bett aufzusetzen.
- Kinder eine Weile allein lassen, damit sie sich nicht gedrängt fühlen.
- Ein laufender Wasserhahn wirkt durch das Geräusch des fließenden Wassers positiv.
- Ein kalter Waschlappen, der auf den Unterbauch im Bereich der Blase gelegt wird, hat stimulierende Wirkung.
- Die Wahrung der Intimsphäre sollte unbedingt beachtet werden.

Umgang mit Ausscheidungsgefäßen

- **Kindertopf**: Geeignetes Ausscheidungsgefäß für Kinder im Krabbelalter oder für ältere Kinder, die das Krankenzimmer nicht verlassen dürfen. Der Topf kann direkt in das Bett gestellt werden. Aus Sicherheitsgründen muss das Pflegepersonal unmittelbar am Bett stehen bleiben. Wird der Topf auf den Fußboden gestellt, sollte er sich aus hygienischen Gründen auf einer Windel befinden, die zusätzlich den nackten Füßen des Kindes Schutz bietet.
- **Urinflaschen für Jungen**: Geeignet für bettlägerige größere Jungen.
- **Urinflaschen und Steckbecken für Frauen**: Sie haben eine breitere Öffnung, die während der Miktion an die äußeren Schamlippen gepresst wird. In der Kinderklinik werden sie jedoch nicht eingesetzt. Für Mädchen dienen Steckbecken als Auffangbehältnisse für Urin.

Gewinnung von Morgenurin

Material zum Auffangen des Spontanurins beim Säugling

- Waschutensilien, frische Windel, Urinauffangbeutel,
- steriles Untersuchungsröhrchen, Nierenschale, Schutzhandschuhe,
- Klebeetiketten, ausgefüllter Begleitschein.

Durchführung

- Genitalbereich waschen. Bei männlichen Säuglingen darf keine Manipulation an der Vorhaut erfolgen, da bis Ende des zweiten Lebensjahres eine physiologische Phimose besteht. Desinfektionsmittel sollten nicht verwendet werden.
- Unter das Gesäß zum Schutz eine frische Windel legen.
- Zum Auffangen des Urins Einmal-Klebebeutel verwenden.
- Beim Mädchen Beutel auf die großen Labien kleben. Die Harnröhrenmündung befindet sich im oberen Drittel der Beutelöffnung.
- Beim Jungen befindet sich der Penis im Beutel und die hintere Kante des Beutels an der Peniswurzel. Er wird auf dem Skrotum und der umliegenden Haut aufgeklebt.
- Windel anschließend locker anlegen. Unruhige Kinder müssen vorübergehend still gehalten werden.
- Eltern über das Vorhandensein des Beutels informieren.
- Der Urinbeutel kann nach Entfernen durch Zusammendrücken der Klebefläche vorübergehend verschlossen werden. Urin mithilfe einer Urinmonovette in das Untersuchungsröhrchen umfüllen.
- Nach der Beutelabnahme die Haut mit einer Hautlotion pflegen.

Gewinnung von Mittelstrahlurin

Er wird für bakteriologische Untersuchungen benötigt.

- Größere Kinder können nach Information den Mittelstrahlurin selbst auffangen.
- Zur Anregung der Diurese bei Säuglingen nach ärztlicher Absprache zusätzlich Tee verabreichen.
- Die letzte Miktion sollte längere Zeit zurückliegen, damit evtl. vorhandene Keime genügend Zeit haben, sich zu vermehren.

Material

- warmes Wasser, pH-neutrale Waschlotion,
- sterile Tupfer zur Reinigung, sterile Kompressen zum Abtrocknen,
- steriles, verschließbares Urinauffanggefäß,
- Klebeetiketten und Begleitschein.

Durchführung

- Intimbereich waschen und mit sterilen Tupfern reinigen.
- Tupfer nach einer Wischbewegung verwerfen.
- Bei Mädchen Labien spreizen und von der Symphyse zum Anus wischen. Bei Jungen ab dem dritten Lebensjahr die Vorhaut vorsichtig zurückschieben und nach gründlicher Reinigung wieder nach vorn ziehen. Das Abtrocknen erfolgt mit sterilen Kompressen.
- Kind auffordern, sich umgekehrt mit gespreizten Beinen über die WC-Schüssel zu stellen oder zu setzen.
- Die erste und die letzte Urinportion lässt das Kind in die WC-Schüssel laufen, nur die mittlere Portion wird im sterilen Gefäß aufgefangen.

Merke: Der Mittelstrahlurin wird ohne Unterbrechung des Miktionsstrahles gewonnen.

Hilfestellung bei Urininkontinenz

Ursachen für Urininkontinenz sind:

- Zusammenspiel von Blasenmuskulatur und Schließmuskel ist gestört
- Fassungsvermögen der Blase ist zu gering
- bei neurogenen Blasenentleerungsstörungen kann die Blase nicht willkürlich und restharnfrei entleert werden oder der Urin läuft ununterbrochen ab (S. 335).

Blasentraining

Mithilfe von Videoaufnahmen kann vom Kind der Vorgang seiner Miktion auf dem Bildschirm verfolgt werden, damit es den Erfolg des Wasserlassens ohne Anspannung des Schließmuskels direkt beobachten kann. Eine weitere Möglichkeit besteht in der Aufzeichnung des Harnstrahles während der Harnflussmessung, wodurch dem Kind ebenfalls eine direkte Kontrolle ermöglicht wird. Zusätzlich wird das Kind aufgefordert, ein Protokoll über „trockene und nasse Nächte“ und ggf. Tage zu führen.

Vergrößerung des Blasenfassungsvermögens. Nachdem das Kind eine verordnete Trinkmenge zu sich genommen hat, soll es Zeitpunkt des ersten Druckgefühls in der Blase, Dauer des Urineinhaltens und ausgeschiedene Urinmenge protokollieren. Ein Entleerungsrhythmus kann durch regelmäßige Blasenentleerungen im Abstand von z.B. anfangs zwei Stunden trainiert werden.

Protokollierung. Werden erfolgte Miktionen, Urinmengen oder Einnässen protokolliert, erhält man einen Überblick über den Erfolg des Blasentrainings. Nach den spontanen Miktionen kann anfangs die Restharnmenge mittels einer Ultraschallkontrolle bestimmt werden, da Restharn die Entstehung von Harnwegsinfekten begünstigt.

Alarmtherapie. Kindern werden Klingelmatten oder -hosen angeboten, die beim ersten Urintropfen ein lautes Klingelgeräusch anzeigen. Häufig werden die Kinder davon nicht wach, sondern müssen von den Eltern geweckt und zur Toilette begleitet werden. Die Eltern sollten darauf achten, dass die Kinder ganz bewusst den Toilettengang wahrnehmen und dies auch verbalisieren. Bei Vorliegen einer neurogenen Blasenentleerungsstörung kann versucht werden, die Blase durch Auslösen eines Reflexes zu entleeren oder mittels Selbstkatheterismus eine restharnfreie Blasenentleerung zu erreichen (S. 159).

Pad-Test (Windel-Test)

Der Pad-Test erfasst unwillkürlich abgegangene Harnmengen. Zwölf Vorlagen werden stündlich gewechselt. Bei jedem Wechsel wird die benutzte Vorlage gewogen. Das Ergebnis wird mit Uhrzeit und Urinmenge genau notiert.

Hautpflege bei Urininkontinenz

- Den Urinkontakt mit der Haut so kurz wie möglich halten.
- Die Haut nach Kontakt mit Ausscheidungen reinigen.
- Ist die Haut ausgetrocknet, rückfettende Ölbäder verwenden oder die Haut mit einer Wasser-in-Öl-Lotion einreiben.
- Nach dem Waschen die Haut sorgfältig abtrocknen.
- Bei Rötungen können z.B. Kleie- oder Mondamin-Bäder zur Hautberuhigung beitragen. Eine dünn aufgetragene Paste wirkt als Nässeschutz.
- Ist die Haut zerstört, hydrokolloide Hautschutzplatten verwenden. Den Heilungsprozess fördert auch, wenn die betroffenen Hautbezirke mehrmals täglich der Luft ausgesetzt werden.

> **Praxistipp:** Zum Erhalt des Säureschutzmantels kann z.B. 1 Esslöffel Essig oder Zitronensaft auf 5l Wasser gegeben werden.

Urinalkondom

Möglichkeit, bei Jungen Urin abzuleiten. Urinalkondome sind entweder selbstklebend oder werden mit einem Haftstreifen befestigt. Die Größe wird mittels einer Schablone oder mithilfe eines Messbandes ermittelt.

Katheterisieren und Punktieren der Harnblase

Katheterarten

- **Katheter mit einer Schutzhülse**: Reduziert Harnwegsinfektionen. Die Schutzhülse wird ca. 15mm in die Urethra eingeführt, um eine Kontamination des Katheters mit Bakterien zu vermeiden, die sich am Anfang der Urethra befinden (Abb. 4.23).
- **Einmalkatheter**: Sind aus PVC-Material gefertigt.
- **Katheter zum intermittierenden Katheterisieren**: Bestehen ebenfalls aus PVC-Material und sind mit einer Gleitfläche aus Polyvinylpyrrolidon (PVP) und Kochsalz (NaCl 0,9%) versehen. Eine weitere Möglichkeit zur sicheren Handhabung ist ein Gleitmittel-Reservoir, das sich am Anfang eines Katheters befindet und diesen während des Einführens ausreichend mit Gleitmittel beschichtet (Abb. 4.24).
  - **Für Jungen**: Geeignet sind die geraden Katheter von Nelaton oder in seltenen Fällen die gebogenen von Tiemann.
  - **Für Mädchen**: Bei ihnen werden die geraden Katheter nach Nelaton eingesetzt.
- **Verweil- oder Dauerkatheter**: Sollten zur Vermeidung von toxischen Schleimhautschäden nur aus Silikon beschaffen sein oder eine spezielle Beschichtung aufweisen.

Abb. 4.23 *Katheter.* ***a*** *Katheter mit Gleitmittelreservoir,* ***b*** *Schutzhülse in Urethra mit vorgeschobenem Katheter; Schutzhülse befindet sich in dem Bereich der Urethra, der mit Keimen besiedelt ist (Fa. Hollister).*

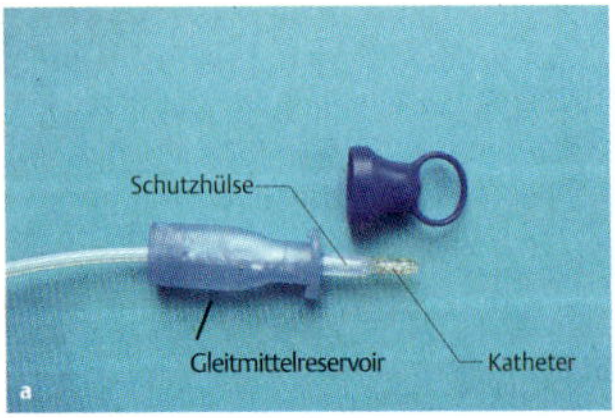

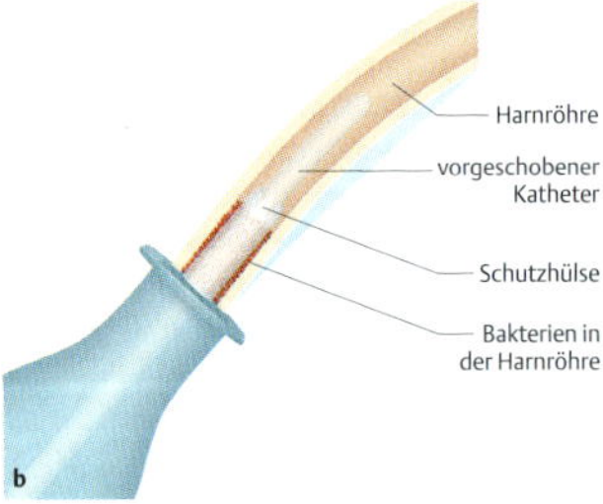

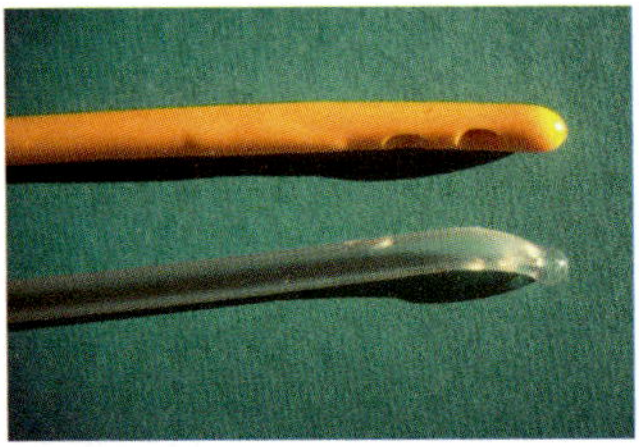

Abb. 4.24 *Spitzen verschiedener Blasenkatheter. Nelaton-Katheter mit gerader Spitze (oben), Tiemann-Katheter mit gebogener Spitze nur für Jungen (unten).*

Für geeignete Größen der Katheter siehe Tab. 4.33.

Tab. 4.33 *Empfehlungen für Blasenkathetergrößen.*

Alter des Kindes	Kathetergrößen in Charriére
Frühgeborene	Magensonde Ch. 5
Neugeborene	Magensonde Ch. 5–6
Säuglinge	Katheter Ch. 6–8
Kleinkinder	Katheter Ch. 8
Schulkinder	Katheter Ch. 8–10
Jugendliche	Katheter Ch. 10–12
Erwachsene	Katheter Ch. 10–18

Einmalkatheterismus

Indikation

- Blasenentleerung bei Harnverhalt, z.B. postoperativ oder nach einer Geburt,
- Harngewinnung für bakteriologische Untersuchungen, sofern die Gewinnung von Mittelstrahlurin nicht möglich ist,
- evtl. Röntgendarstellung mit Kontrastmittel und Restharnbestimmung.

Merke: Vor dem Katheterisieren muss nach einer möglichen Jod- oder Latexallergie gefragt werden. Präventiv sollten latexfreie Katheter verwendet werden.

Bei Säuglingen nur jodfreie Desinfektionsmittel verwenden, um eine Störung der TSH-Bildung in der Hypophyse zu vermeiden.

Material

- gute Lichtquelle, frischer Schutzkittel, Bettschutz,
- sterile Einmalunterlage, steriles Lochtuch, Händedesinfektionsmittel,
- steriles Schälchen mit sechs sterilen Tupfern, sterile Kompresse,
- Schleimhautdesinfektionsmittel,
- je nach Technik: 1–2 Paar sterile Handschuhe und/oder 1–2 sterile anatomische Pinzetten,
- steriles Kathetergleitmittel,
- 2 Einmalkatheter in entsprechender Größe (einer als Reserve),
- steriles Auffanggefäß für den Urin,
- evtl. sterile Untersuchungsröhrchen mit Begleitzettel, Abwurfbehältnis.

Merke: Aus hygienischen Gründen Kathetersets verwenden.

Vorbereitung

- Information. Kleine Kinder ablenken. Fenster schließen. Intimsphäre wahren.
- Bett auf rückenschonende Arbeitshöhe bringen.
- Kind auffordern, sich bis zum Nabel zu entkleiden. Bettschutz unterlegen.
- Intimpflege vornehmen (lassen) (S. 122).
- Kind nimmt Rückenlage mit gespreizten und angewinkelten Beinen ein. Das Becken kann etwas erhöht mithilfe eines Kissens gelagert werden.
- Jüngere Kinder müssen von einer zweiten Pflegeperson sicher gehalten werden, um eine Verletzung durch Abwehr zu vermeiden.

Durchführung

- Hände desinfizieren, frischen Kittel anziehen.
- Katheterset öffnen, sterile Innenfläche kann als Ablagefläche genutzt werden.
- Sterile Einmalunterlage aus dem Set nehmen, an den Rändern fassen und zwischen die Beine unter das Gesäß legen.
- Steriles Lochtuch, soweit vorhanden, so platzieren, dass die Vulva gut sichtbar ist.
- Sterile Handschuhe anziehen, wobei die rechte Hand bei Rechtshändern zwei sterile Handschuhe trägt. Der äußere kann nach dem Desinfizieren von der Assistenzperson abgestreift werden.
- Durch leichten Druck auf den Unterbauch kann die Blase vollständig entleert werden, um Restharn und evtl. eingedrungene Keime zu entfernen. Anschließend Katheter vorsichtig, aber zügig entfernen.

Vorgehen bei Mädchen.

- **Desinfizieren** des weiblichen Genitals:
  - Desinfektion mit 6 sterilen Tupfern, für jeden Wischvorgang neuen Tupfer verwenden. Wischrichtung von Symphyse zum Anus.
  - Mithilfe des 1. und 2. Tupfers die beiden großen Labien desinfizieren. Während die linke Hand die Labien spreizt, erfolgt das Desinfizieren der beiden kleinen Labien mittels des 3. und 4. Tupfers. Der 5. Tupfer ist für die Desinfektion der Harnröhrenöffnung bestimmt und der 6. Tupfer bleibt während des Katheterisierens vor der Vaginalöffnung liegen, um den evtl. Austritt von Sekret zu verhindern.
- **Einführen** des Katheters beim Mädchen:
  - Linke Hand hält die Schamlippen gespreizt, während der zweite Handschuh von einer Assistenzperson abgestreift wird.
  - Zum Auffangen des Urins Auffangschale auf sterile Unterlage zwischen die Beine stellen.
  - Einmalkatheter mit der sterilen Hand aufnehmen und Katheterspitze evtl. mit sterilem Anästhesiegel benetzen.

- Katheter in die Harnröhrenöffnung einführen und vorsichtig vorschieben, bis Urin abläuft. Wird kein zweiter Handschuh getragen, so wird er mithilfe einer anatomischen Pinzette eingeführt.

Merke: Bei der Verwendung eines Tiemann-Katheters zeigt die Spitze stets nach oben. Sie darf während des Einführens nicht gedreht werden, um Schleimhautverletzungen zu vermeiden.

Niemals darf der Katheter gegen einen Widerstand eingeführt werden, da es zu Verletzungen der Harnröhre kommen kann.

4

Vorgehen bei Jungen.

- **Desinfizieren** des männlichen Genitals:
  - Penis strecken und Vorhaut zurückschieben.
  - Harnröhrenöffnung mit 3 sterilen und mit Desinfektionslösung getränkten Tupfern abtupfen. Wischrichtung: von der Harnröhrenöffnung zur Glansfurche. Mit dem 3. getränkten Tupfer die Harnröhrenmündung desinfizieren.
- **Einführen** des Katheters beim Jungen:
  - Kathetergleitmittel in die Harnröhre instillieren. Danach Penis ca. 30 Sekunden auf eine sterile Kompresse legen, um das anästhesierende Gleitmittel wirken zu lassen.
  - Katheter ca. 4cm hinter der Katheterspitze mithilfe der sterilen anatomischen Pinzette fassen, über den Handrücken führen und das Katheterende zwischen kleinem und Ringfinger fixieren.
  - Penis anheben und leicht strecken, um die physiologischen Krümmungen der Harnröhre besser überwinden zu können.
  - Katheter in die Harnröhrenöffnung einführen. Ist die erste Kurvatur überwunden, Penis senken und Katheter weiterschieben, bis Urin abfließt.

Merke: Bei Jungen muss unbedingt zur Vermeidung einer Paraphimose die Vorhaut wieder nach vorn gestreift werden.

Nachsorge

- Kind anziehen (lassen).
- Untersuchungsröhrchen mit Klebeetiketten versehen.
- Material ver- bzw. entsorgen.

Intermittierende Katheterisierung

Indikation

Sie ist notwendig, wenn eine physiologische Blasenentleerung nicht erfolgen kann, z.B. bei

- neurogenen Blasenentleerungsstörungen,
- unzureichender Öffnung des Blasenschließmuskels,
- psychogenen Ursachen.

Drei Verfahren werden unterschieden:

- **Sterile intermittierende Katheterisierung:** Sie beinhaltet das Tragen steriler Handschuhe und Schutzkleidung. Sie wird i.d.R. nur in Kliniken durchgeführt, da hier ein wesentlich höheres Infektionsrisiko als zu Hause besteht.
- **Aseptische intermittierende Katheterisierung:** Der Katheter bleibt während des Einführens steril, d.h. er wird mithilfe der vorhandenen Hülle eingeführt.
- **Saubere Katheterisierung**: Der Katheter wird mit der Hand angefasst. Diese Methode bietet den geringsten Hygienestandard.

Intermittierende Selbstkatheterisierung

Kinder werden bereits mit ca. 5 Jahren angeleitet, sich selbst zu katheterisieren.

- Hände waschen. Zudem wird täglich eine Intimtoilette mithilfe einer Handbrause durchgeführt. Sie sollte auch nach jeder Stuhlausscheidung erfolgen. Steht keine Waschgelegenheit zur Verfügung, Hände desinfizieren.
- Kinder werden angeleitet, in der Klinik das Genital vor dem Katheterisieren mit Octenisept zu desinfizieren (Einwirkzeit von 1–2 Minuten). Zu Hause genügt das Säubern mit Wasser oder evtl. Aqua dest.
- Den beschichteten Katheter zu Hause mit Leitungswasser anfeuchten. In der Klinik wird sterile physiologische NaCl-Lösung oder Aqua dest. empfohlen.
- Für unterwegs kann ein Spezialkatheter benutzt werden, sodass Katheterisieren auch ohne Händewaschen möglich ist. Auch Katheter mit Gleit-Reservoir eignen sich, die mittels einer Hülle ohne direkten Kontakt eingeführt werden können (Abb. 4.23).
- Auf reichliche Flüssigkeitszufuhr achten.
- Mädchen lernen das Selbstkatheterisieren mithilfe eines Spiegels.
- Kinder lernen das vollständige Entleeren der Blase, indem sie mit der freien Hand den Bauch leicht drücken.
- Sie katheterisieren sich ca. 4–6-mal täglich selbst.

Merke: Regelmäßige Stuhlentleerung erleichtert das Katheterisieren und verringert das Infektionsrisiko.

Einlegen eines Blasendauerkatheters

Indikation

- Entleerung der Harnblase nach Operationen,
- Flüssigkeitsbilanzierung nach Operationen, bei Schock u.a.

Material

- Benötigt werden (siehe Einmalkatheterismus, S. 157), außerdem
  - Dauerkatheter, Spritze und steriles Aqua dest.,
  - sterile Urinableitung mit Rückschlagventil und Beutel mit Halterung,
  - geschützte Klemme, Pflaster und Schere.

Durchführung

- Vorbereitung wie beim Einmalkatheterismus (S. 157).
- Legen des Dauerkatheters wie beim Einmalkatheter. Vor dem Einführen des Dauerkatheters den Ballon auf Funktionstüchtigkeit prüfen.
- Läuft Urin, mit 2–5ml Aqua dest. blocken. Blockungsmenge richtet sich nach dem Alter des Kindes und wird i.d.R. vom Arzt oder der Herstellerfirma angegeben.
- Nach dem Blocken Katheter auf den Blasengrund zurückziehen.

Nachsorge

- Katheter spannungsfrei am Oberschenkel fixieren.
- Urinbeutel muss unter Niveau des Kindes fixiert werden, um Rückfluss des Urins zu vermeiden.
- Sind die Kinder mobil, sorgt ein Beinbeutel für ungestörte Bewegungsfreiheit.
- Dokumentation.

Katheterpflege

- Katheterpflege sollte mindestens einmal, besser 2-mal täglich durchgeführt werden.

Durchführung und Nachsorge

- Intimsphäre wahren.
- Genitalregion reinigen und trocknen. Bei Jungen Vorhaut zurückstreifen und bei Mädchen Schamlippen spreizen. Verkrustungen entfernen, um Keimbesiedlung zu verhindern.
- Von einer routinemäßigen Desinfektion wird heute abgesehen. Sollte eine desinfizierende Katheterpflege infolge massiver Verkrustungen notwendig sein, wird sie z.B. mit Octenisept, Betaisodona oder Braunol durchgeführt.
- Genitalregion auf Rötungen und Sekretausfluss beobachten.
- Dokumentation.

Entfernen des Dauerkatheters

- Kind altersentsprechend informieren,
- Hände desinfizieren und Schutzhandschuhe anziehen,
- Blockflüssigkeit abziehen,
- Katheter vorsichtig, aber zügig ziehen,
- Handschuh darüber streifen und entsorgen.

> **Merke:** Sofern kein neuer Katheter gelegt wird, muss auf die nächste Miktion geachtet werden, da diese aus Angst vor Schmerzen häufig unterdrückt wird.

Suprapubische Blasenpunktion

> **Merke:** Diese Methode wird heute dem transurethralen Katheterismus vorgezogen, da Infektionsgefahr sowie Verletzungsrisiko geringer sind und sie von den Betroffenen als weniger schmerzhaft und unangenehm empfunden wird.

Indikation

- zur Entleerung der Harnblase bei akutem Harnverhalt,
- zur Entnahme von Urin zur bakteriologischen Untersuchung,
- zum Nachweis eines vesikoureteralen Refluxes durch ein Miktionszystourethrogramm (S. 351).

Kontraindikation

- Gerinnungsstörungen, Blasentumoren, Schwangerschaft,
- Hautdefekte im Bereich der Punktionsstelle,
- Voroperationen, die zu veränderten Verhältnissen im Bereich des Abdomens geführt haben.

Komplikationen können sein

- Verletzungen von Gefäßen, Peritoneum und Darm.

Material

- Händedesinfektionsmittel, Kittel, evtl. Mundschutz,
- sterile Handschuhe und evtl. steriles Abdecktuch,
- Material zur Hautdesinfektion, sterile Tupfer, Kompressen,
- Emla-Pflaster oder Material zur Lokalanästhesie,
- sterile Punktionskanüle, dem Alter des Kindes entsprechend,
- sterile Spritze (10–20ml), steriles Urinröhrchen,
- Klebeetiketten und Begleitschein,
- Pflaster, Schere und Nierenschale.

Vorbereitung des Kindes

- Anästhesierende Creme auftragen (mindestens eine Stunde vor der Punktion).
- Auffüllen der Blase durch Infusionen oder Trinken. Kind muss informiert werden, dass es Blase nicht entleeren darf.
- Bei Jugendlichen vorher evtl. rasieren.
- Punktion in Rückenlage mit ausgestreckten und geschlossenen Beinen.
- Zur Entspannung der Bauchdecke Rolle unter die Knie legen.
- Einmalunterlage zum Schutz unter das Gesäß platzieren.

Durchführung

- Kind beruhigen oder ablenken und sicher festhalten, um Verletzungen durch plötzliche Bewegungen zu vermeiden.
- Arzt punktiert nach einer Desinfektion die gefüllte Blase unter Ultraschallkontrolle ein bis zwei Querfinger oberhalb der Symphyse in der Mittellinie.
- Nachdem der Urin abgezogen wurde, Kanüle entfernen und einen Kompressionsverband anlegen.

Nachsorge

- Verband auf Nachbluten und erste Urinportion auf Blutbeimengungen beobachten.
- Material fachgerecht entsorgen.

Suprapubische Harnableitung

> **Merke:** Die suprapubische Harnableitung sollte bei längerfristiger Katheterisierung (über 5 Tage) und nach größeren Operationen unter Beachtung der Kontraindikationen bevorzugt werden.

Durchführung

- Material und Vorbereitung: Siehe suprapubische Blasenpunktion, S. 160.
- Wie subrapubische Punktion.
- Nach korrekter Platzierung des Katheters und Entfernung der Punktionskanüle die suprapubische Harnableitung mit einem geschlossenen Urinableitungssystem verbinden.
- Katheter sicher auf der Bauchhaut fixieren, manchmal wird er an der Haut mit einer Naht gehalten.
- Einstichstelle verbinden. Arretierplatte vermeidet Abknicken des Katheters. Durch Verband wird zusätzlich fixiert.

Nachsorge

- Verband regelmäßig auf Blut- oder Urinaustritt kontrollieren und Eintrittsstelle täglich evtl. mittels Palpation durch den Verband auf Schwellung und Schmerz beurteilen.
- Routinemäßige Verbandwechsel erfolgen innerhalb der ersten Woche nach 24–48 Stunden und ab der zweiten Woche bei unauffälliger Punktionsstelle alle 48–72 Stunden.
- Folienverbände können 5 Tage bleiben.

Sammelurin

Über 12 oder 24 Stunden wird der Urin gesammelt, um

- Ausscheidungsmenge zu bestimmen,
- Flüssigkeitsbilanz zu erstellen,
- Untersuchungen vorzunehmen, deren Testergebnisse auf 24 Stunden bezogen sind.

Vorbereitung
- Sammelgefäß mit Namen sowie Uhrzeit versehen und außerhalb des Patientenzimmers aufbewahren.
- Es sollte abgedeckt bzw. verschließbar sein.
- Wird in zeitlichen Intervallen gesammelt, müssen mehrere Sammelgefäße bereitgestellt werden.
- Information des Kindes, um eine Miktion auf der Toilette zu verhindern.

Durchführung
- I.d.R. wird von morgens 7.00 Uhr bis zum nächsten Morgen 7.00 Uhr gesammelt. Bei Säuglingen, Kleinkindern und inkontinenten Patienten ein Urinableitungssystem anlegen.
- Kind um 7.00 Uhr auffordern, Urin zu entleeren. Portion wird verworfen.
- Alle weiteren Portionen bis 7.00 Uhr des folgenden Tages sammeln.
- Bei Patienten mit Diabetes mellitus Tag- und Nachturin für die Glukosebestimmung getrennt sammeln.
- Nach vorherigem Umrühren der Gesamtmenge Urinprobe abnehmen. Auf dem Begleitzettel muss die Gesamturinmenge der 24 Stunden angegeben werden.

Spezifisches Gewicht des Urins

Definition: Das **spezifische Gewicht** von Urin ist das arteigene Gewicht von 1ml Urin, das zu 1ml Wasser in Beziehung gesetzt wird. Ein Milliliter Wasser wiegt bei 4°C 1g oder 1000mg.

Das spez. Gewicht des Urins macht Aussagen über
- Konzentrationsfähigkeit der Nieren,
- Flüssigkeitshaushalt im Organismus,
- andere Harnparameter.

Merke: Die Konzentrations- und Verdünnungsfähigkeit der Nieren liegt zwischen 1001–1035. Das normale spezifische Gewicht schwankt zwischen 1010–1025. Im Säuglingsalter ist das spezifische Gewicht niedriger als im Schulalter.

Das spezifische Gewicht wird kontrolliert
- mithilfe von Harnteststreifen (S. 163),
- in seltenen Fällen mithilfe eines Urometers.

Flüssigkeitsbilanz

Zur Einfuhr gehört die gesamte verabreichte Flüssigkeitsmenge und die gesamte Ausfuhr.

Merke: Transfusionen werden i.d.R. bei der Flüssigkeitsbilanz nicht mitberechnet. Blutplasma wird ggf. zur Hälfte mitberechnet.

Durchführung
- Flüssigkeiten in Behältnissen oder Beuteln auffangen,
- bei intensiv-medizinisch betreuten Kindern geschlossenes Harnableitungssystem mit integriertem Messbehälter verwenden,
- Windeln abwiegen,
- bei größeren Kindern Urin getrennt vom Stuhl gewinnen.

Bilanzergebnisse sind:

- **Positive Bilanz:** Flüssigkeitszufuhr > ausgeschiedene Menge
- **Negative Bilanz:** Flüssigkeitszufuhr < ausgeschiedene Menge

Urinuntersuchungen

Merke: Bei Schnellteststreifen und Testtabletten ist zu beachten, dass die Ablesezeiten genau eingehalten werden (Tab. 4.34).

Tab. 4.34 *Teststreifenanalytik.*

Bestandteile	Kürzel	physiologisch	klinische Bedeutung
Glukose	(Gluc)	Nüchternurin: < 20mg/dl Tagesurin: < 30mg/dl	Hyperglykämie, wenn Nierenschwelle (ca. 180mg/dl) überschritten wird, Nierenerkrankungen, Schwangerschaft
Protein	(Prot)	negativ mg/dl	z.B. bei Harnwegsinfektionen und Nephrotischem Syndrom
Ketonkörper	(Keton)	negativ	entsteht bei verstärktem Fettabbau aufgrund unzureichender Energiezufuhr durch Kohlenhydrate
spezifisches Gewicht	(Spez Gew)	1010–1025	bei Niereninsuffizienz: Isosthenurie = Harnstarre, konstant 1010; bei Diabetes mellitus: sehr hohes spez. Gewicht durch Glukose
pH-Wert	(pH)	5–6	bei anhaltend saurem bzw. alkalischem Urin besteht der Verdacht einer Störung des Säure-Basen-Gleichgewichtes; anhaltend alkalischer Urin weist auf eine Infektion des Urogenitaltraktes hin
Leukozyten	(Leuko)	negativ	vermehrt vorhanden bei einer entzündlichen Erkrankung der Nieren und der ableitenden Harnwege
Nitrit	(Nitrit)	negativ	sicherer Nachweis einer bakteriellen und akuten Harnwegsinfektion (Bakterien reduzieren das Nitrat zu Nitrit)
Urobilinogen (Abbauprodukt des Bilirubins)	(Urobil)	< 1mg/dl	bei gestörter Leberfunktion infolge primärer und sekundärer Lebererkrankung und gesteigertem Hämoglobin-Abbau z.B. infolge einer primär hämolytischen Erkrankung
Bilirubin	(Bili)	< 0,1mg/dl	bei jedem Krankheitsprozess, der die Konzentration von konjugiertem Bilirubin im Plasma erhöht, kann die Ausscheidung von Bilirubin im Harn beträchtliche Werte erreichen
Blut/Hämoglobin		negativ	vorhanden bei Entzündungen oder Verletzungen

Die **Harnanalytik** erfordert häufig eine Sedimentuntersuchung (Tab. 4.35). Dafür werden i.d.R. 10ml Mittelstrahlurin benötigt, der nicht älter als 2 Stunden sein sollte.

Tab. 4.35 Sedimentuntersuchung.

Bestandteile	physiologisch	klinische Bedeutung
Kristalle: treten in Abhängigkeit vom pH des Urins auf (Krist)	vorhanden, z.B. Harnsäurekristalle	nur von geringer diagnostischer Bedeutung
Epithelzellen (Epith)	vereinzelt vorhanden	geringe diagnostische Bedeutung
Leukozyten (Leuko)	0–5 (Gesichtsfeld)	Infektion
Erythrozyten (Ery)	0–5 (Gesichtsfeld)	Entzündung, Verletzung
hyaline Zylinder (hyalZyl) (Proteinausgüsse der Tubuli)	vereinzelt	vorhanden bei körperlicher Anstrengung, Fieber; ohne diagnostische Bedeutung
Epithelzylinder (EpithZyl)	nicht vorhanden	bei Nephropathie; weisen auf ischämisch oder toxisch bedingte Tubulus-Zellnekrosen hin
granulierte Zylinder (granZyl)	nicht vorhanden	akute u. chronische Nephritis
Leukozytenzylinder (LeukoZyl)	nicht vorhanden	bei interstizieller Nephritis; belegen den renalen Ursprung einer Leukozyturie
Erythrozytenzylinder (EryZyl)	nicht vorhanden	vaskuläre u. parenchymatöse Nierenerkrankung; beweisen den renalen Ursprung einer Hämaturie
Bakterien (Bakt)	unter 10000/ml=Kontamination	10000–20000/ml=Verdacht auf HWI über 100000 Keime/ml=Harnwegsinfektion

4.6.3 Stuhlausscheidung – Beobachten und Beurteilen

Eine Übersicht über die physiologische Stuhlausscheidung von Neugeborenen, mit Muttermilch und Kuhmilch ernährten Säuglingen sowie mit Mischkost ernährten Kindern gibt Tab. 4.36.

Tab. 4.36 Physiologische Stuhlausscheidung.

	Farbe	Konsistenz	Geruch	Bestandteile	Defäkation
Neugeborenes	▪ Mekonium=Kindspech, grün-schwarz	zäh-klebrig	geruchlos (keine Bakterien)	▪ eingedickte Galle ▪ Lanugohaare ▪ Darmepithelien ▪ Fruchtwasser	innerhalb der ersten 24–36 Std. nach der Geburt Gefahr bei Nichtabsetzen: Mekoniumileus
	▪ Übergangsstuhl, schwarz-grün-gelb	weniger klebrig	nahezu geruchlos	▪ Mischung aus Mekonium und Stuhl nach Nahrungsaufnahme ▪ Nahrungsreste ▪ Bakterien entsprechend der Ernährung	1- bis mehrmals täglich

Tab. 4.36 (Forts.) Physiologische Stuhlausscheidung.

	Farbe	Konsistenz	Geruch	Bestandteile	Defäkation
mit Muttermilch ernährter Säugling	▪ goldgelb ▪ grün durch Oxidation mit Sauerstoff	häufig dünn, salbig oder pastig	aromatisch, säuerlich	▪ Nahrungsreste ▪ Wasser ▪ Gallensäfte ▪ Bifidus-Bakterien	1–5-mal täglich, die evtl. geringen und seltenen Entleerungen erklären sich aus der guten Ausnutzung des Muttermilchstuhls
mit Kuhmilch ernährter Säugling	▪ hellbraun	geformt, dickbreiig	▪ Käsegeruch ▪ evtl. fäkulent-übelriechend	▪ s. mit Muttermilch ernährter Säugling ▪ Kolibakterien	1–3-mal täglich
mit Mischkost ernährtes Kind oder Jugendlicher	▪ mittel-, dunkelbraun ▪ Karotte: rötlich ▪ Spinat: grün ▪ Fleisch: dunkel ▪ Milch: hell ▪ Eisen, Blaubeeren, Rotwein: braunschwarz	geformt, dickbreiig, abhängig vom Wassergehalt	fäkulent-übelriechend ▪ Eiweiß =faulig ▪ Kohlenhydrate =säuerlich	▪ s. mit Kuhmilch ernährter Säugling ▪ Nahrungsreste sind abhängig von der aufgenommenen Nahrung	1–2-mal täglich, abhängig von der Art der Ernährung und Bewegung

Stuhlveränderungen durch pathologische Ursachen zeigt Tab. 4.37.

Tab. 4.37 Stuhlveränderungen durch pathologische Ursachen.

Veränderung	Ursachen	Erklärung
Farbe		
▪ grünlich, ockerfarben = **Dyspepsiestuhl**	Ernährungsstörungen des Säuglings durch: ▪ Nahrungsunverträglichkeit ▪ Infektionen mit pathogenen Darmkeimen	durch allergische Reaktionen oder Toxine von pathogenen Keimen kommt es zu einer Reizung der Darmschleimhaut, die zu den Veränderungen führt
▪ schwarz = **Teerstuhl**	Blutbeimengungen durch: ▪ Blutungen im **oberen** Anteil des Verdauungstraktes ▪ verschlucktes mütterliches Blut während des Stillens durch Läsionen der Brustwarze	durch die Salzsäure des Magens wird das Blut verändert
▪ grau-weiß = acholischer Stuhl	▪ Hepatitis, ▪ Gallenwegsverschluss ▪ nicht angelegte Gallengänge u.a.	Gallenfarbstoffe können nicht in den Darm abgegeben werden

4

Tab. 4.37 (Forts.) Stuhlveränderungen durch pathologische Ursachen.

Veränderung	Ursachen	Erklärung
Beimengungen und Auflagerungen		
▪ Eiter	Entzündungen des Dickdarmes = Colitis ulcerosa	Absonderung von neutrophilen Leukozyten und eingeschmolzenem Gewebe durch Entzündungsprozesse
▪ frisches Blut	Invagination, Colitis ulcerosa, Analfissuren, Hämorrhoiden u.a.	Salzsäure kann nicht mehr wirksam werden, Blut ist daher unverändert
▪ Fettauflagerung	Maldigestion, z.B. zystische Fibrose (Mukoviszidose)	Fette können durch die fehlende Lipase nicht gespalten werden
▪ Parasiten und Wurmeier	▪ Madenwürmer (Oxyuren): fadendünn, 4–12mm lang, in großer Zahl vorkommend ▪ Spulwürmer (Askariden): regenwurmähnlich, grau 15–40 cm lang ▪ Bandwurmglieder: weiß, glatt, fingernagelgroß	Aufnahme von Wurmeiern über die Nahrung oder durch Kontakte mit Haustieren, z.B. Hunden
▪ Fremdkörper	z.B. Münzen, Kirschkerne, Augen von Teddybären	werden von den Kindern verschluckt
Konsistenz		
▪ breiig bis wässrig, zerhackt, schaumig	▪ Ernährungsstörungen bei Säuglingen durch Magen-Darm-Infektionen ▪ Nahrungsmittelunverträglichkeit	durch die Reizung oder Entzündung der Darmschleimhaut erfolgt eine schnellere Passage, sodass die Rückresorption des Wassers gestört ist
▪ knollig, hart	▪ Flüssigkeitsmangel im Darm durch geringe Trinkmengen, ballaststoffarme Ernährung ▪ geringe oder zu starke Peristaltik	dem Darm wird zu viel Flüssigkeit durch die übermäßige Peristaltik oder infolge der zu langen Verweildauer bei geringer Peristaltik entzogen
▪ grau-weiß, trocken, fest = Kalkseifenstuhl	Fehlernährung des Säuglings mit unverdünnter Kuhmilch	Kuhmilch hat einen zu hohen Kalzium- und Natriumgehalt
Geruch		
übelriechend	Ernährungs- und Maldigestionsstörung, z.B. Infektionen, zystische Fibrose u.a.	durch unverdaute Nahrungsreste
Reaktion		
▪ sauer, pH < 6	Gärung, z.B. Laktoseintoleranz	durch Kohlenhydratverdauung
▪ alkalisch, ph > 7	Fäulnis durch Fäulnisbakterien bei Fäulnisdyspepdie	durch Eiweißverdauung
Menge		
▪ massige Stühle	Malabsorption: z.B. Zöliakie	durch Zottenatrophie gestörte Resorption
▪ massige Fettstühle (Steatorrhoe)	Maldigestion: z.B. zystische Fibrose	durch fehlende Lipase gestörte Spaltung und Resorption der Fette
▪ sehr geringe Stuhlmengen (Hungerstuhl) = schwarzbraun-grün, dünnflüssig	bei Nahrungskarenz, z.B. nach einer Operation	durch das Fehlen von Nahrungsresten; er besteht aus eingedicktem Gallensaft, Schleim, Darmepithelien und Kolibakterien

4.6.4 Pflegemaßnahmen

Umgang mit Steckbecken

Sie werden bei Jungen als auch bei Mädchen verwendet. Zu beachten ist

- Wahrung der Intimsphäre,
- bald mögliches Entfernen des Steckbeckens bei Patienten mit Sensibilitätsstörungen, da es schnell zu Dekubiti kommen kann.

Durchführung

- Kind nur so weit wie nötig aufdecken.
- Steckbecken vorher mit warmem Wasser anwärmen.
- Kind auffordern, eine „Brücke zu bauen".
- Steckbecken ist richtig platziert, wenn sich der obere Teil in Kreuzbeinhöhe befindet.
- Bei Jungen gleichzeitig eine Urinflasche anlegen.
- Mädchen auffordern, die Beine leicht zu spreizen und auszustrecken.
- Bei schwer bewegungseingeschränkten Kindern
  - können zwei Pflegepersonen die Lenden-Kreuzbein-Region anheben oder
  - das Kind auf die Seite drehen und auf das Steckbecken zurückzudrehen.

Steckbecken entfernen.

- Einen Stuhl schützen, z.B. mit einer Windel, um Bettpfanne abzustellen und Handschuhe anzuziehen.
- Steckbecken wird bei angehobenem Gesäß nach unten geschoben und herausgenommen. Oder das Kind wird gedreht.
- Nachdem der Genitalbereich gereinigt ist, das Steckbecken sofort in den unreinen Raum bringen.
- Ausscheidung auf Farbe, Konsistenz, Menge und Beimengungen kontrollieren und die Beobachtung dokumentieren.

> **Merke:** Bei Benutzung eines Toilettenstuhls sollte die Sitzfläche erst geöffnet werden, nachdem der Stuhl sich über der Toilette befindet, um eine Verletzung des Genitales bei männlichen Patienten durch ein Einklemmen zwischen Stuhl und Beckenrand zu vermeiden.

Hilfestellung bei Stuhlinkontinenz

Je älter die Kinder werden, desto schwerwiegender sind die psychischen Probleme, da sie eine Bloßstellung durch Geruchsbildung befürchten. Die Folgen können sein

- soziale Isolation,
- geringe Förderung der geistigen und motorischen Fähigkeiten,
- Hautreizung.

Die Förderung der Selbstständigkeit ist daher wichtig:

- nur so viel Hilfestellung geben wie nötig
- oft genügt es, Waschwasser zu stellen und die Kinder aufzufordern, sich selbst zu waschen
- Pflegeperson beobachtet die Hautbeschaffenheit.

Mithilfe von Versorgungssystemen kann der Stuhl aufgefangen und dem Kind somit Sicherheit gegeben werden. Bei einem Anus praeter helfen Beutelsysteme wirkungsvoll (S. 366).

Hilfestellung bei Dreimonatskoliken

- Sie treten innerhalb der ersten 3 Monate auf und gehen mit Schreiattacken einher.
- Treten meist 10–20 Minuten nach der Nahrungsaufnahme auf.

- Als Ursachen gelten z.B.
  - Kuhmilchprotein-Allergie, gestörte Mutter-Kind-Beziehung und
  - unvollständig abgeschlossener Melatonin-Zeiteinteilungs-Mechanismus.

Symptome
- Kinder krümmen sich, der Kopf ist häufig hochrot.
- Bauch ist gebläht, Beine sind angezogen und aus dem Anus entleert sich Luft oder Stuhl.
- Es gelingt meist nicht, die Kinder zu beruhigen.

Maßnahmen
- Information der Eltern. Hinweis, dass sie selbst ruhig bleiben sollten.
- Erfahrungsaustausch zwischen betroffenen Eltern fördern.
- Kind in eine ruhige Umgebung bringen.
- Geborgenheit durch streicheln, wiegen und leises Zusprechen vermitteln.

Hilfestellung bei Meteorismus

Prävention
- Nahrung ruhig einnehmen und gut kauen.
- Ballaststoffreiche Nahrungsmittel bevorzugen.
- Blähende Speisen meiden. Auch Milchprodukte vorsichtig einsetzen, um Fäulnisprozessen vorzubeugen.

Maßnahmen
- Bewegung und Bauchgymnastik verringern Blähungen.
- Feuchtwarme Leibwickel oder eine Wärmflasche anbieten.
- Bauch kreisförmig massieren (entsprechend des Dickdarmverlaufs).
- Säugling auf dem Unterarm in Fliegerhaltung tragen.
- Fenchel- und Kümmeltee geben.
- Bei der Milchzubereitung starkes Schütteln vermeiden (Schaumbildung).
- Kleines Saugerloch wählen, um Luftschlucken zu verhindern.
- In ausgeprägten Fällen Simethicon-Präparate (Entschäumungsmittel) verabreichen.

Hilfestellung bei Obstipation

Obstipation ist ein Symptom und äußert sich durch
- seltene Defäkationen, alle 3–4 Tage und länger,
- harten, trockenen und dunklen Stuhl,
- Völlegefühl, Unwohlsein, Appetitlosigkeit, Leibschmerzen, Blähungen,
- bei chronischer Obstipation: blasse Hautfarbe, verminderte Leistungsfähigkeit.

Ursachen
- Ballaststoffarme Ernährung, mangelnde Bewegung, Unterdrückung des Defäkationsdrangs und häufige Einnahme von Laxanzien,
- hormonale Umstellungen, neurologische Störungen,
- vorübergehende Darmatonien durch Narkosen oder Operationen,
- Obstruktionen im Bereich des Darms, z.B. durch Fehlbildungen, Tumoren,
- schmerzhafte Zustände, psychische Erkrankungen, endokrine Erkrankungen.

Prävention
- Aufklärung über den Entstehungsmechanismus der Obstipation,
- ausreichende körperliche Bewegung, reichliche Flüssigkeitszufuhr,
- ballaststoffreiche Ernährung, Süßigkeiten einschränken/vermeiden,
- Nahrung langsam essen und gut kauen,
- Stuhldrang nicht aus Zeitmangel unterdrücken,
- regelmäßiges Darmtraining vornehmen,
- für eine ungestörte und ruhige Umgebung sorgen,

Praxistipp: Sauerkrautsaft wirkt sich besonders günstig auf die Darmperistaltik aus. Milchsäurehaltige Nahrungsmittel (Buttermilch, Joghurt) wirken auch leicht abführend.

Bei Säuglingen ist die Verabreichung von Milchzucker mit der Flaschennahrung sehr wirkungsvoll.

Laxanzien können die Stuhlentleerung fördern (Tab. 4.38).

Tab. 4.38 *Wirkungen von Laxanzien.*

Substanzen und Handelsnamen	spezifische Wirkungen	Hinweise
Gleitmittel: Glyzerin, dickflüssiges Paraffin, z.B. Agarol	macht den Stuhl gleitfähiger, sodass die Defäkation erleichtert wird	längerer Gebrauch von Paraffin verhindert die Resorption von fettlöslichen Vitaminen; Glyzerin hat eine den Darm reizende Wirkung
osmotische Mittel: ■ salinische Abführmittel: Karlsbader Salz, Glaubersalz ■ Zucker und Zuckeralkohole: Milchzucker, Laktose, Mannitol, Sorbitol u.a.	halten die Wassermenge im Darm zurück, sodass das Darmvolumen gesteigert und die Peristaltik verstärkt wird	durch Zitronenzusatz schmecken salinische Mittel nicht so bitter; bei zu langem Gebrauch und zu hoher Dosierung kommt es zu Störungen im Wasser- und Salzhaushalt
Quellstoffe: ■ Weizenkleie, Leinsamen u.a.	sind unverdauliche Kohlenhydrate, die zu einer Vergrößerung der Stuhlmenge führen	es muss reichlich Flüssigkeit aufgenommen werden, damit die Fasern quellen können
darmanregende Mittel: ■ Sennesblättertee, Faulbaumrinde, Rhabarberwurzel, Aloe u.a.	erhöhen die Darmperistaltik durch eine reizende Wirkung auf die Darmschleimhaut oder die glatte Muskulatur	bei unsachgemäßer Zubereitung können massive Koliken hervorgerufen werden; Sennesblättertee muss deshalb mit kaltem Wasser aufgegossen werden
stuhlaufweichende Mittel: ■ z.B. Florisan	setzen die Oberflächenspannung herab und führen zu einer Veränderung der Stuhlkonsistenz	Dragees werden erst im Dünndarm aufgelöst, sollten nicht mit Milch oder Antazida eingenommen werden

Digitale Ausräumung

Wird bei dauerhafter, nicht zu beherrschender schlaffer Darmlähmung aufgrund einer neurogenen Entleerungsstörung vorgenommen.

Material

- Unterlage, Zellstoff, Windel, Abwurfsack,
- Schutzhandschuhe, Fingerling, Vaseline.

Vorbereitung

- Kind informieren.
- Kind auf die linke Seite am Bettrand lagern. Steht ein Spezialkissen zur Verfügung, um das Gesäß erhöht zu lagern, kann das digitale Ausräumen in Rückenlage erfolgen.

Durchführung

- Fingerling über den Handschuh streifen, mit Vaseline gleitfähig machen und Finger behutsam in den Anus einführen.

- Darmwand zirkulär mit dem Finger stimulieren, um die Kotballen zu lockern. Große Kotballen evtl. mit zwei Fingern entfernen bzw. teilen.
- Analbereich reinigen und Kind wieder in eine bequeme Lage bringen.
- Dokumentation der Stuhlbeschaffenheit.

Einläufe – Grundlagen

Indikation

- Reinigung des Darmes,
- Vorbereitung für Untersuchungen im Bereich des Dickdarmes und des Urogenitaltraktes,
- vor Entbindungen zur Geburtserleichterung,
- hartnäckige Obstipation, Lösung frischer Invaginationen,
- postoperative Anregung der Peristaltik,
- Behebung einer Hyperkaliämie,
- Erkennen von Passagehindernissen.

Kontraindikation

- Frühschwangerschaft, drohende Fehl- oder Frühgeburt,
- Erbrechen oder Bauchschmerzen unklarer Genese,
- akute Baucherkrankung (z.B. Verdacht oder Bestehen von Ileus, Peritonitis),
- Zustand nach Dickdarmoperationen.

> **Merke:** Einläufe und Darmspülungen üben eine Reizwirkung auf die Darmschleimhäute sowie die Darmperistaltik aus, was durch mechanische, thermische und chemisch-osmotische Faktoren hervorgerufen wird.

Zu beachten sind:

- Temperatur über 37 °C kann zu Schleimhautverbrühungen führen.
- Bei Säuglingen und Kleinkindern darf nur eine physiologische Spüllösung verwendet werden.

Gefahren bei rektalen Applikationen sind

- Wasserintoxikation bei Säuglingen und Kleinkindern durch Flüssigkeiten, die nicht isoton sind,
- Auskühlung durch zu gering temperierte Spüllösung,
- Belastung des Kreislaufes, Erbrechen,
- Perforation des Darmes.

Verabreichung eines Klysmas oder Mikroklists

- **Klysma:** Gebrauchsfertiger Einlauf mit 100–300ml Flüssigkeit. Salinische Basis, fördert den Einstrom von Flüssigkeit in den Darm. Bei Kindern wird häufig nur ein halbes Klysma verordnet.
- **Mikroklist:** Kleiner Einmaleinlauf mit 5ml Flüssigkeit. Für Erwachsene und Kinder geeignet.

> **Merke:** Klysmen auf salinischer Basis sollen laut Herstellerfirma nur bei Erwachsenen verwendet werden, da sie bei Kindern zu einer Elektrolytstörung führen können. Als Nebenwirkung kann eine Darmreizung entstehen.

Material

- Klysma oder Mikroklist nach ärztlicher Anordnung,
- Einmalhandschuhe, evtl. Bettschutz, Vaseline, Zellstoff,

- evtl. Darmrohr und Klemme bei Verabreichung eines Klysmas,
- Reinigungsutensilien.

Vorbereitung

- Kind informieren, beruhigen und zur Mitarbeit motivieren.
- Eine freie Toilette muss gewährleistet sein.
- Intimsphäre wahren. Kind auf die linke Seite lagern.
- Klysma sollte körperwarm sein.

Durchführung

- Schutzhandschuhe anziehen.
- Verschlusskappe entfernen und Ausflussrohr mittels Vaseline gleitfähig machen. Mithilfe eines ausgedrückten Tropfens kann die Spitze des Mikroklists auch befeuchtet werden.
- Soll die Flüssigkeit eines Klysmas möglichst hoch in den Darm gelangen, kann dies mithilfe eines Darmrohres erfolgen.
- Anschließend das Ausflussrohr unter leichten Drehbewegungen einführen.
- Flüssigkeit durch Zusammendrücken der Tube in das Rektum einbringen.
- Tube im zusammengedrückten Zustand entfernen. Je nach Alter Kind auffordern, den Schließmuskel leicht zusammenzupressen. Ist es dazu nicht in der Lage, werden die Gesäßhälften von der Pflegeperson leicht zusammengehalten.

Nachsorge

- Kind auffordern, die Flüssigkeit für ca. 15–20 Min. einzuhalten.
- Dokumentation.

Merke: Für Einläufe müssen folgende Maßnahmen berücksichtigt werden:
- Einläufe stets vor den Mahlzeiten durchführen, um ein Erbrechen zu vermeiden.
- Darm- oder Einflussrohr nie gegen Widerstand einführen, da Verletzungsgefahr besteht.
- Einläufe immer im Liegen durchführen, da die Gefahr einer erhöhten Kreislaufbelastung besteht.

Reinigungseinlauf

Material

- Bettschutz, Zellstoff,
- Irrigator mit Schlauch und Klemme (bei Früh- und Neugeborenen: dicke Magensonde und Spritze oder Adapter mit Spritze),
- Darmrohr, Vaseline und evtl. Spatel,
- Einmalhandschuhe, Abwurfmöglichkeit,
- angewärmte Spülflüssigkeit nach Anordnung des Arztes.

Flüssigkeitsmenge. Benötigt werden für
- Frühgeborene: nur wenige Milliliter,
- Säuglinge: 30–50ml,
- Kleinkinder: 100–300ml,
- Schulkinder: 300–500ml,
- Erwachsene: über 1000ml.

Spüllösungen.
- Bei Säuglingen wird eine isotone Lösung verwendet, z.B. 0,9%ige NaCl- oder Ringer-Lösung, um Elektrolytverschiebungen zu vermeiden. Bei Früh- und Neugeborenen eignet sich auch Muttermilch.

- Die Flüssigkeitsmenge einschließlich der Zusätze erfolgt nach ärztlicher Anordnung.
- Als Zusätze eignen sich Kamillosan-Konzentrat 0,5% oder Glyzerin. Verdünnungen sind
  - **Säuglinge** (3500 g): 10 ml NaCl 0,9% und 2 ml Glyzerol 85%,
  - **Kleinkinder**: 200 ml NaCl 0,9% und 10–20 ml Glyzerol 85%,
  - **größere Kinder**: 500 ml NaCl 0,9% und 50 ml Glyzerol 85%,

Merke: Da **Glyzerin** eine darmreizende Wirkung hat, darf die Dosierung nicht zu hoch gewählt werden. Es gilt stets die ärztliche Anordnung.

Kamillosan-Konzentrat soll bei Kindern zur inneren Anwendung laut Herstellerhinweis folgendermaßen verdünnt werden: Auf 100 ml warmes Wasser kommen 2,5 ml Kamillosan-Konzentrat.

Durchführung bei Kindern und Jugendlichen

- Vorbereitung S. 171
- Die auf 37 °C erwärmte Flüssigkeit in Irrigator füllen und diesen luftleer machen.
- Darmrohr mit Vaseline gleitfähig machen.
- Darmrohr unter leicht drehenden Bewegungen, nie gegen Widerstand, in den Darm einführen.
- Darmrohr mit dem Irrigator verbinden und Klemme langsam öffnen.
- Der Irrigator sollte sich nicht höher als ca. 30 bis maximal 50 cm über dem Kind befinden. Je höher der Irrigator gehalten wird, desto intensiver ist der Reiz.
- Kind gut beobachten. Klagt es über Druckgefühl, Irrigator kurz senken und evtl. die Lage des Darmrohres geringfügig verändern. Tritt keine Besserung ein oder klagt das Kind über Schmerzen, Vorgang abbrechen und Arzt informieren.
- Treten keine Auffälligkeiten auf, Flüssigkeit langsam einlaufen lassen, während das Kind mit geöffnetem Mund atmet, um ein Gegenpressen zu verhindern.
- Ist die Flüssigkeit eingelaufen, Schlauch abklemmen, die Gesäßhälften leicht zusammendrücken und das Darmrohr zügig entfernen.

Durchführung bei Früh- und Neugeborenen

- Einlauf wird entweder vom Arzt oder einer erfahrenen Pflegeperson durchgeführt, da die Gefahr einer Darmperforation besteht.
- Anstelle des Darmrohres wird eine dicke Magensonde vorsichtig ca. 1–2 cm in den Anus eingeführt und wenige Milliliter der Flüssigkeit mithilfe einer Spritze langsam in den Darm eingebracht.
- Nach dem Einlauf muss das Neugeborene beobachtet werden, um Auffälligkeiten umgehend zu erkennen.

Nachsorge

- Kind auffordern, die Flüssigkeit möglichst lange, ca. 5–10 Min., einzuhalten.
- Kind säubern, wieder bequem lagern und evtl. Steckbecken bereitstellen.
- Raum lüften. Dokumentation.
- Material desinfizieren und bei Bedarf sterilisieren.
- Einmalmaterial fachgerecht entsorgen.

Hebe-Senk- oder Schaukeleinlauf

Damit soll eine Anregung der Peristaltik durch wiederholtes Heben und Senken des Irrigators erzielt werden. Eine Übersicht über die Durchführung von weiteren speziellen Einläufen gibt Tab. 4.39.

Merke: Hoher Einlauf: Auch ohne Knie-Ellenbogen-Lage kann die Flüssigkeit höher in das Darmlumen gelangen, indem der Patient auf die rechte Seite gedreht wird, nachdem die Hälfte der Flüssigkeit eingelaufen ist. Während des Drehens wird das Darmrohr abgeklemmt und festgehalten.

Tab. 4.39 *Spezielle Einläufe.*

	hoher Einlauf	Kontrastmitteleinlauf
Begriffserklärung	Die Flüssigkeit soll mittels eines langen dünnen Darmrohres hoch in den Dickdarm möglichst bis zum Colon transversum gelangen.	Mit Kontrastmittel kann der Darm mittels Röntgenstrahlen dargestellt werden
Indikationen	■ vor Kontrastmitteleinläufen ■ vor Koloskopien u. Operationen ■ zur Lösung frischer Invaginationen	Darstellung des Kolons auf dem Röntgenbild
Material	■ s. „Reinigungseinlauf" (S. 171), zusätzlich: – langes, dünnes Darmrohr – doppelte Flüssigkeitsmenge	■ s. „hoher Einlauf" (S. 172), zusätzlich: – Kontrastmittel, z.B. Bariumsulfatpräparat, anstelle der Flüssigkeit – Irrigator mit Schlauchsystem und Y-Glaszwischenstück – 2 Klemmen – Ständer – Auffanggefäß – Polster zur Lagerung
Vorbereitung	■ s. „Reinigungseinlauf" (S. 172) ■ Lagerung: Knie-Ellenbogen-Lage oder linke Seitenlage	■ s. „Reinigungseinlauf" (S. 172) ■ ein Kind erhält zur Vorbereitung einen Reinigungseinlauf ■ Kind nüchtern lassen ■ Lagerung: das Gesäß des Kindes wird auf einem Polster erhöht gelagert
Durchführung und Nachsorge	■ Darmrohr wird unter Einlaufen der Flüssigkeit aus geringer Höhe langsam vorgeschoben ■ bei einer frischen Invagination erfolgt die Durchführung durch einen Arzt unter Röntgenkontrolle ■ weiteres Vorgehen und Nachsorge wie beim Reinigungseinlauf (S. 172)	■ s. „Reinigungseinlauf" (S. 172) ■ unter Anweisung des Arztes wird vom Pflegepersonal das Einfließen des Kontrastmittels reguliert, indem der zuführende und wegführende Schlauch abwechselnd geöffnet bzw. geschlossen wird ■ danach wird das Kind sofort auf die Toilette geschickt ■ anschließend muss eine Kontrolle der Ausscheidung erfolgen, da Obstipationsgefahr besteht.

Medikamentöser Einlauf

Er dient der Medikamentenverabreichung. Bei Hyperkaliämie kann ein Resonium-A-Einlauf angeordnet werden.

Durchführung

- Zur Vorbereitung wird evtl. ein Reinigungseinlauf durchgeführt, um eine bessere Wirkung zu erzielen.

- Das Medikament wird über ein dünnes Darmrohr oder bei Säuglingen über eine rektal eingeführte Magensonde verabreicht.
- Nach einer vom Arzt bestimmten Zeit wird eine Darmspülung durchgeführt, um das Medikament einschließlich der Kaliumionen wieder zu entfernen.

Verabreichung von Suppositorien

Indikation

- Darmentleerung vor bestimmten Operationen und Darmspiegelungen,
- Abführen bei leichter Verstopfung,
- Schmerzlinderung bei Hämorriden,
- schonende Verabreichung von Medikamenten.

Durchführung

- Kind informieren. Schutzhandschuhe anziehen.
- Zäpfchen mithilfe eines Zellstofftupfers ins Rektum einführen.
- Gesäßhälften zusammendrücken und Kind motivieren, das Zäpfchen einzubehalten.

Verabreichung von Rektiolen

Gebrauchsfertige Spezialapplikatoren mit einem medikamentösen Wirkstoff, die wie ein Mikroklist verabreicht werden (S. 170). Rektiolen werden häufig zur Unterbrechung eines Krampfanfalles verordnet.

Rektale Darmspülung

Indikation

- Vorbereitung vor Darmoperationen,
- speziellen Röntgenuntersuchungen und
- nach Vergiftungen.

Material

- s. „Reinigungseinlauf", (S. 171),
- größere Flüssigkeitsmengen nach Anordnung des Arztes, bei Erwachsenen ca. 5 Liter,
- Irrigator und Y-Verbindungsstück, zusätzliche Klemme, Auffanggefäß.

Durchführung

Der Beginn entspricht einem Reinigungseinlauf (S. 172), dann:

- Y-Verbindungsstück mit Darmrohr verbinden.
- Durch Öffnen der Klemme am zuführenden Schlauch gelangen kleine Flüssigkeitsmengen in den Darm. Den zuführenden Schlauch danach abklemmen und abführenden öffnen.
- Spülvorgang so lange wiederholen, bis keine Stuhlreste mehr in der Flüssigkeit sind.

Nachsorge

- Kind für kooperatives Verhalten loben.
- Hilfestellungen zur Reinigung des Gesäßes und zur bequemen Lagerung geben.
- Material fachgerecht entsorgen und Raum lüften.

Orthograde Darmspülung

Indikation siehe rektale Darmspülung. Das Kind nimmt die isotone Flüssigkeit oral auf. Das kann mit einer Magensonde erfolgen oder die Flüssigkeit kann getrunken werden. Sie dient der Vorbereitung für Operationen im Bereich des Dünn- und Dickdarmes, z.B. Kolon-Conduit und MAINZ-Pouch I und II (S. 337).

Die Flüssigkeitsaufnahme muss schnell und in bestimmten Zeitabschnitten erfolgen,

- Jugendliche und Erwachsene: 1l Flüssigkeit pro Stunde,
- jüngere Kinder: ca. 1l innerhalb von 2 Stunden. Spülmenge kann auf 2 Tage verteilt werden.

> **Merke:** Ein langsames Einlaufen der Flüssigkeit kann durch Resorption über den Darm zu schwerwiegenden Elektrolytverschiebungen und Kreislaufproblemen führen.

Vorteile

- Kind kann bis zur Spülung normale Kost zu sich nehmen.
- Darmreinigung hat eine gute Effektivität bei kurzer Dauer der Durchführung.
- Keimreduzierung.

Material

- Material zum Legen einer Magensonde,
- körperwarme Ringer-Lösung mit Infusionssystem, es kann aber auch eine isotone Elektrolytlösung getrunken werden,
- Bettschutz, Toilettenstuhl (oder für freie Toilette sorgen),
- evtl. Darmrohr, Blutdruckmessgerät und Überwachungsblatt.

Flüssigkeitsmenge. Sie ist altersabhängig:

- Kleinkind ca. 2,5–3 Liter
- Schulkind ca. 4–6 Liter
- Erwachsene ca. 8–12 Liter Flüssigkeit

Vorbereitung

- Information des Kindes und der Eltern.
- Nach ärztlicher Anordnung einen Tag vor der Spülung orale Laxanzien oder Klysma bzw. Mikroklist verabreichen. In Ausnahmefällen kann auch ein Reinigungseinlauf angeordnet werden.
- Das Pflegepersonal assistiert bei der Blutabnahme für die Kontrolle des Elektrolytgleichgewichtes und des Säure-Basen-Haushaltes.
- Das Gewicht des Kindes wird vor der Spülung ermittelt, um nach einer orthograden Darmspülung eine Flüssigkeitsverschiebung erkennen zu können.

Durchführung

- Wie Legen einer Magensonde (S. 143).
- Kind in eine sitzende Position bringen und Bettschutz unterlegen.
- Flüssigkeit läuft anfangs langsam ein, um das Verhalten des Kindes zu beobachten. Kinder dürfen nicht allein gelassen und müssen genau beobachtet werden.
- Tritt weder Erbrechen noch Übelkeit auf, kann das Einlaufen schneller erfolgen (zwei Liter in ca. 2–3 Stunden bei älteren Kindern bzw. Jugendlichen).
- Intensives Beschäftigen und Ablenken der Kinder kann häufig Erbrechen verhindern.
- Ein Darmrohr kann gelegt werden, wenn nach ca. 0,5–1 Liter eingelaufener Flüssigkeit noch kein Stuhl entleert wurde.
- Notwendige Kontrollen von Puls- und Blutdruck müssen halbstündlich erfolgen.
- Die Ein- und Ausfuhrmenge möglichst bilanzieren.
- Die Spülung kann beendet werden, wenn klare Flüssigkeit aus dem Darm entleert wird.

Nachsorge

- Magensonde im geschlossenen Zustand ziehen.
- Gewicht kontrollieren und evtl. eine Flüssigkeitsbilanz erstellen.
- Danach dürfen die Kinder bis zum Operationstermin oral nur Tee sowie eine Infusionstherapie erhalten.
- Milchhaltige Produkte sind verboten, da sie einen Film auf der Darmschleimhaut bilden.

4.6.5 Diagnostische Maßnahmen

Rektale Untersuchung

Mit dem geschützten Finger tastet der Arzt die Schleimhaut im Bereich des Anus und des Rektums ab.

Indikation

- V.a. Verengung im Rektalbereich,
- zur Beurteilung des Sphinktertonus.

Material und Vorbereitung

- Nierenschale, evtl. Zellstoff, Unterlage für das Gesäß,
- Schutzhandschuhe, Fingerling, Vaseline.
- Kind informieren. Es sollte vorher die Blase entleert haben.
- Lagerung erfolgt je nach Alter und Zustand des Kindes in Knie-Ellenbogen-Lage, Seitenlage, in gebeugter Stellung oder in Steinschnittlage.

Durchführung

- Arzt führt den eingefetteten, geschützten Finger in den Anus ein.
- Die Fingerkuppe muss danach auf Blutspuren kontrolliert werden.
- After nach der Untersuchung säubern und das Kind anziehen.

Rektoskopie

Indikation

- Nachweis von Geschwüren, Polypen, Tumoren und Entzündungen im Bereich der Schleimhaut,
- Blutauflagerungen auf dem Stuhl, positiver Test auf okkultes Blut,
- Schmerzen im Bereich des Anus.

Material

- Einwegunterlage, Polster, Schutzhandschuhe,
- Kathetergleitmittel, lange, sterile Watteträger, Rektoskop.

Praxistipp: Die Beleuchtung des Rektoskops sollte vorher überprüft werden.

Vorbereitung

- Kind informieren.
- Kleine Kinder erhalten eine Narkose und müssen vorher nüchtern bleiben. In diesem Fall darf die schriftliche Einwilligung der Eltern nicht vergessen werden.
- Das Kind erhält am Tag vor dem Eingriff nur flüssige und ballaststoffarme Kost. Zur Entleerung des unteren Darmabschnittes wird zusätzlich ein Reinigungseinlauf oder ein Klistier vor der Untersuchung durchgeführt.
- Das Pflegepersonal begleitet das Kind in den Endoskopieraum.

Durchführung

- Das kleine Kind wird auf dem Untersuchungstisch in Rückenlage mit erhöhtem Gesäß auf der Einmalunterlage gelagert. Das Gesäß sollte mit der Tischkante abschließen.
- Bei größeren Kindern kann die Untersuchung in der Knie-Ellenbogen-Lage durchgeführt werden.
- Das Kind muss sicher gehalten werden; das Pflegepersonal hält die abduzierten Oberschenkel fest und fixiert mithilfe der aufgestützten Unterarme den Rumpf. Erfolgt die Untersuchung im Endoskopieraum, können die Kinder auf dem Untersuchungstisch mit Gurten fixiert werden.
- Ist das Kind ansprechbar, wird es aufgefordert, während des Einführens des Rektoskops mit geöffnetem Mund zu atmen, damit ein Gegenpressen verhindert wird.

4

Nachsorge

- Das wache Kind beruhigen und für seine Tapferkeit loben.
- Einmalmaterial verwerfen und wieder verwendbares Material durch Desinfizieren und Sterilisieren aufbereiten.

4.7 Sich bewegen

4.7.1 Physiologische Entwicklung – Beobachten und Beurteilen

Grobmotorische Bewegungsentwicklung vom Neugeborenen zum Kleinkind

Neugeborenes

- Es hat einen kräftigen Beugetonus in Rückenlage, der auch in Bauchlage besteht.
- In Rückenlage hält der Säugling den Kopf seitlich. Der Schwerpunkt liegt auf der Gesichtsseite.
- Die Arme und Beine sind gebeugt. Bis zum dritten Monat ist der Thorax nicht symmetrisch.

Zweiter Monat

- Das Kind kommt in der Bauchlage schon in die Streckung.
- Der Kopf kann symmetrisch bis zu 45° abgehoben werden.

Dritter Monat

- In Rücken- und Bauchlage liegt der Säugling stabil symmetrisch vom Rumpf auf.
- Der Säugling kann stabil auf dem Rücken liegen, den Kopf in der Mittelstellung halten und frei von einer Seite zur anderen drehen.
- Er kann die Hände in der Mittellinie zusammenführen.
- Auch in Bauchlage sucht das Baby eine stabile Lage: Es lernt, wie es sich durch den Ellenbogenstütz stabil halten und seinen Kopf dabei frei gegen die Schwerkraft kontrollieren und drehen kann.

Vierter Monat

- Auf dem Bauch stützt sich der Säugling auf seinen Ellenbogen ab und hat die Hände frei zum Spielen.
- Er untersucht Spielsachen, auch mit dem Mund.
- In Rückenlage sind die Hände geöffnet, der Säugling kann einen Gegenstand seitlich ergreifen, halten und zum Mund führen.
- Bei Freude und Ärger strampelt er heftig mit seinen Beinen.

Fünfter Monat

- Der Säugling kann sich aus der Rückenlage von einer Seite auf die andere drehen.
- Er betastet seinen Körper bis zu den Knien.
- Häufig stemmt sich der Säugling nach hinten bis hoch zur Brücke.
- In Bauchlage kann er Kopf und Rumpf bis 45° gut anheben. Er kann Gewicht verlagern und im Einzelellenbogenstütz nach angebotenem Spielzeug greifen.
- Er bekommt ein Bild von seinen Umrissen, er lernt oben und unten kennen und dass er aus zwei gleichen Seiten besteht.

Sechster Monat

- Der Säugling entdeckt seine Füße und umfasst sie.
- Er kann sich schraubenförmig über die Seite von der Rücken- in die Bauchlage bringen.
- Das Kind kommt in den „Handstütz" mit völliger Aufrichtung der Wirbelsäule.

Siebter Monat

- Den Säugling interessiert alles, was in seiner Umgebung liegt.
- Er nimmt seine Füße in den Mund und übt das Rollen vom Rücken auf den Bauch.
- Er beginnt, die Beine zur Aufrichtung unter den Bauch zu ziehen.
- Er robbt, um sich vorwärts zu bewegen.
- Im Vierfüßlerstand wird durch rhythmisches Vor- und Zurückschaukeln die Standsicherheit geübt. Diese Bewegung wird auch „Rocking" genannt.

Achter Monat

- Das Kind kommt zum Vierfüßlerstand über den Schrägsitz zum freien Langsitz.
- Er sitzt mit aufrechter Wirbelsäule.
- Der Säugling beginnt beim Drehvorgang im seitlichen Stütz innezuhalten und dadurch den Raum nach oben zu erforschen.
- Er krabbelt.

Neunter Monat

- Der Säugling krabbelt sehr viel, seine bevorzugte Position ist das Sitzen. Er sitzt stabil.
- Das Kind zieht sich an einer Hand oder an Gegenständen hoch auf die Füße und kommt in die aufrechte Position.

Zehnter Monat

- Das Kind beginnt mit dem Aufstehen über den Einbeinkniestand.
- Im Stehen lässt sich der Säugling mit den Händen manchmal los, macht aber noch keine Schritte nach vorne.
- Vom Stand kann sich das Kind alleine hinsetzen.
- Es variiert zwischen Krabbeln und Bärengang.

Elfter bis zwölfter Monat

- Das Kind wird in allen statomotorischen Fähigkeiten sicherer.
- Die aufrechte Position wird stabiler.
- Die Laufentwicklung bahnt sich an.

Fünfzehnter Monat

- Das Kleinkind kann sicher frei laufen.

Achtzehnter Monat

- Das Kleinkind kann beim Laufen größere Gegenstände in der Hand halten.
- Es kann vom Stehen in die Hocke gehen, einen Gegenstand vom Boden aufheben.
- Es kann rückwärts laufen und Fußball spielen.
- Wird es an der Hand gehalten, steigt es im Kinderschritt die Treppe hinauf.
- Beim Laufen kann es gut abbremsen.

4.7.2 Zerebrale Bewegungsstörungen

Alle motorischen Störungen, die durch angeborene oder erworbene frühkindliche Gehirnschädigungen in der Phase der motorischen Entwicklung vor, während oder nach der Geburt in den ersten Lebensjahren entstanden sind. Hierzu gehören

- infantile Zerebralparesen, Paresen,
- Koordinationsstörungen bei Hirntumoren, Hydrozephalus,
- Folgen von Schädel-Hirn-Traumen, Hirnblutung,
- Sauerstoffmangel, nach entzündlichen Erkrankungen.

> **Merke:** Die meisten zerebralen Bewegungsstörungen treten als Mischformen auf, wobei die spastischen Lähmungen am häufigsten sind.

Die zerebralen Bewegungsstörungen stellen die größte Gruppe der Körperbehinderungen bei Kleinkindern dar.

Symptome

- Kinder fallen durch abnorme Haltungen und Bewegungen auf.
- Sie sind häufig steif oder schlaff mit mangelnder Kopfkontrolle, häufiger Überstreckung des Kopfes (Opisthotonus), Beugehaltung der Arme mit gefausteten Händen.
- Die Kinder strampeln selten, ihre Bewegungen wirken stockend, nicht flüssig und harmonisch.
- Die Nahrungsaufnahme kann erschwert sein, die Kinder sind meist unruhig und sehr schreckhaft.
- Sie zeigen wenig Interesse an Spielzeug, ihrem eigenen Körper und an ihrer Umwelt.

Arten der Bewegungsstörung

Spastik

Es besteht ein erhöhter Muskeltonus. Faktoren, die einen Hypertonus verstärken können, sind

- Angst, Schmerzen, Hektik, emotionale Zustände,
- plötzliche, laute unklare Geräusche, laute befehlende Stimmen,
- neue Begegnungen und Kontakte,
- fremde Situationen und eigenartige Apparaturen, falsches Handling.

Die häufigsten spastische Muster sind

- obere Extremitäten: Beugemuster,
- untere Extremitäten: Streckmuster.

Athetose

Unwillkürliche, langsame, verkrampfte Bewegungen, wobei die Muskelspannung erhöht ist. Es ist eine Übersteuerung des Bewegungssystems. Kinder mit einer Athetose haben eine erschwerte Kopfkontrolle, sie kommen nur schwer in erhöhte Positionen und haben Probleme, das Gleichgewicht zu halten. Deshalb ist das Laufen für diese Kinder sehr schwierig und oft erst spät möglich.

Ataxie

Zentral bedingte Koordinationsstörung und Gleichgewichtsstörung, macht Koordination und Feinabstimmung der Bewegungen unmöglich. Kinder sind unfähig, zielgerichtete Bewegungen auszuführen. Bewegungsablauf ist nicht flüssig, sondern verwackelt. Hinzu kommt Muskelzittern, es fehlt das richtige Maß an Kraft. Die Muskelspannung ist hyperton. Bei der Ataxie tritt meist eine Tetraplegie auf.

Zentrale Hypotonie

Der Muskeltonus ist vermindert (Hypotonus), die Gelenke überstreckbar. Statische Funktionen sind stark beeinträchtigt, Haltung und Haltungsbewahrung sind unmöglich. Diese Situation ist für die Kinder frustrierend, dadurch werden sie manchmal apathisch. Kinder mit Auffälligkeiten durch taktil-kinästhetische Wahrnehmungsstörungen gehören auch in diese Gruppe.

Lähmungen

Je nach Lokalisation der Schädigung wird zwischen zwei Arten von Lähmungen unterschieden

- **spastische Lähmung:** zentrale Lähmung durch Schädigung von Pyramidenbahn und Bewegungszentren; der Muskeltonus ist erhöht,
- **periphere Lähmung:** schlaffe Lähmung durch Schädigung des Nervs außerhalb des Rückenmarks oder des Neurons in den Vorderhornzellen des Rückenmarks; der ist Muskeltonus schlaff.

Eine Übersicht der verschiedenen Lähmungsformen bietet Tab. 4.40.

Tab. 4.40 *Lähmungen.*

Lähmung	typische Merkmale
Tetraparese/ Tetraplegie ■ alle vier Extremitäten sind betroffen	■ Kind wird selten gehfähig, motorische Entwicklung wird erheblich verzögert und unvollständig durchlaufen ■ soziale Kontaktaufnahme ist mehr oder weniger stark eingeschränkt ■ weiterer Verlauf: – Verkrümmungen der Wirbelsäule (Skoliose, Kyphose) – besonders schwer betroffene Kinder können nicht frei sitzen oder stehen – häufig zusätzliche „Lagerungsschäden“
Diparese ■ Bewegungsstörung beider Beine	■ in den ersten Monaten Bewegungsarmut, dann Entwicklungsverzögerung in unterer Extremität ■ Kind versucht mit sechs Monaten von den Armen ausgehend zu rollen (Beine können in den Bewegungsablauf nicht koordiniert werden; sog. „en bloc“-Bewegung, da der Körper nicht spiralig Kopf und Schulter folgt) ■ Kinder ziehen sich mit ca.12 Monaten zum Sitzen hoch bei zurückgezogenem Kopf und gebeugtem Rücken ■ Kinder können nicht krabbeln ■ freies Laufen: durch die mangelnde Hüftaufrichtung muss durch Zurückziehen der gebeugten Arme und des Kopfes ausgeglichen werden, um sich trotz der gebeugten Hüften in senkrechter Stellung zu halten
Hemiparese/ Hemiplegie ■ halbseitige Bewegungsstörung	■ Kind schaut stets zur gesunden Seite, es vergisst die betroffene Seite (kaum genutzte betroffene Seite verliert die Möglichkeit, sich selbst durch aktive Bewegungen zu verbessern) ■ Kind greift einseitig, beim Robben bewegt es sich asymmetrisch, krabbeln und Vierfüßlerstand ist nicht möglich, zum Zeitpunkt des freien Laufens zeigt sich der Schweregrad der Störung ■ komplettes Bild der Hemiparese: – Kopf zur gesunden Seite gedreht – beim paretischen Arm bleibt der Ellenbogen zurückgezogen und gebeugt – Oberarm innenrotiert – dadurch wird Schulter vorgeschoben (Flügelschulter) – Hand ist gefaustet, nach unten und außen gekippt, Greifen ist kaum oder nicht möglich – Bein steht in Streckung, später auch in Innenrotation – Kind belastet den Innenballen, steht somit in Spitzfußstellung (Folge: Wachstumsstörung des Beines)

Tab. 4.40 (Forts.) Lähmungen.

Lähmung	typische Merkmale
Monoparese/ Monoplegie ■ eine Extremität ist betroffen, d.h. ein Arm oder ein Bein	sehr seltenes Krankheitsbild
Paraparese/ Paraplegie ■ Lähmung zweier Extremitäten z.B. Querschnitt-lähmung	angeborene Querschnittlähmung: ■ z.B. „Spina bifida" (S. 443) ■ komplette oder inkomplette Querschnittslähmung mit schlaffer Parese, Sensibilitätsstörungen und Blasen- und Darmlähmung, je nach Lokalisation und Ausprägung der Fehlbildung ■ bereits intrauterin: Fehlstellungen an Füßen, Beinen und Wirbelsäule, z.B. Skoliose, Klumpfüße ■ während des Wachstums: weitere Deformitäten und Kontrakturen wegen durch Muskelungleichgewicht erworbene Querschnittslähmung: ■ Ursachen: Unfälle oder Krankheitsprozesse (Tumoren, Entzündungen) ■ Lokalisation und Schaden bestimmen Ausmaß der Lähmung ■ akute Schädigung: Phase des spinalen Schocks (gekennzeichnet durch schlaffe Lähmung) ■ nach 2–8 Wochen: mehr oder weniger stark ausgeprägte Spastik ■ zügige Überweisung der Betroffenen in eine Rehabilitationsklinik

4.7.3 Pflegemaßnahmen – Bewegungsförderung

Bobath-Handling

Beinhaltet die Bobath-Handgriffe des täglichen Lebens im Umgang mit dem Säugling. Über die täglich wiederkehrenden Handlungen erfährt das Kind ein Gefühl für Haltung und Bewegung. Gerade bei behinderten und entwicklungsverzögerten Kindern ist der therapeutische Wert nicht zu unterschätzen.

> **Definition: Handling** meint das richtige Handhaben des Kindes entsprechend seiner Probleme. Es wird versucht, bei jeder Beschäftigung abnorme Aktivitäten zu verhindern sowie normale Bewegungen zu erleichtern und zu fördern. Dabei sollte Blickkontakt mit dem Kind gesucht werden.

Grundprinzipien

- Um **Bewegungen** beim Kind einzuleiten, sind die Hände der Pflegeperson am Rumpf des Kindes oder rumpfnah und nicht an seinen Extremitäten.
- Das Kind wird mit viel **Drehung** über die Seite hoch genommen oder abgelegt, ebenso beim An- und Ausziehen. Dabei sollten beide Seiten abgewechselt werden. Durch die Drehung wird ein Überstrecken von Kopf und Rumpf verhindert bzw. gehemmt.
- **Drehen**: Günstig ist das Drehen auf der Unterlage, damit die Bewegung für das Kind selbst nachvollziehbar wird (Abb. 4.25)
- Für das Aufnehmen und Hinlegen des Säuglings siehe Abb. 4.26.

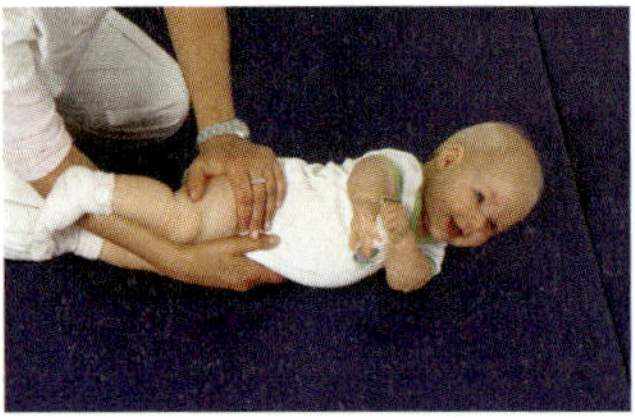

Abb. 4.25 Drehen des Kindes. Von der Rücken- in die Bauchlage mit Unterstützung der Hüfte.

4

Abb. 4.26 Aufnehmen des Kindes. **a** Die Hände der Pflegeperson greifen unter die Achsel des Kindes, wobei die Arme nicht fixiert werden dürfen. **b** u. **c** Das Kind wird über die Schulter in die Seitlage gedreht. **d** Es kann nun hochgenommen werden.

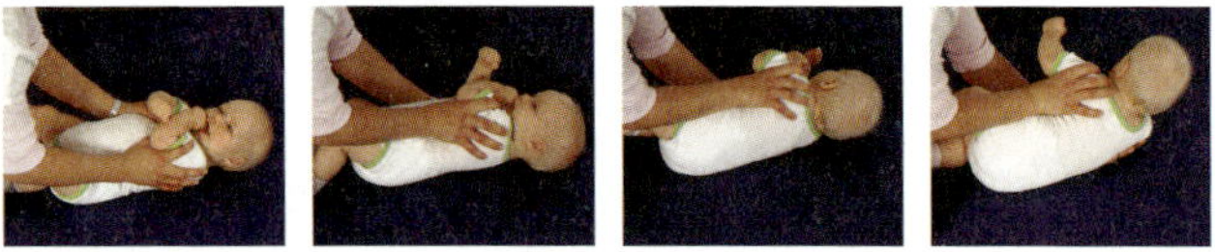

Tragen

- **Tragen in Seitlage:** Der Arm der Pflegeperson umfasst den Brustkorb des Kindes, ihre Hand hält das gegenüberliegende Bein am Oberschenkel. Die zweite Hand kann ggf. das Gesäß des Kindes und das zweite Bein unterstützen. Beide Arme des Kindes sind vor seinem Brustkorb (Abb. 4.27a).
- **Tragen in Bauchlage:** Das Kind liegt mit seinem Bauch auf einem Unterarm, mit dem zweiten Arm hält die Pflegeperson das Kind unter dem Brustkorb. Dabei umgreift sie die Achselhöhe des ihr fernen Armes. Die Arme des Kindes kommen nach vorne.
- **Tragen vor dem Bauch:** Das Kind sitzt angelehnt im Arm, die Hand greift um den Brustkorb des Kindes unter sein Gesäß oder an den Oberschenkel, die andere Hand umgreift von hinten den Oberschenkel, sodass das Bein in Beugestellung gehalten werden kann. Beide Arme sind vor dem Körper des Kindes, der Kopf ist unterstützt (Abb. 4.27b).

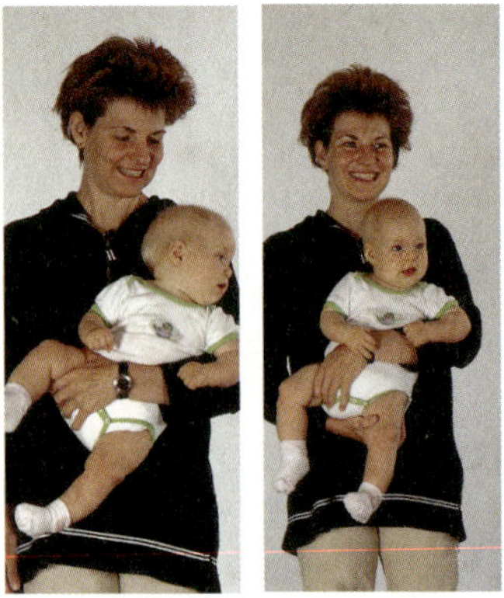

Abb. 4.27 Tragen des Kindes vor dem Bauch. **a** Seitlicher Tragesitz, **b** angelehnter Sitz.

- **Tragen auf der Hüfte:** Das Kind sitzt seitlich auf der Hüfte der Bezugsperson, beide Arme des Kindes sind vor dem Körper. Der Arm der Pflegeperson unterstützt den Rumpf.

Wickeln

Beim Wickeln wird mit einer Hand zwischen den Beinen der Oberschenkel gegriffen, dieses Bein wird dann in Beugung und Außenrotation gebracht. Mit dem eigenen Unterarm wird das gehaltene Bein in Beugung gehalten.

An- und Ausziehen

Um Ärmel eines Kleidungsstücks anzuziehen
- greift die eigene Hand diagonal durch das Armloch den Arm des Kindes am Handgelenk und zieht dann den Ärmel hoch,
- dabei liegt das Kind auf der Seite,
- der andere Ärmel wird genauso angezogen, Hosenbeine werden ebenso hochgezogen,
- um den Pullover über den Kopf zu ziehen, wird der Kopf in Beugung gehalten, das Kleidungsstück wird von hinten nach vorne über den Kopf gezogen.

Tragehilfen

Neben dem Tragen auf dem Arm können Säuglinge und Kleinkinder in einer Tragehilfe am Körper getragen werden. Die tragende Person hat so beide Arme und Hände frei.
- **Tragetücher:** für alle Altersstufen geeignet. Das Kind kann liegend oder aufrecht getragen werden. Das Tuch ist variabel einsetzbar. Wichtig ist allerdings die richtige Bindetechnik.
- **Tragebeutel, Tragesäcke, Känguru-Tragen:** weisen große Qualitätsunterschiede auf. Leider sind die wenigsten empfehlenswert, da sie nicht ausreichend an die körperlichen Gegebenheiten eines Kindes anpassbar sind und eine optimale Beinhaltung nicht möglich ist.
- **Tragegestelle, Rückentragen:** nur geeignet für Kinder, die eigenständig und langfristig sicher sitzen können.
- **Tragevariante Wiege:** eignet sich für Säuglinge bis etwa zum zweiten Lebensmonat. Das Tragen eines Frühgeborenen oder Säuglings wird in Kliniken immer häufiger ermöglicht.

> **Praxistipp:** Sehr unruhige Säuglinge beruhigen sich im Tragetuch sehr schnell. Vor allem bei Kindern mit Entzugsproblematik hat das Tragetuch positive Wirkung. Zum Spaziergang mit den Eltern im Klinikgelände bietet sich ebenfalls das Tragetuch an.

Mobilisation

Die frühe Mobilisation des Kindes hat wichtige Funktionen
- Anregung des Kreislaufs, Vertiefung der Atmung,
- Anregung des Stoffwechsels, Verbesserung der Organfunktionen,
- Erhalt und Kräftigung der Restaktivitäten der Bewegungsorgane,
- Verhinderung von Kontrakturen, Thrombose, Dekubitus, Pneumonie usw.,
- Erhalt des Körperbildes, Steigerung des Wohlbefindens,
- Erhalt der geistigen Fähigkeiten.

> **Merke:** Bei Kindern mit zentralen Störungen dient die Körperhaltung primär der Tonusregulation.

Körperpositionen bei verordneter Bettruhe

Rückenlage. Das Bett ist flach, das Kind bekommt ein kleines Kissen unter den Kopf und eine Rolle unter die Knie. Die Unterschenkel können auch auf einer Unterlage erhöht gelagert werden.

Oberkörperhochlage. Das Kopfende des Bettes wird hochgestellt. Ein Kissen wird unter den Kopf und eine Knierolle unter die Knie geschoben, evtl. eine Fußstütze ins Bett gestellt, damit das Kind nicht herunterrutscht. Das Kind kann auch im Langsitz liegen, dann wird keine Rolle unter die Knie gelegt. Bei Bedarf können die Arme mit Kissen unterstützt werden.

> **Merke:** Bei Patienten mit zentralen Bewegungsstörungen darf keine Fußstütze ins Bett gelegt werden, da diese einen Streckreflex auslösen kann.

Bauchlage. Das Kopfteil des Bettes bleibt flach, evtl. kann ein kleines Kopfkissen untergelegt und bei Bedarf ein gefaltetes Tuch unter die Füße zur Entlastung der Zehen gelegt werden.

Seitenlage. Das Kopfteil des Bettes ist flach oder leicht erhöht, das Kind liegt in 30°- oder 90°-Seitenlage. Dem Kind werden Kissen zur Unterstützung für Nacken, Rücken und/oder Extremitäten angeboten. Immobile Kinder sollten zweistündlich ihre Position verändern. Es sollte eine sitzende oder halbsitzende Position angestrebt werden, abwechselnd in Beuge-, Streck-und Mittelstellung.

Haltungen für Kinder mit zentralen Bewegungsstörungen/Erkrankungen des Nervensystems

- Nur wenn die Muskelspannung sich normalisiert oder nachlässt, wird u.a. die Kopfkontrolle erleichtert,
- werden Arm- und Handbewegung ermöglicht, kann das Kind aufmerksam werden, wahrnehmen und lernen.

Grundprinzipien

- Während des Positionswechsels muss Kontakt zum Kind gehalten werden. Er bleibt so lange bestehen, bis das Kind sich wieder entspannt hat.
- Sinnvoll ist, die empfohlenen Körperpositionen sowie das Vorgehen beim Positionswechsel mit Physiotherapeuten oder Kinästhetik-Trainern und/oder Praxisbegleitern für Basale Stimulation zu besprechen.
- Bei Säuglingen und Kindern, die bereits eine Lieblingsseite haben, auf die sie bevorzugt den Kopf drehen, muss unbedingt auf die richtige Platzierung des Bettes im Raum geachtet werden. Sie werden so gelagert, dass alle Anregungen und Reize von der vernachlässigten Seite kommen.
- Einseitige Lagerungen führen auf Dauer zu Deformierungen von Kopf, Hüfte, Wirbelsäule und Gliedmaßen und zu Wahrnehmungsstörungen.
- Kinder mit gestörter oder fehlender Wahrnehmung liegen oftmals sehr unruhig und ruhelos im Bett, da sie auf der Suche nach Orientierung im Raum sind. Diese Kinder benötigen Grenzen, indem sie fest umpolstert werden (Abb. 4.28).

Rückenlage

- Bei Menschen mit Muskelhypertonus nach Möglichkeit vermeiden. Es besteht die Gefahr einer Hyperextension von Halswirbelsäule und Rumpf mit Beugekontrakturen der Arme.
- Dies hat weitere Auswirkungen: Die Hüften werden steif und die Beine strecken sich, pressen aneinander und drehen nach innen, dabei kommen die Füße in eine falsche Stellung. Die Überstreckung von Nacken und Rumpf führt zu Schwierig-

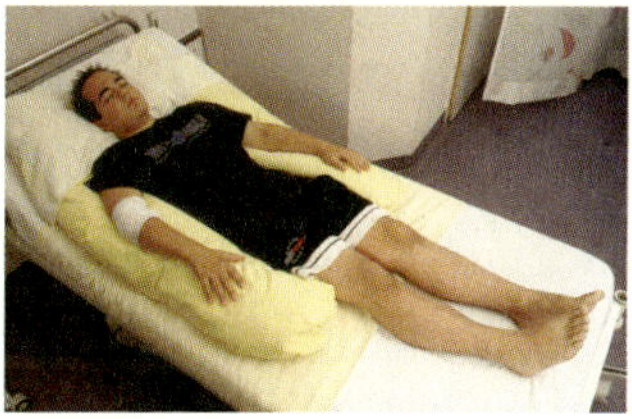

Abb. 4.28 *Nestlagerung. Eine feste Umpolsterung kann beruhigend wirken.*

keiten beim Essen, Trinken, Atmen, Sprechen, Sitzen und verursacht Gleichgewichtsstörungen.
- Wenn das Kind unbedingt in Rückenlage gepflegt werden muss, darauf achten, dass Kopf, Halswirbelsäule und Schultern unterpolstert werden, sodass der Nacken nicht überstreckt liegt. Beine durch leichtes Unterpolstern der Knie in leichte Beugestellung bringen.

Seitenlage

Sie verringert den Muskelhypertonus (Abb. 4.29).
- **Streckspastik:** Lage der Beine in Schrittstellung ist erstrebenswert. Dabei liegt das untere Bein in Hüftstreckung und das obere Bein vorne auf einem Kissen in leichter Hüft- und Kniebeugung. Das Kissen, das zwischen den Beinen liegt, verhindert, dass das untere Bein sich anbeugt.
- **Starke Streckspastik:** Bei Kindern, die eine starke Streckspastik entwickelt haben, sollten sich Pflegende von Physiotherapeuten Anregungen und Hilfestellung holen, um die Spastik so weit wie möglich zu lösen bzw. in die Bewegung mit einzubeziehen. Das Rollen über die Seite und spiralige Drehbewegungen sind für den weiteren Aktivitätsaufbau des Kindes von großer Bedeutung.

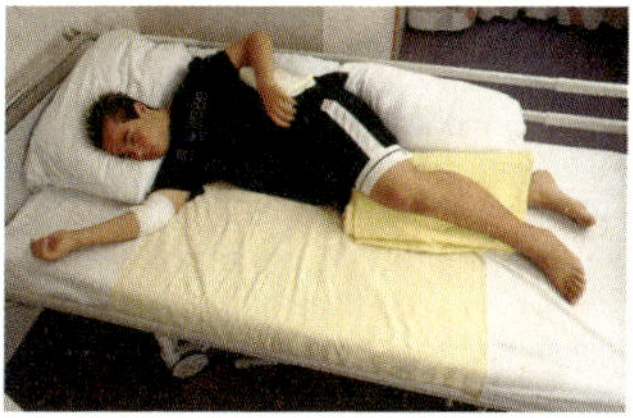

Abb. 4.29 *Seitenlagerung. Der Muskeltonus wird verringert und Eigenaktivität ermöglicht.*

Spezielle Lagerungen für Patienten mit einer Hemiplegie

Bauchlage

Jedes immobile Kind sollte, wenn möglich, täglich zunächst für kurze Zeit unter Aufsicht auf dem Bauch liegen (Abb. 4.30). Die Bauchlage reduziert die Spastizität, entspannt, streckt Hüfte und Knie und wirkt sich positiv auf die Atmung aus. Die Streckspastik der Beine wird verringert. Bei Kindern mit einer Hüftgelenkskontraktur muss ein Kissen unter den Bauch gelegt werden. Das Kind mit zerebralen Bewegungsstörungen bekommt die Möglichkeit, auf dem Bauch liegend zu spielen.

4

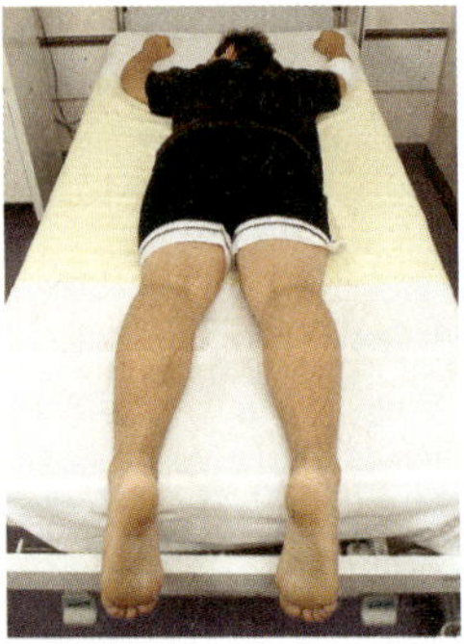

Abb. 4.30 *Bauchlagerung. Sie reduziert die Spastizität und wirkt sich positiv auf die Atmung aus.*

Sitzende Lagerung

Sehr früh sollte jedes Kind nach einer Hirnverletzung außerhalb des Bettes sitzen. Am besten ist ein Rollstuhl. Hilfreich für den Transfer aus dem Bett sind Bobath-Konzept und Kinästhetik. Vor pflegerischen Versorgungen sollte der Muskeltonus des Kindes reguliert werden. Dazu trägt der Schneidersitz bei. Der Streckspasmus wird durch diese Position in den unteren Extremitäten reduziert.

Merke: Diese Position eignet sich auch zur Durchführung von Ganzkörperwaschungen, da das Kind beobachten kann, was mit ihm geschieht.

Der Schneidersitz eignet sich für Kinder im Wachkoma und Kinder nach Schädel-Hirn-Trauma (Abb. 4.31).

- Schultern unterlagern, Kopf liegt auf einem Kopfkissen, sodass der Nacken nicht überstreckt ist.
- Beine sind gebeugt: Dazu mit der Hand Fußrücken oder Ferse des Kindes umgreifen (ohne Sohlendruck auszuüben) und die Zehen oder den Fußaußenrand weit hochziehen (hemmt die Streckspastik), mit der zweiten Hand oberhalb der Kniekehle unter den Oberschenkel greifen, das Bein in die Beugung führen und aufstellen. Die Füße bleiben dabei in Kontakt mit der Matratze.
- Das Bein seitlich am Knie durch ein Kissen abstützen, das zweite Bein ebenso beugen und überkreuzen. Knie mit einem Kissen abstützen. Ein kleines gerolltes Tuch unter die gekreuzten Füße schieben. Kopfteil des Bettes hochstellen. Lagerungshilfsmittel siehe Tab. 4.41.

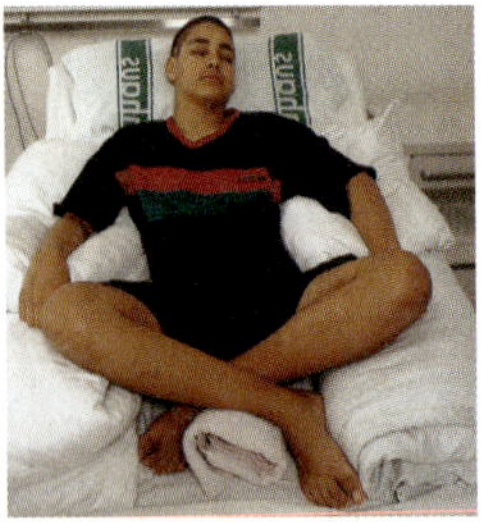

Abb. 4.31 *Schneidersitz. Er eignet sich für Kinder im Wachkoma oder mit Schädel-Hirn-Trauma.*

4.7.4 Prophylaxen

Kontrakturprophylaxe

Je nach Gelenkstellung unterscheidet man

- **Beugekontraktur:** Bewegungseinschränkung in Beugestellung, Streckung im Gelenk nicht möglich,
- **Streckkontraktur:** Bewegungseinschränkung in Streckstellung, Beugung im Gelenk nicht möglich,
- **Abduktionskontraktur:** Bewegungseinschränkung in Abspreizhaltung, Heranziehen ist nicht möglich,
- **Adduktionskontraktur:** Abspreizen ist nicht mehr möglich.

Folgende Maßnahmen sollten bei Kontrakturen angewendet werden:

- regelmäßiger Positionswechsel
- frühzeitige Mobilisation
- halbsitzende oder sitzende Position anstreben
- passive und aktive Bewegungsübungen
- korrektes Handling nach dem Bobath-Konzept
- gewünschte Bewegungen provozieren

Spitzfußprophylaxe

Folgende Maßnahmen werden ergriffen:

- In Rückenlage einen „Bahnhof" (Bettbogen/Deckenheber) über die Füße stellen.
- Seitenlage und Bauchlage (S. 185) bevorzugen.
- Beste Prophylaxe ist das Sitzen im Stuhl. Dabei müssen beide Füße guten Bodenkontakt haben und es muss genügend Gewicht über den Fußsohlen liegen. Die Knie stehen dazu im rechten Winkel zu den Unterschenkeln.
- Ist das Sitzen nicht möglich, wird der Fuß passiv durchbewegt oder es werden Schienen zur Prophylaxe angefertigt.

Dekubitusprophylaxe

Besonders gefährdet sind Körperstellen, an denen Knochen unmittelbar unter der Haut liegen, bzw. Bereiche mit wenig Unterhautfettgewebe (Abb. 4.32).

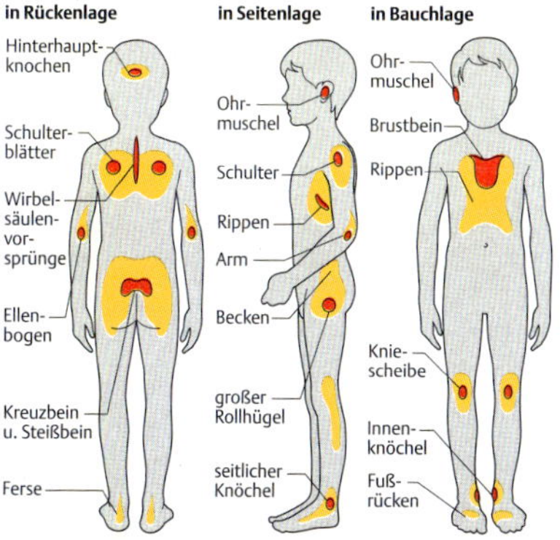

Abb. 4.32 *Dekubitusgefährdete Körperstellen. Je nach Lagerung sind verschiedene Körperstellen dekubitusgefährdet.*

> **Merke:** Gefährdet sind aber auch alle Körperstellen, die Druck durch Sonden, Katheter, Drainagen oder Gipsverbänden ausgesetzt sind.

Die am besten untersuchte Skala für die Erfassung des Dekubitusrisikos bei Kindern ist die **Bradenskala**, die jedoch nicht für Kinder modifiziert ist. Für Neugeborene gibt es die **Braden NSRAS Skala**. Für die Stadien der Entwicklung eines Dekubitus siehe Abb. 4.33.

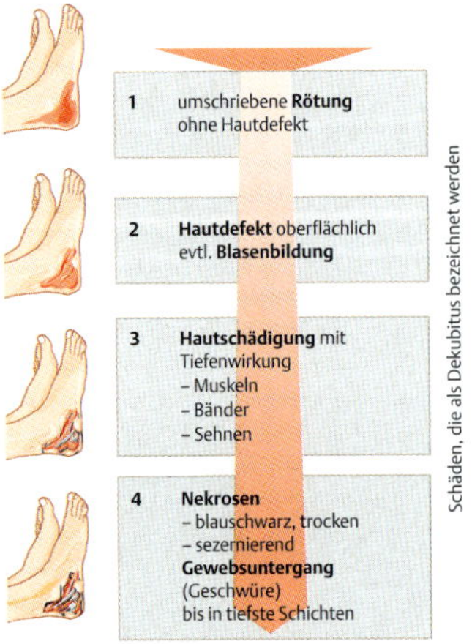

Abb. 4.33 *Dekubitusstadien. Charakteristika der 4 Stadien.*

Das zentrale Ziel ist die Verhinderung eines Dekubitus durch
- Beobachtung der Haut,
- Mobilisation zur Druckentlastung,
- druckreduzierende Hilfsmittel.

Hilfsmittel werden deshalb nach folgenden Kriterien ausgewählt (Tab. 4.41):

Tab. 4.41 *Hilfsmittel zur Dekubitusprophylaxe.*

Hilfsmittel	Vorteile	Nachteile
Gelkissen	▪ besonders geeignet bei kachektischen Patienten, wirken als zusätzliches Fettpolster, Auflagedruck wird vermindert ▪ können aufgewärmt werden, halten lange die Wärme	
Schaumstoff	▪ in verschiedenen Größen, Stärken, Formen und Härtegraden erhältlich ▪ verringern den Auflagedruck ▪ hohe Eigenelastizität, dadurch gute Anmodellierung, ▪ guter Temperaturausgleich ▪ dient der Weich- und Hohllagerung ▪ soll direkt auf der Haut anliegen	▪ müssen regelmäßig erneuert werden, da sie druckreduzierende Wirkung verlieren ▪ Weichlagerung fördert Immobilität
Felle	echtes Lammfell ▪ Kind liegt direkt mit der Haut auf dem Fell, Luftzirkulation und Temperaturausgleich sind gewährleistet ▪ absorbiert Flüssigkeit	▪ sie wirken nicht, wenn sie an Ellenbogen oder Fersen fixiert werden, wirken nur wenn sie im Bett liegen ▪ echte Felle haben lange Trocknungsphase

Tab. 4.41 *(Forts.) Hilfsmittel zur Dekubitusprophylaxe.*

Hilfsmittel	Vorteile	Nachteile
	■ vermindert Scherkräfte ■ fördert ein behagliches Gefühl von Wohlbefinden ■ eignet sich gut als Rollstuhlauflage ■ kann desinfiziert werden ■ Kunstfelle ■ wenn sie flauschig sind, reduzieren sie die Scherkräfte	■ Kunstfelle können keine Feuchtigkeit absorbieren
Hufeisen-Lagerungskissen	■ in mehreren Größen für verschiedene Altersgruppen erhältlich ■ zur Nestlagerung und vielen anderen Lagerungsarten	
Antidekubitusmatratzen	■ Weichlagerung bei leichtem bis mittlerem Dekubitusrisiko ■ Reduzierung der Schub- und Scherkräfte	
Wechseldruckmatratzen	■ wechselnde Druckentlastung bei hohem Dekubitusrisiko und bei Dekubitus Grad II	■ kann bei neurologischen Erkrankungen Spasmen auslösen ■ intermittierende Lagerung ist zusätzlich durchzuführen
Wasserringe		■ nicht geeignet, da der Auflagedruck zu hoch ist

Merke: Fußbrett oder -bank darf nicht bei Kindern mit Hirnschädigungen oder einem muskulären Hypertonus eingesetzt werden (fördert die Spastik).

Lagerungen zur Dekubitusprophylaxe

- **Korrekte Hüftknickung:** Bei erhöhtem Kopfende des Bettes muss die Hüftbeugung mit der Bettabknickung übereinstimmen (Abb. 4.34 und Abb. 4.35).

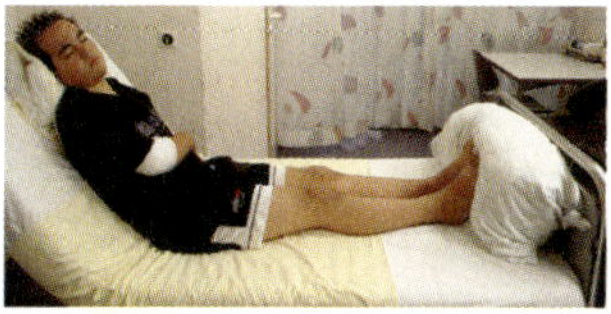

Abb. 4.34 *Physiologische Hüftknickung. Ein Kissen am Bettende kann das Herunterrutschen verhindern.*

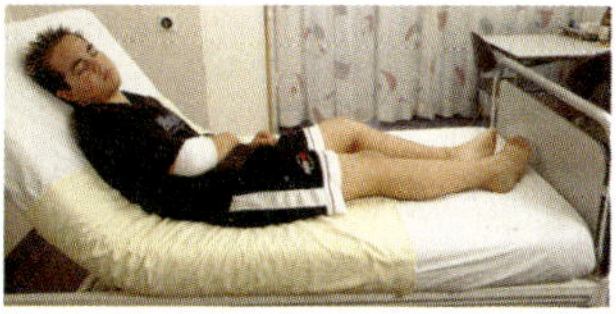

Abb. 4.35 *Unphysiologische Hüftknickung. Dieser Junge ist im Bett nach unten gerutscht und in eine unphysiologische Haltung geraten.*

- **30°-Schräglage:** eignet sich zur Dekubitusprophylaxe von Sakralbereich und Trochanter major, Schulterblatt und Ellenbogen. Das Kopfende muss nicht flach gestellt sein (Abb. 4.36).
- **135°-Lagerung:** Sie eignet sich zur Entlastung des Sakralbereichs, wenn keine Kontraindikation besteht. Da diese Lagerung nicht immer vom Kind toleriert wird, sollte es anfangs nur kurze Zeit in dieser Position verweilen (Abb. 4.37).

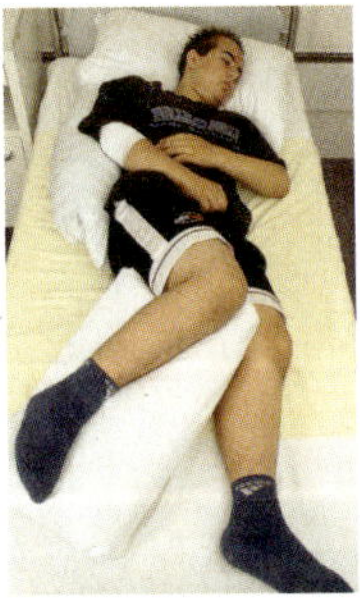

Abb. 4.36 30°-Schräglagerung. Sie entlastet den Sakralbereich inkl. Trochanter major.

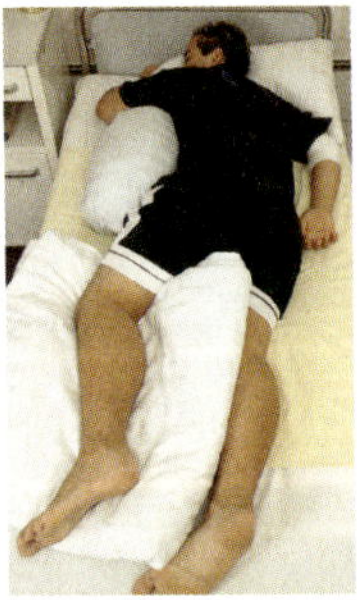

Abb. 4.37 135°-Lagerung. Sie entlastet den Sakralbereich.

- **Schiefe Ebene:** Sie ist besonders geeignet für Kinder, die nur passiv umgelagert werden können. (Abb. 4.38a).

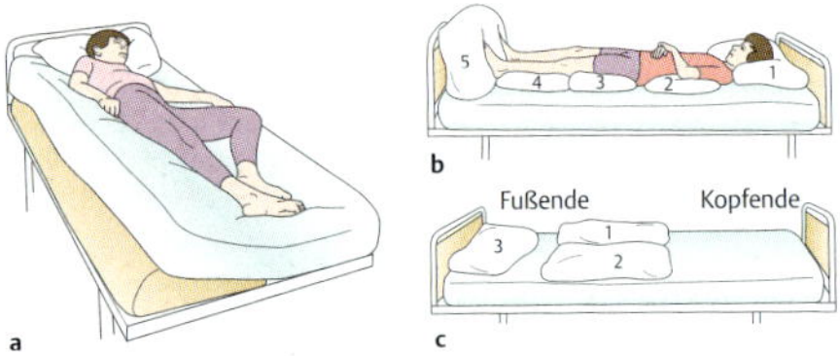

Abb. 4.38 Lagerungsformen. ***a*** Schiefe Ebene, ***b*** 5-Kissen-Lagerung, ***c*** 3-Kissen-Lagerung.

- **Weich- und Hohllagerung:** Eignet sich besonders zur Therapie eines zu behandelnden Dekubitus. Sie hat den Nachteil, dass das Kind in seiner Mobilität erheblich eingeschränkt ist. Die Durchführung der Lagerung ist arbeitsaufwendig und u.U. für den Patienten schmerzhaft (Abb. 4.38b und Abb. 4.38c).
- **Spezialmatratzen:** Sie werden zur Dekubitusprophylaxe angeboten. Dazu gehören Schaumstoffmatratzen und luftgefüllte Matratzen.

Merke: Spezialmatratzen können keine absolute Druckentlastung realisieren. Sie ersetzen nicht die regelmäßige Positionsveränderung des Patienten.

Thromboseprophylaxe

Zeichen einer Thrombose sind

- Schweregefühl in der betroffenen Extremität,
- Schwellung und livide Verfärbung der betroffenen Extremität,
- Schmerz bei Berührung oder Druck entlang des Blutgefäßes oder Fußsohlenschmerz,
- Schmerz bei Belastung.

Bei Thrombosen der inneren Organe

- z.B. Hämaturie, Stauungszeichen oder Umgehungskreisläufe,
- bei Sinusthrombose: Halbseitenlähmung (Hemiparese) evtl. kombiniert mit Gesichtsmuskellähmung und Sprachproblemen oder Krampfanfällen.

Merke: Für alle Altersgruppen gilt, dass bei liegendem zentralen Venenkatheter ein erhöhtes Risiko besteht (90%).

Eine Thromboseprophylaxe erfolgt in der Regel

- bei immobilen Kindern ab dem 10. Lebensjahr,
- wenn die Pubertät sichtbar eingesetzt hat,
- wenn das Gewicht des Kindes über 40kg liegt bzw. der BMI über 25,
- wenn Jugendliche rauchen und/oder die Pille nehmen,
- wenn eine Thrombophilie vorliegt oder das Kind bereits eine Thrombose hatte.

Physikalische Maßnahmen sind

- **Ausstreichen der Beine:** Bei leicht angehobenem Bein von der Ferse über die Wade bis zur Kniekehle kräftig ausstreichen, dabei umfasst die ganze Handinnenfläche den Unterschenkel. Vorgang 3–4-mal wiederholen, dazu jeweils neu an der Ferse ansetzen.

> **Merke:** Nicht durchführen bei Herzinsuffizienz, Ödemen und bestehender Thrombose.

- **Hochlagerung der Beine:** Unterschenkel ca. 20° hochlegen, Kniekehlen leicht beugen.

> **Merke:** Nicht durchführen bei Patienten mit Herzinsuffizienz.

- **Bewegungsübungen im Bett:** Dazu gehören Rad fahren im Bett, wenn vorhanden mit Bettfahrrad, und Fußgymnastik.
- **Fußsohlendruck:** Dadurch wird die Wadenmuskulatur tonisiert und der Venenplexus im Fußgewölbe von Blut geleert. Die Fußsohlen drücken gegen einen Widerstand im Bett, z.B. ein Tennisball in Schlauchverband am Fußende oder ein Sekretauffangbeutel.

> **Merke:** Darf nicht bei Patienten mit neurologischen Erkrankungen angewendet werden, da eine Spastik ausgelöst oder verstärkt werden kann.

- **Frühmobilisation:** Das Kind wird so früh wie möglich zum Stehen und Gehen gebracht.
- **Antithrombose-Strümpfe (AT-Strümpfe):** Sie komprimieren die Beine. Dadurch fließt das venöse Blut schneller zum Herzen zurück.
  - Beine genau vermessen und die Strumpfgröße anpassen,
  - bevor die AT-Strümpfe im Liegen angezogen werden, müssen die Venen entstaut werden. Dafür werden die Beine für 10–15 Minuten etwa 30° hochgelagert oder eine Minute lang auf 90° angehoben,
  - Strümpfe müssen faltenfrei sitzen und reichen bis zur Leiste,
  - sind keine passenden Strümpfe vorhanden, müssen die Beine mit einem Unterschenkelkompressionsverband gewickelt werden.

4.8 Schlafen

4.8.1 Schlafen – Beobachten und Beurteilen

Schlafphasen

Der Schlaf wird in fünf Phasen eingeteilt, wobei zwischen zwei Phasentypen unterschieden wird:

- Non-REM-Phase
- REM-Phase

4

Definition: Die **REM-Phase** (REM=Rapid Eye Movement), charakterisiert durch die schnellen Augenbewegungen bei geschlossenen Lidern, ist die Phase mit erhöhter Traumaktivität. Die **Non-REM-Phase** zeichnet sich durch fehlende Aktivität der Augen aus.

Die einzelnen Schlafphasen dauern ungefähr 90 Minuten und werden in sog. wiederkehrenden Schlafzyklen, je nach Schlafdauer 4–6-mal in der Nacht wiederholt (Abb. 4.39).

1. Phase: Einschlafphase (geringe Reize führen zum Erwachen),
2. Phase: leichter Schlaf (der Mensch ist leicht erweckbar, es kommt zu einer zunehmenden Entspannung),
3. Phase: mitteltiefer Schlaf (die Stoffwechselvorgänge sind gedrosselt, Geräusche des täglichen Lebens führen nicht mehr zum Erwachen),
4. Phase: tiefer Schlaf (geringe Bewegung, schwere Erweckbarkeit),
5. Phase: Traumschlaf (Auftreten von REM, der Mensch träumt).

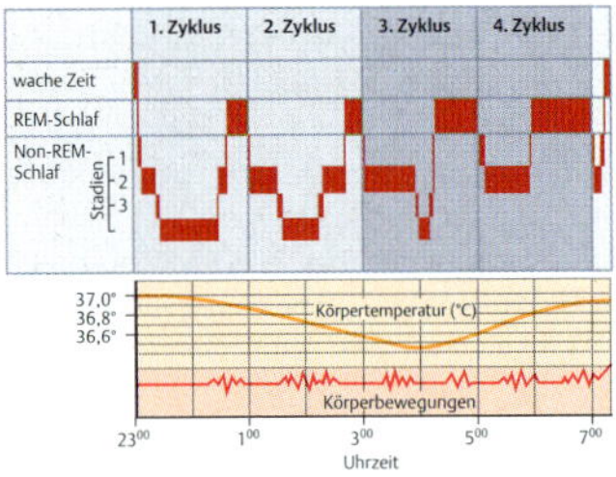

Abb. 4.39 *Schlafprofil einer ganzen Nacht. Unten ist zu sehen, wie während der Nacht die Körpertemperatur sinkt und während der REM-Traumphasen die Körperbewegungen zunehmen.*

Während des gesamten Schlafs verändern sich einige Funktionen des Körpers:

- Die Herzfrequenz wird herabgesetzt.
- Die Atemfrequenz nimmt ab, die Atemtiefe zu.
- Der Stoffwechsel wird verlangsamt.
- Die Körpertemperatur sinkt (ca. 1–1,5 °C).
- Die Drüsensekretion nimmt insgesamt ab, aber die Schweißdrüsen steigern ihre Produktion.

Schlafbedarf

Babys erwerben, unabhängig von äußeren Einflüssen und Erziehungsstrategien, je nach Reife bis zum 3. und 4. Lebensmonat einen eigenen Schlaf-Wach-Rhythmus. Die Verteilung der einzelnen Schlafzeiträume ist abhängig von Entwicklung, Aktivität und kulturellen Einflüssen.

4.8.2 Abweichungen

Einschlafstörungen

- Eine nicht ganz eindeutige Form ist das **Nicht-Zubettgehen-Wollen**, d.h., das Kind ist müde, schläft im Bett auch ein, zögert diesen Moment aber unter Einsatz aller ihm zur Verfügung stehenden Mittel hinaus. Gründe hierfür können eine erhöhte Aktivität am Tage sein, aber auch ein sich mit den Eltern-messen-Wollen.
- **Verzögertes Einschlafen:** Das Kind ist müde, kann aber über einen längeren Zeitraum keine Ruhe finden. Hierfür sind oft ungelöste Konflikte, Ängste, aber auch ungünstige Umgebungsverhältnisse (z.B. Licht, Lärm) verantwortlich.

- **Jaktationen:** Treten oft in Form von rhythmischen Kopf- und Rumpfbewegungen in der Einschlafphase auf. Die Ursachen können v. a. eine unbewusste Art der Lustgewinnung darstellen. Die Neigung zu Jaktationen verliert sich mit zunehmendem Alter. Sie kann aber mit einem erhöhten Verletzungsrisiko einhergehen, sodass für eine sichere Bettumgebung Sorge zu tragen ist.

Durchschlafstörungen

Nächtliches Erwachen kann vielfältige Gründe haben:

- **Pavor nocturnus (lat. nächtliche Angst):** Auch Nachtschreck genannt, ist ein Phänomen, das häufig auftritt. Kinder schrecken plötzlich auf, schreien oder keuchen. Die Kinder sind stark verwirrt und befinden sich in einem erhöhten Erregungszustand. Sie haben keine Erinnerung an das nächtliche Ereignis, da Pavor nocturnus aus der Tiefschlafphase entsteht. Neben inneren und äußeren Stresszuständen oder Sauerstoffmangel infolge erweiterter Rachenmandeln können genetische Ursachen auslösend sein.
- **Schlafwandeln (Somnambulismus):** Tritt im Klein- und Schulkindalter gehäuft auf. Das Kind kann schlafend aufstehen, spielen oder aber völlig absurde Tätigkeiten ausführen. Es erinnert sich am nächsten Morgen nicht; bei einem Erwachen während dieser Phase ist es verwirrt (Ursachen s. Pavor nocturnus).
- **Zähneknirschen:** Das nächtliche Zähneknirschen ist für das Kind im Schlaf kein Problem, kann aber am Tag Grund für Kopfschmerzen und Verspannungen sein und langfristig zu Zahndefekten führen. Kieferbedingte Fehlstellung der Zähne, aber auch Stress können das nächtliche Mahlen mit den Zähnen begünstigen.

Bewusstsein

Zur Beurteilung von Bewusstseinsveränderungen und -beeinträchtigungen sowie Maßnahmen zur Einschätzung der Bewusstseinslage s. Kap. 16, S. 447.

4.8.3 Pflegemaßnahmen

Prävention des Plötzlichen Kindstodes

Er ist eine der häufigsten Todesursachen bei Säuglingen im ersten Lebensjahr. Die Ursachen für SIDS (sudden infant death syndrome) sind bis heute nicht zufriedenstellend geklärt. Studien haben eine Reihe von Faktoren herausgefunden, die das Risiko erhöhen.

> **Merke:** Säuglinge sind im Schlaf vom plötzlich eintretenden Kindstod bedroht (Häufigkeitsgipfel 2.–4. Lebensmonat). Es ist mit 30–40% die häufigste Todesursache im Säuglingsalter.

Risikofaktoren sind

- Nikotin, Heroin- und Kokainabusus,
- Teenagerschwangerschaften unter 21 Jahren,
- 1 Jahr oder weniger Abstand zwischen den einzelnen Geburten,
- Frühgeburt/Mehrlingsgeburten/pränatale Dystrophie,
- ungünstige soziale Verhältnisse.
- Bauchlage,
- Wärmestau durch zu dicke Decken, zu warme Kleidung und eine zu hohe Raumtemperatur,
- Passivrauchen,
- nicht gestillte Säuglinge.

Präventionsmaßnahmen sind

- Rückenlage zum Schlafen:

- gilt als sicherste Schlafposition. Der Schlaf in Bauchlage ist ungeeignet, weil er in dieser Position besonders tief ist.
- Es kommt bei Säuglingen zu Atempausen bis zu 15 Sekunden, einige dauern länger.
- Die Durchblutung des Hirnstamms ist in Rückenlage besser.
- Die Gefahr des Erstickens durch Aspiration ist in Rückenlage deutlich gemindert.

- Benutzung eines Schlafsacks anstelle einer Bettdecke:
  - Die Säuglinge können sich bei einem für ihre Körpergröße passenden Schlafsack ausreichend bewegen, sind optimal gewärmt und können sich die Decke nicht über den Kopf ziehen.
  - Die Gefahr der Überwärmung und Verlegung der Atemwege ist nicht gegeben.
  - Wichtig ist ein der Jahreszeit angemessene Material und die optimale Größe.
  - Messregel: Körpergröße minus Kopfhöhe plus 10cm zum Wachsen.

- Eigenes Bett:
  - Das Kind soll in einem eigenen Bett im Schlafzimmer der Eltern schlafen. Es hat sich erwiesen, dass sich das gemeinsame Schlafen und die damit verbundenen Schlaf- und Atemgeräusche positiv auf das Schlafverhalten des Säuglings auswirken.
  - Die gemeinsame Benutzung des Elternbettes soll dem Kuscheln in der Wachphase und dem Stillen vorbehalten sein.
  - Bei der Ausstattung des Bettes ist auf einen Himmel und eine Bettumrandung, Nestchen und Wärmflaschen zu verzichten, um einen Wärmestau zu verhindern.
  - Spielzeug und Kuscheltiere sind beim schlafenden Kind zu entfernen.
  - Die Anschaffung einer schadstoffarmen, nicht zu weichen Matratze ist zu empfehlen.

- Raumtemperatur sollte max. 18°C betragen,
- rauchfreie Umgebung,
- Stillen:
  - Stillen mindert das Risiko aus noch nicht näher geklärten Gründen.
  - Das Risiko steigt nicht bei einer ausschließlichen Ernährung durch handelsübliche Säuglingsnahrungen.

Fördern des gesunden Schlafs

- Der Raum sollte gut gelüftet sein und eine konstante Temperatur von 16–18°C aufweisen.
- Ungewohnte Umgebungsgeräusche sollten abgeschirmt werden.
- Die Lichtverhältnisse richten sich nach den Bedürfnissen des Kindes.
  - Hat es bei völliger Dunkelheit Angst, kann man ein kleines Nachtlicht anbringen.

- Das Bett sollte eine angemessene Größe haben.
  - Das Bett ist der Ort des Schlafens und keine Spielwiese,
  - die Nachtwäsche und Bettdecke sollten funktional, d.h. wärmend und bedeckend sein,
  - sie dürfen nicht einengen.

- Das Abendessen sollte nicht blähend und leicht verdaulich sein. Koffeinhaltige Speisen und Getränke ab dem frühen Nachmittag meiden.
- Das individuelle Schlafbedürfnis des Kindes ist zu berücksichtigen und Schlaf- und Ruhephasen in den Tagesablauf einzubeziehen.

Merke: Wichtig ist es, im Gespräch wertfrei zu informieren. Eltern und Kinder dürfen nicht das Gefühl vermittelt bekommen, schuldhaft an den abendlichen bzw. nächtlichen Ereignissen beteiligt zu sein.

Einschlafrituale

Die meisten Kinder entwickeln zusammen mit ihren Eltern Rituale, die allabendlich wiederkehren. Rituale geben in ihrer Beständigkeit dem Kind Sicherheit. Dies kann v.a. bei sehr ängstlichen und unsicheren Kindern hilfreich sein. Die Vorlieben sind dabei verschieden. Wichtig ist, ruhigeren Aktivitäten den Vorrang zu geben und aufregende Spiele oder unmittelbaren Fernsehkonsum vor dem Zubettgehen zu vermeiden.

Merke: Um einen erholsamen Schlaf zu ermöglichen ist es förderlich, Schlafrituale in der Klinik fortzusetzen.

Beruhigende Maßnahmen

- **Kommunikation:** Eine wichtige Hilfe bei der Einschätzung des Schlafzeitpunktes ist die meist nonverbale Kommunikation zwischen Eltern und Kind. Pflegefachkräfte können Eltern darin bestärken, ihr Kind zu beobachten und dabei unterstützen, die Mimik und Gestik zu deuten.
- **Körperkontakt:** Kinder vermissen im Krankenhaus oft den Körperkontakt zu ihren Eltern. Einige Eltern legen sich in der Einschlafphase neben ihr Kind und beruhigen es dadurch. Sanftes Wiegen in den Armen oder das Halten der Hand hilft ebenfalls, das Kind zu beruhigen.
- **Empfindung:** Körperkontakt wirkt beruhigend und schlaffördernd. Es hat sich in der Praxis gezeigt, dass bei unruhigen Kindern, rhythmisches Wiegen und Auf- und Abgehen den Säugling ruhiger werden lassen.
- **Ablegen eines schlafenden Kindes**: Die Pflegeperson sollte versuchen, das Kind mit den Füßen beginnend, langsam abrollend hinzulegen. Das bedeutet, dass die einzelnen Körperteile Füße, Beine, Becken und Rücken, Arme, Kopf nacheinander Kontakt mit der Unterlage aufnehmen. Grundsätzlich sollte aber ein Kind im wachen Zustand ins Bett gelegt werden.

Schlaffördernde Lagerung

- Zusammen mit dem Kind und den Eltern sollte ggf. mittels Lagerungshilfsmittel die für den Patienten bequemste Lagerung herausgefunden werden. Dabei muss darauf geachtet werden, dass eine therapeutische Lagerung (z.B. zur Atemerleichterung) integriert wird.
- Säuglinge, die man unbedeckt auf eine leere Fläche legt, werden unruhig, zeigen fahrige Bewegungen und fühlen sich sichtlich unwohl. Begrenzende Lagerungshilfsmittel helfen, bewährt haben sich Hufeisenkissen. So kann speziell bei Frühgeborenen die intrauterine Haltung weitgehend nachempfunden werden.
- Diese Lagerungen werden bei gesunden Neugeborenen nicht eingesetzt, diese liegen heutzutage lediglich mit einem Schlafsack bekleidet in einem leeren Bett.

Merke: Der Einsatz von Kinderwagen und Hängematten darf ausschließlich unter Aufsicht der Pflegeperson oder der Eltern erfolgen. Kann dies nicht gewährleistet werden, dürfen diese Maßnahmen nicht eingesetzt werden.

4.9 Für eine sichere Umgebung sorgen

4.9.1 Sicherheit – Beobachten und Beurteilen

> **Definiton: Sicher**, abgeleitet vom lateinischen securus (sorglos, unbekümmert, sicher), bedeutet gewiss, ohne Zweifel, geschützt, in Fertigkeiten geübt, ruhig und überzeugend.

4

Um die Bedürfnisse eines Patienten in seine Pflege mit einzubeziehen, sollten mit der Pflegeanamnese seine Gewohnheiten, Fähigkeiten und Kenntnisse in der Lebensaktivität gesammelt werden.

- Wie verhält sich das Kind in den LAs?
- Bei einem Kind mit einer geistigen oder körperlichen Einschränkung wird v.a. Gewicht auf diese Fragen gelegt:
  - Was kann das Kind für seine eigene Sicherheit tun?
  - In welchem Bereich braucht es die uneingeschränkte Fürsorge?

In der Klinik relevant sind weiterhin:

- Ungewohnte räumliche Gegebenheiten, z.B. glatte Böden, schwere Türen erhöhen das Unfallrisiko.
- Therapeutische Maßnahmen, z.B. Verbände, Infusionen behindern die normale Beweglichkeit.
- Kann das Kind ggf. alleine mit einer Gehhilfe gefahrenfrei gehen?
- Hat das Kind Heimweh oder Angst und kann seine Umgebung nicht mehr realistisch einschätzen?

Die Aufgabe einer Pflegeperson im Rahmen der Sicherheitsförderung beinhaltet drei wichtige Aspekte:

1. Wahrung und Förderung der Sicherheit des Kindes im Rahmen seines Klinikaufenthaltes unter Berücksichtigung und Einbeziehung seiner Ressourcen.
2. Aufklärung und Beratung der Eltern und des Kindes, die helfen sollen, den erlangten Gesundheitszustand zu erhalten und zu fördern.
3. Potenzielle Probleme erkennen (z.B. Aspirationsgefahr, Dekubitusgefahr, Unfallgefahren) und geeignete Präventivmaßnahmen ergreifen.

4.9.2 Hygiene

> **Merke:** Eine im Krankenhaus erworbene Infektion wird als **nosokomiale Infektion** (Nosokomeion=Krankenhaus) bezeichnet.

Infektionswege

- **Direkter Kontakt:** Die Pflegeperson ist erkrankt oder überträgt die Keime durch unhygienisches Arbeiten.
- **Indirekter Kontakt:** Keime werden über kontaminierte Utensilien übertragen.
- **Spezielle Infektionswege:**
  - **Oral**: Kontaminierte Lebensmittel, Medikamente und Hände können Keime über den Mund in den Körper einbringen.
  - **Fäko-oral (Schmierinfektion)**: Die mit Erregern aus Stuhl kontaminierte Hand wird zum Mund geführt.
  - **Aerogen (Tröpfcheninfektion)**: Die Aufnahme erfolgt über die Atemwege.

- **Haut, Schleimhaut, Wunden**: Infektion erfolgt über direkten Haut- oder Wundkontakt bzw. auf dem Luftweg (z.B. Sprechen beim Verbandwechsel).
- **Trans- bzw. perkutan**: Über Verletzungen der Haut durch Stich- oder Bissverletzungen oder z.B. bei Injektionen und Infusionen gelangen Erreger in den Körper.

Maßnahmen zur Vermeidung

- Unnötige Luftbewegungen vermeiden (z.B. Luftzug, Aufschütteln von Bettwäsche).
- Patientenwäsche nicht mit Berufskleidung in Kontakt bringen, immer direkt entsorgen.
- Gegenstände aus dem Bett nicht auf den Tisch oder Boden legen.
- Behandlungsmaterial, Patientenakten, Röntgenbilder nicht im Bett ablegen.
- Drainageauffangbeutel, Urinflaschen u.a. nicht auf den Boden legen, sondern am Bett befestigen.

> **Merke:** Lässt sich einer dieser Faktoren nicht vermeiden, z.B. beim Transport des Kindes, sind die kontaminierten Gegenstände zu desinfizieren bzw. die Wäsche anschließend zu wechseln!

Desinfektionsmaßnahmen

- **Hygieneplan:** Auf der Grundlage der Richtlinien des Robert-Koch-Instituts (www.rki.de) wird von Hygienefachleuten ein Hygienemaßnahmenplan erstellt und dem Krankenhauspersonal erläutert.
- **Laufende Desinfektion:** Beinhaltet die Desinfektion aller Gegenstände, die mit dem Patienten in Berührung kommen.

Händedesinfektion

Hände sind Hauptüberträger von pathogenen Mikroorganismen. Händedesinfektion ist die beste Maßnahme, um eine Ausbreitung der Keime zu verhindern (Abb. 4.40).

Abb. 4.40 *Händedesinfektion (Fa. Bode).* ***a*** *Desinfektionsmittel zwischen den Handflächen verreiben,* ***b*** *mit der linken Handfläche den rechten Handrücken zwischen den Fingern einreiben und* ***c*** *umgekehrt,* ***d*** *Fingernagelbereich,* ***e*** *Daumen,* ***f*** *Fingerkuppen desinfizieren.*

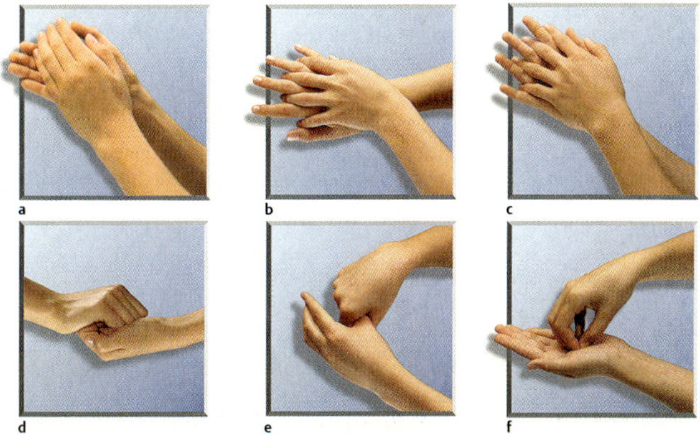

Hautdesinfektion vor medizinischen Eingriffen

Bevor die Haut durch einen Eingriff, z.B. eine Injektion, verletzt wird, wird sie mit einem speziellen Hautdesinfektionsmittel mit einer kurzen Einwirkungszeit desinfiziert:

- Die gewählte Stelle wird mit dem Mittel befeuchtet.
- Bei Säuglingen und Kleinkindern wird nicht aufgesprüht, da es durch die meist alkoholischen Präparate zu einem Kältereiz kommen kann. Zusätzlich kommt es zu Aerosolbildungen, deshalb nicht im Inkubator und nicht in Gesichtsnähe sprühen.
- Mit sterilem Tupfer wird die Stelle kreisförmig von innen nach außen abgewischt.
- Die Einwirkzeit muss unbedingt eingehalten werden.

> **Merke:** Talgdrüsenreiche Haut (z.B. Kopf, hintere Schweißrinne entlang des Rückgrats) bedarf einer längeren Einwirkzeit des Hautdesinfektionsmittels. Während der empfohlenen Einwirkzeit von mindestens 10min muss die Haut ständig durch das Desinfektionsmittel feucht gehalten werden.

Instrumentendesinfektion

Instrumente sollten chemothermisch in speziellen Waschautomaten desinfiziert werden. Möglich ist auch die chemische Reinigung im Tauchbad:

- Desinfektionslösung nach Vorschrift herstellen.
- Instrumente und Materialien ungereinigt, luftblasenfrei in eine Desinfektionswanne mit Deckel legen.
- Einwirkungszeit beachten.
- Mit Handschuhen Desinfektionsgut gründlich abspülen und trocknen.

Flächendesinfektion

Kontaminierte glatte Oberflächen, z.B. Wickeltische und Behandlungsliegen, werden nach Gebrauch sorgfältig mit einer Desinfektionslösung gewischt. Grundregeln bei der Herstellung von Desinfektionslösungen sind:

- Herstellung der Desinfektionslösung gemäß Dosierungsvorschrift.
- Kaltes Wasser benutzen, um aufsteigende Dämpfe zu vermeiden.
- Zuerst das Wasser einfüllen, dann das Desinfektionsmittel, um Schaumbildung zu verhindern, Schaum beeinträchtigt die Konzentration.
- Haltbarkeitszeitraum der Lösung genau einhalten.
- Die Lösung nur mit Schutzhandschuhen anwenden.
- Jeden Kontakt mit Seifenlösungen vermeiden, sie inaktiviert die Wirksamkeit von Desinfektionsmitteln.

Schlussdesinfektion

Die Schlussdesinfektion beinhaltet alle desinfizierenden Maßnahmen nach der Entlassung oder der Verlegung. Bei geruchsintensiven Desinfektionsmitteln wird gelüftet.

> **Definition:** Unter **Desinsektion** versteht man die Bekämpfung und Vernichtung von Ungeziefer und Parasiten. Die Mittel und Verfahren sind durch das Infektionsschutzgesetz geregelt und werden von einem staatlich geprüften Desinsektor ausgeführt.

Sterilisationsverfahren

> **Definition: Sterilisation** bedeutet die komplette Abtötung bzw. irreversible Inaktivierung sämtlicher pathogener Keime.

Man unterscheidet
- **physikalische** Sterilisation (z. B. Wasserdampf, trockene Hitze, Beta- und Gammastrahlen),
- **chemische** Sterilisation (z. B. Gassterilisation).

Die Methode des Sterilisationsverfahrens richtet sich nach der Art des Materials und der Widerstandsfähigkeit der Keime. Die am häufigsten eingesetzte Methode ist die Sterilisation mit Wasserdampf in einem Autoklaven.

Um die Sterilität der Artikel zu gewährleisten, müssen folgende Punkte beachtet werden:
- Die Lagerung muss staubfrei, trocken und geschlossen erfolgen.
- Das Haltbarkeitsdatum ist zu beachten.
- Ist eine Packung erst einmal geöffnet, ist das Material nicht länger steril.
- Die Handhabung der sterilen Materialien erfolgt mit sterilem „Werkzeug" oder einer mit einem sterilen Handschuh bekleideten Hand.

Transport eines Kindes

Bei einem Transport mit einem Krankenwagen ist zu beachten:
- Vitalparameter mit einem Transportmonitor bzw. mittels manueller Vitalzeichenkontrolle regelmäßig überwachen.
- Kind möglichst physiologisch, schmerzreduzierend lagern.
- Auf ausreichende Bedeckung und Wärmezufuhr achten.
- Auf sichere Lagerung achten.
- Geräte sicher fixieren.
- Zu- und Ableitungssysteme dürfen keinen Zug ausüben.
- Patientenunterlagen sicher verwahren.
- Transport erfolgt immer in Blickrichtung des Kindes.
- Bei einem Krankentransport mit dem Krankenwagen können die Eltern nach Rücksprache mit dem verantwortlichen Sanitäter das Kind begleiten.

Unfälle im Kindesalter

Unfälle sind die häufigste Todesursache im Kindesalter (Tab. 4.42).

***Tab. 4.42** Unfallursachen im Kindesalter (nach Callabed 1996).*

0.–1. Lebensjahr	1.–2. Lebensjahr	2.–5. Lebensjahr	5.–9. Lebensjahr	10.–16. Lebensjahr
Stürze, Ertrinken, Verbrühungen, Ersticken, Straßenverkehr	Stürze, Vergiftungen, Verbrennungen, Verbrühungen, Schnittwunden, Ersticken, Fremdkörper, Ertrinken, Straßenverkehr	Stürze, Spielplatz (Schaukel, Rutsche), Vergiftungen, Verbrühungen, Ertrinken, Quetschungen, Straßenverkehr, Verbrennungen	Stürze, Spiel, Verwundungen, Straßenverkehr, Schule, Sport	Werkzeug, Feuerwaffen, gefährliches Spielzeug, Elektrizität, Sportverletzungen, Erkundungen, Intoxikationen, Straßenunfälle

Unfallverhütende Maßnahmen

Bei Kauf und Handhabung von Geräten ist zu beachten:

- Autositz und Kinderwagen müssen sicherheitsgeprüft und mit der dafür vorgesehenen Prüfplakette ausgestattet sein sowie eine genaue Produktbeschreibung beinhalten. Die Montage sollte mit dem Fachmann ausprobiert werden.
- Wickelauflagen und Badewanneneinsätze müssen rutschfest sein.
- Kinder dürfen nie ohne unmittelbare Aufsicht auf Wickeltischen oder im Kinderwagen alleine gelassen werden.
- Mit Rollen versehene sog. „Gehfrei" oder „Lauflernhilfen" sind nicht empfehlenswert.

Unfallursachen

Sturz. Maßnahmen, die dem Kind eine gefahrenfreie Mobilität ermöglichen, sind

- spitzen Kanten und Ecken abpolstern, rutschfeste Böden,
- keine herabhängenden Kabel, Tischdecken und Pflanzen,
- Sicherung von Treppenabsätzen mit speziellen Gittern, die der Sicherheitsnorm entsprechen,
- Kinder nicht unbeaufsichtigt bei einem offenen Fenster lassen, Fenster mit Sicherheitsriegel verschließen.

Verbrennen und Verbrühen. Offene Flammen, aber auch unsichtbare Wärmequellen (heißes Wasser, Herdplatten), bergen Gefahren. Die wichtigsten Maßnahmen sind

- Aufbewahrung von Streichhölzern und Feuerzeugen außerhalb der Reichweite von Kindern.
- Immer unmittelbare Aufsicht bei offenem Feuer.
- Sicherung von Herd, Töpfe vorzugsweise hinten abstellen, Einsatz von Herdgittern.
- Keine heißen Speisen oder Getränke für das Kind erreichbar abstellen.
- Überwachen des Duschens oder Badens, Wassertemperatur überprüfen.

Schneiden, Quetschen und Stechen.

- Scharfe und spitze Küchenutensilien in sicherer Höhe aufbewahren.
- Werkzeuge vor Kindern sicher lagern.
- Kleinkinder nur unter unmittelbarer Aufsicht mit Besteck und zerbrechlichem Geschirr umgehen lassen.
- Auf bruchsicheres, nicht spitzes Spielzeug achten.
- Beaufsichtigung des Kindes im Türbereich, besonders bei Autotüren und automatischen Drehtüren von öffentlichen Einrichtungen.

Ersticken und Ertrinken. V.a. bei Säuglingen bis zum 6. Lebensmonat ist das Ersticken die häufigste Todesursache, aber auch größere Kinder können in solche Gefahrensituationen geraten. Daher ist zu beachten:

- Auf herabhängendes, an Schnüren befestigtes Spielzeug beim schlafenden, unbeaufsichtigten Kind verzichten.
- Plastiktüten unter Verschluss halten.
- Truhen, große Behälter, Waschmaschinen immer fest verschließen.
- Kleinkinder nie unbeaufsichtigt in und am Wasser spielen lassen (schon Pfützen reichen bei einem Sturz zum Ertrinken aus).
- Kinder sollten früh schwimmen lernen.

Unfälle mit elektrischem Strom.

- Steckdosen mit Kindersicherungen versehen.
- Keine defekten Elektrogeräte benutzen.
- Elektrogeräte niemals in Reichweite eines Kindes und in der Nähe von Wasser aufbewahren.
- Elektrische Geräte immer vom Netz nehmen.

Unfälle im Straßenverkehr und mit Sportgeräten.

- Kinder immer in den gesetzlich dafür bestimmten Kindersitzen im Auto anschnallen.
- Verkehrserziehung so früh wie möglich beginnen.
- Immer selbst Vorbild sein, als Fußgänger und auch als Auto- oder Fahrradfahrer,
- Sicherheitsgeprüfte Sportgeräte kaufen und die Handhabung erklären, einüben und überwachen.
- Schutzausrüstung von Anfang an einsetzen (Fahrradschutzhelme, Knieschoner) und auf das Einüben sicherer Techniken achten.

Gefährdung durch andere Personen. Die Verletzung von Körper und Seele eines Kindes durch Missbrauch stellt eine potenzielle Gefahr dar. Verhaltensweisen, die Kinder schützen können, sind:

- Nicht mit fremden Menschen mitgehen, keine Geschenke annehmen, sich nicht einladen lassen.
- Nicht ohne Begleitung nach Einbruch der Dunkelheit im Freien aufhalten.
- Auch am Tage unbelebte Orte alleine meiden.
- Nicht mit alkoholisierten Fahrern mitfahren, nicht trampen.
- Über Drogenkonsum, Verbreitungswege und Folgen aufklären.

4.10 Sich beschäftigen, spielen und lernen

4.10.1 Spielen – Beobachten und Beurteilen

Eine Übersicht über das Spielverhalten zeigt Tab. 4.43.

Tab. 4.43 *Spielverhalten.*

Alter	Aktivität
Geburt bis drei Monate	**Soziales Spiel** ■ Blickkontakt aufnehmen ■ Kopf in Richtung des Erwachsenen wenden ■ aufmerksam zuhören ■ Nachahmen der Mimik ■ Erlernen des sozialen Lächelns **Spiel mit den eigenen Händen** ■ Hände in den Mund nehmen (Hand-Mund-Koordination) ■ Hände betrachten (Hand-Augen-Koordination) ■ Hände betasten (Hand-Hand-Koordination)
3–12 Monate	**Erkunden von Gegenständen durch Greifen** ■ beidhändiges palmares Greifen ab dem 4. Lebensmonat ■ einhändiges palmares Greifen ab dem 6./7. Lebensmonat ■ Pinzettengriff ab dem 9./10. Lebensmonat **Orales Erkunden („Mundeln")** ■ Säugling nimmt Gegenstände in den Mund und untersucht sie mit Lippen und Zunge, dominierendes Spiel bis zum 8. Monat **Mittel zum Zweck** ■ ab dem 8. Monat begreift der Säugling die Auswirkung einfacher Handlungen, z. B. dass beim Schütteln einer Rassel ein Geräusch erklingt **Spiel mit der Merkfähigkeit** ■ ab dem 9. Monat entwickelt sich die Merkfähigkeit ■ verschwindet ein Gegenstand aus dem Blickfeld, sucht das Baby danach

Tab. 4.43 (Forts.) Spielverhalten.

Alter	Aktivität
1–3 Jahre	**Spiele mit Symbolcharakter** ■ Kind ahmt Handlungen und Verhalten der Erwachsenen nach und übt dadurch motorische und soziale Fähigkeiten **Funktions- und Konstruktionsspiele** ■ Kind spielt, um herauszufinden, wie etwas funktioniert. Das Kind versucht z.B. einen Gegenstand in einen anderen hineinzustecken ■ hat das Kind begriffen, versucht es, Neues herzustellen, d.h. zu konstruieren (Bauklötze) **Malen** ■ Kinder experimentieren gerne mit Farben. Geeignet sind Wachsmalbirnen und dicke Wachsmalstifte
3–6 Jahre	**Puppentheater** ■ ab etwa 4 Jahren kann ein Kind mit einer einfachen Handspielpuppe im Puppentheater spielen und mit ihr Gespräche führen **Rollenspiel** ■ das Kind verarbeitet so seine Erlebnisse ■ das gemeinsame Spiel mit anderen Kindern fördert soziales Verhalten **Gesellschaftsspiele** ■ in diesem Alter können die Kinder erstmals bei Gesellschaftsspielen mitmachen, wenn diese weder Taktik noch besondere Geschicklichkeit verlangen (z.B. Bilderlotto, Farben- und Bilderdomino, Memory, Angelspiel, Schwarzer Peter) ■ das Kind lernt, Regeln zu akzeptieren und einzuhalten **Malen und Zeichnen** ■ ab etwa 4 Jahren können Kinder mit Wasserfarben (Deckfarben) und einem dicken Pinsel umgehen sowie mit Bleistiften und Buntstiften mit dicken Minen **Bauen und Konstruieren** ■ Kindergartenkinder bauen gerne mit Bauklötzen aus Holz oder Steckbausystemen aus Kunststoff
6–10 Jahre	■ viele Kinder sammeln irgendetwas, mit dem sie sich stundenlang beschäftigen können **Gesellschaftsspiele** ■ interessant sind Spiele, die Voraussicht, taktische Überlegungen oder besondere Geschicklichkeit verlangen (z.B. „Mensch ärgere dich nicht“, Mikado) ■ Grundschulkinder müssen das Gewinnen und Verlieren im Gruppenspiel noch üben ■ Kooperationsspiele, bei denen alle Mitspieler gemeinsam einen Lösungsweg suchen müssen, lassen das einzelne Kind nicht als alleinigen Verlierer oder Gewinner dastehen **Rollenspiele** ■ werden immer mehr zum Schauspiel. Die Kinder übertreiben oder spielen den Clown **Malen und Zeichnen** ■ Schulkinder haben das Bestreben, Dinge detailliert und wirklichkeitsgetreu darzustellen und entwickeln ein Gefühl für räumliche Perspektiven **Basteln, Werken, Handarbeiten** ■ gespielt wird mit einfachen Modellbaukästen, mit Konstruktionsmaterial, Ausschneidebogen für Anziehpuppen oder Modellbaubogen

Tab. 4.43 (Forts.) Spielverhalten.

Alter	Aktivität
ab 10 Jahren	**Gesellschaftsspiele** ■ 10-jährige sind Erwachsenen in allen Spielen ebenbürtige oder sogar überlegene Spielpartner **Malen und Zeichnen** ■ Kinder verlieren das Interesse am spontanen Malen **Weitere beliebte Beschäftigungen** ■ Computerspiele, Lesen, Musik hören, Fernsehen ■ Modellbau, naturwissenschaftliche Experimentierkästen, Werken und textiles Gestalten ■ Jugendliche unterhalten sich gerne ausführlich mit Freunden am Telefon oder pflegen Brieffreundschaften

4.10.2 Pflegemaßnahmen zur Spielförderung

Kinder brauchen Zeit und Gelegenheit zum Spielen. Zu beachten ist:

- Nicht unnötig stören! Ein Kind empfindet die Störung oder Unterbrechung seines Spiels genau so unangenehm wie ein Erwachsener, der konzentriert arbeitet.
- Das Spiel sollte dem Entwicklungsstand des Kindes angepasst sein. Angaben der Hersteller, für welches Alter ein bestimmtes Spielzeug geeignet ist, sind meist zu hoch.
- Da das Kind auf sein Spiel stolz ist, sollten die Erwachsenen am Tun des Kindes ernsthaftes Interesse zeigen, d.h., es sich anschauen, erklären lassen, sich mit dem Kind darüber freuen und es dafür loben.

Spielen im Krankenhaus

Geeignetes Spiel ist abhängig vom Alter (Tab. 4.44).

Tab. 4.44 Geeignete Spiele in der Klinik.

Alter	Aktivität
Geburt bis 3 Monate	**Soziales Spiel** Die Pflegeperson soll: ■ Kontakt aufnehmen mit liebevoller Ansprache ■ während der Pflegemaßnahmen mit dem Baby sprechen ■ auf Zeichen des Kindes achten, wann es erschöpft ist Erschöpfungszeichen sind ■ Wegschauen ■ Wegdrehen des Kopfes ■ Augenschließen ■ „glasiger“ Blick ■ Wegdrehen des ganzen Körpers ■ Schluckauf **Fixierung** ■ Handschuhe dürfen nur dann angezogen bzw. die Hände nur festgebunden werden, wenn es unbedingt erforderlich ist ■ wenn möglich, soll wenigstens eine Hand frei bleiben **Merke:** Bei blinden Säuglingen wird durch das Ausbleiben der Hand-Augen-Koordination die Entwicklung des Greifens beeinträchtigt. Diese Babys sollten besonders zum Greifen angeregt werden. **Spielzeug** ■ hängende Spielsachen werden so angebracht, dass der Säugling sie nicht ununterbrochen im Blickfeld hat ■ Greifspielzeug soll leicht und handlich sein

4

Tab. 4.44 (Forts.) Geeignete Spiele in der Klinik.

Alter	Aktivität
3–12 Monate	Geeignetes Spielzeug ist ungefährlich ■ ohne scharfe oder spitze Teile ■ unzerbrechlich ■ mit ungiftiger Farbe bemalt bzw. aus ungiftigem Material hergestellt ■ so groß, dass das Baby es nicht ganz in den Mund nehmen und verschlucken oder aspirieren kann ■ kleine Brücken, an denen Spielzeug befestigt ist, und die über das liegende Baby gestellt oder aufgehängt werden, sind erst geeignet, wenn das Baby gezielt zu greifen beginnt, also beim gesunden Säugling zwischen dem 4.–6. Monat **Merke:** Sobald ein Säugling sich im Bett aufrichten kann, dürfen diese Spielzeuge nicht in Reichweite des Kindes quer über das Bett gehängt werden. Der Säugling könnte sich in der aufgespannten Kette verfangen. Dies gilt auch für Mobiles und um den Hals gehängte oder an der Kleidung befestigte Schnuller.
1–3 Jahre	**Spielerische Vorbereitung** ■ diagnostische und therapeutische Maßnahmen können dem Kind am besten im Spiel vermittelt werden, z.B. durch eine Puppe – allerdings nicht die eigene – solche spielerischen Vorgänge sollten nicht länger als 5–10 Minuten dauern und kurz vor der entsprechenden Maßnahme stattfinden – sofern möglich, sollte das Kind unter Aufsicht mit dem Untersuchungszubehör hantieren dürfen
3–6 Jahre	**Rollenspiele** ■ Rollenspiele mit oder ohne Puppen helfen dem Kind, den beängstigenden Krankenhausaufenthalt zu bewältigen. Das Kind darf im Spiel der Pflegeperson einen Verband anlegen oder dem Arzt eine Spritze geben ■ um Ängste des Kindes auszudrücken, können Puppen ebenfalls helfen, indem eine Pflegeperson oder die Eltern sie für das Kind sprechen lassen **Malen** ■ Malen und Zeichnen können dem Kind helfen, seine Erlebnisse zu verarbeiten
6–10 Jahre	■ eine Maßnahme kann bei diesen Kindern an einer anderen Person demonstriert werden, auch an den Eltern ■ auch Schulkinder dürfen mit dem Untersuchungsmaterial hantieren ■ die Vorbereitung auf geplante Maßnahmen kann nun etwa 20 Minuten dauern und evtl. in einer kleinen Gruppe von zwei oder drei gleichaltrigen Kindern erfolgen
ab 10 Jahre	■ größere Schulkinder und Jugendliche sollen im Krankenhaus ihre Hobbys und Interessen soweit möglich verfolgen dürfen ■ z.B. Musik hören mit Kopfhörern, um Mitpatienten nicht zu stören. Jugendliche, die längere Zeit Bettruhe einhalten müssen, sollten ein Telefon am Bett haben

Spiele für bettlägerige Kinder

Für bettlägerige Kinder zeigt (Tab. 4.45)eine Übersicht über mögliche Spiele.

Tab. 4.45 Spiele für bettlägerige Kinder.

Alter	Spiel	Besonderheiten
von Geburt an alle Altersstufen	Luftballons	■ optischer Reiz für Neugeborene und junge Säuglinge ■ kann als Ballersatz zum Werfen genutzt werden

Tab. 4.45 (Forts.) *Spiele für bettlägerige Kinder.*

Alter	Spiel	Besonderheiten
alle Altersstufen	Malen und Zeichnen	■ geeignete Unterlage bereitstellen (Bett-Tisch) ■ beim Malen mit Wasserfarben Bett mit Folie abdecken ■ anfangs genügen eine oder zwei Farben ■ Ausmalbücher fördern wahrscheinlich nicht die Kreativität, aber die Feinmotorik
jedes Alter	Bilderbücher, Bücher	■ altersentsprechende Bücher auswählen ■ Vorlieben des Kindes berücksichtigen
ab dem Säuglingsalter	Fingerspiele	■ verschiedene Spielformen möglich: ■ Fingerspiele mit Reimen („Das ist der Daumen [...]), Fingerspiele mit bemalten Fingern (wasserlösliche Deckfarben), Schattenspiele
ab 2 Jahre	Kneten	■ möglichst weiches, dauerelastisches Material verwenden ■ anfangs genügt eine Farbe ■ Bett vorher mit Folie abdecken
ab 2 Jahre	Puppenspiel	■ verschiedene Spielformen möglich: Stabpuppen, Fingerpuppen, Handpuppen (Kasperletheater), Babypuppen u.a.
ab 2 Jahre	Puzzle	■ Puzzles aus Holz mit Greifknöpfen sind für motorisch leicht behinderte Kinder gut geeignet ■ für verschiedene Altersstufen gibt es Puzzles unterschiedlichen Schwierigkeitsgrades
ab 3 Jahre	Bilderlegespiel, Bildermix	■ kann alleine oder als Gesellschaftsspiel gespielt werden
ab 3 Jahre	Seifenblasen	■ **Vorsicht**: Erst Kinder ab ca. 3 Jahren können selbst pusten, jüngere Kinder dagegen saugen die Seifenlauge an
ab 3 Jahre	Fädelspielzeug	■ Fädelringe, Gardinenringe oder sehr große Perlen mit weiter Durchbohrung auf Schnürsenkel auffädeln
ab 4 Jahre	Fädelspielzeug	■ Fädeln von farbigen Schnürsenkeln durch vorgelochte Platten oder einfache Ausnähbilder
ab 4 Jahre	Bilderwürfel	■ ergeben 6 verschiedene Bilder
ab 4 Jahre	Kaleidoskop, Oktaskop	■ der Inhalt sollte auswechselbar sein (Konfetti, Papierschnitzel, Federn u.a.)
ab 4 Jahre	weben	■ Papierflechten mit Streifen festen Papiers oder Flechtblättern
ab 5 Jahre	weben	■ einfacher Webrahmen
ab 6 Jahre	Ausschneidebogen	■ beide Hände müssen mitarbeiten können
ab 6 Jahre	Denkspiele	■ erfordern Konzentration
ab 6 Jahre	Geschicklichkeitsspiele	■ erfordern Geduld und Konzentration (Mikado, Labyrinth u.a.)
unterschiedliche Altersstufen	Gesellschaftsspiele	■ mehrere Mitspieler erforderlich, meist mindestens zwei ■ können teilweise von Kindern unterschiedlichen Alters gespielt werden, z.B. Memory
ab 8 Jahre	weben	■ Perlwebrahmen

Spiele ohne Spielzeug

Im Alltag eines kranken Kindes ergeben sich Situationen, die spielerisch leichter zu bewältigen sind, aber nicht jedes Mal ist auch ein Spielzeug griffbereit. Hier bieten sich Spiele an, die nur Stimme, Hände und Phantasie benötigen:

- **Fingerspiele** (z. B. „Dies ist der Daumen Knuddeldick", „Himpelchen und Pimpelchen" für Säuglinge und Kleinkinder; „Schere, Stein, Papier" u.a. für ältere Kinder)
- **Kniereiterspiele** („Hoppe, hoppe, Reiter", „Hopp, hopp, hopp, Pferdchen lauf Galopp")
- **Kinderlieder**
- **Geschichten** erzählen (ein Erwachsener gibt den Anfang der Geschichte vor, ein oder mehrere Kinder dürfen weitererzählen)
- **Zungenbrecher** nachsprechen
- **Ratespiele** („Teekesselchen", „Ich sehe was, was du nicht siehst", Scherzfragen)

Umgang mit (Bilder-)Büchern

Säugling. Sie interessieren sich für Bilderbücher mit dicken Seiten aus Plastik oder Pappe durch In-den-Mund-Stecken und Ablecken. Ansonsten mögen sie menschliche Gesichter. Eltern können Bilder von sich und der Familie mitbringen und in Sichtweite aufhängen.

Kleinkind. Die Bücher müssen stabile, unzerreißbare Kartonseiten besitzen. Auf jeder Seite sollte ein einzelner Gegenstand oder ein einzelnes Tier mit klaren Farben bzw. Formen ohne bunten Hintergrund abgebildet sein.

Kindergartenkind. Kann Bilderbücher mit festeren Papierseiten erhalten. Das Buch sollte anfangs 15–20 Seiten haben und über die direkte Lebenswelt des Kindes hinausgehende, einfache Handlungen erzählen. Auch ein Krankenhausaufenthalt oder eine Operation kann dem Kind im Bilderbuch nahe gebracht werden, wenn das Kind die akute Phase seiner Erkrankung bereits hinter sich hat.

Basales Spielen mit behinderten Kindern

Wesentliche Elemente des Spiels sind Wahrnehmungen, Motorik und Körperbewusstsein.

> **Merke: Basales Spielen** ist laut Knobloch (1996) „ein einfaches, elementares Spiel, an dem jeder Mensch teilnehmen kann, auch wenn er körperlich und/oder geistig behindert ist".

Basales Spielen ist keine Spieltherapie, sondern Spiel um des Spieles willen. Das Kind muss dafür keine Voraussetzungen mitbringen, sondern Kind und Erwachsene entwickeln es gemeinsam. Ihm liegen die Prinzipien der Basalen Stimulation zugrunde.

Medien des Spiels

- Haut (durch Berührung, Massage, Streicheln),
- Stimme (hören bzw. Vibration spüren) beim Singen, Erzählen, Spiel mit Geräuschen und Sprache,
- Bewegung (vestibuläre Anregung), z. B. Wiegen des Kindes auf dem Arm oder Schoß des Erwachsenen,
- Spielmaterial für behinderte Kinder muss prägnant und eindeutig sein, d. h. kontrastreiche Farben und klare Formen besitzen, Geräusche oder Klänge von sich geben oder sich bewegen.

Geeignete Lagerung zum Spielen

Spielmaterial muss für das Kind mit einer Lagerung erreichbar gemacht werden, die ihm die Kopfkontrolle, die Bewegung der Hände und Arme sowie die Augen-Hand-Koordination erleichtern. Dazu sind Seiten- oder Bauchlage meist am besten geeignet. Generell sollte das Kind nicht länger als 20 Minuten in einer Stellung belassen werden.

4.11 Mädchen oder Junge sein

4.11.1 Entwicklung der Geschlechtsidentität – Beobachten und Beurteilen

In der Psychologie existieren verschiedene Theorien über die Entwicklung der Geschlechtsidentität. Tab. 4.46 gibt einen Überblick, welche Verhaltensweisen in einem bestimmten Lebensalter auftreten können.

Tab. 4.46 *Entwicklung der Geschlechtsidentität.*

Lebensalter	Verhalten
Geburt bis 6 Monate	das Baby erlebt das Saugen an der Brust oder Flasche, am Schnuller und den eigenen Fingern als lustvoll und genießt den Hautkontakt beim Stillen und Schmusen
6.–8. Monat	viele Babys entdecken ihre Genitalien als Teil des Körpers und spielen damit
Ende des 1. Lebensjahres	sobald ein Kind bestimmte Merkmale als männlich oder weiblich erkennen kann (z. B. Stimme, Frisur, Kleidung), stellt es Vermutungen an, welchem Geschlecht es selbst angehört und beginnt, sich dementsprechend zu verhalten
2.–3. Lebensjahr	▪ das Kind lernt, seine Körperfunktion zu kontrollieren und erlebt das Zurückhalten bzw. Ausscheiden von Urin oder Stuhl als lustvoll, Kinder beobachten einander gerne beim Wasserlassen oder wollen ihre Eltern auf die Toilette begleiten ▪ sie interessieren sich für ihre Genitalien und die anderer Kinder und Erwachsener, dabei stellen sie fest, dass es Unterschiede gibt ▪ im Laufe des Spracherwerbs lernen sie die in ihrem Elternhaus üblichen Bezeichnungen für die Genitalien kennen ▪ gerne flirten, küssen und schmusen die Kinder miteinander oder mit vertrauten Erwachsenen ▪ Kinder sind fest davon überzeugt, dass sie ihr Geschlecht ändern können, wenn sie es wollen, z. B. indem sie ihre Kleidung wechseln
3.–6. Lebensjahr	▪ das Kind sucht sich einen gleichgeschlechtlichen Erwachsenen als Bezugsperson zum Aufbau seiner Geschlechtsidentität ▪ das Kind entwickelt den Wunsch nach Intimität, es möchte ein eigenes Zimmer oder zumindest eine Ecke, wo es unbeobachtet tun und lassen kann, was es will ▪ um das 3. Lebensjahr herum fragt das Kind, woher die Babys kommen, wie sie in den Bauch der Mutter gelangen und wie es selbst auf die Welt kam ▪ Jungen sind stolz auf ihren Penis und wollen wie der Vater im Stehen Wasser lassen. Sie entwickeln Ängste, als Bestrafung ihren Penis zu verlieren (sog. Kastrationsangst), diese Angst kann im Krankenhaus aktiviert werden, z. B. beim Legen eines Blasenkatheters ▪ Mädchen und Jungen masturbieren, wenn sie entdecken, dass die Reizung der Geschlechtsorgane Lust bewirkt ▪ sie begreifen, dass man bestimmte Dinge nicht vor anderen Menschen tut und entwickeln ein Schamgefühl ▪ ungefähr ab dem 4. Lebensjahr treten sexuelle Phantasien auf. Bei „Doktorspielen“ ziehen die Kinder sich aus und untersuchen sich gegenseitig. Sie spielen Heiraten, Kinderkriegen, Vater-Mutter-Kind. Die Identifikation mit der männlichen bzw. weiblichen Rolle ist sehr intensiv, auch wenn die Eltern versuchen, ihr Kind nicht zu einem „typischen“ Mädchen bzw. Jungen zu erziehen

Tab. 4.46 *(Forts.) Entwicklung der Geschlechtsidentität.*

Lebensalter	Verhalten
	■ das Kind sucht Freunde und Vorbilder fast ausschließlich beim eigenen Geschlecht, wählt geschlechtstypisches Spielzeug und Kleidung ■ im 5. Lebensjahr will das Kind oft mehr wissen über das Kinderkriegen, die Unterschiede zwischen Mann und Frau und was die Eltern tun, wenn sie ihre Schlafzimmertür schließen, um eine Weile allein zu sein ■ „schmutzige" oder „verbotene" Worte werden auf dem Spielplatz und im Kindergarten ausgetauscht, oft ist den Kindern die konkrete Bedeutung nicht bewusst, sie merken aber, dass sie damit provozieren können
6.–10. Lebensjahr	■ Kinder können nun zwischen der durch ihre Genitalien festgelegten Geschlechtszugehörigkeit und der gesellschaftlich bedingten Geschlechtsrolle unterscheiden ■ sie passen sich den Erwachsenennormen an und verfolgen ihre Interessen für sich, abgeschirmt von den Eltern ■ erotische Spiele finden auch zwischen gleichgeschlechtlichen Kindern oder zwischen Geschwistern statt ■ im 9./10. Lebensjahr wird das Verhältnis zueinander zunehmend distanziert, andererseits kann es zum ersten Verliebtsein kommen
10.–14. Lebensjahr	■ Jungen erleben ihren ersten Samenerguss und den Stimmbruch ■ Mädchen beobachten, wie ihr Busen wächst und haben die erste Menstruation ■ bei beiden Geschlechtern wachsen die Geschlechtsorgane, die Haut wird fettiger und sie schwitzen stärker, weil mehr Schweißdrüsen aktiv sind ■ Mädchen und Jungen sind durch rasche körperliche Veränderungen und seelische Stimmungsschwankungen verunsichert ■ sie bezeichnen sich einerseits gegenseitig als doof, blöd, zickig usw., fühlen sich andererseits zueinander hingezogen ■ in ersten Freundschaften wird das Beziehungsverhalten erprobt und die Geschlechtsidentität weiter gefestigt
Ab dem 14. Lebensjahr	■ Jungen und Mädchen haben, meist im Rahmen einer festen Beziehung, das erste Mal Geschlechtsverkehr, sie müssen sich mit den Themen Verhütung und AIDS auseinandersetzen ■ bei der Berufswahl findet eine weitere Auseinandersetzung mit der Geschlechtsrolle statt ■ beide Geschlechter machen Pläne für ihr zukünftiges Leben in Bezug auf Partnerschaft, Ehe, Kinder

4.11.2 Abweichungen

Angeborene Fehlbildungen des Genitaltrakts

- Eine funktionelle und kosmetische Korrekturoperation wird i. d. R. direkt nach der Geburt und im Laufe des ersten Lebensjahres erfolgen.
- Außer einer Operation ist ggf. auch die Substitution von Sexualhormonen erforderlich.

Merke: Bei einer solchen Fehlbildung handelt es sich um einen psychosozialen Notfall, denn die Verunsicherung der Eltern ist enorm.

Pubertas praecox und Pseudopubertas praecox

- Hat psychische Folgen für die betroffenen Kinder. Sie fühlen sich evtl. beschämt und isoliert.
- Die Umwelt erwartet von ihnen ein reifes Benehmen, das aber nicht ihrem eigentlichen Lebensalter entspricht.

Behinderte Kinder und Jugendliche

Merke: Sexuelle Bedürfnisse, der Beginn der Pubertät und das Einsetzen der Geschlechtsreife werden durch eine geistige und/oder körperliche Behinderung nicht beeinflusst.

- Geistig Behinderten klar zu machen, dass sexuelle Handlungen privat, und nicht öffentlich sind, ist schwierig. Sie drücken ihre Zuneigung zu anderen Menschen meist körperlich aus: umarmen, streicheln, tätscheln, küssen. Die Pflegeperson kann ruhig die Hand des Behinderten wegnehmen, wenn es sie stört.
- Mit der Pubertät wird oft die Behinderung nach außen deutlicher. Wenn der Jugendliche sich dessen bewusst wird, empfindet er evtl. Scham und versucht, sich zurückzuziehen. Zudem kann es sein, dass er das hilflos-liebenswerte Aussehen verliert.
- Für die Eltern eines geistig behinderten Kindes stellt sich spätestens mit Beginn der Pubertät die Frage, wie sie mit der sexuellen Entwicklung ihres Kindes umgehen wollen.
  - Gerade Mädchen wollen die Eltern davor schützen, von anderen Menschen ausgenutzt oder ungewollt schwanger zu werden. Geistig behinderte Jugendliche, die Geschlechtsverkehr vollziehen können, sind meist auch in der Lage zu verhüten.
- Für schwerst mehrfachbehinderte Menschen, die keine sexuelle Beziehung eingehen können, bieten das Snoezelen und die Basale Stimulation Möglichkeiten der positiven Körpererfahrung.

4.11.3 Sexueller Missbrauch

Definition: Unter **sexuellem Missbrauch** versteht man alle Arten von sexuellen Aktivitäten zwischen Erwachsenen und Kindern, zu denen das Kind kein informiertes Einverständnis geben kann.

Symptome

Bestimmte körperliche Symptome können auf sexuellen Missbrauch hinweisen:
- Blut in Urin oder Stuhl
- Schmerzen beim Wasserlassen oder Stuhlgang
- Ausfluss aus Scheide, Penis oder After
- Juckreiz in der Scheide, um die Urethra oder den After
- Warzen oder Pickel im Genitalbereich
- Verletzungen im Genital- und Analbereich und an sog. erogenen Zonen wie Hals, Ohrläppchen u.a., v.a. bei kleinen Kindern auch im Mund (Hinweis auf Oralverkehr)
- Geschlechtskrankheiten vor der Pubertät

Es gibt keine psychischen Symptome oder Verhaltensweisen, die speziell auf sexuellen Missbrauch hinweisen. Aussagen des Kindes sind häufig verschlüsselt. Besonders Kleinkinder und Kindergartenkinder können sich oft nicht in verständlicher Form äußern, da sie keine Begriffe dafür besitzen. Daher ist bei Verdacht auf sexuellen Missbrauch eine umfassende Untersuchung und Beurteilung der Gesamtsituation des Kindes erforderlich.

Verhalten des Pflegepersonals

Macht ein Kind gegenüber einer Pflegeperson eine Andeutung oder eine konkrete Aussage über sexuellen Missbrauch, ist zu beachten

- das Kind nicht allein lassen, mit ihm reden und ihm uneingeschränkt glauben,
- dem Kind kein Versprechen geben, das nicht zu halten ist,
- dem Kind erklären, dass es keine Schuld am Missbrauch hat, sich dafür nicht schämen muss und nicht bestraft wird,
- dem Kind sagen, dass vielen Kindern so etwas angetan wird und dass es gut ist, dass es darüber gesprochen hat,
- dem Kind versichern, dass die Eltern von dem Gespräch nur unterrichtet werden, wenn dies mit dem Kind vereinbart wurde und dem Kind darauf nicht weitere Gefahr oder Schwierigkeiten drohen.

Rechtliche Aspekte bei Verdacht auf sexuellen Missbrauch werden auf S. 34 behandelt.

4.11.4 Wahrung der Intimsphäre

Das Bett des Kindes oder Jugendlichen ist die letzte verbleibende, sehr begrenzte Privatsphäre im Krankenhaus. Keine Pflegeperson und kein Arzt sollte sich ohne vorherige Nachfrage am Bett des Kindes zu schaffen machen. Dies gilt auch für den Nachtschrank. Bei behinderten Kindern sollte man ebenfalls vorher um Erlaubnis fragen oder zumindest sein Vorgehen erklären (Pernlochner-Kügler 2005).

Weitere Pflegemaßnahmen

- Bei Schulkindern und Jugendlichen anklopfen, mit dem Eintreten etwas warten.
- Jugendliche nicht automatisch duzen.
- Zimmertür (z.B. bei Untersuchungen, Ganzwaschung) geschlossen gehalten.
- Bettdecke und Kleidung erst nach Vorankündigung zurück- bzw. ausziehen.
- Kinder nur so weit entkleiden, wie unbedingt erforderlich.
- Nachfragen, ob die Anwesenheit eines Elternteils bei einer Untersuchung gewünscht wird.
- Im Untersuchungszimmer eine Trennwand aufstellen, hinter der das Kind sich an- und ausziehen kann.
- Vor einer Ganzwaschung im Mehrbettzimmer die Mitpatienten aus dem Zimmer schicken oder einen Sichtschutz aufstellen.

Merke: Das Tragen von Handschuhen schützt das Pflegepersonal nicht nur vor Infektion und Ekel, sondern signalisiert auch Distanz. Sie nehmen der Berührung des Genitalbereichs eines anderen Menschen die sexuelle Bedeutung.

- Intimwäsche soweit wie möglich selbstständig durchführen lassen.
- Intimbereich erst nach Ankündigung waschen, dabei möglichst Blickkontakt halten. Das Gespräch nicht abbrechen und schweigen oder plötzlich das Thema wechseln.
- Bettlägerige Kinder bekleiden.
- Mobilisation oder Lagerung im Flügelhemd nicht ohne Unterhose durchführen.
- Vor Benutzung des Toilettenstuhls im Mehrbettzimmer Mitpatienten aus dem Zimmer schicken oder das Kind mit dem Toilettenstuhl in die Toilette schieben.
- Toilettentür schließen und kenntlich machen, dass der Raum besetzt ist.
- Ein Stoma nicht bei Anwesenheit anderer Patienten versorgen.
- Wechsel von Binden oder Vorlagen bei menstruierenden Mädchen nicht in Anwesenheit der Mitpatientinnen vornehmen.

- Rektale Temperaturkontrollen bei Kindern (außer bei Säuglingen) weitgehend vermeiden.
- Bei muslimischen Jugendlichen beachten, dass Mädchen ausschließlich durch weibliche Pflegepersonen, Jungen möglichst durch männliche Pflegepersonen beim Essen, der Körperpflege und den Ausscheidungen unterstützt werden.

4.12 Sterben

4.12.1 Sterben – Beobachten und Beurteilen

Entwicklung des Todesverständnisses

Die Vorstellung vom Tod ändert sich im Laufe der kindlichen Entwicklung. Eine Übersicht bietet (Tab. 4.47).

Tab. 4.47 *Entwicklung des Todesverständnisses bei Kindern.*

Alter	Entwicklungsstand
2 Jahre	■ Unterscheidung von belebten und unbelebten Objekten ■ Entwicklung von Verlustgefühlen bei Trennungen ■ Reaktionen auf gespannte Stimmungen und Gefühle
2–3 Jahre	■ Tod wird als Nicht-Leben ansatzweise erfasst, jedoch nicht seine Endgültigkeit
3–4 Jahre	■ Beobachtungen zu Sterben und Tod in der Natur führt zur Auseinandersetzung mit der Thematik ■ Endgültigkeit und Unvermeidlichkeit des Todes noch nicht erkannt, Rollenspiele („Du bist jetzt mal tot“)
4–6 Jahre	■ Interesse an körperlichen und biologischen Aspekten des Todes wächst (begraben werden) ■ Glaube, Tod durch bestimmte Verhaltensweisen vermeiden zu können ■ Tod wird meist noch als vorübergehender Zustand angesehen (außer bei selbst erlebten massiven Verlusten)
6–8 Jahre	■ Tod wird als irreversibel und unvermeidbar empfunden ■ klar ist: der Tod kann auch die engsten Bezugspersonen und das Kind selbst betreffen ■ biologische Ursachen und Auswirkungen werden versucht zu ergründen
8–10 Jahre	■ Kind sucht nach Erklärungen und Verarbeitungsstrategien der Geheimnisse von Leben und Tod, nach spirituellen Umgangsformen ■ Übernahme religiöser Vorstellungen aus dem gesellschaftlichen Umfeld
ab 11 Jahre	■ Tod bekommt die gleiche Bedeutung wie für Erwachsene

Merke: Zur Vorbeugung pathologischer Trauerprozesse ist es hilfreich, wenn Kinder von klein auf ein offenes Verhältnis zur Thematik Tod und Trauer in ihrem unmittelbaren Umfeld erleben.

Begriffsbestimmungen

- **Natürlicher Tod:** Ein durch innere und krankheits- bzw. altersbedingte Ursachen eingetretener Tod.
- **Unnatürlicher Tod:** Durch Fremdverschulden oder Gewalteinwirkung eingetretener Tod. Bei Verdacht auf eine unnatürliche Todesursache wird die Polizei eingeschaltet und eine Obduktion veranlasst. Zu den unnatürlichen Todesursachen gehört auch der Suizid.
- **Klinischer Tod:** Augenblicklicher Herz-Atem-Stillstand.

- **Hirntod:** Irreversibler Ausfall aller Hirnfunktionen. Der Hirntod als Tod der Person wird anerkannt und berechtigt bei Einwilligung der Angehörigen (bzw. bei Vorliegen eines Organspenderausweises) zur Organentnahme zwecks Transplantation.
- **Absoluter biologischer Tod:** Beinhaltet den Stillstand des Stoffwechsels in allen Körperzellen.

Todeszeichen

- **Sichere Todeszeichen** sind Totenflecken, Totenstarre.
- **Unsichere Todeszeichen** sind
  - blasse wächserne Haut, Herz-Atem-Stillstand (klinischer Tod),
  - sinkende Körpertemperatur, Reflexlosigkeit.

Sterbeprozess

Elisabeth Kübler-Ross (1969) hat festgestellt, dass ein Sterbeprozess sehr häufig in fünf Phasen verläuft.

1. **Verleugnen/Nichtwahrhabenwollen:** Der Kranke und seine Angehörigen können den Ernst der Lage noch nicht richtig an sich heranlassen. Gleichzeitig kann es zur Isolierung oder abwehrender Überaktivität kommen. Die betroffene Familie schafft sich selbst die notwendige Schutzzeit.
2. **Zorn/Aggression.** Fragen und Suche nach möglichen Schuldigen begleiten die Erkenntnis der Unausweichlichkeit des Schicksals. Von Schuldzuweisungen oder aggressiven Ausbrüchen werden Pflegepersonal, Angehörige, ja z.T. der Patient selbst (Suizidgefahr) betroffen. Kinder sind häufig allein deswegen von starken Schuldgefühlen betroffen, weil die Drohung vor Krankheiten häufig als Erziehungsmittel dient („Wenn Du Dich nicht warm genug anziehst, wirst Du krank").
3. **Verhandeln.** Das Schicksal wird allmählich akzeptiert. Betroffene und Familien versuchen, noch eine Lebensverlängerung oder bestimmte wichtige Erlebnisse zu erhandeln. Alternative Therapieformen werden gesucht, besondere Wünsche angestrebt. Der Zusammenhalt zwischen Familie und therapeutischem Team wird jetzt wieder enger.
4. **Depression.** Der Tod steht unausweichlich bevor. Der nahende Verlust wird sowohl beim Betroffenen als auch bei Angehörigen und Helfern als sehr belastend erlebt und in tiefer Depression bereits ein Stück Trauerarbeit vorweggenommen. Jetzt ist es für alle Beteiligten gut und wichtig, dass sie ihre Gefühle und all ihren Schmerz zulassen und zeigen können.
5. **Zustimmung.** In der letzten Phase kann im Idealfall der nahende Tod angenommen werden. Der Kranke lässt mehr und mehr los (was auch schon bei kleinen Kindern erkennbar ist), die Angehörigen akzeptieren das Unausweichliche.

> **Merke:** In der Gesundheits- und Kinderkrankenpflege sind diese Verarbeitungsmechanismen eher bei den Angehörigen als bei den Kindern deutlich zu erkennen und zu unterscheiden, je nach Alter des Kindes und Entwicklung seines Todesverständnisses.

4.12.2 Sterbebegleitung

Der nationale Ethikrat hat eine neue Terminologie für „Sterbehilfe" entwickelt, weil die Begriffe „aktiv" und „passiv" in der Praxis irreführend sind:

1. **Sterbebegleitung**: Umfasst Maßnahmen zur Pflege und Betreuung von Todkranken und Sterbenden wie Löschen von Hunger und Durst, Übelkeit, Angst, Atemnot. Das Erfahren von Zuwendung und seelsorgerischem Beistand.

2. **Therapien am Lebensende**: Umfasst alle Maßnahmen in der letzten Phase des Lebens. Das Ziel ist, Leben zu verlängern und jedenfalls Leiden zu lindern, zum Beispiel Schmerzen.

> **Merke:** Diese beiden Stufen sind gesellschaftlich anerkannt und akzeptiert.

3. **Sterbenlassen**: Umschreibt das, was bis dato unter „passive" Sterbehilfe gefasst wurde. Dazu gehören auch der Abbruch oder das Einfrieren medizinischer Therapien, der Verzicht auf lebensverlängernde Maßnahmen, auch die palliative Sedierung. Zu beachten ist in jedem Fall die Selbstbestimmung des Patienten.
4. **Beihilfe zur Selbsttötung**: Umschreibt das Zurverfügungstellen eines todbringenden Mittels und vergleichbares, Handlungsautonomie liegt beim Patienten.
5. **Tötung auf Verlangen**: Verabreichen eines todbringenden Medikaments auf Verlangen des Patienten, die tödliche Handlung wird nicht vom Patienten selbst ausgeführt.

4

Begleiten des sterbenden Kindes

Pflegerisch sind bei einem sterbenden Kind lindernde und unterstützende Maßnahmen nach den Grundbedürfnissen zu leisten.

> **Merke:** Hierbei sind einzig und allein die aktuellen Bedürfnisse des Kindes zu berücksichtigen.

- Pflegemaßnahmen dürfen das Kind nicht zusätzlich belasten.
- Pflegemaßnahmen können auch durch die Familie vorgenommen werden. Die Familie darf jedoch nicht zu stark belastet werden.
- Pflegemaßnahmen beim sterbenden Kind können alle Lebensaktivitäten betreffen:
  - schmerzlindernde Maßnahmen
  - verbale und nonverbale Kommunikation
  - Beobachtung und lindernde Unterstützung der Vitalfunktionen
  - Freihalten der Atemwege
  - temperaturregulierende Maßnahmen
  - Körper-, Mund-, Augenpflege
  - Wunschkost, ggf. künstliche Flüssigkeitszufuhr
  - Beobachtung und Unterstützung der Ausscheidung
  - Lagerung und Prophylaxen
  - Beschäftigungs- und Verarbeitungsmöglichkeiten anbieten
  - Respektieren von Persönlichkeit, Wünschen und Vorlieben des Kindes

Der plötzliche Tod

Tritt der Tod plötzlich ein, ist Begleitung im herkömmlichen Sinne kaum möglich. Die Familie ist oft unbekannt. Was hat sie geprägt, was könnte ihnen helfen? Dennoch kann den Eltern ein Gefühl von Angenommensein entgegengebracht werden:
- Es dürfen keine Schuldzuweisungen erfolgen. Andersherum sollten spontan entstandene Schuldgefühle bei den Eltern zunächst zugelassen und hingenommen werden.
- Praktische Hinweise zu formalen Abläufen, z. B. Informationen des Bestatters, sind sinnvoll.
- Das Klinikpersonal fragt nach Hilfsmöglichkeiten durch Angehörige oder Freunde, um diese, soweit möglich, zu organisieren.
- Möglichst wenige Bezugspersonen sollten sich um die Eltern kümmern.
- Bei zunächst geglückter Reanimation, aber kurzfristig schlechter Prognose sollte der Wunsch der Eltern oberstes Handlungsgebot sein.

- Fragen nach einer möglichen Obduktion können evtl. erst am nächsten Tag durch den Arzt geklärt werden.
- Eine besondere Belastung stellt der plötzliche Tod eines Kindes durch Suizid dar. Der Kontakt zu Selbsthilfegruppen und eine psychosoziale Begleitung sind besonders wichtig.

Sterben von Neugeborenen

Verlieren die Eltern ein Kind vor, während oder direkt nach der Geburt, brauchen sie besonders liebevolle Begleitung. Das Kind ist für die Eltern bereits ein vollwertiger Mensch, entsprechend groß ist die Trauer. Unterstützen können folgende Maßnahmen:

- Ist das Kind in der Kinderklinik zur Diagnostik und die Eltern sind bis zum Tod nicht anwesend, hilft ihnen manchmal ein Bericht über das Verhalten des Kindes in seinem kurzen Leben.
- Ein Foto von dem Kind sollte immer angefertigt werden, damit die Eltern ein Erinnerungsstück haben. Die Bilder können den Eltern in verschlossenen Briefumschlägen mitgegeben oder in der Krankenakte aufgehoben werden.
- In einigen Abteilungen gibt es vorgefertigte Erinnerungsmappen für Eltern. Darin ist Platz für Erinnerungsstücke verbunden mit einem Hinweis auf Kontaktadressen von Selbsthilfegruppen.
- Nach Möglichkeit sollen die Eltern zum Kontakt mit ihrem Kind ermutigt werden, damit sie später wissen, um wen sie trauern. Es sollte nach einer Nottaufe gefragt werden.
- Ein intrauterin verstorbenes Kind sollte möglichst auf normale Weise zur Welt gebracht werden, weil dies die Ängste der Mutter vor einer möglichen neuen Schwangerschaft und Geburt mindert. Das Kind sollte ruhig den Eltern in den Arm gelegt werden.

> **Merke:** Auch ein sehr kleines Kind kann beerdigt werden. Das wissen viele Eltern nicht und der Hinweis kann ihnen eine große Hilfe sein.

Sterben von älteren Kindern

Ein größeres Kind, besonders ab dem Kindergartenalter, erlebt je nach Erkrankung seinen Krankheits- und Sterbeprozess bewusst mit.

- Oft bauen die Kinder Bezugspersonen Brücken, schneiden das Thema selbst an und erzählen von ihren Ängsten und Sorgen. In einem solchen Fall darf nicht ausgewichen werden.
- Das Kind ahnt oft schon viel eher als es ihm gesagt wird, wie schlecht seine Prognose wirklich ist. Hier müssen die Bezugspersonen die Fragen der Kinder abwarten und daran anknüpfen.
- Häufig fehlt den Bezugspersonen der Mut, das Verständnis und die Erfahrung für den offenen Umgang mit dem Thema Tod. Einfühlsame, klärende Gespräche mit einem multiprofessionellen Team können den Familien weiterhelfen.
- Auf keinen Fall sollte das Kind „vertröstet“ werden. Wichtig ist, dem Kind zu signalisieren, dass vom Team alles getan wird, um ggf. Schmerzen oder Leiden zu lindern, realisierbare Wünsche zu erfüllen.

Sterben nach langer Krankheit

In Kinderkliniken leben auch Kinder, die längerfristig krank sind und sterben.

- Personal und Eltern lernen sich in dieser Zeit sehr gut kennen. Das ist wichtig und erwünscht, aber nicht unproblematisch. Professionelle Distanz ist unumgänglich und eine Supervision hilfreich.

- In der Bezugspflege wird eine tragfähige Beziehung erarbeitet, mehrere Bezugspersonen schaffen den Einzelnen die Möglichkeit, sich zwischendurch eine Auszeit zu gönnen.
- Häufig ergeben sich Gesprächsansätze in alltäglichen Situationen. Pflegepersonal kann so wichtige Informationen über den „Ernstfall" sammeln, z. B. Hilfsmöglichkeiten durch Verwandte und Freunde, besondere Wünsche, Weltanschauung.
- Das Hinzuziehen eines Psychologen und Seelsorgers kann unterstützend für die Familie, aber auch das Personal sein.
- Bei einem langen Sterbeprozess kann vorsichtig nach Modellen für die Zeit danach gesucht werden. Viele Familien halten auch nach dem Klinikaufenthalt Kontakt, da sie viel Zeit auf der Station verbracht haben.
- Kleine Grußkarten zum Geburts- oder Todestag des Kindes können in den ersten Jahren nach einer solchen intensiven Begleitung hilfreich sein.

Sterben in häuslicher Umgebung

Viele Familien wünschen, dass ihr Kind in seiner häuslichen Umgebung sterben kann.

- Da das todkranke Kind auch zuhause i. d. R. einen großen Pflegeaufwand benötigt, wird vom Team frühzeitig die Überleitungspflege organisiert.
- Angesichts einer Sterbebegleitung muss die Übergabe an den externen Pflegedienst ausführlich und einfühlsam gestaltet werden, auch hinsichtlich der Gesamtsituation des Kindes und seiner Familie.
- Der enge Kontakt mit den Familien in ihrem Umfeld macht eine „Abgrenzung" weitaus schwerer als in der Klinik. Umso wichtiger ist es, dass das ambulant tätige Personal Möglichkeiten zu Teamgesprächen, Supervision und Aufarbeitung erhält.

Sterben von Kindern in palliativen Einrichtungen oder im Hospiz

Ein Kompromiss aus stationärer Betreuung und vertrauter wohnlicher Umgebung sind palliative Einrichtungen oder ein Kinderhospiz. Dort können sich Eltern zeitlich befristet oder dauerhaft vom permanenten Druck der Pflege entlasten.

Berücksichtigung religiöser Bedürfnisse

Um Familien hilfreich begleiten zu können, ist Wissen über religiöse Vorstellungen und Wünsche wichtig (Tab. 4.48).

Tab. 4.48 *Übersicht über die Berücksichtigung religiöser Bedürfnisse in der Pflege.*

Religion/ Konfession	Aufnahmeriten/Taufe	Lebensführung	Sterbebegleitung	Umgang mit Verstorbenen
katholisch	Taufe/Nottaufe, Kindstaufe üblich	Nächstenliebe nach den Geboten der Bibel und der Kirche, ggf. Fleischverzicht freitags	durch Krankenhaus- oder Heimatseelsorger: Spenden der Sakramente (Taufe, Bußsakrament, Eucharistie, Krankensalbung)	evtl. Hände falten, ggf. Totengebet durch Freunde und Gemeinde
evangelisch	Taufe/Nottaufe, Kindstaufe üblich	Lebensführung nach den Geboten der Bibel, ggf. in der Karwoche Verzicht auf Fleisch und Alkohol	Begleitung durch Krankenhausseelsorger oder Heimatpfarrer	evtl. Hände falten

Tab. 4.48 *(Forts.) Übersicht über die Berücksichtigung religiöser Bedürfnisse in der Pflege.*

Religion/ Konfession	Aufnahme- riten/Taufe	Lebensführung	Sterbebegleitung	Umgang mit Verstorbenen
freievangelisch	häufig keine Kindstaufe, Segnung der Kinder	gemeindegebunden, bibelorientiert, manchmal Ernährungsvorschriften (vegetarisch)	durch Heimatgemeinde	häufig keine besonderen Riten
orthodox	Kindstaufe mit starren liturgischen Anteilen, daher möglichst durch Heimatpfarrer durchführen lassen	Stundengebete bei frommen orthodoxen Christen, Fastenzeiten vor allen großen Feiertagen des Jahres	durch Gemeindepfarrer, Krankenhausseelsorger möglich	Totengebet durch Priester oder Angehörige
Christengemeinschaft	Kindstaufe üblich	anthroposophische Lebensweise nach Rudolph Steiner	viel Ruhe, psychologische Auseinandersetzung mit Krankheit und Tod, Sterben zu Hause ermöglichen, Verzicht auf lebensverlängernde Maßnahmen	Glaube an die Wiedergeburt, Aufbahrung des Toten möglichst zu Hause oder in angenehmer Atmosphäre
Zeugen Jehovas	keine Kindstaufe, Nottaufe hat für Zeugen Jehovas keine Bedeutung	nach den Vorschriften der Gemeinschaft, keine Feste, lehnen Bluttransfusionen ab!	keine gesonderten Sterberiten	keine Zeremonie, kein Besuch fremder Seelsorger erwünscht
islamisch	Vorsingen von Koranabschnitten, Beschneidung der Knaben, christliche Nottaufe wird nicht anerkannt	nach dem Koran, Gebetszeiten, Hygiene- und Essensvorschriften, kein Schweinefleisch, starkes Schamgefühl	Vorsingen von Koransuren, Ausrichtung nach Mekka, Begleitung durch Angehörige ist religiöse Pflicht, Sterbender darf weder dursten noch hungern	Kopf des Verstorbenen Richtung Mekka, Hände seitlich am Körper, Leichnam wird rituellen Waschungen unterzogen
jüdisch	ins Judentum hineingeboren, Beschneidung der Knaben	Einhalten der Gebote aus den 5 Büchern Mose, Sabbatruhe, Achtung vor dem Leben, „koscheres" Essen	Begleitung durch Rabbi, jüdische Gemeinde, „positiver" Umgang mit dem Leben bis zum Schluss, Ablehnung lebensverkürzender Maßnahmen	Totenwache, Waschung durch Rabbi, Totenruhe wichtig, Obduktion nur aus wichtigen Gründen erlaubt, ritualisierte Trauervorschriften
fernöstliche Religionsgemeinschaften	Aufnahmeriten bei heranwachsenden Jugendlichen unterschiedlich	geprägt von Glauben an Karma (Schicksal) und Reinkarnation, Meditation, Askese, Opfer, Eremitage, meist vegetarische Ernährung	keine seelsorgerische Begleitung, ruhige Umgebung, evtl. besondere Bedingungen für erfolgreiche Reinkarnation einhalten	Toten möglichst lange nicht bewegen

Maßnahmen nach Eintritt des Todes

- Uhrzeit des Todeszeitpunkts notieren und Arzt informieren.
- Falls die Angehörigen nicht anwesend waren, benachrichtigen.
- Ein verstorbenes Kind erfährt noch einmal eine komplette Körperpflege. Diese kann auf Wunsch der Eltern mit ihnen gemeinsam durchgeführt werden.
- Alle Zu- und Ableitungen entfernen und Wunden sorgfältig verkleben.
- Augen schließen und bei Bedarf mit feuchten Kompressen beschweren.
- Mund schließen und Unterkiefer z. B. mit einer Zellstoffrolle abstützen.
- An Händen und Füßen des verstorbenen Kindes Identitätsschilder nach Klinikstandards anbringen.
- Es sollte die Möglichkeit bestehen, dem Kind Kleidungsstücke nach seinen Wünschen oder den Wünschen der Eltern anzuziehen und ihm sein Lieblingsspielzeug mitzugeben. Je nach Organisation der Klinik und bei evtl. Obduktion ist dies oft nur durch den Bestatter möglich.
- Den Eltern muss Raum und Zeit gegeben werden, sich nach eigenen Wünschen und Bedürfnissen von dem Kind zu verabschieden.

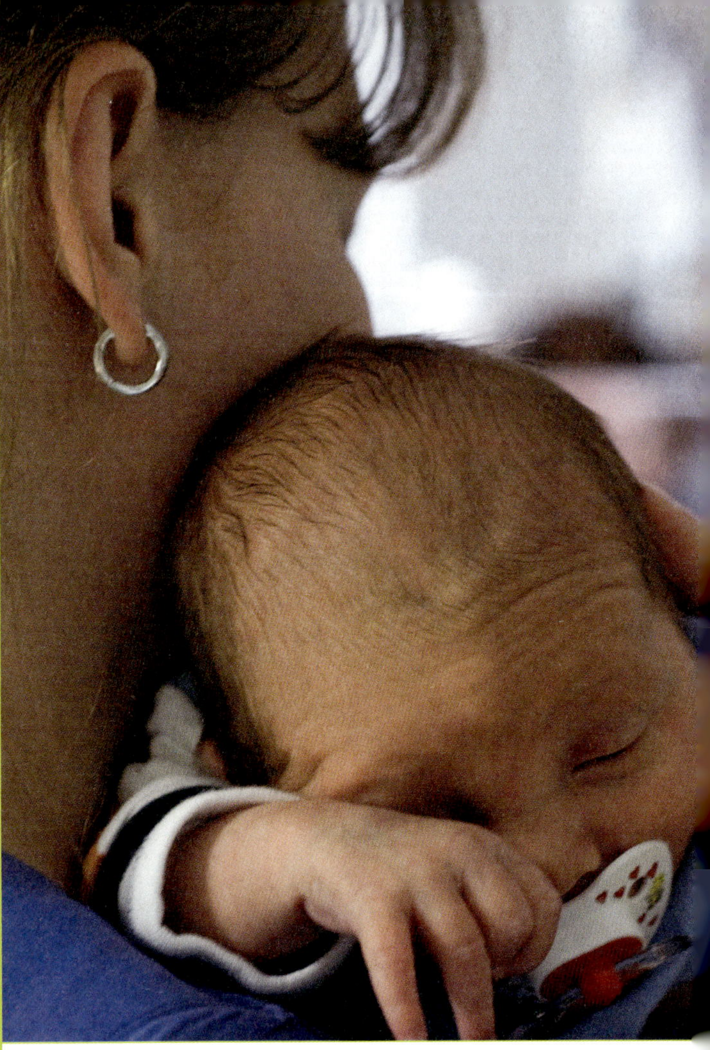

Teil 3:
Kinder mit spezifischen Erkrankungen pflegen

5

Pflegerische Interventionen bei Diagnostik und Therapie

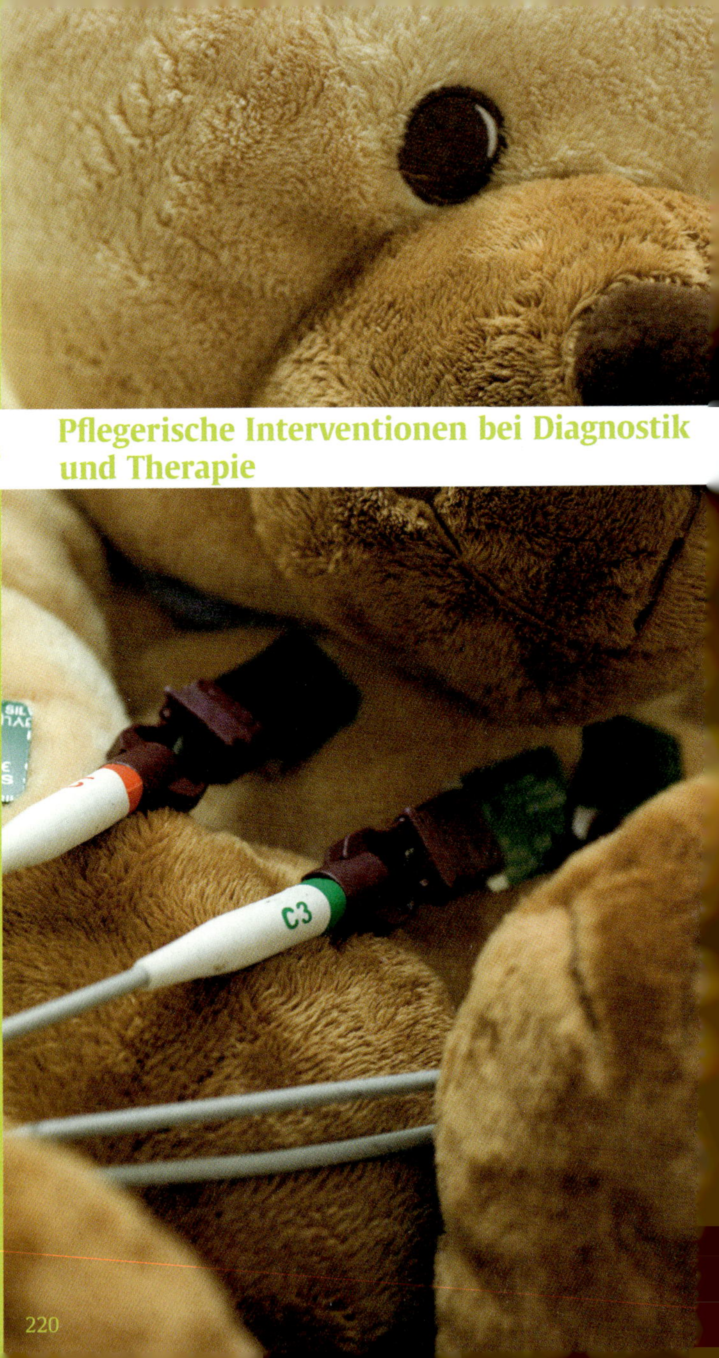

5.1 Angst der Kinder vor Interventionen

Angst entsteht nicht nur aufgrund negativer Erfahrungen. Alles Unbekannte und Neue kann bei Kindern neben Neugierde auch Angst auslösen. Sie entsteht durch

- fehlende bzw. ungenaue Informationen,
- mangelndes Vertrauen und Zuwendung,
- Unsicherheit bzw. Hilflosigkeit,
- bereits gemachte (negative) Erfahrungen,
- Entwicklung von unangenehmen Vorstellungen,
- Schuldgefühle (der Eingriff kann als Strafe für vermeintliches Fehlverhalten empfunden werden),
- Kontrollverlust, das Gefühl: „Andere tun etwas mit mir und ich bin ihnen ausgeliefert".

Symptome sind

- Abwehr- und Vermeidungsreaktionen (z. B. Schreien, Umsichschlagen, Sichverstecken),
- physiologische Erregung (z. B. Tachykardie, Schwitzen, Blutdruckanstieg).

5

5.1.1 Maßnahmen gegen die Angst

Merke: Eine unbekannte, mit Phantasievorstellungen behaftete Situation kann bedrohlicher empfunden werden als eine angstauslösende Situation, die bekannt ist, verstanden und erwartet wird.

Vorbereitende Maßnahmen helfen, Stress zu reduzieren

- vor geplanten Eingriffen und Untersuchungen können Entspannungstechniken geübt werden (vor allem bei älteren Kindern),
- in deutschen Städten gibt es durch sog. „Teddybärkliniken", Angebote, „kranke" Stofftiere spielerisch zu untersuchen und zu behandeln.

In der täglichen Routine wird oft versucht, einem Kind durch Zureden seine Angst zu nehmen. Bei Säuglingen und Kleinkindern scheitert dieser Versuch an sprachlichen Verständnis- und Vorstellungsbarrieren. Auch für ältere Kinder ist dies keine Hilfe, wenn sie bereits ihre eigenen schmerzhaften Erfahrungen mit bestimmten Untersuchungen und Eingriffen gemacht haben oder keine Vorstellung davon haben, was auf sie zukommt.

5.1.2 Pflegerische Aufgaben

Einige Aspekte sollten bei pflegerischen, diagnostischen und therapeutischen Maßnahmen berücksichtigt werden.

Information

Erklärungen zu Pflegemaßnahmen, Untersuchungen oder Eingriffen geben Kind und Eltern die Möglichkeit, sich auf die Situation einzustellen und zu verstehen, was und warum etwas geschieht. Die Information sollte entsprechend dem Entwicklungsstand und der Persönlichkeit des Kindes erfolgen. Erklärungen sind in einfacher, kindgerechter Wortwahl vorzunehmen. So kann die Röntgenuntersuchung mit den Worten: „Wir werden jetzt ein Foto von deinem Bein machen" beschrieben werden. Meist ist es sinnvoll, zuerst mit den Eltern zu sprechen, bevor man das Kind informiert. Die Eltern kennen ihr Kind am besten und wissen oft schon im Voraus, wie es reagieren wird und was zu tun ist, um ihm die Angst zu nehmen. So können die Eltern auch Teile der Vorbereitung des Kindes übernehmen, indem sie ihm die Situation in seiner „Sprache" erklären. Wer welche Aufgaben übernimmt, müssen Personal und Eltern vor der Intervention klären.

Merke: Bekannte Worte und nicht bedrohliche Erklärungen wirken auf das Kind beruhigend und angstreduzierend.

Des Weiteren zu beachten sind
- Kind und Eltern Gelegenheit für Rückfragen geben,
- evtl. stellen sich unbekannte Personen vor, unbekannte Räume werden gezeigt,
- spezielle Schutzkleidung ebenfalls erklären,
- besonders ängstliche Kinder nicht durch zu lange Zeiträume zwischen Information und tatsächlichem „Eingriff" verunsichern,
- die Wartezeit kann durch Ablenkung überbrückt werden.

Kommunikation

- **Ehrlichkeit:** Ein Kind sollte nicht angelogen werden! Was gesagt und anschließend getan wird, muss übereinstimmen.
- **Respekt:** Das Personal hört dem Kind zu, lässt es ausreden, wendet sich ihm zu und ist nicht nur damit beschäftigt, z.B. die Papiere auszufüllen.
- **Lob und Trost:** Nach Abschluss der Intervention wird das Kind für sein gutes Verhalten gelobt und evtl. belohnt. Dem Kind sollte Gelegenheit zum Ausdruck seiner Gefühle gegeben werden.

Rahmenbedingungen

Um Vertrauen entwickeln zu können, wird ein Kind immer von den gleichen Pflegepersonen betreut. Eine ihm vertraute Pflegeperson sollte auch während des Eingriffs assistieren. Unruhe und Hektik, offenstehende Türen, Telefonläuten, sind möglichst zu vermeiden. Angstauslösende Instrumente werden außer Sichtweite geräumt oder abgedeckt. In bestimmten Situationen kann es sinnvoll sein, schmerzlindernde oder sedierende Medikamente einzusetzen.

5.2 Umgang mit Labormaterial

5.2.1 Grundlagen

Untersuchungsmaterial Blut

Am häufigsten untersucht wird Blut (Tab. 5.1):
- hämatologisch (Blutbild, Blutsenkung)
- klinisch-chemisch (Elektrolyte, Blutgerinnung, Einweiße, Hormone)
- serologisch-immunologisch (Blutgruppenbestimmung, CRP, Allergiediagnostik)

***Tab. 5.1** Besonderheiten der einzelnen Blutproben.*

Blutröhrchen und deren Funktion	Zusätze und deren Wirkung	Besonderheiten bei der Probenentnahme
EDTA-Röhrchen zur Blutbildbestimmung	EDTA (Ethylendiamintetraazetat) dient als Antikoagulans, d.h. EDTA hat eine gerinnungshemmende Wirkung	■ zur Blutbildbestimmung im Kindesalter genügen für Frühgeborene, Säuglinge und Kleinkinder 6–8 Tropfen Blut innerhalb des dafür vorgesehenen Blutbildröhrchens ■ bei Schulkindern und Jugendlichen muss die Blutbildmonovette bis zur Markierung mit Blut gefüllt werden **Vorsicht:** Blutbildröhrchen dürfen nicht geschüttelt werden, um eine Hämolyse der Erythrozyten zu vermeiden

Tab. 5.1 (Forts.) Besonderheiten der einzelnen Blutproben.

Blutröhrchen und deren Funktion	Zusätze und deren Wirkung	Besonderheiten bei der Probenentnahme
Serumröhrchen zur Serumgewinnung: klinische Chemie, Serologie, Blutgruppenbestimmung	Serumröhrchen mit verschiedenen Zusätzen werden unterschieden: ▪ mit Kunststoffkügelchen zur Trennung von Blutplasma und Blutserum ▪ mit gerinnungsförderndem Gel beschichtete Röhrchen	die Röhrchen müssen zur Durchmischung mit den Kunststoffkügelchen oder dem gerinnungsfördernden Gel kurz geschwenkt, jedoch nicht geschüttelt werden
Heparinröhrchen zur Plasmagewinnung	Kunststoffgranulat mit Heparin als Antikoagulans zur Gewinnung von Plasma	fast alle klinisch-chemischen Parameter können aus Heparinplasma bestimmt werden
Gerinnungsröhrchen zur Bestimmung der Gerinnungsfaktoren (Mischungsverhältnis 1 : 10)	Natriumzitrat (Mischungsverhältnis 1 : 10)	▪ Gerinnungsröhrchen müssen exakt bis zur Markierung gefüllt werden, da ansonsten das Mischungsverhältnis mit Natriumzitrat nicht gewährleistet ist ▪ im Anschluss muss das Röhrchen vorsichtig geschwenkt werden
Blutzucker-Spitz-Röhrchen und Blutzuckerröhrchen mit Hämolysat zur Blutzuckerbestimmung	im Anschluss daran ist das Röhrchen zu schütteln, sodass sich das Blut mit dem Hämolysat vermischt	▪ darauf achten, dass bei Blutzuckerröhrchen mit Hämolysat die Kapillare vollständig mit Blut gefüllt ist ▪ im Anschluss daran ist das Röhrchen zu schütteln, sodass sich das Blut mit dem Hämolysat vermischt
Blutsenkungsröhrchen mit Ständer zur Messung der Blutkörperchensenkungsgeschwindigkeit (BSG)	Natriumzitrat (Mischungsverhältnis 1 : 5 als Antikoagulans)	▪ bei der Blutentnahme muss das Blutröhrchen bis zur vorgesehenen Markierung gefüllt und im Anschluss leicht geschwenkt werden ▪ Durchführung nach Westergren: Das Blutröhrchen wird mit einem graduierten Steigröhrchen verbunden, in welches das Blut mit drehenden Bewegungen vorsichtig hineingedrückt wird ▪ nach der 1. und 2. Stunde wird der Abfall der festen Blutbestandteile an der Graduierung abgelesen

Blutkultur

Definition: Eine **Blutkultur** ist eine Keimanzucht aus einer venösen Blutprobe.

Unterschieden werden:
- **aerobe Blutkultur:** Keimanzüchtung unter Raumluft
- **anaerobe Blutkultur:** Keimanzüchtung ohne Raumluft

Zu beachten ist:
- Entnahme erfolgt venös im Fieberanstieg **vor** Beginn der antibiotischen Behandlung
- Technik der Blutkulturenentnahme ist vom verwendeten System abhängig
- Kontamination der Blutprobe ist unbedingt zu vermeiden
- angelegte Blutkultur schnellstmöglich bei 40 °C im Brutschrank lagern

Untersuchungsmaterial Urin

Für die Gewinnung von Spontan-, Katheter- und Mittelstrahlurin siehe S. 154.

Urinkultur

- Weist Keime im Urin nach sowie ihre Resistenz gegenüber Antibiotika.
- Erfolgt eine Urinkultur mittels Eintauchnährboden, muss diese bis zum Transport bei Zimmertemperatur gelagert werden.
- Wird eine Urinkultur aus einem sterilen Röhrchen bestimmt, wird dieses bis zum Transport im Kühlschrank gelagert.
- Klinikspezifische Regelungen sind zu beachten.

Untersuchungsmaterial Stuhl

Für die Gewinnung von Stuhlproben siehe S. 369.

- Erfolgt bei V.a. infektiöse Erkrankungen des Verdauungstraktes.
- Abnahme von 3 Stuhlproben an 3 aufeinander folgenden Tagen ist nicht mehr obligatorisch und erfolgt nur noch auf ausdrückliche Anordnung des Arztes.
- Stuhlproben werden bis zum Transport ins Labor gekühlt gelagert.
- Bei besonderen Stuhluntersuchungen, z.B. auf Amöben oder Lamblien, ist die Stuhlprobe körperwarm ins Labor zu schicken.

5

Anderes Untersuchungsmaterial

- Zum Nachweis von Erregern auf Haut, Schleimhaut sowie Wunden, können mittels sterilem Watteträger Abstriche genommen werden.
  - Nach der Abnahme des Abstrichs das Röhrchen nicht länger als 24 Std. bei Zimmertemperatur lagern.
  - Um eine Resistenzbestimmung durchführen zu können, benötigt das mikrobiologische Labor i.d.R. 48 Std.
- Informationen zur Indikation und Durchführung der Liquorgewinnung (S. 456).

5.2.2 Pflegemaßnahmen

Probenentnahme – Allgemein

Material

- Anforderungsscheine,
- korrekt beschriftetes Probenbehältnis mit
  - Patientenetikett, Klinik sowie Station,
  - Entnahmezeit und -datum, Angaben zum Material,
  - ggf. Verdachtsdiagnose,
- prüfen, ob ärztliche Unterschrift auf Begleitschein erforderlich ist.

Vorbereitung

- Information von Kind und Eltern, ggf. Einwilligungserklärung der Eltern.
- Wird Medikamentenspiegel bestimmt, auf Zeitpunkt der letzten Gabe achten.
- Darauf achten, ob Kind nüchtern sein muss.

> **Merke:** Darauf achten, dass im Behältnis die vom Labor gewünschte Menge an Material ist.

Hygienische Grundprinzipien

- Zum Eigenschutz immer unsterile Einmalhandschuhe tragen.
- Darauf achten, dass sich auf der Außenseite des Probebehälters kein Material befindet.

- Versand von infektiösem Material nur in einem dafür vorgesehenen Behälter.
- Kontamination des Probenmaterials vermeiden.

Nachsorge

- Prüfen, ob das Probenbehältnis fest verschlossen ist.
- Spezielle Transportanforderungen beachten (kühl, lichtgeschützt).
- Lagerungsanforderungen beachten.
- Dokumentation.

Blutentnahmen – Allgemein

Vorbereitung

- Kind informieren und zur Mitarbeit motivieren.
- Eltern nach Möglichkeit mit einbeziehen.
- Ablauf organisieren: je kürzer der Eingriff, desto weniger Stressbelastung für das Kind.
- Evtl. anästhesierende Salbe auftragen.

Durchführung/Hygiene

Jede Gefäßpunktion erfolgt unter Einhaltung der Asepsis:

- Vor und nach der Blutentnahme Hände desinfizieren.
- Zur Punktion nur steriles Einmalmaterial verwenden.
- Einwirkzeit des Hautdesinfektionsmittels einhalten.
- Hautdesinfektionsmittel vollständig antrocknen lassen.
- Während Entnahme und Weiterbearbeitung Einmalhandschuhe tragen.

Nachsorge

- Kind für seine Mitarbeit loben.
- Auf die Einstichstelle ein hautschonendes Pflaster kleben.
- Einstichstelle auf Nachblutungen und Entzündungen kontrollieren.
- Gebrauchte Punktionskanülen in feste Abwurfbehälter entsorgen.
- Dokumentation.

> **Merke:** Die häufigsten Stichverletzungen entstehen durch Unachtsamkeit beim Entsorgen von gebrauchten Blutentnahme- oder Injektionskanülen.

Venöse Blutentnahme

Material

- Blutröhrchen, Begleitschein, Abstellgefäß für Blutröhrchen,
- Entnahmekanülen oder Vakuumsystem,
- Abwurfbehälter für gebrauchte Kanülen und einen für sonstige Abfälle,
- sterilisierte Tupfer und Hautdesinfektionsmittel,
- Einmalhandschuhe, Stauschlauch, hautfreundliches Pflaster,
- Etiketten mit Patientenname, Geburtsdatum und Station,
- besondere Materialien, die für den Versand oder Transport erforderlich sind.

Punktionsstelle

Bevorzugte Stellen für die venöse Blutentnahme bei Kindern sind Arm-, Fuß- und Kopfvene (Abb. 5.1).

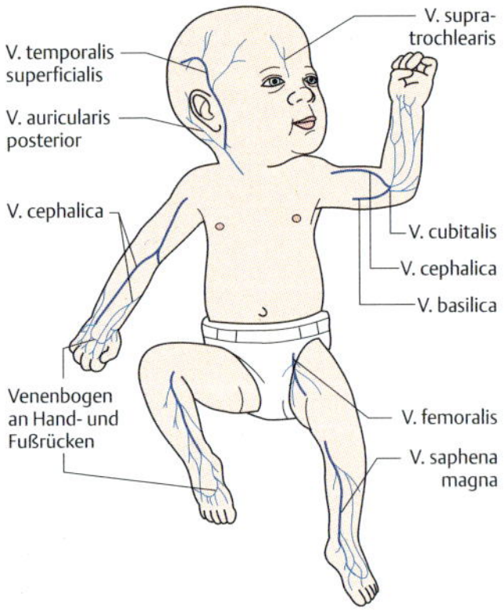

Abb. 5.1 *Punktionsstellen. Abgebildet sind mögliche Stellen für die venöse Blutentnahme.*

Lagerung

Das Kind wird je nach Punktionsstelle gelagert.

- **Armvene:** Kind liegt auf dem Rücken. Ein Arm ist mit der Innenseite nach oben in Richtung des Arztes ausgestreckt (Abb. 5.2).
- **Fußvene:** Kind liegt in Rückenlage, der Fuß wird von der Pflegeperson überstreckt.
- **Kopfvene:** Das Kind liegt auf dem Rücken. Der Kopf wird von der Pflegeperson seitlich mit beiden Händen umfasst (Abb. 5.3).

Abb. 5.2 *Lagerung zur Punktion der Armvene. Der Arm wird mit der Innenseite nach oben fixiert.*

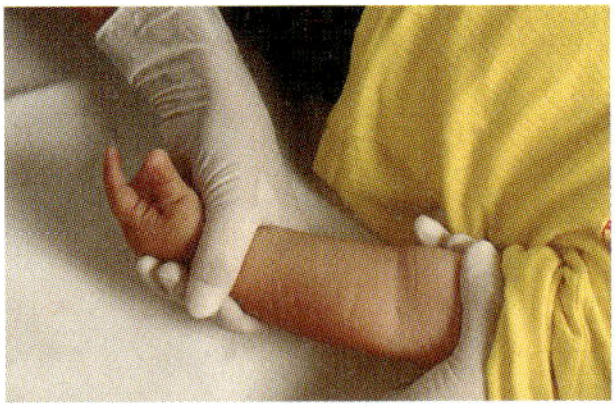

Abb. 5.3 *Lagerung zur Punktion der Kopfvene. Je nach Punktionsstelle ist eine seitliche Fixation des Kopfes sicherer, damit das Kind ihn nicht wegdrehen kann.*

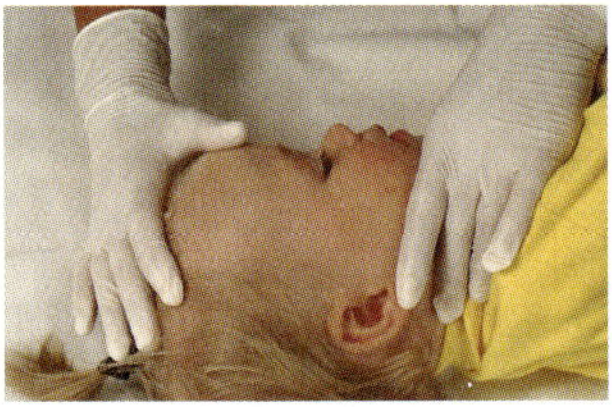

Merke: Beim Halten des Kopfes darf die Pflegeperson keinen Druck auf den Ausführgang der Parotis ausüben. Dies ist schmerzhaft für das Kind.

Durchführung

- Oberhalb der Punktionsstelle stauen.
- Bei Schulkindern ein bis zwei Querfinger oberhalb der Punktionsstelle stauen.
- Bei Aspiration darauf achten, dass das Blut frei tropft.
- Vor Entfernen der Kanüle, Stau lösen.
- Dauer sollte fünf Minuten nicht überschreiten.
- Mit sterilisiertem Tupfer Einstichstelle komprimieren.

Praxistipp: Beim Entfernen der Kanüle kann man die Kinder auffordern, tief einzuatmen und die Kinder zählen lassen, zuerst langsam und dann, beim Empfinden von Schmerz, lauter.

Kapilläre Blutentnahme

Der bevorzugte Ort zur Entnahme ist bei Früh- und Neugeborenen sowie Säuglingen die Fersenkante (Abb. 5.4 und Abb. 5.5).

Abb. 5.4 *Punktionsstellen am Fuß. Schraffierte Stellen an der Außenseite der Ferse entsprechen der Punktionsstelle.*

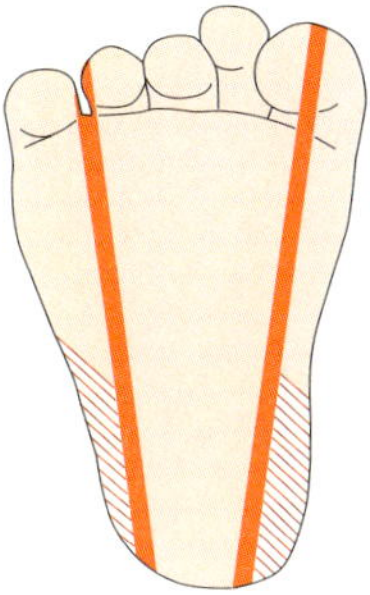

Abb. 5.5 *Punktion der Ferse. Der Fuß wird so gehalten, dass die Fersenkante gut zugänglich ist*

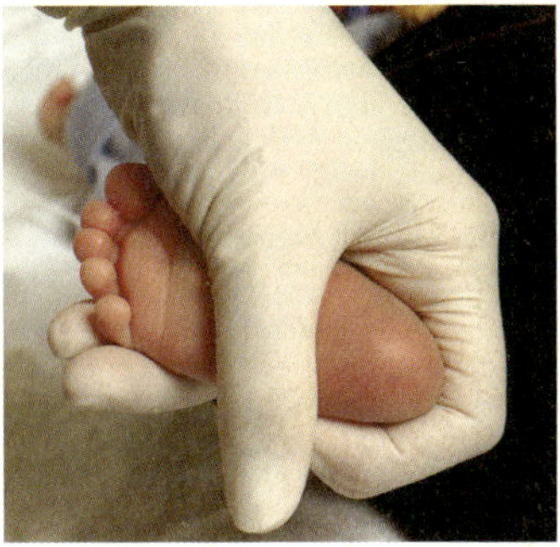

Material

- unsterile Einmalhandschuhe, Hautdesinfektionsmittel
- sterile Tupfer, sterile Einmallanzette oder Stechhilfe
- Blutröhrchen je nach gewünschter Blutentnahme
- hautfreundliches Pflaster
- Abwurfmöglichkeit, stichsichere Kanülenbox für Lanzetten

Vorbereitung

- Kind und Eltern informieren.
- Kind darf sich einen Finger für die Blutentnahme aussuchen.
- Für gute periphere Durchblutung sorgen,
  - Fuß des Säuglings durch Reiben oder warme (nicht heiße!) Umschläge erwärmen.

Maßnahmen zur Schmerzreduktion. Ein neues Mittel zur Schmerzintervention stellt die orale Verabreichung von Glukoselösung dar. Sie regt das endogene Opioidsystem an, das eine natürliche Analgesie herbeiführt. Auch wird durch die Präsenz von Glukose im Mund eine Endorphinausschüttung vom Hypothalamus eingeleitet. Zu beachten ist:

- Gabe zwei Minuten vor der schmerzhaften Aktion.
- Kontraindikationen sind
  - vermutete oder bestätigte NEC,
  - fehlende enterale Ernährung, schwere Krankheit,
- Dosierung, Wiederholungs- und Maximaldosis nach kliniküblichen Standards,
- Massage der betroffenen Stelle.

Durchführung

- Händedesinfektion, Anziehen der Handschuhe.
- Einstichstelle desinfizieren.
- Gewebe leicht stauen, nicht zu fest, da das zur Hämolyse führen kann.
- Erforderliche Blutmenge entnehmen.
- Bei Blutgasanalysen darf keine Luft eingeschlossen sein.
- **Punktion der Ferse:** Einstich erfolgt seitlich und senkrecht zur Haut, außerhalb der Oberfläche des Fersenbeins.
- **Punktion eines Fingers:** Einstich seitlich setzen, Fingerkuppen sind sehr schmerzempfindlich. Ersten Blutstropfen mit einem sterilen Tupfer abwischen, dann das Gewebe um die Punktionsstelle leicht stauen.

Nachsorge

- Einstichstelle mit sterilem Tupfer komprimieren.
- Gebrauchte Lanzette in einem speziellen Abwurfbehälter entsorgen.
- Entnahmeröhrchen mit Patientenetiketten bekleben.
- Einstichstelle auf Nachblutungen oder Entzündung kontrollieren.
- Dokumentation.

Arterielle Blutentnahme

- Pflegeperson übernimmt i.d.R. das Lagern und Halten des Kindes.
- Häufigste Punktionsstelle ist die Arteria radialis (Abb. 5.6).
- Arzt tastet die Arterie und führt die Kanüle in einem Winkel von 30° ein.
- Punktionsstelle so lange komprimieren, bis die Blutung gestoppt ist.

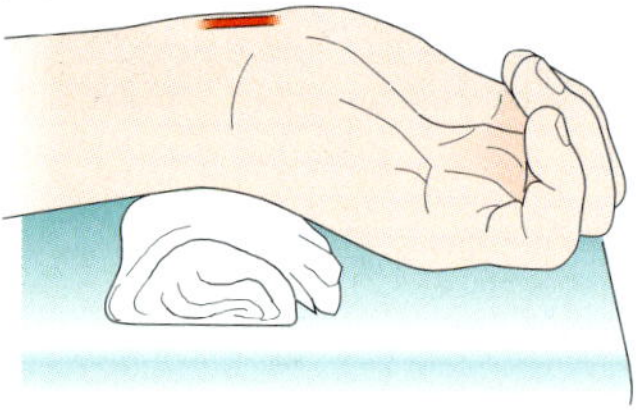

Abb. 5.6 *Arterielle Blutentnahme. Häufigste Punktionsstelle ist die Arteria radialis.*

Merke: Die Messung der Blutgase Sauerstoff (O_2) und Kohlendioxid (CO_2) ist nur bei einer kurzen Punktionsdauer verwertbar, denn durch Schreien und Luftanhalten aufgrund des Schmerzreizes sinkt der Sauerstoffgehalt im Blut.

5.3 Punktionen und Biopsien

5.3.1 Grundlagen

Punktionen und Biopsien dienen zur Entnahme von

- Gewebeproben, z.B. Lebergewebe, Muskelgewebe oder Knochenmark,
- physiologischen Flüssigkeiten, z.B. Liquor und Urin,
- anderen Körperflüssigkeiten (Transsudaten oder Exsudaten).

Außerdem können Punktionen der Therapie dienen, z.B.

- zur Entlastung des Organismus bei Aszites- oder Pleurapunktion,
- zum Einbringen von Medikamenten (z.B. intrathekale Gabe von Zytostatika).

Definition: Punktion ist das Einführen einer Hohlnadel oder eines Trokars in pathologische oder physiologische Körperhöhlen, Hohlorgane sowie parenchymatöse Organe zur Gewinnung von Flüssigkeiten oder Gewebe. Sie können auch zur Entlastung oder zum Einbringen eines Therapeutikums erfolgen.

Biopsie ist die Entnahme einer Gewebeprobe mittels Hohlnadel und spezieller Instrumente.

Das Untersuchungsmaterial von Ergüssen wird je nach Ursache als Transsudat oder Exsudat bezeichnet. Diese unterscheiden sich hinsichtlich mehrerer Merkmale (Tab. 5.2).

Definition: Transsudat ist eine meist seröse Flüssigkeit nicht entzündlichen Ursprungs (z.B. bei Traumen). Es ist zell- und eiweißarm, fibrinogenfrei. **Exsudat** ist eine Flüssigkeit, die im Rahmen einer Entzündung aus dem Gefäß tritt. Das Aussehen ist getrübt und wird je nach Bestandteilen als hämorrhagisch, fibrinös, serös oder eitrig bezeichnet.

Tab. 5.2 *Unterscheidungsmerkmale von Transsudat und Exsudat.*

	Transsudat	Exsudat
Ursache	lokale und allgemeine Stauungen, z.B. hämorrhagische Ergüsse bei Traumen	bei entzündlichen Prozessen
Aussehen	klar	getrübt
Farbe	hellgelb	hellgelb, grünlich, blutig, eitrig, jauchig
spezifisches Gewicht	1005–1015	> 1015
Eiweißgehalt	gering	Zellen, Eiter

5.3.2 Pflegemaßnahmen

Allgemeine Aufgaben

Beim allgemeinen Ablauf der Biopsien und Punktionen gibt es wenig Unterschiede (Abb. 5.7).

Material

- anästhesierende Salbe, dazugehöriger Pflasterverband,
- Einmalrasierer, Rasierschaum, unsterile Unterlage,
- Abwurfbehälter, Wärmelampe, evtl. eine zusätzliche Lichtquelle,
- Lagerungshilfsmittel (z.B. Sandsack, Molton),
- sterile Tupfer, Hautdesinfektionsmittel,
- Material für die Lokalanästhesie (Spritze, 1er Kanüle, 18er Kanüle, Lokalanästhetikum),
- sterile(r) Kittel, sterile Handschuhe (für den Arzt),
- Mundschutz, unsterile Kittel und Handschuhe zum Versorgen des Materials,
- steriles Abdecktuch, sterile Nierenschale, evtl. Skalpell,
- Punktionskanüle je nach Art der Punktion,
- Probenentnahmeröhrchen, ausgefüllte Labor- und Begleitscheine,
- Pflaster, Schere, Verbandmaterial.

***Abb. 5.7** Allgemeiner Ablauf einer Punktion.*

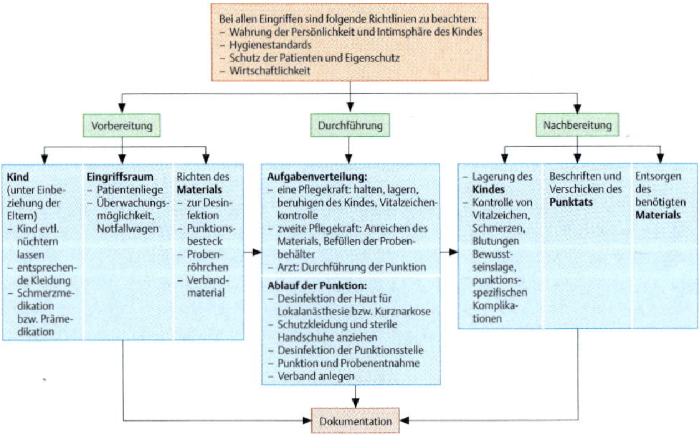

Vorbereitung des Kindes

- Arzt kontrolliert Blutwerte (Blutbild, Gerinnung, Blutgruppe).
- Kind altersgemäß aufklären.
- Kind zur Toilette schicken, Säuglinge und Kleinkinder wickeln.
- Kind bequeme Kleidung anziehen (lassen).
- Größere Kinder erhalten ein OP-Hemd.
- Ggf. Punktionsstelle rasieren.
- Darauf achten, ob Kind nüchtern bleiben muss.
- Ggf. Sedierung oder Analgesie verabreichen.
- Ggf. anästhesierende Salben bzw. Pflaster ca. 1 Stunde vor Eingriff verabreichen.

Vorbereitung des Eingriffsraums

- Kind auf Patientenliege legen, Fenster schließen.
- Für angenehme Raumtemperatur sorgen, Säuglinge unter Wärmelampe legen.
- Bei größeren Eingriffen eine Kreislaufüberwachung gewährleisten (ggf. Monitor).
- Kontrolle von Sauerstoffanschluss sowie Notfallwagen oder Notfallkoffer.

Durchführung

- Es sind fast immer 2 Pflegepersonen notwendig.
- Schutzkittel anziehen, evtl. Rasur vornehmen, Kind lagern.
- Arzt anreichen
  - mit Desinfektionsmittel getränkte Tupfer,
  - Spritze, Lokalanästhetikum und Kanülen,
  - steriler Kittel, Mundschutz, sterile Handschuhe,
  - Material zur erneuten Desinfektion,
  - entsprechende Punktionsnadel und Spritze(n),
  - trockene, sterile Tupfer zum Entfernen der Punktionsnadel,
  - anschließend wird der Verband angelegt.

Verbandarten. Für einen Schutzverband werden sterile Kompressen und Pflaster oder ein Pflasterschnellverband benötigt. Für einen Druckverband entweder eine elastische Binde um den Schutzverband wickeln oder mehrere Tupfer auf dem Schutzverband mit Pflaster fixieren. Die Durchblutung der Extremitäten muss gewährleistet bleiben.

Nachsorge

- Ruhe für das Kind schaffen.
- Wenn Kind noch nicht voll orientiert ist, für eine kontinuierliche Beobachtung sorgen oder Bettseiten zum Schutz anbringen.
- Ist das Kind wach, hat aber Bettruhe, für angemessene Beschäftigung sorgen.
- Ggf. mithilfe von Hilfsmitteln angemessen lagern.
- Kind überwachen, regelmäßig Vitalzeichen kontrollieren.
- Kind auf Schmerzen beobachten.
- Verband auf Nachblutungen oder Sekretaustritt beobachten.
- Körpertemperatur messen, um eine Infektion zu erkennen
  - bei größeren Kindern spätestens nach 4–6 Stunden,
  - bei Säuglingen direkt nach dem Eingriff (Auskühlung).
- Je nach Punktion regelmäßige Umfangsmessungen vornehmen,
  - die Messstellen werden hierzu markiert.
- Material fachgerecht entsorgen.
- Dokumentation
  - Zeitpunkt und Dauer des Eingriffs,
  - Vitalzeichen und Befinden des Kindes vor, während und nach dem Eingriff,
  - Punktionsart und -stelle,
  - Aussehen und Menge des entnommenen Materials,
  - Flüssigkeitsmenge (ggf. mit in die Bilanz aufnehmen),
  - Umfangsmessungen vor und nach dem Eingriff.

> **Merke:** Manche Medikamente verursachen eine erhöhte Geräuschempfindlichkeit, deshalb sollte das Zimmer ruhig und evtl. abgedunkelt sein.

Gelenkspaltenpunktion

> **Definition:** Eine **Gelenkspaltenpunktion** ist die Punktion eines Gelenkspalts mittels Hohlnadel. Es wird Synovialsekret (Gelenkflüssigkeit) gewonnen.

Indikation

- **Diagnostik:** Bei unklaren Gelenkergüssen. Physiologisch ist Synovialsekret klar, schleimhaltig und fadenziehend. Veränderungen sind
  - serös: bei Knorpelschäden (Arthrose), rheumatoiden Erkrankungen, Traumata,
  - eitrig: bei Infektion, z.B. Osteomyelitis,
  - blutig: nach Trauma, Hämophilie.
- **Therapie:** Zur Entlastung, um Flüssigkeitsansammlungen abzuziehen.

Material

- zusätzlich zum allgemeinen Material
  - Blutkulturflaschen (aerob und anaerob),
  - mehrere 10ml Spritzen, sterile 1er Kanüle.

Vorbereitung

- Kind informieren. Gelenkumfang messen.
- Ggf. das Punktionsgebiet rasieren.

Durchführung

Abb. 5.8 *Gelenkspaltenpunktion.*

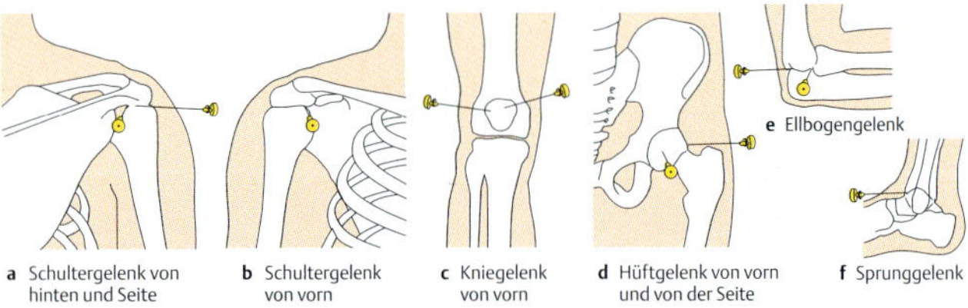

5

- Punktionsstellen können sein (Abb. 5.8).
- Lagerung erfolgt je nach erkranktem Gelenk. Es wird dabei leicht angewinkelt und mit Hilfsmitteln (z.B. Sandsack oder Stoffwindel) unterlagert.
- Punktionsstelle mit einem sterilen Lochtuch abdecken.
- Arzt punktiert den Gelenkspalt und zieht die Flüssigkeit mit 10ml Spritzen ab.
- Material sofort in die Blutkulturflaschen geben.
- Wunde mit sterilen Kompressen versorgen und Druckverband anlegen.
- Menge des Punktats dokumentieren und in die Laborröhrchen verteilen.

Nachsorge

- Punktiertes Gelenk 24 Stunden lang ruhigstellen.
- Evtl. hochlagern und nicht belasten.
- Kontrolle der Vitalparameter. Gelenkumfang messen.
- Nach Anlegen des Druckverbandes die Durchblutung der Extremität kontrollieren.
- Komplikationen können sein: Infektion, Nachblutung, erneute Schwellung.

Leberbiopsie

> **Definition:** Eine **Leberbiopsie** ist die Entnahme eines Lebergewebszylinders mithilfe einer speziellen Punktionskanüle.

Indikation und Kontraindikation

Sie erfolgt meist unter Sicht durch Ultraschall- oder Computertomografie. Sie dient ausschließlich zur Diagnostik bei Stoffwechselstörungen, Leberzirrhose, chronischer Hepatitis. Kontraindikationen sind u.a.

- erhöhte Blutungsneigung, Leberabszess,
- Hämangiome der Leber, Echinokokkuszyste.

Material

- Benötigt werden neben dem allgemeinen Material
  - Skalpell, Biopsienadel (Menghini-Nadel),
  - 10ml Spritze, NaCl 0,9%, Uhrglasschälchen,
  - Pinzette (anatomisch), Nahtmaterial, Nadelhalter, Schere,
  - Laborröhrchen mit Formalin 10% zum Verschicken des Punktats.

Vorbereitung

- Kind ist für den Eingriff mindestens 6 Stunden nüchtern zu lassen.
- Kontrolle der Blutwerte (Blutbild, Gerinnungsstatus, Blutgruppe).
- Ggf. Blutkonserven bereitlegen, Puls und Blutdruck messen.

Durchführung

- Die Punktionsstelle befindet sich auf der vorderen Axillarlinie auf Höhe des 9. bzw. 10. Interkostalraums (Abb. 5.9).

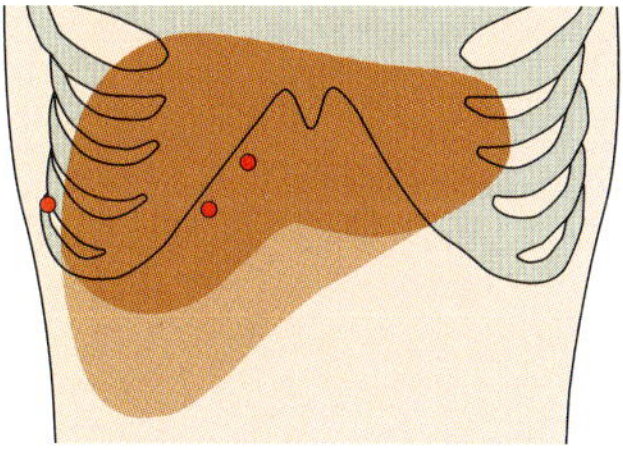

Abb. 5.9 *Leberbiopsie. Die roten Punkte zeigen mögliche Punktionsstellen an.*

- Kind liegt in Rückenlage, rechte Flanke mit kleinem Kissen oder Sandsack unterpolstert, Rumpf und Kopf sind nach links geneigt. Arme werden über dem Kopf gehalten. Becken und Beine müssen ebenfalls fixiert werden. Der Eingriff kann auch in linker Seitenlage erfolgen.
- Außer den allgemeinen Maßnahmen gibt es noch folgende Besonderheiten:
  - In eine 10ml Spritze 3ml NaCl 0,9% aufziehen und steril ablegen.
  - Mit dem Skalpell führt der Arzt zunächst einen Hautschnitt durch, dann erfolgt die eigentliche Punktion mit der Menghini-Nadel.
  - Nach dem Einstich wird die Spritze aufgesetzt und die Punktionsnadel mit NaCl 0,9% durchgespült. Mit Anziehen des Spritzenstempels wird ein Sog erzeugt und damit ein Gewebszylinder aspiriert.
  - Ist das Kind schon etwas älter und bei Bewusstsein, wird es aufgefordert, während des nur kurz andauernden Eingriffs die Luft anzuhalten.
- Nach Entfernen der Punktionsnadel wird die Einstichstelle mit sterilen Kompressen abgedeckt und ein Druckverband angelegt.

Nachsorge

- Kind nach der Punktion 2 Stunden auf der rechten Seite lagern, zur besseren Kompression auf einen Sandsack.
- Bettruhe von 24 Std. und Nahrungskarenz von 6 Std.
- Engmaschige Kontrolle der Vitalparameter (alle 15–30min).
- Kontrolle auf Schmerzen. Kontrolle auf Nachblutungen.
- Ggf. Blutbildkontrolle vorbereiten.
- Gewebszylinder mit dem Rest NaCl 0,9% auf das Uhrglasschälchen spülen, evtl. mit Pinzette und Skalpell noch einmal teilen.
- Komplikationen können sein
  - Nachblutungen (intraperitoneal), Kreislaufversagen, Pneumothorax,
  - gallige Peritonitis durch versehentliches Anstechen eines Gallenganges,
  - starke Schmerzen, sekundäre Leberentzündung.

Nierenbiopsie

> **Definition:** Eine **Nierenbiopsie** ist die Punktion der Niere, um Nierenparenchym zu gewinnen.

- Sie kann perkutan unter Ultraschall- oder Röntgenkontrolle oder als offene Nierenbiopsie im OP durchgeführt werden.
- Der Eingriff erfolgt unter Kurznarkose.

Indikation und Kontraindikation

- Indikation ist die Diagnostik bei angeborenen oder erworbenen Erkrankungen der Niere mit eingeschränkter Nierenfunktion.
- Kontraindikationen sind
  - Gerinnungsstörungen, nur eine funktionstüchtige Niere.

Material

- Benötigt werden außer dem allgemeinen Material
  - Ultraschallgerät, Biopsienadel (Menghini-Nadel), Skalpell,
  - Nahtmaterial, Nadelhalter, anatomische Pinzette, Schere,
  - 10 ml Spritze mit NaCl 0,9 %,
  - Klammerpflaster oder Nahtmaterial, Pflaster, elastische Binde.

Vorbereitung

- Meist erfolgt Ultraschallkontrolle, Nierenszintigrafie oder i.v.-Pyelogramm.
- Kontrolle der Blutwerte (Gerinnung, Blutbild, Blutgruppe, Kreuzprobe).
- Ggf. Blutkonserven bereitlegen.
- Kind sollte mindestens 6 Stunden nüchtern bleiben.

Durchführung

- Punktionsstelle befindet sich am lateralen unteren Nierenpol. Sie wird anhand Röntgenkontrolle festgestellt und auf dem Rücken des Kindes markiert.
- Kind auf dem Bauch lagern. Unter dem Bauch liegt ein hartes Polster oder ein Sandsack. Die Arme befinden sich seitlich vom Kopf oder nach unten gestreckt und werden von einer Pflegeperson fixiert.
- Durchführung siehe Leberbiopsie (S. 233).

Nachsorge

- Kind liegt nach dem Eingriff auf dem Rücken, dadurch wird das Nierenlager entlastet. Zur besseren Kompression wird der Rücken mit einem Sandsack unterlagert.
- Bettruhe von 24 Std. und Nahrungskarenz von 6 Std.
- Engmaschige Kontrolle der Vitalzeichen (Blutdruck, Puls, Atmung).
- Verband auf Nachblutungen beobachten. Schmerzkontrolle.
- Besonders wichtig: Kontrolle der Urinausscheidung auf Blutbeimengungen.
- Ggf. erfolgen Urinanalysen und Blutbildkontrollen.
- Komplikationen können sein
  - Blutungen, Kreislaufkollaps, Nierenschmerzen, Infektionen.

Muskelbiopsie

> **Definition:** Eine **Muskelbiopsie** ist die Entnahme mehrerer Muskelgewebszylinder mittels Menghini-Nadel.

- Der Eingriff erfolgt in Kurznarkose.
- Indikation ist die histologische und histochemische Diagnostik bei neuromuskulären Erkrankungen.

Material

- Benötigt werden zusätzlich zum allgemeinen Material
  - Einmalrasierer, Skalpell,
  - steriles Muskelbiopsiebesteck mit Menghini-Nadeln verschiedener Größen, anatomischer und chirurgischer Pinzette, kleiner spitzer Schere,
  - 3–4 sterile Laborröhrchen, Petrischale,

- NaCl 0,9%, Flüssigstickstoff im Behälter, Glutaraldehyd 3%,
- Trockeneis im Styroporkarton zum Verschicken,
- elastische Binde,
- Klammerpflaster oder Nahtmaterial und Nadelhalter, Pflaster.

Vorbereitung

- Kontrolle der Gerinnungswerte.
- Ggf. Punktionsstelle rasieren, ggf. sedieren.

Durchführung

- Muskelgewebe wird hauptsächlich aus dem Musculus quadriceps femoris entnommen oder aus einem anderen deutlich, aber nicht schwer betroffenen Muskel.
- Kind in Rückenlage oder je nach zu punktierendem Muskel lagern.
- Punktionsstelle mit einem sterilen Lochtuch abdecken.
- Mit dem Skalpell führt der Arzt einen kleinen Hautschnitt durch.
- Die Punktion erfolgt mit der Menghini-Nadel.
- Es werden mehrere Gewebeproben entnommen.
- Schnitt wird vernäht oder mit Klammerpflaster versorgt.
- Druckverband anlegen.

Nachsorge

- Bettruhe von 4 Std. (bzw. bis zum Nachlassen der Sedierung).
- Verband auf Nachblutungen und ausreichende Durchblutung der Extremität kontrollieren.
- Wurde der Musculus quadriceps femoris punktiert, Fußpulse kontrollieren.
- Zwei Tage nicht baden oder duschen.
- Ist nicht nur die Motorik, sondern auch die Sensibilität des Muskels betroffen, kann die Schmerzwahrnehmung gestört sein. In diesem Fall ist besonders auf die Lagerung des entsprechenden Körperteils, die Durchblutung und entzündliche Veränderungen zu achten.
- Gewebeproben je nach Untersuchung und Klinikstandard versorgen.
- Komplikationen können sein
  - Nachblutungen, Infektion, Verletzung von Nerven.

5.4 Umgang mit Arzneimitteln

Aufbewahrungsort. Zu beachten sind

- Lagerungstemperatur, ggf. Lichtschutz,
- trockene und saubere Umgebung.

Die Einordnung orientiert sich an dem Verfallsdatum gemäß des „First-in-First-out"-Prinzips, d.h. die zuletzt gelieferten Arzneimittel werden hinter die noch vorhandenen Arzneimittel gelagert.

Darreichungsform und Applikationsart. Die Resorptionsgeschwindigkeit hängt von Darreichungsform und Beschaffenheit des Trägerstoffes ab.

> **Merke:** Wirkstoffe in flüssigen Medien (z.B. Tropfen, Säfte) werden schneller vom Körper aufgenommen als Wirkstoffe, die in fester Form (z.B. Tabletten, Kapseln) appliziert werden.

5

Oft stehen für Säuglinge keine handelsüblichen Präparate zur Verfügung. Dies bedeutet, dass z.B. Tabletten geteilt werden müssen:

- Evtl. Rücksprache halten mit der Klinikapotheke wegen der Teilbarkeit des Präparates.
- Ggf. muss eine auf den Patienten abgestimmte Darreichungsform hergestellt werden.
- Müssen Kapseln geöffnet werden, um ihren Inhalt z.B. via Ernährungssonde zu applizieren, ebenfalls Rücksprache mit der Apotheke halten, da bei einigen Retardprodukten die Wirkungsgeschwindigkeit erhöht sein kann.

Vorbereitung von Arzneimitteln. Die Arzneimittel werden kurz vor der Verabreichung an einem sauberen, desinfizierten Arbeitsplatz gerichtet. Fünf Faktoren, die sog. „Fünfer-Regel", sind unbedingt zu beachten (Abb. 5.10).

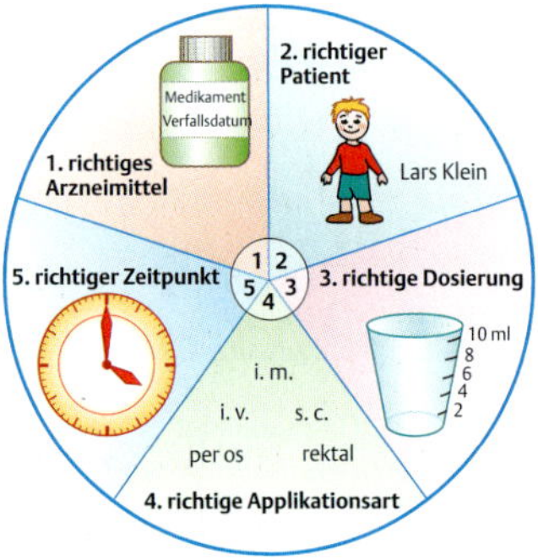

***Abb. 5.10** Fünfer-Regel. Diese fünf Faktoren sind vor der Verabreichung von Arzneimitteln zu beachten.*

Arzneimittelverabreichung.

- Bei Säuglingen und Kleinkindern Tabletten, falls sie sich nicht in Flüssigkeit lösen lassen, mithilfe eines Mörsers zerkleinern.

> **Merke:** Voraussetzung ist, dass die Resorption der Substanz durch das Zermörsern nicht verändert wird.

- Zur genauen Dosierung von Lösungen Medikamente mit Einmalspritzen aufziehen und dem Kind in den Mund träufeln.
- Einnahme von Medikamenten vor der Mahlzeit sollte, falls nicht anders verordnet, eine Stunde vor der Nahrungsaufnahme erfolgen.
- Bei größeren Kindern werden Messlöffel verwendet, um z.B. Säfte genau zu dosieren.
- Arzneimittel werden auf einen Löffel oder dem größeren Kind in einem Glas mit Flüssigkeit gegeben.
- Das Medikament darf nicht direkt aus der Arzneimittelflasche in den Mund geträufelt werden.
- Erbricht ein Kind die Nahrung kurze Zeit nach der Nahrungsaufnahme, Arzt informieren.
- Größeren Kindern, die kleine Kapseln schlucken können, viel zu trinken geben.
- Kapseln können z.B. eingebettet in Obstpüree mit dem Löffel aufgenommen werden.

Merke: Arzneimittel dürfen nicht in die Flasche gegeben werden. Es verändert den Geschmack und das Kind könnte die Nahrung ablehnen oder es trinkt nicht die gesamte Menge und der angeordnete Wirkstoff wird nicht aufgenommen.

Nebenwirkungen von Arzneimitteln. Auf Störungen achten bezüglich
- Bewusstsein, Haut und Schleimhaut,
- Verdauung, Vitalfunktionen.

Merke: Nicht auszuschließen ist bei Nebenwirkungen von Arzneimitteln ein anaphylaktischer Schock.

Umgang mit Betäubungsmitteln. Ihre Herstellung, Verordnung, Abgabeform und -menge ist durch das Betäubungsmittelgesetz (BtMG) geregelt. Für den Umgang bedeutet das:
- **Gesicherter Aufbewahrungsort:** Betäubungsmittel sind stets unter Verschluss aufzubewahren.
- **Genaueste Dokumentation:** Im Betäubungsmittelbuch werden Entnahmen genau dokumentiert und von der applizierenden Person unterzeichnet.
- **Kontrolle:** Die Buchführung muss stimmen. Die Kontrolle erfolgt durch die Stationsleitung und den Stationsarzt, der einmal im Monat und bei Änderungen des Bestandes den aktuellen Arzneimittelbestand gegenzeichnet.

5.5 Injektionen

5.5.1 Grundlagen

Definition: Eine **Injektion** ist das Einbringen einer Flüssigkeit in den Körper mittels Spritze und Kanüle.

Injektionsarten

Es gibt verschiedene Wege, Flüssigkeit in den Körper zu injizieren (Abb. 5.11). Je nach Injektionsart unterscheidet sich der Ort:
- intrakutan (i.c.)
- subkutan (s.c.)
- intramuskulär (i.m.)
- intravenös (i.v.) (S. 225)

***Abb. 5.11** Injektionswinkel und -tiefen. Unterschiedliche Kanülen- und Spritzengrößen bei der intra-, subkutanen und intramuskulären Injektion.*

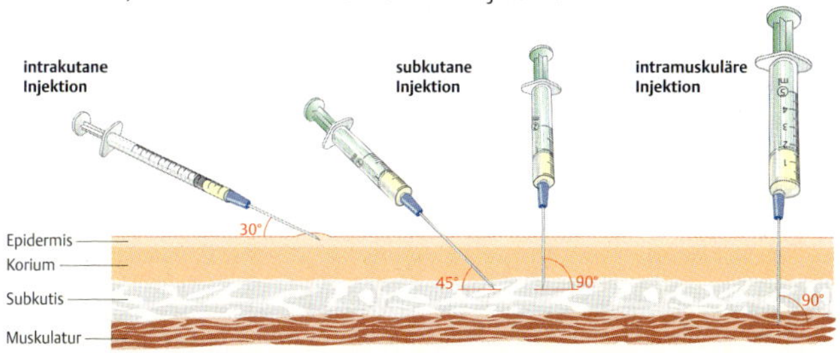

Bei den **Spritzen** gibt es zwei verschiedene Ansätze (Abb. 5.12).

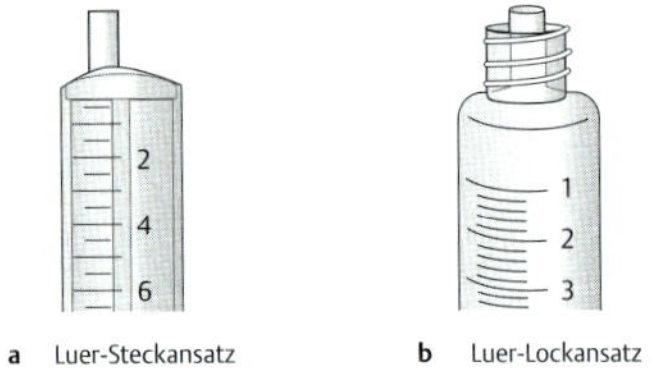

Abb. 5.12 *Spritzenkonus.*

Die **Kanülen** haben unterschiedliche Größen (Abb. 5.13).

Europäisch einheitlicher Farbcode	Ø (mm)	Länge (mm)	Gauge (G)	Nummer
Gelb	0,90	38	20	1
Blau	0,60	26	23	16
Braun	0,45	23	26	18

Abb. 5.13 *Verschiedene Einmalkanülen. Sie unterscheiden sich in Länge und Durchmesser und sind zur besseren Differenzierung farblich gekennzeichnet.*

Merke: Bei Injektionslösungen, die mehrfach verwertet werden können, werden Anbruchdatum und Uhrzeit auf dem Etikett notiert.

5.5.2 Pflegemaßnahmen

Merke: Die Verabreichung von Injektionen beinhaltet eine besondere Sorgfaltspflicht. Missachtet die Pflegeperson diese Sorgfalt, setzt sie sich bei Auftreten von Komplikationen zivilrechtlichen oder strafrechtlichen Konsequenzen aus (S. 30).

Für die Delegierbarkeit ärztlicher Aufgaben an das Pflegepersonal siehe S. 40.

Maßnahmen zur Schmerzreduktion

- Ggf. vor Injektion ein Pflaster mit anästhesierender Salbe kleben.
- Hautdesinfektionsmittel muss vor Einstich vollständig angetrocknet sein.
- Während der Injektion Richtung des Stichkanals nicht verändern.
- Medikament gleichmäßig und langsam injizieren.
- Injektionslösung sollte Zimmertemperatur haben.
- Bei häufigen Injektionen die Injektionsstelle wechseln.
- Ein buntes Pflaster kleben, viel Lob und Trost spenden.

Für Sicherheit sorgen

Merke: Die Pflegeperson muss immer die Fünfer-Regeln befolgen (Abb. 5.10). Eine Injektion erfolgt immer nach den Regeln der Asepsis.

- Das Pflegepersonal muss Wirkungen und Nebenwirkungen des Medikaments sowie mögliche Komplikationen kennen.

- Vor dem Aufziehen einer Injektionslösung und vor der Injektion sowie im Anschluss eine gründliche hygienische Händedesinfektion durchführen.
- Spritzen und Kanülen erst unmittelbar vor Injektion aus steriler Verpackung nehmen.

Komplikationen nach Injektionen können sein
- Unverträglichkeitsreaktionen,
- Schäden durch fehlerhafte Injektion z. B. Spritzenabszess, Verletzung eines Nervs, Hämatom.

Merke: Eine Injektion darf niemals in gerötetes, geschwollenes, infiziertes, ödematöses, gelähmtes, vernarbtes oder auf andere Weise verändertes Gewebe erfolgen.

Berechnen und Aufziehen des Medikaments

Praxistipp: Die verordnete Dosierung von 20 mg wird berechnet.

80 mg Wirkstoff sind in 2 ml Lösung enthalten, d. h.:

80 mg = 2 ml; 20 mg = 0,5 ml

Das Kind erhält also 0,5 ml des Medikaments injiziert (entspricht 20 mg Wirkstoff).

Material

- sterile Spritze in der jeweiligen Größe,
- sterile Kanülen, verordnete Injektionslösung,
- sterilisierte Tupfer, Flächendesinfektionsmittel, Hautdesinfektionsmittel,
- Etiketten zum Beschriften der Spritze
  - Name des Kindes und Medikaments,
  - Dosierung, Applikationsart,
  - Datum und Uhrzeit der Herstellung,
- hautfreundliches Pflaster,
- Abwurfschale für Abfall und Abwurfbehälter für Glas und Kanülen.

Durchführung

- Aufziehen erfolgt auf sauberer, desinfizierter Arbeitsfläche.
- Nach Händedesinfektion Medikament steril aufziehen.
- Bei Trockensubstanz und Lösungsmittel erst das vollständige Auflösen abwarten.
- Währenddessen die Spritze und Kanüle in der Stechampulle belassen.
- Danach die korrekte Menge luftfrei aufziehen.
- Spritze mit der Injektionskanüle und dem vorbereiteten Etikett versehen.

Intramuskuläre Injektionen

Merke: Bei Kindern im Schock und mit schlechten Kreislaufverhältnissen keine i. m.-Injektion durchführen. Das injizierte Medikament wird in diesem Fall nicht ordnungsgemäß resorbiert. Bei Kindern mit Gerinnungsstörungen führt eine Injektion zu langen Nachblutungen und Hämatombildung.

Injektion wird in die Gesäßmuskulatur oder in den Oberschenkel gespritzt. Bei der Injektion in den Gesäßmuskel (ventroglutäale Injektion) unterscheidet man:
- Injektion nach Sachtleben (Crista-Methode)
- Injektion nach von Hochstetter

Injektionen nach Sachtleben (Crista-Methode)

Die Injektion erfolgt in den Musculus glutaeus medius. Das Gewebe dort ist nerven- und gefäßarm und befindet sich an der seitlichen Gesäßregion. Injektionsort ist das Dreieck zwischen Crista iliaca, Spina iliaca und Trochanter major. Dieser wird folgendermaßen ermittelt:

- Kind liegt entspannt, mit etwas angewinkelten Beinen in rechter Seitenlage.
- Kopf des Kindes liegt links von der Pflegeperson.
- Linke Hand wird an der Flanke des Kindes angelegt, der Zeigefinger der linken Hand liegt dabei auf der Knochenleiste des Darmbeinkamms (Abb. 5.14).
- Rechts vom Zeigefinger der linken Hand, bei Schulkindern drei Querfinger, bei Kleinkindern zwei Querfinger und beim Säugling ein Querfinger breit unterhalb des Darmbeinkammes (auf der gedachten Verbindungslinie zwischen Darmbeinkamm und dem großen Rollhügel) liegt die Injektionsstelle (Abb. 5.15).

Abb. 5.14 *Crista-Methode. Lokalisation des Injektionsbereiches beim Schulkind.*

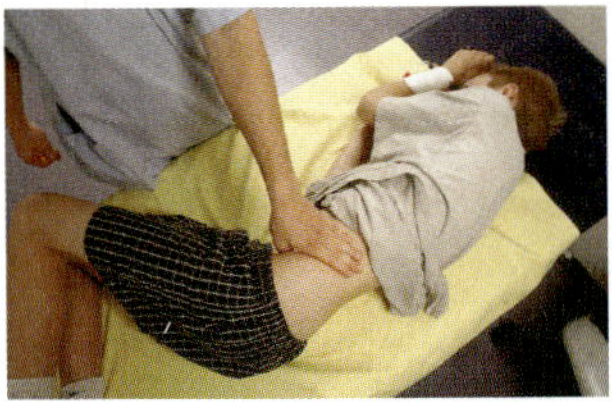

Abb. 5.15 *Crista-Methode. Lokalisation des Injektionsbereiches beim Säugling.*

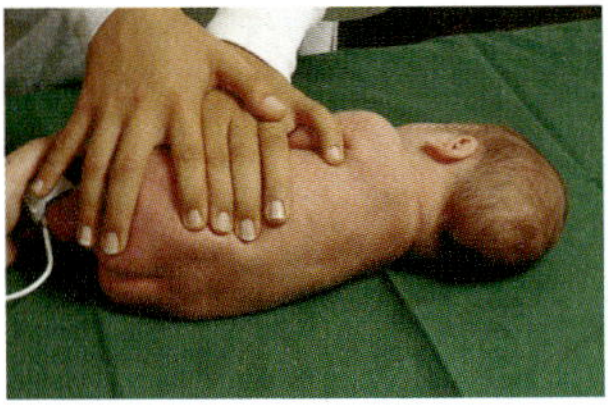

Injektion in den Oberschenkel

Das Kind liegt entspannt in Rückenlage. Die Injektionsstelle befindet sich im äußeren mittleren Drittel des Oberschenkelmuskels. Als oberer Orientierungspunkt dient der Trochanter major und als unterer Orientierungspunkt die Patella (Abb. 5.16).

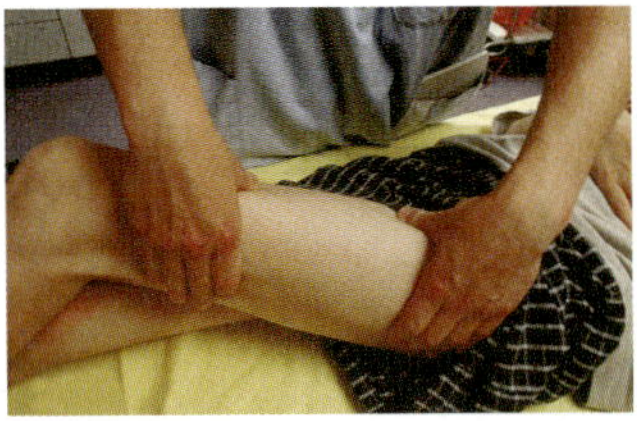

Abb. 5.16 *Injektion in den Oberschenkel. Lokalisation der Injektionsstelle.*

Injektion nach v. Hochstetter

Diese Methode wird nur bei Jugendlichen und Erwachsenen angewendet. Injektionsort ist der Musculus glutaeus medius bzw. der Musculus glutaeus minimus.

- Patient liegt in Rücken- oder Seitenlage.
- Hand wird so auf die Hüfte des Patienten gedrückt, dass der Handteller den großen Rollhügel fühlt (Abb. 5.17).
- Zeige- und Mittelfinger dabei maximal spreizen.
- Der nach ventral zeigende Zeige- bzw. Mittelfinger tastet mit der Kuppe den vorderen Darmbeinstachel.
- Der andere, nach dorsal zeigende Finger tastet entlang des Darmbeinkammes.
- Von dort aus wird der Finger nun ca. 2cm nach unten weggedreht, während der andere Finger auf dem Darmbeinstachel liegen bleibt.

- Durch die Drehung kommt der Handballen auf dem großen Rollhügel zu liegen. Die Injektionsstelle liegt nun im unteren Teil des beschriebenen Dreiecks.

Merke: In der Beschreibung der Injektionsmethode nach v. Hochstetter gibt es keinerlei Angaben, ab welchem Alter, Körpergröße oder Körpergewicht diese Methode angewendet werden darf.

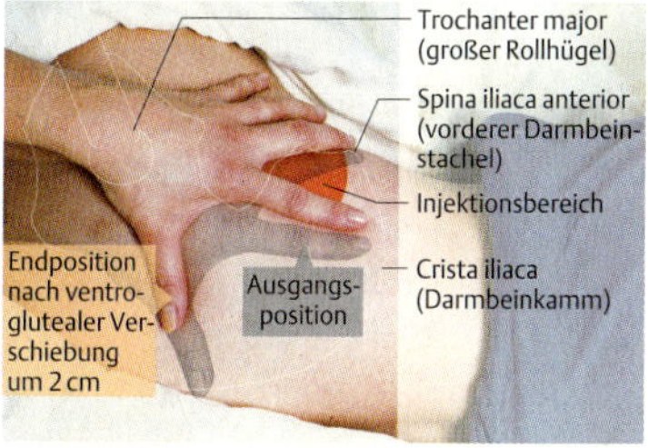

Abb. 5.17 *Injektion nach v. Hochstetter. Lokalisation des Injektionsbereiches.*

Durchführung

Der eigentliche Spritzvorgang ist bei allen drei Methoden gleich.

- Zur sicheren Lagerung und Fixierung von Kleinkindern ist während der Injektion eine zweite Pflegeperson notwendig.
- Vorbereitung erfolgt nach den jeweils beschriebenen Lagerungen und Injektionsstellen.
- Injektionskanüle wird im Winkel von 90° mit Nadelrichtung zur Körpermitte in den Muskel eingestochen.

Merke: Kanüle nie komplett bis zum Ansatz in den Muskel einführen.

- Aspirieren. Wird Blut aspiriert, Injektion sofort unterbrechen und an anderer Stelle ein frisch aufgezogenes Medikament injizieren.
- Medikament langsam injizieren. Während der Injektion mit einer Hand den Kanülenansatz am Konus der Spritze festhalten.
- Äußert das Kind während der Injektion sehr starke Schmerzen, Injektion abbrechen.
- Nach Injektion, Kanüle zügig herausziehen und Einstichstelle mit sterilem Tupfer komprimieren (Abb. 5.18). Durch vorsichtige Kreisbewegungen mit dem Tupfer verteilt sich das Medikament.
- Komplikationen können sein
  - Anstechen eines Gefäßes, Spritzenabszess, aseptische Nekrosen,
  - Abbruch der Injektionskanüle, Lähmungen, sensorische Ausfälle,
  - Kanüle trifft auf Knochen: Kanüle etwas zurückziehen.

Nachsorge

- Einstichstelle auf Hämatome und Entzündungen, Schmerzen und Funktionseinschränkungen beobachten.
- Dokumentation.

Abb. 5.18 *Injektion nach v. Hochstetter.* ***a*** *Material,* ***b*** *Hautareal desinfizieren,* ***c*** *Kanüle senkrecht einstechen,* ***d*** *während Aspiration Kanüle fixieren,* ***e*** *nach Injektion mit Tupfer komprimieren,* ***f*** *Kanüle entsorgen.*

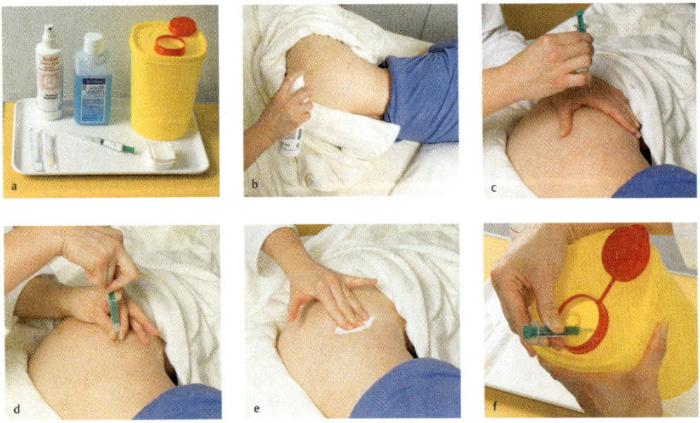

Subkutane Injektionen

Definition: Die **subkutane Injektion** ist eine Injektionstechnik, bei der Arzneimittel in die Subkutis, d.h. unter die Haut in das Unterhautfettgewebe, gespritzt werden.

Mögliche Injektionsstellen zeigt Abb. 5.19. Vorbereitung und Nachsorge einer subkutanen Injektion entspricht der intramuskulären Injektion (S. 239).

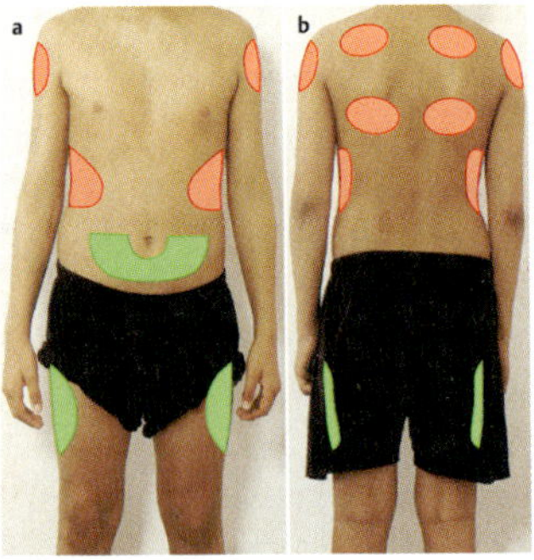

Abb. 5.19 *Injektionsstellen für die subkutane Injektion. Grün: häufig gewählte Injektionsstellen. Rot: seltener gewählte Injektionsstellen.*

Durchführung

- Patient abhängig von der Injektionsstelle lagern.
- Nach hygienischer Händedesinfektion und Desinfektion der Injektionsstelle mit Daumen und Zeigefinger eine Hautfalte abheben und mit der anderen Hand die Injektion durchführen.
- Einstich erfolgt im Winkel von 45° zur Körpermitte.

- Zur Insulininjektion sind besonders fein geschliffene kurze Kanülen im Handel, mit denen die s.c.-Injektion im Winkel von 90° durchgeführt wird.
- Aspirationsprobe ist nicht nötig.
- Hautfalte während der Injektion nicht loslassen.
- Nach langsamer Injektion die Kanüle zügig herausziehen.
- Einen trockenen, sterilen Tupfer auf die Einstichstelle drücken.

Merke: Medikament nicht durch Verreiben verteilen.

Intrakutane Injektionen

Merke: Mit der **intrakutanen Injektion** werden kleine Arzneimittelmengen in die Haut eingespritzt. Sie ist eine ärztliche Tätigkeit.

5

Injektionsstellen sind
- Innenseite des Unterarms,
- Außenseite des Oberschenkels,
- Streckseite des Oberarms.

Indikation

- Durchführung von Sensibilisierungstests,
- Applikation von Impfstoffen,
- Applikation von Lokalanästhetika.

Durchführung (am Beispiel einer Tuberkulintestung)

- Das Kind liegt in Rückenlage.
- Pflegeperson fixiert den Arm des Kindes mit der Innenseite nach oben in Richtung des Arztes.
- Haut wird oberhalb der Einstichstelle gespannt.
- Arzt führt nach vorausgegangener Desinfektion an der Hautstelle eine feine Kanüle mit dem Anschliff nach oben in die oberste Hautschicht ein.
- Beim Injizieren der Flüssigkeit entsteht eine Quaddel.
- Der Arzt liest i.d.R. nach etwa 48–72 Stunden das Ergebnis ab.

Merke: Die Einstichstelle wird nicht mit einem Tupfer komprimiert, sondern mit einem lustigen Motiv markiert. Pflegeperson informiert das Kind und seine Eltern darüber, dass an dieser Hautstelle nicht gewaschen oder gekratzt werden darf. Mechanische Reize verfälschen das Testergebnis.

5.6 Infusionen

5.6.1 Grundlagen

Definition: Infundere (lat.) = hineingießen. Gemeint ist allgemein das Einbringen von Flüssigkeiten in den Körper, meist über einen peripheren Katheter (Venenverweilkanüle) oder zentralen venösen Katheter (seltener subkutane oder intraarterielle Infusionen).

Einteilung

- Nach der Infusionsmenge unterscheidet man
  - Kurzinfusionen (ca. 100 ml über 30 Min.),
  - Dauerinfusionen (größere Mengen über mehrere Stunden).
- Infusionen laufen
  - schwerkraftgesteuert,
  - über Infusionspumpen bzw. Spritzenpumpen,
  - mit Druck (Druckinfusion).

Eine Übersicht über verschiedene Infusionslösungen zeigt Tab. 5.3.

***Tab. 5.3** Hauptgruppen von Infusionslösungen und deren Indikation.*

Infusionslösung	Indikation	Information
Basislösungen		
▪ elektrolytfreie Kohlenhydratlösung (z. B. Glukose 5%)	▪ Zufuhr von Flüssigkeit ▪ Zufuhr von Kohlenhydraten ▪ Trägerlösung für Medikamente	▪ Basislösungen sind isoton bzw. hypoton
▪ isotone NaCl 0,9%	▪ Trägerlösung	
▪ Elektrolytlösungen mit Wasser (z. B. Jonosteril)	▪ Ergänzungslösungen	
▪ Elektrolytlösung mit Wasser und Kohlenhydraten (z. B. Jono HD 5)		
Korrekturlösungen		
▪ korrigierende Elektrolytlösungen, z. B. Jonosteril päd I, Jonosteril päd II	▪ zur Korrektur bei Störung des Wasser-Elektrolythaushaltes	▪ 1/3 Elektrolytlösungen (Natriumgehalt ist < 60 mosmol/l) ▪ 2/3 Elektrolytlösungen: Natriumgehalt zwischen 61–90 mosmol/l ▪ 2/3 Elektrolytlösungen: Natriumgehalt zwischen 91–120 mosmol/l ▪ Vollelektrolytlösungen: Natriumgehalt über 140 mosmol/l
▪ Elektrolytkonzentrate/Elektrolytzusätze, z. B. Natriumchlorid-Lösung 5,85%, Kaliumchlorid 7,45%		▪ Elektrolytzusätze sind hochprozentige Elektrolytlösungen mit nur einem Inhaltsstoff, z. B. Kalzium, Kalium. Sie werden den Basislösungen zugesetzt ▪ Zusätze müssen immer verdünnt infundiert werden, da die hohe Konzentration zu Venenreizung oder Stoffwechselentgleisung bis hin zum lebensbedrohlichen Zustand führen kann
▪ Osmodiuretika, z. B. Osmosteril	▪ zur Ausschwemmung von Ödemen ▪ zur Prophylaxe und Therapie eines Hirnödems ▪ zur forcierten Diurese, z. B. bei Vergiftungen	▪ Infusionslösungen zur Osmotherapie sind hyperton und binden deshalb Wasser. Zunächst gelangt die Flüssigkeit aus dem Interstitium zurück in die Blutbahn. Später wirken die Osmodiuretika im Glomerulumfiltrat der Niere, vermindern die Rückresorption von Wasser und somit kommt es zur gesteigerten Diurese

Tab. 5.3 (Forts.) Hauptgruppen von Infusionslösungen und deren Indikation.

Infusionslösung	Indikation	Information
■ Lösungen zur Wiederherstellung des Säure-Basen-Haushaltes, z.B. Natriumbikarbonat	■ Alkalose ■ Azidose	■ Infusionslösungen zur Wiederherstellung des Säure-Basen-Haushaltes wirken hyperosmolar
Nährlösungen		
■ Aminosäurelösungen, z.B. Aminosteril KE päd	■ Zufuhr von Eiweiß als Teil der parenteralen Ernährung	■ lichtgeschützt lagern ■ langsames Infundieren, da sie ansonsten wieder über die Niere ausgeschieden werden
■ Fettlösungen, z.B. Lipovenös	■ zur Deckung des Bedarfs an Energie und essenziellen Fettsäuren	■ Fettlösungen nur langsam infundieren ■ fettlösliche Vitamine (E, D, K, A) können der Fettemulsion zugesetzt werden; Applikation muss dann lichtgeschützt erfolgen
■ hochprozentige Kohlenhydratlösung, z.B. Combisteril I	■ Energiezufuhr ■ parenterale Ernährung ■ Ausgleich von Hypoglykämien	■ Kohlenhydratlösungen werden in Form von Zucker (z.B. Glukose) zugeführt ■ hochprozentige, hypertone Infusionslösungen (Osmolarität > 800 mosmol/l) werden über einen zentralen Venenkatheter infundiert, da es ansonsten zur starken Venenreizung kommt
■ Vitamine, z.B. Soluvit	■ als Zusatz zur parenteralen Ernährung oder Vitaminmangelerscheinungen	■ Vitaminlösungen werden lichtgeschützt infundiert
■ Spurenelemente		
■ Kombinationslösungen (enthalten Aminosäuren, Kohlenhydrate und Elektrolyte)		
Infusionslösung zum Volumenersatz		
■ z.B. Plasmasteril	■ akuter Blutverlust ■ hypovolämischer Schock	■ bei Plasmaersatzmitteln besteht die Gefahr einer anaphylaktoiden Reaktion

Indikation

- Erkrankungen mit hohem Elektrolyt- und Flüssigkeitsverlust (z.B. chronisches Erbrechen, massive Diarrhö, Verbrennungskrankheit)
- perioperative Flüssigkeitsversorgung (vor, während und nach Operationen)
- Notwendigkeit einer parenteralen Ernährung (Umgehung des Magen-Darm-Trakts)
- medikamentöse Unterstützung des Patienten z.B. durch Schmerzmittel (Analgetika)
- gestörter Säure-Basen-Haushalt (Azidose/Alkalose)

Prinzip

- **Schwerkraftgesteuerte Infusion:** Infusionsflüssigkeit wird mittels Schwerkraft infundiert, dabei wird der Höhenunterschied zwischen Infusionslösung und Patient ausgenutzt.

- **Infusionspumpen bzw. Spritzenpumpen:** Infusionsflüssigkeit wird mittels eines mechanischen Systems genau dosiert infundiert.
- **Druckinfusion:** Infusionsflüssigkeit wird unter Druck infundiert. Dabei kann der Druck manuell oder durch eine Druckmanschette auf den Kunststoffbeutel ausgeübt werden.

Ziele

- Ausreichende parenterale Ernährung durch Applikation von Grundnahrungsstoffen wie Fett, Eiweiß, Kohlenhydraten, Vitaminen und Spurenelementen
- Aufrechterhaltung bzw. Verbesserung des Flüssigkeitsvolumens
- Aufrechterhaltung bzw. Wiederherstellung der Elektrolytkonzentration
- Aufrechterhaltung bzw. Wiederherstellung eines konstanten osmotischen Drucks
- medikamentöse Versorgung

5.6.2 Pflegemaßnahmen

Schwerkraftgesteuerte Infusion richten und anschließen

Material

- Infusionsbehälter (z. B. Glas-, Kunststoffflasche oder -beutel) nach Arztverordnung
- Infusionsbesteck nach DIN 58362, Infusionsständer, Desinfektionsmittel

Vorbereitung

- Zeitraum zwischen Richten einer Infusion bis zur Verabreichung max. 1 Std.
- Hände desinfizieren und Patienten informieren (auch bewusstlose Patienten!).
- Benötigte Gegenstände auf desinfizierter Arbeitsfläche richten und auf Vollständigkeit und Verfalldatum prüfen (Fünfer-Regel beachten! Abb. 5.10).

Durchführung

- Infusion richten:
  - Verschlussring von der Infusionsflasche abziehen.
  - Bei Infusionsflaschen mit Metallverschluss Gummistopfen desinfizieren (Einwirkzeit beachten!) und evtl. noch vorhandene Desinfektionslösung abschütteln (darf nicht in die Infusionslösung gelangen).
  - Sterile Verpackung des Überleitsystems an der dafür vorgesehenen Stelle aufreißen und System entnehmen.
  - Verschlusskappe vom Einstichdorn abnehmen und diesen durch den Gummistopfen in die Flasche stechen.
  - Rollklemme zudrehen und Infusionsflasche am Infusionsständer aufhängen oder umgedreht halten.
  - Tropfenkammer durch mehrfaches Zusammendrücken mit Daumen und Zeigefinger bis zur Markierung füllen.
  - Belüftungsventil öffnen, Rollklemme aufdrehen und Lösung langsam durch das System fließen lassen, sodass keine Luft im Schlauch ist (Gefahr einer Luftembolie!).
- Medikamente zuspritzen:
  - Medikament in sterile Einmalspritze aufziehen und über sterile Kanüle oder Spike in die Infusionsflasche spritzen.
  - Beim Zuspritzen von mehreren Ampullen muss die Flüssigkeitsmenge der Ampullen vorher aus der Infusionsflasche steril abgezogen werden.
  - Infusionslösung mit Medikament durch Kippen durchmischen und auf Unverträglichkeit überprüfen (z. B. Ausflockungen).
  - Infusionsflasche mit Namen des Patienten, Datum, Uhrzeit und Zusätzen beschriften.

- Infusion anschließen:
  - Schlauchsystem an die liegende Venenverweilkanüle anschließen und Tropfgeschwindigkeit nach Arztverordnung einstellen.
  - Überleitsystem evtl. mit Pflaster am Unterarm des Patienten fixieren, um Abknickungen zu vermeiden.
  - Infusionsgeschwindigkeit überwachen und Patienten auf Nebenwirkungen bzw. Reaktionen beobachten (z.B. Thrombophlebitis).
  - Patienten informieren, sich bei Veränderungen (z.B. Übelkeit) zu melden und Rufanlage in Reichweite bringen.
- Werden mehrere Infusionslösungen gleichzeitig verabreicht oder wird ein Medikament in eine Infusion zugespritzt, muss die Verträglichkeit (Kompatibilität) der Lösungen untereinander überprüft und z.B. auf Ausflockungen beobachtet werden.
- **Berechnung der Tropfgeschwindigkeit**:
  20 Tropfen entsprechen 1ml
  1 Tropfen pro Min. entspricht 3ml pro Stunde (60 Tropfen)
- Bei Anordnung eines Gesamtvolumens innerhalb einer vorgegebenen Zeit, lässt sich die Flussgeschwindigkeit (Tropfenzahl pro Minute) folgendermaßen ermitteln:

$$\text{Tropfenzahl pro Minute} = \frac{\text{Infusionsmenge in ml} \times 20 \text{ Tropfen pro ml}}{\text{Infusionsdauer in Stunden} \times 60}$$

- Die Förderrate ist nur relativ genau.
- Tab. 5.4 gibt Auskunft über die Tropfenzahl pro Min. bei der Verabreichung von 100, 250, 500 und 1000 ml Infusionslösung.

Tab. 5.4 *Tropfenzahl pro Minute in Abhängigkeit von Zeit und Infusionsmenge.*

Zeit/Menge	100 ml	250 ml	500 ml	1000 ml
1 Std.	33 Tr.	83 Tr.	–	–
2 Std.	17 Tr.	42 Tr.	83 Tr.	–
3 Std.	11 Tr.	28 Tr.	56 Tr.	–
4 Std.	8 Tr.	21 Tr.	42 Tr.	84 Tr.
5 Std.	7 Tr.	17 Tr.	34 Tr.	68 Tr.
6 Std.	6 Tr.	14 Tr.	28 Tr.	56 Tr.
8 Std.	4 Tr.	10 Tr.	21 Tr.	42 Tr.
10 Std.	–	8 Tr.	17 Tr.	34 Tr.
12 Std.	–	7 Tr.	14 Tr.	28 Tr.
24 Std.	–	–	7 Tr.	14 Tr.

Nachsorge

- Material sachgerecht ver- bzw. entsorgen.
- Nach Beendigung der Infusion kann der Einstichdorn am Gummistopfen abgebrochen werden, um Gefahr einer Stichverletzung zu reduzieren.
- Hände desinfizieren, Maßnahme dokumentieren.

Pumpengesteuerte Infusionen einstellen und kontrollieren

Vor dem Einsatz eines elektrisch betriebenen Gerätes muss sich der Anwender vom ordnungsgemäßen Zustand des Gerätes überzeugen. Das jeweilige Überleitsystem darf keinerlei Schäden an der Verpackung aufweisen (Sterilität).

Infusionspumpe in Betrieb nehmen

- Infusionspumpe am Infusionsständer befestigen und an Stromkreis anschließen.
- Vorbereitete Infusion bei geschlossener Rollerklemme am Infusionsständer aufhängen und gemäß Produktbeschreibung mit dem Transportschlauch in die Walze einlegen, Vorrichtung schließen.
- Luftdetektor an die Tropfkammer koppeln.
- Netzschalter drücken (Gerät nimmt einen Check vor).
- Gesamtmenge der Lösung und das vorgesehene Zeitintervall für die Applikation am Display einstellen.
- Überleitsystem mit dem venösen Zugang verschrauben.
- Nach Berechnung der Dosis Rollerklemme öffnen.
- Starttaste drücken (am Display ist die Geschwindigkeit in ml/Std. zu erkennen).

Spritzenpumpe in Betrieb nehmen

5

- Spritzenpumpe am Infusionsständer befestigen und an Stromkreis anschließen.
- Spritze aus Verpackung nehmen, Medikament steril aufziehen.
- Spritze und Überleitsystem miteinander verbinden, Überleitsystem luftfrei füllen.
- Strom einschalten und nach Selbstcheck des Gerätes die Spritzenpumpe programmieren (Menge in ml pro Stunde oder Volumen und Zeitintervall der Applikation einstellen).
- Spritze in die Spritzenpumpe einspannen und arretieren.
- Überleitsystem am venösen Zugang anschließen. Starttaste drücken.

Legen eines peripheren Gefäßzugangs

Material

- Schutzkittel, unsterile Handschuhe,
- sterilisierte Tupfer, Hautdesinfektionsmittel,
- Venenverweilkanülen, Pflaster, Verband, evtl. Schiene,
- Abwurfschale, Stauschlauch,
- 2ml oder 5ml Spritze mit Verbindungsleitung (mit isotonischer Kochsalzlösung gefüllt),
- ggf. Dreiwegehahn.

Vorbereitung

- Kind informieren.
- Je nach Alter des Kindes sollte eine zweite Pflegeperson das Kind halten.
- Ggf. Schmerzreduktion durch Salbenpflaster o.ä. 45 Min. vor Eingriff.
- Bei der Auswahl der Infusionsstelle achten auf:
  - Ist das Kind Rechts- oder Linkshänder?
  - Gibt es einen Lieblingsfinger zum Lutschen?
  - Hat das Kind ausreichend weite Kleidung an?

Durchführung

- Händedesinfektion. Kind liegt in Rückenlage.
- Beim Legen einer Verweilkanüle unsterile Einmalschuhe tragen.
- Als Punktionsstellen eignen sich
  - Handrücken (Venenbogen am Handrücken),
  - Ellenbeuge (Vena cephalica),
  - Unterarm (Vena cephalica),
  - Fußrücken (Venenbogen am Fußrücken),
  - Kopf (Vena supratrochlearis, Vena temporalis superficialis).
- Stauen der Vene entweder durch Hand oder Stauschlauch.
- Nach Desinfektion der Einstichstelle und korrekter Venenpunktion mit Kochsalzlösung die Lage überprüfen.

- Treten keine Auffälligkeiten auf, Kanüle fixieren.
- Extremität kann durch eine gepolsterte Schiene in physiologischer Mittelstellung ruhiggestellt werden.
- Liegt die Kanüle am Kopf, sollten sich keine Haare unter dem Pflaster befinden. Eine „Mütze" aus Netzverband fixiert zusätzlich.

Nachsorge

- Kind loben.
- Infusionsflasche so platzieren, dass sie nie direkt über dem Kopf des Kindes hängt.
- Hygienische Händedesinfektion. Dokumentation.

Komplikationen bei peripheren Zugängen sind:
- Anzeichen für paravenös laufende Infusion sind
  - Schmerzen, Schwellung der Einstichstelle und des umliegenden Gewebes.
- Anzeichen für eine Phlebitis sind
  - Rötung an der Eintrittsstelle und/oder entlang der Vene.

5

Legen eines zentralen Venenkatheters

Definition: Als **zentrale Venenkatheter** (ZVK) bezeichnet man Katheter, deren Spitze in der oberen Hohlvene vor dem rechten Vorhof liegt.

Die Zugangsmöglichkeiten für zentrale Venenkatheter zeigt Abb. 5.20.

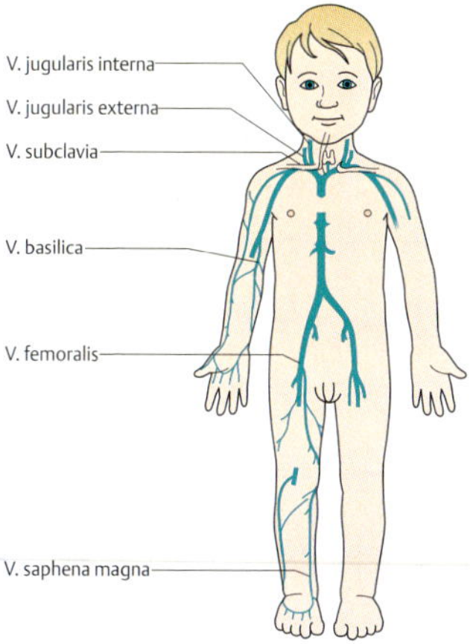

***Abb. 5.20** Zentraler Venenkatheter. Zugangsmöglichkeiten für einen ZVK.*

Indikation

- parenterale Ernährung über längeren Zeitraum,
- Notwendigkeit eines sicheren venösen Zugangs über längeren Zeitraum (z. B. große Operationen),
- Applikation von hochkonzentrierten Lösungen (z. B. Katecholamine und Medikamenten, die periphervenös nicht verabreicht werden dürfen),
- schlechte periphere Venenverhältnisse,
- Messung des zentralen Venendruckes,
- häufige Blutentnahmen ohne zusätzliche Schmerzbelastung des Kindes.

Material

- sterile Abdecktücher, steriles Lochtuch,
- sterile Kittel, sterile Handschuhe, Mundschutz und Haube,
- sterile Tupfer, Hautdesinfektionsmittel,
- sterile Nierenschale, sterile Spritzen und sterile Kanülen,
- sterile isotonische Kochsalzlösung (NaCl 0,9%),
- ZVK-Set mit Materialien in der Größe, die dem Alter bzw. der Größe des Kindes entsprechen,
- Nahtmaterial, Nadelhalter und sterile Schere,
- Verbandmaterial, Pflaster, Abwurfmöglichkeit,
- Infusionslösung mit Filterleitung, Dreiwegehähne,
- armierte Klemme, anatomische Pinzette,

Vorbereitung

- Kind informieren.
- Bei Säuglingen erfolgt der Eingriff unter einer Wärmelampe.
- Ggf. sedieren und analgesieren.
- Lokalanästhesie der Punktionsstelle.
- Monitoring.

Merke: Der Systolenton am Monitor wird laut gestellt, um das Auftreten von Herzrhythmusstörungen zu erkennen.

Durchführung

Das Beispiel ist exemplarisch für das Legen eines zentralen Venenkatheters über die Vena subclavia mit der Seldingertechnik.

- Zur Punktion der rechten Vena subclavia das Kind in flacher Rückenlage mit einer Schulterrolle unter dem oberen Brustkorb lagern, damit die Schulter leicht angehoben und der Arm etwas nach außen rotiert liegt.
- Eine leichte Kopftieflage während des Legens eines zentralen Venenkatheters verhindert das Entstehen einer Luftembolie (Abb. 5.21).
- Arzt zieht nach Händedesinfektion sterilen Kittel, Mundschutz, Haube und sterile Handschuhe an, die Pflegeperson mit direktem Kontakt zum Kind auch.
- Hautdesinfektion des Punktionsgebietes.
- Steril angereichtes Lokalanästhetikum wird injiziert.
- Umliegendes Punktionsgebiet mit einem sterilen Lochtuch abdecken.
- Vor der Punktion wird der Katheter, bei mehrlumigen Kathetern alle Katheterschenkel, steril mit isotonischer Kochsalzlösung gefüllt.
- Arzt punktiert Vene, entfernt Mandrin und führt einen Führungsdraht in die Vene ein.
- Im Anschluss wird die Punktionskanüle entfernt.
- Danach Einführen des Dilatators.
- Dilatator wird wieder entfernt und der Venenkatheter über den Führungsdraht bis in die obere Hohlvene vorgeschoben.
- Röntgen zur Lagekontrolle. Dafür Katheter provisorisch fixieren.
- Nach Röntgen endgültige Fixierung mit Hautnaht und Pflasterstreifen vornehmen.
- Fixierungspflaster so kleben, dass kein direkter Zug auf den Katheter entstehen kann.
- Einstichstelle mit einem sterilen Verband abdecken.

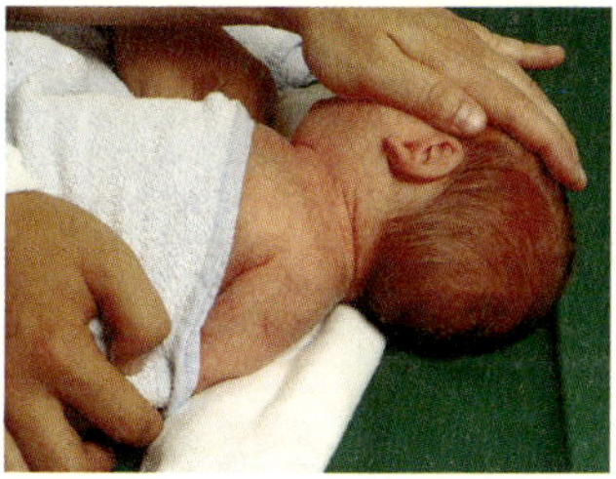

Abb. 5.21 *Lagerung zur Punktion der Vena subclavia. Eine Unterlage unter den Schultern führt zu einer leichten Kopftieflage.*

Nachsorge

- Kind bequem lagern. Dokumentation.
- Einstichstelle auf Nachblutungen und Veränderungen beobachten.
- Kind auf Anzeichen einer beginnenden Kathetersepsis beobachten.
- Jegliches Handling am ZVK unter aseptischen Kautelen vornehmen.
- Infusionssysteme inklusive Dreiwegehähne regelmäßig nach kliniküblichen Standards wechseln.
- Um einer Luftembolie vorzubeugen, Venenkatheter beim Systemwechsel mit einer armierten Klemme oder den vom Hersteller vorgesehenen Klemmen abklemmen.
- Sorgfältige Beobachtung der Punktionsstelle.
- Komplikationen können sein
  - Fehlpunktion (Pneumothorax, Chylothorax, Hämatothorax),
  - Verletzung eines Nervs, Hautinfektionen,
  - Kathetersepsis, Luftembolie, Herzrhythmusstörungen,
  - Bildung von Blutgerinnseln, unkorrekte Katheterlage,
  - Katheterabriss, Abknicken des Katheters.

Grundlagen zentrale Venendruckmessung

Definition: Der **zentrale Venendruck** (ZVD) ist der Druck im thorakalen Hohlvenensystem.

Die ZVD-Messung dient zur Beurteilung des Füllungszustandes im venösem Blutsystem und der Funktion des rechten Herzens. Voraussetzung für die Messung des zentralen Venendruckes ist ein korrekt liegender zentraler Venenkatheter.

Indikation

- Überwachung Herz-Kreislauffunktion bei schwerkranken Kindern,
- Störungen des Flüssigkeitshaushalts,
- Herz- und Nierenerkrankungen.

Normwerte für den zentralen Venendruck sind
- bei Neugeborenen 0–3 mmHg,
- bei Säuglingen, Kleinkindern und Schulkindern 1–5 mm Hg.

Hohe zentrale Venendrücke werden gemessen bei
- Hypervolämie, Rechtsherzinsuffizienz, Perikarderguss.

Niedrige zentrale Venendrücke werden gemessen bei
- Flüssigkeitsdefiziten, Sepsis, Schock.

Nullpunktbestimmung

Vor dem Messen muss als Ausgangswert der Nullpunkt bestimmt werden. Der Nullpunkt liegt auf der Höhe des rechten Vorhofes, an einer Stelle, die vom Brustbein des Kindes 2/5 und von der Wirbelsäule 3/5 des senkrechten Durchmessers des Brustkorbes entfernt ist. Mit einer Thoraxschublehre kann die Pflegeperson den Nullpunkt bei Kindern jedes Alters bestimmen (Abb. 5.22).

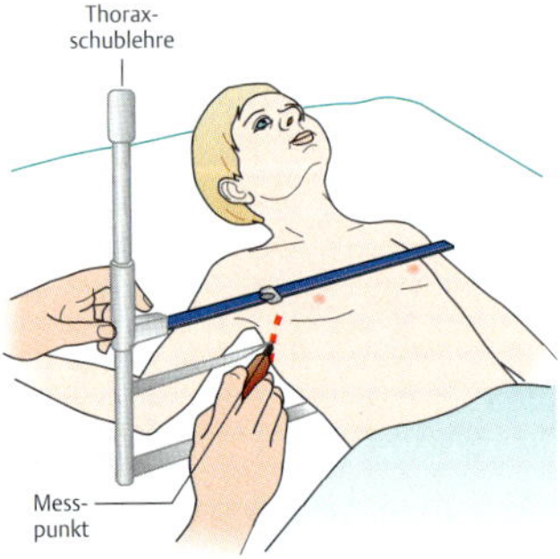

Abb. 5.22 *Nullpunktbestimmung zur ZVD-Messung. Der Nullpunkt liegt auf der Höhe des rechten Herzvorhofs.*

ZVD-Messung mit Flüssigkeitsmanometer

Material

- Infusionssystem, gefüllt mit steriler isotonischer Kochsalzlösung,
- Dreiwegehahn, Verbindungsleitung zum ZVK,
- Messlatte mit Graduierung, Thoraxschublehre, Infusionsständer,
- Stift zur Nullpunktmarkierung.

Vorbereitung

- Kind liegt in flacher Rückenlage (oder in Abhängigkeit vom Krankheitsbild in leichter Oberkörperhochlage).
- Zentralen Venendruck immer in der gleichen Lage messen.
- Vor jeder Messung Übereinstimmung von Nullpunkt und Messskala überprüfen (Abb. 5.23).

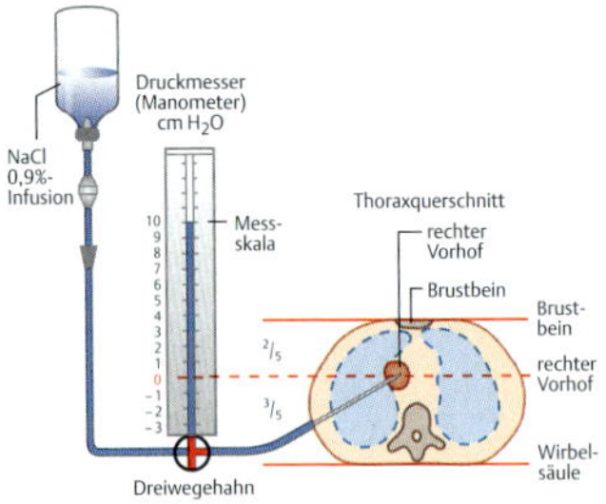

Abb. 5.23 *ZVD-Messung. Die Markierung des Nullpunktes muss mit dem Nullpunkt auf der Messskala übereinstimmen.*

Durchführung

- Kind informieren. Es sollte während der Messung nicht aufgeregt sein oder schreien, denn das Messergebnis ist bei Unruhe sehr ungenau.
- Die Messung erfolgt in drei Schritten (Abb. 5.24):

1. Messsystem unter sterilen Bedingungen mit isotonischer Kochsalzlösung füllen und Messskala an einem Infusionsständer befestigen.
2. Mittels Dreiwegehahn Messschenkel zum Kind öffnen und Infusion stoppen. Sobald sich die Flüssigkeit atemsynchron in der Messskala bewegt, Wert in Augenhöhe ablesen.
3. Dreiwegehahn zur Messskala wieder schließen und Infusion wieder anstellen.

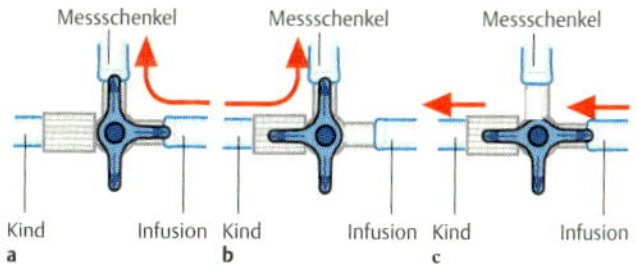

Abb. 5.24 *ZVD-Messung.* ***a*** *Dreiwegehahn ist zum Messschenkel hin geöffnet, dieser füllt sich mit Flüssigkeit,* ***b*** *Dreiwegehahn ist zwischen Kind und Messschenkel geöffnet, sodass der Flüssigkeitspegel bis zum aktuellen ZVD sinkt,* ***c*** *nach der Messung wird der Messschenkel geschlossen und die Infusion wieder mit dem Kind verbunden.*

Elektronische ZVD-Messung. Die zweite Variante der ZVD-Messung wird meist auf Intensivstationen oder in der Anästhesie eingesetzt. Mittels eines geeigneten Monitors und eines Druckwandlers, der in Höhe des Nullpunktes am Bett des Kindes befestigt wird, kann der zentrale Venendruck elektronisch gemessen werden.

Merke: Alle Infusionen, v. a. druckgesteuerte, müssen angehalten werden, damit es später nicht zu Bolusinjektionen kommen kann. ZVD-Messungen dürfen nicht an Infusionsschenkeln vorgenommen werden, an denen lebenswichtige Medikamente (z. B. Katecholamine) infundiert werden.

Legen eines Nabelvenenkatheters

Definition: Ein **Nabelvenenkatheter** ist ein zentralvenöser Zugang, der bei Früh- und Neugeborenen in den ersten Lebenstagen durch die Katheterisierung der Nabelvene gelegt wird.

Indikation

- Zufuhr von lebensnotwendigen Medikamenten und Volumenersatz,
- Messung des zentralen Venendruckes,
- keine Möglichkeit eines peripheren Zugangs,
- Reanimation im Kreißsaal,
- Blutaustauschtransfusion.

Material

- steriler Kittel, sterile Handschuhe, Mundschutz, Haube,
- sterile Abdecktücher, steriles Lochtuch,
- sterile anatomische und chirurgische Pinzetten, Scheren und Klemmen,
- sterile Knopfsonden in verschiedenen Größen,
- sterile Nabelkatheter in verschiedenen Größen,
- sterile Spritzen, Kanülen, sterile isotonische Kochsalzlösung,
- steriles Skalpell, Nahtmaterial und Nadelhalter,
- sterile Tupfer, Hautdesinfektionsmittel, Abwurfmöglichkeit.

Vorbereitung

- Kind unter einer Wärmelampe in Rückenlage lagern.
- Extremitäten in physiologischer Mittelstellung fixieren.
- Ggf. sedieren und analgesieren, Monitoring vorbereiten.

Durchführung

Merke: Das Legen eines Nabelvenenkatheters erfolgt unter streng aseptischen Bedingungen.

- Pflegeperson lagert und fixiert das Kind.
- Arzt desinfiziert Nabelstumpf und durchtrennt den Nabelschnurrest ca. 1 cm über Hautniveau mit einem Skalpell. Ggf. muss der blutende Nabel mit sterilen Kompressen komprimiert werden. Im Anschluss wird der Nabelschnurstumpf erneut desinfiziert.
- Nabelschnurstumpf wird mit chirurgischer Pinzette gespreizt und Blutreste mit einer zweiten Pinzette entfernt.
- Die Nabelvene ist das größte der drei Gefäße. Der Venenverlauf wird mit einer Knopfsonde dargestellt und der mit steriler isotonischer Kochsalzlösung gefüllte Nabelkatheter eingeführt (Abb. 5.25).
- Richtlinie für die einzuführende Katheterlänge ist bei Kindern unter 2000 g etwa 8 cm und bei Kindern über 2500 g etwa 10 cm.
- Katheter mit Pflaster und Hautnaht fixieren, sterilen Verband anlegen.
- Röntgenkontrolle der Katheterlage. Die optimale Lage ist etwa 1 cm oberhalb des Zwerchfells in der Vena cava inferior. Bei korrekter Lage des Nabelvenenkatheters erfolgt die Infusionstherapie.

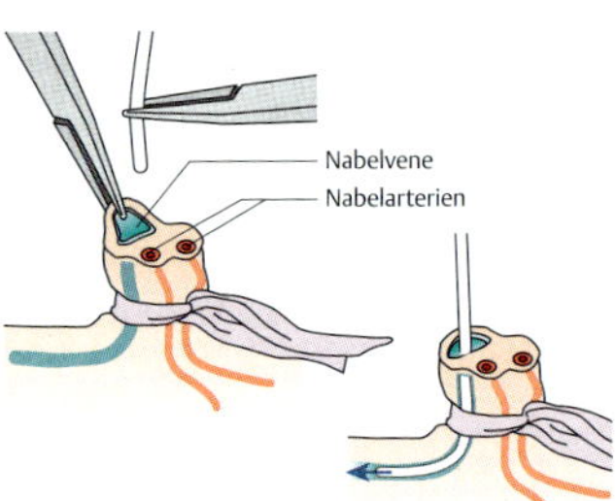

Abb. 5.25 *Sondierung der Nabelvene. Der Nabelvenenkatheter wird in die Nabelvene eingeführt.*

Praxistipp: Möglich ist auch die offene Pflege der Eintrittsstelle und eine Fixierung in Form von Stegpflastern (Abb. 5.26). Das Stegpflaster des Nabelvenenkatheters ist blau und wird zusätzlich mit der Aufschrift NVK gekennzeichnet, um Verwechslungen auszuschließen.

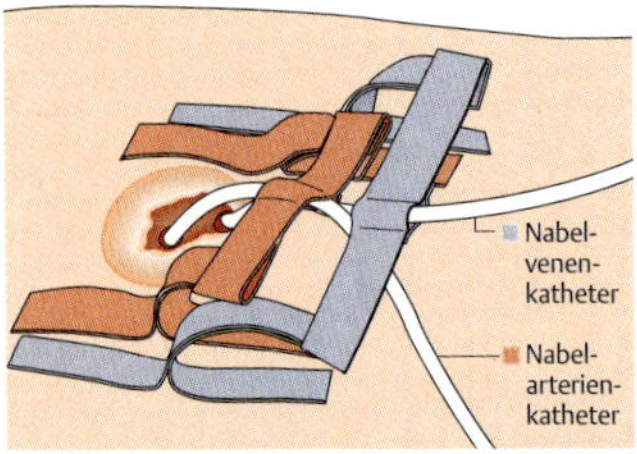

Abb. 5.26 *Stegpflaster zur Fixierung. Zur besseren Unterscheidung werden verschiedenfarbige Pflaster benutzt.*

Nachsorge

- Beobachtung der Vitalzeichen, evtl. Monitoring.
- Eintrittsstelle auf Veränderungen kontrollieren.
- Dokumentation.

Legen eines Nabelarterienkatheters

Definition: Ein **Nabelarterienkatheter** ist ein arterieller Zugang, der bei schwerkranken Früh- und Neugeborenen während der ersten Lebenstage gelegt wird.

Die Überwachung und Pflege von Kindern mit Nabelarterienkatheter erfolgt auf der Intensivstation. Indikationen sind

- kontinuierliche, direkte Messung des Blutdrucks,
- Möglichkeit zur Entnahme von arteriellem Blut.

Vorbereitung und Durchführung entspricht im Wesentlichen dem Vorgehen beim Nabelvenenkatheter (S. 253).

Versorgung eines Nabelarterienkatheters

- Falls eine Katheterisierung von Nabelvene **und** Nabelarterie vorgenommen werden soll, muss als erstes der Nabelarterienkatheter gelegt werden.
- Der Nabelarterienkatheter muss deutlich mit einem roten Pflaster mit der Aufschrift Arterie gekennzeichnet werden.
- Der Nabelarterienkatheter wird mit einem Druckmesssystem verbunden.

Merke: Bei jeglicher Manipulation am Arterienkatheter ist auf steriles Handling zu achten.

- Regelmäßig kontrolliert werden
  - Blutdruckkurve,
  - Messsystem (auf Luftblasen), Katheterlänge und Fixierung,
  - Temperatur und Hautfarbe der Beine des Kindes,
  - Pulse müssen an beiden Beinen tastbar sein.
- Falls Nachblutungen auftreten, muss am Bett des Kindes eine sterile Klemme greifbar sein, um den Nabelstumpf abklemmen zu können.

Merke: Es darf keine intraarterielle Injektion und ebenso kein Verabreichen von Infusionslösungen und Medikamenten über den Nabelarterienkatheter erfolgen.

5.7 Transfusion

5.7.1 Grundlagen

Definition: Bei einer **Bluttransfusion** werden nach Arztanordnung Vollblut oder Blutbestandteile (z. B. Erythrozyten-, Leukozyten-, Thrombozytenkonzentrat) übertragen. Diese stammen von einem Blutspender oder vom Patienten selbst.

Indikation

- Ausgleich von Blutverlusten und Mangel an Blutbestandteilen (z. B. bei Anämie)
- Blutaustausch bei Vergiftungen

Prinzip

- Nach erfolgter Blutgruppenbestimmung, dem Bedside-Test (Abb. 5.27) sowie einer Verträglichkeitsprobe zum Ausschluss einer AB0-Inkompatibilität werden Vollblut oder Blutbestandteile transfundiert.

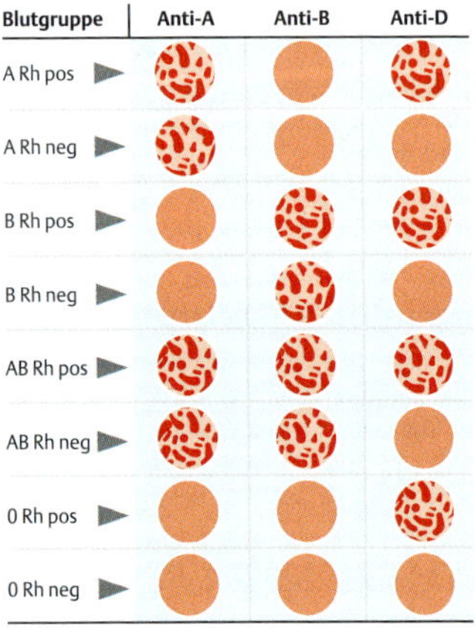

Abb. 5.27 *Mögliche Auswertungen des Bedside-Tests. Die Abbildung zeigt alle acht möglichen Blutgruppen in der Auswertung.*

Ziele

- Aufrechterhaltung der Blutzirkulation und des Blutvolumens
- ausreichende Sauerstoffversorgung des Körpers

Eine Übersicht über verfügbare Blutprodukte zeigt Tab. 5.5.

Tab. 5.5 *Verfügbare Blutprodukte.*

Produkt	Indikation	Zusammensetzung	Lagerungsart, Lagerungsdauer
gewaschenes Erythrozytenkonzentrat	nach vielen vorausgegangenen Transfusionen	Erythrozyten > 80 % Leukozyten < 5 % Plasma < 15 %	14 Tage bei + 2–6 °C im Kühlschrank
bestrahlte Erythrozytenkonzentrate	bei immunsupprimierten Kindern, z. B. nach Knochenmarkstransplantation	Erythrozyten > 80 % Leukozyten < 20 % Plasma < 15 %	7 Tage bei + 2–6 °C
Thrombozytenkonzentrat	nach starkem Blutverlust sowie bei Thrombozytopenie	höherer Gehalt an Thrombozyten bei der Hälfte des Volumens gegenüber Frischblut	bis zu 5 Tage bei 20–24 °C, sofern aus Frischblut gewonnen
gefrorenes **F**risch-**P**lasma GFP (**f**resh **f**rozen **p**lasma FFP)	Gerinnungsstörungen	nach dem Auftauen: Gerinnungsfaktoren mit 80-prozentiger ursprünglicher Wirkung	1 Jahr bei – 30 °C, 2 Jahre bei – 40 °C und mehr

Tab. 5.5 (Forts.) Verfügbare Blutprodukte.

Produkt	Indikation	Zusammensetzung	Lagerungsart, Lagerungsdauer
Faktor VIII (Gerinnungspräparat)	Hämophilie A	primär Faktor VIII	zwischen + 4–8 °C, Lagerung laut Hersteller
Immunglobuline	bieten Schutz gegen virale und bakterielle Infektionen	humane Globuline	Lagerung laut Hersteller

5.7.2 Pflegemaßnahmen

- Zu den pflegerischen Aufgaben gehören die Vorbereitung und der fachgerechte Umgang mit der Transfusion sowie die Überwachung und Betreuung des Patienten.
- Der Bedside-Test, die Verträglichkeitsprobe, das eigentliche Anhängen der Transfusion und das Aufdrehen der Rollenklemme direkt am Patienten ist Arztaufgabe.

5

Material

- Blutkonserve, evtl. physiologische Kochsalzlösung,
- evtl. Überleitungskanüle, Transfusionsbesteck,
- Patientenakte mit Blutformel und Kreuzprobe,
- Mandrin, Desinfektionsmittel, Tupfer,
- Einmalhandschuhe, Infusionsständer.

Vorbereitung

- Blutkonserve wird mit dem Anforderungsschein und dem Dokument der Kreuzprobe aus der Blutbank abgeholt.
- Sicherheitsüberprüfung (Patienten- und Blutkonservendaten) wird durch 2 Personen vorgenommen.
- Konservenbehälter wird auf Beschädigungen und das Blut auf Veränderungen kontrolliert und die Konserve anschließend ca. 60 Min. bei Raumtemperatur erwärmt.
- Hände desinfizieren und benötigte Gegenstände auf desinfizierter Arbeitsfläche richten und auf Vollständigkeit prüfen.
- Kunststoffversiegelung der Konserve abdrehen und Einstichstopfen desinfizieren (Einwirkzeit beachten!).
- Einmalhandschuhe anziehen.
- Evtl. wird – nach Arztverordnung – physiologische Kochsalzlösung in die Konserve eingefüllt:
  - Mit Überleitungskanüle wird diese in die Konserve einlaufen gelassen.
  - Anschließend die Konserve durch Kippbewegungen vorsichtig mischen.
- Transfusionsbesteck und Verpackung auf Beschädigungen kontrollieren und ordnungsgemäß öffnen:
  - Schutzkappe entfernen.
  - Einstichdorn unter sterilen Bedingungen in die Konserve einstechen.
  - Rollenklemme schließen.
  - Blutkonserve nach unten halten bzw. am Infusionsständer aufhängen.
  - Tropfenkammer durch mehrfaches vorsichtiges Zusammendrücken bis zur Graduierung füllen.
  - Rollenklemme öffnen und Schlauchsystem blasenfrei füllen (sonst Gefahr einer Luftembolie).
  - Rollenklemme wieder schließen und Transfusion mit Infusionsständer zum Patienten bringen bzw. am Patientenbett aufhängen.
- Benötigtes Material sachgerecht entsorgen.

Durchführung

- Patient wird vom Arzt über die Maßnahme informiert.
- Arzt zum Anhängen der Transfusion verständigen und beim Durchführen des Bed-side-Tests bzw. dem Anhängen der Konserve assistieren.
- Nach Start der Transfusion durch Arzt regelmäßig Kontrolle von
  - verordneter Tropfgeschwindigkeit,
  - Vitalzeichen, Hautreaktionen, Körpertemperatur.
- Dabei mmer nach dem Befinden des Patienten erkundigen und ihn bitten, sich bei Veränderungen (Unwohlsein usw.) sofort zu melden, Rufanlage in Reichweite legen.
- Nach Beendigung der Transfusion, Rollenklemme schließen und mit Einmalhandschuhen den Transfusionsschlauch von der Venenverweilkanüle abziehen.
- Kanüle mit physiologischer Kochsalzlösung durchspülen und Mandrin unter aseptischen Bedingungen einführen.

5

- Blutkonserve mit dem Transfusionssystem luftdicht verpacken und für 24 Std. im Kühlschrank aufbewahren (Sicherheitszeit für evtl. verspätet auftretende Transfusionsreaktionen).

Nachsorge

- Patienten beim Rücklagern und Anziehen unterstützen,
- Hände desinfizieren, Maßnahme dokumentieren.
- Nach der Transfusion regelmäßig Vitalzeichen kontrollieren und Befinden des Patienten beobachtet.

Mögliche Komplikationen und Maßnahmen

Trotz gründlicher Untersuchungen auf infektiöse Krankheiten sowie Kreuzprobe und Bed-Side-Test, birgt jede Bluttransfusion eine potenzielle Gefahr bzgl. möglicher Komplikationen.

- **Frühkomplikationen sind**
  - allergische Reaktionen, die auf das Eiweiß im transfundierten Blut zurückzuführen sind. Symptome: Schüttelfrost, Fieber, Hautrötung (Flush),
  - Unterkühlung (Hypothermie) aufgrund einer Transfusion großer Mengen nicht erwärmten Blutes,
  - sehr selten: bakterielle Infektionen aufgrund verunreinigter Konserven (erkennbar an septischen Symptomen wie Fieber, Schüttelfrost, Schmerzen).
- **Hämolytische Transfusionsreaktion:** Sie tritt entweder während oder unmittelbar nach der Bluttransfusion auf, bis hin zur Form einer Spätreaktion nach einigen Tagen. Symptome sind
  - Kopfschmerzen, Fieber und Schüttelfrost,
  - Weinen oder Schreien, hervorgerufen durch brennende Schmerzen in der Vene, über die die Blutkonserve transfundiert wird,
  - Tachykardie, Hypotonie,
  - Blutdruckabfall bis hin zum Schock,
  - Bewusstseinstrübung, Tachypnoe,
  - Ausscheidung von Blut im Urin (Hämaturie),
  - Schmerzen im Bereich von Bauch, Brust oder Rücken,
  - in schweren Fällen kann es zur sog. Verbrauchskoagulopathie mit akutem Nierenversagen kommen.

Merke: Bei Unwohlsein des Kindes oder Symptomen, die auf einen Transfusionszwischenfall hinweisen können, ist die Transfusion von der Pflegeperson sofort zu stoppen und der Arzt umgehend zu benachrichtigen.

80% der schweren Transfusionsreaktionen entstehen durch Verwechslung, daher sind Identitätssicherung und -kontrolle bei jedem Schritt der Transfusionsvorbereitung und -durchführung unerlässlich.

5.7.3 Pflegemaßnahmen Blutaustauschtransfusion

Definition: Eine **Blutaustauschtransfusion** ist ein schrittweiser Ersatz von Patientenblut mit Spenderblut.

Indikation

Der Austausch dient der Entfernung von mütterlichen Antikörpern, Bilirubin, Erregern und Toxinen aus dem kindlichen Blut. Bei Früh- und Neugeborenen erfolgt eine Blutaustauschtransfusion über einen Nabelvenenkatheter (S. 253). Indikationen können u.a. sein:

- Therapie einer schweren Hyperbilirubinämie bei AB0- oder Rhesusinkompatibilität
- schwere Sepsis oder Neugeborenenanämie

Material

- vollständiges Austauschset, Infusionsständer,
- Transfusionsfiltersystem.

Vorbereitung

- Laborwerte bestimmen z.B.
  - Blutbild, Blutgruppe,
  - direkter und indirekter Coombstest, Kreuzprobe,
  - direktes, indirektes und gesamtes Bilirubin.
- Gewünschte Anzahl an Blutkonserven bestellen.
- Monitoring vorbereiten. Periphervenösen Zugang legen.
- Austauschtransfusion erfolgt z.B. in einer Neugeborenen-Rea-Einheit.
- Kind einen Urinbeutel mit Ablaufmöglichkeit ankleben.
- Vier Stunden vor der Austauschtransfusion nüchtern lassen.
- Kind in Rückenlage bringen, Extremitäten in physiologischer Mittelstellung fixieren.
- Arzt kontrolliert Blutkonserve und bereitet Austauschset vor.

Merke: In greifbarer Nähe des Kindes sollte sich ein Notfallwagen mit Notfallmedikamenten, Intubationsset, Beatmungsbeutel mit passender Maske, ein Sauerstoffanschluss und eine funktionstüchtige Absauganlage befinden, um im Notfall schnell eingreifen zu können.

Durchführung

- Zwei Pflegepersonen sind anwesend: Assistenz für den Arzt und Protokollant über Austauschmenge, Austauschgeschwindigkeit, Medikamentengabe, Vitalzeichen und Allgemeinzustand des Kindes. Bei guter Vorbereitung und stabilem Allgemeinzustand des Kindes reicht eine Pflegeperson am Kind und eine zweite in Rufweite.

- Wie viel Milliliter Blut das Kind transfundiert bekommt, richtet sich nach dem Gewicht des Kindes. Das Austauschvolumen beträgt das 2–3-fache Blutvolumen des Kindes. Dadurch werden mehr als 80% des kindlichen Blutes ersetzt (Abb. 5.28). Eine langsame Austauschgeschwindigkeit verringert die Kreislaufbelastung und steigert die Entfernung des Bilirubins.
- Der Blutaustausch erfolgt immer in drei Schritten:
  1. Entnahme von kindlichem Blut über den Nabelvenenkatheter.
  2. Verwerfen dieses Blutes in einen Abwurfbeutel.
  3. Langsame Transfusion der gleichen Menge Blut aus der Konserve.
- Die Menge der einzelnen Portionen beträgt 5–20 ml je nach Körpergewicht und Allgemeinzustand. Während der Austauschtransfusion muss die Konserve regelmäßig leicht bewegt oder geschwenkt werden, um Sedimentationen vorzubeugen.

5

Merke: Während des Blutaustauschs kann es aufgrund des Zitratgehalts des Spenderbluts zu einer Hypokalzämie beim Kind kommen. Zeichen einer Hypokalzämie sind z. B. Zittern und Krampfanfälle. Es erfolgt eine Kalziumsubstitution nach ärztlicher Anordnung.

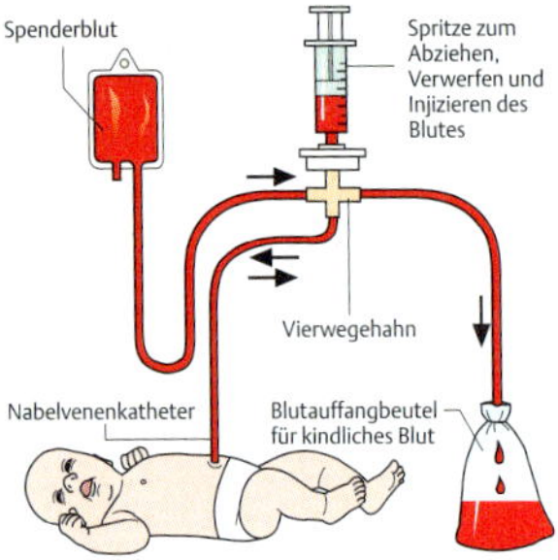

***Abb. 5.28** Austauschtransfusion. Bei ihr werden mehr als 80% des Blutes ersetzt.*

Nachsorge

- Blutentnahme (Blutbild, Elektrolyte, Blutzucker, Gerinnung, Blutgase und Bilirubin).
- Regelmäßige Überwachung der Vitalzeichen, Ausscheidung, Hautkolorit.
- Wird der Nabelvenenkatheter nicht nach der Austauschtransfusion entfernt, mit der Infusionstherapie beginnen.
- Bei einem Kind mit Rhesus- oder AB0-Inkompatibilität wird nach der Austauschtransfusion die Fototherapie fortgesetzt.
- Kind sicher und bequem lagern.

5.8 Wundmanagement

5.8.1 Grundlagen

Wundeinteilung

Folgende Wunden werden unterschieden:

- **Mechanische Wunden** entstehen durch äußere Gewalteinwirkung.
- **Chemische Wunden** werden durch Säure und Laugen hervorgerufen und führen zu Verätzungen.

- **Thermische Wunden** entstehen durch Hitze- sowie Kälteeinwirkung.
- **Bestrahlungswunden** werden durch UV-Strahlen (Sonne) oder durch ionisierende Strahlen (Tumortherapie) hervorgerufen.

Wunden werden nach ihrer Beschaffenheit unterteilt:

- **Geschlossene Wunden** zeichnen sich durch intakte Haut und Schleimhaut aus, sind i.d.R. tief und können verschiedene Gewebearten betreffen, z.B. Knochen und Muskeln.
- **Offene Wunden** haben eine zerstörte Haut- oder Schleimhaut und können sowohl oberflächlich, perforierend oder kompliziert sein.
- **Aseptische Wunden** wurden unter sterilen Bedingungen in ein nicht infiziertes Gewebe gesetzt, das durch Naht verschlossen wurde (Operation).
- **Kontaminierte Wunden** weisen noch keine Zeichen einer Infektion auf, werden jedoch prophylaktisch offen behandelt, wenn sie verschmutzt oder älter als sechs Stunden sind.
- **Septische Wunden** sind alle verschmutzten und infizierten Wunden, z.B. Bisswunden und Dekubitalgeschwüre. Sie werden stets offen behandelt.

Wundheilung

Zwei Arten der Wundheilung werden unterschieden:

1. **Primäre Wundheilung:** Voraussetzung ist eine saubere Wunde, die nicht älter als sechs Stunden und nicht durch einen Biss oder Schuss entstanden ist. Die Wundränder werden mithilfe einer Naht adaptiert und verheilen ohne größere Zwischengewebsnarbe.
2. **Sekundäre Wundheilung:** Verschmutzte, ältere oder infizierte Wunden, die nicht durch Nahtmaterial verschlossen werden dürfen, sollen sich langsam von innen nach außen durch Bildung von Granulationsgewebe verschließen. Dadurch ist der Abfluss von infiziertem Sekret gewährleistet und die Gefahr einer Infektion durch anaerobe Keime vermindert. Das Ergebnis ist eine breite Narbe.

Welche Faktoren die Wundheilung beeinflussen zeigt Tab. 5.6.

Tab. 5.6 *Faktoren, die eine Wundheilung beeinflussen.*

Förderung der Wundheilung	Hemmung der Wundheilung
allgemeine Faktoren	
▪ jugendliches Alter ▪ guter Allgemeinzustand ▪ Zufuhr von essenziellen Aminosäuren, z.B. Phenylalanin und energieliefernde Stoffe (Kohlenhydrate) ▪ Vitamine: A, C, K ▪ Spurenelemente: Zink, Kupfer	▪ höheres Alter ▪ schwere Allgemeinerkrankung, z.B. maligne Tumore ▪ Stoffwechselerkrankung, z.B. Diabetes mellitus ▪ Unterernährung ▪ Eiweiß- und Vitaminmangel u.a. ▪ Medikamenteneinnahme, z.B. Kortison, Zytostatika
lokale Faktoren	
▪ sorgfältiges Wunddebridement (Ausschneiden von minderdurchblutetem und verschmutztem Gewebe) ▪ aseptische Wunde (primäre Wundheilung) ▪ gute Durchblutung der Wunde ▪ Ruhigstellung der Wunde, z.B. mithilfe einer Schiene ▪ Wunde ruhen lassen (Verbandwechsel 2. postoperativer Tag oder später) ▪ spannungsfreie Wundränder ▪ atraumatische Operationstechnik ▪ aseptischer und atraumatischer Verbandwechsel	▪ kontaminierte oder infizierte Wunde ▪ Fremdkörper, Nekrosen, Wundtaschen u.a. (sekundäre Wundheilung) ▪ Zirkulationsstörungen ▪ zu frühe Belastung ▪ Spannung der Wundränder, z.B. Wundödem ▪ vorgeschädigtes Gewebe, z.B. Bestrahlung ▪ traumatisierende Operationstechnik u.a.

Phasen des Wundheilungsprozesses

1. **Exsudationsphase** (Reinigungsphase, Dauer ca. 4 Tage): Nach der Verletzung kommt es zur Sekretion aus den Blut- und Lymphgefäßen, um die Wunde zu reinigen und die Wundlücke aufzufüllen. Austretende Granulozyten und Bindegewebszellen (Histiozyten und Fibroblasten) vernichten pathogene Keime und abgestorbene Zellen durch Phagozytose. Infolge einer Reizung der Mastzellen, die Histamin und Bradykinin abgeben, kommt es zur Ausbildung eines Wundödems.
2. **Proliferationsphase** (Dauer ca. 10 Tage): Von den Wundrändern sprießen Kapillaren in das Wundgebiet ein. Durch die Bindegewebszellen werden ab dem 6. Tag kollagene Fasern produziert, sodass die Wunde an Festigkeit gewinnt und schrumpft. Die proliferative Wundheilungsphase ist weiterhin durch Defektauffüllung mit neu gebildetem Bindegewebe sowie vom Rande her beginnender Epithelisation gekennzeichnet.
3. **Reparationsphase** (Dauer mehrere Wochen): Sie beginnt ca. am 8. Tag und ist durch rasche Zunahme und Vernetzung von kollagenen Fasern gekennzeichnet, sodass die Reißfestigkeit des Gewebes zunimmt. Die Narbe hat nach ca. zwei Wochen eine ausreichende Festigkeit erreicht, sodass Hautfäden entfernt werden können. Eine maximale Belastbarkeit erreicht sie jedoch erst nach ca. drei Monaten. Der aus Fibrin und Zelldetritus (zerfallene Zellen) bestehende Schorf schützt die Wunde vor Austrocknung und Infektion. Eine gut granulierende, saubere Defektwunde verkleinert den Durchmesser um ca. 1–2 mm pro Tag.

Wundheilungsstörungen

Bei der Wundheilung kann es zu verschiedenen Komplikationen kommen (Tab. 5.7).

Tab. 5.7 *Beobachtung von Wundheilungsstörungen.*

Wundheilungsstörung	Beobachtungsmerkmale
Wundinfektion	Rötung (anfangs lokal begrenzt), Schwellung, Überwärmung, Schmerzen, Funktionsstörung, später systemische Infektzeichen: Fieber, BSG und CRP erhöht, evtl. Keimnachweis u.a.
Abszess (Eitergeschwür)	Ansammlung von Eiter in einem nicht vorgebildeten, sondern durch Gewebeeinschmelzung entstandenen Gewebehohlraum mit Abszessmembran, Entzündungszeichen, Fluktuation, pulssynchroner Klopfschmerz
Phlegmone	eitrige Entzündung in einem nicht abgegrenzten Raum, die sich infiltrativ im interstitiellen Bindegewebe ausbreitet, lokale und allgemeine Entzündungszeichen
Hämatom (Bluterguss)	Blutansammlung im Weichteilgewebe oder in einer vorgebildeten Körperhöhle
Nekrose	Veränderung des Gewebes durch Zelltod (blauschwarz, trocken oder sezernierend)
Wunddehiszenz	Auseinanderweichen primär verschlossener Wundränder („Aufplatzen der Wunde"), z.B. durch große Spannung zwischen den Wundrändern
Keloide (Wulstnarbe)	derbe, platte oder strangförmige, manchmal juckende Bindegewebswucherungen, die sich im Gegensatz zu hypertrophen Narben auch auf unbeschädigte Haut ausdehnen

Um Komplikationen vorzubeugen, sind folgende Beobachtungen regelmäßig durchzuführen und zu dokumentieren (Tab. 5.8).

Tab. 5.8 *Wundbeobachtung und Wundbeurteilung.*

Beobachtungskriterien	Erscheinungsformen
Größe und evtl. Tiefe einer Wunde	Kleine oder ausgedehnte, flächenhafte Wunde oder evtl. tiefe Wunden mit Wundtaschen?
Phasen der Wundheilung	Blutet die Wunde noch stark? Epithelisierung erkennbar?
Ausmaß und Beschaffenheit des Wundsekretes	Stark sezernierende Wunde? Wunde trocknet bereits aus? Wundsekret: serös, blutig, eitrig?
Infektionszeichen	Rötung, Schwellung und Erwärmung des Wundgebietes? Fieberzeichen? Schmerzen? Funktionseinschränkung?
Wundbeläge und Nekrosen	Gelbliche, grünliche oder schmierige Beläge? Trockene oder feuchte Nekrosen?
Geruch der Wunde	Übelriechend?
Zeichen einer Nahtdehiszenz	Wundränder adaptiert oder klaffen bereits auseinander?
Sensibilität des Wundbereiches	Verursacht die Wunde extreme Schmerzen oder werden keine Schmerzen wahrgenommen?

5.8.2 Pflegemaßnahmen Wundversorgung

Instrumente

Häufig gebrauchte Instrumente zeigt Abb. 5.29.

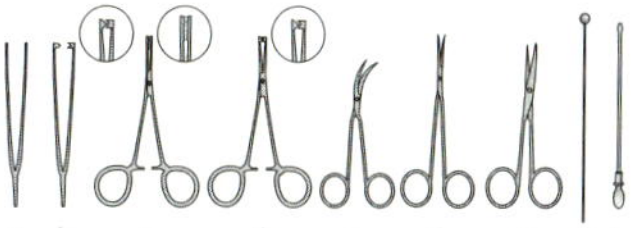

Abb. 5.29 *Häufig gebrauchte Instrumente.* ***a*** *Anatomische Pinzette,* ***b*** *chirurgische Pinzette,* ***c*** *anatomische Klemme,* ***d*** *chirurgische Klemme,* ***e*** *gebogene Fadenschere,* ***f*** *gerade Fadenschere,* ***g*** *gerade spitz-stumpfe Schere,* ***h*** *Knopfsonde,* ***i*** *Knopfkanüle.*

Merke: Anatomische Instrumente haben keine Haken.

Verbandmaterialien und- medikamente

Eine Auswahl von Wundverbänden zeigt Tab. 5.9.

Tab. 5.9 *Verbandmaterial.*

Materialbeschaffenheit	Materialeigenschaft	Anwendungsgebiete
Mullkompressen		
▪ bestehen aus reiner Baumwolle und sind in verschiedenen Größen erhältlich, z. B. ES-Kompressen	▪ verfügen über gute Saugfähigkeit ohne überschüssige Feuchtigkeit von der Wunde wegzuleiten ▪ sind weich und luftdurchlässig ▪ fusseln nicht	▪ für die Erstversorgung bei verschmutzten, infizierten und stark sezernierenden Wunden ▪ zum Abdecken aseptischer Wunden

5

Tab. 5.9 (Forts.) Verbandmaterial.

Materialbeschaffenheit	Materialeigenschaft	Anwendungsgebiete
Saugkompressen		
▪ bestehen aus Vliesstoffumhüllung mit integriertem Saugkörper aus Zellstoff, z. B. Zetuvit steril	▪ sehr gute Saugwirkung ohne überschüssige Feuchtigkeit von der Wunde wegzuleiten ▪ Polsterschutz ▪ luft- und wasserdurchlässig ▪ weich und drapierfähig ▪ Kontaminationsschutz ▪ Mull- und Saugkompressen kleben bei Kontakt am Wundgrund fest	▪ zur Reinigung bei stark sezernierenden, infizierten und nicht infizierten Wunden **Merke**: Engmaschige Kontrolle ist erforderlich, da es bei einem gesättigten Verband zur Mazeration der Wunde kommt.
Schlitzkompressen		
▪ bestehen aus Baumwolle oder haben eine Metalline-Auflage, z. B. Metalline-Drainage-Kompressen	▪ erleichtern das Auflegen und Abnehmen ▪ kleben durch die Metalline nicht an der Wunde fest	▪ zur Versorgung sämtlicher Drainagen, Katheter u. a. ▪ bei liegender Trachealkanüle
Gaze-Silikonauflagen		
▪ bestehen aus weitmaschigem Baumwollgewebe (Gaze) ▪ imprägniert mit einer Salbenmasse, z. B. Oleo-Tüll, Adaptic, Atrauman; Silikongitter: Mepitel	▪ luft- und sekretdurchlässig ▪ granulationsfördernd ▪ antibakterielle Wirkung ▪ verklebt nicht so leicht mit dem neuen Gewebe ▪ hält neu gebildetes Gewebe geschmeidig und beugt Narben vor	▪ bei oberflächlichen Wunden, z. B. Schürfwunden ▪ nach Hauttransplantationen für Empfänger und Spender
Folienverbände		
▪ aus Polyethylen oder Polyurethan, einer semipermeablen Folie, z. B. Cutifilm, Hydrofilm, Mefilm, Opraflex, Askina Derm	▪ erhalten die Wunde in physiologischer Feuchte und Temperatur ▪ dient als bakterielle Barriere ▪ durchsichtig	▪ Operationswunden ▪ saubere Schürfwunden ▪ Druckulzera im ersten Stadium
Hydroaktiver (feuchter) Wundverband		
1. Hydrokolloide		
▪ bestehen außen aus einem dünnen Polyurethanfilm, darin eingebettet sind hydrophile Partikel, z. B. Pektin, Gelatine oder Zellulose in einer Trägersubstanz ▪ Deckfolie ist abdichtend oder halbdurchlässig, d. h. semi-okklusiv; Verband ist quellfähig, elastisch, selbsthaftend und je nach Stärke auch durchsichtig, z. B. Comfeel, Comfeel transparent Varihesive/Varihesive E, Hydrocoll, Suprasorp, Askina Hydro, Traumasive plus	▪ absorbiert Sekrete und aktiviert die Selbstreinigung ▪ leicht antibakterielles Wundmilieu durch niedrigen pH-Wert ▪ löst Nekrosen auf ▪ hält das Wundmilieu in physiologischer Feuchte und Wärme (fördert die Zellvermehrung) ▪ klebt nicht an der Wunde ▪ verhindert Schorfbildung	▪ nicht infizierte Wunden mit schlechter Heilungstendenz, z. B. Dekubiti und Verbrennungen 1. und 2. Grades ▪ zur Reepithelisierung nach einer Spalthautentnahme ▪ Schürfwunden, die nicht infiziert sind ▪ defekte Haut um Anus praeter ▪ Versorgung von Operationsnähten u. a.

Tab. 5.9 *(Forts.) Verbandmaterial.*

Materialbeschaffenheit	Materialeigenschaft	Anwendungsgebiete
	▪ evtl. durchsichtig, abhängig von der Stärke ▪ ist luftdurchlässig, Gasaustausch ist gewährleistet ▪ atraumatisches Entfernen des Verbandes u. a.	▪ **Merke**: Rückstände müssen durch Wundspülung entfernt werden (S. 270). **Kontraindikation:** ▪ infizierte Wunden ▪ Stich- und Bisswunden mit Sehnen- und Knochenbeteiligung ▪ nekrotische Wunden ▪ Verbrennungswunden 3. Grades ▪ ischämische Wunden bei Diabetes mellitus Typ I ▪ Allergien gegen Inhaltsstoffe u. a.
2. Hydropolymere (Schaumstoffe)		
▪ bestehen i. d. R. aus einer semipermeablen Polyurethanfolie (PU-Folie) und Polyurethan-schaum, z. B. Cutinova plus, Cutinova hydro, Mepilex, Biatain, Tielle, Perma Foam	▪ hohes Exsudat-Aufnahmevermögen ▪ sehr gute Reinigungswirkung ▪ Schutz vor Keimen ▪ gas- und wasserpermeabel ▪ granulationsfördernd ▪ Duschen ist möglich, Feuchtigkeit gelangt nach außen, dringt aber nicht ein ▪ keine Gelrückstände in der Wunde	▪ für alle akuten und chronischen infizierten und nicht-infizierten Wunden, z. B. Schürfwunden ▪ als synthetischer Hautersatz vor Transplantationen u. a.
3. Hydrogele		
▪ Gel wird mithilfe eines Applikators auf gereinigte Wunde aufgetragen ▪ Gel kann auch an eine Polyurethanfolie gebunden sein ▪ einige Produkte enthalten auch Pektin oder Alginate, z. B. Varihesive Hydrogel, Suprasorb G, NU-Gel, Purilon-Gel, Askina Gel	▪ autolytische Wundreinigung durch idealfeuchtes Wundklima ▪ fördert Granulationsbildung und Epithelisierung ▪ können durch Pektin u. a. Exsudate binden	▪ sekundär heilende Wunden, z. B. thermische Wunden, Dekubiti, Ulzera in jeder Phase der Wundheilung ▪ in Kombination mit silberhaltigen Wundauflagen auch bei infizierten Wunden **Merke:** Schichtdicke des Gels: 0,5cm; abgedeckt wird mit Schaumstoffverband, silberhaltiger Wundauflage, Gazeauflage u. a.; dreitägiges Verbandwechselintervall.
4. Kalziumalginate		
▪ Wundabdeckungen, Wundtamponaden ▪ bestehen aus Kalzium-Alginatfasern, die aus Braunalgen gewonnen werden und neben Kalzium evtl. auch Zink und Mangan enthalten, z. B. Seasorb, Kaltostat, Trionic, Melgisorb, Sorbalgon	▪ idealfeuchtes Wundmilieu durch Kontakt mit Blut u. a. ▪ hypoallergen ▪ hämostyptische (blutstillende) Wirkung durch Kalzium ▪ stimulieren die Zellaktivität durch Zink und Mangan	▪ mittelstarke bis starke Exsudation, z. B. Dekubitalulzera ▪ Spalthautentnahmestellen ▪ tiefe Wundhöhlen

Tab. 5.9 *(Forts.) Verbandmaterial.*

Materialbeschaffenheit	Materialeigenschaft	Anwendungsgebiete
5. silberhaltige Wundauflagen		
▪ mit Silberionen, z.B. Actisorb silver 220, Contreet, Acticoat u.a.	▪ breites antimikrobielles Wirkspektrum auch bei multiresistenten Erregern wie MRSA ▪ hypoallergen	▪ infizierte und chronische Wunden **Hinweis**: Vor Strahlenbehandlung oder MRT (Magnet-Resonanz-Tomografie) müssen sie entfernt werden.

Eine Übersicht über Medikamente zeigt Tab. 5.10.

Tab. 5.10 *Medikamente und ihre Wirkungen.*

Medikamente	Wirkprinzip	Anwendung
NaCl-Lösung 0,9%, Ringerlösung	▪ Reinigung, Spülung	▪ saubere und nicht infizierte Wunden
Lavasept-Lösung 0,2%	▪ Wunddesinfektion mit breitem Wirkungsspektrum gegen Bakterien und Pilze ▪ hypoallergen	▪ Wundspülung bei akuten und chronischen Knochen- und Weichteilinfektionen
jodhaltige Lösungen/ Salben	▪ Desinfektion mit breitem Wirkungsspektrum ▪ gewebeverträglich	▪ Bagatellverletzungen, Schnittwunden, thermische Verletzungen u.a. ▪ Wundgebiet kann durch Verfärbung nicht gut beurteilt werden ▪ keine Anwendung bei Säuglingen
Octenisept	▪ Wund- und Schleimhautdesinfektionsmittel mit umfassendem Wirkungsspektrum ▪ führt zur gewünschten Mazeration	▪ infizierte Wunden (auch bei Kindern anwendbar) ▪ kann ohne Verlust der Wirkung 1 : 1 mit Aqua dest. verdünnt werden
Dexpanthenol-Salbe, z.B. Bepanthen	▪ Stärkung der epidermalen Barrierefunktion, hydratisiert die Hornschicht, fördert die Zellproliferation und Epithelisation, lindert Juckreiz und Spannungsgefühle	▪ oberflächliche Hautläsionen und -reizungen (auch bei Verbrennungen 1. Grades) ▪ gute Ergebnisse bei Mesh-Entnahmestellen des Spenders
enzymhaltige Salben: Iruxol, Fibrolansalbe	▪ Nekretolyse	▪ thermische Verletzungen u. a. ▪ Verbandwechsel wird nach 12 Stunden notwendig
medizinischer Honig: ▪ Medihoney: Mischung aus zwei Honigsorten (Leptospermum Neuseeland/Australien) ▪ in Vorbereitung sind Pflegestudien, die in medizinischen Zentren in Deutschland und Europa durchgeführt werden sollen	▪ wundreinigende und heilungsfördernde Wirkung durch Enzyme ▪ spezifische Vernichtung von Bakterien (Absterben durch osmotische Wirkung) ▪ Medihoney wirkt wie antibakterielles Hydrogel	▪ chronische, schlecht heilende Wunden in der Kinderonkologie (durch Bestrahlung: frei von Clostridiensporen, vor Freigabe der Charge auf MRSA geprüft) ▪ Medihoney kann in Verbindung mit Alginaten angewendet werden; als Deckverband eignen sich Hydrokolloide, Polyurethranschaum, Folienverbände u.a.

Tab. 5.10 (Forts.) Medikamente und ihre Wirkungen.

Medikamente	Wirkprinzip	Anwendung
Flammazine ■ enthält Sulfadiazin-Silber	■ relativ breite Wirkung gegen grampositive und gramnegative Keime	■ Prophylaxe und Therapie von Wundinfektionen nach Verbrühungen, Verbrennungen und dermalen Verätzungen

Anziehen steriler Handschuhe

- vor dem Anziehen Hände desinfizieren,
- Einmalhandschuhe in richtiger Größe wählen,
- sterile Verpackungen öffnen,
- sterile Handschuhe mit trockenen Händen anziehen (Abb. 5.30).

*Abb. 5.30 Sterile Handschuhe. **a** Die rechte Hand schlüpft in den Handschuh, die linke Hand hält die umgeschlagene Manschette hoch. **b** Die linke Hand zieht an der Innenseite des Umschlags den Handschuh nach oben. **c** Die behandschuhte rechte Hand greift unter die umgeschlagene Manschette des linken Handschuhs.*

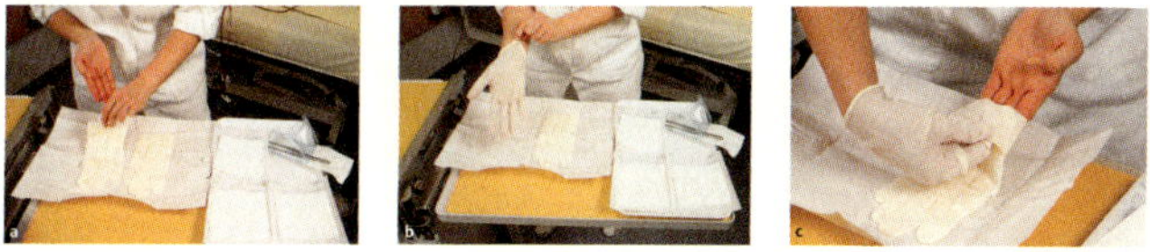

Verbandwechsel

Die Einhaltung der Asepsis ist das oberste Gebot und muss lückenlos erfolgen:

- Erster Verbandwechsel wird vom Chirurgen nach ca. 2–6 Tagen vorgenommen.
- Durchnässte, durchblutete oder von außen sichtbar verschmutzte sowie lose Verbände nach Absprache wechseln.
- Verbandwechsel bei großflächigen Wunden in einem Verbandraum durchführen.
- Durchzug vermeiden.
- Unsteriles Material nahe am Patienten richten, steriles fern.
- Verbände und Wunden niemals mit ungeschützten Händen berühren.
- Zwei Vorgehensweisen nach Abnahme des alten Verbandes:
  - Mit steriler Pinzette: Bei einer septischen Wunde werden zwei sterile Pinzetten und ein Abwurfbehälter für Instrumente benötigt. Mit der einen Pinzette die Wundreinigung durchführen und mit der anderen sterilen Verband auflegen.
  - Mit sterilen Handschuhen: Es genügt ein Paar sterile Handschuhe. Mit dem linken Handschuh die Reinigung bzw. Desinfektion durchführen. Anschließend wird er verworfen. Mit dem rechten Handschuh sterilen Verband applizieren.
- Bei großen Wunden neben Schutzkittel auch Mundschutz und Handschuhe tragen.
- Niemals darf in eine Wunde „hineingesprochen" werden.
- Materialien nicht im Bett des Patienten abstellen.
- Mit jedem Tupfer darf nur einmal über das zu desinfizierende Gebiet gestrichen werden. Anschließend muss er verworfen werden.

Merke: Aseptische Wunden müssen stets vor den septischen versorgt werden, damit eine Kreuzinfektion vermieden wird. Diese hygienische Regel sollte bei Verbandvisiten unbedingt beachtet werden.

5

Material

- Schutzkittel und evtl. Mundschutz,
- steriles Verbandset (Nierenschale, Tupfer, Kompressen, anatomische und chirurgische Pinzetten u.a.),
- unsterile und sterile Handschuhe,
- alkoholisches Hautdesinfektionsmittel,
- Schere, Pflaster, Nierenschale,
- nach Bedarf sterile Klemmen, Scheren, Knopfsonden u.a.,
- Gele, Salben, Lösungen (Tab. 5.9),
- spezielles Verbandmaterial nach Anordnung.

Vorbereitung

- Kind informieren. Intimsphäre wahren.
- Kind in bequeme Lage bringen.

Durchführung

Beim Verbandwechsel folgendermaßen vorgehen (Abb. 5.31):

- Hände desinfizieren. Schutzbekleidung anlegen.
- Unsterile Einmalhandschuhe zum Eigenschutz anziehen und Fixierung des Verbandes lösen.
- Wundabdeckende Kompresse mit der durch den Handschuh geschützten Hand entfernen, dabei das Wundgebiet nicht berühren.
- Schutzhandschuhe und alten Verband verwerfen.
- Händedesinfektion nach Bedarf durchführen und sterile Handschuhe anziehen, falls nicht mit einer Pinzette gearbeitet wird.
- Wunde sorgfältig beobachten und beurteilen.

> **Merke:** Darauf achten, dass verklebte Verbände nicht abgerissen, sondern mit steriler NaCl-Lösung 0,9% abgeweicht werden.

Aseptische Wunde. Eine aseptische und trockene Wunde benötigt i.d.R. kein Desinfektionsmittel. Sollte sie dennoch z.B. mit Ringerlösung gereinigt oder mit einem Antiseptikum desinfiziert werden, erfolgt dies mithilfe einer sterilen Pinzette oder einem sterilen Handschuh und mit Desinfektionsmittel getränkten Tupfern. Das geschlossene Wundgebiet wird stets **von innen nach außen** desinfiziert. Die zum Desinfizieren benutzte Pinzette kann weiter für das Auflegen des sterilen Verbandes verwendet werden, sofern sie nicht mit der Wunde in Berührung gekommen ist.

Septische Wunden. Bei einer infizierten Wunde wird das Wundgebiet **von außen nach innen** gereinigt. Dem Wundzustand entsprechend wird die Wunde behandelt: Nekrosen abtragen, Wundabstriche nehmen, Wunde desinfizieren oder spülen. Gele oder Salben nach ärztlicher Anordnung auftragen.

Neuer Verband.

- Bei einer aseptischen Wunde neuen Verband mit derselben Pinzette auf die vollständig trockene Wunde legen, sofern sie keinen direkten Kontakt mit der Wunde hatte.
- Bei einer septischen Wunde muss eine neue sterile Pinzette benutzt werden.
- Selbsthaftendes Pflaster wird appliziert. Nicht selbsthaftende Wundauflagen werden mit Fixomull, Pflasterstreifen oder Netzschlauchverbänden fixiert.

Nachsorge

- Kind bequem lagern und loben.
- Dokumentation. Material entsorgen.

Abb. 5.31 *Durchführung eines Verbandwechsels.* ***a*** *Kind über bevorstehenden Verbandwechsel informieren,* ***b*** *Kinder sollten während des Verbandwechsels abgelenkt werden,* ***c*** *Wundabdeckung mit Schutzhandschuhen und evtl. Pinzette entfernen,* ***d*** *Tupfer mit Desinfektionsmittel besprühen,* ***e*** *Desinfektion der aseptischen Wunde von innen nach außen,* ***f*** *neuen Wundverband anbringen.*

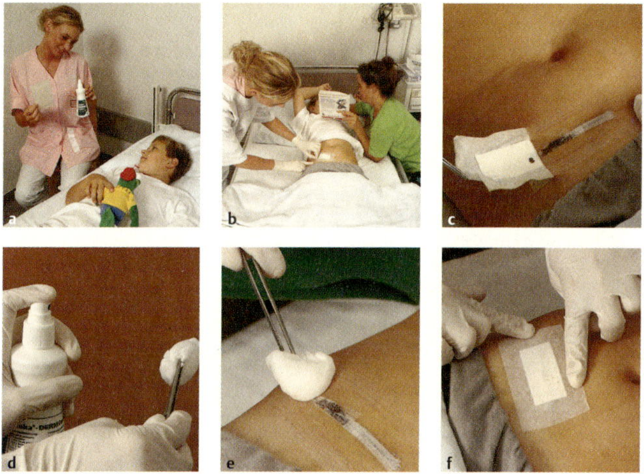

Hydrokolloide Verbände

Sie werden u.a. bei nicht infizierten Wunden mit schlechter Heilungstendenz eingesetzt.

- Verband muss ca. 3–4 cm der gesunden und völlig trockenen Wundumgebung bedecken, da sich die Hydrokolloidmasse unter Aufnahme des Wundsekretes verflüssigt. Besteht keine sichere Klebewirkung, kommt es durch die Verflüssigung des Materials zum „Auslaufen" des Verbandes.
- Verbandwechsel erfolgt, wenn sich im Bereich des Verbandes eine weiße Blase bildet (Abb. 5.32a). Zum Ablösen des Verbandes kann evtl. Pflasterlöser benutzt werden.

Abb. 5.32 *Umgang mit hydrokolloiden Verbänden.* ***a*** *Eine weiße Blase hat sich im Bereich des Verbandes gebildet, der Verband muss gewechselt werden.* ***b*** *Der alte Verband wird vorsichtig gelöst, dabei wird ein gelbliches, physiologisches Gel (nicht zu verwechseln mit Eiter) sichtbar.*

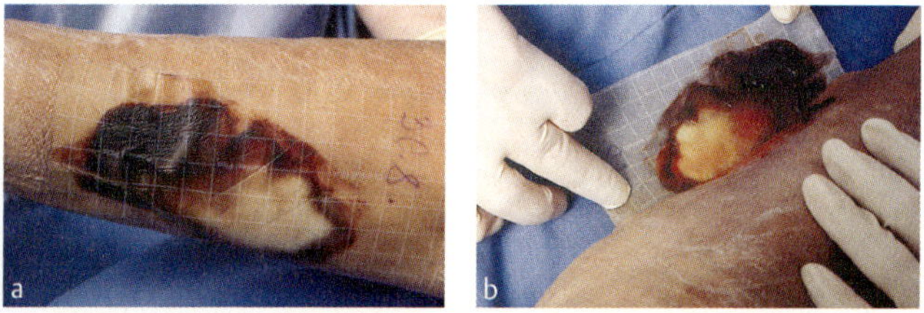

- Nach Abnahme des Verbandes kann eine gelbliche Gelschicht, verbunden mit einem süßlich, fauligen Geruch, beobachtet werden (Abb. 5.32b). Das ist charakteristisch für einen hydrokolloiden Verband. Keinesfalls dürfen diese Beobachtungsmerkmale für eine Wundinfektion gehalten und die Therapie abgebrochen werden.
- Zur Beseitigung der Verbandrückstände sollte die Wunde z. B. mit steriler NaCl-Lösung 0,9% oder Ringer-Lösung gespült werden.
- Um einer Mazeration des Wundrandes durch den hydrokolloiden Verband vorzubeugen, wird vor dem Auflegen des Verbandes das Bestreichen des Wundrandes mit Cavilon-Produkten (Lolly oder Spray) empfohlen.

Wundspülung

Material

- ein zweites Paar steriler Handschuhe und evtl. ein frischer Kittel,
- Spüllösung (angewärmte sterile Ringer- oder NaCl-Lösung 0,9%),
- steriles Gefäß für die Spüllösung,
- Einmalspritze (20 ml), sterile Knopfkanüle oder Blasenspritze und Einmalkatheter,
- saugfähige Einwegunterlagen, Schutzbrille.

Vorbereitung und Durchführung

Siehe Verbandwechsel (S. 268). Beim Spülvorgang zusätzliche hygienische Maßnahmen beachten:

- Umgebendes, intaktes Hautgebiet ausreichend mit einer alkoholischen Hautdesinfektionslösung desinfizieren, da ein Rückfluss von Spülflüssigkeit in das Wundgebiet nicht ausgeschlossen werden kann.
- Spülflüssigkeit aus dem sterilen Gefäß aufziehen und die Wunde mithilfe der Knopfkanüle oder eines Einmalkatheters spülen.
- Nach Beendigung der Spülung kontaminierte Unterlage entfernen und die Handschuhe verwerfen.
- Im Anschluss an eine Händedesinfektion sterile Handschuhe anziehen und alle geschlossenen Hautareale, die mit Flüssigkeit in Kontakt gekommen sind, trocknen und erneut desinfizieren.

5.8.3 Pflegemaßnahmen Wunddrainagen

> **Merke:** Sie dürfen niemals angespült werden, da die Gefahr einer Infektion durch Keimverschleppung gegeben ist.

- **Wunddrainage ohne Sog:** Die Wirkung entsteht durch den Gewebedruck mittels Schwerkraft. Indikationen sind z. B. Operationen im Bereich des Abdomens, Nierenoperationen. Trotz des minimalen Sogs ist die Gefahr einer Gewebereizung oder Verlegung der Drainage durch Darmanteile gegeben.
- **Vakuumdrainage:** Redon-Drainagen, die Flüssigkeiten und Blut mittels Unterdruck bzw. Sog (ca. 0,8 bar) kontinuierlich aus dem Gewebe absaugen. Das verhindert z. B. die Bildung von Hämatomen oder Seromen. Vakuumdrainagen stellen den Standard in der Unfallchirurgie dar und werden z. B. bei Operationen im Bereich der Extremitäten angewendet.

Komplikationen können sein

- aufsteigende Infektion, Arrosionsblutung,
- ungenügender Sekretabfluss bei Verlegung der Drainageöffnungen.

Umgang mit Wunddrainagen

- Redon-Flaschen und Wundsekretbeutel sicher am Bett befestigen und evtl. unsichere Konnektionsstellen zusätzlich fixieren (am Körper des Kindes locker mit Fixomull oder Leukosilk sichern).
- Drainagen müssen stets unter Körperniveau hängen. Schläuche dürfen nicht abknicken oder durchhängen.
- Manipulationen an den Drainagen nur unter streng aseptischen Bedingungen.
- Wunddrainagen sollten spätestens am dritten postoperativen Tag gezogen werden. In Ausnahmefällen können Redon-Drainagen länger belassen werden.
- Wunddrainagen nur dann dekonnektieren, wenn der Sog nicht mehr ausreichend vorhanden ist.
- Drainagen auf Durchgängigkeit prüfen.
- Abfließendes Sekret auf Aussehen, Menge und Beschaffenheit kontrollieren.

Wechsel der Redon-Flasche

Material

- Schutzkittel und Händedesinfektionsmittel,
- alkoholisches Hautdesinfektionsmittel,
- steril verpackte Redon-Flasche,
- Schutzhandschuhe (evtl. sterile Handschuhe bei unsicherem Handling),
- sterile Kompressen und evtl. sterile Unterlage,
- gepolsterte Klemme, Pflaster, Schere, Nierenschale.

Durchführung

- Händedesinfektion durchführen.
- Drainageschlauch mit gepolsterter Klemme abklemmen und Schieber an der Flasche verschließen.
- Konnektionsstelle mit Desinfektionsmittel absprühen, evtl. auf steriler Unterlage ablegen und zwei Minuten einwirken lassen.
- Schutzhandschuhe bzw. bei Bedarf sterile Handschuhe anziehen.
- Verbindungsschlauch, evtl. mittels zwei steriler Kompressen, möglichst patientenfern dekonnektieren und sofort neue Flasche anschließen.
- Kontaminierten Verbindungsschlauch fachgerecht ablegen, Handschuhe ausziehen und ebenfalls entsorgen.
- Flasche sicher unterhalb des Austrittniveaus der Drainage fixieren.
- Schieber und Klemme von unten nach oben öffnen, damit keine Klemme vergessen wird.

> **Merke:** Das Öffnen der letzten Klemme ist häufig sehr schmerzhaft. Es muss daher sehr langsam erfolgen. Die Kinder sollten diesbezüglich wahrheitsgemäß informiert werden.

Nachsorge

- Durchgängigkeit der neuen Flasche kontrollieren.
- Sekretmenge ablesen und protokollieren.
- Kontaminiertes Material fachgerecht entsorgen und die gefüllte Vakuumflasche zum klinischen Abfall geben.
- Flächen- und Händedesinfektion durchführen.

Mobilisieren und Ziehen des Drains

Material

- Schutzkittel und Händedesinfektionsmittel,
- unsterile und sterile Handschuhe, Hautdesinfektionsmittel,

- sterile anatomische Pinzette, spitze Schere oder Skalpell,
- sterile Kompressen, Schere und Pflaster, Nierenschale.

Vorbereitung

- Kind wahrheitsgemäß informieren über schmerzhaften Eingriff.
- Ca. 15 Min. vor der Drainageentfernung ein orales Analgetikum nach ärztlicher Anordnung verabreichen.
- Intimsphäre wahren. Kind sicher lagern.

Durchführung

Es handelt sich um eine ärztliche Maßnahme, Pflegekraft assistiert, sie lenkt das Kind ab und beruhigt es.

- Kittel und Schutzhandschuhe bereitlegen.
- Kind während der Maßnahme je nach Alter ablenken oder auf den kurzen Schmerz vorbereiten.
- Verband mit Schutzhandschuhen entfernen und beides fachgerecht entsorgen.
- Hautdesinfektionsmittel nach dem Auftragen trocknen lassen.
- Chirurg durchtrennt Fäden mittels steriler Schere und Pinzette und lockert oder zieht die Redon-Drainage.
- Drainagen werden i.d.R. mit Sog gezogen, um ein Verbleiben von Koageln im Drainagekanal zu vermeiden.
- Danach nochmals mit Hautdesinfektionsmittel desinfizieren.
- Abschließend sterile Kompresse zum Schutz auf der Wunde fixieren.

Nachsorge

- Kind loben. Material fachgerecht entsorgen. Dokumentation.

Nahtentfernung

Die Nähte werden i.d.R. zwischen dem 5. und 8. postoperativen Tag entfernt, können jedoch ggf. bis zum 14. Tag belassen werden. Die Nahtentfernung erfolgt unter aseptischen Bedingungen.

Material

- Händedesinfektionsmittel, Kittel und sterile Handschuhe,
- Hautdesinfektionsmittel,
- sterile anatomische und chirurgische Pinzetten,
- sterile kleine, spitze Fadenschere oder Skalpell,
- sterile Tupfer und Kompressen,
- Pflaster, Schere und Nierenschale.

Vorbereitung und Durchführung

- Siehe aseptischer Verbandwechsel (S. 268).
- Bei einer **Einzelknopfnaht** wird das Fadenende mit der anatomischen Pinzette hochgezogen und unterhalb des Knotens unmittelbar über der Haut durchgeschnitten. Danach wird der Faden schnell herausgezogen und abgeworfen.
- Bei einer **Intrakutannaht** wird einer der beiden Knoten dicht über der Haut abgeschnitten und am anderen Ende vorsichtig und mit zunehmender Spannung herausgezogen. Anschließend erfolgt eine erneute Desinfektion, bevor der neue Verband angelegt wird.

Nachsorge

- Stichkanäle und Narben kontrollieren.
- Material fachgerecht entsorgen. Dokumentation.

5.9 Pflegemaßnahmen in der Funktionsdiagnostik

Zu den allgemeinen pflegerische Aufgaben gehören

- Information, Beobachtung,
- Transport, Dokumentation.

5.9.1 Konventionelles Röntgen

Vorbereitung

- Schmuck entfernen.
- Kind erst unmittelbar vor der Röntgenaufnahme soweit wie nötig entkleiden.
- Bleischürze vor den kindlichen Gonaden anlegen.
- Wird mit einem mobilen Röntgengerät im Zimmer geröngt, sollten Besucher, Mitpatienten und nicht benötigtes Personal den Raum verlassen oder mit mobilen Bleiwänden geschützt werden.
- Kind abhängig von anstehender Untersuchung lagern:
  - Neugeborenes oder Säugling wird zur Thorax-Röntgenaufnahme z.B. in eine halboffene Plastikröhre gelegt.

Durchführung

- Während der Aufnahme tragen begleitende Personen eine Strahlenschutzschürze.
- Das Personal der Röntgenabteilung gibt Anweisungen für die Aufnahme.

5.9.2 Computertomografie (CT)

Die Gesamtzeit der Untersuchung dauert je nach untersuchter Körperregion und verwendetem Gerät ca. 5–15 Minuten.

Vorbereitung

- Kind muss ruhig auf der Liege bleiben:
  - altersgerechte Information über räumliche Enge und auftretende Geräusche.
- Ggf. sedieren.
- Vor Untersuchungsbeginn alle Gegenstände, die im Strahlenfeld liegen, entfernen.
- Es gelten alle im Strahlenschutz genannten Richtlinien.

Durchführung

- Kind wird auf einer Liege computergesteuert durch die Untersuchungsöffnung in das Gerät gefahren.
- Der Körper wird nun von beweglichen Röntgenröhren umkreist.
- Alle weiteren pflegerischen Aufgaben sind wie beim konventionellen Röntgen.

5.9.3 Magnetresonanztomografie (MRT)

Vorbereitung

- Kind auf räumliche Enge und Lärm hinweisen.
- Ggf. sedieren.
- Beim MRT mit Kontrastmittel ist eine Nahrungskarenz in den meisten Fällen nicht erforderlich. Ausnahmen werden ausdrücklich ärztlich angeordnet.
- Zur Überwachung der Vitalzeichen mit Monitor müssen dem Kind spezielle Elektroden zur Brustwandableitung aufgeklebt werden, die kein Metall enthalten.

5

Merke: Metallhaltige Gegenstände (z. B. Armbanduhr, Halskette) sind außerhalb des Untersuchungsraums z. B. im Patientenzimmer zu lassen, da sie das Magnetfeld irritieren können – das gilt für Kind und Begleitpersonen.

Durchführung

- Wegen des Lärms tragen Kind und begleitende Pflegeperson Ohrenstöpsel.
- Bei sedierten Kindern gelten die oben beschriebenen Maßnahmen (S. 273).
- Wichtig ist, immer verbal mit dem Kind in Kontakt zu sein.

5.9.4 Sonografie

Vorbereitung

5

- Körpergewicht und -größe ermitteln.
- Bei Neugeborenen und Säuglingen evtl. den Kopfumfang messen.
- Vor Untersuchungen z. B. des Verdauungstraktes, muss das Kind Nahrungskarenz einhalten.

Durchführung

- Kind so weit wie nötig auskleiden und ggf. in gewünschter Position halten.
- Evtl. Spielzeug oder Beruhigungssauger mitnehmen.
- Nach der Untersuchung die Gelreste entfernen.

5.9.5 Elektrokardiografie (EKG)

Es wird unterschieden zwischen
- Ruhe-EKG, Belastungs-EKG,
- Langzeit-EKG (meistens 24 Stunden, nur 3 Elektroden),
- Monitoring (kontinuierliche EKG-Überwachung mit Alarmfunktion).

Durchführung

- Oberkörper entkleiden.
- Während des Klebens der Elektroden Kind beruhigen.
- Kind nicht berühren, da sonst Störungen im EKG entstehen.
- Bei Schulkindern und Jugendlichen kann ein **Belastungs-EKG** durchgeführt werden. Das Kind wird ein Laufband oder ein Fahrrad nutzen. Um die Sicherheit des Kindes zu gewährleisten, ist vor dem Belastungs-EKG eine Aufklärung erforderlich.

5.9.6 Elektroenzephalogramm (EEG)

Es wird unterschieden zwischen
- Wach-EEG, Schlaf-EEG,
- Langzeit-EEG, Schlafentzugs-EEG.

Vorbereitung

- **Schlaf-EEG:**
  - Ggf. orale medikamentöse Sedierung verabreichen.
  - Kind danach nicht mehr alleine lassen und überwachen.
  - Da beim sedierten Kind häufig die Aufzeichnungen der Hirnströme während der Einschlafphase relevant sind, darauf achten, dass das Kind nicht vor dem EEG einschläft.

- **Schlafentzugs-EEG:**
  - Jugendliche dürfen die ganze Nacht nicht schlafen, Kleinkinder werden ab 24:00 Uhr oder 4:00 Uhr morgens zuhause durch die Eltern geweckt.
  - Die Pflegeperson hat u. U. die Aufgabe, das Kind altersgerecht zu beschäftigen.

Durchführung

- Während des EEGs muss der Kopf des Kindes still liegen bleiben.
- Leidet das Kind unter Epilepsie, evtl. Notfallmedikationen bereithalten.
- Nach dem EEG für Ruhe und Schlaf sorgen.

> **Merke:** Es ist wichtig, dass das Kind in einem ausgeglichenen Allgemeinzustand, z. B. nach der Nahrungsaufnahme, zur Untersuchung gebracht wird, um aussagekräftige Aufzeichnungen zu erhalten.

5

5.9.7 Endoskopie

Im Kindesalter ist eine endoskopische Untersuchung eher selten und erfolgt unter Narkose.

Vorbereitung und Durchführung

- Vorbereitungen zur Narkose ähneln der präoperativen und postoperativen Pflege (S. 505).
- Kind muss evtl. eine Nahrungskarenz oder spezielle Diät einhalten.
- Während der Endoskopie wird das Kind vom Endoskopiepersonal betreut.
- Anschließend engmaschige Überwachung der Vitalzeichen vornehmen.
- Evtl. angeordnete Bettruhe gewährleisten (Nachsorge nach einer Narkose, S. 507).

5.9.8 Szintigrafie

Sie gibt Aufschluss über einzelne Organfunktionen, z. B. der Schilddrüse.

Vorbereitung

- Zur intravenösen Injektion des Radiopharmakons benötigt das Kind eine Venenverweilkanüle.
- Ggf. sedieren.
- Je nach Organ ist die Vorbereitung unterschiedlich:
  - Vor einer Nierenszintigrafie benötigt das Kind z. B. im Vorfeld genügend Flüssigkeit, da dies zu einer besseren Durchspülung sowie Durchblutung der Niere führt. So können sich die radioaktiven Substanzen besser anreichern.

Durchführung

- Pflegeperson begleitet das Kind während der Untersuchung.
- Bei Sedierung regelmäßige Vitalzeichenkontrolle vornehmen.

Nachsorge

- Kind viel trinken lassen. Evtl. Infusionstherapie durchführen.
- Teilweise werden unsterile Schutzhandschuhe beim Umgang mit Ausscheidungen, z. B. beim Wickeln empfohlen.

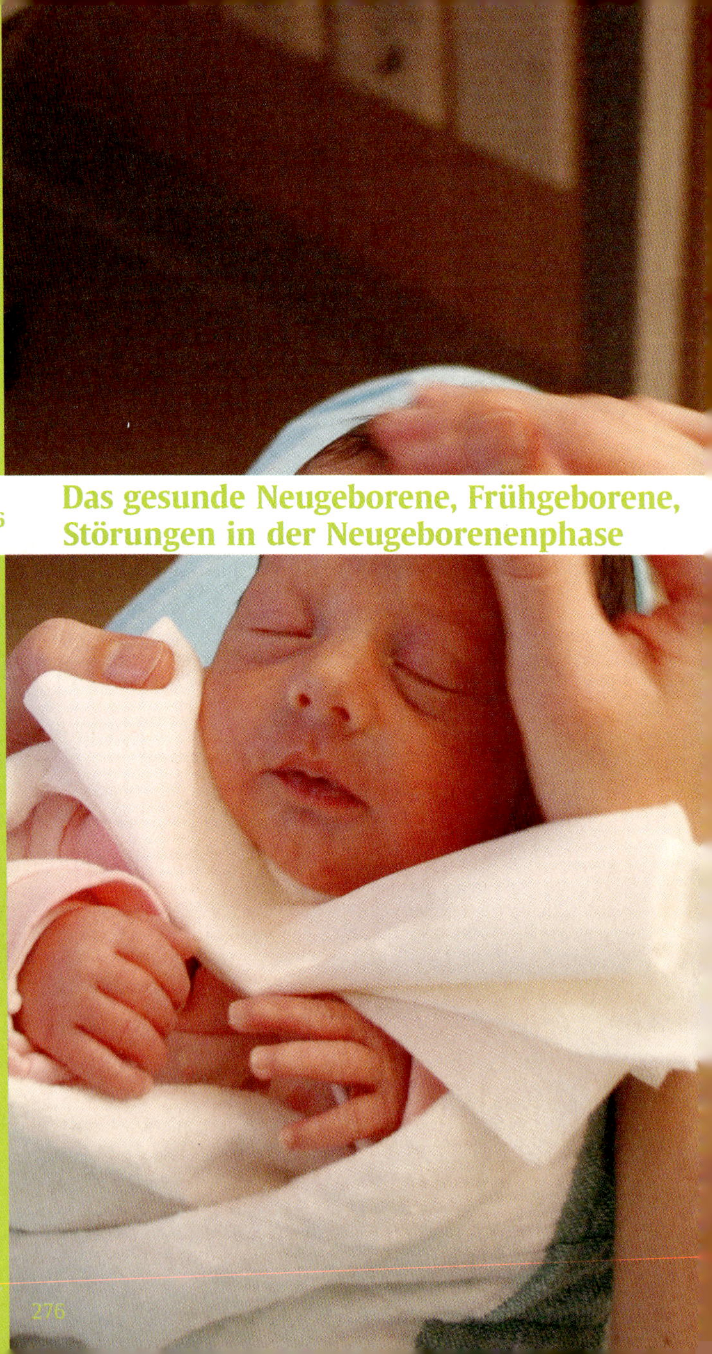

6 Das gesunde Neugeborene, Frühgeborene, Störungen in der Neugeborenenphase

6.1 Das gesunde Neugeborene

6.1.1 Reife- und Übertragungszeichen

Definition: Ein reifes Neugeborenes wird zwischen der 38. und 42. SSW geboren. Übertragene Neugeborene kommen nach der 42. SSW zur Welt.

- Reife Neugeborene weisen charakteristische Reifezeichen auf, die zusammen ein Bild über das Gestationsalter vermitteln (Tab. 6.1).
- Übertragene Neugeborene gelten als Risikokinder, da die Plazenta den Nährstoff- und Gasaustausch nicht mehr ausreichend erfüllen kann.
- Die Neugeborenenperiode dauert vom Zeitpunkt des Abnabelns bis zum 28. Lebenstag.

Tab. 6.1 *Reife- und Übertragungszeichen.*

Reifezeichen	reifes Neugeborenes	übertragenes Kind
Kopfumfang	35 cm (33–37 cm)	
Gewicht	3400 g (3000–4000 g)	geringeres Gewicht (Missverhältnis zwischen Körpergewicht und -länge)
Länge	51 cm (48–55 cm)	Kinder sind evtl. größer
Ohrmuschel- und Nasenknorpel	gut tastbar, (Rand des Ohrs) ist vollständig ausgebildet	
Brustdrüsengewebe und Brustwarzenbildung	fühl- und messbar, 6–7 cm Durchmesser, Warzenvorhof über Hautniveau	
Finger- und Fußnägel	überragen die Kuppen	lange Finger- und Fußnägel, evtl. grünlich verfärbt
plantare Hautfältelung	gesamte Sohle einschließlich der Ferse mit Hautfalten bedeckt	
Hautfarbe und Hautbeschaffenheit, einschließlich des Vorhandenseins des Unterhautfettgewebes	rosig, weich, samtig und glatt, Unterhautfettgewebe gut ausgebildet, besonders am Gesäß und den Armen	schmutzig weiß, evtl. grünliche Verfärbung durch mekoniumhaltiges Fruchtwasser, faltige, trockene Haut, Waschfrauenhände
Kopfhaar	kräftig, seidig, jedes Haar erkennbar	
Vernix caseosa	noch vorhanden	nicht mehr vorhanden
Lanugobehaarung	nicht mehr vorhanden mit Ausnahme zwischen den Schulterblättern	nicht mehr vorhanden
Genitalbereich Mädchen	große Labien bedecken die kleinen	
Genitalbereich Junge	Hoden sind im Skrotum tastbar	

6.1.2 Maßnahmen im Kreißsaal

- Der erste Atemzug wird nach ca. 20 Sek. durch äußere Reize wie Berührung, Licht, Kälte sowie Sauerstoffmangel und Azidose ausgelöst. Er kann durch Streicheln der Fußsohlen oder des Rückens stimuliert werden.

Absaugen

- kein routinemäßiges Absaugen des Neugeborenen bei Spontangeburten
- Ist Absaugung notwendig, erfolgt sie mit einem Einmalabsauggerät (Sekretfalle), das mit sehr geringem Sog Fruchtwasser, Schleim und Blut aus den Atemwegen entfernt.
- Reihenfolge Mund – Nase – Rachenraum einhalten → Aspiration von Fruchtwasser vermeiden.
- Ist das Fruchtwasser durch Mekonium grün verfärbt, auch Magen absaugen → Aspiration von Erbrochenem mit nachfolgender Infektion vorbeugen.

Asphyxie-Score

> **Definition:** Die Vitalitätskontrolle des Neugeborenen erfolgt mithilfe des Apgar-Scores. Synonym: Apgar-Index.

- Durchführung nach 1 Min., 5 und 10 Min. mithilfe des Apgar-Punkteschemas (Tab. 6.2).

6

***Tab. 6.2** Apgar-Score.*

Punkte	0	1	2
Herzschläge	fehlen	unter 100	über 100
Atemzüge	fehlen	schnappend, unregelmäßig	regelmäßig
Muskeltonus	schlaff	reduzierte bis träge Bewegungen	aktive, kräftige Bewegungen
Reflexe	fehlen	Grimassen schwach ausgeprägt	beim Absaugen kräftige Grimassenbildung, niesen und saugen
Hautfarbe	blass, zyanotisch	rosig, Extremitäten zyanotisch	rosig

- **Bewertung:**
  - guter bis sehr guter Allgemeinzustand: 10–9 Punkte
  - erfordert eine erhöhte Beobachtung: 8–6 Punkte
  - Risikokind → Überweisung in die Kinderklinik: unter 6 Punkte
- Die Apgar-Werte sind i. d. R. nach 5 und 10 Min. höher, da sich die Organe des Neugeborenen bereits an die selbstständigen Funktionen adaptiert haben.

Umbilikal-Aziditätsschema

> **Definition:** Blutgas-pH-Analyse des Nabelschnurblutes zur Erkennung einer Asphyxie (Tab. 6.3).

- besonders wichtig bei Frühgeborenen, da sie durch ihre Unreife eine muskuläre Hypotonie und zentrale Atemantriebsstörungen aufweisen können
- nach Punktion der Nabelschnurateríe → pH-Bestimmung des Nabelschnurblutes

Tab. 6.3 Umbilikal-Aziditätsschema.

pH-Wert	Bewertung	Punkte
7,35–7,30	optimale Azidität	10–9
7,29–7,20	noch normale Azidität	8–7
7,19–7,10	leichte bis mäßige Azidose	6–5
7,09–7,00	mittelgradige bis fortgeschrittene Azidose	4–3
6,90–6,89	schwere Azidose	2–1
< 6,80	sehr schwere Azidose	0

Abnabeln

- **Zeitpunkt:**
  - reifes, vitales Kind ca. 1–1 $^{1}/_{2}$ Min. nach Sistieren der Nabelschnurpulsation
  - Frühgeborene und Neugeborene mit niedrigen Apgar-Werten unverzüglich nach der Geburt
- **Durchführung:**
  - Ca. 7 cm vom kindlichen Körper entfernt eine sterile Klemme und ca. 4 cm entfernt eine zweite setzen.
  - Mithilfe einer sterilen stumpfen Schere die Nabelschnur zwischen beiden Klemmen durchschneiden.
  - Dabei die Öffnung der Schere stets vom Kind weg halten, um eine Verletzung zu vermeiden.

Eltern-Kind-Beziehung

- **Erstkontakt:** Nach dem Abnabeln Neugeborenes abtrocknen, auf den Bauch der Mutter legen und mit vorgewärmtem Molton- oder Badetuch zudecken.
- **Namensbändchen:**
  - Beschriftete Namensbändchen mit Geburtsdatum und -nummer am Handgelenk der Mutter und beim Neugeborenen befestigen.
- **Erstes Stillen:**
  - Bei Stillwunsch das Neugeborene sofort an jede Brust anlegen, unmittelbar nach Geburt ist Saugreiz für ca. 20–50 Min. am stärksten → regt Milchproduktion an, Neugeborenes erhält die ersten Tropfen des wertvollen Kolostrums.
  - Neugeborenes und die Mutter kontinuierlich beobachten und Apgar-Werte nach 5 und 10 Min. wiederholen.

Reinigung

- Neugeborenes unter einer Wärmelampe mit steriler Windel abtrocknen oder baden.
- Vernix caseosa (Käseschmiere) nicht entfernen, diese soll von selbst eintrocknen → fetthaltige Masse schützt vor Austrocknung und pflegt die Haut.

Endgültige Nabelversorgung

- Nach Reinigung sterile Nabelklemme ca. 2–3 cm vom Nabelring setzen (Abb. 6.1).
- Restliche Nabelschnur abschneiden, mit 70%-igem Alkohol desinfizieren und mit steriler Kompresse schützen.
- Bei Risikokindern Nabelschnurrest länger belassen, um Nabelvenen- oder Nabelarterienkatheter legen zu können.

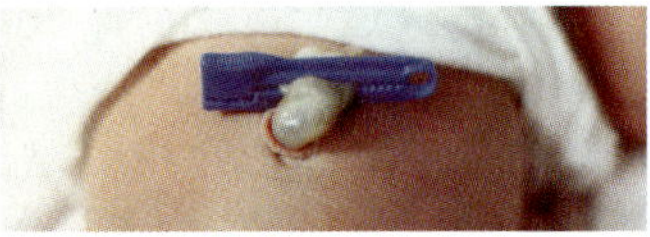

Abb. 6.1 *Nabelversorgung. Der Nabelschnurrest wird mithilfe einer sterilen Nabelschnurklemme versorgt.*

6.1.3 Prophylaxen

Credé-Prophylaxe

Sie wird zur Vermeidung einer durch Gonokokken hervorgerufenen Bindehautentzündung (Gonoblennorrhoe) i.d.R. nicht mehr durchgeführt. Stattdessen wird pränatal ein Vaginalabstrich durchgeführt, um evtl. vorhandene pathogene Keime erkennen und gezielt behandeln zu können.

Konakion-Gabe

- Vitamin K, ein fettlösliches Vitamin, wird von Darmbakterien gebildet. Dieser Prozess setzt bei Neugeborenen erst nach der Verabreichung von Milchnahrung ein, was die Bildung der Vitamin-K-abhängigen Gerinnungsfaktoren verzögert.
- Prophylaktisch wird daher Konakion, ein Vitamin-K-Präparat, verabreicht.
- **Durchführung:** Bei der U1, U2 und U3 (S. 7) werden je 2 Tr. Konakion (entspricht 2 mg Vitamin K) oral verabreicht. Hierfür stehen spezielle Applikationshilfen zur Verfügung. Bei extremer Unreife der Neugeborenen kann die Gabe ggf. auch s.c. oder ggf. i.m. erfolgen.

Merke: Wird diese Prophylaxe nicht durchgeführt, kann es zwischen dem 3. und 5. Lebenstag zu blutigen Stühlen kommen. Treten Haut- und Schleimhautblutungen, Blutungen in die Bauchhöhle, Lunge, Leber und Gehirn auf, wird das Krankheitsbild als Morbus haemorrhagicus neonatorum bezeichnet.

Rachitisprophylaxe

- Ab der 2. Lebenswoche wird zur Vorbeugung einer Rachitits 1-mal tägl. ein Vitamin-D-Präparat (500 IE) während des ersten Lebensjahres verabreicht.

6.1.4 Einschätzen des Gesundheitszustandes

Körpermesswerte des Neugeborenen

- Körpertemperatur: rektale Messung, sofern keine Fehlbildungen im Bereich des Anus vorliegen
- Körpergewicht: Ermitteln mittels der Säuglingswaage
- Körperlänge: mittels Maßband, das der Hüft- und Kniebeugung folgend angelegt wird
- Kopf- und Brustumfang: Messung mit Maßband (am Kopf: Hinterhauptumfang, Hutmaß und biparietaler Kopfumfang)
- Durchmesser von Kopf und Schultern: Messung mit Beckenzirkel

Merke: Gewicht, Länge und Kopfumfang sind dokumentationspflichtig und müssen innerhalb der ersten Lebensstunde ermittelt werden.

Untersuchung des Neugeborenen

Fehlbildungen

- Gaumen des Neugeborenen mit dem Zeigefinger abtasten, um Spaltbildungen auszuschließen.
- Durch Einführen eines Fieberthermometers kann eine Anal- und mithilfe eines Absaugkatheters eine Ösophagusatresie festgestellt werden.

Fontanellen

> **Definition: Fontanellen** sind Knochenlücken am kindlichen Schädel, die sich zu bestimmten Zeiten schließen.

- große Fontanelle: rautenförmige Lücke, die sich zwischen dem 9. und max. 26. Lebensmonat verschließt
- kleine Fontanelle: dreieckig, schließt sich im ersten Vierteljahr
- werden abgetastet, um eine verfrühte Verknöcherung festzustellen
- Auffälligkeiten dem Arzt mitteilen

Geburtsbedingte Weichteilverletzungen

Der Durchtritt des Kopfes durch den engen Geburtskanal führt häufig zu:
- **Caput succedaneum (Geburtsgeschwulst):** teigige, ödematöse Schwellung am Hinterkopf zwischen behaarter Kopfhaut und Kopfschwarte (Sehnenhaube)
- **Kopfschwartenhämatom:** blutig ödematöse Schwellung im Bereich des Kopfes zwischen Kopfschwarte und Periost
- **Kephalhämatom:** Blutansammlung zwischen Knochenhaut und Schädelkalotte, begrenzt durch die Schädelnähte des jeweiligen Knochens.

Ursachen sind u.a. Vakuum- und Zangengeburten oder Druckschwankungen unter der Geburt.

Physiologische Neugeborenenreflexe

Die neurologische Untersuchung beinhaltet:
- Kontrolle des Muskeltonus
- Überprüfung des Reflexstatus (Tab. 6.4)
- Kontrolle der Hüfte durch Überprüfung der symmetrischen Beinlänge sowie der Gesäßfalten. Die Sonografie der Hüfte kann stationär oder vom niedergelassenen Pädiater durchgeführt werden.

***Tab. 6.4** Physiologische Neugeborenenreflexe.*

Neugeborenenreflexe	physiologisch nachweisbar	Erscheinungsbild
Suchreflex	bis Ende des 1. Lebensmonats	Auf Bestreichen der Wange wird der Mund verzogen und der Kopf zum Reiz hin gewendet.
Saugreflex	bis ca. 3. Lebensmonat	Das Kind führt saugende Bewegungen aus, sobald ein Gegenstand z.B. Finger, Sauger in den Mund gesteckt wird.
Schreitphänomen (Marche automatique)	bis Ende des 1. Lebensmonats	In senkrechter Haltung werden durch Berühren einer Unterlage mit den Füßen Schreitbewegungen ausgeführt.
Moro- oder Umklammerungsreflex	bis 4.–6. Lebensmonat	Bei Erschütterung der Unterlage oder plötzlichem Senken des Neugeborenen reagiert das Neugeborene mit Spreizen der Arme und Finger und anschließendem langsamen Zusammenführen der Arme über der Brust.

Tab. 6.4 *(Forts.) Physiologische Neugeborenenreflexe.*

Neugeborenenreflexe	physiologisch nachweisbar	Erscheinungsbild
Rückgrat- oder Galant-reflex	bis 4.–6. Lebens-monat	Nach Bestreichen des Rückens längs der Wirbelsäule biegt diese sich galant zur gereizten Seite hin.
Hand- und Fußgreif-reflex	bis 4.–6. Lebens-monat	Nach Bestreichen der Handinnenfläche wird diese zur Faust geschlossen. Die Zehen führen bei Berühren der Fußsohle eine umgreifende Bewegung aus.
asymmetrisch toni-scher Nackenreflex (ATNR) (Fechter-stellung)	bis zum 6. Lebens-monat	Bei passivem Wenden des Kopfes zu einer Seite in Rückenlage werden Arm und Bein auf der „Gesichtshälfte" gestreckt, auf der anderen Seite gebeugt.
Fluchtreflex	bis Ende des 2. Lebensjahres	Bei Bestreichen der Fußsohle erfolgt ein Zurückziehen des Beines (Fluchtreflex), Heben des äußeren Fußrandes und Dor-salflexion einer oder mehrerer Zehen.
Puppenaugen-phänomen	bis zum 10. Lebens-tag	Bei seitlicher Drehung des Kopfes bleiben diese stehen.

6

Neugeborenenscreening

- Erfolgt möglichst am 3. Lebenstag (49.-72. Lebensstunde), jedoch nicht nach dem 5. Lebenstag.
- Dient der Früherkennung von Stoffwechselerkrankungen wie Phenylketonurie, Galaktosämie, Hyperthyreose, Adrenogenitales Syndrom u.a.
- Voraussetzung ist die schriftliche Information und Zustimmung der Eltern.

Durchführung

- Vor Blutentnahme keine durchblutungsfördernden Salben verwenden.
- Das Hautdesinfektionsmittel muss vollständig abgetrocknet sein.
- Entnahme von Nativblut aus einer Vene oder Kapillarblut durch Fersenstich (muss seitlich erfolgen, um Verletzungen der Knochenhaut zu vermeiden, Abb. 6.2):
  - Kreise auf dem Spezialpapier mit je einem Tropfen Blut vollständig ausfüllen, auch die Rückseite muss durchtränkt sein.
  - **Cave:** Den gleichen Kreis nicht mehrmalig benetzen oder Blut auf der Rückseite aufbringen!
- Testkarte bei Raumtemperatur abtrocknen lassen.
- Ausgefüllte Testkarte in vorgesehene Hülle stecken und mit Laborschein am Tag der Entnahme weiterleiten.

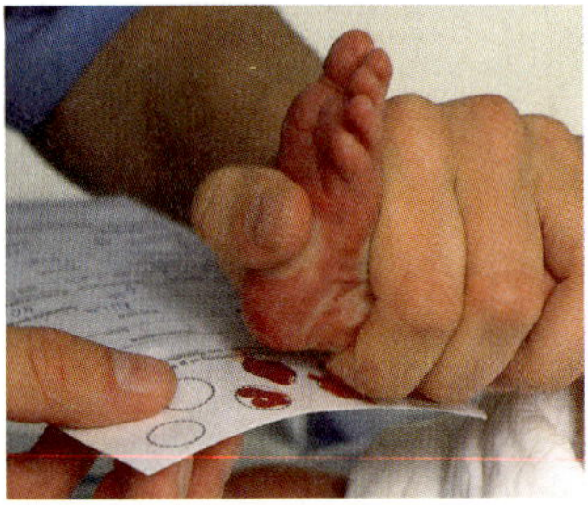

Abb. 6.2 *Neugeborenenscreening. Die Kreise auf der Testkarte werden vollständig mit Fersenblut benetzt und durchtränkt.*

Merke: Alle Anweisungen für Zeitpunkt und Technik der Applikation, Trocknung und Versand der Blutprobe müssen unbedingt eingehalten werden.

6.1.5 Pflege des Neugeborenen

- **Ruhige Umgebung:** Eltern-Kind-Beziehung fördern (= Bonding), ggf. Rooming-In ermöglichen
- **Überwachung** von
  - Atmung, Puls, Körpertemperatur, Haut
  - Trinkverhalten, Ausscheidungen, Körpergewicht
  - Verhalten des Neugeborenen
- **Atemwege freihalten:**
  - Ggf. absaugen, wenn Fruchtwasser verschluckt wurde.
  - Beim ersten Trinken oder Stillen vorsichtig vorgehen, da ggf. noch unentdeckte Fehlbildungen vorliegen können. Zwischendurch aufstoßen lassen.
  - Das Neugeborene stets in Rücken- oder Seitenlage lagern.
- **Körpertemperatur regulieren:**
  - Unterkühlung und Überwärmung vermeiden durch vorgewärmte Neugeborenenbetten und Waagen, Verwendung von Wärmelampen, Raumtemperatur von 20–22 °C.
  - Ausreichend Flüssigkeit zuführen, damit kein Durstfieber entsteht.
- **Infektionen vermeiden:**
  - Eltern bzgl. der Infektionsgefahren informieren, hier v. a. auf den potenziell infektiösen Wochenfluss hinweisen.
  - Sorgfältige Händedesinfektion bei Pflegenden und Eltern beachten.
  - Besucher und Pflegende mit Infektionen (z. B. Herpes labialis, Erkältungskrankheiten) sollten dem Neugeborenen fernbleiben oder Mundschutz tragen.
  - Bei Kephalhämatom: keine Berührung des Kopfes in diesem Bereich, Hämatom bei Hautläsionen steril abdecken, keine Lagerung auf dem Hämatom, keine Berührung mit Wasser.
  - Bei Brustdrüsenschwellung: Diese mit Watte abpolstern, Druck und Manipulationen vermeiden, bei Austritt von Hexenmilch Brust mit steriler Kompresse abdecken und Kontakt mit Wasser vermeiden. Die Eltern entsprechend informieren und anleiten.
- **Körper- und Hautpflege durchführen:**
  - Beim Waschen oder Baden nur warmes Wasser oder milde, pH-neutrale Produkte möglichst ohne Konservierungs-, Farb- und Duftstoffe verwenden.
  - Kind sorgfältig abtrocknen, v. a. in Hautfalten und zwischen den Zehen und Fingern.
  - Bei häufigem Spucken das Gesicht des Kindes zwischendurch mit Wasser reinigen.
  - Bei Akne die betroffenen Hautareale ggf. mit sterilen Tupfern und einer austrocknenden Lösung nach Anordnung des Arztes betupfen.
  - Fingernägel grundsätzlich nur in Ausnahmesituationen schneiden.
- **Gewicht kontrollieren:** Durchführung mithilfe von Somatogramm und Perzentilenkurven.

Pflege des Nabelschnurrestes

- Die Nabelpflege erfolgt 1 x tgl. oder nach Bedarf. Man unterscheidet: geschlossene Methode mithilfe eines Nabelverbandes, offene Nabelversorgung ohne Nabelverband
- **Material:**
  - Händedesinfektionsmittel, Abwurfschale
  - sterile NaCl-Lösung 0,9% zur Reinigung oder Hautdesinfektionsmittel bei infiziertem Nabel
  - sterile Tupfer oder evtl. sterile Kompressen
  - evtl. Schutzhandschuhe (sterile, z.B. bei Frühgeborenen)
  - Nabeltherapeutikum bei infiziertem Nabel nach ärztlicher Anordnung
  - Netzschlauchverband zum Fixieren bei geschlossener Nabelversorgung

Durchführung bei unauffälliger Nabelwunde

- Händedesinfektion durchführen (Tragen von Schutzhandschuhen empfohlen).
- Vorhandene Tupfer entfernen, in die Nierenschale abwerfen, evtl. getragene Schutzhandschuhe verwerfen.
- Hände erneut desinfizieren.
- Inspektion und Beurteilung des gesamten Nabelbereiches (Veränderungen dem Arzt anzeigen).
- Nabelschurrest nach dem Säuglingsbad abtrocknen und unbedeckt lassen oder mit steriler Kompresse umhüllen und mit Netzverband fixieren.
- Windel unterhalb des Nabels verschließen, um keine feuchte Kammer zu bilden.

6

> **Merke:** Bei feuchtem Nabel oder Auffälligkeiten Nabelring, Nabelschnurrest einschl. Nabelklemme mit sterilen Tupfern und steriler 0,9% NaCl-Lösung oder Hautdesinfektionsmitteln reinigen. Die Nabelschnurklemme mit Kompresse schützen, um Druckstellen auf der Haut zu vermeiden.

Durchführung bei auffälliger Nabelwunde

Bei schmierigem und infiziertem Nabelschnurrest oder Nabelgrund:

- Stets mit Schutzhandschuhen den Nabelverband entfernen und diese anschließend verwerfen.
- Nabelschnurrest oder Nabelgrund sorgfältig beobachten, Veränderungen dem Arzt zeigen.
- Nach ärztlicher Anordnung Abstrich abnehmen.
- Stets eine Hautdesinfektion des Nabelringes, Nabelschnurrestes einschl. der Nabelklemme bzw. des Nabelgrundes durchführen, dabei Schutzhandschuhe tragen und diese anschließend verwerfen.
- Nabeltherapeutikum nach ärztlicher Anordnung auftragen.
- Hände erneut desinfizieren, Nabelschnurrest oder Nabelgrund mit sterilem Tupfer abdecken und mit einem Netzschlauchverband fixieren.

> **Merke:** Keinen Zug auf den Nabelschnurrest ausüben! Dadurch kann es zu Einrissen und somit zu einer pathogenen Keimbesiedlung kommen.

6.2 Pflege von Frühgeborenen

6.2.1 Grundlagen

Definition: Eine **Frühgeburt** liegt vor, wenn das Kind vor der 37. SSW oder dem 260. Schwangerschaftstag geboren wird.

Ursachen

- Amnioninfektionssyndrom
- Allgemeinerkrankungen der Mutter (z.B. Bluthochdruck)
- EPH-Gestose, Mehrlingsschwangerschaft
- Plazenta prävia, Uterusanomalien
- Zervixinsuffizienz, vorzeitiger Blasensprung
- Beendigung der Schwangerschaft bei kindlichem Risiko

Folgen für das Frühgeborene

Die Unreife der Organe kann alle wichtigen Organsysteme betreffen und lebensbedrohliche Zustände verursachen, u.a.:

- Atemnotsyndrom, intrakranielle Blutungen, Retinopathie
- Hypothermie, Hypoglykämie, Bradykardie
- Atemstillstand aufgrund der Unreife des Atemzentrums
- erhöhte Infektanfälligkeit
- Ausscheidungsprobleme, Niereninsuffizienz
- neurologische Schädigungen
- Verzögerung der körperlichen und intellektuellen Entwicklung

6.2.2 Erstversorgung im Kreißsaal

Allgemeines zur Erstversorgung im Kreißsaal s.S.277.

Wärmeerhalt

- Erstversorgung auf einer Reanimationseinheit mit Wärmestrahler und beheizter Matte
- sofortiges Abtrocknen des Kindes, Vermeiden von Zugluft
- Befeuchten und Erwärmen von Sauerstoff
- Vorwärmen des Transportinkubators

Prävention einer Hirnblutung

- Baby in Mittelstellung auf dem Rücken lagern, damit Kopf nicht zur Seite rollt und Halsvenen nicht abknicken, somit wird der ungehinderte venöser Rückfluss gewährleistet.
- Kopf mit z.B. einer gerollten Stoffwindel seitlich stützen, damit er in dieser Lage bleibt.
- In Rückenlage Arme seitlich am Körper oder in Seitenlage vor die Brust legen (z.B. beim Legen eines periphervenösen Zugangs).
- Lagerung gibt dem Kind Stabilität und Sicherheit, in Seitenlage kommt der Kopf automatisch in Mittelstellung zum Körper.

Beatmung

- Bei Maskenbeatmung oder Intubation Kopf des Kindes nicht gegen Unterlage pressen → Gefahr einer Hirnblutung.
- Korrekte Maskengröße benutzen, runde Masken mit wulstigem Rand schließen am sichersten dicht ab.

- Je nach Ateminsuffizienz wird das Frühgeborene unterstützt durch Gabe von Sauerstoff, Maskenbeatmung mittels Handbeatmungsbeutel oder Beatmungsgerät, positiven Atemwegsdruck mittels Nasen-CPAP oder maschinelle Beatmung nach Intubation. Möglich ist auch eine Kombination der Maßnahmen.
- Bei sehr unreifen Frühgeborenen mit Surfactantmangel wird ggf. bereits im Kreißsaal Surfactant über den Endotrachealtubus verabreicht.
- Nach Maskenbeatmung und Intubation oder nach Anlegen eines Nasen-CPAP wird eine Magensonde zur Aspirationsprophylaxe und zur Entlüftung des Magens auf Ablauf gelegt.

6.2.3 Unterstützung der Atmung

- Grundlagen zur Beobachtung und Unterstützung der Atmung s.S.76.
- Sauerstoff- und Kohlendioxidgehalt im Blut mittels transkutaner Sonden und Pulsoxymeter nach ärztlicher Anordnung überwachen.
- Klinische Beobachtung und Monitorüberwachung sind wichtig, um zwischen periodischer Atmung und Apnoen zu unterscheiden. Apnoen können häufig durch kutane Reize (Anstupsen, Streichen der Fußsohlen, leichtes Reiben von Rücken oder Thorax) behoben werden.
- Da Frühgeborene noch keinen gut entwickelten Schluckreflex haben, schlucken sie den eigenen Speichel nicht und müssen daher evtl. oral abgesaugt werden.
- Atemstimulierende Medikamente wie Theophyllin oder Koffeinzitrat werden nach ärztlicher Anordnung verabreicht.
- Benötigt das Frühgeborene Sauerstoff, kann die Inkubatorluft mit Sauerstoff angereichert werden oder dem Baby mittels einer Sauerstoffbrille für Frühgeborene zugeführt werden. Aufgrund der Lungenunreife können Intubation und anschließende künstliche Beatmung erforderlich werden. Ggf. wird Surfactant über den Endotrachealtubus verabreicht.

6.2.4 Kreislaufstabilisierende Maßnahmen

Blutdruckschwankungen sind in den ersten Lebensstunden häufig und können zu Hirnblutungen führen. Daher sind RR-Schwankungen im Rahmen von Pflegemaßnahmen zu vermeiden.

- Direkt nach der Geburt das Frühgeborene mit 30° erhöhtem Oberkörper und den Kopf in Mittelstellung entweder auf dem Rücken oder auf einer Seite lagern; den Hinterkopf zusätzlich in Rückenlage weich lagern. Bauch-, Flach- und Kopftieflagerung vermeiden.
- Fototherapieschutzbrillen keinesfalls zirkulär befestigen.
- Unruhe und Schreien des Kindes möglichst vermeiden, da dies zu RR-Schwankungen und einem Anstieg des Hirndrucks führen kann.
- Auf die Aufrechterhaltung der normalen Körpertemperatur achten, da zwischen Hypothermie (Kältestress) und dem Auftreten von Hirnblutungen ein Zusammenhang besteht.
- RR-Kontrolle intermittierend, bei schwerkranken Frühgeborenen ggf. auch durch eine kontinuierliche arterielle Blutdruckmessung durchführen. Die Messintervalle und ggf. blutdruckunterstützende Maßnahmen werden vom Arzt angeordnet.

6.2.5 Regulation der Körpertemperatur

Frühgeborene sind aus folgenden Gründen besonders von einer Hypothermie bedroht:

- sehr große Körperoberfläche im Verhältnis zur Körpermasse
- geringes braunes, Wärme produzierendes Fettgewebe
- hoher Wasserverlust über die unreife Haut
- geringes subkutanes, isolierendes Fettgewebe

Sie müssen deshalb in einer thermoneutralen Umgebung untergebracht werden. Diese ist umso höher, je unreifer das Kind ist (Tab. 6.5).

Inkubatortemperatur und -feuchte

- Die Thermoneutraltemperatur ist in der ersten Lebenswoche abhängig vom Gestationsalter und dem Lebensalter in Tagen. In der zweiten Lebenswoche ist sie abhängig vom Körpergewicht und vom postnatalen Lebensalter in Tagen (Tab. 6.5).
- Die Luftfeuchtigkeit im Inkubator richtet sich nach dem Gewicht des Frühgeborenen, ist jedoch auch abhängig vom Gestationsalter, dem Lebensalter in Tagen sowie der Hautreife:
  - Frühgeborene < 1500g: 60–70% relative Feuchte
  - Frühgeborene < 1200g: 70–80% relative Feuchte
  - Frühgeborene < 1000g: 80–90% relative Feuchte

Inkubatortemperatur und -feuchte werden stündlich kontrolliert und dokumentiert.

Tab. 6.5 *Thermoneutrale Inkubatortemperatur (in °C) für unbekleidete Frühgeborene (nach Obladen 1995).*

Gewicht (in g)	Lebensalter 1. Tag	2.–3. Tag	4.–7. Tag	8. Tag
≤ 1000	36°	35°	34°	33°
1001–1500	35°	34°	33°	32°–33°
1501–2000	34°	33°	32°–33°	32°
2001–2500	33°	32–33°	32°	31°
2501–3000	32°–33°	32°	31°	30°
> 3000	32°	31°	30°	29°

Die angegebenen Richtwerte gelten für unbekleidete Neugeborene verschiedenen Alters bei der Pflege in Einzelwandinkubatoren und 80% Luftfeuchte. Das Schema bedarf der ständigen individuellen Überprüfung. Beim Frühgeborenen spielen außer Gewicht und Alter in Lebenstagen auch Gestationsalter und Hautreife eine Rolle. Äußere Faktoren müssen ebenfalls berücksichtigt werden (Einzel- oder Doppelwandinkubator, Phototherapie, Raumtemperatur).

Weitere Maßnahmen

- Raumtemperatur bei 26–28°C halten.
- Um Wärmeverlust über die Kopfhaut zu vermeiden, bekommt das Frühgeborene eine Mütze aufgesetzt, z.B. aus Baumwollschlauchverband, gefüttert mit Watte zur Wärmeisolierung. Sehr kleine Frühgeborene unter 1000g Geburtsgewicht können zusätzlich mit Klarsichtfolie abgedeckt werden → dient dem Wärmeerhalt, nicht dem Aufwärmen.
- Während Pflegemaßnahmen Inkubatorklappen nur kurze Zeit offen lassen, Kind soweit wie möglich zudecken. Röntgenkassetten, Waagen usw. vorwärmen.
- Feuchte Unterlagen (z.B. nasse Windeln) unverzüglich durch trockene ersetzen.
- Erhält das Frühgeborene Sauerstoff über eine Sauerstoffbrille bzw. bei künstlicher Beatmung, Inspirationsgas befeuchten und erwärmen (i.d.R. auf 36–37°C) → respiratorischen Wärmeverlust verringern.
- Wird extern Wärme zugeführt (z.B. durch Fototherapielampen), Inkubatortemperatur reduzieren (in Schritten von 0,5°C), um Überwärmung des Kindes zu verhindern. Feuchte im Inkubator ebenso reduzieren.
- **Hypothermie:** Aufwärmen um 1 Grad pro Std. anstreben, bei rascherem Aufwärmen Gefahr von gesteigertem Sauerstoffverbrauch und Kreislaufbelastung.
- **Hyperthermie:** Inkubatortemperatur alle 30 Min. um 0,5°C senken, bis das Kind die gewünschte Körpertemperatur erreicht hat.

- **Wärmebett:** Hält ein Kind seine Körpertemperatur bei niedriger Inkubatortemperatur stabil, kann es in ein Wärmebett gelegt werden. Voraussetzungen:
  - Körpergewicht über 1500 g
  - stabile Körpertemperatur bei einer Inkubatortemperatur von 27–29 °C
  - kontinuierliche Gewichtszunahme von 15–20 g pro Tag seit 3–5 Tagen

6.2.6 Frühgeborenengerechte Umgebung

Umgebung und Tagesablauf können „frühgeborenengerecht" gestaltet werden, indem Pflegepersonal, Ärzte und Eltern äußere Reize regulieren und dem Frühgeborenen Hilfen anbieten, um Reize zu integrieren.

Beobachtung und Berührung

- Beobachten, auf welche Art von Berührung das Frühgeborene mit Stress bzw. Wohlbefinden reagiert (Veränderungen von Hautfarbe, Muskeltonus, Atmung, Herzfrequenz u.a.).
- Berührungen (z.B. Legen der flachen Hand an Füße und Kopf) oder beruhigendes Streicheln bewusst einsetzen, damit das Kind angenehme Berührungen erlebt.
- Das Frühgeborene nur mit warmen Händen berühren.

6

Minimal Handling

Minimal Handling bedeutet, Stress beim Frühgeborenen zu vermeiden. Hierzu gehören:

- **Schutz vor Routinemaßnahmen:** Nicht unbedingt erforderliche Maßnahmen unterlassen, diagnostische und pflegerische Maßnahmen aufeinander abstimmen (z.B. Windelwechsel während einer Röntgenuntersuchung). Belastende Maßnahmen zeitlich begrenzen.
- **Schutz vor Lärm:** Auf akustische Alarmmeldungen der Überwachungsgeräte umgehend reagieren und die Lautstärke möglichst reduzieren. Türen, Klappen und Deckel leise schließen, Arbeitsgeräte und -utensilien nicht auf dem Inkubator ablegen. Spieluhren nicht unmittelbar neben dem Kopf des Babys abspielen.
- **Schutz vor Unruhe und Schmerzen:** Das Frühgeborene erhält b. Bed. sedierend und/oder analgetisch wirkende Medikamente auf ärztliche Anordnung. Beruhigend wirkt eine begrenzende Lagerung („Nestlagerung") sowie Möglichkeiten zum Greifen und Saugen.

> **Merke:** Neben den akustischen Alarmen der Überwachungs- und Therapiegeräte ist der Hauptlärmfaktor das Personal!

Kängurumethode

> **Definition:** Das Legen eines unbekleideten Frühgeborenen in Bauchlage auf die nackte Brust einer Betreuungsperson wird als **Kängurumethode** bezeichnet.

Ziele

- Stimulation durch Hautkontakt mit den Eltern
- Reduktion von periodischer Atmung, Apnoen und Bradykardien
- längere Zeiten ruhiger Aufmerksamkeit oder tiefen Schlafes
- weniger Unruhe und Schreien

- Anregung der Milchbildung bei der Mutter, erleichtertes Anlegen an der Brust, höhere Motivation der Mutter beim Abpumpen, bis das Stillen möglich wird
- erleichterte Eltern-Kind-Bindung, mehr Selbstvertrauen in die elterlichen Fähigkeiten

Voraussetzungen

- **Beim Baby:**
  - stabiler Kreislauf, kein schwankender Sauerstoffbedarf, stabile Beatmungsparameter
  - keine Nabelgefäßkatheter oder Pleuradrainagen
  - sichere Fixierung aller venösen Zugänge
  - keine geplanten Untersuchungen während der vorgesehenen Zeit
- **Bei den Eltern:**
  - Sie sollten mind. 1 Std. Zeit und Ruhe für die Kängurumethode und keine Erkältung, Grippe, Fieber oder gastrointestinale Beschwerden haben (Infektionsgefahr).
  - Mütter nach Kaiserschnitt müssen selbst kreislaufstabil sein. Stillende Mütter sollten vorher abpumpen und Stilleinlagen mitbringen, falls der Milchfluss angeregt wird.
  - Väter sollten duschen oder Oberkörper und Arme waschen, da Frühgeborene nur gegen die Hautkeime der Mutter eine gewisse Immunität besitzen.

6

6.2.7 Unterstützung des Schlaf-Wach-Rhythmus

Der Tagesablaufs muss einen regelmäßigen Schlaf-Wach-Rhythmus unterstützen, d.h.:

- Pflegemaßnahmen werden gebündelt, um längere Ruhepausen zu ermöglichen.
- Ruhephasen werden von Phasen der Aktivität deutlich abgegrenzt, indem ein dunkles Tuch über den Inkubator gelegt und die Beleuchtung gedämpft wird.
- Muss das Kind kontinuierlich beobachtet werden, kann eine Fototherapieschutzbrille das Kind vor der künstlichen Beleuchtung abschirmen.

> **Merke:** Im Schlaf wird das Wachstumshormon STH ausgeschüttet, daher schlafende Frühgeborene nur im Notfall stören!

6.2.8 Ernährung des Frühgeborenen

Allgemeine Grundlagen zur Ernährung s. S. 139.

Förderung des Saug- und Schluckreflexes

Zur Befriedigung der oralen Bedürfnisse wird dem Frühgeborenen ein Schnuller, der eigene Daumen oder die eigene Hand zum Saugen angeboten. Die Mundpflege soll ein angenehmes orales Erlebnis sein und die Mundmotorik fördern. Sie wird mit Muttermilch, Frühgeborenennahrung, Tee oder Glukose 5% durchgeführt. Die Eltern werden in diese Pflegemaßnahmen einbezogen.

Beim wachen Frühgeborenen werden bei jeder Mahlzeit einige Tropfen Milch in den Mund gegeben, um das Kind an den Geschmack zu gewöhnen, das Schlucken zu trainieren und den Speichelfluss anzuregen.

Enterale Ernährung

Eine frühzeitige enterale Ernährung (möglichst vom ersten Lebenstag an) wird auch bei sehr unreifen Frühgeborenen angestrebt. Die optimale Nahrung für Frühgeborene ist Muttermilch. Sie kann b. Bed. angereichert werden, um die Zufuhr von Protein, Kalzium, Phosphat und Vitaminen zu erhöhen.

- Bei Frühgeborenen < 32. SSW ist die Koordination von Saugen, Schlucken und Atmen häufig nicht möglich, sie benötigen eine orale oder nasale Magensonde.
- Zu Beginn der enteralen Ernährung erhält das Kind nach Anordnung 1 oder 2 Mahlzeiten Tee oder Glukoselösung im Abstand von 2–3 Std., um die Magen-Darm-Passage zu prüfen.
- Die Gabe von 2–3 ml/kg KG Muttermilch oder hydrolysierter Frühgeborenen-Nahrung erfolgt bei Frühgeborenen < 1500 g i.d.R. alle 2 Std. und bei Frühgeborenen > 1500g alle 3 Std.
- Wird die Nahrung gut toleriert (d.h. nicht mehr als 1–3 ml/kg KG Magenrest), kann die Menge pro Mahlzeit nach Anordnung jeden Tag gesteigert werden (i.d.R. 1–2 ml/Mahlzeit).
- Kommt es aufgrund eines Zwerchfellhochstandes nach den Mahlzeiten zu Atemproblemen ist evtl. ein Nahrungsdauertropf hilfreich.

Sicheres Trinken

- Bei den ersten Trinkversuchen wird eine kleine Menge Nahrung (0,5–1 ml) über einen Sauger in den Mund geträufelt. Aufgrund der Aspirationsgefahr wird meist Tee angeboten.
- Die Koordination von Saugen, Schlucken und Atmen kann zum Absinken der Herzfrequenz oder der Sauerstoffsättigung sowie zu Atempausen führen. Daher ist die Überwachung mit EKG-Monitor und Pulsoxymeter wichtig, bis das Kind sicher trinken kann.
- Bei ersten Anzeichen einer Belastung Trinkversuch unterbrechen, nach ca. 5 Min. erneut versuchen. Treten wieder Belastungszeichen auf, Nahrungsgabe mit der Flasche abbrechen und restliche Mahlzeit sondieren.

Funktionales Trinken

> **Definition: Funktionales Trinken** bedeutet, dass das Kind in einem angemessenen Zeitraum (bis zu 30 Min. pro Mahlzeit) die erforderliche Menge Milch trinken kann.

Unterstützung beim Trinken

- **Positionsunterstützung:** Baby auf eine zum Dreieck gefaltete Mullwindel legen, sodass die seitlichen Zipfel nach vorne überkreuzt werden können. Dabei bleiben die Hände frei, die Arme kommen nach vorne und die Aufrichtung des Thorax wird erleichtert. Die Oberschenkel und Füße sollen sich abstützen können und der Kopf befindet sich in Mittelstellung zum Körper.
- Beginnt das Kind zu saugen, leichten Zug auf den Sauger ausüben; oft wird hierdurch das Saugen des Kindes fester und gleichmäßiger.
- **Schlechter Lippenschluss und schwaches Saugen:** Während des Fütterns leichten Druck auf den Musculus orbicularis oris (Ringmuskel des Mundes) ausüben. Manchmal hilft auch ein leichter Druck mit einem Finger unter dem Kinn.
- **Ungenügende Koordination von Saugen und Schlucken:** Einen Finger leicht auf das Hyoid (Zungenbein) legen, um zu tasten, ob das Kind schluckt. Leichtes Streichen über die Zungenbeinmuskulatur in Richtung des Sternums kann das Schlucken unterstützen.

> **Merke:** Frühgeborene können oft noch nicht gleichzeitig saugen und schlucken, sondern sie schlucken vor oder nach dem Saugen. Daher müssen Trinkversuche langsam durchgeführt und die Flasche häufiger aus dem Mund des Kindes genommen werden, damit es Gelegenheit zum Schlucken hat.

- **Oral hyposensitive Kinder:** Um das Kind auf das Nahrungsangebot aufmerksam zu machen, helfen leichte Berührungen um den Mund herum und an der Zunge.
- **Oral hypersensitive Kinder:** Kindern, die häufig oral abgesaugt wurden, sollten möglichst oft die eigenen Finger zum Saugen angeboten werden. Anatomisch geformte Schnuller ermöglichen eine angenehme intraorale und periorale Stimulation.
- **Ungenügende oder zu langsame Nahrungsaufnahme:** Wenn ein Frühgeborenes 2-mal nacheinander seine Mahlzeit nicht trinkt oder mehr als 30 Min. für eine Mahlzeit benötigt, sollte die nächste Mahlzeit sondiert werden. Das Kind verbraucht sonst ggf. mehr Kalorien beim Trinken als es durch die Nahrung erhält.

Nahrungsaufnahme ad libitum

> **Definition: Ernährung ad libitum** (= nach Belieben) bedeutet, das Kind bestimmt selbst Zeit und Menge der Mahlzeit.

Voraussetzungen

- Körpergewicht von mind. 1500 g
- rein enterale Ernährung, stabile Blutzuckerwerte
- koordiniertes Saugen, Schlucken und Atmen

Kontraindikationen

- akute Erkrankungen
- schwere neurologische Beeinträchtigung

Durchführung

- Maximalen Abstand zwischen 2 Mahlzeiten mit dem Arzt absprechen.
- Ist eine Mindestmenge an Nahrung festgelegt, ggf. zu den Mahlzeiten die entsprechende Menge nachsondieren.
- Regelmäßig Gewichtskontrollen durchführen.
- Verschlechtert sich das Trinkverhalten, kann dies ein Hinweis auf eine Erkrankung sein (z. B. Infektion).

Stillen von Frühgeborenen

- Allgemeines zum Stillen und zum Abpumpen von Muttermilch s. S. 302.
- Frühgeborene mit 1000–1500 g KG, die kreislaufstabil sind und das Saugen, Schlucken und Atmen koordinieren können (meist ab der 32. SSW), dürfen zum Stillen angelegt werden.
  - Aufgrund eines anderen Saugmusters an der Brust haben sie i. d. R. beim Stillen weniger Bradykardien und bessere Sauerstoffsättigungswerte als beim Trinken aus der Flasche.
  - Trinken an der Brust braucht meist mehr Zeit als Trinken aus der Flasche → auf Erschöpfungsanzeichen achten.
- Bei Frühgeborenen < 1000 g KG ist das Stillen aufgrund des noch schwachen Saug- und Schluckreflexes und der mangelnden Koordination mit der Atmung nur in Ausnahmen möglich.

6.2.9 Ausscheidung

Allgemeines zur Ausscheidung s. S. 151.

Aufgrund der Organunreife kann es zu Problemen bei der Ausscheidung von Urin und/oder Stuhl kommen. Eine Flüssigkeitsbilanzierung in den ersten Lebenstagen ist nicht generell notwendig, aber die Beobachtung der Urinausscheidung.

- **Urinausscheidung:** Ist ein Blasenkatheter erforderlich, können auch die kleinsten Ballonkatheter zu groß sein. Ersatzweise kann eine dünne Magensonde verwendet werden. Da diese sich nicht blocken lässt, muss sie sicher fixiert werden.
- **Stuhlausscheidung:** Das regelmäßige Absetzen von Stuhlgang spätestens ab dem 3. Lebenstag ist Grundvoraussetzung für einen erfolgreichen Nahrungsaufbau.
  - Frühgeborene können noch keine Bauchpresse ausüben, haben aber evtl. durch den Zusatz von Kalzium und Phosphat zur Milch einen sehr festen Stuhlgang. Eine bei jedem Wickeln durchgeführte **Bauchmassage** im Uhrzeigersinn kann sehr hilfreich sein. Beim Wickeln, Waschen oder Lagern können drehende Bewegungen des Beckens die Darmperistaltik mobilisieren.
  - **Einläufe** erfolgen auf ärztliche Anordnung mit körperwarmer Lösung (z. B. physiologische Kochsalzlösung, evtl. Zusatz wie Glyzerin oder Mazola-Öl 1:1 gemischt mit NaCl 0,9%, Menge des Einlaufs 2–3 ml/kg KG). Zur Durchführung sollte ein kleiner Rektalapplikator verwendet werden.
- Auffällige Veränderungen wie geblähtes, gespanntes Abdomen, vermehrte Venenzeichnung, Rötung oder livide Verfärbung der Bauchdecke können auf nekrotisierende Enterokolitis hinweisen.

6

Merke: Bei Verwendung einer dünnen Magensonde für einen Einlauf besteht die Gefahr einer Schleimhautverletzung.

6.2.10 Lagerungen des Frühgeborenen

Merke: Zum Lagern, Wickeln und Herausnehmen aus dem Inkubator sollte das Frühgeborene nach den Prinzipien des Säuglingshandlings nach Bobath oder des Kinästhetik Infant Handlings bewegt werden.

Praxistipp: Ein einfaches Lagerungshilfsmittel sind mit körperwarmem Aqua dest. gefüllte Handschuhe, die sich gut an den Körper des Frühgeborenen schmiegen und Halt und Wärme geben.

- **Oberkörperhochlagerung** bei waagrechter Liegefläche mithilfe der Drei-Stufen-Lagerung (Abb. 6.3): Baumwollwindel/kleines Handtuch so zusammenfalten, dass 3 Stufen entstehen, mittlere Stufe muss so lang sein wie der Thorax des Babys von der Schulter bis zum Ende der Rippen. Gefaltete Windel umgedreht auf die Liegefläche legen und das Baby so darauf betten, dass die Stufen jeweils mit dem Beginn der Zwischenräume (Hals, Ende der Rippenbögen, Becken) übereinstimmen → Kopf liegt höher als Brustkorb, Brustkorb höher als Becken. Lagerung durch Stoffwindel so sichern, dass das Kind bei allen Bewegungen eine uterusähnliche Begrenzung spürt.

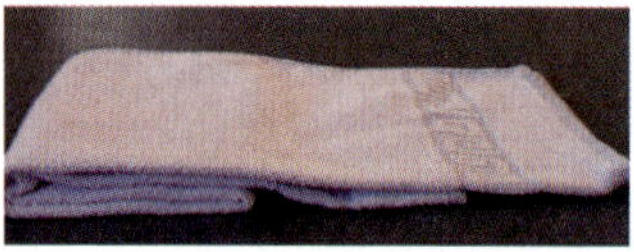

Abb. 6.3 *Drei-Stufen-Lagerung.*

- **Rückenlage:** Arme und Beine unterlagern, sodass sie nicht durch Muskelanspannung gehalten werden müssen und das Baby mit den Füßen Halt findet (Abb. 6.4a).
- **Seitenlage:** Beide Arme kommen nach vorne in das Gesichtsfeld des Kindes, der Kopf liegt in Mittelstellung zum Körper. Eine Stoffwindel zwischen den Knien verhindert die vollständige Adduktion des oben liegenden Beines. Beine in Flexion lagern, Unterschenkel und Fuß des oben liegenden Beines unterlagern. Eine zusammengerollte Stoffwindel in Form eines Nestchens verhindert ein Zurückrollen in die Rückenlage (Abb. 6.4b).
- **Bauchlage:** Stabilste Lage, denn sie verhindert Überstreckung und fördert den Schlaf. Nicht anwenden bei obstruktiven Apnoen. Besonders geeignet für Kinder, die aus Beckenendlage entbunden wurden → Förderung der Hüftextension. 2 Möglichkeiten:

1. Zusammengefaltete Stoffwindel vom Kopf bis zur Hüfte längs unter das Kind legen. Arme und Beine liegen beiderseits des Körpers etwas tiefer und können gebeugt gehalten werden, Hände zeigen symmetrisch nach oben. Unteres Ende der Stoffwindel umschlagen, damit Füße zueinander zeigen und zu starke Außenrotation der Unterschenkel vermieden wird. Lagerung durch gerollte Stoffwindel in Form eines Nestchens sichern. Zur besseren Wirbelsäulenaufrichtung können die Schultern mit unterlagert werden (Abb. 6.4c).
2. Dreiviertel-Bauchlage (Abb. 6.4d): Gerollte Stoffwindel durch die Beine des Babys führen, sodass das Kind mit dem Bauch auf der Windel liegt. Das obere Bein befindet sich in Flexion, das untere in Extension. Kopf in Verlängerung der Wirbelsäule mit unterlagern. Der Hinterhauptsarm liegt gestreckt neben dem Körper, die Handinnenfläche zeigt nach oben. Zur weiteren Begrenzung des untenliegenden Beines eine zweite, gerollte Stoffwindel verwenden.

> **Praxistipp:** Aufgrund der erhöhten Gefahr des plötzlichen Kindstodes in Bauchlage ist eine kontinuierliche Monitorüberwachung wichtig. Eltern müssen darauf hingewiesen werden, dass sie ihr Baby zuhause nicht unbeaufsichtigt auf den Bauch legen sollen.

Abb. 6.4 *Lagerungen von Frühgeborenen.* ***a*** *Rückenlage,* ***b*** *Seitenlage,* ***c*** *Bauchlage auf gefalteter Stoffwindel,* ***d*** *Dreiviertel-Bauchlage*

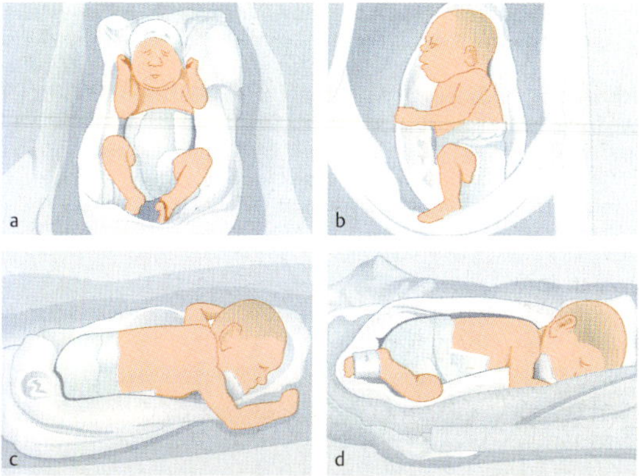

6.2.11 Hygienisches Arbeiten

Merke: Jede Pflegeperson, die Frühgeborene im Inkubator pflegt, muss in den Gebrauch des Inkubators eingewiesen sein und entsprechende Hinweise des Herstellers beachten.

Das Arbeiten im Inkubator erfordert

- vorherige Desinfektion von Händen und Unterarmen bis zum Ellenbogen,
- Öffnen der Inkubatorklappen durch Druck mit dem Ellenbogen auf die Verriegelung,
- Wiederholung der Desinfektion zwischen den einzelnen Verrichtungen innerhalb und außerhalb des Inkubators.
- Saubere Gegenstände am Kopfende des Inkubators eingeben, schmutzige Gegenstände am Fußende ausschleusen. Schmutzige Windeln, benutztes Fieberthermometer sowie verschmutzte Bettwäsche sofort ausschleusen.
- Inkubatorinnenraum täglich mit sterilem Wasser reinigen.
- Bei Befeuchtung der Inkubatorluft Hinweise der Herstellers bezügliche Hygiene beachten.
- Inkubator alle 7 Tage wechseln (→ gründliche Reinigung).
- Schlussdesinfektion nach Angaben des Herstellers durchführen.
- Eltern bzgl. der hygienischen Regeln und geräuscharmem Öffnen und Schließen der Klappen anleiten.

6.3 Störungen in der Neugeborenenphase

6.3.1 Hyperbilirubinämie (Icterus neonatorum)

Definition: Icterus neonatorum bezeichnet die Gelbsucht bei Neugeborenen.

Durch vermehrten Abbau des überschüssig vorhandenen Hämoglobins kommt es zur Erhöhung des indirekten (unkonjugierten) Bilirubins im Blut und noch unreifer Leberzellen mit ungenügender Glukuronyltransferase-Aktivität. Man unterscheidet:

- **physiologische Hyperbilirubinämie:** Die Erhöhung des indirekten Bilirubins ist innerhalb bestimmter Grenzwerte physiologisch und nicht behandlungspflichtig. Sie tritt zwischen dem 2.-6. Lebenstag auf. Anhand einer Tabelle kann der Arzt die Indikation zur Therapie stellen.
- **Icterus gravis:** Steigt der Wert darüber, handelt es sich um eine pathologische Hyperbilirubinämie, die diagnostische und therapeutische Konsequenzen hat, da u.U. die schwere Komplikation eines **Kernikterus** droht.

Symptome

- **einfacher Verlauf:** Ikterus von Haut, Skleren und Schleimhäuten
- **schwerer Verlauf:** Leber und Milz sind vergrößert, abgeschwächte Reflexe, Trinkschwäche, Apathie, ggf. Apnoen, Bradykardien

Merke: Eine Gelbsucht am ersten Lebenstag ist immer pathologisch und muss sofort kinderärztlich behandelt werden.

Diagnostik

- genaue Beobachtung von Hautkolorit und Allgemeinzustand in den ersten 14 Tagen
- Bestimmung des Bilirubinwertes im Blut

Therapie

- **Fototherapie:** Fototherapielampen mit Wellenlängenbereich 450–470 nm. Unter Lichteinfluss verwandelt sich das wasserunlösliche Bilirubin in wasserlösliches Bilirubin und kann somit über Niere und Darm ausgeschieden werden.
  - Kind nur mit einer Windel bekleidet unter die Lampe legen.
  - Zum Schutz der Augen Schutzbrille aufsetzen.
  - Alle 2–4 Std. umlagern.
- **Bluttransfusion:** Schwerere Formen mit hohen Bilirubinkonzentrationen können eine Blutaustauschtransfusion notwendig machen.

Pflegebedarf

Es können folgende Pflegeprobleme auftreten:
- mangelnde Nahrungszufuhr durch Trinkschwäche
- erhöhter Flüssigkeitsverlust durch verstärkte Perspiratio insensibilis und wässrige Stühle
- Netzhautschädigungen unter Einfluss der Lichtbestrahlung
- Körpertemperaturschwankungen
- Apnoen und Bradykardien bei untergewichtigen Neugeborenen
- trockene rissige Haut, Erytheme und Exantheme
- Unruhe des Kindes, erschwerter Eltern-Kind-Kontakt

6.3.2 Infektionen

Ursachen

Eine Infektion kann prä-, peri- und postnatal erworben werden. Eine Infektion der Mutter mit bestimmten, speziellen Erregern kann prä-, peri- und postnatal erworben werden.

Tab. 6.6 *Risikofaktoren, Infektionsweg und Erreger einer Neugeboreneninfektion.*

Risikofaktoren	Infektionsweg	Erreger
▪ vorzeitiger Blasensprung > 24 Std. ▪ Amnioninfektionssyndrom ▪ mütterliche Infektion ▪ Frühgeburtlichkeit	▪ hämatogen und diaplazentar ▪ Aspiration und Schlucken von infiziertem Fruchtwasser während der Geburt bei Besiedlung der Vagina ▪ Eintrittspforten sind Schleimhäute, Nägel, Nabel	▪ Streptokokken, bes. Gruppe B ▪ E. coli ▪ Hospitalkeime, z. B. Klebsiella, Enterobacter, Staphylococcus aureus ▪ Viren, z. B. Herpes simplex, Rotaviren ▪ Pilze, z. B. Candida albicans

Verlauf

Unterschieden werden:
- **Frühform** (early onset): Auftreten während der ersten Lebensstunden und -tage
- **Spätform** (late onset): Auftreten nach der ersten Lebenswoche
- **nosokomiale Infektion:** Sie betrifft meist intensivmedizinisch behandelte Früh- und Neugeborene (Übertragungswege können Hände, Instrumente, Katheter und Nahrung sein)
- Die neonatale Infektion kann zusätzlich zu einer Meningitis, Sepsis oder Pneumonie führen.

Diagnostik

- mikrobiologischer Erregernachweis (z. B. Hautabstriche, Magensaftsekrete, Blutkultur, Liqour)

Symptome

Allgemein:
- Temperaturregulationsstörungen (Hyperthermie, häufiger Hypothermie)
- Brady- bzw. Tachypnoe, Apnoen, Brady- bzw. Tachykardie
- blassgraues, marmoriertes Hautkolorit und kühle Extremitäten, Ikterus
- Trinkschwäche, Erbrechen, Magenreste, geblähtes Abdomen
- Zittrigkeit (Hinweis auf eine Hypoglykämie)
- lokale Entzündungszeichen (z.B. Omphalitis)

Zusätzliche Symptome bei einer Sepsis:
- Hypotonie bis Schock, sehr schlechter Allgemeinzustand
- Bewusstseinstrübung, Krampfanfälle, Petechien
- Oligurie (Gefahr des akuten Nierenversagens)

Therapie

- Bei drohendem septischem Schock → intensivpflegerische Betreuung.
- Sprechen die klinischen Zeichen für eine Infektion, wird das Kind auch ohne vorliegenden Erregernachweis und bei noch negativen Infektparametern sofort auf Anordnung des Arztes durch eine intravenöse antibiotische Therapie behandelt.

> **Merke:** Der Krankheitsverlauf wird maßgeblich vom Zeitpunkt der Diagnose bzw. dem Einsetzen der Behandlung bestimmt. Deswegen ist die Früherkennung für den weiteren Krankheitsverlauf entscheidend.

6.3.3 Hypoglykämie oder Hypokalzämie

Es sind häufig in der Postnatalperiode passager auftretende Stoffwechselstörungen. Tritt trotz Behandlung keine Stabilisierung ein, müssen ernsthafte Störungen des Glukose- bzw. Kalziumstoffwechsels in Betracht gezogen und mit weiterführenden Diagnosemaßnahmen gesichert werden.

Diagnostik

- Diagnosesicherung durch Laboranalyse
- Risikoneugeborene (z.B. Diabetes der Mutter, hyper- oder hypotrophe Kinder) → BZ-Kontrollen nach 1, 3, 6, 12, 24, 48 Std.

Risikofaktoren, Symptome, Therapie

Tab. 6.7 *Risikofaktoren, Symptome und Therapie bei Hypoglykämie und Hypokalziämie.*

Risikofaktoren	Symptome	Therapie
Hypoglykämie Glukosekonzentration im Blut in mg/dl: bei reifen Neugeborenen <50mg/dl, bei Frühgeborenen <40mg/dl		
▪ Neugeborene diabetischer Mütter ▪ Frühgeborene, dystrophe Neugeborene ▪ Sepsis ▪ Asphyxie ▪ Hypothermie ▪ Stress, Stoffwechselstörungen	▪ Trinkschwäche ▪ schrilles Schreien ▪ Tremor ▪ zyanotische Anfälle ▪ Krämpfe ▪ Apnoen	▪ frühzeitige Nahrungszufuhr ▪ intravenöse Glukoseinfusion
Hypokalzämie Kalziumkonzentrationen: < 7 mg/dl im Blut		
▪ Frühgeborene ▪ hypotrophe Neugeborene ▪ Infektionen ▪ Neugeborene diabetischer Mütter	▪ Hyperexzitabilität ▪ Myoklonien ▪ Apnoen ▪ Krämpfe, Laryngospasmus mit Stridor	▪ orale bzw. intravenöse Kalziumsubstitution

Pflegebedarf

Es können folgende Pflegeprobleme auftreten:

- Beeinträchtigung des Allgemeinzustandes
- Gefahr von Apnoen, zyanotischen Anfällen oder Krämpfen durch instabile Stoffwechsellage
- Hautirritationen im Punktionsbereich des venösen Zuganges durch Kalziumapplikation
- potenzielle Gefahr von Nekrosen bei Paravasat von Kalzium- und hochprozentigen Glukosegaben

Merke: Notfall. Bei einer Kalziumsubstitution oder hochprozentige Glukosegabe i.v. ist bei paravenös laufender Infusion die Gefahr von Gewebsnekrosen deutlich erhöht! Deshalb ist die Infusion engmaschig zu überwachen und bei ersten Anzeichen von Hautveränderungen umgehend zu unterbrechen! Der Arzt muss sofort informiert werden und ggf. ein neuer intravenöser Zugang gelegt werden.

6

6.3.4 Plexusparese

Definition und Ursachen

Es handelt sich um geburtstraumatische Schädigungen mit Nervenläsionen infolge einer schwierigen Entbindung. Betroffen sind in erster Linie Kinder, die in Beckenendlage liegen, sehr groß sind oder eine Schulterdystokie aufweisen. Bei der oberen und unteren Plexuslähmung kommt es zu Lähmungen des Arms bzw. der Hand.

Therapie

- Ziel: Beweglichkeit fördern, Kontrakturen und Sekundärschädigungen vermeiden.
- Behandlung erfolgt in erster Linie durch Physiotherapeuten.
- Lagerung nach einem speziellen Lagerungsplan.
  - keine Bauchlagerung zu Beginn
  - Körperseite des betroffenen Arms nur in stabiler Halbseitenlage lagern (Abb. 6.5).
  - Arm in allen Lagen mit Mullbinden oder Trikotschlauchverband in physiologische Mittelstellung bringen und fixieren.
- Kinder seitlich entsprechend dem Handlingskonzept nach Bobath hochnehmen.

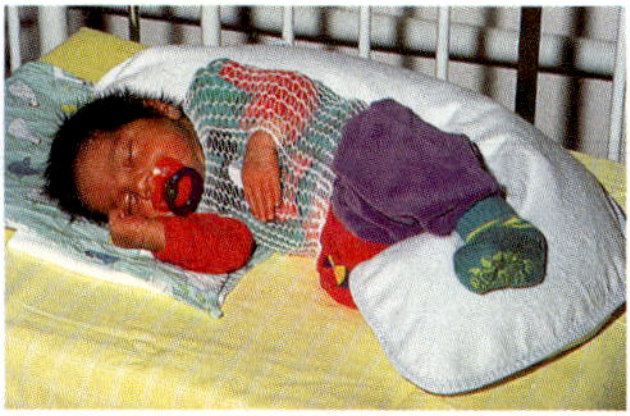

Abb. 6.5 *Plexusparese links. Lagerung in stabiler Seitenlage mit Fixierung des betroffenen Armes in physiologischer Mittelstellung.*

Merke: Es ist unbedingt darauf zu achten, den schlaffen Arm bei Manipulationen am Kind nicht zusätzlich zu verletzen.

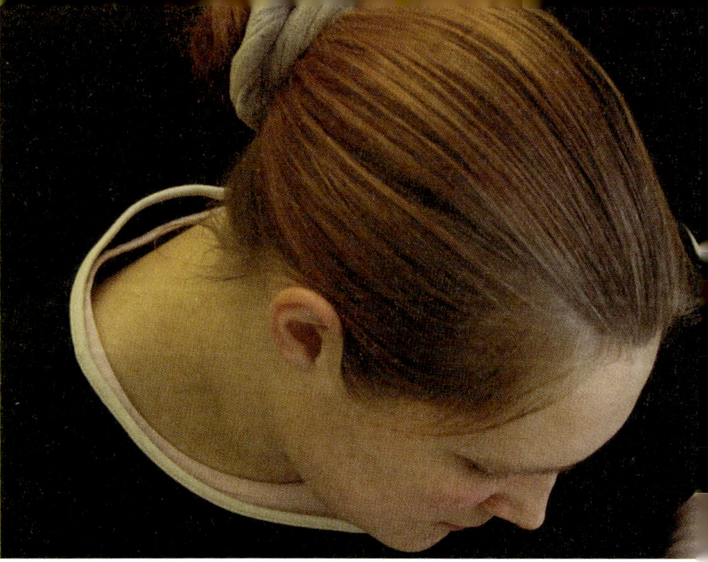

7 Pflege der Wöchnerin

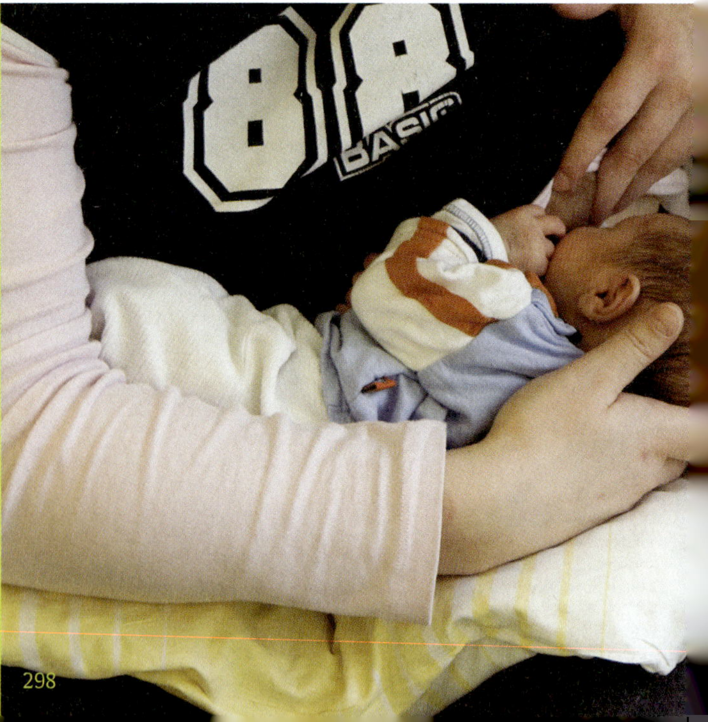

7.1 Wochenbettperiode

Definition: Das **Wochenbett** dauert von der Ausstoßung der Plazenta bis ca. 6 Wochen nach der Geburt. Die Zeit vom 1.–10. Tag post partum (p.p.) wird als Frühwochenbett und ab dem 11. Tag als Spätwochenbett bezeichnet.

Synonym: postpartale Periode, Puerperium

Kennzeichen

- Rückbildung des Uterus und der Weichteile des kleinen Beckens
- Heilung der Geburtswunden, z.B. Plazentahaftstelle, Episiotomie (Dammschnitt) und Epithelisation des Endometriums (Wiederaufbau der Gebärmutterschleimhaut)
- Produktion und Sekretion von Muttermilch (Laktation)
- Wiederaufnahme der Ovarialtätigkeit, sofern die Frauen nicht voll stillen
- Umstellung auf die veränderte Lebenssituation

7.1.2 Pflegemaßnahmen

Allgemein

- **Ruhe:** Ruhe und Erholung gewährleisten.
- **Kreislauf:** Instabile Kreislaufverhältnisse erkennen. In den ersten 48 Std. besteht erhöhte Kollapsneigung durch den Östrogenabfall.
- **Gerinnung:** Physiologische Blutzirkulation unterstützen (→ Blutgerinnung und Thrombosegefahr sind erhöht):
  - Anti-Thrombosestrümpfe: bereits vor der Geburt tragen (nach Klinikanweisung).
  - Frühmobilisation: Spätestens nach 8 Std. und bei bestehenden Varizen noch früher beginnen.
  - Wochenbettgymnastik: Fördert den Blutrückstrom; in den ersten Wochenbetttagen mithilfe der Physiotherapeuten beginnen.
  - Heparin: Nach Sectio caesarea Heparin s.c. nach Anordnung verabreichen.
- **Ausscheidung:**
  - Nieren- und Harnwegsinfekte vermeiden. Erste Miktion innerhalb von 6 Std. p.p.
  - Darmperistaltik und Stuhlentleerung fördern. Frühmobilisation, ausreichende Flüssigkeitszufuhr, ballaststoffreiche Ernährung und Bewegung.

Wundversorgung und Schmerzlinderung

Episiotomie, Vulvahämatom oder Schnittentbindung können Schmerzen verursachen, die Infektionsgefahr ist erhöht. Maßnahmen:

- Information der Wöchnerin bezüglich Nachwehen (treten v.a. während des Stillens auf)
- regelmäßige Temperaturkontrollen
- fachgerechte Intimhygiene, d.h. Abspülen mit warmen Wasser
- tgl. Kontrolle der äußeren Genitale auf Rötung und Schwellung
- entlastende Lagerung (ggf. Sitzring)
- Anwendung von Eisauflagen (z.B. mit Wasser getränkte und gefrorene Vorlagen; dabei immer eine Schutzhülle verwenden!)
- Analgetika zur Schmerzlinderung nach Anordnung
- Unterstützung einer weichen Stuhlentleerung
- Achten auf Nachwehen (treten v.a. während des Stillens auf)
- regelmäßiger Wechsel des Wundverbands nach einer Schnittentbindung und Versorgung der Drainagen unter Beachtung der hygienischen Kautelen

Beobachtung des Wochenflusses (Lochien)

Ausmaß und Beschaffenheit der Lochien geben Auskunft über Heilungsverlauf und Rückbildungsvorgänge. Daher Stärke, Menge, Farbe und Geruch beobachten, Veränderungen frühzeitig erkennen und weiterleiten.

- 1. Woche: starker roter Wochenfluss (Lochia rubra)
- 2. Woche: geringer werdender braun-schwarzer Wochenfluss (Lochia fusca)
- 3. Woche: schwacher, gelblicher Wochenfluss (Lochia flava)
- 4. Woche: geringfügiger grau-gelber bis weißlich klarer Wochenfluss
- Der normale Geruch der Lochien ist fade. Ein veränderter, unangenehmer Geruch weist auf eine Infektion hin.

> **Merke:** Wöchnerin über Stärke und Veränderungen des Wochenflusses informieren, damit sie Abweichungen selbst erkennen und diese weitergeben kann.

Uterusrückbildung beobachten

- Fundusstand bei entleerter Harnblase kontrollieren. Auffälligkeiten umgehend Arzt mitteilen.
- Regelmäßige Harnentleerung, frühe Mobilisation, Massage des Fundus uteri fördern die Rückbildung.
- Ist diese verzögert oder bleibt aus, werden nach Anordnung Oxytocin-Nasenspray oder Sekalepräparate, z. B. Methergin, verabreicht. Letztgenannte beeinträchtigen jedoch die Laktation.
- Einer Abknickung des Gebärmutterkörpers vorbeugen, indem die Wöchnerin 2-mal tgl. für 10 Min. eine Bauchlage einnimmt. Um einen Gegendruck zu erzeugen, ein Kissen unter den Bauch legen.
- Gezielte Wochenbettgymnastik beschleunigt die Rückbildungsvorgänge.

Pflegemaßnahmen bei Regelwidrigkeiten

Beobachtungsmerkmale und geeignete Pflegemaßnahmen des regelwidrigen Wochenbetts sind in Tab. 7.1 dargestellt.

Tab. 7.1 *Regelwidriges Wochenbett.*

Beobachtungsmerkmale	Pflegemaßnahmen
Rückbildungsstörung des Uterus (Subinvolutio uteri)	
▪ höherer Fundusstand als der Zeit entsprechend ▪ vermehrter und blutiger Wochenfluss über den 4. Tag p.p.	▪ engmaschige Kontrolle von Puls und Blutdruck ▪ Kontrolle des Uterusstandes ▪ Beobachtung des Wochenflusses ▪ Maßnahmen zur Steigerung des Uterustonus: – wehenfördernde Mittel (z. B. Oxytocin) nach Anordnung (evtl. 1 TL Hirtentäscheltee auf 1 Tasse Wasser) – Anregung zur Miktion, für geregelte Stuhlentleerung sorgen – für ca. 10 Min. Bauchlage einnehmen lassen (evtl. Kissen unter den Bauch, um einen Gegendruck zu erzeugen) – Mobilisation, Rückbildungsgymnastik, Bauchmassage – Stillen und häufiges Anlegen des Kindes ▪ Kontrolle der Infusion und evtl. Transfusion ▪ Assistenz bei Ultraschalluntersuchung

Tab. 7.1 *(Forts.) Regelwidriges Wochenbett.*

Beobachtungsmerkmale	Pflegemaßnahmen
Lochialstauung	
■ Fieberanstieg am 2.–4. Wochenbetttag ■ fötide riechender Wochenfluss ■ Stirnkopfschmerz ■ leicht gestörter Allgemeinzustand ■ wenig kontrahierter und schlecht zu tastender Uterus	■ engmaschige Temperatur- und Pulskontrollen ■ Beobachtung von Fundusstand und Wochenfluss ■ Maßnahmen zur Steigerung des Uterustonus durchführen (s.o.) ■ bei Endometritis: Antibiotika nach Anordnung
Infektion und Wundheilungsstörung	
■ Schmerzen, Rötung, Fieber, Schwellung ■ schmierige Beläge ■ Nahtdehiszenz	■ Beobachtung der äußeren Genitalorgane ■ Temperaturkontrollen ■ Vorlagen z.B. mit Chinosol ■ Sitzbäder z.B. mit Tannolact oder Eichenrinde (wirken zusammenziehend u. entzündungshemmend) ■ Salben zur Wundheilung nach Anordnung ■ geregelte Stuhlentleerung ■ Assistenz bei Nahtentfernung
Puerperal- oder Wochenbettfieber	
■ beeinträchtigtes Allgemeinbefinden bis schweres Krankheitsgefühl ■ Kopfschmerz ■ Fieber, evtl. Schüttelfrost ■ Kantenschmerz im Bereich des Uterus	■ Bettruhe und Vitalzeichenkontrolle ■ Kontrolle von Wochenfluss und Fundusstand ■ Maßnahmen zur Steigerung des Uterustonus (s.o.) ■ fiebersenkende Maßnahmen ■ Antibiotikagabe nach Anordnung
Thrombose	
	■ Vorbeugung durch konsequent durchgeführte Thromboseprophylaxe (S. 190)
Thrombophlebitis	
■ lokale Rötung, Schwellung ■ schmerzhaft verhärteter und tastbarer Venenstrang ■ evtl. leichtes Fieber	■ Beobachtung der Extremitäten und Registrierung von Schmerzäußerungen ■ Puls- und Blutdruckkontrollen ■ Anlegen eines Kompressionsverbandes oder von Kompressionsstrümpfen ■ Mobilisation ■ Maßnahmen zur Reduktion der Schwellung: – Hochlagern der Extremität – Quarkauflagen – kühlende Umschläge z.B. essigsaure Tonerde oder Alkoholumschläge (2 Teile Wasser, 1 Teil Alkohol) – Auftragen von Hiroduidsalbe ■ Antikoagulanzientherapie (Low-dose-Heparin-Therapie) ■ evtl. Anlegen von Blutegeln (Tipp: nach Bestreichen der Haut mit Zuckerwasser beißen sie besser)
Phlebothrombose	
■ Symptome können anfangs fehlen ■ Spannungs- und Schweregefühl in den Beinen ■ Waden- und Fußsohlenschmerz (wie Muskelkater) ■ Schmerzen in der Leistengegend (Beckenvenenthrombose) ■ Schwellung und Blaufärbung des gesamten Beines ■ Tachykardie ohne Fieber	■ Bettruhe nach ärztlicher Anordnung ■ Vitalzeichenkontrolle, Kontrolle auf Haut- und Schleimhautblutungen ■ Hochlagern und Ruhigstellen des Beines ■ Obstipationsprophylaxe zur Stuhlregulierung ■ Anlegen eines Kompressionsverbandes oder von Kompressionsstrümpfen ■ Gabe von Antikoagulanzien nach Anordnung, Assistenz bei der Fibrinolyse mit Plasminoaktivatoren ■ ggf. fiebersenkende Maßnahmen

7.2 Laktation und Stillen

7.2.1 Laktation

Definition: Laktation bezeichnet die Milchbildung sowie die Milchabgabe an das Neugeborene.

Galaktogenese

Das Einschießen der Milch (Galaktogenese) erfolgt am 2.–3. Tag p.p., nachdem Östrogen und Progesteron abgesunken sind und Prolaktin zur vollen Wirkung kommen kann. Der Saugreiz fördert die Prolaktinproduktion und die Ausschüttung von Oxytocin.

- während des Milcheinschusses → starkes Spannen und Erwärmung der Brust, verstärkte Venenzeichnung, axillare Körpertemperatur kann auf 37,5 °C ansteigen

Merke: Der Milcheinschuss ist umso sanfter, je öfter in den ersten Tagen angelegt wird.

7.2.2 Anleitung zum Stillen

7

Vorbereitung

- ausführliche Information und Beratung der Schwangeren über Physiologie und Vorteile des Stillens
- zur Vorbereitung der Haut im Bereich der Brustwarzen → kurze Sonnenbäder oder Wechselduschen
- kein Bürsten der Brustwarzen vornehmen → Gefahr von Hauteinrissen und pathogener Keimbesiedlung → Infektionsgefahr der Brust (Mastitis)
- Information und Beratung der Stillenden bzgl. Ernährung, Flüssigkeitszufuhr und Zeitpunkt der Medikamenteneinnahme

Erstes Anlegen

- Erfolgt unmittelbar nach der Geburt im Kreißsaal, da der Such- und Saugreflex in den ersten 20–50 Min. stark ausgeprägt ist.
- Unterbrechung zur Gewichtsbestimmung oder Untersuchung des Neugeborenen zugunsten einer störungsfreien Laktation vermeiden.

Stillpositionen

1. **Stillen im Liegen:** V. a. nach Schnittentbindungen oder nachts geeignet. Die Frau liegt wie das Neugeborene auf der Seite, das Kind liegt flach auf der Matratze und sein Mund befindet sich in Höhe der Brustwarzen. Der Kopf der Mutter wird mit einem Kissen unterstützt, der Rücken des Kindes kann mit einer Rolle gehalten werden.
2. **Haltung im Sitzen:** Die Mutter sitzt in einem Sessel mit Armlehnen, die Füße kann sie hochstellen, den Arm bequem aufstützen. Das Kind liegt im Schoß, der Kopf ruht im Arm und der Mund befindet sich in Höhe der mütterlichen Brustwarze.
3. **Rückengriff (Fußballhaltung):** Die Mutter sitzt im Sessel und hält das Kind seitlich, sodass sich der Kopf vorn an der Brust und die Beine in Richtung des mütterlichen Rückens befinden (Abb. 7.1).
   - eignet sich v. a. bei Milchstau, da durch den kindlichen Kiefer die äußeren Milchseen entleert werden

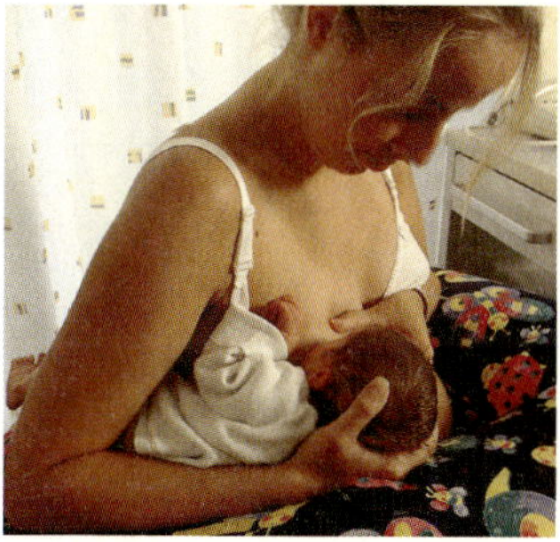

Abb. 7.1 Rückengriff oder „Fußballhaltung". Der Kopf des Kindes wird von der Mutter gehalten. Der Mund befindet sich in Höhe der mütterlichen Brustwarze.

Praxistipp: Ohr, Schulter und Hüfte sollen stets eine Linie bilden, damit das Kind den Kopf nicht verdreht und ein Zerren der Brustwarze vermieden wird. Stillpositionen möglichst häufig wechseln, damit alle Milchseen entleert werden.

Korrektes Anlegen

7

- Die Mutter nimmt mit der ganzen Hand im C-Griff ihre Brust, ihre Finger befinden sich mind. 3 cm hinter der Brustwarze.
- Sie berührt mit der Brustwarze die Unterlippe des Kindes. Ist der Mund des Kindes weit geöffnet und befindet sich die Zunge auf der Zahnleiste, zieht die Mutter das Kind fest an ihre Brust, damit es auch den Warzenvorhof fassen kann. Denn hier befinden sich die Milchseen, die nur entleert werden können, wenn sie mit den Kiefern des Kindes berührt werden.
- Das korrekte Fassen der Brustwarze mit dem Warzenvorhof ist an den nach außen gestülpten Lippen und an der Berührung der Brust mit Nase und Kinn erkennbar.
- Die Brustwarze reicht bis zum Saugzentrum des Kindes am Übergang vom harten zum weichen Gaumen (Abb. 7.2a).
- Hat das Kind die Brustwarze nicht korrekt erfasst, kann die Mutter mit ihrem kleinen Finger den Mundwinkel des Kindes und evtl. die Zunge leicht berühren. Das bestehende Vakuum wird gelöst und das Kind lässt die Brustwarze los. Anschließend erneut anlegen.

Merke: Stets wird das Kind zur Brust gebracht und nicht die Brust zum Kind! Keinesfalls sollte die Brust mit der Hand zurückgedrückt werden.

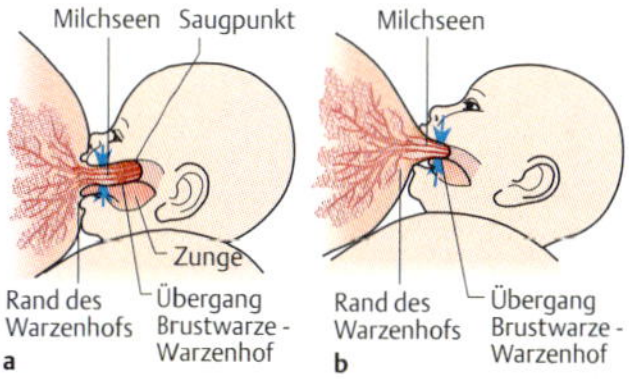

Abb. 7.2 Erfassen der Brust.
a Das Kind erfasst die Brustwarze mit Warzenvorhof.
b Das Kind kann den Warzenvorhof nicht erfassen.

Stilldauer und -rhythmus

- Dauer und Rhythmus richten sich nach dem Bedarf des Neugeborenen (Stillen ad libitum).
- Anfangs das Kind alle 2 Std. kurz anlegen (ermöglicht sanftes Einschießen der Milch).
- Flüssigkeits- und Nährstoffzufuhr ist ausreichend, wenn das Kind in 24 Std. mind. 8-mal für ca. 20–30 Min. angelegt wird.
- Brust erst wechseln, wenn das Kind aufhört zu trinken.
- Saugrhythmus soll lang, mit kurzen Pausen und regelmäßigen Saugzügen sein. Die Milchübertragung funktioniert, wenn aus der anderen Brust Milch tropft. Nach dem Stillen hat das Kind etwas Milch im Mundwinkel.
- Brust ist nach dem Stillen weich und entspannt, es sind keine Knötchen mehr zu fühlen.

Praxistipp: Sauger und Schnuller können beim Neugeborenen zu Saugverwirrung führen und sollten möglichst vermieden werden.

Merke: Die Mutter muss wissen, dass der normale Stillvorgang keine Schmerzen bereiten darf. Bereitet er Schmerzen, muss nach der Ursache geforscht werden.

7.2.3 Brustpflege

- gewährleistet den beschwerdefreien Milchfluss und die Verhütung einer Mastitis
- Wichtig: Einhaltung aller hygienischen Regeln bei der gesamten Körperpflege.
- Kochfeste Wäsche, trockene und luftdurchlässige Stilleinlagen verwenden.
- Auf vollständige Entleerung der Brust beim Stillen achten (→ Vorbeugung einer Stauungsmastitis, Anregung der Milchbildung). Zusätzliches Ausstreichen der Brust fördert den Milchfluss.
- Rhagaden durch korrektes Anlegen des Kindes und gute Brustpflege vermeiden.
- Zur Pflege der Brust einen Tropfen Muttermilch antrocknen lassen.
- Die Brust regelmäßig beobachten, Auffälligkeiten umgehend weitergeben und dokumentieren (Tab. 7.2).

Brustmassage

- dient dem Lösen von Knoten und fördert den Milchspendereflex
- geeignet sind spezielle Milchspendeöle
- Mit 3–4 Fingern in ganz kleinen kreisförmigen Bewegungen rund um die Brust Kreise von außen nach innen zum Warzenvorhof ausführen (Abb. 7.3a).
- Danach mit der ganzen Handfläche die Brust jeweils von außen zur Brustwarze ringsherum ausstreichen.

Merke: Das Massieren darf nicht schmerzen, daher gerötete Hautbezirke aussparen.

Ausstreichen der Milch

- dient der Milchgewinnung und Brustpflege während der Stillperiode
- Maßnahmen zur Vorbereitung und Aufbewahrung der Milch s. S. 305

- Daumen ca. 2–3 cm oberhalb und Zeigefinger ca. 2–3 cm unterhalb der Brustwarze aufsetzen. Durch rollende Bewegungen, die anfangs Richtung Brustkorb und dann Richtung Brustwarze geführt werden, erfolgt die Entleerung der Milchseen (Abb. 7.3b).
- Brustgewebe dabei nicht quetschen und Haut nicht hin und her schieben. Die rollenden Bewegungen so lange fortführen, bis Milch fließt, ohne Druck zu erhöhen.
- Fließt keine Milch mehr, die Position der Finger wechseln, bis ringsherum alle Milchseen erreicht sind.

Abb. 7.3 *Massieren und Ausstreichen der Brust.*
a *Kleine kreisende Bewegungen mit 3-4 Fingern.*
b *Ausstreichen mit der ganzen Hand.*
c *Rollende Bewegungen mit Daumen und Zeigefinger.*
d *Veränderung der Position rund um die Brustwarze, um alle Milchseen zu entleeren.*

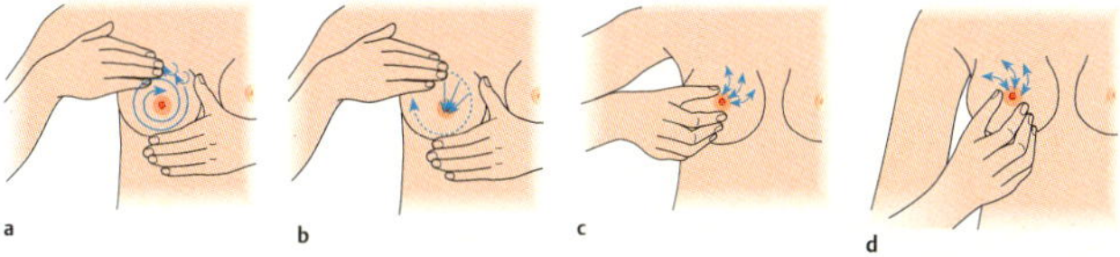

Abpumpen der mütterlichen Milch

Es gibt unterschiedliche Milchpumpen, z.B.:

- Handpumpen mit Druck auf einen Kolben
- elektrische Pumpen mit intermittierendem Sog

Vorbereitung

- Hände gründlich waschen und Fingernägel reinigen.
- Brust unter fließendem Wasser ohne Seife waschen und mit einem sauberen Einmalhandtuch abtrocknen. Brustwarze und Warzenhof aussparen.
- Die ersten ausgestrichenen Tropfen verwerfen (Ausnahme: das Kolostrum, da die geringe Menge sehr viele Immunglobuline enthält).
- Steriles Pumpset und Auffanggefäß bereitstellen.

Durchführung

- Frau soll bequem sitzen und sich leicht vornüber lehnen.
- Angefeuchteten Trichter sanft an die Brust drücken, die Brustwarze befindet sich dabei in der Mitte (Anfeuchten dient einem besseren Aufbau des Vakuums).
- Stets den Trichter und nicht die Flasche halten.
- Mit einem geringen Sog und kurzer Pumpwirkung beginnen.
- Nach ca. 5–7 Min. das Abpumpen unterbrechen, um die Brust zu massieren.
- Später dauert das Abpumpen so lange, wie Milch fließt, ca. 10 Min. für jede Seite. Abgepumpt wird 6–8-mal in 24 Std., auch 1-mal nachts.
- Milch anschließend in sterile Flaschen füllen, dabei nicht über den Trichter gießen.
- Milch kann 24 Std. im Kühlschrank und ungeöffnet sogar bis 72 Std. aufbewahrt werden. Im Tiefkühler kann sie 3–6 Monate bei -18 °C aufbewahrt werden. Bei Transport Kühlkette nicht unterbrechen!

> **Merke:** Die Milchproduktion wird durch häufiges und nicht durch lange andauerndes Pumpen gefördert. Positiv wirkt auch der mehrmalige Seitenwechsel.

7.2.4 Abstillen

- Kind nur noch für kurze Mahlzeiten anlegen, anschließend Brust mit einem Eis-Pack kühlen.
- Stillabstände verlängern, sodass die Milchproduktion immer mehr zurückgeht.
- Salbei- und Pfefferminztee bewirken eine Verringerung der Milchproduktion.

Abstillen aus akuten Gründen

Muss wegen einer akuten Erkrankung der Mutter oder des Kindes abgestillt werden,

- wird das Kind nicht mehr angelegt,
- das eisgekühlte Gel-Pack verbleibt möglichst ständig auf der Brust,
- die Brust wird entleert, bis der Stau wieder erträglich wird,
- danach erfolgt wieder die Kälteanwendung.
- Ggf. werden Medikamente (z.B. Pravidel) zur Hemmung der Prolaktinproduktion und Volumenabnahme der Brust verordnet.

7.3 Mastitis puerperalis

Definition: Die **Brustdrüsenentzündung** der stillenden Frau ist eine bakterielle Infektion. In erster Linie gelangen die Keime über Rhagaden im Bereich der Brustwarzen (interstitielle Mastitis) oder über die Milchgänge (parenchymatöse Mastitis) ins Gewebe. Durch Einschmelzen des Entzündungsherdes kann ein mastitischer Abszess entstehen.

7

Symptome

- Schmerzen, Schwellung, Rötung, Überwärmung
- Vergrößerung und Verhärtung
- Lymphknotenschwellungen im Bereich der Achselhöhlen
- Fieber und ggf. Schüttelfrost

Therapie und Schmerzlinderung

- Abstillen ist bei einer infektiösen Mastitis puerperalis nicht mehr notwendig. Kinder wie bei einem Milchstau mind. alle 2 Std. anlegen → fördert den Heilungsprozess und verringert die Gefahr einer Abszessbildung.
- Nach Anordnung stillverträgliche Antibiotika verabreichen, bei Fieber Bettruhe einhalten.
- Die Brust regelmäßig ausstreichen und abpumpen, falls die Kinder die durch die Mastitis bedingte natriumhaltige Milch nicht trinken.
- Ggf. kühlende Quarkumschläge auflegen.
- Zum Einschmelzen des Abszesses können Wärmeanwendungen in Form von Kataplasmen verordnet werden.
- Nach Inzision für eine fachgerechte Wundversorgung sorgen (S. 263).

7.4 Stillschwierigkeiten

Neben der Mastitis puerperalis zeigt Tab. 7.2 weitere Erkrankungen und Komplikationen während des Stillens.

Tab. 7.2 Stillschwierigkeiten.

Beobachtungsmerkmale	Pflegemaßnahmen
Icterus neonatorum	
▪ Gelbfärbung der Haut ▪ Trinkunlust ▪ Schläfrigkeit	Neugeborene mind. 8-mal in 24 Std. anlegen; das im Mekonium befindliche Bilirubin wird durch die verstärkte Darmperistaltik schneller ausgeschieden und nicht mehr rückresorbiert. Zusätzlich trägt das in der Muttermilch befindliche Albumin zum Abbau des indirekten Bilirubins bei.
Muttermilchikterus	
▪ Zunahme der Gelbfärbung ▪ Bilirubinwerte steigen bis zum 10. Tag an ▪ Ursache: Pregnandiol u.a. hemmen die Bilirubinkonjugation	Empfehlungen von der La Leche Liga Deutschland e.V. bei Bilirubinwerten über 18–20mg/dl (aufeinander aufbauende Maßnahmen): ▪ Entwicklung des Bilirubinwertes beobachten und zum Stillen anregen ▪ Stillen und Fototherapie nach Anordnung ▪ Ergänzung des Stillens durch Formulanahrung mit oder ohne Fototherapie ▪ Formulanahrung und Unterbrechung des Stillens ▪ Formulanahrung und Fototherapie nach AVO
Hypo- und Agalaktie	
▪ geringe oder keine Milchbildung ▪ evtl. kein Brustwachstum während der Schwangerschaft ▪ führt häufig zu Niedergeschlagenheit und Minderwertigkeitskomplexen	▪ ruhige und spannungsfreie Umgebung ▪ fachrichtige Anleitung, Geduld und Ermutigung ▪ evtl. vorhandene seelische Ursachen herausfinden ▪ Kind ausreichend lange anlegen ▪ Brust 1–2-mal wechseln, wenn das Kind nicht mehr richtig trinkt ▪ Brust ausstreichen und abpumpen, wenn das Kind nicht genügend saugt
Flach- und Hohlwarzen	
▪ Flachwarzen treten durch Druck hervor ▪ Hohlwarzen verändern sich nicht durch Druck	▪ während der Schwangerschaft Brustwarzenformer tragen, um die Brustwarze hervorzuheben ▪ korrekt anlegen, damit die Brustwarze gedehnt wird ▪ keine Sauger verwenden, die zur Saugverwirrung führen können ▪ die evtl. abgepumpte Milch mit einem Löffel oder einem Becher verabreichen
wunde Brustwarzen, Rhagaden	
▪ offene, entzündete Hautstellen ▪ kleine Einrisse im Bereich von Brustwarze und Warzenvorhof ▪ Schmerzen beim Stillen, daher seltene Stillmahlzeiten Folge: Infektionsgefahr korrektes Anlegen ist die beste Prophylaxe	▪ Haut nur mit Wasser reinigen, zart mit sterilen Kompressen abtupfen ▪ nach dem Stillen den letzten Tropfen Muttermilch auf der Warze trocknen lassen ▪ luftdurchlässige Stilleinlagen benutzen ▪ Brustwarze durch Warzenschutzschild trocken halten ▪ Zusammendrücken durch die Kleidung vermeiden ▪ kurze Sonnenbäder soweit möglich durchführen ▪ ggf. Auftragen von gereinigtem Wollfett, z.B. Purelan ▪ Punktmassage der Brustwarze unter Aussparung des wunden Bereichs ▪ häufig kleine Stillmahlzeiten, dabei stets mit der weniger, bzw. nicht schmerzenden Seite beginnen ▪ Stillpositionen so wählen, dass die wunden Stellen im Mundwinkel des Kindes zu liegen kommen ▪ auf gute Mundöffnung des Kindes achten, denn je mehr Brustgewebe sich im Mund des Kindes befindet, desto geringer ist die Sogstärke ▪ Ursachenforschung bzgl. der wunden Brustwarzen!

Tab. 7.2 (Forts.) Stillschwierigkeiten.

Beobachtungsmerkmale	Pflegemaßnahmen
Soorinfektion im Bereich der Brust	
■ wunde Hautstellen ■ brennende Schmerzen beim Stillen oder danach	■ Mutter und Kind mit Antimykotikum nach Anordnung behandeln ■ Stillhütchen können u. U. verwendet werden ■ saures Milieu beeinträchtigt das Soorwachstum; Heilung durch Waschungen mit angesäuertem Wasser fördern (auf 1 Tasse Wasser kommt 1 EL Essig)
Milchstau	
Ursache: ungenügende Entleerung einzelner oder mehrerer Milchgänge ■ sichtbare und tastbare Knoten ■ Rötung, Spannung und Überwärmung einzelner Brustbezirke ■ evtl. leichtes Fieber ■ Abklingen der Symptome nach 1–2 Tagen	■ Ursache beheben: z. B. zu seltenes Anlegen, kein Leertrinken der Brust, zu enger Büstenhalter, Störung des Milchspendereflexes durch Stress, Überlastung und Schmerzen ■ Kind alle 2–3 Std. anlegen ■ vor dem Stillen die Brust gut durchwärmen; aber keine Anwendung von Rotlicht, da die Gefahr von Brustkrebs diskutiert wird ■ nach dem Stillen kühlende Quarkwickel anwenden ■ Massieren und Ausstreichen der Brust, bis die Knoten verschwunden sind ■ eine Lagerung, bei der die Schwerkraft zur Anwendung kommt, trägt zur Förderung des Milchflusses bei, ggf. die Brust mit der Pumpe entleeren
nichtinfektiöse Mastitis	
■ schmerzhafte rote Bezirke auf der Brust ■ grippeähnliche Erscheinung mit Fieber	■ Maßnahmen wie bei Milchstau, aber keine Brustmassage ■ tritt innerhalb von ca. 6 Std. keine Besserung ein, liegt meist eine infektiöse Mastitis vor → Antibiotikatherapie, keine Kälteanwendung mehr!

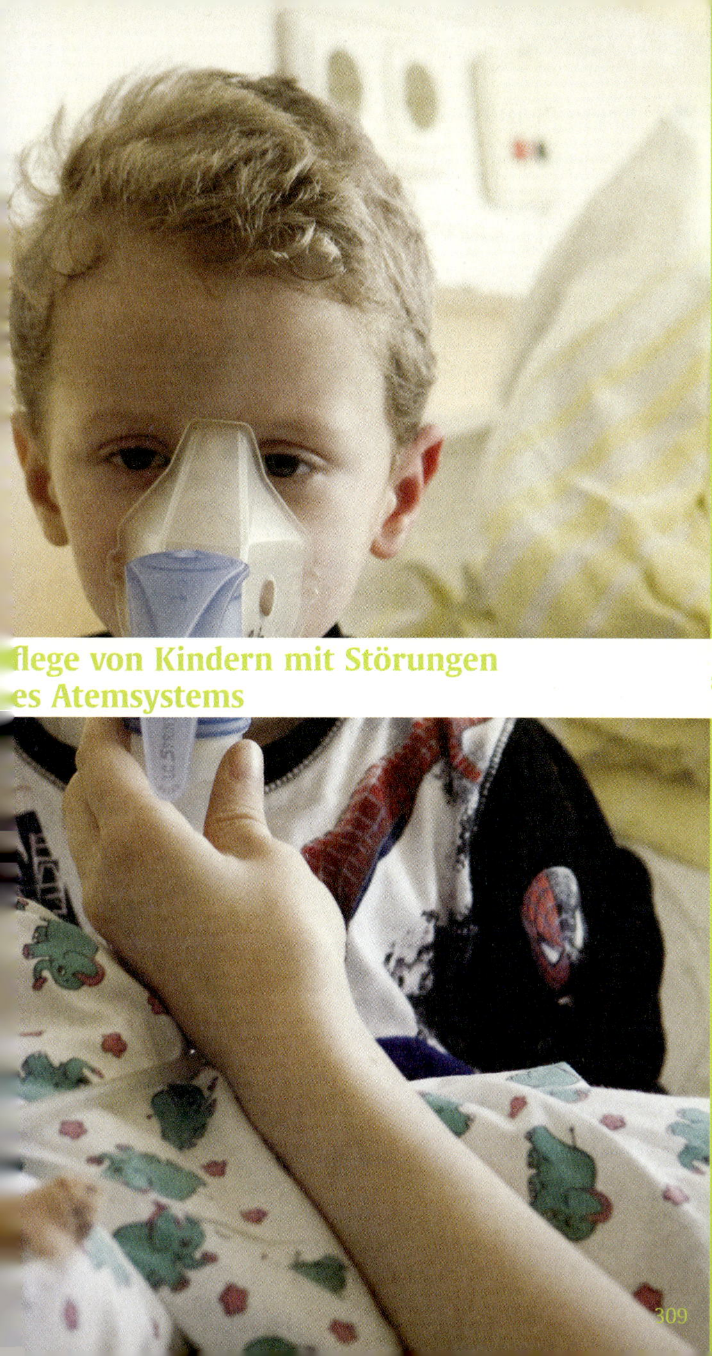

flege von Kindern mit Störungen es Atemsystems

8

8.1 Krupp-Syndrom

8.1.1 Grundlagen

Definition: Das **Krupp-Syndrom** bezeichnet eine akute Schleimhautentzündung des Larynx (Kehlkopf) und der Trachea (Luftröhre) mit Obstruktion der Atemwege bei Kleinkindern. Unterschieden werden:

- echter Krupp (Kehlkopfdiphterie)
- viraler Infektkrupp (Pseudokrupp)
- bakterielle Kehldeckelentzündung (Epiglottitis)
- rezidivierender, spastischer Krupp

Ursachen

- meist verursacht durch virale Infektion (Influenza- oder RS-Viren) → Infektkrupp/Pseudokrupp
- seltener durch bakterielle Infektion (Staphylococcus aureus, Hämophilus influenzae) → phlegmonöse Epiglottitis oder durch Diphterie-Erreger (Corynebacterium diphtheriae) → echter Krupp
- Spastischer Krupp tritt wiederholt, meist ohne begleitende Virusinfektion auf. Begünstigend wirken jedoch Luftschadstoffe, Tabakrauch, Allergene oder psychischer Stress.

Symptome

8

- bellender Krupp-Husten, Heiserkeit
- inspiratorischer Stridor (pfeifendes Atemgeräusch beim Einatmen)
- ggf. auch kontinuierlicher (auch exspiratorischer) Stridor, Pulsus paradoxus, Blässe (oder Zyanose), Tachykardie, Tachypnoe und Apathie
- Infektkrupp tritt v. a. abends und nachts sowie in den Herbst- und Wintermonaten auf.

Diagnostik

- meist vorausgehende Erkältung mit Schnupfen, Husten, Fieber bei Infektkrupp
- Auskultation: Einatemphase ist verlängert, bei Ausatmung Giem- und Rasselgeräusche
- ggf. Fieber
- verringerte Sauerstoffsättigung bei ausgeprägter Symptomatik
- **Differenzialdiagnose:**
  - süßlich-faulig riechender Atem, grau belegte Rachenschleimhaut → Hinweis auf Diphterie (echter Krupp)
  - akute Epiglottitis → lebensbedrohliche Infektion des Kehldeckels
  - Aspiration von Fremdkörpern

8.1.2 Therapie und Pflegemaßnahmen

- Keine kausale Therapie bei viralem Infekt möglich.
- Feucht-kühle Luft zuführen (Fenster öffnen, Dusche im Bad anstellen).
- Kind und Eltern beruhigen.
- Unnötige Manipulationen am Kind vermeiden.
- Verabreichung von Prednison oral oder rektal nach Anordnung
- ggf. Inhalation von Steroiden nach Anordnung → Abschwellen der Schleimhäute
- in schweren Fällen intensivmedizinische Behandlung mit Sauerstoffgabe, Inhalation von Adrenalin, ggf. Intubation

- bei akuter Epiglottitis → intensivmedizinische Behandlung und Antibiotika-Therapie
- zu atemunterstützenden Maßnahmen, Inhalation und Sauerstofftherapie s. S. 81

8.2 Akute obstruktive Bronchitis

8.2.1 Grundlagen

Definition: Die **akute obstruktive Bronchitis** ist eine entzündliche Schwellung der Schleimhäute aufgrund einer Virusinfektion. Vermehrtes Bronchialsekret und Bronchospasmus v. a. der größeren und mittleren Bronchien bewirken eine Obstruktion der Bronchien und damit eine erschwerte Atmung.

Ursachen

- eine der häufigsten Erkrankungen im Säuglings- und frühen Kleinkindalter
- verursacht meist durch Respiratory-Syncytial-, Adeno-, Influenza-A- und -B-Viren, Parainfluenza- und Rhinoviren
- oft geht eine Rhinopharyngitis voraus

Symptome

- i. d. R. nur mäßige Erhöhung der Körpertemperatur
- erhöhte Atemfrequenz, verlängertes Exspirium, exspiratorisches Pfeifen, trockene Rasselgeräusche, juguläre und interkostale Einziehungen

Diagnostik

- Anamnese und klinische Untersuchung
- Bestimmung der Sauerstoffsättigung mittels Pulsoxymetrie
- Thorax-Röntgen bei leichtem Verlauf optional; bei schwerem Verlauf wesentlich (Nachweis von Komplikationen)
- Labor: Blutbild und Differenzialblutbild, Blutgase, Säure-Basen-Haushalt, Elektrolyte
- **Differenzialdiagnose:** Asthma bronchiale, zystische Fibrose, Fremdkörperaspiration, kongenitale Fehlbildungen (z. B. Tracheo- oder Bronchomalazie), Flüssigaspirationen und Pneumonien

8.2.2 Therapie und Pflegemaßnahmen

- in allen Fällen supportive Therapie mit abschwellenden Nasentropfen und Antipyretika bei Bedarf
- bei Abfall der Sauerstoffsättigung Gabe von Sauerstoff über Kopfkästchen, Maske oder Nasenbrille
- ausreichende Flüssigkeitssubstitution (oral, parenteral)
- stationär aufgenommene Kinder grundsätzlich monitorisieren
- Gabe eines Beta-2-Mimetikums (z. B. Salbutamol) peroral oder inhalativ
- bei schweren Verlaufsformen ggf. systemische Steroid-Gabe
- bei respiratorischer Dekompensation ggf. intensivmedizinische Maßnahmen bis hin zur endotrachealen Intubation mit Beatmung
- Atemunterstützende Lagerungen, Einreibungen, sekretlockernde und -verflüssigende Maßnahmen, Atemübungen und Sauerstofftherapie sind in Kap. 4, S. 81 dargestellt.

Komplikationen und Prognose

- Atelektasen oder Überblähungsareale unterschiedlicher Ausdehnungen
- Erkrankung klingt meist innerhalb von 1–2 Wochen ab, kann jedoch (v. a. bei Jungen, Passivrauchbelastung usw.) erneut auftreten (rezidivierende obstruktive Bronchitis).

8.3 Pneumonie

8.3.1 Grundlagen

> **Definition:** Eine Pneumonie ist eine Entzündung der Lunge, die die Lungenbläschen und/oder das Lungengerüst erfasst.

Formen

- **morphologisch**: Lobär-, Segment-, Broncho-, Pleuropneumonie, interstitielle Pneumonie
- **äthiologisch**: bakterielle, virale, atypische (inkl. Pilz-)Pneumonie
- **primäre** Pneumonie: in einem zuvor gesunden Organismus entstanden
- **sekundäre** Pneumonie: eine bereits zuvor bestandene Pathologie begünstigt die Infektion

Epidemiologie

8

- **Inzidenz ist altersabhängig**: von 0–5 Jahre ca. 40 Pneumonien pro 1000 Kinder, im Schulalter ca. 10 Pneumonien pro 1000 Kinder und Jahr. Besonders gefährdet sind Kinder im 1. Lebensjahr und Kinder unter schlechten sozioökonomischen Bedingungen (Malnutrition, Schadstoffbelastung usw.).
- **Erregerspektrum ist altersabhängig:** in der Neonatalperiode meist bakterielle Pneumonien, im Säuglings- und Kleinkindesalter meist virale Pneumonien; im Schulalter häufig Mykoplasmen

Ursachen

- **bakteriell:** Pneumokokken, Streptokokken, Staphylococcus aureus und Haemophilus influenzae, bei Neugeborenen auch B-Streptokokken, Escherichia coli, Klebsiellen und Enterokokken
  - bei nosokomialen Pneumonien ggf. Pseudomonaden, Oxacillin-resistente Staphylokokken sowie Legionellen und Pilze
  - bei Pneumonien nach Aspiration ggf. anaerobe und gramnegative Bakterien
- **viral:** im Kindes- und Jugendalter v. a. Respiratory-Synzytial-, Parainfluenza-, Influenza-, Adeno-, Masern-, Rhino- und Herpesviren
- **atypische Pneumonien:** Mycoplasma pneumoniae, Chlamydia pneumoniae, Legionella pneumoniae und Ureaplasma urealyticum
- **Pilze:** z. B. Pneumocystis jirovecii, Candida albicans, Aspergillus fumigatus, selten auch Parasiten
- **Übertragung:** Tröpfcheninfektion, bei Neugeborenen durch plazentare Übertragung oder durch Aspiration kontaminierten Materials bzw. hämatogen.

Symptome

- häufig auch Infektion der oberen Atemwege (Schnupfen, Husten)
- bei viralen und atypischen Pneumonien meist langsame Entwicklung, mäßige Temperaturen

- bei bakteriellen Pneumonien akute Entwicklung mit hohem Fieber, ggf. Schüttelfrost, Tachypnoe, Tachykardie
- erst trockener oder stakkatoartiger Husten, später produktiv
- ggf. Rasselgeräusche
- bei schwererem Verlauf Nasenflügeln, juguläre und interkostale Einziehungen, Dyspnoe, Hypoxämie bzw. Zyanose und Bewusstseinstrübung
- bei Pleuritis stechende atemabhängige Schmerzen zu Beginn
- bei Neugeborenen und jungen Säuglingen meist uncharakteristische Klinik mit Apathie, Trinkschwäche, grauem Hautkolorit, Temperaturinstabilität und Apnoen

Merke: Durch die uncharakteristische Klinik können Pneumonien im frühesten Kindesalter mit Sepsis, Meningitis, Harnwegsinfektionen oder Appendizitis verwechselt werden.

Diagnostik

- Anamnese, klinische Untersuchung, Thorax-Röntgen
- ggf. Sonografie, bei schwerem Verlauf ggf. CT
- Labor: Blutbild, Differenzialblutbild, CRP, ggf. Blutgase, Säure-Basen-Haushalt, Elektrolyte
- Ermittlung der Sauerstoffsättigung (Pulsoxymetrie)
- kultureller, serologischer, immunologischer und molekularbiologischer Erregernachweis
- **Differenzialdiagnose:** Aspiration, akute Bronchiolitis, akute obstruktive Bronchitis, akutes Asthma bronchiale, zystische Fibrose, Bronchiektasien, Tuberkulose, kongenitale Fehlbildungen und Tumoren

8

8.3.2 Therapie und Pflegemaßnahmen

- Antibiotika-Behandlung bei bakterieller Pneumonie
  - Neugeborene, Säuglinge, Kinder mit reduziertem Allgemeinzustand, Dyspnoe und/oder Zyanose und Kinder mit Komplikationen (z. B. Pleuraerguss) werden stationär aufgenommen und zu Beginn intravenös therapiert.
  - Ältere Kinder mit weniger ausgeprägtem Befund können meist ambulant oral therapiert werden.
- Größere Pleuraergüsse sind zu punktieren bzw. drainieren.
- begleitende Maßnahmen: Bettruhe, ausreichende Flüssigkeits- und Elektrolytzufuhr (cave: inadäquate ADH-Sekretion), bei Bedarf Sauerstoffgabe und Antipyrese
- Atemunterstützende Lagerungen, Einreibungen, sekretlockernde Maßnahmen, Atemübungen und Sauerstofftherapie sowie Maßnahmen zur Pneumonieprophylaxe sind in Kap. 4, S. 81 dargestellt.

Prävention

- HIB-Impfung (HIB: Haemophilus influenzae Typ B), Pneumokokkenimpfstoffe, Immunisierung gegen Masern-Pneumonie bzw. Varizella-Zoster-Virus-Pneumonie
- bei chronischen Lungenerkrankungen → jährliche Influenza-Impfung
- bei Risikokindern (z. B. Frühgeburt, bronchopulmonale Dysplasie) → Prophylaxe von schweren RSV-Infektionen mit Palivizumab
- bei angeborenen oder erworbenen Immundefizienzen → ggf. prophylaktische Antibiotikagabe

Merke: Nosokomiale Pneumonien können nur durch konsequente Hygienemaßnahmen (Händedesinfektion!) und rigorose mikrobiologische Überwachung verhindert werden.

Komplikationen

- Hypoxämie, respiratorische Insuffizienz
- Pleuraergüsse, ggf. Abszessbildung
- Apnoen, Atelektasen, pneumonische Infiltrate

Prognose

- Bei adäquater Behandlung heilen Pneumonien meist ohne Residuen aus.
- Bei viralen bzw. atypischen Pneumonien kann sich eine bronchiale Hyperreagibilität entwickeln, die sich klinisch wie ein Asthma bronchiale präsentiert.

8.4 Asthma bronchiale

8.4.1 Grundlagen

> **Definition:** Asthma bronchiale ist eine anfallsweise auftretende Atemnot, die auf einer Entzündung der Atemwege beruht.

- gehört zu den häufigsten chronischen Erkrankungen im Kindes- und Jugendalter
- Das Bronchialsystem reagiert verstärkt auf äußere oder innere Reize, anfallsweise tritt eine Verengung der Bronchien und eine Erhöhung des Atemwegswiderstandes auf.

Ursachen

8

- Überempfindlichkeit des Bronchialsystems auf bestimmte Auslöser (Triggerfaktoren), z. B.:
  - Kontakt mit Allergenen (z. B. Pollen, Tierhaare, Federn, Kot von Hausstaubmilben, bestimmte Nahrungsmittel oder Medikamente)
  - Infektionen der Atemwege durch Viren oder Bakterien
  - körperliche Anstrengung („Belastungsasthma“)
  - Nahrungsmittelunverträglichkeit gegen Nüsse, Fisch, Milch, Eier usw.
  - gastroösophagealer Reflux, psychische Faktoren (Angst, Stress)
  - Reizstoffe wie Zigarettenrauch, Luftverschmutzung, Staub, Farbdämpfe, usw.
  - Temperaturänderungen (kalte Umgebungstemperaturen, Temperaturabfälle)
- Allergisches Asthma (extrinsic asthma) tritt häufig bei Kindern auf, Erwachsene erkranken häufiger an einem nichtallergischen Asthma (intrinsic asthma).

Symptome des Asthmaanfalls

- Husten, Tachypnoe, Dyspnoe
- verlängerte, erschwerte Ausatemphase
- pfeifende, giemende Atemgeräusche
- blasses Hautkolorit, ggf. Zyanose
- Nahrungsverweigerung, Erbrechen
- Einsatz der Atemhilfsmuskulatur, Anstrengung bis Erschöpfung

> **Merke:** Ein **Status asthmaticus** ist ein Anfall, der über 24 Std. anhält und nicht oder nur schlecht auf therapeutische Maßnahmen anspricht. Ein nicht behandelter Asthmastatus kann zum Tod führen!

Diagnostik

- Die Einteilung des Asthmas erfolgt in Schweregrade (Tab. 8.1).

Tab. 8.1 *Schweregrade des Asthma bronchiale (Deutsche Atemwegsliga 1998).*

Schweregrad	Symptome Tag	Symptome Nacht	Lungenfunktion FEV1 bzw. PEF [% des Sollwerts]
I: intermittierend	≤ 2×/Woche	≤ 2×/Monat	≥ 80%
II: persistierend leicht	< 1×/Tag	> 2×/Monat	≥ 80%
III: persistierend mittelgradig	täglich	> 1×/Woche	> 60% < 80%
IV: persistierend schwer	ständig	häufig	≤ 60%

FEV1 (Einsekundenkapazität) gibt an, wie viel Luft max. in einer Sekunde ausgeatmet werden kann. PEF (expiratorische Atemstromstärke, Peak flow) gibt an, wie hoch der max. Atemstrom beim Ausatmen ist.

- **Anamnese:** Atopische Erkrankungen in der Familie und beim Patienten selbst abklären; mögliche Auslöser (Triggerfaktoren) erfragen.
- **Körperliche Untersuchung:** Bei der Lungenuntersuchung ist ein Giemen, Pfeifen oder Brummen hörbar; Ausatemphase ist verlängert.
- **Apparative Untersuchung:** Spirometrie, Röntgen in unklaren Fällen
- **Laboruntersuchung:** Erhöhte Werte des Gesamt-IgE und der Eosinophilen weisen auf extrinsisches Asthma hin. Bei akuter Verschlimmerung können Leukozytenzahl, BSG und CRP erhöht sein. Weitere Labortests (z. B. RAST, Radio-Allergen-Sorbent-Test) können ggf. Allergene nachweisen.
- **Differenzialdiagnose:** chronisch obstruktive Bronchitis (COPD), Asthma cardiale, Atemnot bei Lungenembolie, Atemnot bei Aspiration von Fremdkörpern, Spannungspneumothorax, Hyperventilationssyndrom

Therapie

- Vermeiden der Triggerfaktoren
- Information und Asthmaschulungen des Patienten, Sport, psychosoziale Betreuung
- Selbstmanagement (Peak-Flow-Messungen, S. 316)
- physiotherapeutische Atemtherapie
- medikamentöse Therapie mit entzündungshemmenden, antiallergisch wirkenden sowie bronchialerweiternden Substanzen, die je nach Symptomatik inhalativ oder systemisch angewandt werden (Tab. 8.2).

Tab. 8.2 *Wirkungsweise der gebräuchlichen Medikamente in der Asthmatherapie, Beobachtungen und pflegerische Besonderheiten.*

Medikament	Wirkungsweise	Beobachtung und pflegerische Besonderheiten
β2-Sympathomimetikum	▪ spasmolytisch (bronchialerweiternd) ▪ i. d. R. inhalativ eingesetzt (Dosieraerosol, Kompressorinhalation)	▪ Gefahr von Tachykardie und Unruhe, deshalb Herzfrequenzkontrollen, Beruhigung ▪ Einsatz auch als Bedarfsmedikament bei akuten Beschwerden ▪ Anleitung zur Selbstmedikation

***Tab. 8.2** (Forts.) Wirkungsweise der gebräuchlichen Medikamente in der Asthmatherapie, Beobachtungen und pflegerische Besonderheiten.*

Medikament	Wirkungsweise	Beobachtung und pflegerische Besonderheiten
DNCG (Dinatriumcromoglicium)	■ entzündungshemmend ■ zur Inhalation	■ wenig Nebenwirkungen ■ auch zur Dauertherapie im beschwerdefreien Intervall geeignet
Theophyllin	■ bronchialerweiternd ■ oral oder als i.v.-Dauerinfusion im Asthmastatus	■ Beobachtung auf mögliche Nebenwirkungen: Tachykardie, Unruhe, Magen-Darm-Beschwerden
Leukotrien-Antagonisten	■ entzündungshemmend ■ Kautablette	■ Tablette wird abends gekaut, dann heruntergeschluckt ■ bisher keine nennenswerten Nebenwirkungen beobachtet ■ wirkt nicht bei allen Kindern gleich gut

8.4.2 Pflegemaßnahmen

Maßnahmen bei Asthmaanfall

- Ruhe bewahren, Kind aufrecht setzen (→ Kutschersitz, S. 83),
- beengende Kleidung entfernen, Kind niemals alleine lassen!
- erleichternde Atemtechniken anwenden (→ Lippenbremse, S. 86).
- Bei medikamentöser Therapie assistieren, auf Wirkungen und evtl. Nebenwirkungen achten.
- Bei Inhalationstherapie Druckluftinhalationsgerät, Dosieraerosol oder Pulverinhalator anwenden.
- Ggf. Sauerstoff verabreichen (S. 90).

8

Merke: Während eines Asthmaanfalls engmaschig Atmung, Puls, Blutdruck, Temperatur und Sauerstoffsättigung kontrollieren, ggf. auch EKG-Monitoring. Hustensekret auf Konsistenz, Beimengungen und Farbe beobachten.

Anwendung des Dosieraerosols

- Kind sitzt aufrecht.
- Dosieraerosol gemäß den Herstellerangaben anwenden.
- Vor Gebrauch kräftig schütteln, Schutzkappe abnehmen.
- Mundstück wird vom Kind mit dem Mund fest umschlossen.
- Zuerst ausatmen lassen, dann ein Hub freisetzen (während Einatmung)
- Anschließend die Luft für 10 Sek. halten, dann durch die Nase ausatmen lassen.
- Je nach Anordnung, Vorgang ggf. wiederholen.
- Nach der Inhalation den Mund spülen, reinigen oder etwas trinken, damit sich keine Wirkstoffreste in der Mundhöhle sammeln.
- Bei Säuglingen und Kleinkindern Inhalierhilfe mit Maske einsetzen (Abb. 8.1).

Peak-Flow-Messung

Der Peak-Flow-Wert (expiratorische Atemstromstärke) gibt an, wie hoch der maximale Atemstrom beim Ausatmen ist (Abb. 8.2).

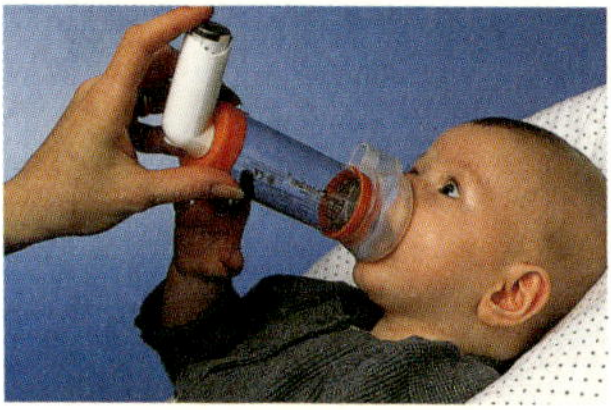

Abb. 8.1 *Aerochamber plus (Fa. Cegla). Dosieraerosole können so auch bei Kleinkindern angewendet werden.*

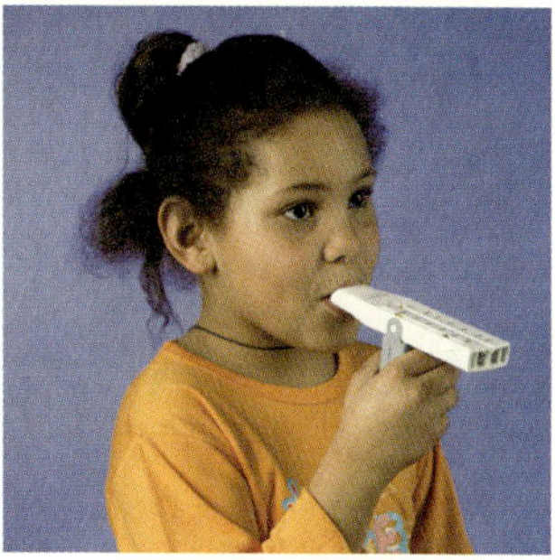

Abb. 8.2 *Peak-Flow-Messung. Ein kräftiger Atemstoß wird in des Gerät ausgeatmet.*

8.5 Zystische Fibrose

8.5.1 Grundlagen

Definition: Die zystische Fibrose ist eine vererbte Stoffwechselerkrankung, der eine fehlerhafte Funktion der schleimproduzierenden Zellen zugrunde liegt. Synonym: Mukoviszidose.

Ursachen

- Durch eine Störung des Wasser- und Salzhaushaltes werden Körpersekrete zähflüssig und weniger transportabel. Dies betrifft alle Organe, am stärksten jedoch die Bronchialdrüsen und die Bauchspeicheldrüse.
- Es kommt zur deutlichen Beeinträchtigung der Lungenfunktion mit gehäuften Infektionen sowie einer exokrinen Pankreasinsuffizienz mit starker Entwicklungsstörung.

Symptome

- häufige und schwere Infektionen der Atemwege mit quälendem Husten
- Bronchiektasen, Lungenüberblähung, Fassthorax
- Verdauungsstörungen, Durchfälle und Untergewicht
- evtl. Mekoniumileus bei Neugeborenen
- Rechtsherzbelastung durch chronische Atemwegsproblematik
- ggf. Diabetes mellitus und Leberfunktionsstörungen

Diagnostik

- erweitertes Neugeborenen-Screening
- Schweißtest: Bestimmung des Salzgehaltes im kindlichen Schweiß
- Bestimmung des Albumingehaltes im Mekonium bei Neugeborenen
- Nachweis des Gendefekts
- Differenzialdiagnose: Asthma, chronisch obstruktive Bronchitis

Therapie

- Bisher nicht heilbar, rein symptomatische Therapie
- Zur Aufrechterhaltung der Lungenfunktion:
  - zähen Schleim lösen (gute Atemgymnastik mit Klopfmassagen, regelmäßiges Inhalieren)

  - Antibiotikatherapie bei Infekten
  - ggf. Sauerstofftherapie
  - in schweren Fällen ggf. Lungentransplantation
- Zum Ausgleichen des Salzverlustes über den Schweiß, salzhaltige Nahrung zuführen.
- Fehlende Pankreasenzyme, Enzyme oder Vitamine substituieren.
- Schutzimpfungen durchführen, um im Rahmen anderer Infektionen eine Pneumonie zu vermeiden.
- Zusätzlich schädigende Einflüsse vermeiden (Rauchen).

Prognose

- unterschiedliche Ausprägung der Beschwerden, jedoch nicht heilbar
- verminderte Lebenserwartung durch zunehmende Funktionseinschränkung der Organe
- Infolge der chronischen Entzündung kommt es zu Bronchiektasen, Lungenemphysem, Cor pulmonale.

8.5.2 Pflegemaßnahmen

Maßnahmen zur Sekretmobilisation

- Inhalationen mit sekretlösenden Substanzen
- Atemübungen und Dehnlagerungen zur Erhöhung der Thoraxbeweglichkeit
- Entspannungsübungen und unterstützende Sportarten (z. B. Schwimmen und Reiten, Trampolinspringen)
- Drainagelagerungen mit Vibration und unterstützende Drainageatmung bei kleinen Kindern, ab dem Kindergartenalter autogene Drainage

Autogene Drainage

- Verläuft in 3 Phasen: Sekret lösen, Sekret sammeln, Aushusten.
- Kind sitzt gerade aufrecht mit Sputumbecher in der Hand (Abb. 8.3a).
- In ruhiger Bauchatmung atmet das Kind halbtief ein, atmet vollständig wieder aus und achtet darauf, dass die Ausatmung doppelt so lange dauert wie die Einatmung.
- Mund und Kehlkopf werden offen gehalten, ggf. Lippenbremse einsetzen.
- Löst sich der Schleim und steigt nach oben, atmet das Kind wie beschrieben weiter und sammelt den Schleim in den Atemwegen. Den Hustenreiz so lange wie möglich unterdrücken.
- Ist die Schleimmenge groß genug, atmet das Kind tiefer ein und kurz und schnell wieder aus. Hierbei muss der Schleim in den Mund gelangen, der dann entleert werden kann.
- Gelingt dies nicht, wird beim nächsten Versuch die Sammelphase weiter verlängert.
- Drainageatmung so lange wiederholen, bis die Lunge vollständig sekretfrei ist.

Unterstützte Drainageatmung

- Kind auf den Schoß nehmen, sodass es gerade, mit gestrecktem Rücken sitzt (Abb. 8.3b).
- Hände ganz oben auf den Thorax des Kindes legen, den seitlichen Thorax mit den Unterarmen stützen.
- Kind mit Kommandos zum Ein- und Ausatmen anleiten.
- Durch konstanten Druck der Hände und Unterarme den Thorax des Kindes dabei flach und schmal halten. → Bauchatmung wird leichter, die Ausatmung tiefer.
- Pause nach 3–5 Min., Drainageatmung nicht länger als 20 Min. bei Kleinkindern durchführen.

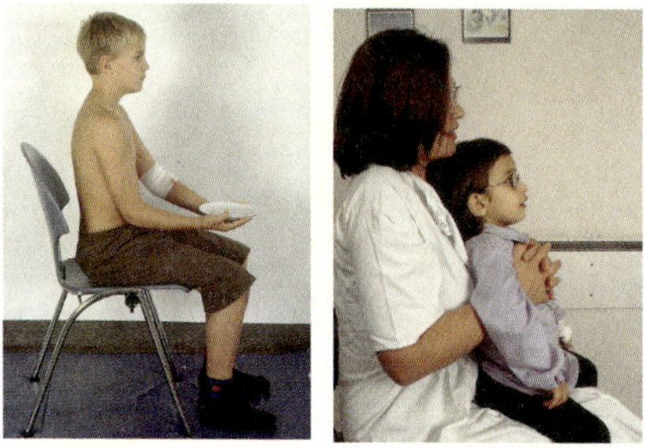

***Abb. 8.3** Drainagehaltung.*
***a** Autogene Drainagehaltung.*
***b** Unterstützte Drainagehaltung.*

Verminderung des Infektionsrisikos

- **Infektionsschutz:** Kind nicht mit anderen infizierten Kindern in einem Zimmer unterbringen (v.a bei Pseudomonaserregern).
- **Leitungswasser:** Bakterienfilter vor Wasserhähnen verwenden, ggf. erst etwas Wasser aus der Leitung ablassen.
- **Hygiene:** Kind zu verstärkter persönlicher und häuslicher Hygiene anleiten.
- **Aufenthalt im Freien:** Kind darf nur bei klarem, gutem Wetter nach draußen, um die Abwehrkräfte zu stärken.
- **Klimakuren:** Wirken unterstützend auf die Abwehrlage, trainieren die Atemtechniken und geben Hinweise zur Lebensgestaltung.
- **Ernährung:** Hohen Kalorien- und Vitaminbedarf berücksichtigen.
- **Inhalation:** Hygienisch korrekter Umgang mit privaten und klinikeigenen Inhalationsgeräten gewährleisten.
- **Antibiotika:**
  - bei ersten Anzeichen einer Infektion → Inhalation mit Antibiotika
  - nachgewiesene Infektionen → mind. 2 Wochen Antibiotika-Therapie i.v.

Ausreichende Nährstoffzufuhr

Maldigestion und Malabsorption führen zu Entwicklungsstörungen und Untergewicht. Maßnahmen, um erhöhten Energie- und Nährstoffbedarf zu decken:

- **Muttermilch:** Nach Möglichkeit Muttermilch zuführen (enthält u.a. wertvolle Immunglobuline).
- **Individuelle Vorlieben:** Individuelle Bedürfnisse und Lieblingsspeisen berücksichtigen.
  - Diese ggf. durch Zugabe von Sahne oder Maltodextrin mit Kalorien anreichern.
  - Zuerst die Nahrungsmittel mit hohem Energiegehalt anbieten.
- **Fettzufuhr:** 35–40% der Nahrungsenergie als Fett zuführen.
  - Öle und Fette mit hohem Gehalt an Linolsäure bzw. essenziellen Fettsäuren bevorzugen.
  - Fettresorption durch Substitution der Pankreasenzyme verbessern. → Je fettreicher die Kost, desto mehr Enzyme.
  - Enzymzufuhr auch bei Bauchschmerzen und massigem übel riechendem Stuhl (Fettstuhl) erhöhen.
  - In akuten Krankheitsphasen ggf. MCT-Fette (mittelkettige Triglyzeride) zuführen.
- **Vitaminzufuhr:** Ballaststoffreiche, vitamin- und mineralstoffhaltige Kohlenhydrat-Lebensmittel bevorzugen, ggf. fettlösliche Vitamine (v.a. Vitamin E) substituieren.
- **Elektrolytzufuhr:** Auf salzhaltige und zinkreiche Nahrung achten.

8

8.6 Diagnostik

8.6.1 Pleurapunktion

Definition: Die **Pleurapunktion** ist die Punktion der Pleurahöhle (Raum zwischen den Pleurablättern).

Indikation

- **Diagnostik:** zytologische und mikrobiologische Untersuchung des Punktats
- **Therapie:**
  - zum Abziehen von Luft (Pneumothorax) oder Ergüssen zur Entlastung (als einmalige Punktion oder als Pleuradrainage mit Dauersog)
  - zur Instillation von Medikamenten in den Pleuraspalt (z. B. lokale Chemotherapie oder Antibiotika)

Vorbereitung

- **Kind:**
  - Es sollte nach Möglichkeit nüchtern sein, meist erfolgt der Eingriff jedoch ungeplant.
  - Evtl. werden nach Anordnung Medikamente zur Sedierung und Hustenstillung verabreicht.
- **Material:** Zusätzlich zum allgemeinen Material:
  - Skalpell
  - Pleurapunktionskanüle (Braunüle 16–20 G oder 1er Kanüle beim Säugling) zur Einmalpunktion, Dreiwegehahn, Verbindungsschlauch
  - Trokar oder Pleurakatheter, wenn eine Pleuradrainage angeschlossen werden soll
  - 10 ml- und 20 ml-Spritzen
  - evtl. Medikamente zur Instillation und Material zum Aufziehen derselben
  - Monitoring (Puls, Blutdruck, Sauerstoffsättigung)
  - Notfallmedikamente, Sauerstoffanschluss
  - **bei Pleuradrainage:** zusätzlich Absaugpumpe, gefülltes Einmalpleuradrainagesystem bzw. Dreiflaschensystem (Abb. 8.4), ggf. Nahtmaterial, Nadelhalter, Schere oder Pflasterstreifen zum Fixieren des Pleurakatheters

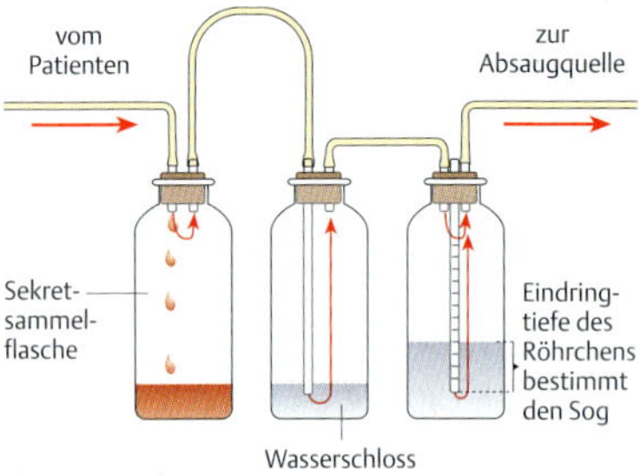

***Abb. 8.4** Dreiflaschensystem.*

Durchführung

- **Punktionsstelle:** zwischen dem 5. und 6. Interkostalraum der hinteren Axillarlinie, bzw. der tiefsten Stelle des Ergusses nach Röntgenkontrolle.
  - Bei Frühgeborenen kann im Notfall auch mit der Taschenlampe durchleuchtet werden.
  - Beim Pneumothorax erfolgt Einstich i.d.R. im 2. Interkostalraum der Medioklavikularlinie oder zwischen dem 4. und 5. Interkostalraum der vorderen Axillarlinie.
- **Lagerung:** Punktion kann im Sitzen oder Liegen erfolgen.
  - **Punktion im Sitzen:** Das Kind sitzt am Rand des Untersuchungstisches, die betroffene Seite ist dem Arzt zugewandt. Den Arm über den Kopf führen und festhalten. Der Arm der gesunden Seite umfasst die Pflegeperson, diese fixiert mit ihrer Hand das Gesäß des Kindes (Abb. 8.5).
  - **Punktion im Liegen:** Das Kind liegt auf dem Rücken, der Arm der erkrankten Seite umfasst den Kopf, eine Pflegeperson hält Arm und Oberkörper, während eine zweite Becken und Beine fixiert.

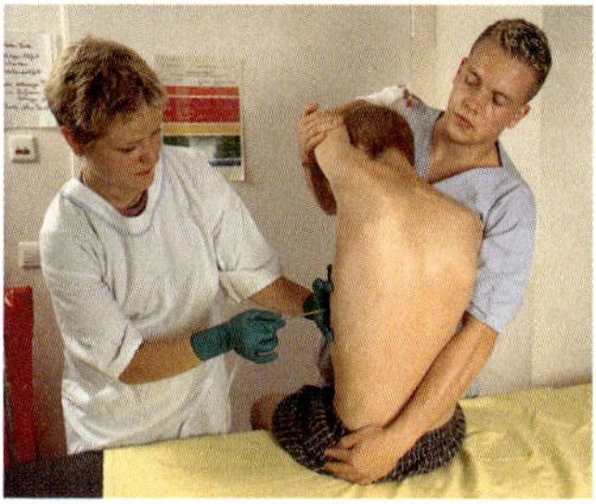

Abb. 8.5 *Lagerung zur Pleurapunktion. Durch die Oberstreckung des Oberkörpers werden die Interkostalräume auseinander gezogen.*

- **Assistenz:**
  - Bei größeren Kindern wird evtl. ein Hautschnitt durchgeführt. Die Punktionskanüle wird eingeführt, der Mandrin entfernt, der Erguss mit Spritzen abgezogen und in Laborröhrchen gefüllt.
  - Beim Wechseln der Spritzen das Eindringen von Luft in den Pleuraspalt durch Verschließen des Dreiwegehahns oder Abklemmen des Trokars verhindern.
  - Nach Entfernen der Punktionskanüle Einstichstelle sofort mit sterilem Tupfer abdecken und mit luftdichtem Dachziegelverband oder Folienverband über dem abdeckenden Tupfer versorgen. Bei einer Pleuradrainage auf eine sichere Fixierung der Drainage achten, um Dislokalisation und Lufteintritt zu vermeiden.
  - Menge und Aussehen des Punktats dokumentieren.

Nachsorge

- Kind auf punktierte Seite lagern → unterstützt die Kompression.
- Bei Pleuradrainage so lagern, dass Drainageleistung am besten gewährleistet ist. Oberkörper zur Atemerleichterung etwas hochlagern.
- Kontrolle von Puls, Atmung, Körpertemperatur und Allgemeinzustand, EKG- und Sauerstoffsättigungs-Monitoring ist zu empfehlen.

Komplikationen

- Pneumo- oder Hämatothorax, Infektion
- Kollapsgefahr bei Entlastungspunktion, wenn zu rasche Entleerung erfolgt

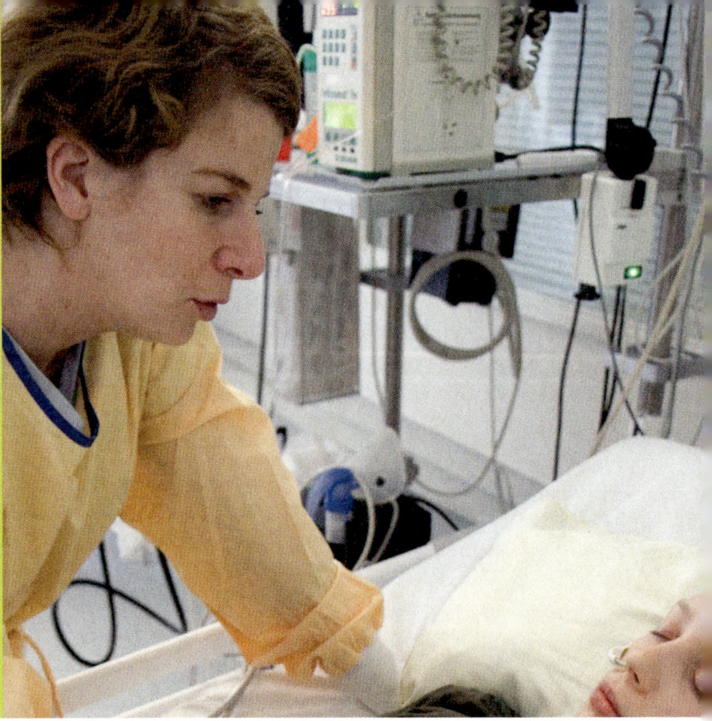

9 Pflege von Kindern mit Störungen des Herz-Kreislauf-Systems

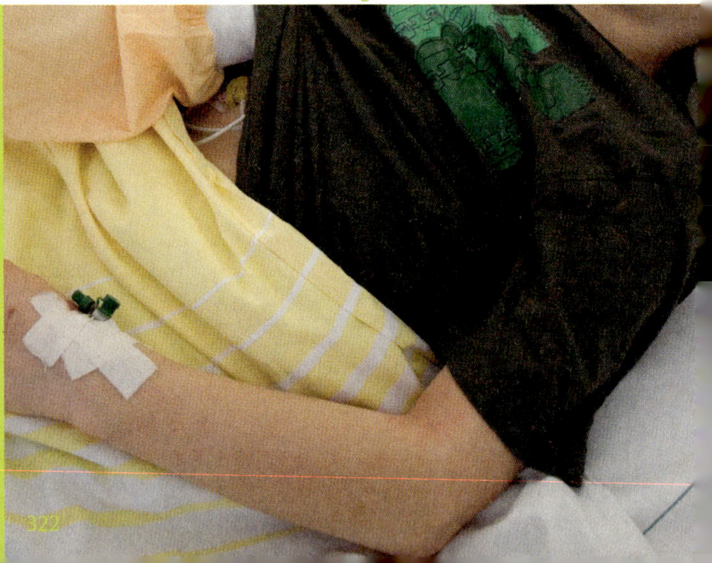

9.1 Herzinsuffizienz

9.1.1 Grundlagen

Definition: Von **Herzinsuffizienz** spricht man, wenn das Herz nicht in der Lage ist, den Organismus ausreichend mit Blut und somit mit Sauerstoff zu versorgen. Unterschieden werden:

- Linksherzinsuffizienz (nur linke Herzhälfte ist betroffen)
- Rechtsherzinsuffizienz (nur die rechte Herzhälfte ist betroffen)
- globale Herzinsuffizienz (beide Herzhälften sind betroffen)

Ursachen und Symptome unterscheiden sich im Kindes- und Jugendalter signifikant von denen bei Erwachsenen.

Ursachen

- **Angeborene Herzfehler:** Man unterscheidet
  - Herzfehler mit Druckbelastung, bei denen das Herz gegen einen Widerstand pumpen muss,
  - Herzfehler mit Volumenbelastung, bei denen das Herz mit einer zu großen Blutmenge konfrontiert ist.
- **Rhythmusstörungen:** Sowohl eine zu langsame als auch eine zu schnelle Herzfrequenz können zu Herzinsuffizienz führen.
- **Erkrankungen mit eingeschränkter Funktion des Herzmuskels:** z.B. Endokarditis, Myokarditis, verschiedene Formen der Kardiomyopathien oder Morbus Kawasaki
- **primär nicht kardial bedingte Erkrankungen:** z.B. Lungenerkrankungen wie zystische Fibrose, Nebenwirkungen von Medikamenten wie Zytostatika, Bluthochdruck oder Stoffwechselerkrankungen

Symptome

Sie sind abhängig vom Alter des Patienten:

- **Symptome in jedem Lebensalter:**
  - hohe Herzfrequenz, niedriger Blutdruck, kühl-marmorierte Extremitäten mit verlängerter Rekapillarisierungszeit
  - Atemnot, erhöhte Atemfrequenzen, Lungenödem mit feuchten Rasselgeräuschen
  - Vergrößerung von Leber und Milz (Hepatosplenomegalie), Ödeme, rasche Gewichtszunahme
- **Symptome bei Neugeborenen und Säuglingen:**
  - starkes Schwitzen, v.a. an der Stirn
  - Trinkschwäche und verminderte Gewichtszunahme
  - schwaches Schreien
  - Ödeme v.a. an den Augenlidern, nur selten an den Beinen
- **Symptome bei größeren Kindern und Jugendlichen** (ähnlich den Symptomen im Erwachsenenalter):
  - verminderte körperliche Aktivität
  - Ängstlichkeit, Unruhe, Besserung bei Oberkörperhochlagerung
  - Stauungszeichen: gestaute Halsvenen, Knöchelödeme
  - in der Anamnese Husten und Kurzatmigkeit

Schweregrade

Einteilung nach New York Heart Association (NYHA):

- NYHA I: keine Einschränkung der körperlichen Belastbarkeit
- NYHA II: geringe Einschränkung der körperlichen Aktivität
- NYHA III: deutliche Einschränkung der Belastbarkeit
- NYHA IV: Beschwerden in Ruhe

Diagnostik

- Thorax-Röntgen, EKG
- Herzkatheteruntersuchung (Koronarangiografie)

9.1.2 Therapie und Pflegemaßnahmen

Allgemeinmaßnahmen

- Sauerstoffbedarf durch Bettruhe, Oberkörperhochlagerung und Sedierung vermindern.
- Sauerstoffangebot durch Sauerstoffgabe verbessern.
- Ernährung beachten (Flüssigkeitsrestriktion, hochkalorische Nahrung, bei Säuglingen kleine häufige Mahlzeiten, evtl. durch Magensonde).
- Liegt der Herzinsuffizienz eine behandelbare Ursache (z.B. Rhythmusstörung oder angeborener Herzfehler) zugrunde, wird versucht, die Ursache zu eliminieren.

Medikamentöse Therapie

- **ACE-Hemmer:** Angiotensin-Converting-Enzym-Hemmer greifen in den Hormonhaushalt der Nebennierenrinde ein und verringern die Anspannung der Gefäßmuskulatur → die Nachlastsenkung entlastet das Herz, die Pumpfunktion wird verbessert.
- **Diuretika:** Steigern die Flüssigkeitsausscheidung über die Niere → Ödeme werden ausgeschwemmt, das Herz durch die Vorlastsenkung entlastet.
- **Betablocker:** Hemmen die Wirkung spezieller Stresshormone im Körper (Katecholamine) → Blutdruck und Herzfrequenz sinken, das Herz kann ökonomischer arbeiten.
- **Digitalis:** Verbessert die Pumpfunktion des Herzens, senkt die Herzfrequenz.

Prognose

- Kann Herzinsuffizienz nicht behandelt werden → Herztransplantation.
- Aufgrund mangelnder Spenderorgane → häufig Überbrückung mit mechanischer Kreislaufunterstützung notwendig.
- möglich mit ECMO-Systemen (extrakorporale Membranoxygenierung) oder dem sog. Kunstherz

9.2 Herzfehlbildungen

9.2.1 Grundlagen Fallot-Tetralogie

> **Definition:** Die **Fallot-Tetralogie** ist der häufigste angeborene zyanotische Herzfehler. „Tetralogie" weist auf 4 Symptome hin: 1. Ventrikelseptumdefekt (VSD), 2. über dem Defekt „reitende Aorta", 3. Pulmonalstenose, 4. Rechtsherzhypertrophie (Abb. 9.1).

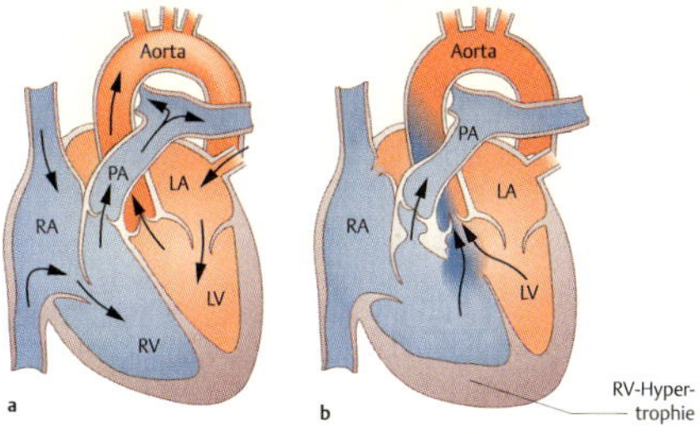

***Abb. 9.1** Fallot-Tetralogie.*
***a** Normales Herz.*
***b** Bei Fallot-Tetralogie besteht eine Lageanomalie der Aorta, die wie der Ventrikelseptumdefekt dafür verantwortlich ist, dass die A. ascendens Blut aus beiden Herzkammern erhält. Zudem findet sich eine Pulmonalstenose und eine Rechtsherzhypertrophie.*

Ursachen

- angeborener Herzfehler mit Verschiebung der Kammerscheidewand

Symptome

- Entwicklung der Zyanose innerhalb der ersten Lebensmonate („Blue Babies")
- ggf. krisenhafte Situation mit hypoxämischen Krämpfen und massivem Abfall der Sauerstoffsättigung
- Ältere Kinder nehmen oft sog. „Hockstellung" ein, wodurch der systemische periphere Widerstand steigt und die Perfusion der Lunge verbessert wird.
- bei älteren Kindern: hoher Hämatokrit, Uhrglasnägel und Trommelschlägelfinger (Abb. 9.2).

***Abb. 9.2** Zyanose. Kind mit ausgeprägter Zyanose an Lippen und Fingern (Trommelschlägelfinger).*

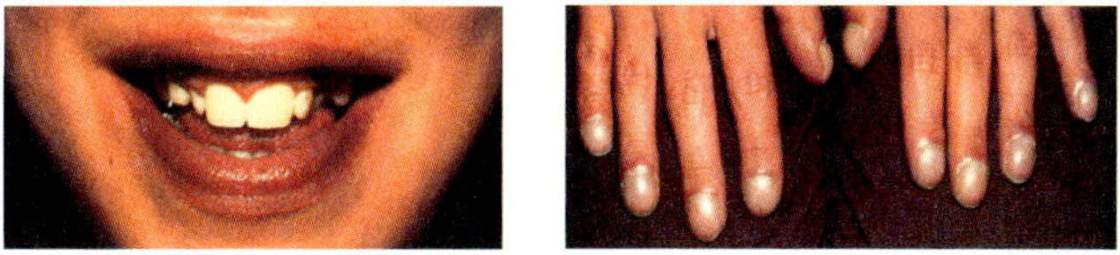

Therapie

- Korrekturoperation meist zwischen dem 4.–6. Lebensmonat

9

9.2.2 Grundlagen Persistierender Ductus Botalli

> **Definition:** Der **persistierende Ductus Botalli** gehört zu den Herzfehlern mit ~~Rechts-Links-Shunt~~. Dabei besteht eine Gefäßverbindung zwischen Aorta und Pulmonalarterie (Abb. 9.3). Synonyme: Persistierender Ductus arteriosus (PDA), offener Ductus Botalli

Ursachen

- Der Ductus arteriosus Botalli dient in der Schwangerschaft der fetalen Zirkulation. Nach der Geburt verschließt er sich normalerweise innerhalb von 72 Stunden. Bei Frühgeborenen geschieht dies häufig verzögert.

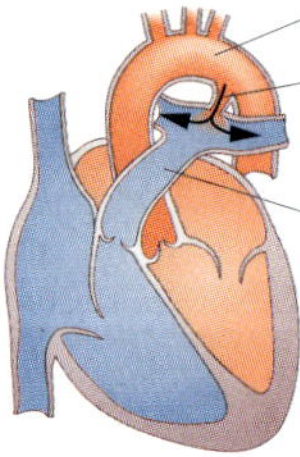

Abb. 9.3 *Persistierender Ductus arteriosus Botalli. Zwischen Aorta und Pulmonalarterie besteht eine Gefäßverbindung.*

Symptome

- kleinlumiger Duktus: kaum Beschwerden
- weitlumiger Duktus: geringe körperliche Belastung, Atemnot bei Belastung, mangelndes Wachstum, durch mangelnde Blutversorgung häufig kalte Hände und Füße
- Frühgeborene: ggf. schwere Funktionsstörungen der betroffenen Organe, Herz-, Leber-, Niereninsuffizienz, Darmischämien

Diagnostik

- meist im Rahmen der Routineuntersuchungen (Maschinengeräusche beim Abhören)
- EKG, Röntgen, Echokardiografie

Therapie

- zunächst medikamentös (Indometacin), damit sich der Duktus von selbst schließt
- gelingt dies nicht → Verschluss mittels Metallspirale oder Metallpfropf im Rahmen einer Herzkatheteruntersuchung (s. o.).
- nur in seltenen Fällen operativer Verschluss bei weitlumigem Duktus

9.2.3 Grundlagen Vorhofseptumdefekt

> **Definition:** Der **Vorhofseptumdefekt** ist ein Herzfehler mit Links-Rechts-Shunt. Es besteht eine offene Verbindung zwischen beiden Vorhöfen nach der Geburt. Das Erscheinungsbild reicht vom kleinen offenen Foramen ovale bis hin zum Atrium commune, bei dem kaum mehr eine Begrenzung zwischen den beiden Vorhöfen erkennbar ist.

Ursachen

In der fetalen Zirkulation ist eine Öffnung in der Vorhofscheidewand unabdingbar. Sauerstoffreiches Blut fließt direkt aus dem rechten Vorhof in den linken Vorhof und so in den Körperkreislauf. Beim Vorhofseptumdefekt hat sich die Wand zwischen den beiden Vorhöfen während der Fetalentwicklung nicht vollständig geschlossen.

Symptome

- abhängig von der Größe des Defekts und vom Patientenalter
- kaum Symptome bei kleinen Defekten
- Beschwerden meist erst bei Jugendlichen oder Erwachsenen
- gehäufte pulmonale Infekte, Belastungsdyspnoe

- ggf. Herzrhythmusstörungen (durch Größenzunahme des rechten Vorhofs)
- paradoxe Embolien (durch Übertritt eines Thrombus aus dem venösen in das arterielle System)

Therapie

- bei Rechtsherzhypertrophie, Belastung der pulmonalen Strombahn oder einer paradoxen Embolie → Verschluss des Defektes mittels Schirmchen, Flicken (meist körpereigenes Perikard) oder direkt durch eine Naht

9.2.4 Pflegemaßnahmen bei Herzfehlbildungen

Die Symptome, die Kinder mit einer der genannten Herzfehlbildungen aufzeigen, reichen von einem nahezu unauffälligen Erscheinungsbild, wie bei kleinlumigem Duktus oder kleinem Defekt des Vorhofseptums, bis hin zu schweren Herzinsuffizienzzeichen, wie bei der Fallot-Tetralogie. An der Ausprägung der Symptomatik orientieren sich Überwachung und Pflege.

- Alle pflegerischen Maßnahmen auf ein schonendes, koordiniertes Handling ausrichten,
- Ängste wahrnehmen und Sicherheit vermitteln, wenn möglich Eltern oder andere Bezugsperson mit einbeziehen.

Beobachtung

- Alle Vitalfunktionen (Puls, Atmung, Blutdruck, Sauerstoffsättigung) engmaschig überwachen (Dauermonitoring), zu tolerierende Grenzwerte nach Absprache mit dem Arzt festlegen.
- Haut beobachten auf Farbe, Temperatur, Schweißabsonderung.
- Körpertemperatur kontrollieren.
- Gewicht kontrollieren, Flüssigkeit bilanzieren, auf Ödeme achten.
- Körperliche Belastbarkeit, bei Säuglingen auch bei der Nahrungsaufnahme, beachten.
- Stuhlausscheidung beobachten.

Maßnahmen

- Atmung erleichtern und unterstützen:
  - 20–30°-Hochschräglagerung mit ausreichender Abstützung durch Lagerungskissen
  - Thoraxunterlagerung, Unterlagerung der Arme oder die für das Kind angenehmste und bequemste Lagerung
- bei Bedarf Sauerstoffapplikation
- Auf locker anliegende, bequeme, atmungsaktive Kleidung achten.
- Körperpflege schonend und gewissenhaft durchführen, Druckstellen vermeiden.
- Bei Hypothermie warme Kleidung anziehen, Säuglinge im Wärmebett versorgen.
- Häufig kleine, hochkalorische Mahlzeiten anbieten, Säuglinge bei Bedarf sondieren, verordnete Flüssigkeitsmenge einhalten.
- Laxierende Kost geben, um starkes Pressen beim Stuhlabsetzen zu vermeiden, bei Bedarf Laxanzien verabreichen.
- Verordnete Medikamente verabreichen, genaue Dosierung und Zeitpunkt der Einnahme beachten.

9.3 Diagnostik

9.3.1 Herzkatheteruntersuchung (Koronarangiografie)

Definition: Die **Herzkatheteruntersuchung** ist ein invasives, bildgebendes Verfahren mittels Röntgenkontrastmittel. Es wird diagnostisch und therapeutisch eingesetzt. Synonym: Koronarangiografie

Prinzip

Unter Röntgenkontrolle wird ein Kunststoffkatheter in das rechte bzw. linke Herz und in die großen Gefäße eingeführt. Um die rechten Herzabschnitte zu erreichen, wird der Katheter über eine periphere Vene (z.B. Vena femoralis) geschoben. Bei einer Linksherzkatheterisierung wird er über eine periphere Arterie (z.B. Arteria femoralis) eingeführt.

Indikation

- **diagnostische Indikationen:**
  - Messung des Herzzeitvolumens
  - Bestimmung der Druckverhältnisse im rechten und linken Herzen
  - Bestimmung der Sauerstoffsättigung in den einzelnen Herz- und Gefäßabschnitten
  - Bestimmung der Kreislaufgrößen (Verhältnis der Körperdurchblutung zur Lungendurchblutung)
  - Beurteilung der morphologischen Verhältnisse
  - Gewebeentnahme für Biopsien
- **therapeutische Indikationen:**
  - Durchführung einer Ballonseptostomie nach Rashkind (Schaffen eines künstlichen Vorhofseptumdefekts)
  - Dilatation von Stenosen durch Ballonkatheter (Valvuloplastik)
  - Verschluss des PDA oder des ASD mittels eines Schirmchens
  - Anwendung von Elektrodenkathetern zur HIS-Bündel-Elektrografie

9

Komplikationen während des Eingriffs

- Herzrhythmusstörungen
- Schlingen- oder Knotenbildung des Katheters
- Blutungen, Thrombosen
- Perforation der Herzwand (sehr selten)

Vorbereitung

- Die Herzkatheterisierung gilt als operativer Eingriff und wird als solcher gehandhabt.
- Vorbereitung von Eltern und Kind, Assistenz während der Untersuchung, Betreuung und Beobachtung des Kindes vor, während und nach dem Eingriff.
- **Voruntersuchungen:**
  - körperliche Untersuchung, Ausschluss eines Infektes, EKG, Ultraschall des Herzens, Röntgen des Thorax, Laboruntersuchungen, Anforderung von Blutkonserven, aktuelle Medikamentenverordnung
  - Gewicht, Körpergröße, Blutdruck, Sauerstoffsättigung, Herz- und Atemfrequenz, reizfreie Punktionsstelle
- Der Eingriff findet i.d.R. unter starker Sedierung statt, kann aber bei sehr instabilen Kindern auch in Narkose erfolgen.

Nachsorge

- engmaschige Überwachung von Blutdruck, Herzfrequenz, Atemfrequenz, Sauerstoffsättigung
- bei Übelkeit ggf. Verabreichung von Antiemetika nach Anordnung
- Erwärmung des Kindes (Kinder können während des Eingriffs auskühlen)
- Überprüfung der Fußpulse beidseitig
- Überwachung des Druckverbandes und der Punktionsstelle
- leichte Hochlagerung der punktierten Extremität
- Überwachung der Infusionstherapie
- Beachten der gesteigerten Wahrnehmungsintensität nach der Narkose (ggf. Lichtquellen reduzieren, akustische Reize minimieren)
- Bettruhe einhalten, für Beschäftigung sorgen.

Merke: Bei folgenden Unregelmäßigkeiten sofort den Arzt informieren: Herzrhythmusstörungen, Tachypnoe, Schwankungen des Blutdrucks oder der Sauerstoffsättigung, Fieber, Veränderungen des punktierten Beines, abgeschwächte, nicht seitengleiche oder fehlende Fußpulse, Nachblutung, auffälliger venöser Gefäßzugang.

9.3.2 Perikardpunktion

Definition: Eine **Perikardpunktion** ist die Punktion eines Ergusses im Herzbeutel.

Indikation

- Gewinnung von Punktat für zytologische und mikrobiologische Untersuchungen
- Entlastung einer ergussbedingten Kompression des Herzens (z.B. bei entzündlichen Prozessen)

Vorbereitung

- **Kind:**
  - Überwachungsmonitor anschließen, Systolenton laut stellen.
  - Blutdruck engmaschig kontrollieren, ggf. invasive Blutdrucküberwachung.
  - Röntgenaufnahme des Thorax, Ultraschallkontrolle
- **Material:** Zusätzlich zum üblichen Material:
  - Ultraschallgerät
  - Punktionskanüle (18 G oder 20 G), evtl. mit Ablaufschlauch
  - 5 ml- und 10 ml-Spritzen, Dreiwegehahn
  - Intubationsbesteck, Notfallmedikamente, Defibrillator
  - Volumenersatz, z.B. Humanalbumin 5%, Nacl 0,9%

Durchführung

- **Punktionsstelle:** meist infrasternal links im 4. oder 5. Interkostalraum, seltener parasternal links
- **Lagerung:** Kind liegt mit leicht erhöhtem Oberkörper auf dem Rücken, die Arme werden rechts und links neben dem Kopf gehalten (Abb. 9.4).
- **Assistenz:** Während des Eingriffs ständige Kontrolle von EKG, Sauerstoffsättigung und Blutdruck durchführen. Nach Beendigung sterilen Verband anlegen. Menge und Aussehen des Punktats dokumentieren.

9

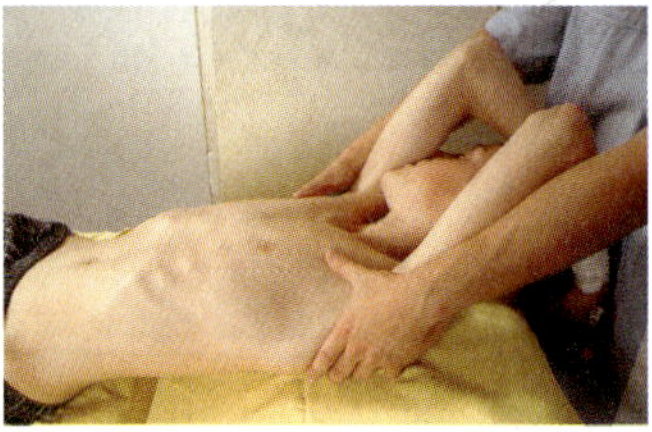

Abb. 9.4 *Lagerung zur Perikardpunktion. Rückenlage mit leicht erhöhtem Oberkörper, Arme neben den Kopf.*

Komplikationen

- Herzrhythmusstörungen, z.B. Extrasystolen
- Herz-Kreislaufversagen durch zu schnelles Ablassen des Ergusses
- Verletzung von Koronargefäßen
- Perforation des Ventrikels
- Pneumothorax, Infektion

Nachsorge

- absolute Bettruhe mit leicht erhöhtem Oberkörper
- Monitorüberwachung von EKG, Blutdruck (peripher oder invasiv), Atmung, Sauerstoffsättigung
- Allgemeinzustand beobachten, Flüssigkeitsbilanzierung durchführen.

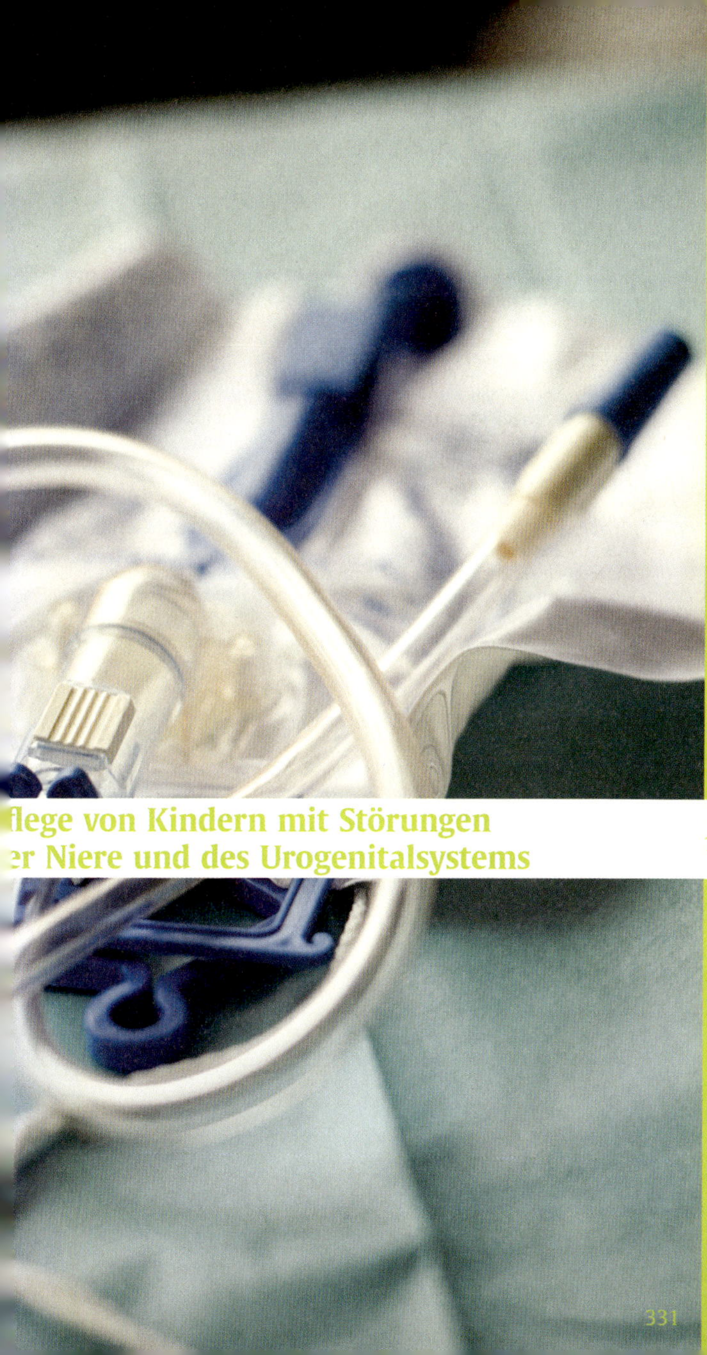

10 flege von Kindern mit Störungen er Niere und des Urogenitalsystems

10.1 Harnwegsinfekte

10.1.1 Grundlagen

Definition: Harnwegsinfektionen sind Entzündungen in Nierenbecken, Harnleitern, Harnblase oder Harnröhre, die akut, chronisch rezidivierend oder persistierend verlaufen können. Unterschieden werden:

- Infektionen der unteren Harnwege (Harnröhre und Harnblase) → **Zystitis**
- Infektionen der oberen Harnwege (Nierenbecken) → **Pyelonephritis**

- gehören zu den häufigsten bakteriellen Infektionen im Kindesalter
- Inzidenz: 5% bei Mädchen bis zum 15. Lebensjahr und mind. 1% bei Jungen
- erfordern exakte Diagnostik und sorgfältige Behandlung, da Nieren bei Kindern leichter geschädigt werden können

Ursachen

- Bakterien des Darmes wie E.coli (60–80%), Enterokokken, Pseudomonas aeroginosa, Proteus mirabilis und Klebsiellen, selten auch Pilze (Kandida) oder Viren (z.B. Adenoviren)
- angeborene Fehlbildungen des Harntraktes wie Urethralklappen, hochgradige Phimosen, obstruierende Harnsteine, neurogene Blasenstörungen oder Meningomyelozelen
- Bei 10–15% der fieberfreien und 50% der hoch fieberhaften Harnwegsinfektionen liegt ein Harnrückfluss von der Blase in die Niere vor.

Symptome

Symptomatik ist allgemein eher unspezifisch und stark abhängig vom Alter des Kindes und der Lokalisation des Infektes:

- **Zystitis:** erhöhte Körpertemperatur um 38°C, Dysurie (schmerzhafte Harnentleerung), Pollakisurie (häufigere Harnentleerung), Dranginkontinenz → bei Temperaturerhöhung über 38,5°C wahrscheinlich Beteiligung der oberen Harnwege
- **Neugeborene:** haben geringe Abwehr gegen bakterielle Besiedelung, daher häufiger Urosepsis mit Temperaturschwankungen, septisch grau-blassem Hautkolorit, Trinkschwäche und Berührungsempfindlichkeit
- **Säuglinge:** v.a. Erbrechen, Durchfall, manchmal Fieber, evtl. Schock und Meningismus, ggf. saurer Windelgeruch
- **Kleinkinder:** v.a. Fieber, Erbrechen, Inappetenz, Dysurie, sekundäre Enuresis (Einnässen)
- **Schulkinder:** ähnliche Symptomatik wie Erwachsene: Dysurie, Pollakisurie, Dranginkontinenz, ggf. Flankenschmerzen, Nierenklopfschmerz, Bauchschmerzen, normale bis subfebrile Temperatur
- **ältere Kinder:** oft nur unspezifische Symptome wie Müdigkeit, Stimmungslabilität, Appetitlosigkeit, diffuse Bauchschmerzen

Merke: Eine sekundäre Enuresis kann bei bereits „trockenen" Kindern ein Hinweis auf eine Harnwegsinfektion sein!

Diagnostik

- altersbezogene Anamnese, klinische Untersuchung
- Urinstatus und mikrobiologischer Erregernachweis
- Sonografie von Harnblase und ableitenden Harnwegen

- ggf. Miktionszysturethrografie (MCU), DMSA-Szintigrafie, Diuresenephrografie (DNG)

10.1.2 Therapie und Pflegemaßnahmen

- Antibiotika-Therapie oral, bei hoch fieberhaftem Infekt parenteral
- zur Reinfektionsprophylaxe Cephalosporine, bei älteren Kindern Trimethoprim p. o.
- bei rezidivierenden Harnwegsinfektionen mit Risikofaktoren ggf. operative Korrektur
- Allgemeine Maßnahmen:
  - reichlich Flüssigkeit zuführen
  - bei Fieber ggf. Antipyretika, fiebersenkende Wadenwickel
  - Miktion auf Häufigkeit und Schmerzen beobachten.
  - Urin auf Farbe und Geruch kontrollieren.
  - Lokale Unterkühlung vermeiden.
  - Falsche Reinigungstechniken bei der Intimpflege korrigieren (bei Mädchen Wischrichtung von vorn nach hinten beachten).

Prognose

- bei Harnwegsinfektionen ohne besondere Risikofaktoren → gute Prognose bei adäquater Therapie
- bei vorgeschädigten Nieren und Harntransportstörungen → Gefahr der Zerstörung von Nierenparenchym, chronische Niereninsuffizienz

Komplikationen

- rezidivierende Harnwegsinfektionen
- bei Harnrückfluss von der Blase in die Niere → Gefahr von wiederholten Pyelonephritiden mit Urosepsis, Nierenabszessen, Refluxnephropathie → in der Folge Schrumpfprozesse des Nierenparenchyms, chronische Niereninsuffizienz

10.2 Harntransportstörungen

Störungen des Harntransportes können angeboren oder erworben sein. Je nach Lokalisation des Abflusshindernisses stauen sich die darüber liegenden Abschnitte des Harntrakts auf.

- **angeborene Transportstörungen:** finden sich am häufigsten auf Höhe des Ureterabgangs vom Nierenbecken (Ureterabgangsstenose) und im Bereich der Uretermündung (Ureterostiumstenose)
- **erworbene Störungen:** Ursachen sind Tumoren, Steine im Harnsystem oder narbige Einengungen der Harnröhre (Urethrastriktur)

10.2.1 Grundlagen Ureterabgangsstenose

Definition: Eine **Ureterabgangsstenose** ist eine Enge des Ureters am Übergang zum Nierenbecken. Sie führt zu einer Erweiterung des Nierenbeckens und der Nierenkelche. Synonym: subpelvine Stenose

- **Ursache:** einengende Veränderung der Ureterwand (Fibrose) oder Abknickung des Harnleiters durch atypisch verlaufende Nierengefäße
- **Diagnostik:** pränatale Sonografie
- **Therapie:** ggf. operative Korrektur durch Nierenbeckenplastik

10

10.2.2 Grundlagen Ureterostiumstenose

> **Definition:** Eine **Ureterostiumstenose** ist eine Stenose im Bereich der Einmündung des Ureters in die Harnblase. Sie führt zu einer Erweiterung des Harnleiters (obstruktiver Megaureter) und des oberen Hohlsystemes.

- **Diagnostik:** wie bei anderen Harntransportstörungen
- **Differenzialdiagnose:** idiopathischer Megaureter, bei dem der Ureter dilatiert ist, ohne dass eine Behinderung des Harnflusses vorliegt.
- **Therapie:** bei Stauung und Funktionsverlust der betroffenen Niere → i.d.R. operative Harnleiterneueinpflanzung (Ureterozystoneostomie)

10.2.3 Grundlagen Vesikoureterorenaler Reflux

> **Definition:** Beim **vesikoureterorenalen Reflux** (VUR) findet sich ein Rückfluss von Harn aus der Blase über die Harnleiter in das Kelchsystem der Nieren.

Ursachen

- primäre Fehlentwicklung des oberen Harntraktes (Dysplasie), beginnend an der Uretermündung
- Erweiterung des Ureters und des Nierenhohlsystems
- Schäden durch rezidivierende Harnwegsinfektionen
- Betroffen sind 1–5% aller Kinder, bei Kindern mit Harnwegsinfekten sogar 30–40%.

Symptome

- v.a. rezidivierende Harnwegsinfektionen
- häufig funktionelle Blasenstörungen (Enuresis u.a.)
- selten unspezifische Flankenschmerzen
- langfristig ggf. Funktionseinschränkungen der Nieren (Refluxnephropathie), Hypertonie

Diagnostik und Therapie

- Miktionszysturethrografie (S. 351), Sonografie
- bei bis zu 50% der Patienten spontane Besserung oder Ausheilung
- Therapieentscheidung hängt vom Alter des Kindes, dem Refluxgrad, dem Ausmaß der Nierenschäden und vom bisherigen Verlauf ab.

10.2.4 Pflegemaßnahmen bei Harntransportstörungen

- Lagekontrolle der Drainagen: Diese dürfen nicht abknicken oder durch Blutkoagel verstopfen.
- Beobachtung und Kontrolle der Urinausscheidung (Urin aus den verschiedenen Ableitungen getrennt sammeln und dokumentieren)
- Bilanzierung der Ein- und Ausfuhr von Flüssigkeiten (S. 350)
- regelmäßige Gewichtskontrollen
- bei Sistieren der Harnausscheidung sofortige Benachrichtigung des Arztes → ggf. Anspülung mit NaCl-Lösung

> **Merke:** Sämtliche Drainagen müssen als „geschlossenes System" behandelt werden, d.h., sie sollten nicht dekonnektiert werden.

- Urinbeutel unter Blasenniveau freihängend ohne Bodenkontakt positionieren (Beutel mit Rücklaufsperre verwenden).
- Auffangbeutel über die Auslaufvorrichtung entleeren, bevor Harn mit der Rücklaufsperre in Kontakt kommt (Auslaufvorrichtung darf dabei nicht mit dem Gefäß in Kontakt kommen). Auslaufvorrichtung nach Entleerung abtrocknen und in der Vorrichtung festklemmen. Desinfektion der Auslaufvorrichtung wird empfohlen.
- Gewinnung von Urinproben: Ableitung abklemmen, Entnahmestelle desinfizieren, Urinmenge mithilfe einer sterilen Spritze und kleinlumiger Kanüle abziehen.
- Tägliche Verbandwechsel an Drainageaustrittsstellen durchführen, bei Bedarf auch häufiger (erster VW am 2.–3. postoperativen Tag durch Urologen).
- Ggf. regelmäßig Schnelltests (S. 350) auf Bakterien und Nitrit im Urin durchführen.
- Täglich mind. 1-mal Katheterpflege durchführen.
- Gute Diurese durch ausreichende Flüssigkeitszufuhr gewährleisten.

Praxistipp: Um Kreuzinfektionen zu vermeiden, Kinder mit infizierten und nicht infizierten Urindrainagesystemen nicht in einem Zimmer aufnehmen.

10.3 Neurogene Blasenentleerungsstörungen

10.3.1 Grundlagen

Ursachen

- angeborene Ursachen, z.B. Fehlbildungen im Bereich des Rückenmarks (Spina bifida)
- erworbene Rückenmarksveränderungen

Das sakrale Miktionszentrum befindet sich in Höhe von S2–S4 und ist für die reflexartige Auslösung der Miktion bei einer bestimmten Blasenfüllung zuständig. Läsionen oberhalb führen zur spastischen Blase und unterhalb zur Durchlaufblase.

Symptome

- Harninkontinenz
- ggf. veränderter Harngeruch u.a. infolge von Harnwegsinfektionen

Operative Therapie

- ggf. inkontinente Harnableitung mithilfe eines Kolon-Conduits (s.u.)
- kontinente Harnableitung, z.B. mittels MAINZ-Pouch I (S. 337), sofern die Voraussetzungen dafür vorhanden sind

10.3.2 Pflegemaßnahmen

- gute Hautpflege, häufiges Windelwechseln
- Dekubitusprophylaxe
- Triggern, d.h. leichtes Beklopfen mit den Fingerspitzen im Bereich der Blase während des Wickelns fördert ggf. das Ausbilden einer Reflexblase

Merke: Blase nicht ausdrücken, da dies zu einer Steigerung des Blaseninnendrucks und somit zu einem vesikoureteralen Reflux führen kann.

- Anleitung der Kinder zum Selbstkatheterismus (S. 156), dabei latexfreies Material verwenden.

- Bei Zystostomie oder suprapubischer Harnableitung fachgerechte Versorgung gewährleisten (S. 160).
- Medikamente zur Herabsetzung des Blaseninnendruckes (z. B. Dridase) nach Anordnung verabreichen.

10.4 Kolon-Conduit

10.4.1 Grundlagen

> **Definition:** Das **Kolon-Conduit** ist ein Urostoma mit Einpflanzung der Harnleiter in ein ausgeschaltetes Stück Dickdarm.

Prinzip

- operativ angelegte, vorübergehende, inkontinente Harnableitung
- In ein ausgeschaltetes Dickdarmsegment werden die Ureter implantiert. Das Segment wird in Form eines Stomas nach außen geleitet, an der Bauchhaut fixiert (Abb. 10.1) und der auslaufende Urin mit dem Beutel aufgefangen.

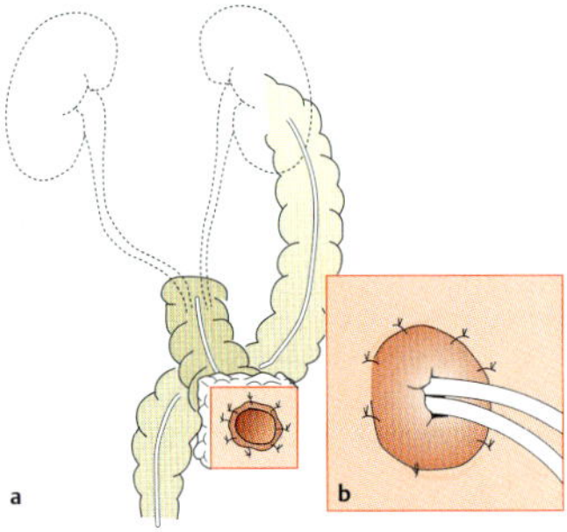

Abb. 10.1 *Kolon-Conduit.*
a *Kolon-Conduit.*
b *Stoma mit rechtem und linkem Harnleitersplint.*

10

Vorbereitung

- präoperative Untersuchungen (intravenöses Pyelogramm, MCU, MAG 3-Clearance, S. 352)
- Anlage eines zentralen Venenkatheters
- Anzeichnung der Stomaanlage mithilfe eines Stomatherapeuten
- leichte Kost in Form von Suppen, Kartoffelbrei u. a. ab 3.–4. Tag vor der Operation (keine Milchprodukte mehr)
- Klysma oder hoher Einlauf ca. 2–3 Tage präoperativ nach Anordnung (S. 170)
- Verabreichung von Abführmitteln nach Anordnung
- Durchführung einer orthograden Darmspülung 2 Tage vor der Operation (S. 372). Anschließend nur noch Getränke und dünne Suppen anbieten.
- allgemeine präoperative Maßnahmen (S. 505).

10.4.2 Postoperative Pflegemaßnahmen

- Allgemeine postoperative Überwachungs- und Pflegemaßnahmen durchführen (S. 206).
- Schleimhaut im Bereich des Stomas regelmäßig kontrollieren.
- Hautschutzplatte erst erneuern, wenn sie nicht mehr sicher klebt.

- Laparotomiewunde fachgerecht versorgen (S. 260), Urostomiebeutel mit Rücklaufsperre verwenden, hygienische Regeln im Umgang mit Harnableitungen beachten.
- Harnableitungen (Splints) kontrollieren, müssen sofort nach der Operation Urin fördern.
- Flüssigkeit nach Anordnung bilanzieren (S. 350).
- Intraoperativ gelegtes Darmrohr für 3–5 Tage belassen.
- Magenablaufsonde kontrollieren, nach Anordnung höher hängen, danach in geschlossenem Zustand ziehen.
- Parenterale Ernährung für ca. 5–6 Tage; nach Abführen → langsamer Nahrungsaufbau.
- Kinder und Eltern zum selbstständigen Anbringen der Hautschutzplatte und Beutelversorgung anleiten.

10.5 MAINZ-Pouch I

10.5.1 Grundlagen

Definition: Der **MAINZ-Pouch I** ist eine permanente, kontinente Harnableitung (MAINZ: „**M**ixed“=gemischt, „**A**ugmentation“=plastisch-operative Vergrößerung eines Körperorgans, **I**leum u**n**d **Z**ökum).

Synonym: Ileozökal-Pouch

Prinzip

- Mithilfe von ausgeschalteten, jedoch mit Blut versorgten Dick- und Dünndarmanteilen wird eine Ersatzblase mit hoher Kapazität, niedrigem Druck und zuverlässiger Kontinenz geschaffen. Das Pouch-Stoma wird im Bereich des Nabels herausgeleitet, bleibt also unsichtbar (Abb. 10.2).
- Intraoperativ werden Drainagen gelegt, um den Harn abzuleiten, den Darm zu entlasten und die Wundheilung zu fördern.
- Pouch-Kapazität: ca. 300–700ml

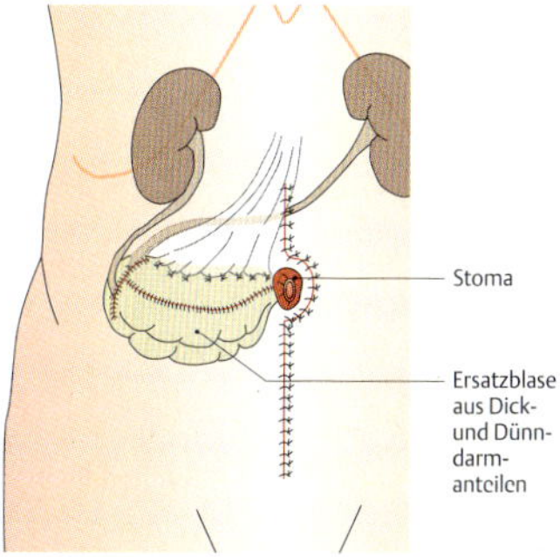

Abb. 10.2 *MAINZ-Pouch I. Das Stoma befindet sich im Bereich des Nabels.*

Merke: Die Kontinenz ist ein großer Gewinn für die Patienten, jedoch müssen sie in der Lage sein, die Ersatzblase regelmäßig zu katheterisieren.

10.5.2 Pflegemaßnahmen

- allgemeine prä- und postoperative Pflegemaßnahmen wie beim Kolon-Conduit

Spülung des Pouches

- Pouchkatheter regelmäßig spülen, da der Pouch aus Darmanteilen geschaffen wurde, die zu einer Schleimproduktion und somit zum Verstopfen der Harnableitungen führen können.
- Innerhalb der ersten 48 Std. postoperativ **nicht** anspülen, um eine Nahtdehiszenz zu vermeiden.
- Danach nach Bedarf und Anordnung mit ca. 5–20 ml NaCl 0,9% spülen.
- Nach Abheilung ca. alle 8 Std. mit 20–60 ml NaCl 0,9% spülen oder mithilfe eines Spezialapplikators (Drain-jet), der mit einer speziellen Spülflüssigkeit gefüllt ist.
- Spülflüssigkeit wird in den Pouch instilliert und fließt von selbst wieder ab.
- Pouchostomie verbleibt aus Sicherheitsgründen im abgeklemmten Zustand und wird nach erfolgreichem Katheterisieren gezogen.

Katheterisieren des Pouches

- Ist der Pouchkatheter gezogen, den Pouch regelmäßig über das Pouch-Stoma katheterisieren, um eine Nahtdehiszenz zu vermeiden.
- Katherisierung erfolgt mit weitlumigen Kathetern und muss nicht unter sterilen Bedingungen erfolgen (gründliches Händewaschen und desinfizieren reicht).
- Intervalle: anfangs 2-stündlich, später alle 3–4 Std, u.U. auch nachts.
- Auf ausreichende Flüssigkeitszufuhr achten, Ausscheidungsmengen notieren.

Praxistipp: Kinder und Eltern diesbezüglich gut informieren und zum intermittierenden Katheterisieren anleiten. Bei kleinen Kindern können zunächst die Eltern das Katheterisieren des Pouches übernehmen. Aufklärung der Eltern bezüglich regelmäßiger Kontrollen des Säure-Basen-Haushaltes.

10.6 MAINZ-Pouch II

Definition: Der **MAINZ Pouch II** ist eine modifizierte Form der permanenten, kontinenten Harnleiter-Darmimplantation. Hierbei werden die beiden Harnleiter in den unteren Abschnitt des Sigmas (Dickdarm) eingepflanzt.

Synonym: Sigma-Rektum-Pouch.

Prinzip.

- Aus dem Rektosigmoid wird eine Tasche gebildet, in die die Harnleiter antirefluxiv implantiert werden. Urin entleert sich somit in den Darm, Stuhl und Urin werden gemeinsam über den Anus entleert.
- **Voraussetzung:** Positiver „Halteversuch": Das Kind muss einen rektalen Einlauf von ca. 150–500 ml NaCl 0,9% über mind. 3 Std. halten können.
- **Kontraindikation:** neurogene Blasenentleerungsstörungen
- **Drainagen** bei Sigma-Rektum-Pouch:
  - Magenablaufsonde oder evtl. Gastrostomie
  - 2 Harnleitersplints, die peranal mit dem Darmrohr liegen und am 8.–10. Tag gezogen werden
  - Wunddrainagen

Pflegemaßnahmen.

- Pflegemaßnahmen wie beim MAINZ-Pouch I
- Katheterisieren entfällt, da Urin und Stuhl gemeinsam über den analen Sphinkter willkürlich entleert werden.

> **Merke:** Präventiv sind regelmäßige Rektoskopien wichtig, da Harnleiter-Darmimplantationen statistisch das Krebsrisiko erhöhen. Kind und Eltern müssen daher über Vorsorgeuntersuchungen und Stuhlbeobachtung informiert werden.

10.7 Phimose

10.7.1 Grundlagen

> **Definition:** Die **Phimose** ist eine Verengung des Vorhautrings, die angeboren oder erworben sein kann.

- Ist bis zum 2. Lebensjahr physiologisch, da sich die Verklebungen des inneren Vorhautblattes mit der Oberfläche der Glans penis dann erst lösen.
- Manipulationen daher vermeiden → führen zu Einrissen und Vernarbungen
- **Komplikationen:** Balanitis, Paraphimose

Symptome

- rüsselförmige Vorhaut, die sich nicht zurückstreifen lässt
- ballonartig aufgeblähte Vorhaut und abgeschwächter Harnstrahl während der Miktion
- Harnverhaltung bei Verlegung der Präputialöffnung
- Entzündungszeichen bei Balanitis

Diagnostik und Therapie

- Inspektion und vorsichtige Reposition der Vorhaut
- Zirkumzision (Beschneidung der Vorhaut)
- bei zusätzlicher Enge der Harnröhrenmündung (Meatusstenose) → operative Erweiterung (Meatotomie)

10.7.2 Pflegemaßnahmen

- Salbenauflagen (z.B. Bepanthen) auf die Glans penis verhindern Verklebungen mit dem Verband.
- bei Bedarf kühle Bäder mit z.B. Betaisodona, Kamillosan und Chinosol
- Beobachtung des Penis hinsichtlich Schwellung und Verlauf der Wundheilung sowie Einsetzen der Miktion
- bei schmerzhafter Miktion ggf. anästhesierendes Gleitgel und Schmerzmittel nach Anordnung

> **Praxistipp:** Den Jungen auffordern, viel zu trinken, da weniger konzentrierter Urin nicht so stark brennt. Außerdem keine Zitrusgetränke anbieten und beengende Kleidung vermeiden.

Paraphimose

- Beim Zurückstreifen der Vorhaut über die Glans kommt es zur ringartigen Schwellung („spanischer Kragen").
- führt zu Ödemen, Schmerzen, Durchblutungsstörungen → **Notfall!**
- sofort Urologen benachrichtigen → vorsichtige manuelle Reposition, ggf. Durchtrennung des Schnürrings mit späterer Zirkumzision

10.8 Balanitis

Definition: Die **Balanitis** ist eine Entzündung der Glans penis, meist mit Beteiligung der Vorhaut.

Ursachen und Symptome.

- Phimose oder mangelnde aber auch übertriebene Intimtoilette u.a.
- Rötung und Schwellung der Vorhaut, evtl. auch Eiterabsonderung
- Schmerzen bei der Harnentleerung
- Harnverhalt

Therapie und Pflegemaßnahmen.

- Sitzbäder oder Abspülungen mit Kamillenzusatz
- feuchte Umschläge mit entzündungshemmenden und desinfizierenden Zusätzen
- Antibiotika u.a. nach Anordnung
- Zirkumzision bei Phimose
- Reifenbahre verhindert Druck der Bettdecke, auf lockere Kleidung achten

Praxistipp Schmerzlinderung: Penis während des Urinierens in einen Becher mit körperwarmem Wasser halten.

10.9 Fehlbildungen der Harnröhre

10.9.1 Grundlagen

Ursachen

In der Embryonalperiode entwickelt sich aus der Urethralrinne die Urethra. Durch eine Entwicklungshemmung kann es zur Fehlmündung der Urethra kommen, die sich meist auf der Unter-, in seltenen Fällen auch auf der Oberseite des Penis befinden kann.

Epispadie.

- Harnröhre mündet auf der Penisoberseite (selten).
- Unterschiedliche Lokalisationen, kann isoliert oder mit Blasenekstrophie, ggf. auch mit Harninkontinenz auftreten.
- Bei leichter Form ähnliche Probleme wie bei der Hypospadie.

Hypospadie.

- Harnröhre mündet an der Penisunterseite.
- Je nach Lokalisation gibt es verschiedene Formen und Schweregrade (Abb. 10.3).
  - leichte Form: keine Gliedkrümmung, Harn- und Samenentleerung sind i.d.R. nicht gestört
  - schwerere Form: Gliedkrümmung, Harnentleerungsstörung

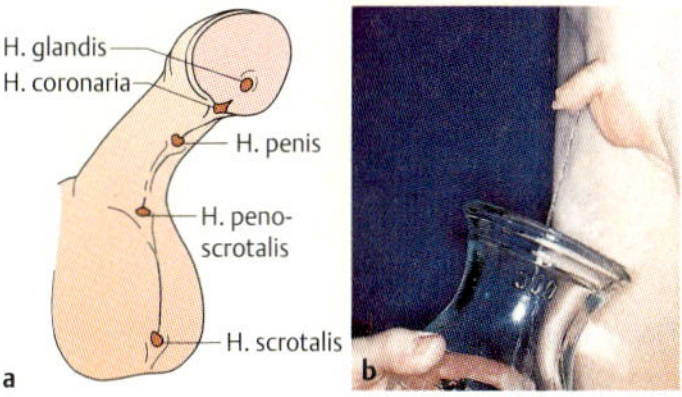

Abb. 10.3 Hypospadie.
a Verschiedene Hypospadieformen.
b Urinaustritt an der Unterseite des Penis.

Symptome und Therapie

- Vorhautschürze und abgelenkter Harnstrahl
- bei ausgeprägten Formen Krümmung des Penis bei Erektion
- operative Korrektur

10.9.2 Pflegemaßnahmen

Präoperativ

- Die Penishaut kann nach Anordnung abends mit 1%-iger Testosteron-Creme vorbehandelt werden → optimalere OP-Bedingungen durch Penisvergrößerung und bessere Durchblutung.
- Dauer: mind. 6 Wochen
- Handschuhe zum Auftragen der Testosteron-Creme verwenden.

Postoperativ

- Beobachtung der Glans penis → bei Zyanose Urologen benachrichtigen.
- strenge Bettruhe nach Anordnung für 1–5 Tage, in Ausnahmefällen bis zu 10 Tage
- Penis hochlagern (Handtuchverband oder Hodenbänkchen), Reifenbahre im Bett zur Druckentlastung, später lockere Kleidung
- Bei festem Verband vor erstem VW durch Urologen 10-minütiges Kamillenbad durchführen; weitere VW nach Anordnung.
- Beobachtung der Harnausscheidung, ggf. bei liegender Zystostomie oder Blasenkatheter
- Schmerzmittel nach Anordnung, um nachts schmerzhafte Spontanerektionen zu vermeiden.

10.10 Hodendystopie

10.10.1 Grundlagen

> **Definition:** Die **Hodendystopie** ist eine angeborene Fehllage eines oder beider Hoden.

Ursachen

Die Wanderung beider Hoden ins Skrotum beginnt im 7. Fetalmonat und ist zur Geburt abgeschlossen. Nach dem Deszensus verschließt sich der noch offene Processus vaginalis peritonei (peritoneale Aussackung). Findet der Deszensus nicht statt, kommt es auch nicht zum Verschluss des Processus vaginalis peritonei, sodass Hodenfehllagen sehr häufig mit Leistenhernien verbunden sind.

Formen

- **Pendelhoden:** Er ist normal ins Skrotum deszendiert, kann jedoch durch äußere Reize hoch rutschen.
- **Gleithoden:** Er lässt sich ins Skrotum verschieben, rutscht jedoch sofort wieder zurück.
- **Hodenretention:** Hoden bleibt auf dem normalen Weg ins Skrotum stecken. Unterschieden werden Bauchhoden und Leistenhoden.
- **Hodenektopie:** Hoden liegt im Bauchraum, Deszensus durch den Leistenkanal ist nicht möglich.
- **Anorchie:** Hodenanlage fehlt.

Diagnostik

- Tastbefund (z.B. leeres Skrotum)
- Ultraschall oder Kernspintomografie

10.10.2 Therapie und Pflegemaßnahmen

- **Hormontherapie:** ab dem 10. Lebensmonat mit LH-RH-Nasenspray (Luteinisierendes-Hormon–Releasing-Hormon), anschließend HCG (Humanes Choriongonadotropin) i.m.
- **Operative Therapie:** Lösung des Hodens von seinen Haltefasern, Herunterziehen und Fixierung des Hodens ins Skrotum (Orchidopexie)
  - ca. 3–5 Tage Bettruhe postoperativ
  - Hochlagerung des Hodens
  - Mini-Redon-Drainage so lagern, dass ein Zusammendrücken des Faltbalges vermieden wird.
  - Wundsekret auf Menge und Beschaffenheit beobachten und dokumentieren.
  - Verband auf Nachblutungen kontrollieren, VW nach Anordnung.
  - Informieren: Verzicht auf Radfahren für einige Wochen.

Komplikationen

- bei zu langer Fehllage des Hodens → Gefahr der Entartung des Hodengewebes, Fertilitätsminderung

10.11 Hodentorsion

> **Definition:** Die **Hodentorsion** ist eine Rotation des Hodens in der Längsachse mit Abschnürung der Blutversorgung.

Ursachen.
- ggf. fehlende Fixierung des Hodens oder Anomalien wie Hodenhochstand oder Pendelhoden
- entsteht durch äußere Krafteinwirkung, gelegentlich aber auch ohne äußeren Einfluss
- am häufigsten bei Neugeborenen und Säuglingen sowie bei Jungen in der Pubertät

Symptome.
- plötzliche starke Schmerzen im Hodensack, ausstrahlend in Leiste und Bauch
- Schwellung und Rötung, Hoden ist vergrößert und druckempfindlich
- ggf. Schocksymptome
- bei Neugeborenen fehlen ggf. Symptome
- Folge: Nekrose des gesamten Hodenparenchyms innerhalb weniger Stunden

Diagnostik.
- Symptomatik, (Doppler-)Sonografie
- Differenzialdiagnose: Orchitis (Hodenentzündung), Leistenhernie, Hodentumor, Appendizitis, Ileus

Therapie.
- Hodentorsion ist ein chirurgischer Notfall und muss umgehend (innerhalb von 4–6 Std.) operativ versorgt werden!
- Erfolgt Eingriff zu spät, muss der Hoden entfernt werden.

10.12 Nephrotisches Syndrom

10.12.1 Grundlagen

> **Definition:** Das **nephrotische Syndrom** (NS) ist ein Symptomkomplex, der einen Proteinverlust mit mehr als 1 g/m² im 24-Stunden-Sammelharn (große Proteinurie), eine Hypoalbuminämie mit weniger als 2,5 g/dl Albumin im Serum und meist Ödeme beinhaltet. Zusätzlich bestehen deutliche Hyperlipidämie und Hypercholesterinämie.

Ursachen

- Nierenerkrankungen wie die Minimal-change-Nephropathie (bei 85%)
- seltener fokal sklerosierende Glomerulosklerose (FSGS) oder membranoproliferative Glomerulonephritis (MPGN)
- noch seltener immunologische Systemerkrankungen (z. B. Lupus erythematodes), Infektionen, metabolische Erkrankungen, Neoplasien

Durch eine Störung der glomerulären Filterfunktion gelangen massenhaft große Moleküle (v. a. Proteine) in den Harn. Dadurch sinkt der onkotische Druck im gesamten Kapillarblutbett, was zu Ödemen führt. Dazu trägt auch das verminderte Ausscheiden von Natrium durch die Nieren bei.

Symptome

- Ödeme, bevorzugt in den Augenlidern, Beinen sowie Skrotum und großen Labien
- Gewichtszunahme, ausladendes Abdomen durch Aszites
- ggf. erschwerte Atmung durch Pleuraerguss
- erhebliche Proteinurie (Schaumbildung, milchig-trübe Farbe)
- Oligurie, erhöhtes spez. Gewicht
- Bauchschmerzen mit Appetitlosigkeit, Übelkeit, Erbrechen
- Müdigkeit, Antriebsarmut

Diagnostik

- Urinstatus, Blutbild, Serumchemie, Gerinnungsstatus
- Messung der Eiweißausscheidung im 24-Stunden-Sammelurin
- Röntgen-Thorax, Abdomen-Sonografie
- bei ungünstigem Verlauf ggf. Nierenbiopsie

Therapie

- Kortison-Therapie (Prednisolon) über 12 Wochen
- Reduktion der Salzzufuhr
- Flüssigkeitsbilanzierung, Gewichtskontrollen
- Bewegung wegen erhöhter Thrombosegefahr
- in Einzelfällen ggf. Diuretika, Humanalbumin, Antikoagulation

10.12.2 Pflegemaßnahmen

- Reduktion von Kochsalz und Flüssigkeit, Bilanzierung
- tgl. Kontrollen von Gewicht, Hautturgor, Blutdruck und Puls
- tgl. Urinkontrollen (Urin-Stix, Spez. Gewicht, Sammelurin)
- Kontrollen der Atmung und des Bauchumfanges (→ Aszites), ggf. Assistenz bei Pleurapunktion (S. 320)
- Förderung der Bewegung trotz großer Müdigkeit
- hygienisches Vorgehen und Infektionsprophylaxe (S. 196), evtl. Umkehrisolation wegen reduzierter Immunabwehr

Merke: Die Flüssigkeitsrestriktion und Überwachung der erlaubten Trinkmenge stellen hohe Anforderungen an Eltern, Kinder und Pflegepersonal.

- ggf. depressiven Verstimmungen (bedingt durch langen Krankenhausaufenthalt, Isolation, verändertes Körperbild) mit Geduld und Einfühlungsvermögen entgegentreten, zu Bewegung und Spielen anregen, Eltern mit einbeziehen.

10.13 Akute postinfektiöse Glomerulonephritis

10.13.1 Grundlagen

Definition: Die **Glomerulonephritis** ist eine akute oder chronische Entzündung der Nierenkörperchen (Glomerula). Die **akute postinfektiöse Glomerulonephritis** ist eine immunmediierte Erkrankung nach einer Infektion mit ß-hämolysierenden Streptokoken. Es kommt zu einer Antigen-Antikörper-Reaktion in den Glomerula, die das Komplementsystem aktivieren und zur Entzündung führen.

10

Ursachen

- Tritt meist 1–4 Wochen nach einer Infektion der oberen Luftwege mit ß-hämolysierenden Streptokokken auf.
- Betroffen sind v.a. Kinder zwischen 1–4 Jahren.

Symptome

- Erscheinungsbild wie beim nephrotischen Syndrom (S. 343)
- Hauptsymptome: Makrohämaturie (fleischfarbene bis braune Färbung des Urins), Proteinurie, Hypertonie, Ödeme und Oligo- selten Anurie
- Erstsymptome können unspezifisch sein (z.B. Müdigkeit, Erbrechen, Bauch- bzw. Kopfschmerzen)

Diagnostik

- Anamnese, Labor- und Harnbefunde
- Rachenabstrich zum Nachweis einer Streptokokkeninfektion
- Diffenzialdiagnose: Enteritis, Appendizitis, Urolithiasis, hämolytisch-urämisches Syndrom u.a. akute Glomerulonephritiden

10.13.2 Therapie und Pflegemaßnahmen

- v. a. symptomatisch: Bettruhe, Diuretika, Restriktion der Salzaufnahme bei Ödemen und Hypertonie
- bei Patienten mit positivem Rachenabstrich → antimikrobielle Therapie (Penicillin für 10 Tage)
- anfangs tgl. Kontrolle von Gewicht, Blutdruck, Urinvolumen, Proteinurie (Albustix), Hämaturie (Combur)
- regelmäßige Blutabnahmen: Kontrolle von C3, Serumkreatinin, BUN, Kalium, Gesamtprotein, Elektrolyte
- strenge Flüssigkeitsbilanzierung (12-stündlich)
- natrium-, kalium und phosphorarme Diät

10.14 Akutes Nierenversagen

10.14.1 Grundlagen

Definition: Beim **akuten Nierenversagen** führt die plötzliche Abnahme der Nierenfunktion zu einem Anstieg von Kreatinin und Harnstoff im Blut. Dabei kommt es bei vielen betroffenen Kindern zu einer Einschränkung (Oligurie: Harnausscheidung unter 300 ml/m²/Tag bzw. bei Neugeborenen unter 1 ml/kg/h) oder völligem Versiegen der Harnproduktion (Anurie).

Ursachen

- Erkrankungen wie hämolytisch-urämisches Syndrom, Glomerulonephritis, Infektionen, Frühgeburtlichkeit, Herzinsuffizienz, Dehydratation (z. B. Gastroenteritis), Schock, Intoxikationen, Nephrolithiasis
- Ursachen wirken sich prärenal, renal und postrenal auf die Nierenfunktion aus:
  - **prärenales Nierenversagen:** Störung der Nierenfunktion durch verminderte renale Durchblutung
  - **renales Nierenversagen:** bei primärer Schädigung des Nierenparenchyms
  - **postrenales Nierenversagen:** bei akuter Harnabflussstörung

Symptome

- Abgeschlagenheit oder Blässe
- Zeichen der Überwässerung (Herzinsuffizienz, Hypertonie, Ödeme, Hyponatriämie) oder Hypovolämie (Hypotonie, Tachykardie, verminderter Hautturgor)
- eingeschränkte Harnausscheidung (Oligurie) und Isostenurie (Spez. Gewicht konstant bis 1012)
- Haut- und Schleimhautblutungen bei hämolytosch-urämischen Syndrom

Diagnostik

- Anamnese, körperliche Untersuchung
- Urinanalyse (Streifentest, Sediment, Urinnatrium)
- Labor: Kreatinin, Harnstoff, Blutbild, Elektrolyte, Säure-Basen-Haushalt, C-reaktives Protein, Blutsenkungsgeschwindigkeit, Blutausstrich, Transaminasen, Virologie, Immunologie
- Nieren- und Harnblasenultraschall
- bei Verdacht auf renale Ursache → Nierenbiopsie

Therapie

- Therapie der ursächlichen Erkrankung
- Management des ANV:
  - eng bilanzierte Flüssigkeitsein- und ausfuhr
  - tgl. Gewichts- und mehrfach tgl. Blutdruckkontrollen
  - Ausgleich von Elektrolytschwankungen und metabolischer Azidose
  - adäquate Ernährung
  - ggf. vorübergehende Nierenersatztherapie (Hämodialyse oder Peritonealdialyse)

Komplikationen

- Elektrolytstörungen (Hyperkaliämie)
- Überwässerung (Hyponatriämie, zerebrale Krämpfe, Ödeme, hypertensive Krisen)

Prognose

- abhängig von der Grunderkrankung, bei über 90% der Kinder aber meist vollständige Erholung der Nierenfunktion

10.14.2 Pflegemaßnahmen

- kontinuierliche Überwachung von Atmung, Puls und Blutdruck und Temperatur (Monitorüberwachung)
- tgl. Gewichtskontrollen
- regelmäßige Prüfung der Bewusstseinslage, Pupillenreaktion
- engmaschige und exakte Flüssigkeitsbilanz (ggf. transurethraler Dauerkatheter oder suprapubische Zystostomie)
- bei Ödemen → Einschränkung der Flüssigkeitszufuhr (300ml/qm Körperoberfläche pro Tag und Ersatz der ausgeschiedenen Urinmenge)
- eiweiß-, natrium- und kaliumreduzierte Diät
- Überwachung und Kontrolle der Infusionstherapie und Medikamenteneinnahme
- Betreuung durch infektfreies Personal zur Infektionsprophylaxe
- gute Hautbeobachtung bzgl. Farbe, lokalen Hautveränderungen, Ödemen
- ggf. Dekubitusprophylaxe

10.15 Peritonealdialyse (PD)

Prinzip. Das Peritoneum übernimmt die Funktion der semipermeablen Membran. Dialysatflüssigkeit wird über einen Katheter in den Bauchraum instilliert. Die Moleküle diffundieren von der höheren zur niedrigeren Konzentration, bis ein Ausgleich erfolgt ist. Der Übertritt des Wassers erfolgt durch Osmose mithilfe des osmotischen Druckes, der mittels Glukosezusatz im Dialysat gesteigert wird.

Ziele.

- Entwässerung des Körpers, Reinigung des Blutes, Elimination von Kalium

10.15.1 Kontinuierliche ambulante Peritonealdialyse (CAPD)

- Als Zugang wird i.d.R. ein Tenckhoff-Katheter chirurgisch unter Antibiotikaprophylaxe eingelegt (Abb. 10.4). Die Spitze liegt im Douglas-Raum, die Austrittstelle unterhalb des Nabels. Zwei Manschetten dienen der Fixierung, die innere Muffe ist fest mit dem Peritoneum vernäht. Am Katheterende sichert ein Titaniumadapter die Verbindung zum Dialysebeutel.
- **Komplikation:** Peritonitis infolge einer Infektion der Katheteraustrittsstelle

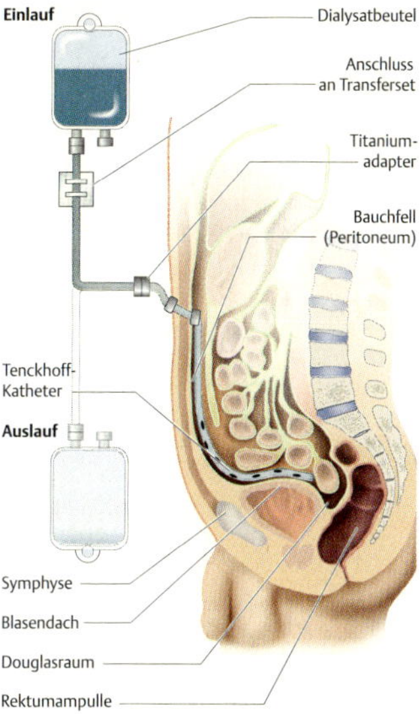

Abb. 10.4 *CAPD. Prinzip der kontinuierlichen ambulanten Peritonealdialyse.*

Dialysatwechsel

- Wechsel ca. 4–5-mal pro Tag
- Dialysat ist 37 °C warm, Schlauchsystem luftleer, Einlaufhöhe nicht höher als 40 cm.
- Menge richtet sich nach Alter und Gewicht des Kindes und wird schrittweise gesteigert.
- Zusammensetzung richtet sich nach dem Krankheitsbild des Kindes.

Merke: Die Effektivität der Entgiftung und des Wasserentzuges werden durch Einlaufmenge, Osmolarität des Dialysats sowie Häufigkeit des Dialysatwechsels bestimmt.

10.15.2 Kontinuierliche zyklische Peritonealdialyse (CCPD)

- gleiches Prinzip wie die CAPD, nur nächtlich intermittierend
- Dialyse erfolgt nachts innerhalb von ca. 10 Std. mithilfe eines Zyklers.
- Vorteil: Kinder sind tagsüber mobiler.

Pflegemaßnahmen

- Katheter ggf. zusätzlich mithilfe von Fixomull fixieren.
- Auslaufbeutel nicht tiefer als 10 cm unterhalb des Bauchniveaus hängen, am Ende des Dialysevorganges wiegen, Gewicht dokumentieren.
- Auslaufkatheter regelmäßig kontrollieren.
- Während der Dialyse Kreislaufparameter kontrollieren.
- Alle hygienischen Regeln während Dialyse und Beutelwechsel beachten, Kind und Eltern entsprechend informieren (Komplikation: Peritonitis!).
- Punktionsstelle tgl. reinigen, desinfizieren, steril abdecken; auf Entzündungszeichen achten.

- Dialysatflüssigkeit im Auslaufbeutel auf Farbe, Flockung und Trübung kontrollieren, bei Auffälligkeiten sofort Arzt informieren.
- Kinder anleiten, ihr Gewicht tgl. zu kontrollieren und zu protokollieren.
- Auf ausreichende Eiweißzufuhr (tgl. ca. 2 g/kg KG) achten.
- Ggf. Flüssigkeits- und Kalorienzufuhr einschränken.

Merke: Wesentlich ist die Anleitung und Schulung der Kinder und Eltern hinsichtlich Beutel- und Verbandwechsel, Verhalten bei auftretenden Komplikationen, Hygiene usw.

Spülen des Peritonealraums

Material

- Ablagetisch, Infusionsständer, Waagen, Desinfektionsmittel
- Dialysebeutel, Schlauchsystem, Beutelklemmen
- Wärmequelle zum Erwärmen des Dialysats
- Mundschutz, sterile Handschuhe, Abdecktücher
- Verbandmaterial, Uhr
- Protokollbuch, Stift, Abwurfbehälter

Vorbereitung

- Kind, Bezugsperson: Reinigung der Hände mit pH-neutraler Waschlotion.
- Fenster schließen, Arbeitsfläche reinigen und desinfizieren, Material richten.
- Mundschutz aufsetzen, Hände desinfizieren.
- Dialysatbeutel aus der Verpackung nehmen, auf Durchsichtigkeit und Verfallsdatum prüfen.

Durchführung

- Händedesinfektion durchführen, Konnektionsstelle desinfizieren.
- Neues Beutelsystem mit dem Katheter verbinden, Beutel für das Dialysat am Infusionsständer aufhängen.
- Klemme öffnen und Bauchauslauf durchführen (dauert ca. 15–45 Min.), danach Klemme verschließen.
- Mit dem Dialysateinlauf (ca. 5–10 Min.) nach einem kurzen Spülen beginnen.
- Beutelsystem unter aseptischen Bedingungen entfernen, Katheter verschließen.

10.16 Diagnostik

10.16.1 Messende Verfahren

Sammelurin

- Urin über 12 oder 24 Stunden kontinuierlich sammeln.
- **Ziele:**
  - Bestimmung der Ausscheidungsmenge
  - Flüssigkeitsbilanzierung
  - Urinuntersuchungen (z.B. Kreatinin-Clearance, Glukose-Nachweis bei Diabetes mellitus)

Vorbereitung

- Sammelgefäß mit Namen und Uhrzeit versehen, außerhalb des Patientenzimmers aufbewahren.
- Wird in zeitlichen Intervallen gesammelt → mehrere Sammelgefäße.

- Kind altersentsprechend informieren, um Miktion auf der Toilette zu verhindern.
- Bei Säuglingen, Kleinkindern und inkontinenten Patienten Urinableitungssystem anlegen.

Durchführung

- Sammelperiode dauert i.d.R. von 7.00 Uhr morgens bis 7.00 Uhr am nächsten Tag.
- Kind um 7.00 Uhr auffordern, Urin zu entleeren. Diese Portion verwerfen.
- Alle weiteren Portionen bis 7.00 Uhr des folgenden Tages sammeln, einschl. der letzten Portion von 7.00 Uhr.
- Bei Patienten mit Diabetes mellitus Tag- und Nachturin für die Glukosebestimmung getrennt sammeln (ggf. in 2, 3 oder 4 Portionen).
- Gesamtmenge umrühren, kleine Portion für Labor entnehmen, Rest verwerfen. Auf Laborschein Gesamtmenge angeben.

Spezifisches Gewicht des Urins

Definition: Das **spezifische Gewicht** von Urin ist das arteigene Gewicht von 1 ml Urin, das zu 1 ml Wasser in Beziehung gesetzt wird. Ein Milliliter Wasser wiegt bei 4°C 1 g oder 1000 mg.

- Das spez. Gewicht (= Dichte) entspricht dem Totalgewicht der gelösten Stoffe im Urin und ist abhängig von der Flüssigkeitsaufnahme.
- gibt Auskunft über die Konzentration des Harns (Fähigkeit zur Ausscheidung harnpflichtiger Substanzen)
- Normwerte: zwischen 1,015 und 1,026 g/l

Merke: Im Säuglingsalter ist das spez. Gewicht niedriger als im Schulalter, da die Nieren noch nicht so gut konzentrieren können.

Messung

1. mittels Harnteststreifen (S. 350)
2. mittels Urometer (Abb. 10.5): Urometer in den Urin, der eine Temperatur von 20° C haben soll, eintauchen. Falls Schaum vorhanden ist, diesen mit Filterpapier aufsaugen. Urimeter muss frei im Messzylinder schwimmen. Den Messwert am oberen Rand des Flüssigkeitsspiegels ablesen und dokumentieren.

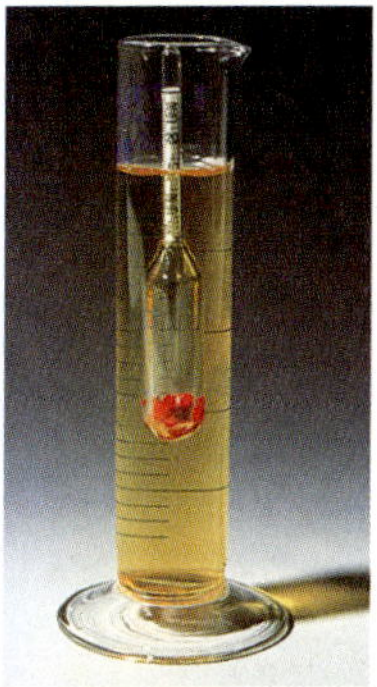

Abb. 10.5 *Messung des spezifischen Gewichts. Das Urimeter muss frei im Messzylinder schwimmen.*

Flüssigkeitsbilanz

Definition: Die **Flüssigkeitsbilanz** beschreibt die Flüssigkeitsmenge, die sich aus der Differenz zwischen Ein- und Ausfuhr errechnet.

- Messzeitraum meist 24 Stunden
- Alle Flüssigkeiten, die das Kind zu sich nimmt oder ausscheidet, werden notiert und den ausgeschiedenen Flüssigkeitsmengen rechnerisch gegenübergestellt.
- **Berechnung der Einfuhr:** Alle oral (Getränke, flüssige und halbflüssige Speisen), enteral (z. B. Magensonde) oder parenteral (Infusionen) zugeführten Flüssigkeiten addieren.
- **Berechnung der Ausfuhr:** Alle abgegebenen Flüssigkeiten addieren. Hierzu zählen:
  - Urin, dünner Stuhl und Erbrochenes
  - Sekrete aus Magen und Wunden
  - abpunktierte Flüssigkeiten aus Körperhöhlen
  - Flüssigkeitsverlust über Atmung und Schweißsekretion (Berechnung nach Formel)

Merke: Transfusionen werden i. d. R. bei der Flüssigkeitsbilanz nicht mitberechnet, da sie dem Ersatz dienen. Blutplasma wird ggf. zur Hälfte mitberechnet.

Durchführung

- Urin, Wundsekrete und Stuhl bei Anus praeter in speziellen Behältnissen oder Beuteln auffangen und abmessen.
- Ggf. geschlossenes Harnableitungssystem mit integriertem Messbehälter verwenden.
- Ist dies nicht möglich, Einmalwindeln, Stoffwindeln usw. abwiegen und vom vorher bestimmten Trockengewicht abziehen. Bei größeren Kindern Urin getrennt vom Stuhl gewinnen.

Ergebnisse

- **Ausgeglichene Bilanz:** Flüssigkeitszufuhr entspricht dem Flüssigkeitsverlust.
- **Positive Bilanz:** Flüssigkeitszufuhr ist größer als die ausgeschiedene Menge.
- **Negative Bilanz:** Flüssigkeitszufuhr ist geringer als die ausgeschiedene Menge.

10.16.2 Urinuntersuchungen

Schnelltests

- Dies sind semiquantitative Suchtests in Form von Teststreifen oder Testtabletten.
- Dienen der schnellen Harndiagnostik und können auf Station oder zu Hause durchgeführt werden.
- Untersucht werden pH-Wert, Eiweiß, Zucker, Keton, Erythrozyten, Bilirubin, Urobilinogen, Leukozyten, Nitrit, spezifisches Gewicht und ein Stoffwechselprodukt verschiedener Bakterien.

Durchführung

- Herstellerhinweise beachten.
- Schutzhandschuhe anziehen.
- Teststreifen in den frisch gelassenen Urin eintauchen.

- Ablesezeit genau einhalten. Dann Farbveränderung mit der Farbskala vergleichen, ohne das Behältnis mit dem Teststreifen zu berühren.
- Ergebnis protokollieren.

Laboruntersuchungen

- **Bakteriologische Untersuchungen:**
  - Katheter- oder Mittelstrahlurin in steriles Röhrchen füllen, sofort verschließen und umgehend ins Labor weiterleiten.
  - Urin darf max. für 4 Std. im Kühlschrank gelagert werden.
- **Harnanalytik mit Sedimentuntersuchung:**
  - Hierzu 10 ml frischer Mittelstrahlurin, der nicht älter als 2 Std. ist, ans Labor weiterleiten.

10.16.3 Nierenbeckendruckmessung

Indikation

- Ausschluss eines pathologisch erhöhten Druckes im Nierenbecken (z. B. nach einer Nierenbeckenplastik)

Durchführung

- Druckmessung wird nachts durchgeführt, da sich die Kinder während der 2 Std. Messdauer nicht bewegen dürfen.
- Kleine Kinder daher nach Anordnung sedieren, ältere Kinder und Eltern vorher gut informieren.
- Die Nephrostomie oder Pyelostomie wird für eine bestimmte Dauer, die der Arzt angibt, abgeklemmt, um einen Druck im Nierenbecken aufzubauen. Unter sterilen Bedingungen wird ein Urinbeutel an die Nephrostomie oder Pyelostomie angeschlossen, an einer ZVD-Messleiste befestigt und so fixiert, dass sich der Nullpunkt in der Höhe der Niere des Kindes befindet.

> **Merke:** Abgelesen wird sofort nach der Nullwertbestimmung, nach der 1. und der 2. Stunde. Normale Druckwerte liegen zwischen 10 – 15 cm Wassersäule.

10

10.16.4 Miktionszystourethrogramm (MCU)

> **Definition:** Das **Miktionszystourethrogramm** (MCU) ist ein radiologisches bildgebendes Verfahren zur Untersuchung von Aufbau und Funktion der unteren Harnwege.

Indikation und Prinzip

- dient dem Nachweis eines vesikoureteralen Refluxes und der Darstellung der Harnröhre
- Nach suprapubischer Punktion der gefüllten Blase und Injektion eines Kontrastmittels oder durch Einbringen des Kontrastmittels über einen transurethralen Katheter werden Blase und Harnröhre unter Röntgen-Durchleuchtung während der Miktion dargestellt. Bei einem vesikoureteralen Reflux tritt das Kontrastmittel während der Blasenfüllung oder während der Miktion in den Harnleiter über.

Vorbereitung

- Harnwegsinfektion mittels Schnelltest vor der Untersuchung ausschließen.
- Kind viel trinken lassen, um gut gefüllte Blase zu gewährleisten.
- Ggf. Emla-Pflaster auf die Haut oberhalb des Schambeins aufbringen, um die Punktion schmerzarm zu gestalten.

10.16.5 Ausscheidungsurogramm (AUG)

> **Definition:** Das **Ausscheidungsurogramm** (AUG) ist eine Röntgenkontrastmitteluntersuchung der Nieren, ableitenden Harnwege und der Harnblase. Synonym: i.v.-Urogramm, intravenöses Pyelogramm (i.v.P.)

Indikation und Prinzip

- dient der Abklärung von Harnabflussstörungen, Nierenparenchymschäden und Nieren- bzw. Harnwegsfehlbildungen
- mithilfe eines intravenös verabreichten nierengängigen Kontrastmittels werden Nierenbecken und ableitende Harnwege dargestellt.

Vorbereitung

- Nachfragen, ob Allergien beim Kind bestehen (Kontrastmittelunverträglichkeit!).
- Eltern informieren, schriftliche Einverständniserklärung einholen.
- Kreatininwert bestimmen (AUG darf nicht bei Niereninsuffizienz durchgeführt werden).
- Obstipation oder Luftansammlung im Abdomen vermeiden:
  - keine blähenden Speisen und Schokolade
  - am Abend vorher nur noch flüssige Nahrung (Suppen)
  - ggf. auf Anordnung medikamentös abführen
  - Vor dem 2. Lebensjahr die Untersuchung unmittelbar vor der nächsten Mahlzeit durchführen, ab dem 2. Lebensjahr können die Kinder nüchtern bleiben.

10.16.6 MAG 3-Clearance

> **Definition:** Die **MAG 3-Clearance** ist ein Isotopen-Clearance-Verfahren zum Nachweis von Harnabfluss- und Nierenfunktionsstörungen.

- Nach Gabe von radioaktiv markierten Substanzen i.v. werden mithilfe einer Gammakamera die ableitenden Harnwege dargestellt und die Nierenfunktion durch Messen der Radioaktivität geprüft.

Vorbereitung

- Kind erhält 2 venöse Zugänge, da die Blutentnahme zur Ermittlung des Kontrollwertes nicht aus der Kanüle erfolgen darf, die mit dem radioaktiven Material in Berührung gekommen ist.

Nachsorge

- Kind soll nach der Untersuchung viel trinken oder eine Infusion erhalten, um radioaktives Material schnell auszuscheiden.
- Säuglinge häufig wickeln, Windeln fachgerecht entsorgen.
- Kein Kontakt mit Schwangeren ermöglichen.

10.16.7 Kreatinin-Clearance

Definition: Die **Kreatinin-Clearence** ist eine Nierenfunktionsprüfung, bei der das Blutvolumen bestimmt wird, das pro Minute vom Kreatinin gereinigt wird.

- Kreatinin ist ein Abbauprodukt aus dem Muskelstoffwechsel, das nur über die Niere ausgeschieden werden kann (harnpflichtig).

Durchführung

- Urin über 24 Stunden sammeln (S. 348).
- Aus ca. 5 ml der Gesamtmenge wird die Kreatinin-Clearance unter Berücksichtigung von Körpergröße und Gewicht bzw. Körperoberfläche errechnet.
- Am Ende der Sammelperiode wird Blut abgenommen und aus beiden Werten die Kreatininkonzentration im Serum bestimmt.
- Auf dem Laborzettel müssen folgende Angaben enthalten sein:
  - Gesamturinmenge, Körpergröße und Gewicht des Kindes

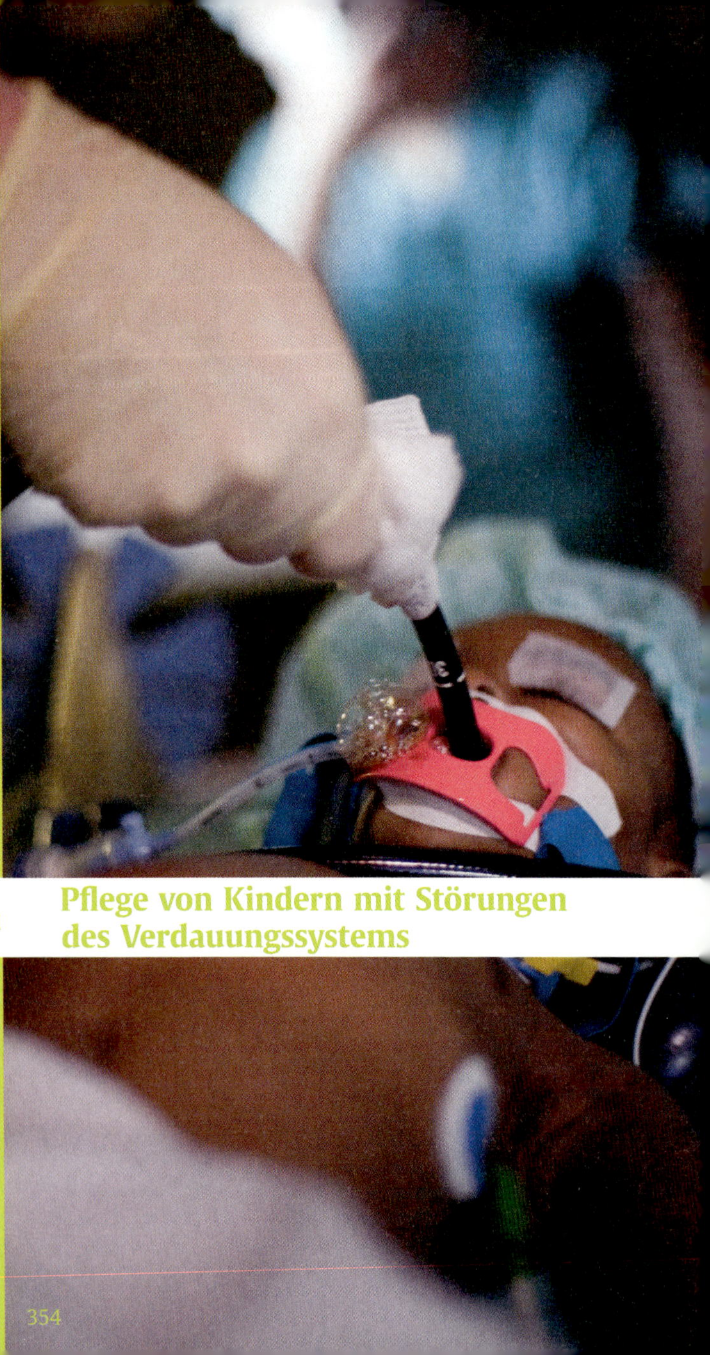

11 Pflege von Kindern mit Störungen des Verdauungssystems

11.1 Ösophagusatresie

11.1.1 Grundlagen

Definition: Die **Ösophagusatresie** (ÖA) ist ein angeborener Verschluss der Speiseröhre. In den meisten Fällen besteht eine Verbindung zwischen Ösophagus und Trachea **(ösophagotracheale Fistel)**. Zu etwa 5% ist der Verschluss ohne Fistel vorhanden.

Ursachen

- Defekt entsteht durch fehlerhafte Aufspaltung des Urdarms in Speise- und Luftröhre. Die verbleibende Verbindung beider Röhren ist die ösophagotracheale Fistel (Abb. 11.1).
- Mehr als 50% der Kinder weisen weitere Fehlbildungen auf, meist am Herz-Kreislauf-System, den Nieren, Wirbelkörpern und am Darm.

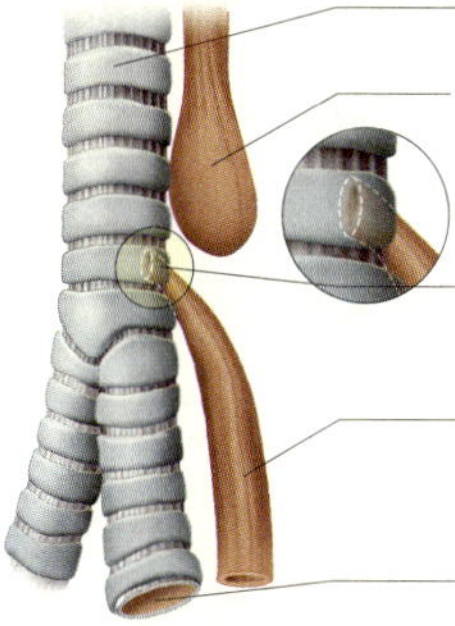

Abb. 11.1 *Ösophagotracheale Fistel.*

Symptome

- Kind ist unfähig, Nahrung aufzunehmen. Jeder Schluck wird wieder ausgespuckt → hohe Aspirationsgefahr
- überlaufender, schaumiger Speichel
- Bei Fistel zwischen Trachea und oberem Ösophagusanteil laufen Speichel und Nahrung direkt in die Atemwege → Atemnot, Zyanose
- Hustenattacken

Diagnostik

- In pränataler Sonografie zeigt sich Polyhydramnion (vermehrtes Fruchtwasser).
- Magensonde wird im Kreißsaal gelegt. Gelingt das nicht, bei möglichst weit vorgeschobener Sonde Röntgenbild von Thorax und Oberbauch

Therapie

- bis zur operativen Korrektur (End-zu-End-Anastomose und Fistelverschluss) Schlürfsonde mit Dauersog im oberen Ösophagus, um Speichel abzusaugen, absolute Nahrungskarenz, meist Intubation
- bei unterer Fistel OP innerhalb von 24 Std., ohne untere Fistel innerhalb von 2–3 Tagen
- ggf. Gastrostoma- oder PEG-Anlage zur enteralen Ernährung, wenn Anastomose primär nicht möglich ist
- ggf. auch Bougierungen (Dehnungen) des Ösophagus bei stenosierter Speiseröhre

11

11.1.2 Pflegemaßnahmen

Erstmaßnahmen

- Absaugen des Sekrets
- Oberkörperhochlagerung, um Reflux von Magensaft in die Trachea vorzubeugen
- Sauerstoffgabe nach Anordnung
- absolute Nahrungskarenz!
- kontinuierliche Monitorüberwachung im Inkubator
- Assistenz bei
  - Legen einer Dauerabsaugsonde (Schlürfsonde) → Sekret wird intermittierend, b. Bed. auch kontinuierlich abgesaugt (S. 357)
  - Intubation, Beatmung, Blutentnahme, Legen des ZVKs
- Infusionstherapie nach Anordnung
- ggf. Verlegung in kinderchirurgische Klinik

Postoperative Betreuung

- Relaxiertes Kind in 30° Rückenlage, achsengerecht hochlagern (Schutz der Anastomose).
- Vitalfunktionen, Beatmung, Thoraxsaugdrainage, Infusionstherapie, ggf. auch Gastrostoma oder PEG überwachen, Veränderungen sofort weiterleiten.
- Sitz der Magensonde (dient zur Schienung der Anastomosennaht) überwachen:
- Sondenlage deutlich markieren und fixieren.
- Kind Handschuhe anziehen, damit es Sonde nicht ziehen kann.
- Bei veränderter Lage sofort Arzt informieren.

> **Merke:** Es darf kein Zug auf die Anastomose ausgeübt werden! Sonde darf nur vom Arzt neu gelegt werden.

- nach erfolgreicher End-zu-End-Anastomose und ggf. Fistelverschluss → eine Woche später Röntgenkontrolle, danach oraler Nahrungsaufbau

Atmung

- Bei großer Distanz zwischen den Ösophagusanteilen ist Anastomose ggf. noch zu eng für die Nahrungsaufnahme → Kind kann seinen Speichel nur unzureichend oder gar nicht schlucken.
- Dauerabsaugsonde hält Atemwege von Speichel frei, ermöglicht ungehinderte Atmung.
- Atemtherapie, atemunterstützende Lagerung und Pflegemaßnahmen durchführen (S. 82).
- Nach Extubation immer in Seitenlage oder auf dem Bauch mit Seitdrehung des Kopfes lagern.

> **Merke:** Die Rückenlage ist kontraindiziert! Das Kind könnte Speichel verschlucken und aspirieren!

Nahrungsaufbau

- richtet sich nach der Weite der Speiseröhre
- bei ausreichendem Lumen: erste dünnflüssige Nahrung über Magensonde, später oral

- bei stenotischem Ösophagus:
  - langsamer Nahrungsaufbau zunächst über Gastrostoma oder PEG (bei Würgen oder Erbrechen Nahrungszufuhr sofort beenden)
  - Mundpflege: dient der oralen Stimulation, Sensibilisierung der Geschmacksnerven, fördert die Mundmotorik
  - später oraler Nahrungsaufbau

Praxistipp: Eltern mit einbeziehen und sie beim Nahrungsaufbau und Trinktraining ihres Kindes unterstützen. Das Kind dabei nicht überfordern.

Umgang mit Dauerabsaugsonde

- dient der kontinuierlichen Absaugung des anfallenden Speichels
- wird erstmals intraoperativ gelegt, die Sogeinstellung (-5 bis -10cm H_2O) erfolgt nach Anordnung.

Merke: Entfernt das Kind die Sonde oder löst sich die Fixierung, sofort Arzt informieren! Bis zu seinem Eintreffen Kind intermittierend absaugen.

- Dauerabsaugsonde wird postoperativ nur vom Arzt gelegt, nach Abheilen der OP-Wunde kann auch die Pflegeperson die Sonde selbstständig wechseln.

Material

- Absaugkatheter in passender Größe
- Verbindungsadapter, Absauganlage
- Pflaster, Schere, Stift
- Schutzhandschuhe, Auffangschale

Vorbereitung

- Neuen Katheter in gleicher Länge wie liegenden abmessen und markieren.
- Pflaster zum Fixieren zurechtschneiden.
- Zweite Pflegeperson hinzubitten.

Durchführung

- Liegende Sonde ziehen.
- Nasen-Rachen-Raum sorgfältig absaugen.
- Katheter über die Nase einführen (auf Wechsel der Nasenöffnung achten) und bis zur markierten Stelle vorschieben.
- Wenn aufsteigendes Speichelsekret die richtige Lage anzeigt, Sonde fixieren, an die Absauganlage anschließen und angeordnete Sogstärke einstellen.
- Kind beruhigen. Material entsorgen.
- Katheterlänge, Naseneingang (re oder li), Grund des Wechsels, Reaktion des Kindes dokumentieren.

Merke: Funktionsfähigkeit der Schlürfsonde sowie Atmung und Verhalten des Kindes regelmäßig überwachen.

11.2 Hypertrophe Pylorusstenose

11.2.1 Grundlagen

> **Definition:** Die **hypertrophe Pylorusstenose** ist eine Stenose des Magenausgangs, hervorgerufen durch eine Wandverdickung der Ringmuskulatur im Pyloruskanal. Dies verursacht eine partielle Obstruktion des Magenausgangs. Synonym: Magenpförtnerverengung

Ursachen

- Ursachen sind unklar.
- Kommt bei Jungen 4-mal häufiger vor als bei Mädchen.
- Erste Symptome treten in 3.–14. Lebenswoche auf.

Symptome

- schwallartiges Erbrechen, meist unmittelbar nach der Mahlzeit
- großer Hunger nach Erbrechen, Gewichtsverlust, Dehydratation
- Pseudoobstipation, Oligurie
- Elektrolytstörungen, Stoffwechselveränderungen (z.B. metabolische Alkalose)
- Pylorus als olivenartige Verdickung im rechten Oberbauch tastbar
- wellenförmige Darmperistaltik nach Nahrungsaufnahme im Oberbauch erkennbar
- Unruhe, sorgenvoller Gesichtsausdruck

Diagnostik

- Symptomatik, Sonografie, ggf. Röntgenkontrastmitteldarstellung

Therapie

- operative Spaltung der Pylorusmuskulatur
- bei leichtem Verlauf medikamentös mit Atropinderivaten, Sedativa und Spasmolytika
- kleine häufige Mahlzeiten, 30°-Hochlagerung, parenterale Flüssigkeitszufuhr

11

11.2.2 Pflegemaßnahmen

Flüssigkeitshaushalt

- Ausgleich von Säure-Basen-Status und Elektrolyten durch Infusionen.
  - Infusionstherapie überwachen,
  - Schleimhäute, Hautturgor, Urinausscheidung beobachten,
  - ggf. Flüssigkeit bilanzieren, Kind täglich wiegen.
  - Bewusstseinslage, Vitalfunktionen überwachen (metabolische Alkalose kann zur Hypoventilation führen).

> **Praxistipp:** Bei hochdosierten Elektrolytzusätzen in Dauerinfusionen besonders auf Reizungen des Venenverlaufs achten.

Orale Nahrungszufuhr

- geschieht nach Anordnung
- 10–12 kleine Mahlzeiten/Tag, ggf. zum Stillen anregen.

- Kind ist ständig hungrig, trinkt hastig, neigt dazu, Luft zu schlucken → auf ruhige Umgebung achten.
- Nahrung und Medikamente ggf. über Magensonde zuführen.
- Eltern bei der Nahrungsverabreichung anleiten.
- Bei Flaschenernährung:
  - Oberkörper hochlagern (→ vermindert Erbrechen)
  - kleines Saugerloch verwenden, Pausen machen, Kind aufstoßen lassen
- Nach dem Füttern, Kind noch eine Weile halten, dann in 30°-Schräglagerung ins Bett legen (rechte Seite bevorzugen, da hierdurch Magenentleerung gefördert wird).

Praxistipp: Beim Wickeln Strampler mit Öffnungsmöglichkeiten im Gesäßbereich verwenden → vermeidet unnötige Manipulationen und vermindert dadurch Brechreiz.

11.3 Gastroschisis

11.3.1 Grundlagen

Definition: Die **Gastroschisis** ist ein angeborener Bauchwanddefekt, dessen Öffnung rechts neben dem Nabel liegt. Anteile des Dünn- und Dickdarms sowie Leber und Magen können frei vor dem Abdomen liegen. Die Symptome richten sich nach der Größe des Defekts.

Symptome

- prolabierte Anteile des Dünn- und Dickdarms (Abb. 11.2)
- verklebte, meist bräunlich verfärbte, ödematöse Darmschlingen, oft mit Fibrinauflagerungen
- evtl. Anteile von Leber und Magen ebenfalls frei vor dem Abdomen liegend
- intakte Nabelschnur
- je nach Bauchwanddefektgröße Ateminsuffizienz

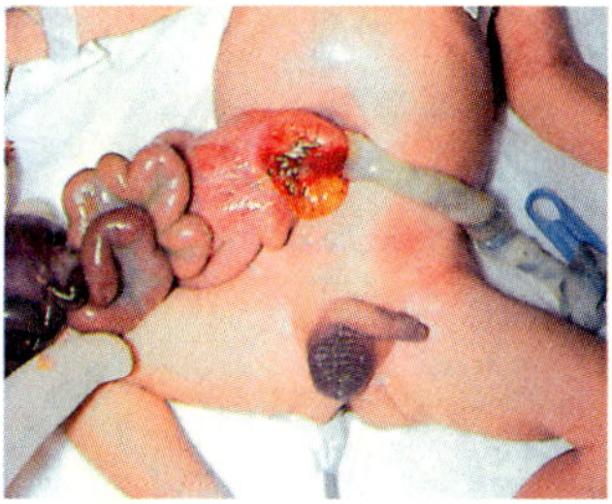

Abb. 11.2 Gastroschisis. Neugeborenes mit prolabierten Organen.

Diagnostik

- meist intrauterin durch Ultraschall, dann idealerweise Sectio und Weiterversorgung in einem Perinatalzentrum

11.3.2 Pflegemaßnahmen

Präoperative Stabilisierung

- Kind in Seitenlage auf steriler Unterlage lagern.
- Im Inkubator oder Wärmebett versorgen.
- Vorsichtig handeln (→ Verletzungen vermeiden, Infektionsrisiko mindern).
- Nasen-Rachen-Raum absaugen, ggf. Sauerstoff geben.
- Evtl. bei Intubation und Beatmung assistieren (cave: keine Beutelbeatmung!).
- Großlumige Magensonde legen (→ Entlastung des Magens, Aspirationsprophylaxe, Überprüfung der Ösophagusdurchgängigkeit).
- Abstriche von Darmschlingen und Umgebungshaut nehmen (→ Nachweis einer Keimbesiedlung).
- Urinbeutel ankleben (→ verhindert Befeuchtung der Organanteile mit Urin).
- Defekt mit sterilem Foliensack umhüllen (→ Schutz vor Auskühlung, Austrocknung und Infektionen).
- Beim Legen des ZVK assistieren, Infusionstherapie durchführen und überwachen.
- Kind auf Kinderintensivstation verlegen.

Merke: Keine Beutelbeatmung mit Maske durchführen, um Luftfüllung des Magen-Darm-Traktes zu vermeiden!

Postoperative Stabilisierung

- Vitalfunktionen kontinuierlich überwachen.
- Flüssigkeiten bilanzieren, insbesondere Magenrücklauf und Urin.
- Magenrücklauf beobachten hinsichtlich Farbe, Menge, Beschaffenheit und Geruch.
- Wunde und Umgebungshaut steril versorgen, auf Infektionszeichen, Nahtinsuffizienz beobachten.
- Bauchumfang regelmäßig messen.
- Stuhl auf Häufigkeit, Aussehen, Konsistenz und evtl. Blutbeimengungen beobachten, regelmäßig auf okkultes Blut untersuchen.
- Parenterale Ernährung über ZVK durchführen und überwachen.
- Beatmungs- und Relaxierungsdauer hängen von der Größe des Defekts und der respiratorischen Allgemeinsituation ab (Beatmung s. S. 518).

Merke: Neben der Begleitung der Eltern besteht die Hauptaufgabe der Pflegenden in intensiver pflegerischer Beobachtung, Einschätzung und Dokumentation der erhobenen Daten.

Postoperative Komplikationen

- generalisierte Infektion, Volumenmangel
- Vena-cava-Kompressionssyndrom
- paralytischer Ileus, nekrotisierende Enterokolitis

Stabilisierung der Atmung

- atemunterstützende Lagerung (S. 82), dabei Kind nicht in eine sitzende Position bringen, um Zwerchfellhochstand zu vermeiden
- ausreichende Schmerzlinderung, ggf. Analgesie nach Anordnung
- Atemtherapie

Nahrungsaufbau

- Voraussetzungen:
  - ungestörte Darmpassage und Darmperistaltik, unauffälliger Stuhl
  - Magensonde wird von dem Kind ohne Beschwerden toleriert.
  - Das Kind hat keine Magenreste mehr.
- Minimale Mengen Tee 10–12-mal pro Tag anbieten.
- Werden diese ohne Magenreste toleriert (vor jeder Mahlzeit überprüfen) → langsam Muttermilch oder leichtverdauliche Säuglingsnahrung verabreichen.
- Vorsichtige Bauchmassagen fördern ggf. die Darmpassage.
- Rektales Anspülen nach Anordnung fördert die Stuhlentleerung.
- Bei Flaschennahrung kleinstes Saugerloch wählen.
- Eltern in die Ernährung mit einbeziehen, Mütter zum Stillen motivieren.

Merke: Der Nahrungsaufbau nach großen abdominellen Eingriffen richtet sich nach der Nahrungsverträglichkeit und dem Wohlbefinden des Kindes.

- Bei Anzeichen einer gestörten Verdauung (größere Magenreste, Erbrechen, Blutbeimengungen im Stuhl) sofort Arzt informieren, orale Nahrungszufuhr absetzen.

11.4 Ileus

11.4.1 Grundlagen

Definition: Der **Ileus** ist eine Darmpassagestörung, die in jedem Alter auftreten kann. Unterschieden wird zwischen **mechanischem Ileus**, hervorgerufen durch ein lokales Hindernis, und **paralytischem Ileus**, bei dem die Darmmotorik gelähmt ist. Hier setzt die Symptomatik weniger dramatisch ein.

Bei Neugeborenen können folgende Ileusformen auftreten:

1. **Mekoniumileus:** entsteht nach der Geburt durch zähklebriges Mekonium → kann auf zystische Fibrose hinweisen
2. **Mechanischer Ileus:** entsteht durch ein konnatales Megakolon bei Morbus Hirschsprung

Ursachen

Ursachen des mechanischen und paralytischen Ileus zeigt Tab. 11.1.

Tab. 11.1 *Ursachen des Ileus bei Kindern.*

mechanisch	paralytisch
▪ Adhäsion und Briden ▪ inkarzerierte Hernie ▪ Volvulus ▪ Invagination ▪ Fehlbildungen (z.B. Atresien) ▪ Parasiten (z.B. Würmer) ▪ Tumoren, Polypen	▪ Peritonitis ▪ Enteritis ▪ Pankreatitis ▪ diabetische Ketoazidose ▪ Elektrolytstörungen (z.B. Hypokaliämie) ▪ Vergiftungen (z.B. Blei, Morphin) ▪ Sedierung oder Relaxierung

Merke: Unabhängig von der Ursache führt jede länger dauernde oder rezidivierend auftretende Störung der Darmpassage zur Schädigung der Darmwand und Einschränkung der Darmmotilität.

Symptome

- Stuhlverhalt, krampfartige Bauchschmerzen, Unruhe
- stark geblähtes, druckschmerzhaftes Abdomen
- glänzende Bauchhaut, starke Venenzeichnung
- Übelkeit, Meteorismus
- Erbrechen von Mageninhalt und/oder Galle, evtl. Erbrochenes mit Kotbeimengungen bei tief sitzendem Ileus (Miserere)
- Dehydratation

Therapie

- **Mechanischer Ileus:** Passagehindernis wird operativ beseitigt.
- **Paralytischer Ileus:** Grunderkrankung wird behandelt, der Flüssigkeitshaushalt stabilisiert, die Darmmotilität stimuliert.

11.4.2 Pflegemaßnahmen

Vitalfunktionen

- Beobachtung, Kontrolle und Dokumentation von: Allgemeinbefinden, Vitalzeichen, Stuhlausscheidung, Veränderungen im Bauchbereich (z. B. geblähtes Abdomen, Zunahme des Bauchumfangs), Schmerzäußerungen
- Zeigt sich das Bild eines mechanischen Ileus, wird das Kind prä- und postoperativ betreut (S. 505).
- Postoperativ ggf. Einlauf (S. 170) zur Anregung der Darmpassage durchführen.
- Magenablauf auf Farbe (z. B. grün, gelb) und Konsistenz (z. B. schleimig, klar) beobachten, bilanzieren und dokumentieren. Regelmäßig abmessen und je nach Anordnung z. B. mit Glukose-/Ringerlösung ersetzen.
- Zu- und Ableitungen (z. B. Infusionsschläuche, Magenablaufsonde) sicher fixieren, aber Bewegungsspielraum lassen. Eltern und Kind die Funktionen erläutern.

Bauchentspannende Lagerung

- Zur Unterlagerung der Knie bei Säuglingen Hufeisenkissen, bei größeren Kindern große Hufeisenkissen oder spezielle Knierollen einsetzen.
- Oberkörper hochlagern, aber sitzende Haltung vermeiden.
- Wird diese Lage schlecht toleriert, dem Kind die persönlich bevorzugte Schlafhaltung ermöglichen.

Mundpflege

- Übelkeit, Erbrechen, Dehydratation oder therapeutische Nahrungskarenz verursachen Mundtrockenheit, trockene rissige Zungenoberfläche und schlechten Geschmack im Mund.
  - Mund- und Lippenpflege bei Säuglingen alle 2–3 Std., beim wachen Kind alle 4 Std. und nach Bedarf durchführen.
  - Größeren Kindern Mundpflegestäbchen anbieten oder Zähne putzen lassen, sofern das Nichtverschlucken gewährleistet ist.
  - Eltern anleiten und die Flüssigkeitskarenz auch im Rahmen der Mundpflege erklären.

11.5 Appendizitis

11.5.1 Grundlagen

Definition: Die **Appendizitis**, im Volksmund fälschlicherweise als Blinddarmentzündung bezeichnet, ist eine Entzündung des Appendix vermiformis, also des Wurmfortsatzes am Zökum. Sie kann akut und chronisch verlaufen und ist wegen ihrer diffusen Symptome oft nur schwer zu diagnostizieren.

Ursachen

- häufig Verschluss des schmalen Appendixlumens, z.B. durch eingedickten Stuhl („Kotstein“)
- Der so verhinderte Austausch mit dem Dickdarmlumen führt zu einer Überwucherung der Bakterien und in der Folge zur Durchblutungssteigerung der Appendix mit Beschwerden (katarrhalische Appendizitis).
- Kommt es zur Infiltration der Appendixwand → **phlegmonöse Appendizitis**.
- Wird die Appendixwand zerstört und bildet sich ein Gangrän → **gangränöse Appendizitis**.
- Perforiert der Appendix und tritt Eiter in die Bauchhöhle → **perforierte Appendizitis**.
- Wird die Appendix rechtzeitig durch Verklebung umhüllt, sammelt sich der Eiter in einer wachsenden Höhle um den Appendix → **perityphlitischer Abszess**.

Symptome und Komplikationen

- Hauptsymptom: Bauchschmerz, beginnend im Oberbauch, später rechter Unterbauch (Schmerzlokalisation kann auch variieren)
- Weitere Symptome können, müssen aber nicht vorhanden sein:
  - Übelkeit, Erbrechen, (sub-)febrile Temperatur
  - Schmerverstärkung beim Gehen oder Hüpfen
- Der Verlauf variiert.
- Appendizitis tritt häufig ab 5. Lebensjahr auf. Davor wird sie aufgrund der Seltenheit und der noch weniger typischen Symptome oft zu spät erkannt.
- Der perityphlitische Abszess kann bei entsprechender Größe einen Ileus verursachen. Die freie Perforation führt zur diffusen, lebensgefährlichen Peritonitis.

Diagnostik

11

- Apparative Diagnostik kann Hilfestellung geben, ist aber nicht verlässlich (Sonografie kann Appendizitis darstellen, sie aber keinesfalls sicher ausschließen).
- ggf. Erhöhung der Leukozytenzahl im Blut und des CRP im Serum
- Einen sicheren Marker für die Diagnose oder den Ausschluss der Appendizitis gibt es bislang nicht.

Merke: Entscheidend für die OP-Indikation bei einem Verdacht auf Appendizitis ist allein die Untersuchung des Bauches durch den Chirurgen!

Therapie

- konventionelle oder laparoskopische Appendektomie

11.5.2 Pflegemaßnahmen

- Temperatur rektal und axillar messen (ggf. besteht Temperaturdifferenz).
- Vitalfunktionen überwachen.

- Urinprobe zum Ausschluss eines Harnwegsinfekts gewinnen.
- Kind schmerzmindernd lagern.
- Analgetika nach Anordnung verabreichen.
- Flüssigkeits- und Nahrungskarenz gewährleisten.
- Eltern und Kind informieren, Ablauf erläutern.
- Allgemeine prä- und postoperative Maßnahmen durchführen (S. 505).

11.6 Chronisch entzündliche Darmerkrankungen

11.6.1 Grundlagen

Definition: Zu den **chronisch entzündlichen Darmerkrankungen** (CED) zählen **Morbus Crohn** (MC), **Colitis ulcerosa** (CU) und die seltenere Colitis indeterminata.

- **Morbus Crohn**: Entzündung, die die ganze Dicke der Darmwand betrifft (transmural) und alle Abschnitte des Gastrointestinaltrakts befallen kann; die Entzündung kann dabei regional unterschiedlich ausgeprägt sein.
- **Colitis ulcerosa**: Entzündung beschränkt sich auf die Darmschleimhaut und ist auf den Dickdarm begrenzt, reicht aber manchmal noch in das terminale Ileum hinein.

Gemeinsam sind den CED der chronische, individuell sehr unterschiedliche Verlauf und die bisher nicht geklärte Ursache. Prinzipiell dürften alle 3 Erkrankungen auf Überreaktionen des Immunsystems beruhen.

Häufigkeit

- **MC:** Inzidenz nimmt seit Jahren zu (derzeit 2–12 auf 100000 Personen), 25% aller neuen Fälle betreffen Patienten unter 20 Jahren (v.a. 10–16).
- **CU:** Inzidenz ist derzeit stabil (1,5–13 auf 100000 Personen).
- Auch Säuglinge können an CED erkranken, Altersgipfel liegt aber zwischen 10 und 20 Jahren.

Symptome

MC:

11

- schleichender Beginn
- Symptomkombination: wiederkehrende Bauchschmerzen, Gewichtsstillstand/-verlust (kann bis zur Kachexie führen), chronische Durchfälle
- Wachstumsstillstand und verzögerte Pubertät
- Beeinträchtigung von Appetit und Aktivität
- Aphten oder Ulzera im Mund
- ggf. Gelenkschmerzen oder Fieber

CU:

- blutige, teils massive Durchfälle
- Erstsymptome sind meist dramatisch → CU wird meist wesentlich schneller als MC diagnostiziert.

Diagnostik

- klinische Untersuchung
- Ernährungszustand, ggf. Pubertätsstadium bestimmen und verfolgen (Röntgenbild der Handwurzel dient der Bestimmung des Knochenalters zur Wachstumsprognose)

- Labor: BSG, CRP, Blutbild, Serumelektrophorese und α1-Glykoprotein
- Ausschluss von viralen, bakteriellen und parasitären Infektionen
- Zur Differenzierung zwischen MC und CU → Bestimmung der „p-ANCA"-Antikörper (sind bei CU häufiger positiv, Tab. 11.2).
- Sonografie, Gastroduodenoskopie und Koloskopie mit multiplen Biopsien
- ggf. Knochendichtemessungen
- ERCP, MR-Cholangiografie und Leberbiopsie nur bei speziellen Indikationen

Tab. 11.2 *Vergleich zwischen Morbus Crohn und Colitis ulcerosa im Kindesalter.*

Befund	Morbus Crohn	Colitis ulcerosa
Alter < 6 Jahre	ungewöhnlich	gelegentlich
langjähriger Verlauf vor Diagnose	häufig	ungewöhnlich
Minderwuchs/verzögerte Pubertät	häufig	selten
blutige Durchfälle	gelegentlich	> 90%
tastbare Resistenzen	häufig	nein
perianale Auffälligkeiten	häufig	ungewöhnlich
BSG und CRP erhöht	häufig	seltener
p-ANCA-Antikörper positiv	selten	häufig
sonografisch Darmwandverdickung	häufig	nein
Beteiligung des oberen Gastrointestinaltrakts	häufig	nein
Beteiligung des Ileums	häufig	nein (außer Backwash-Ileitis)
Beteiligung des Rektums	gelegentlich	regelmäßig
segmentaler Befall	häufig	ungewöhnlich
Strikturen, Fisteln	häufig	ungewöhnlich
transmuraler Befall	häufig	ungewöhnlich
Kolonkarzinomrisiko	leicht erhöht	stärker erhöht

Therapie

- medikamentöse Therapie:
  - Sulfasalazin (SASP), 5-Aminosalizylsäure (5-ASA)
  - Glukokortikoide (z. B. Prednison)
  - Immunsuppressiva (z. B. Azathioprin)
  - Antibiotika (z. B. Metronidazol)
  - TNFα-Antikörper (z. B. Infliximab)
  - zusätzliche Substitution (Vitamine, Spurenelemente)
- Ernährungstherapie (mittels Elementar- oder polymerer Diät [sog. „Astronautenkost"])
- operative Behandlung
- Psychotherapie

Therapieentscheidend sind histologische Diagnose und genaue Kenntnis der Lokalisation und Krankheitsaktivität.

11.6.2 Pflegemaßnahmen

Ernährungszustand

- Ziel: ausreichende Nährstoffzufuhr enteral oder parenteral
- Ein Speiseplan wird in Zusammenarbeit mit Gastroenterologen, Ernährungsberatern, dem Kind und seiner Familie entwickelt. Zu empfehlen sind:

- leichte Vollkost nach den Richtlinien der DGE (Deutsche Gesellschaft für Ernährung)
- mehrere kleine Mahlzeiten, evtl. Spätmahlzeit vor dem Schlafengehen
- keine Eliminationsdiät, außer bei Unverträglichkeiten
- erhöhten Bedarf an Energie und Eiweiß berücksichtigen
- bei Mangelerscheinungen Ergänzung von Mineralstoffen und Vitaminen nach Anordnung
- Nährstoffsubstitution bei Bedarf durch Formeldiäten in Form von bilanzierter Trink- und Sondenernährung

- Spezielle Diätvorschriften in beschwerdefreien Intervallen soweit möglich vermeiden.

Praxistipp: Kind immer zum Essen motivieren und den Speiseplan mit gestalten lassen.

Psychische Unterstützung

- Schmerzen, Ängste und der chronische, nicht heilbare Verlauf verursacht oft erhebliche Beschwerden und wesentliche Beeinträchtigungen des täglichen Lebens.
- Immunsuppressiva, Antibiotika und v.a. Kortisonpräparate belasten das Kind und verändern sein Erscheinungsbild (Vollmondgesicht, Stammfettsucht, Wachstumshemmung).
- Gute psychologische Betreuung ist daher wesentlich.
- Professionelle Unterstützung, aber auch Ergotherapie, Familientherapie, Entspannungstechniken (z.B. autogenes Training), körperbetonte Sportarten (z.B. Tanzen und Gymnastik) und Selbsthilfegruppen können hilfreich sein.

11.7 Stoma

11.7.1 Grundlagen

Definition: Ein **Anus praeter** (AP) ist ein künstlicher, d.h. operativ angelegter Darmausgang abseits der natürlichen Lokalisation. Dabei können Dünn- oder Dickdarm beteiligt sein.

Das **Stoma** bezeichnet ebenfalls eine künstliche Öffnung, aber am gesamten Verdauungstrakt oder auch an einem anderen Hohlorgan (z.B. Tracheostoma). Genauer benannt wird das Stoma durch den Organteil, der von der künstlichen Öffnung betroffen ist, z.B. Gastrostoma (Magen), Kolostoma (Dickdarm), Transversostoma (Colon transversum).

Indikation und Formen

- Bei einigen Erkrankungen des Darms ist eine Stomaanlage unerlässlich, wenn die Darmpassage gestört und die physiologische Defäkation nicht mehr gewährleistet ist.
- Art des Stomas ergibt sich aus der Lokalisation der Gesundheitsstörung (Tab. 11.3).
  - Ileostomie → meist im rechten Unterbauch
  - Kolostomie → je nach Lokalisation: Zökostomie, Transversostomie oder Sigmoidostomie

Tab. 11.3 *Indikationen für die Anlage eines Darmstomas.*

Kolostomie	Ileostomie
Entzündungen des Dickdarms	Colitis ulcerosa
Fehlentwicklungen von Darm und Anus	Morbus Crohn
Inkontinenz, z.B. nach Trauma	Veränderungen des Dickdarms, z.B. Karzinome
Ileus	
Darmwandperforation	

Stomaarten

Je nach Operationstechnik ist das Stoma endständig, doppelt endständig oder doppelläufig angelegt (Abb. 11.3):

- **Endständig:** Ein freies Darmende mündet an der Haut (ist meist endgültig).
- **Doppelt endständig:** Zwei freie Darmenden werden nebeneinander an einer Bauchwandöffnung ausgeleitet. → Es gibt 2 Öffnungen, die zu 2 verschiedenen Darmabschnitten führen.
- **Doppelläufig:** Eine Darmschlinge wird über Hautniveau fixiert und nur seitlich eröffnet, die Hinterwand bleibt erhalten. → Es gibt eine Öffnung, die in 2 verschiedene Darmabschnitte führt:
  - zuführender Schenkel: Darminhalt wird nach außen geführt.
  - abführender Schenkel: Darmbewegung führt nach innen.

Abb. 11.3 *Arten der Anus-praeter- bzw. Stoma-Anlage.*
a *Endständig,* ***b*** *Doppelt endständig,* ***c*** *Doppelläufig.*

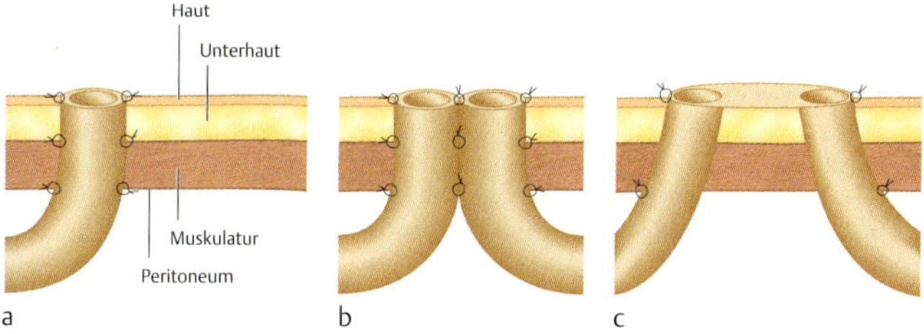

11.7.2 Stomaversorgung

Systeme

- **Einteiliges System:** Besteht aus Ausstreifbeutel mit hautfreundlicher Klebefläche (Abb. 11.4a), ggf. kann zusätzliche Hautschutzplatte appliziert werden.
  - anschmiegsames, flexibles Material
  - wird v.a. bei Säuglingen und Kleinkindern angewendet
- **Zweiteiliges System:** Besteht aus Basisplatte mit Rastring und Beutel, der aufgesetzt wird (Abb. 11.4b).
  - Basisplatten sind etwas starrer und weniger flexibel.
  - Vorteil: Beutel können komplett entsorgt werden, Kontakt mit Ausscheidungen und Geruchsbelästigung sind geringer.
- Alle Versorgungssysteme, Klebeflächen der Beutel und Hautschutzplatten müssen individuell zugeschnitten werden (Abb. 11.5). Für Frühgeborene gibt es spezielle Minibeutel (Abb. 11.4a).

Abb. 11.4 *Versorgungssysteme.*

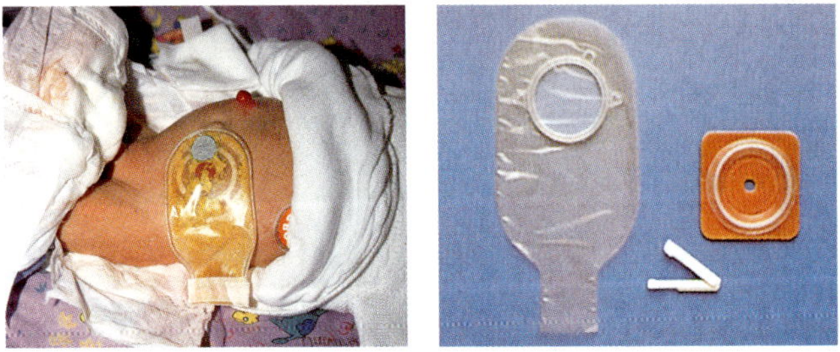

a *Einteiliges System: Hier flexibler Minibeutel für Frühgeborene.*

b *Zweitteiliges System: Basisplatte mit Rastring und Austreichbeutel (Fa. Convatec).*

Abb. 11.5 *Materialien zur Versorgung eines Darmstomas.*

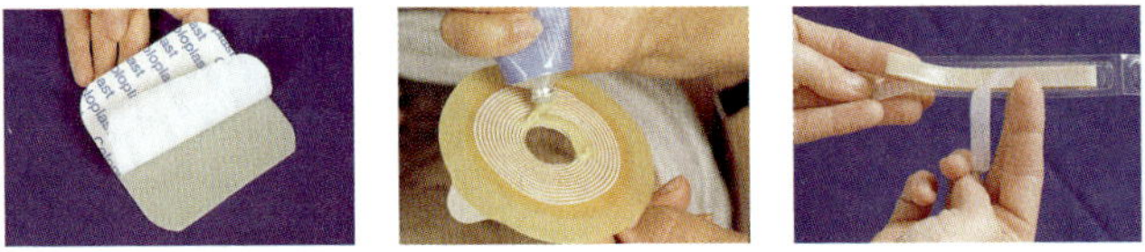

a *Hautschutzplatte.*

b *Hautschutzpaste.*

c *Modellierstreifen, um das Stoma bei Bedarf abzudichten.*

Material

- weiche Baumwollkompressen, Wasser, milde Seife, ggf. Einmalrasierer
- neuer Beutel, Schablone zum Ausschneiden der Öffnung,
- Schere, Hautschutzplatte, Hautschutzspray, ggf. Modellierstreifen
- Spatel, Schutzkittel, Einmalhandschuhe, Abwurfbehältnis

Vorbereitung

- Stoma nicht direkt nach dem Essen versorgen.
- Säugling mit Schnuller und Ansprache beruhigen, größeres Kind informieren, ggf. zur Mithilfe auffordern.
- Kleines Kind unter Wärmelampe legen, großes Kind ins Bett (auf Bettschutz achten).
- Unterkörper entkleiden, Beine bedecken.
- Besucher ggf. aus dem Zimmer bitten (Intimsphäre achten).

Durchführung

- Hände desinfizieren, Schutzkittel und Schutzhandschuhe anziehen (Kind das Tragen der Schutzkleidung erklären).
- Alte Stomaversorgung vorsichtig abziehen (Haut dabei mit einer Hand leicht spannen) und verwerfen.
- **Reinigung:** Umgebungshaut von außen in Richtung Stoma kreisförmig mit feuchten Kompressen und Seife reinigen, Seifenrückstände mit klarem Wasser entfernen, Haut anschließend mit Kompressen trocken tupfen. Auftragen von Hautschutzspray unter Aussparung der Darmschleimhaut.
- Bei Jugendlichen ggf. parastomalen Bereich rasieren.

- **Anpassen des Stomabeutels:** Größe der Stomaöffnung mit Schablone ermitteln und Hautschutzplatte bzw. Beutel entsprechend ausschneiden. Es darf keine Ausscheidung an die Haut gelangen!
- Zugeschnittene Platte bzw. Beutel auf gereinigte und trockene Haut unter Aussparung des Stomas anlegen und sanft aufdrücken. Stoma darf nicht eingeschnürt sein, die umgebende Haut ist jedoch komplett abgedeckt.
- Bei zweiteiligen Systemen anschließend Beutel anbringen.

Nachsorge

- Kind wieder ankleiden (lassen),
- Abfall entsorgen, Arbeitsfläche desinfizieren.
- Besonderheiten von Haut, Stomaumgebung und Stoma dokumentieren.

Wechselintervalle

- komplettes System: bei intakter Haut → alle 2 Tage, bei schlechter Haftung, gereizter Haut nach Bedarf
- Beutel leeren oder wechseln: bei Säuglingen alle 4–6 Std., bei größeren Kindern nach Stuhlabgang

> **Merke:** Bei Ausstreifbeuteln darauf achten, dass Auslassöffnung nach unten oder zur Seite, aber niemals nach oben zeigt. Bei Säuglingen auf druckfreie Lagerung der Klemme achten.

Komplikationen

- Minderdurchblutung der Haut, Pilzbefall und aggressiver Stuhl können Hautmazerationen bis hin zu tiefen Hautläsionen verursachen.

> **Merke:** Auf gereizte oder verletzte Haut darf nie Hautschutzpaste aufgetragen werden. Sie enthält Alkohol!

11.8 Diagnostik

11.8.1 Stuhluntersuchungen

Indikation

- Feststellung der Ausnutzung der Nahrung
- Feststellung eines mikrobiologischen Befundes einschl. Parasiten
- Nachweis von Blut im Stuhl

Entnahme von Stuhlproben

- **Feste Stühle:** Mit Löffel, der sich im Verschluss des Probebehälters befindet, bohnengroße Menge aus der Tiefe der Stuhlwalze entnehmen (nicht von der Oberfläche).
- **Flüssige Stühle:** Ca. 3 ml als Probe entnehmen, wobei möglichst die blutigen, eitrigen oder schleimigen Beimengungen erwünscht sind. Bei einzelnen Untersuchungen Angaben des Labors zu speziellen Transportmedien berücksichtigen.

> **Praxistipp:** Enteritiserreger werden nicht ständig ausgeschieden. Damit der Keimnachweis gelingt, werden 3 Stuhlproben zu unterschiedlichen Zeitpunkten entnommen.

Haemoccult-Test

- Test auf okkultes, d. h. mit dem bloßen Auge nicht sichtbares Blut im Stuhl (Haemoccult u. a.).
- **Probenbedarf:** Stuhlprobe an 3 aufeinander folgenden Tagen
- Positiver Test ist Indikation für weitere Untersuchungen.
- **Ursachen** für Blut im Stuhl: z. B. Polypen, chronisch-entzündliche Darmerkrankungen, kolorektale Adenome, Karzinome

11.8.2 Endoskopien im Gastrointestinaltrakt

> **Definition:** Der Begriff **Endoskopie** bedeutet übersetzt „Hineinschauen"; gemeint ist damit die Betrachtung des Körpers von innen. Der deutsche Begriff Spiegelung bezeichnet das Gleiche.

Indikation und Durchführung

- Im Gegensatz zu Erwachsenen werden bei Kindern alle Endoskopien in Narkose durchgeführt.
- Unterschieden werden starre Endoskopie (mit starrem Endoskop) und flexible Endoskopie (mit beweglichem Endoskop).
- Beim Verdauungstrakt wird bei und nach Einführung des Endoskops Gas insuffliert → Organ wird aufgedehnt, die Übersicht verbessert. Mittels Kamera wird das Gesehene foto- oder videodokumentiert.
- Die Endoskopie ermöglicht (Tab. 11.4):
  - Betrachtung des Körperinneren
  - Gewinnung von Proben
  - Durchführung bestimmter Eingriffe
  - Einbringen kleiner Katheter oder Spiralen (sog. Stents) zum Offenhalten von Stenosen

Formen

Ösophago-, Gastro- oder Duodenoskopie (ÖGD)

11

> **Definition:** Die endoskopische Darstellung des **oberen** Verdauungstrakts ermöglicht es, Ösophagus (Ö), Magen (G) und Duodenum (D) darzustellen; demzufolge spricht man von **Ösophago-**, **Gastro-** oder **Duodenoskopie** (ÖGD).

- flexibles Endoskop
- Zur Diagnostik führt man i. d. R. alle 3 Untersuchungen in einem Arbeitsgang durch.
- häufigste durchgeführte Endoskopieform

ERCP

> **Definition:** Die **e**ndoskopisch-**r**etrograde **C**holangio-**P**ankreatikografie (ERCP) ist eine endoskopische Untersuchung der Gallengänge und des Pankreasgangsystems mit der Möglichkeit der Röntgenkontrastdarstellung.

- Mit speziellem ERCP-Endoskop können über die Mündung des Gallen- und Pankreasganges (Vater-Papille) im Duodenum die Ausführungsgänge sondiert, mit Kontrastmittel gezielt geröntgt und Konkremente entfernt werden.

Koloskopie

Definition: Die Spiegelung des **unteren** Verdauungstraktes wird als **Koloskopie** bezeichnet.

- flexibles Endoskop
- wird durch den Anus eingeführt und durch das gesamte Kolon bis zur Ileozökalklappe vorgeschoben
- Für bestimmte Fragestellungen (z.B. Morbus Crohn) ist auch der letzte Abschnitt des Ileums erreichbar.

Rektoskopie

Definition: Die **Rektoskopie** (auch Proktoskopie genannt) ist die Spiegelung des Enddarms.

- starres Endoskop
- wird in Steinschnittlage durchgeführt, d.h. in Rückenlage mit gespreizt und angewinkelt gelagerten Beinen
- **häufigste Indikationen:** chronische Obstipation, chronische Entzündung, Analfisteln, Polypen

Tab. 11.4 *Indikationen und Möglichkeiten gastrointestinaler Endoskopien bei Kindern und Jugendlichen.*

Endoskopie	Indikationen	Mögliche Maßnahmen
Ösophago-Gastro-Duodenoskopie	Entzündung, gastro-ösophagealer Reflux, Fremdkörper, Fehlbildung, Blutung, Passagestörung, Malabsorption	Gewebebiopsie, Fremdkörperentfernung, Gastrostomie-Anlage (PEG), Aufdehnung einer Stenose, Blutstillung
ERCP	Galleabflussstörung	Schlitzung der Papille, Konkremententfernung, Röntgendarstellung
Push-and-Pull	Entzündung, perianale Blutung	Gewebebiopsie, Blutstillung
Kapsel-Endoskopie	Entzündung, perianale Blutung	keine
Koloskopie	Entzündung, perianale Blutung, Polyp	Gewebebiopsie, Polypentfernung
Rektoskopie	Entzündung, perianale Blutung, Polyp, chronische Obstipation, Fistel	Gewebebiopsie, Polypentfernung, Fistelspaltung

Risiken und Komplikationen

- Verletzungen, Blutungen, Perforationen

Vorbereitung

- Der zu untersuchende Bereich muss leer und gut einsehbar sein.
  - **ÖGD:** Nahrungskarenz von 6–8 Stunden (s. präoperative Pflege, S. 505)
  - **Rektoskopie:** Enddarm mithilfe eines Klistiers entleeren. Bei obstipierten Kindern zusätzliche Klistiere bereits am Vortag verabreichen.
  - **Koloskopie:** Darm muss komplett sauber sein → orthograde Darmspülung

Orthograde Darmspülung

Definition: Die **orthograde Darmspülung** ist eine Spülung des Darmes durch eine oral aufgenommene Elektrolytlösung. Diese kann über eine Magensonde verabreicht, oder vom Patienten getrunken werden.

- dient der Vorbereitung für Endoskopien und Operationen im Bereich des Dünn- und Dickdarmes, z.B. Kolon-Conduit und MAINZ-Pouch I und II (S. 336).
- Spülung erfolgt über den Magen, indem die Elektrolytlösung über eine Magen- bzw. Duodenalsonde verabreicht wird, oder – bei älteren Kindern, Jugendlichen – getrunken wird.
- Flüssigkeitsaufnahme muss hintereinander in einem bestimmten Zeitabschnitt erfolgen, als Richtwerte gelten:
  - **Jugendliche und Erwachsene:** 1 Liter Flüssigkeit pro Std.
  - **jüngere Kinder:** ca. 1 Liter innerhalb von 2 Std.
- Spülmenge kann auch halbiert und an 2 aufeinander folgenden Tagen verabreicht werden.
- Vor, während und nach einer orthograden Darmspülung müssen Kontrollen des Elektrolyt- und Säure-Basen-Haushaltes durchgeführt werden.

Merke: Ein langsames Einlaufen der Flüssigkeit kann durch Resorption über den Darm zu schwerwiegenden Elektrolytverschiebungen und Kreislaufproblemen führen.

Material.
- Material zum Legen einer Magensonde
- körperwarme Ringer-Lösung mit Infusionssystem oder Elektrolytlösung zum Trinken
- Bettschutz, ggf. Darmrohr
- Toilettenstuhl (oder für freie Toilette sorgen)
- Blutdruckmessgerät, Überwachungsblatt

Vorbereitung.
- Information des Kindes und der Eltern
- Nach Anordnung einen Tag vor der Spülung orale Laxanzien oder Klysma bzw. Mikroklist verabreichen, in Ausnahmefällen auch Reinigungseinlauf.
- Kontrolle der Serum-Elektrolyte
- Gewichtskontrolle beim Kind **vor** der Spülung

Flüssigkeitsmenge.
- Kleinkind ca. 2,5–3 Liter
- Schulkind ca. 4–6 Liter
- Erwachsene ca. 8–12 Liter Flüssigkeit
- Spülmenge richtet sich nach dem Gewicht des Kindes und wird ärztlich angeordnet.

Durchführung.
- Magensonde legen (S. 143).
- Kind sitzt im Bett, Bettschutz unterlegen.
- Flüssigkeit anfangs langsam einlaufen lassen und Kind beobachten auf ggf. Übelkeit, Erbrechen geblähtes Abdomen (Kind nicht alleine lassen!).

- Treten keine Übelkeit oder Erbrechen auf, kann Einlaufen schneller erfolgen (z. B. 2 Liter in ca. 2–3 Std. bei älteren Kindern bzw. Jugendlichen).
- Wird nach ca. 0,5–1 Liter eingelaufener Flüssigkeit noch kein Stuhl entleert, kann ein Darmrohr gelegt werden.
- Halbstündlich Puls- und Blutdruck kontrollieren.
- Ein- und Ausfuhrmenge, soweit möglich, nach Anordnung bilanzieren.
- Spülung beenden, wenn klare Flüssigkeit aus dem Darm entleert wird.

Nachsorge.
- Magensonde in **geschlossenem** Zustand ziehen.
- Gewicht kontrollieren, evtl. Flüssigkeit bilanzieren.
- Kind darf während und nach der Spülung nur **klare** Flüssigkeiten (Tee) zu sich nehmen.

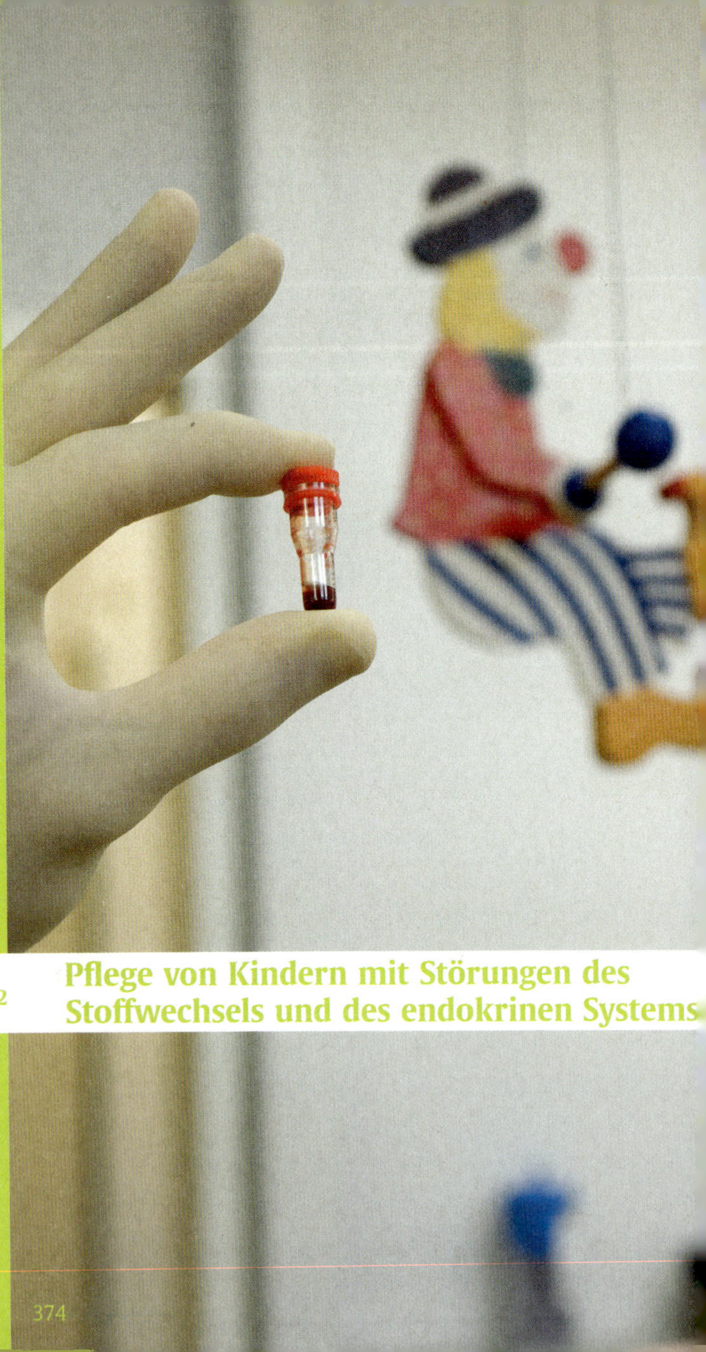

12 Pflege von Kindern mit Störungen des Stoffwechsels und des endokrinen Systems

12.1 Diabetes mellitus

12.1.1 Grundlagen

Definition: Diabetes mellitus ist eine Stoffwechselerkrankung, bei der die β-Zellen der Langerhans-Inseln des Pankreas kein oder zu wenig Insulin produzieren bzw. die Wirkung des Insulins vermindert ist. Die Metabolisierung von Kohlenhydraten, aber auch von Fetten und Eiweißen ist gestört. Der Blutzuckerspiegel steigt und führt unbehandelt zu einer chronischen Hyperglykämie. Langfristig können anhaltend hohe Blutzuckerwerte Spätschäden auslösen.

Ein Diabetes liegt vor, wenn
- die klinischen Symptome des Diabetes bestehen (Polyurie, Polydipsie, Gewichtsverlust) und
- eine zufällig gemessene Glukosekonzentration >200 mg/dl oder
- die Nüchternglucose >126 mg/dl oder
- der 2-Std.-Wert im OGTT (oraler Glucosetoleranztest) >200 mg/dl liegt (Abb. 12.1).

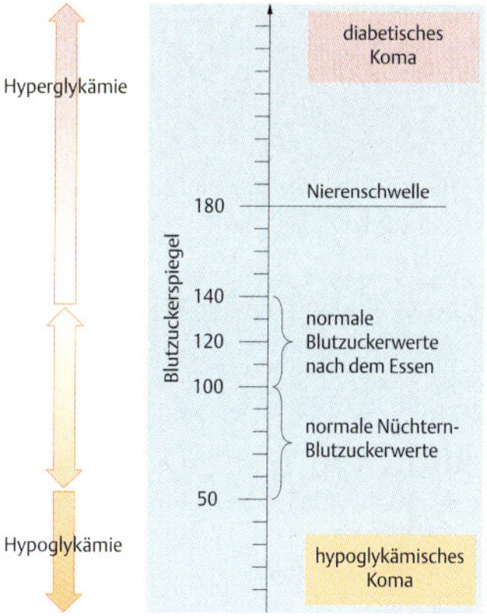

Abb. 12.1 Blutzuckerspiegel. Normale und pathologische Blutzuckerwerte.

Formen

- Je nach Ursache werden 4 verschiedene Diabetesformen unterschieden, im Kindes- und Jugendalter liegt jedoch zu 95% ein Typ 1 Diabetes mellitus vor.
- Durch Zunahme an übergewichtigen Kindern zeigt sich in den letzten Jahren aber auch ein Anstieg des Diabetes mellitus Typ 2 bei Kindern und Jugendlichen.
- Die anderen Diabetesformen sind im Kindes- und Jugendalter sehr selten.

12.1.2 Diabetes mellitus Typ 1

Ursachen

- Ursache ist eine Autoimmunerkrankung mit Zellzerstörung der β-Zellen der Langerhansschen Inseln des Pankreas.
- Dies führt zu einem **absoluten** Insulinmangel, der substituiert werden muss.
- Betroffen sind meist Kinder und Jugendliche.

Symptome

- häufiges Wasserlassen (Polyurie), auch nachts (Enuresis)
- gesteigertes Durstempfinden (Polydipsie)
- Gewichtsverlust trotz ausreichender Nahrungsaufnahme
- Müdigkeit, Abgeschlagenheit, Nachlassen der körperlichen Leistungsfähigkeit und Konzentrationsfähigkeit
- bei schwerer metabolischer Entgleisung (DKA = diabetische Ketoazidose):
  - Übelkeit, Erbrechen, ggf. Bauchschmerzen
  - trockene Haut und Schleimhaut, Kopfschmerzen
  - Azetongeruch in der Ausatemluft, ggf. vertiefte Atmung (Kußmaul-Atmung) durch metabolische Azidose
- Krankheitsbeginn meist schleichend, oft auch ohne diabetesspezifische Symptome

> **Merke:** Kleinere Kinder entgleisen schneller als Erwachsene und müssen daher möglichst schnell einem Diabeteszentrum zugewiesen werden.

Diagnostik

- Anamnese, klinische Untersuchung
- Bestimmung des Blutzuckers (kapillär oder venös)
- Harnuntersuchung mittels Teststreifen,
- Bestimmung des Säure-Basenhaushalts inkl. Elektrolyte
- Bestimmung des HbA1c (glykolisiertes Hämoglobin = Langzeitblutzuckwert), diabetesspezifischer Antikörper, Insulinspiegel und C-Peptid

> **Merke:** Die Diagnose wird durch Nachweis eines erhöhten Blutzuckers und von Glukose und Keton im Urin mittels Teststreifen gestellt.

12.1.3 Therapie bei Diabetes mellitus Typ 1

- Bei diabetischer Ketoazidose muss zuerst die metabolische Ketoazidose ausgeglichen werden.
- Darüber hinaus primär subkutane Substitution von Insulin

Therapiesäulen des Diabetes mellitus Typ 1.

- Insulinsubstitution, Diät, Schulung (Compliance)
- Selbstkontrolle, Fremdkontrolle
- körperliche Aktivität und psychosoziale Betreuung

12

Die Therapie hängt von vielen Faktoren ab (Alter, Lifestyle, Sport, Familienstruktur usw.).

Insulinsubstitution

Insulinarten

- Unterschieden wird zwischen kurz wirkendem Analoginsulin, Normalinsulin und Verzögerungsinsulin (Tab. 12.1).

Tab. 12.1 *Insulinarten.*

	kurzwirksame Insulinanaloga	Normalinsulin (Altinsulin)	Verzögerungsinsulin
Indikation	zusätzliche Insulingabe zur Kohlenhydratverarbeitung und Korrektur von hohen BZ-Werten = Bolusinsulin	zusätzliche Insulingabe zur Kohlenhydratverarbeitung und Korrektur von hohen BZ-Werten = Bolusinsulin	deckt den Basisbedarf (Insulinmenge, die unabhängig von den Mahlzeiten benötigt wird) = Basalinsulin
Wirkungsbeginn	sofort bis 10 Min. nach der Injektion	nach 15–30 Min.	nach 1–2 Std.
höchste Wirksamkeit	nach 30–90 Min.	nach 2 Std.	nach 4–6 Std.
Wirkungsdauer	2–3 Std.	4–6 Std.	8–12 Std. (max. 24 Std.)
Spritz-Ess-Abstand	nicht nötig, kann je nach BZ vor oder nach dem Essen gespritzt werden	10–20 Min. vor der Hauptmahlzeit spritzen	
Applikationsart	i.v. oder s.c.-Injektion	i.v. oder s.c. (klare Lösung)	nur s.c., nicht i.v.!! (trübe Kristallsuspension)
Wirkmechanismus	durchdringt Unterhautfettgewebe schneller als Normalinsulin		NPH=Neutrales Protamin Hagedorn, bewirkt verzögerte und lang anhaltende Freisetzung des Insulin

Substitutionsschemata

1. Konventionelle Insulintherapie:

- Basal- und Bolusinsulin (Mischinsulin) werden in festgelegter Dosis vor dem Frühstück und Abendessen verabreicht.
- Nahrungsaufnahme erfolgt nach festgelegtem Ernährungsplan.

2. Intensivierte konventionelle Insulintherapie (Abb. 12.2):

Abb. 12.2 *Therapieprinzipien.*

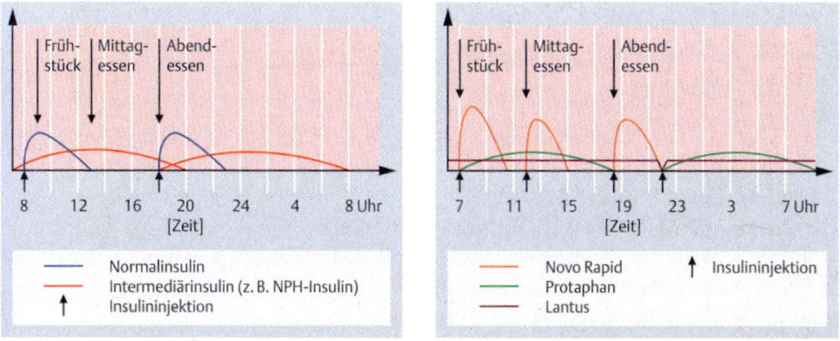

a *Konventionelle Insulintherapie. Zweimal täglich wird Mischinsulin injiziert.*

b *Intensivierte Insulintherapie (ICT). Eine Basis wird morgens und spätabends injiziert, ein Bolus 3-mal täglich vor jeder Hauptmahlzeit.*

- Morgens und abends Verzögerungsinsulin (Basisinsulin) → bewirkt kontinuierlichen, lang anhaltenden Insulinspiegel im Blut.
- Zusätzlich zu den Mahlzeiten wird kurzwirksames Insulin als Bolus mit variabler Dosierung injiziert.
- Dieses Basis-Bolus-Prinzip ermöglicht eine flexiblere Gestaltung des Alltags.

Spritz-Ess-Abstand: Nach Insulingabe muss bestimmte Wartezeit eingehalten werden, bis gegessen werden darf.

- Ist BZ im Normbereich (80–150 mg/dl) → halbe Stunde warten
- Ist BZ zu hoch → 1 Stunde warten, BZ erneut kontrollieren, bei Normwerten kann das Kind essen.
- Bei niedrigem BZ und bei Analog-Insulinen: keine Wartezeit einhalten.

> **Merke:** Ist der BZ-Wert zu niedrig, muss das Kind zusätzliche BE/KE essen oder trinken.

Korrekturfaktor:

- Besagt, ab welchem erhöhten BZ-Wert der Blutzucker mit zusätzlichem Altinsulin oder kurzwirksamen Insulinanaloga korrigiert werden soll.
- Korrekturmenge wird vom Arzt angeordnet und zur bereits verabreichten Insulinmenge hinzugerechnet.

Diabetes und Ernährung

- Nahrungsmenge richtet sich nach dem Energiebedarf des gesunden Kindes.
- Kost soll abwechslungsreich sein.
- Gesamttagesbedarf sollte auf 6–7 Mahlzeiten aufgeteilt sein und sich zusammensetzen aus:
  - 15–20% Eiweiß
  - 30–35% Fett
  - ca. 50% Kohlenhydrate
- Kohlenhydrate werden berechnet in:
  - Broteinheiten (BE): 1 BE = 12 g Kohlenhydrate
  - Kohlenhydrateinheiten (KE): 1 KE = 10 g Kohlehydrate

Gestaltung einer Mahlzeit bei ICT

1. Aktuellen Blutzuckerwert ermitteln (bei Abweichungen vom Normwert angeordnete Maßnahmen durchführen).
2. Gewünschte Mahlzeit zusammenstellen und BE/KE berechnen.
3. Insulinbolusbedarf ermitteln = Insulinbedarf für die Mahlzeit berechnen (wird vom Arzt festgelegt, beträgt ca. 1–2,5 IE pro KE).
4. Spritz-Ess-Abstand beachten (abhängig von BZ-Wert und Insulinart).
5. Guten Appetit!

Darüber hinaus Folgendes beachten:

- Haushaltszucker, Traubenzucker oder Malzzucker zum Süßen vermeiden (sonst berechnen).
- **Mit berechnet** werden müssen:
  - Zuckeraustauschstoffe (Fruktose, Sorbit, Xylit)
  - entrahmte Milch, frische Fruchtsäfte, spezielle Diabetikergetränke, zuckerhaltige und alkoholische Getränke
- **Nicht berechnet** werden:
  - Süßstoffe (Saccharin oder Cyclamat)
  - Mineralwasser, Kaffee und Tee (ohne Zucker und Milch)
- Eine Kohlenhydrat-Austauschtabelle hilft beim Zusammenstellen der Mahlzeiten. Hier sind die Mengen pro BE/KE angegeben.

- Weitere Hilfsmöglichkeiten sind Lebensmittel-Datenbanken im Internet oder Ernährungscomputer.

> **Merke:** Langsam wirkende Kohlenhydrate sind schnell wirksamen vorzuziehen.

Schulung

- Diabetesschulung ist unverzichtbarer Bestandteil jeder Diabetestherapie!
- Ziel: erfolgreiches Selbstmanagement der Patienten
- Geschult werden Eltern und Kinder.
- Schulung wird dem Alter des Kindes und der Diabetesdauer angepasst.
- **Inhalte:**
  - praktisches Management: Blutzuckermessen, Insulin injizieren, Insuline mischen usw.
  - theoretische Schulung: Was ist Diabetes? Wirkungsweise der Insuline, Komplikationen, Verhalten bei sportlicher Aktivität, Krankheit usw.

Selbstkontrolle/Fremdkontrolle

Blutzuckermessung.

- Regelmäßige (3–4-mal täglich) Blutzuckermessungen (S. 381) gewährleisten eine optimale Stoffwechseleinstellung und Anpassung von Insulindosis und Diät.

Langzeitblutzuckerwert.

- HbA1c als „Langzeitblutzuckerwert" zeigt die Stoffwechselkontrolle der letzten 6 Wochen an.
- Steigt der HbA1c über 7,5% → Risiko für Spätkomplikationen.
- Zielbereich des HbA1c: 7,5%
- Bei kleinen Kindern und in der Pubertät ist es jedoch oft schwierig, so strenge Blutzuckereinstellungen durchzuführen.

12.1.4 Pflegemaßnahmen bei Komplikationen

Hyperglykämie

> **Definition:** Ein Blutzucker über 140 mg/dl (7,8 mmol/l) wird als **Hyperglykämie** bezeichnet.
>
> Kriterien der **diabetischen Ketoazidose**: Hyperglykämie mit Blutglukosewerten über 200mg/dl, venöser pH-Wert <7,3 und/oder Bikarbonat <15 mmol/l. Zusätzlich Glukosurie, Ketonurie und Ketonämie.

- Kind umgehend i.v. Altinsulin, Elektrolyte und Flüssigkeit über Infusion nach Anordnung geben (Tab. 12.2).
- Glukose-, Säure-/Basen- und Elektrolytwerte im Blut kontrollieren, Glukose und Azeton im Urin nachweisen.
- Puls, Atmung, Bewusstsein, Temperatur und Blutdruck kontrollieren, ggf. Monitorüberwachung und Flüssigkeitsbilanzierung.
- Nach Stabilisierung wieder normale Nahrungsaufnahme und Insulintherapie s.c.

Hypoglykämie

> **Definition:** Ein Blutzucker unter 50 mg/dl wird als **Hypoglykämie** definiert (s. Abb. 12.1).

- Kind die fehlende Glukose zuführen:
  - Ist es ansprechbar und kann noch schlucken → Traubenzucker oder andere Kohlenhydrate mit hohem glykämischen Index (z. B. Apfelsaft, Limonade) verabreichen (Tab. 12.2).
  - Bei Bewusstlosigkeit → Glukose i. v. zuführen.
- Ggf. Glukagon i. m. oder s.c verabreichen (bewirkt schnelle Freisetzung von Glukose aus Glykogen).

Tab. 12.2 *Ursachen, Symptome und Sofortmaßnahmen bei Hyper- und Hypoglykämie.*

Hyperglykämie (Überzuckerung)	Hypoglykämie (Unterzuckerung)
Ursachen	
▪ zu wenig Insulin ▪ zuviel BE gegessen oder Nahrung falsch berechnet ▪ Infektion, Fieber ▪ psychischer Stress	▪ zu große körperliche Belastung ▪ zu wenig gegessen ▪ zu viel Insulin gespritzt ▪ Mahlzeiten bezogen auf Spritz-Ess-Abstand zu spät eingenommen
Symptome	
▪ gesteigertes Durstgefühl ▪ vermehrtes Wasserlassen ▪ große Mengen Zucker und Azeton im Urin ▪ Schwächeanfälle ▪ Bauch- oder Unterleibsschmerzen ▪ allgemeines Unwohlsein ▪ Appetitverlust, Übelkeit und Erbrechen ▪ beschleunigtes, vertieftes Atmen=Azidoseatmung (Atem hat Azetongeruch)	▪ Blässe ▪ Schweißausbruch ▪ Unruhe ▪ Hunger ▪ Bauchschmerzen ▪ Sprachstörungen ▪ Zittern, Gereiztheit, Aggressivität ▪ Ohnmachtsgefühl ▪ Herzklopfen ▪ Sehbeeinträchtigung
Komagefahr erst nach sehr langer Hyperglykämie! (Coma diabeticum)	**Schockgefahr!** (hypoglykämisches Koma)
Sofortmaßnahmen	
▪ Flüssigkeit ohne Zucker geben (wenn der Patient noch schlucken kann und ansprechbar ist) ▪ Insulingabe	▪ wenn das Kind noch schlucken kann, soll es schnellresorbierbare Kohlenhydrate zu sich nehmen ▪ Gabe von Glukagon (setzt aus Glykogen Glukose frei), i. m. oder s. c., Arzt informieren
Merke: Besteht Zweifel, ob Hyper- oder Hypoglykämie → immer Glukose geben, da ein Mangel an Glukose akut bedrohlicher ist.	

Langzeitkomplikationen

12

Anhaltend hohe BZ-Werte wirken v. a. schädigend auf das Gefäß- und Nervensystem:

- Diabetische Mikroangiopathie (kleine Gefäße)
  - Retinopathie (Veränderungen des Augenhintergrunds)
  - Nephropathie (Veränderungen an der Niere)
  - Neuropathie (Veränderungen an den Nerven)
- Diabetische Makroangiopathie
  - v. a. Zerebral- und Koronargefäße → kann zu Apoplex oder Myokardinfarkt führen.

Risikofaktoren für Spätkomplikationen:

- längere Diabetesdauer, älteres Alter, Pubertät
- Rauchen, Hypertonie, hoher BMI, Dyslipidämie

12.1.5 Diabetes mellitus Typ 2

Ursachen

- Es besteht eine gestörte Insulinsekretion und/oder eine herabgesetzte Insulinwirkung (Insulinresistenz) → Insulinmangel ist **relativ.**
- Überernährung mit Adipositas sind wesentliche Manifestationsfaktoren.
- Wird zunehmend auch bei Kindern und Jugendlichen diagnostiziert.

Symptome

- Beginn ebenfalls meist schleichend und asymptomatisch
- Diagnose oft zufällig
- Kinder meist übergewichtig oder adipös
- klinische Zeichen der Insulinresistenz (Acanthosis nigricans, niedriges HDL-Cholesterin, Hypertriglyzeridämie, arterieller Hypertonus, polyzystisches Ovarsyndrom)

Diagnostik

- anhand der bekannten Diagnosekriterien:
  - zufällig gemessene Glukosekonzentration >200 mg/dl oder
  - Nüchternblutzucker >126 mg/dl oder
  - 2-Std.-Wert im OGTT >200 mg/dl
- Häufig fehlen B-Zell-spezifische Antikörper (IAA, IA2, GAD), C-Peptidspiegel und Insulinspiegel sind relativ hoch.

Therapie

Merke: Die Diagnose eines Typ 2 Diabetes mellitus, gleichgültig in welchem Lebensalter, stellt immer eine absolute Therapieindikation dar.

- Grundlage sind Gewichtsreduktion und Bewegungssteigerung
- Wird nach 3 Monaten keine befriedigende Stoffwechseleinstellung erreicht, ist zusätzlich eine medikamentöse Therapie indiziert:
  - orale Antidiabetika (Metformin)
  - ggf. Insulintherapie

12.1.6 Pflegemaßnahmen bei Diabetes mellitus

Blutzuckerschnelltest

- Gebrauchsanweisung des Herstellers befolgen.
- Teststreifen auf Blutzuckermessgerät abstimmen (kodieren).
- In der Klinik Haut desinfizieren, im häuslichen Bereich genügt Händewaschen.
- Stechhilfen mit wählbaren Einstichtiefen erleichtern Punktion.
- Bluttropfen auf Testfeld geben, Finger darf Testfeld dabei nicht berühren.
- Teststreifen in das Gerät geben (je nach Gerät muss Blut ggf. nach festgelegter Einwirkzeit erst mit Papiertaschentuch abgewischt werden; andere Geräte haben saugaktive Sensor-Teststreifen).
- Messvorgang wird automatisch gestartet.

Merke: Das Desinfektionsmittel muss getrocknet sein, deshalb Einwirkzeit beachten. Der erste Bluttropfen wird abgewischt.

Insulininjektion

Allgemeines

- Angabe der Insulinkonzentrationen in Internationalen Einheiten (IE)
  - Ampullen für Einmalspritzen: 40 IE/ml (U-40)
  - Ampullen für Insulinpens: 100 IE/ml (U-100)
  - Immer Beschriftung überprüfen.
- Lagerung:
  - Insulinreserven immer im Kühlschrank lagern.
  - Ampullen für den Tagesgebrauch bei Zimmertemperatur aufbewahren.

> **Merke:** Auf Verfallsdatum und Packungsbeilage der Insulinpräparate achten!

- Insulinspritze: spezielle Spritze mit eingeschweißter Kanüle und Graduierung nach Insulineinheiten
  - 1-ml-Spritzen = 40 IE (U-40)
  - 0,5-ml-Spritzen = 20 IE (U-20)
- Hygienische Grundregeln beachten.

Aufziehen von Insulinmischspritzen

- **Material:** Insulinampullen (auf Verfallsdatum und Beschädigung überprüfen), Insulinspritze, Hautdesinfektionsmittel, sterilisierte Tupfer
- Hände waschen, in der Klinik desinfizieren.
- Verzögerungsinsulin zwischen den Handflächen langsam rollen, nicht schütteln (Abb. 12.3).
- In der Klinik Gummimembran der Insulinampullen desinfizieren.

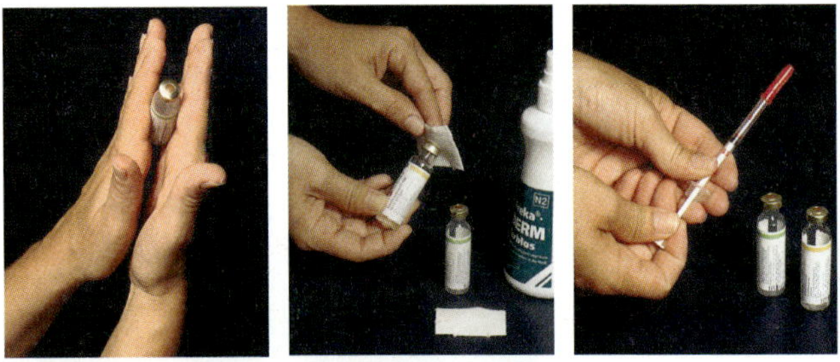

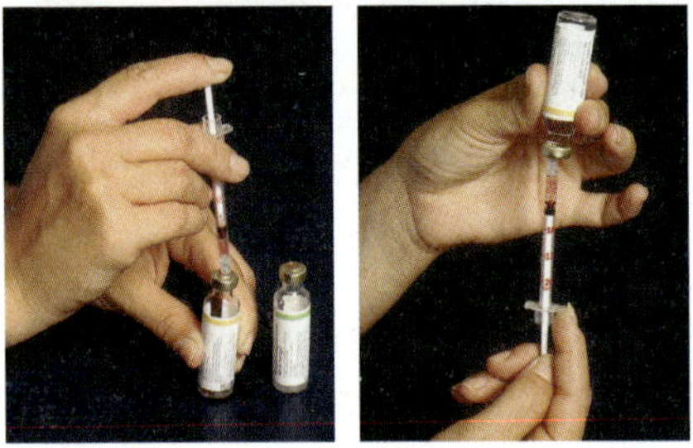

Abb. 12.3 Vorbereitung der Insulininjektion.
a Mischen des Verzögerungsinsulins.
b Desinfektion der Gummimembran.
c Luft in die Spritze aufziehen.
d Luft in die Ampulle spritzen.
e Insulineinheiten exakt aufziehen.

- Luft entsprechend der gewünschten Insulindosis des Verzögerungsinsulins in die Spritze aufziehen.
- Aufgezogene Luft in Ampulle des Verzögerungsinsulins spritzen, Spritze anschließend aus der Ampulle entfernen, ohne Insulin aufzuziehen.
- Entsprechend der gewünschten IE des Normalinsulins Luft in die Spritze aufziehen.
- Luft in Ampulle des Normalinsulins geben, Spritze anschließend in Ampulle belassen und korrekte Menge an Normalinsulin aufziehen.
- Luftblasen aus Spritze entfernen.
- Spritze mit Kanüle in Ampulle des Verzögerungsinsulins einführen, ohne klares Insulin aus der Spritze in die Ampulle fließen zu lassen.
- Dann korrekte Insulinmenge des Verzögerungsinsulins dazu aufziehen.

Merke: Immer zuerst klares Insulin (Normalinsulin) aufziehen.

Injektion von Einmalspritzen

- Zu Spritztechnik und Injektionsstellen s. subkutane Injektion, S. 242.
- Besonderheiten der Insulininjektion:
  - Zu Hause ist Desinfizieren der Einstichstelle nicht nötig. Im Krankenhaus wird es aber empfohlen!
  - Alkoholische Desinfektionsmittel können Wirkung von Insulin abschwächen → Einwirkzeit bzw. Trocknungsdauer beachten!
  - Einstichstellen wechseln: z. B. morgens in den Bauch und abends ins Bein. Oberarme bleiben ausgespart.
  - In die stehende Hautfalte mit der kurzen Kanüle im 90°-Winkel einstechen bzw. im 45°-Winkel bei wenig Fettgewebe und längeren Nadeln.
  - Nach der Injektion 10 Sek. warten, bevor Kanüle herausgezogen wird.
  - Verabreichte Insulinmenge im Diabetikertagebuch dokumentieren.
  - Nach Injektion muss das Kind Nahrung zu sich nehmen, i. d. R. 30 Min. später, wenn BZ nicht zu hoch ist.

Verwendung von Insulinpens

- Pens sind Spritzenhilfen in Form von Kugelschreibern mit integrierten Insulinpatronen (Abb. 12.4).

Abb. 12.4 *Insulinpen. Er erleichtert v. a. bei Kindern und Jugendlichen die Handhabung der Insulininjektion.*

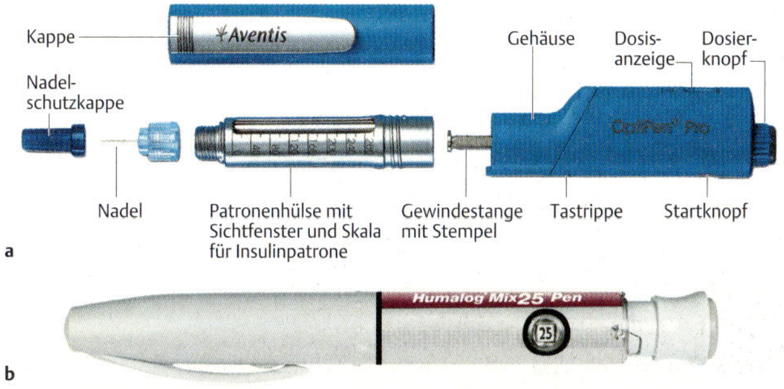

- Dosis wird je nach Modell durch Drehen oder Knopfdruck festgelegt.
- Injektion erfolgt per Knopfdruck am Pen.
- Vorteile: Manuelles Aufziehen der Insulinspritze entfällt, Pen sieht für Kinder meist weniger abschreckend aus.
- Insulinpens mit Verzögerungsinsulin müssen vor dem Spritzen zum gleichmäßigen Mischen vorsichtig gekippt (nicht gerollt!) werden.

Merke: Die Anleitung des Kindes und der Eltern sollte baldmöglichst mit den eigenen Utensilien (z. B. Blutzuckermessgerät oder Insulinpen) erfolgen.

Verwendung der Insulinpumpe

- Mit einer speziellen Infusionspumpe wird kontinuierlich Altinsulin oder kurzwirksame Insulinanaloga über einen dünnen Kunststoffkatheter ins subkutane Fettgewebe verabreicht.
- Insulinmenge kann jederzeit geändert werden.
- Insulinpumpen-Katheter werden alle 1–2 Tage gewechselt.

Anleitung zur selbstständigen Insulininjektion

Ein Kind mit Diabetes Typ 1 sollte, soweit es alt genug ist, lernen, das Insulin selbst zu verabreichen. Hierzu braucht es Informationen und Anleitungen über

- Zusammenhang zwischen BZ-Wert, Nahrungsaufnahme, Bewegung und Insulinmenge,
- Insulinarten und deren Wirkung,
- Umgang mit Insulin und Technik des Insulinspritzens,
- Hautbeobachtung und regelmäßiges Wechseln der Injektionsstellen usw.

Praxistipp: Das Spritzen kann erstmal an einer Orange demonstriert und geübt werden, bevor das Kind zum Selbstversuch übergeht.

12.2 Phenylketonurie

Definition: Phenylketonurie (PKU) ist eine angeborene, autosomal rezessiv vererbte Störung des Eiweißstoffwechsels. Unterschieden werden schwere Formen (klassische PKU) und schwach ausgeprägte Formen.

12

Ursachen

- Fehlt das Enzym Phenylalaninhydroxylase, kann die Aminosäure Phenylalanin nicht in Thyrosin umgewandelt werden. Überschüssiges Phenylalanin sammelt sich im Körper und beeinträchtigt die Entwicklung des Zentralnervensystems.
- Ein Teil des Phenylalanins wandelt sich um in Phenylketone, die im Urin ausgeschieden werden.
- Inzidenz: 1:10000

Symptome

- treten ab dem 3. Lebensmonat auf
- Symptome der **klassischen unbehandelten** Phenylketonurie sind:
  - Hyperexzitabilität (Übererregbarkeit)

- psychomentale Entwicklungsretardierung
- geistige Behinderung, Krampfanfälle
- mäusekotartiger Uringeruch
- gestörter Melaninstoffwechsel bei Kindern (helle Pigmentstörung)

- Erhöhte Phenylalaninwerte bei einer Schwangeren können zur Schädigung des Kindes mit geistiger Retardierung führen (PKU-Embryopathie).

Diagnostik

- meist im Rahmen des Neugeborenenscreenings am 5. Lebenstag
- Das NG-Screening ist nur aussagekräftig, wenn bereits eine Nahrungsgabe erfolgte. Bei kranken Säuglingen mit Nahrungskarenz, wird der Test nachgeholt.

12.2.2 Therapie und Pflegemaßnahmen

- **Reduktion der Phenylalaninzufuhr** durch strenge eiweißbilanzierte Diät, bei welcher auf Fleisch, Fisch, Milch, Milchprodukte und Eier lebenslang verzichtet werden muss. Phenylalaninreiche Gemüse (z. B. Kartoffel, Hülsenfrüchte) und Obst (z. B. Bananen) müssen streng berechnet werden (Abb. 12.5).
- **Ausgleich des Aminosäurenmangels** (bedingt durch strenge eiweißbilanzierte Diät) → tägliche Zufuhr eines Phenylalanin freien Aminosäuresupplements (essenzielle Aminosäuren außer Phenylalanin, Vitamine, Spurenelemente)
- regelmäßige **Kontrolle des Phenylalaningehaltes** im Blut

Abb. 12.5 *Phenyalaningehalt. Lebensmittel mit unterschiedlichem Eiweiß- und Phenylalaningehalt.*

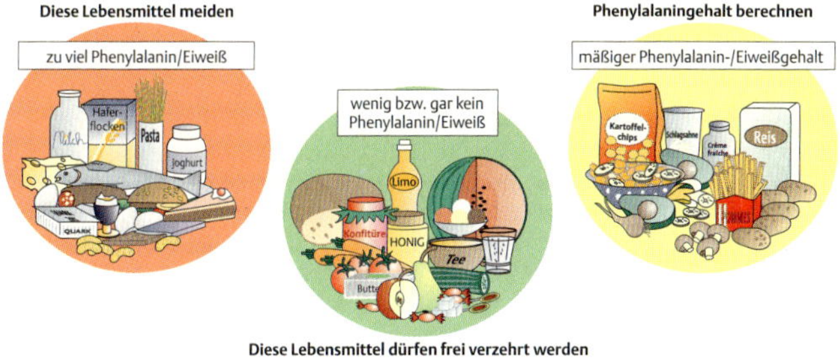
Diese Lebensmittel meiden
zu viel Phenylalanin/Eiweiß
Hafer-flocken
Pasta
Joghurt
Phenylalaningehalt berechnen
mäßiger Phenylalanin-/Eiweißgehalt
Kartoffel-chips
Reis
wenig bzw. gar kein Phenylalanin/Eiweiß
Limo
Konfitüre
HONIG
Tee
Diese Lebensmittel dürfen frei verzehrt werden

Komplikationen

- Bei behandelter PKU kann es durch Krankheiten, Gewichtsabnahme oder eiweißreiche Ernährung zu vorübergehenden Erhöhungen des Phenylalaninwertes kommen.
- **Symptome** der Hyperphenylalaninämie:
  - Konzentrationsschwäche, Unruhe
  - schlechte feinmotorische Koordination
  - Verhaltensauffälligkeiten, z. B. Aggressivität

- Langfristig erhöhte Werte bewirken neurologische Dauerschäden, Abfall der schulischen Leistungen und Intelligenzminderung.

Prognose

- Grundsätzlich gute Langzeitprognose, sofern Diät entsprechend eingehalten wird.

12.3 Adrenogenitales Syndrom

12.3.1 Grundlagen

Definition: Das **adrenogenitale Syndrom** (AGS) ist eine angeborene, autosomal rezessiv vererbte Erkrankung der Nebennierenrinde.

Ursachen

Der Mangel am Enzym 21-Hydroxylase bewirkt, dass die Nebennierenrinde das Hormon Kortisol und ggf. auch das Hormon Aldosteron nicht in ausreichender Menge produzieren kann. Stattdessen kommt es zu reaktiver Mehrausschüttung von ACTH und zur Überproduktion von Androgenen (männlichen Sexualhormonen), da diese aus der gleichen Vorstufe, dem 17-Hydroxyprogesteron, produziert werden wie das Kortisol. Kortisol ist eine Vorstufe des Kortisons.

Formen

- **AGS ohne Salzverlust** (einfaches AGS): Es besteht Kortisolmangel, aber kein Aldosteronmangel
- **AGS mit Salzverlust** (kompliziertes AGS): Es besteht Kortisol- und Aldosteronmangel. Tritt wesentlich häufiger auf.

Symptome

- Kortisonmangel, Aldosteronmangel, Salzverlust
- Veränderungen der äußeren Genitale

Einfaches AGS

- **Mädchen** → Vermännlichung der äußeren Genitale (vergrößerte Klitoris, Verschmelzung der großen Labien)
- **Jungen** → verstärkte Ausprägung der äußeren Genitale (Makrogenitosomie: großer Penis und großes Skrotum) und Hyperpigmentierung des Skrotums
- **Verlauf** (selten): Unbehandelt führt einfache AGS zu beschleunigtem Wachstum und Entwicklung: sog. Pseudopubertät, d.h. zu frühe Axillar- und Schambehaarung, zu früher Stimmbruch, zu schnelles Wachstum der Kinder. Später kommt es zum vorzeitigen Verschluss der Wachstumsfugen → Kinder sind kleinwüchsig.

Kompliziertes AGS

Salzverlustkrise:

- Ist auch die Synthese von Aldosteron gestört, wird vermehrt Natrium im Urin ausgeschieden → Natriumgehalt im Plasma fällt, Kaliumgehalt steigt.
- In der Folge nimmt Blutvolumen ab, Blutdruck sinkt → kann bis zum Schock führen.

Merke: Eine Salzverlustkrise ist lebensbedrohlich und muss frühzeitig erkannt werden. Eltern benötigen eine adäquate Anleitung, um Symptome rechtzeitig erkennen zu können.

Diagnostik

- im Rahmen des Neugeborenen-Screenings
- Aldosteronmangel wird meist 2–3 Wochen p.p. durch Trinkschwäche, Gewichtsabnahme, Apathie, starkes Erbrechen, Exsikkose, Diarrhö und niedrigen Blutdruck auffällig.

Therapie

- lebenslange tägliche Substitution von Kortison und ggf. Aldosteron (s.u.)
- bei Salzverlustkrise: Elektrolytsubstitution parenteral
- bei Mädchen ggf. plastisch-chirurgische Korrektur (Klitorisverkleinerung, Vaginalplastik)

12.3.2 Pflegemaßnahmen

Erkennen einer Salzverlustkrise

- Die Salzverlustkrise ist eine lebensbedrohliche Störung des Wasser- und Elektrolythaushalts. Daher auf folgende Symptome achten:
  - trockene Haut und Schleimhäute
  - stehende Hautfalten am Bauch
  - tief liegende halonierte Augen, seltener Lidschlag
  - niedriger Blutdruck bis zum Schock
  - Trinkschwäche, Erbrechen, Gewichtsverlust, zunehmende Apathie
- **Therapie:** Hydrokortison und Aldosteron auf Anordnung i.v., Substitution von Flüssigkeit und Elektrolyten parenteral
- **Pflegemaßnahmen:** Überwachung von Infusionstherapie, Medikamentengabe, Vitalzeichen, Ausscheidung und v.a. Kind auf Muskeltonus, Wachheitsgrad. Verhalten beobachten, Zustand von Haut und Schleimhäuten kontrollieren.

Kontrolle der Medikamenteneinnahme

- Kortisol und Aldosteron müssen lebenslang täglich nach Zeitplan substituiert werden.
- **Kortisol:** Größter Teil der Tagesdosis am frühen Morgen geben, Rest je nach Anordnung in 1 oder 2 Dosen über den Tag verteilt. Schwankungen des Kortisolspiegels werden durch Änderungen der zeitlichen Einnahme und der Dosis ausgeglichen.
  - In Stresssituationen, bei Erkrankungen oder Leistungssport besteht erhöhter Bedarf, Dosis muss angepasst werden.
  - Bei Überdosierung: Infektanfälligkeit, Adipositas, Bluthochdruck, Wachstumsstillstand, Ausbleiben der Regelblutung bei Mädchen ab der Pubertät
  - Bei Unterdosierung: s. Krankheitssymptome des AGS
- **Aldosteron:** Wird gleichmäßig über den Tag verteilt eingenommen.

> **Merke:** Eine Notfallampulle Kortisol sollte zu Hause vorliegen, jedes Kind einen Notfallausweis besitzen.

Gewinnung von Speichel

- dient der Bestimmung des Kortisongehalts
- Watterolle aus Sammelröhrchen für Speichel entnehmen.
- Diese in eine Backentasche des Kindes geben und dort belassen, bis sie sich mit Speichel voll gesogen hat.
- Anschließend Watterolle in Sammelröhrchen geben und beschriften.
- Probenbedarf: 3 Proben an einem Tag, jeweils vor Einnahme der Kortisoltablette.
- Bei Sammlung zu Hause Röhrchen im Gefrierfach aufbewahren und in eingefrorenem Zustand einreichen.

> **Praxistipp:** Zum Anregen des Speichelflusses kann das Kind an einer aufgeschnittenen Zitrone riechen oder ein paar Tropfen Zitronensaft in den Mund nehmen.

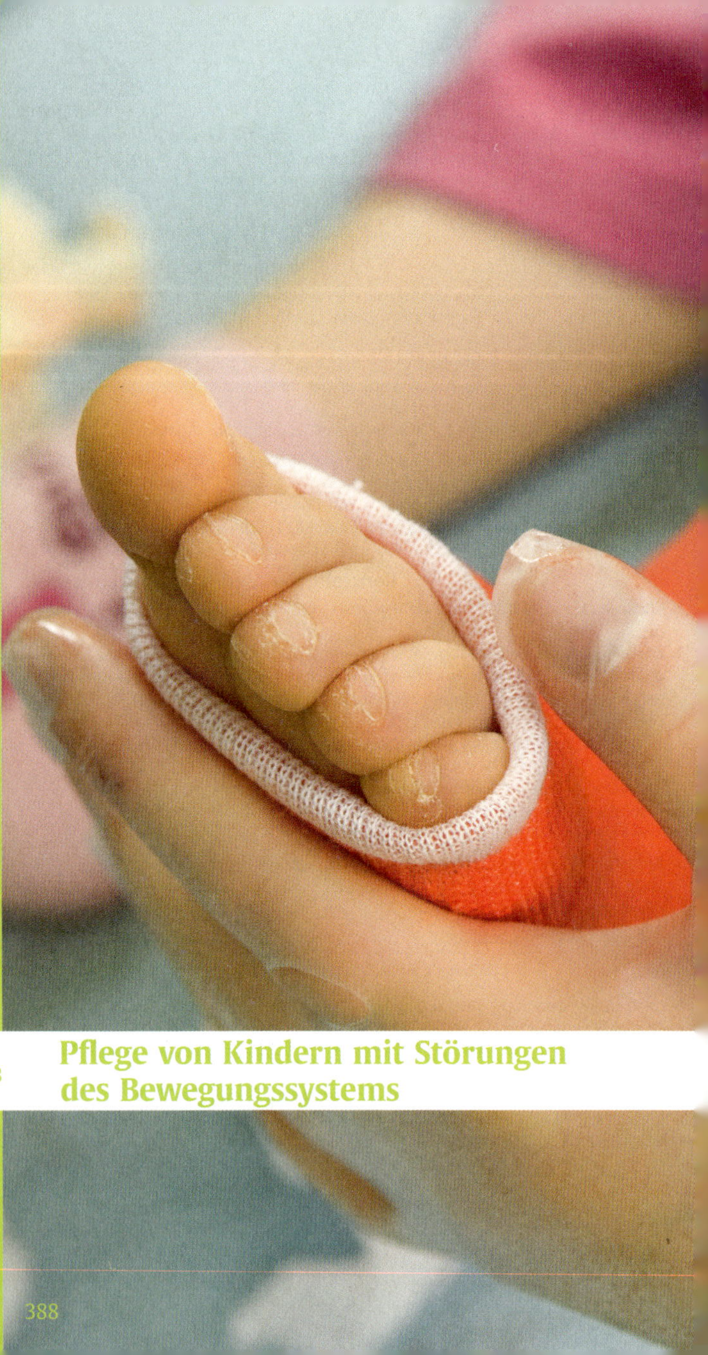

13 Pflege von Kindern mit Störungen des Bewegungssystems

13.1 Angeborene Fußfehlstellungen

13.1.1 Grundlagen

Definition: Fußfehlstellungen sind angeborene Haltungsanomalien der Füße mit z.T. fixierten Veränderungen der normalen Haltungsachsen und Verschiebungen innerhalb des Knochengerüstes (Abb. 13.1).

Formen

- **fixierte Fußfehlstellungen:** z.B. Klumpfuß, schwere Formen des Sichelfußes
- **nicht fixierte Fußfehlstellungen:** z.B. Hackenfuß, Kletterfuß, angeborene leichte Sichelfußhaltungen

Abb. 13.1 *Fußfehlhaltungen und -fehlstellungen.*

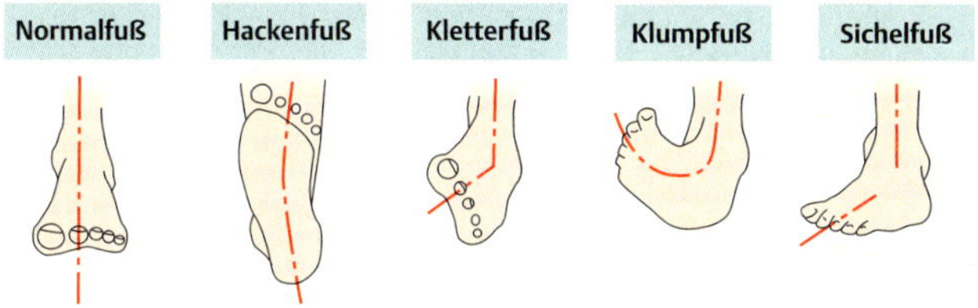

Ursachen und Diagnostik

- meist unbekannt, z.T. aufgrund angeborener neuromuskulärer Störungen
- klinische Untersuchung, ggf. pränataler Ultraschall

Komplikationen

- bleibende Funktionseinschränkungen des Fußes
- weitergehende Fehlhaltungen und Spätschäden am Bewegungsapparat

13.1.2 Therapie und Pflegemaßnahmen

Unterstützung bei Fehlhaltungen

- Kinder möglichst viel frei strampeln lassen.
- Mehrmals täglich Fuß mit sanften Bewegungen in die physiologische Stellung redressieren, d.h. durch leichten Druck in die richtige Stellung bringen → Eltern hierzu anleiten.
- Nachts Seitenlage bevorzugen (keine Beeinflussung durch Bettdecke).
- Barfußlaufen im Sand oder Fußgymnastik unterstützen die Muskulatur.
- Während Lauflernphase normalisiert sich meist die Fehlhaltung ohne Unterstützung, ansonsten werden orthopädische Schuheinlagen angepasst.

Redressionstherapie bei Fehlstellungen

Bei fixierten Fehlstellungen: Beginn der Redressionstherapie in ersten Lebenstagen, um Fußstellung zu korrigieren und Funktion bestmöglich zu erhalten und zu fördern.

- **Redression mit Gipsverbänden:**
  - Assistenz beim Anlegen des Gipses und Nachsorge
  - Gips wird anfangs täglich, später in größeren Abständen (abhängig von Kindesentwicklung) erneuert.

13

- **physiotherapeutische Redression:**
  - physiotherapeutische funktionelle Redressionsübungen und redressierender Verband
  - Muss auf Anleitung der Physiotherapeuten vom Pflegepersonal und Eltern erlernt werden.
- **Langzeittherapie:** meist mit orthopädischen Schienen, Einlagen und Fußgymnastikübungen
- operative Korrektur nur in schweren Fällen

13.2 Hüftgelenksdysplasie

13.2.1 Grundlagen

> **Definition:** Die **Hüftgelenksdysplasie** ist eine Entwicklungsstörung mit mangelhafter Ausbildung der Hüftgelenkspfanne und/oder Unterentwicklung des Femurkopfes.

Ursachen

- Durch Muskelzug kommt es zu Lageveränderungen des Hüftkopfes in der Gelenkspfanne bis hin zur Hüftgelenksluxation.
- Tritt familiär gehäuft, verstärkt bei Mädchen und sowohl einseitig als auch doppelseitig auf.

Symptome und Diagnostik

- Hautfaltendifferenzen an den Oberschenkeln, Asymmetrien der Oberschenkel- und Gesäßfalten
- einseitige Beinverkürzungen
- Bewegungsarmut der betroffenen Extremität
- bei Nichterkennen verspätetes Laufenlernen mit watschelndem Gang
- Sonografiescreening der Hüfte bei Neugeborenen

13.2.2 Therapie und Pflegemaßnahmen

- Therapiemaßnahmen richten sich nach Schwere der Dysplasie und Alter des Kindes.

Breit-Wickeln

- erste Maßnahme bei Verdacht auf Hüftdysplasie
- Kind eine zweite Einmalhöschenwindel über die Kleidung ziehen oder Schritt der Höschenwindel mit Einlage eines Stoffwindelstegs verbreitern.
- Bei Verwendung von Stoffwindeln Windelpaket mit zusätzlichem Stoffwindelsteg verbreitern (ebenso bei Bindewindeln).
- Hüftgelenk soll immer gespreizt sein, das Kniegelenk muss frei beweglich bleiben.

> **Merke:** Für die Hüftreifung wird die Rückenlage empfohlen, da das Kind so besser strampeln und die Beine anziehen kann → unterstützt physiologische Haltung des Hüftgelenks.

Spreizhose oder Hüftbeugeschiene

- **Anwendung:**
  - zur Ausreifungsbehandlung
  - zur Stabilisierung und Zentrierung des Hüftgelenkes bei reponiertem Hüftkopf nach Hüftluxation
- **Spreizhose:** erzielt Abspreizung bis 90°
  - besteht meist aus buntem Kunststoff oder ist mit abnehmbarem Baumwollstoff bezogen
- **Tübinger Hüftbeugeschiene:** geringere Abspreizung, aber bessere natürliche Beugung
  - besteht aus 2 Kunststoffschienen für die Beine, die mit dem Spreizsteg verbunden und über einen Kordelzug mit einem Oberkörperleibchen befestigt sind (Abb. 13.2)
  - wird bei leichten Hüftdysplasien bevorzugt

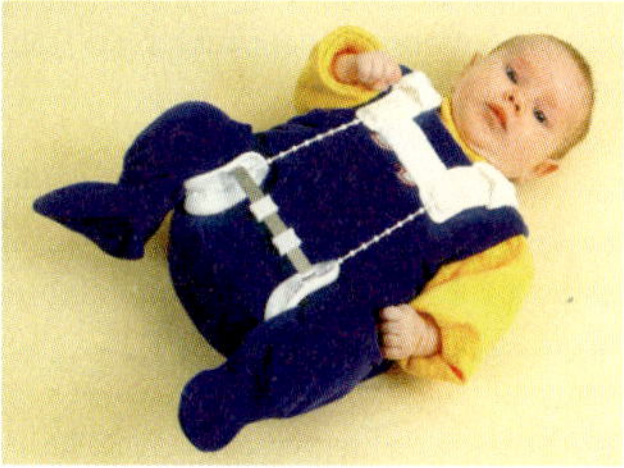

***Abb. 13.2** Tübinger Hüftbeugeschiene. Die Schiene unterstützt eine mittlere Spreizung mit angehockten, gebeugten Beinen*

- Spreizhilfen werden über der Kleidung getragen. Daher bei jedem Wickeln ausziehen und anschließend gleich wieder anlegen.
- Dabei Faltenbildung vermeiden und auf Druckstellen an Oberschenkeln und Verschlussstellen der Spreizhilfe achten.
- Spreizhilfen werden individuell angepasst und müssen alle 4–8 Wochen dem Wachstum des Kindes angeglichen werden.
- Eltern darüber informieren, dass Spreizhilfen während des ganzen Tages getragen werden müssen, wie sie angelegt werden und worauf geachtet werden muss.

> **Merke: Bei reponiertem Hüftgelenk:** Bei jedem Wickeln darauf achten, dass das Gelenk nicht erneut luxiert ist. Treten Schmerzen bei Bewegungen der Beine oder erneute Hautfaltendifferenzen auf, Arzt informieren.

Weitere Therapiemaßnahmen

- Retentionsbehandlung mit Riemenbandage nach Pavlik
- Extensionsbehandlung (S. 394)
- Fixation des Gelenkes mithilfe eines Gipsverbandes in der Sitz-Hock-Stellung nach Fettweis
- ggf. weitere Hüftabduktionsorthesen oder Spreizbandagen

13.3 Frakturen

13.3.1 Grundlagen

> **Definition:** Eine **Fraktur** ist ein Knochenbruch, der durch direkte oder indirekte Gewalteinwirkung auf das Knochengerüst entsteht.

- v.a. im Vorschul- und Grundschulalter sehr häufige Traumafolgen

Frakturarten

Frakturen werden nach verschiedenen Gesichtspunkten unterschieden:

- **Lokalisation:** epi-, meta-, diaphysär
- **Frakturart:** Wulst-, Grünholzfraktur, komplette Fraktur
- **Dislokation:** nicht disloziert, verschoben, verkürzt, geknickt, verdreht
- **Frakturverlauf:** Quer-, Längs-, Schräg-, Spiralfraktur
- **Fragmentanzahl:** einfache Fraktur (2 Fragmente), Mehrfragmentfraktur (≤ 5 Fragmente), Trümmerfraktur (> 5 Fragmente)
- **Frakturentstehung:** Biegungs-, Stauchungs-, Berstungs-, Abrissfraktur
- **Weichteilbeteiligung:** offene Fraktur (I.–III. Grades), geschlossene Fraktur mit Weichteilschaden (I.–III. Grades)

Symptome und Diagnostik

- **unsichere Frakturzeichen:** Schmerzen, Schwellung, Bluterguss, Bewegungseinschränkung
- **sichere Frakturzeichen:** abnorme Beweglichkeit, Knochenreiben, Fehlstellung, sichtbare Knochenteile bei offenen Frakturen
- klinische Untersuchung, bildgebende Verfahren, v.a. Röntgen in 2 Ebenen

13.3.2 Therapie und Pflegemaßnahmen

- entweder konservativ oder operativ, abhängig von Intensität des Traumas, Art und Lokalisation der Fraktur (Tab. 13.1) sowie Alter und möglichen Begleiterkrankungen des Kindes

Besonderheiten bei Kindern

- Frakturen heilen wesentlich schneller als bei Erwachsenen. Je jünger das Kind, desto geringer die Heilungszeit.
- Gelenkversteifungen durch Immobilisierung im Gipsverband sind seltener als bei Erwachsenen.
- Leichte Achs- und Längenfehlstellungen können bei Kindern durch das Wachstum ausgeglichen werden. Rotationsfehler bleiben bestehen und beeinträchtigen die Funktion der betroffenen Extremität langfristig.
- Heilt der kindliche Knochen mit starker Fehlstellung, wird Deformität ggf. durch Wachstum des Kindes verstärkt.
- Frakturheilungen können Wachstumsschub der betroffenen Extremität auslösen, Frakturen an Wachstumsfugen können Wachstum an dieser Stelle aber auch bremsen.
- Kindliche Knochen wachsen auch während der Frakturheilung. Daher sind konservative Therapien mit Gips oder Extension ggf. operativen vorzuziehen.

Tab. 13.1 *Typische Frakturen bei Kindern, Therapie und Pflegemaßnahmen.*

Therapie	Pflegemaßnahmen
Klavikulafraktur ▪ geburtstraumatisch bedingt oder durch Sturz auf die Schulter	
beim Neugeborenen durch Lagerung, ansonsten Therapie mit Rucksackverband	▪ Durchführen und Überwachen der Lagerung ▪ Erläuterung des Handlings und der Therapie an Eltern und Kind
Oberarmfraktur ▪ durch direktes Trauma oder Fall auf die ausgestreckte Hand	
Gilchrist-Verband (Fixation des Armes in 90°-Stellung am Oberkörper)	▪ Beobachtung auf Hautirritationen ▪ Hilfestellung bei den Lebensaktivitäten, da nur noch Gebrauch eines Armes/einer Hand möglich
Suprakondyläre Oberarmfraktur ▪ durch direktes oder indirektes Trauma	
Reposition und Hand-Hals-Halteschlinge nach Blount, Gipsschiene, bei schwieriger Reposition operative Osteosynthese, ggf. Spickung	▪ Aufklärung über Funktion und Handhabung der Schlinge ▪ Hilfestellung bei den Lebensaktivitäten, da nur noch Gebrauch eines Armes möglich ▪ s.u. „Pflege eines Kindes mit Gipsverband“
Radius-Köpfchen ▪ durch unphysiologischen Zug am Arm	
konservativ mit Gips (2 Wochen), Operation oder minimal invasive Spickung mit Prevot-Nägeln zur frühzeitigen Mobilisation	▪ Hilfestellung bei den Lebensaktivitäten, da nur noch Gebrauch eines Armes/einer Hand möglich
Unterarmfrakturen ▪ durch direktes Trauma oder Sturz	
Reposition und Oberarmgips, operativ nur bei Rotationsfehler	▪ s.u. „Pflege eines Kindes mit Gipsverband“
Handwurzel- und Fingerfrakturen ▪ nach Sturz auf die Hand oder direktem Trauma der Finger	
Reposition konservative Behandlung mit Unterarmgips oder Schienen	▪ Hilfestellung bei den Lebensaktivitäten
Oberschenkelfraktur ▪ durch direktes Trauma (Stoß, Sturz)	
nur noch selten Overheadextension bei Kleinkindern, Standard heute eher Versorgung mit elastisch stabilen Marknägeln	▪ s.u. „Pflege eines Kindes mit Gipsverband“ nach Osteosyntheseoperation bzw. Spickung frühzeitige Mobilisation ▪ prä- und postoperative Pflege
Unterschenkelfrakturen ▪ durch direktes oder indirektes Trauma	
Reposition und Gipsbehandlung mit Oberschenkelgips, operatives Vorgehen bei Rotationsfehlern, ggf. bei Achsabweichung	▪ s.u. „Pflege eines Kindes mit Gipsverband“ Hilfestellung beim Erlernen des Gehens mit Unterarmgehstützen ▪ ggf. prä- und postoperative Pflege
Fuß- und Zehenfrakturen ▪ nach Sprungverletzung oder direktem Trauma	
Reposition und Unterschenkelgehgips	▪ s. Pflege eines Kindes mit Gipsverband

Extensionsbehandlung

Definition: Bei der **Extensionsbehandlung** („Streckbehandlung") werden die Knochenbruchstücke durch andauernden Zug in die richtige Stellung gebracht. Sie bietet sich bei Frakturen der großen Röhrenknochen an, die durch Muskelzug zur Verschiebung der Bruchsegmente neigen.

- Wird bei Kindern nur noch in Ausnahmefällen eingesetzt, da lange Immobilität große psychische Belastungen verursacht.
- **Beispiel Overhead-Extension:**
  - Anwendung bei Kleinkindern bis zum 3. Lebensjahr mit Oberschenkelfrakturen
  - Mit Spezialheftpflasterverband werden die Beine des Kindes ab dem Oberschenkel eingebunden und mit Gewichten verbunden, die die Beine senkrecht nach oben in die Länge ziehen.
  - Gegenzug wird durch das natürliche Gewicht des freihängenden kindlichen Gesäßes ausgeübt.
  - Es wird immer ein gleichmäßiger Zug auf beide Beine ausgeübt.

13.4 Pflege eines Kindes mit Gipsverband

13.4.1 Anlegen des Gipsverbandes

- Reposition der Fraktur erfolgt unter großzügiger Analgesie, am besten in Narkose.
- Anschließende Ruhigstellung mit Gipsverband erfolgt i.d.R. über die benachbarten Gelenke zur ausreichenden Ruhigstellung.

Material

- herkömmliche Gipsbinden auf Basis von schwefelsaurem Kalziumdihydrat
- Kunststoff- und Glasfaserverbände (Cast)

Durchführung

- Alle Materialien vollständig vorbereiten und griffbereit halten (zügiges Arbeiten). Bei Kunststoffverband kann das Kind vorher seine Wunschfarbe wählen.
- Gips- oder Kunststoffbinden mit max. 15–20 °C warmem Wasser befeuchten, damit die Wärmeentwicklung bei der Gipshärtung nicht zu groß ist.
- Betroffene Extremität in Funktionsstellung bringen.
- Baumwollstrumpf (Trikotverband) anlegen.
- **Polsterung:** Watte- oder Schaumstoffverband zirkulär von distal nach proximal anlegen, am Rand des Stützverbandes um 5–10 cm verlängern. An besonders druckgefährdeten Stellen (z.B. Ferse, Ellenbogen) zusätzliche Polsterstücke auflegen.
- Polsterwatte anschließend mit Krepp- oder Schaumstoffbinden umwickeln, um Unebenheiten auszugleichen und Polsterung zu fixieren.
- **Anlegen des Gipsverbandes:** Nun befeuchtete Gips- oder Kunststoffbinden anlegen. Binden dabei flach und ohne Zug abrollen und mit der flachen Hand anmodellieren, Falten glätten.
- Gipsränder säubern und Trikotverband an den Rändern umschlagen.
- Gipskrümelchen sorgfältig entfernen.
- Extremität bis zum Erhärten des Verbandes mit der ganzen Hand halten oder offen lagern → Druckstellen durch Fingerabdrücke vermeiden.

- **Austrocknungszeit:** Nach 5–10 Min. ist Gips abgebunden, vollständige Trocknung dauert beim Gipsverband 24–36 Std., beim Kunststoffverband ca. 30 Min. In dieser Zeit Gips nicht belasten.
- In ersten 48 Stunden kann die Extremität anschwellen, Gips daher nur als Schiene oder gespalten anlegen. Erst nach 2 Tagen kann ein neuer Gips zirkulär angelegt werden.

> **Merke:** Fingerendglieder oder Zehen bleiben frei, um Sensibilität, Motorik und Durchblutung (SMD-Kontrolle) beobachten zu können.

13.4.2 Pflegemaßnahmen

Kontrolle der Durchblutung

- regelmäßige SMD-Kontrolle der Fingerendglieder
- Auf Sensibilitätsstörungen und Schmerzen achten, Äußerungen des Kindes unbedingt ernst nehmen!
- Bei Anschwellen der Finger bzw. Zehen, blasser, zyanotischer, marmorierter Haut, Kribbeln oder Schmerzen → Verdacht auf Weichteilkompression → sofort Arzt informieren, Gips entfernen.
  - Bei leichter Symptomatik Gips durch Aufschneiden und Spreizen erweitern.
  - Bei lokalen Schmerzen Gips an dieser Stelle „fenstern“: Mit Gipssäge kleines Stück des Gipses entfernen, um Haut zu beurteilen und zu entlasten.
  - Kunststoffverbände können mit Verbandsschere bearbeitet werden.

Lagerung

- Lagerung in physiologischer Gelenksmittelstellung (Kontrakturenprophylaxe)
- Zum Abschwellen betroffene Extremität hochlagern.
- Kind informieren, Extremität nicht zu lange herunterhängen zu lassen → eingegipste Arme ggf. mit einer Schlinge halten, Beine beim Sitzen auf zweiten Stuhl legen.

Sicheren Umgang gewährleisten

- Kind und Familie zum Umgang mit Gips informieren:
  - Gips vor Reibungen und Stößen schützen, Teile können absplittern.
  - Bei Juckreiz nicht an Innenverbänden manipulieren (z. B. Gegenstände in den Gips stecken), ggf. Antihistaminikum auf Anordnung verabreichen.
  - Gips vor Wasserkontakt schützen: Kind darf nicht baden, beim Duschen Gips vor Feuchtigkeit schützen.
- Ggf. Muskelatrophie durch isometrische Übungen entgegenwirken.
- Tipps zur Selbstständigkeit an Kind weitergeben:
  - Ankleiden mit betroffener Extremität beginnen.
  - Ggf. Gebrauch von Unterarmgehstützen trainieren (erst ab Vorschulalter).

13.4.3 Abnahme des Gipsverbandes

- Gipsverband mit Gipsschere oder oszillierender Säge öffnen (bei Kunststoffverbänden reicht Verbandschere).
- Nach dem Aufsägen Gips mit Gipsspreizer oder Rabenschnabel aufbrechen, restliche Polsterschichten aufschneiden, Gips vollständig entfernen.
- Extremität vorsichtig abwaschen, Hautpflege durchführen, ggf. Vollbad anbieten.
- Leichte Schmerzen sind bei ersten Bewegungen normal, ggf. folgt Physiotherapie.
- Überforderung des Kindes nach der Gipsabnahme vermeiden.

13.5 Osteomyelitis

13.5.1 Grundlagen

Definition: Die **Osteomyelitis** ist eine bakterielle Entzündung des Knochenmarks, meistens an den langen Röhrenknochen.

Ursachen

- hämatogene Streuung der Bakterien ins Knochenmark infolge einer Sepsis (seltener durch direkte Kontamination nach einer offenen Fraktur)
- Bei Abszessbildung und Ödemen kann Blutzufuhr zu einzelnen Knochenteilen unterbunden sein → führt zum Absterben dieser Teile (Knochensequester).

Symptome

- zunächst diffus, später typisch:
  - allgemeines Krankheitsgefühl mit hohem Fieber
  - Schmerzen, Schonhaltung
  - Schwellungen, Rötungen, Bewegungseinschränkungen

Diagnostik

- allgemeine Entzündungszeichen, Erregernachweis (meist Staphylokokken)
- Röntgen, Sonografie, Knochenszintigrafie

Therapie

- hochdosierte Antibiotikagabe
- bei chronischen Verläufen chirurgische Abszess- oder Sequesterausräumung

13.5.2 Pflegemaßnahmen

- Absolute Bettruhe, betroffene Extremität mit Schiene oder Gipsschale ruhig stellen.
- Assistenz bei
  - Entnahme der Laborproben, Anlegen eines ZVKs,
  - Vorbereitung und Durchführung der Antibiotikatherapie (meist Kurzinfusionen i.v.).
- Vitalzeichen (v.a. Körpertemperatur) kontrollieren.
- Fiebersenkende und schmerzlindernde Medikation nach Anordnung verabreichen.
- Hygienemaßnahmen zur Infektionsprophylaxe (S. 196) einhalten.
- Verbandwechsel durchführen, Wundheilung beobachten (S. 260).
- Wundsekrete, Verbände usw. als infektiöses Material entsorgen.
- Pflegemaßnahmen am Kind zurückhaltend und schonend vornehmen, Stresssituationen vermeiden.

Umgang mit der Spül-Saug-Drainage

Nach chirurgischer Therapie (z.B. Abszessausräumung oder Sequesterentfernung) kann ggf. eine Spül-Saug-Drainage angelegt werden (Abb. 13.3). Diese besteht aus zwei Komponenten:

1. Über zuleitenden Schlauch wird kontinuierlich sterile Spülflüssigkeit in den Knochen geleitet (z.B. Ringer-Lösung, ggf. mit Antibiotika). Durch seitliche Perforationen kann sich die Spülflüssigkeit in der Wundhöhle verteilen.

2. Der abführende Schlauch ist mit einer Saugflasche verbunden, er leitet Wundsekret und Spülflüssigkeit ab. Dies sind entweder Einmal-Vakuum-Flaschen (Redon-System) oder Sekretsammelflaschen, die mittels Vakuum-Wandanschluss einen kontinuierlichen Sog von ca. 30–40 cm Wassersäule erreichen.

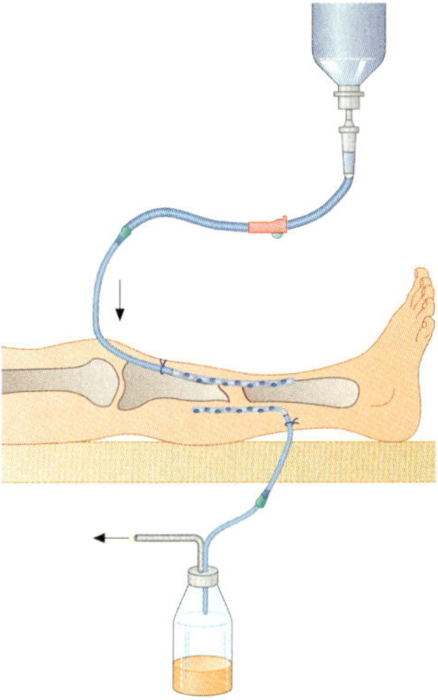

Abb. 13.3 *Spül-Saug-Drainage.*

Merke: Sekretmenge und -beschaffenheit beobachten und dokumentieren. Ein- und auslaufende Spülmenge sollen gleich sein und werden streng bilanziert.

- Füllungszustand und Sog der Ablaufflasche in kurzen Abständen prüfen. Flasche austauschen, wenn sie etwa zu $^2/_3$ gefüllt ist, bzw. wenn Sog nachlässt.
- Die Zuleitung der Spül-Saug-Drainage wird i. d. R. über die Tropfenzahl reguliert → diese ist meist in ersten Tagen höher und wird später reduziert.
- Genau bilanzieren, ob ablaufende Sekretmenge der zugeführten Spülflüssigkeitsmenge entspricht.
- So auch Durchgängigkeit der Schläuche überwachen. Verstopfungen können zu Flüssigkeitsansammlungen im Gewebe führen.

Merke: Bei Verstopfungen des Saugsystems Spülung sofort unterbrechen und Arzt informieren.

- Arzt kann Drainage patientennah abklemmen und manuell frei spülen.
- Regelmäßig mikrobiologische Proben aus Spülsystem entnehmen. Wenn Spülsekret klar und Kontrollen unauffällig sind, kann Drainage gezogen werden.
- Kind darf betroffene Extremität erst nach ausreichender Knochenheilung belasten.

13.6 Rheuma

> **Definition:** **„Rheuma"** ist ein Sammelbegriff für unterschiedliche schmerzhafte Entzündungen des Bewegungs- und Stützapparates. Die Beschwerden können von Gelenken, Sehnen, Bändern, Knochen, Muskeln oder anderen Weichteilen ausgehen.

- Bei Kindern treten v.a. entzündliche Erkrankungen der Gelenke (Arthritiden) auf.
- **Arthritis** ist eine Gelenkentzündung, die klinisch Schmerzen, Schwellungen und Funktionseinschränkungen verursacht.
- Unterschieden werden akute und chronische Arthritis.

13.6.1 Grundlagen Akute Arthritis

- häufigste Form der kindlichen Gelenkentzündung
- **Ursache:** Infektionen mit Viren (z.B. Röteln-, Parvo-B19-, Coxsackievirus) oder Bakterien (z.B. Chlamydien, Mykoplasmen, Borrelien, Salmonellen, Streptokokken).
- **Symptome:** Beschwerden bestehen für einige Tage bis Wochen.
  - Beispiel **Coxitis fugax** (sog. „Hüftschnupfen"): Nach viralem Infekt der oberen Luftwege kommt es bei Kleinkindern zu plötzlich auftretendem Schonhinken. Die Untersuchung zeigt eingeschränkte Innenrotation.
- **Diagnostik:** Sonografisch ist Erguss im Gelenk nachweisbar.
- **Therapie:** Ruhigstellen, entzündungshemmende und schmerzstillende Medikation → Beschwerden klingen nach 1–2 Wochen folgenlos ab.

13.6.2 Grundlagen Juvenile idiopathische Arthritis (JIA)

> **Definition:** Die **juvenile idiopathische Arthritis** (JIA) ist eine seltene Autoimmunerkrankung. Etwa 20–30 von 100000 Kindern sind davon betroffen, damit ist die JIA die häufigste Autoimmunerkrankung des Kindes- und Jugendalters. Synonyme: juvenile chronische Arthritis, kindliches Rheuma

Ursachen

Ist das Immunsystem nicht mehr in der Lage, zwischen fremd und eigen zu unterscheiden, greift es körpereigenes Gewebe, z.B. im Gelenk an (Autoimmunerkrankung). Die Gelenkhaut wird durch eingewanderte Entzündungszellen in aggressives Entzündungsgewebe (Pannus) umgewandelt. Dieses zerstört in der Folge Knorpel- und Knochengewebe. Der genaue Mechanismus ist aber unbekannt.

Symptome

- Innenhaut des Gelenks verdickt, Gelenkflüssigkeit nimmt zu → Schwellung, Schmerzen, Bewegungseinschränkung
- Morgensteifigkeit, Schonhaltung bzw. Schonhinken
- Unbehandelt können Gelenkknorpel und Knochen zerstört werden.
- Fehlbelastung führt zu Muskelabbau, Sehnen- und Bänderverkürzungen mit weiterer Fehlstellung und Beugekontrakturen.

Diagnostik

- Wird gestellt, wenn Gelenkentzündung vor dem 16. Lebensjahr beginnt, mind. 6 Wochen andauert u.a. Erkrankungen ausgeschlossen sind.
- Labor: Blutbild, Entzündungsparameter (BSG, CRP), Bestimmung von Autoantikörpern und Rheumafaktor (RF)
- Gelenksonografie, MRT, Szintigrafie

Verlaufsformen/Subtypen

- systemische Verlaufsform (Morbus Still)
- Polyarthritis mit RF-Nachweis
- Polyarthritis ohne RF-Nachweis
- frühkindliche Oligoarthritis
- juvenile Psoriasisarthritis
- juvenile Arthritis mit Enthesitis oder juvenile Spondylarthropathie
- unklassifizierte juvenile Arthritis

Therapie

- Da die genaue Ursache unbekannt ist, existiert keine kausale Therapie.
- Heilung ist bis heute nicht möglich.
- Therapieziel: Kindern ein weitgehend normales Leben ermöglichen, bleibende Schäden an Gelenken und Organen verhindern. Dazu gehören:
  - schmerzstillende und entzündungshemmende Medikamente (nicht-steroidale Antirheumatika [NSAR], Kortison und Immunmodulatoren)
  - Behandlung von Fehlstellungen durch Physio- und Ergotherapeuten
  - regelmäßige Vorstellungen beim Orthopäden und Augenfacharzt
  - Neue Therapieansätze mit sog. Biologika ermöglichen zielgenaue Intervention an den Botenstoffen der Entzündung, den Zytokinen.

13.6.3 Pflegemaßnahmen

Im akuten Krankheitsschub

- **Ziel:** Eindämmung der lokalen Entzündungsreaktion und Schmerzbekämpfung
- vorsichtige Durchführung pflegerischer Maßnahmen, Abschirmung des Kindes vor belastenden und schmerzauslösenden Reizen
- Verabreichung und Überwachung der medikamentösen Therapie:
  - Medikation: u.a. entzündungshemmende nichtsteroidale Antirheumatika, Glukokortikoide, Immunsuppressiva und Zytostatika
  - Auf Nebenwirkungen achten (Magen-Darm-Beschwerden, allergische Reaktionen usw.)
  - Bei Einnahme von Azetylsalizylsäure (gerinnungshemmende Wirkung) auf Blutungen und Hämatome achten.
  - Bei Einnahme hochdosierter Kortisonpräparate → ggf. Ausbildung des Cushing-Syndroms mit Stammfettsucht. Kind darauf hinweisen, dass es zur Ausbildung von Fettdepots, Akne und verstärktem Haarwuchs kommen kann. Für ballaststoff- und vitaminreiche, aber kalorienarme Ernährung sorgen.
- Hygienische Regeln zur Infektionsprophylaxe beachten (S. 196)
- Ggf. physikalische Kälte- oder Wärmeanwendungen (S. 109) durchführen.

> **Merke:** Lokale Wärmeanwendung ist in der Akutphase kontraindiziert.

- Betroffene Gelenke schmerzlindernd lagern.
- Zur Kontrakturenprophylaxe jedoch auch bei Schmerzen vorsichtig durchbewegen.

13

Im weiteren Verlauf

- Schmerzen und Schonhaltungen erkennen → müssen sofort physiotherapeutisch behandelt werden.
- Hilfsmittel zur Beweglichkeit:
  - Gelenke können mit Gehrollern, fahrbaren „Münsterpferdchen" oder Laufrädern entlastet werden.
  - Stabilisierende und korrigierende Schienen (z. B. Handschienen) schützen vor fixierten Fehlstellungen. Dabei auf Druckstellen und Sensibilitätsstörungen achten.
  - weitere Hilfsmittel: z. B. Schreibhilfen mit Griffelverdickungen
- Auf Komplikationen wie **rheumatische Iridozyklitis** (akut oder chronisch verlaufende Augenentzündung) achten.
  - **Symptome:** Von leichter Lichtscheu bis zu Beeinträchtigungen der Sehleistung, im Verlauf ggf. auch Katarakt, Glaukom, Hornhautverkalkungen, Glaskörpertrübungen, Schädigungen des Sehnervs
  - **Therapie:** kortisonhaltige Augentropfen oder Augensalbe, in schweren Fällen systemische Immunsuppressiva oder augenärztliche Operationen.

Merke: Eltern und Kind über die Notwendigkeit der regelmäßigen Augenarztbesuche aufklären.

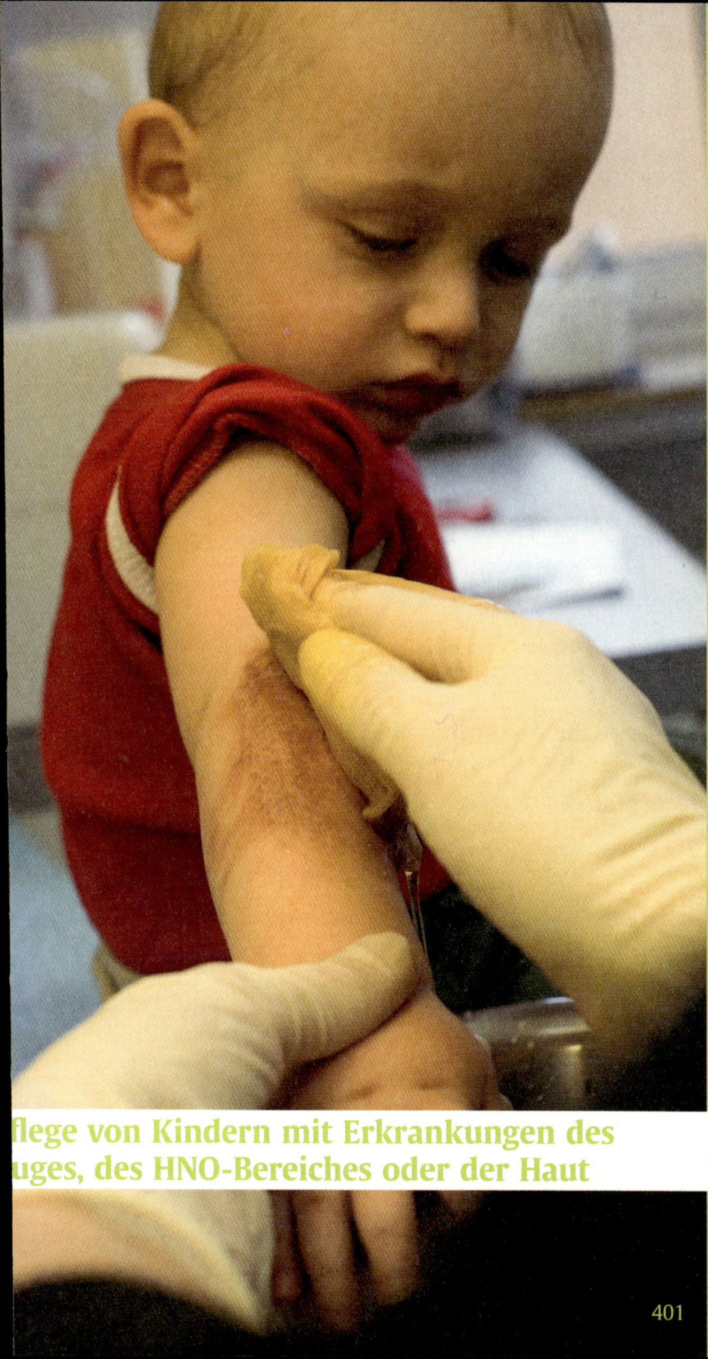

flege von Kindern mit Erkrankungen des uges, des HNO-Bereiches oder der Haut

14

14.1 Augenpflege

14.1.1 Gabe von Augentropfen

- Tropfen und Salben nach ärztlicher Anordnung verabreichen.
- Jedes Kind erhält eigene Flasche, beschriftet mit Name und Datum des Anbruchs.
- Lagerung und Haltbarkeit beachten.

Lagerung

- Kind mit leicht rekliniertem Kopf auf dem Rücken lagern.
- Kopf etwas auf die Seite des zu behandelnden Auges drehen, damit Tropfen nicht Richtung Nase/Tränenkanal fließen.

Durchführung

- Kind soll nach oben und außen blicken.
- Unterlid mit Finger nach unten ziehen.
- Mit Pipette Augentropfen in den Bindehautsack tropfen, keinesfalls auf die Kornea!
- Kind soll dann Auge langsam schließen und blinzeln → unterstützt Verteilung der Tropfen im Auge.
- Ist dies nicht möglich, Unterlid noch eine Weile halten, damit Tropfen nicht wieder aus dem Auge gepresst werden.
- Überschüssige Tropfen mit Tupfer entfernen, Kind für seine Mitarbeit loben.

Praxistipp: Leichter Druck mit dem Finger gegen den inneren Augenwinkel verhindert, dass Tropfen über den Tränenkanal bis in den Rachenraum laufen.

14.1.2 Gabe von Augensalbe

- Je nach Präparat ein Salbenstrang auf Innenseite des herabgezogenen Unterlids auftragen: von Nase in Richtung äußerer Augenwinkel.
- Durch halbe Drehung der Salbentube Salbenstrang „abschneiden".
- Kind soll anschließend bei geschlossenen Lidern mit den Augen rollen, um Salbe gut zu verteilen.
- Sollen Augentropfen und -salbe verabreicht werden, zuerst Tropfen applizieren, 3 Min. später die Salbe.
- Bei nur einer Gabe täglich, diese vor dem Schlafengehen applizieren, da Salbe das Sehen beeinträchtigt.

14.1.3 Augenspülung

- meist bei Verätzungen bzw. zum Ausspülen von Fremdkörpern
- handwarme Spülflüssigkeit (NaCl 0,9%, Ringerlösung) aseptisch in einer Spritze aufziehen bzw. mit Infusionssystem anstechen.
- Unterlid herunterziehen, Kopf leicht zur betroffenen Seite neigen und Auffangbehälter (Nierenschale) unter Kinn halten.
- Kleinere Kinder ggf. festhalten.
- Dauer und Menge der Spülung richten sich nach ärztlicher Anordnung.
- Spülung erfolgt von der Nasenwurzel zur Seite, dabei auf kontinuierlichen Fluss der Spülflüssigkeit achten.
- Bei größeren Kindern ggf. nach Anordnung Spülschale einlegen:
  - Erst Lokalanästhetikum tropfen, dann Kontaktlinse mit Ableitung und Anschluss an ein Infusionssystem einsetzen.
  - Bei Spülschale darauf achten, dass Auge nie trocken wird.

14.1.4 Augenverbände

- **Lochkapselverband** (z. B. nach Kataraktoperation):
  - Eine mit Löchern versehene, gewölbte Plastikkapsel auf ein Lochpolster auflegen und mit Pflaster über dem Auge fixieren.
  - dient v. a. als Schutz vor Verletzungen, Fremdkörpern und Manipulationen
- **Geschlossener Augenverband** (z. B. nach Verletzungen zur sterilen Abdeckung):
  - Kind schließt erst das Auge, dann sterile, ovale Kompresse schräg über dem Auge fixieren.
  - Verband sitzt richtig, wenn Auge unter dem Verband geschlossen gehalten, die Gesichtsmuskulatur aber nicht beeinträchtigt wird.
- **Lochbrille** (z. B. bei Contusio bulbi):
  - Brillengestell mit Seitenschutz aus schwarzem undurchsichtigem Plastik. In der Mitte der Scheiben ist eine runde Aussparung von ca. 2–3 mm.
  - Will Kind mit dieser Brille fixieren, müssen Augen geradeaus gerichtet sein.
  - dient der Ruhigstellung des Auges, ohne das Sehen vollständig einzuschränken
  - Lochbrille wie „normale“ Brille aufsetzen.

14.1.5 Augenprothese einsetzen

- dienen als Platzhalter nach Enukleation (operative Ausschälung)
- Kind aufklären, weiche Unterlage zum Schutz des künstlichen Auges unterzulegen.
- **Herausnehmen:**
  - Kind sieht nach oben.
  - Unterlid herunterziehen bis unterer Rand der Prothese frei liegt.
  - Spitze des Zeigefingers unter Prothese schieben. Dann mit Mittelfinger auf künstliches Auge fassen und nach unten aus der Augenhöhle herausziehen.
- **Einsetzen:**
  - Prothese zuerst etwas anfeuchten.
  - Prothese zunächst unter das angehobene Oberlid schieben, dann Unterlid minimal herunterziehen → Prothese gleitet in ihre endgültige Lage.
- Prothese täglich unter fließendem lauwarmem Wasser reinigen.

14.2 Strabismus

14.2.1 Grundlagen

> **Definition: Strabismus** (Schielen) bezeichnet einen Stellungsfehler der Augen, wobei nur ein Auge auf das fixierte Objekt ausgerichtet ist, während das andere Auge abweicht.

Ursachen

- Angeboren: familiäre Häufung, Erbmodus ist jedoch ungeklärt.
- Erworben: z. B. durch Schädel-Hirn-Traumen, Unfälle, Linsentrübungen oder Netzhautablösungen (sekundäres Schielen durch Funktionsverlust eines Auges)

Formen

- Je nach Richtung des schielenden Auges unterscheidet man „Innenschielen“, „Außenschielen“ oder „Höhenschielen“.
- Schielformen können einzeln oder in Kombination vorkommen.
- Mikrostrabismus (kleinwinkliges Schielen) fällt häufig erst auf, wenn Auge bereits amblyop (schwachsichtig) ist.

Diagnostik

- klinische Untersuchung, ggf. weiterführende Diagnostik (Radiologie, Neuropädiatrie, HNO) zum Abklären der Ursache

Symptome

- Abweichung eines Auges von der Parallelstellung
- Doppelbilder (öfter bei erworbenem Schielen)
- Amblyopie (Schwachsichtigkeit)
- fehlendes räumliches Sehen
- Kopfschiefhaltung
- ungeschickte Bewegungen/Stolpern

14.2.2 Therapie und Pflegemaßnahmen

- Ggf. operative Stellungskorrektur
- optimale Brille und ggf. Okklusionstherapie zur Amblyopiebehandlung
- **Okklusionstherapie:**
  - Gesundes Auge mit Okklusionspflaster stunden- oder tageweise abkleben → schielendes Auge wird zur Fixierung gezwungen, Sehschärfe wird verbessert.

14.3 Katarakt (grauer Star)

> **Definition: Katarakt** ist eine Eintrübung der Augenlinse, die bei Kindern i.d.R. angeboren ist.

- Angeborene Katarakt ist häufigste Ursache einer hochgradigen Amblyopie oder Erblindung.
- Amblyopie entwickelt sich in ersten 2 Lebensmonaten und ist nicht reversibel.
- Untersuchung des Augenhintergrunds (Funduskopie) bei U2 daher sehr wichtig.
- Es gibt verschiedene Formen, je nach Stärke und Lokalisation der Linse.

Ursachen.

- **einseitiger Katarakt:** intrauterine Reifungsstörung der Augenlinse, oft jedoch unklare Ursache
- **beidseitiger Katarakt:** Stoffwechselerkrankungen (z.B. Galaktosämie, Diabetes mellitus u.a.), intrauterine Infektionen (z.B. Toxoplasmose, Röteln, Zytomegalie, Herpes, Syphilis), Chomosomenaberrationen (z.B. Trisomie 21) oder Vererbung

Diagnostik.

- bei U2 Untersuchung des Augenhintergrunds (Funduskopie)
- pränataler Ultraschall (bei ausgeprägten Linsentrübungen)

Therapie.

- ggf. operative Entfernung der Augenlinse, anschließend Therapie mit Kontaktlinsen bzw. Aphakiebrille (Starbrille) mit starken Gläsern (bei beidseitigem Katarakt)
- Ab 2. Lebensjahr kann intraokulare Kunststofflinse implantiert werden.
- Auge verliert jedoch Akkommodationsfähigkeit (Anpassungsfähigkeit) → Kind muss weiterhin korrigierende Bifokalbrille (Brille mit Fern- und Nahteil) tragen.
- Wird ein Kind mit beidseitiger Katarakt nicht bis zum ca. 3. Lebensmonat operiert, entsteht ein bleibender Nystagmus.

> **Merke:** Jede Pflegende sollte bei Neugeborenen eine Katarakt (z.B. trübe Augenlinse, Kind fixiert nicht adäquat) rechtzeitig erkennen können und weiterleiten.

14.4 Glaukom (grüner Star)

14.4.1 Grundlagen

Definition: Das **Glaukom** ist eine Augenerkrankung aufgrund einer angeborenen ungenügenden Differenzierung im Kammerwinkelbereich, die den Kammerwasserabfluss hemmt und einen chronisch erhöhten Augeninnendruck bedingt.

Symptome

- vergrößerter Hornhautdurchmesser
- Lichtempfindlichkeit, trübe Hornhaut
- vermehrtes Augentränen (Epiphora)

Diagnostik

- klinische Untersuchung
- ggf. Untersuchung (in Narkose) der vorderen Augenabschnitte, Messung des Hornhautdurchmessers, Untersuchung der Kammerwinkel (Gonioskopie), der Bulbuslänge und des Augeninnendrucks
- Funduskopie

Merke: Aufgrund der Symmetrie wird ein beidseitiges Glaukom oft viel später entdeckt. Wird ein Glaukom nicht erkannt, führt es unweigerlich zur Erblindung.

Therapie

- Chirurgisch:
  - bei ungetrübter Hornhaut Goniotomie
  - bei trüber Hornhaut Trabekulotomie
- In ca. 80% der Fälle kann hierdurch der Augeninnendruck reguliert werden.

14.4.2 Pflegemaßnahmen

- Schmerzlinderung durch drucksenkende Augentropfen nach Anordnung
- ggf. systemische Drucksenkung (Carboanhydrasehemmer, z.B. Diamox) → Auf Nebenwirkungen achten (z.B. Hautausschläge, Kribbeln der Extremitäten).
- Auf Tragen von Brille und Sonnenbrille (Blendungsempfindlichkeit) achten.
- Beim Spielzeug eingeschränkte Sehschärfe berücksichtigen.
- Jede Auffälligkeit (z.B. einseitige Augapfelvergrößerung) dem Arzt mitteilen.

14.5 Akute Otitis media

14.5.1 Grundlagen

Definition: Die **akute Otitis media** ist eine Entzündung des Mittelohres durch Bakterien (z.B. Streptokokken, Staphylokokken, Hämophilus, Pneumokokken) oder durch Viren.

Symptome

- meist plötzlicher Beginn mit stechenden oder klopfenden, ein- oder beidseitigen Ohrenschmerzen
- Berührungsempfindlichkeit, allgemeines Krankheitsgefühl, Fieber
- bei Säuglingen und Kleinkindern starke Unruhe, Nahrungsverweigerung, Greifen nach erkranktem Ohr
- Hörminderung, bei Perforation des Trommelfells Sekret- oder Eiteraustritt aus dem Ohr

Diagnostik

- meist anhand der Symptomatik

Therapie

- konservative und/oder medikamentöse Schmerzlinderung
- abschwellende Nasentropfen zur Wiederherstellung des Sekretabflusses, ggf. Zwiebelwickel
- bei bakterieller Infektion ggf. antibiotische Therapie

Komplikationen

- Mastoiditis, Meningitis, Labyrinthitis (Innenohrentzündung), Nervenentzündung mit Fazialisparese
- chronische Mittelohrentzündung mit Hörminderung, Ohrgeräuschen und/oder anhaltende Sekretion

14.5.2 Pflegemaßnahmen

- **Medikation** auf Anordnung verabreichen:
  - Analgetika zur Schmerzlinderung (S. 488), aber keine analgetischen Ohrentropfen
  - Antipyretika (z. B. Ibuprofen oder Paracetamol), ggf. Antibiotika bei bakterieller Infektion
  - abschwellende Nasentropfen (nicht häufiger als 3-mal tgl. und nicht länger als 7 Tage)
- **Anlegen eines Zwiebelwickels (Abb. 14.1):**
  - Ätherische Öle wirken schmerzlindernd und sekretfördernd; Wärme wird meist als angenehm empfunden.

Abb. 14.1 *Anlegen eines Zwiebelwickels.*

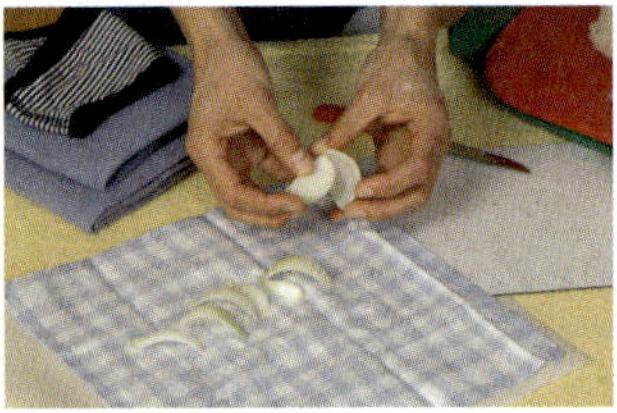

a *Einzelne Schichten einer geschälten und geviertelten Zwiebel mit der Wölbung nach oben auf einem Baumwolltuch (ca. 8 x 10 cm) auslegen. Zu einem Päckchen falten, auf der Unterseite ist Zwiebel nur durch eine Stoffschicht bedeckt.*

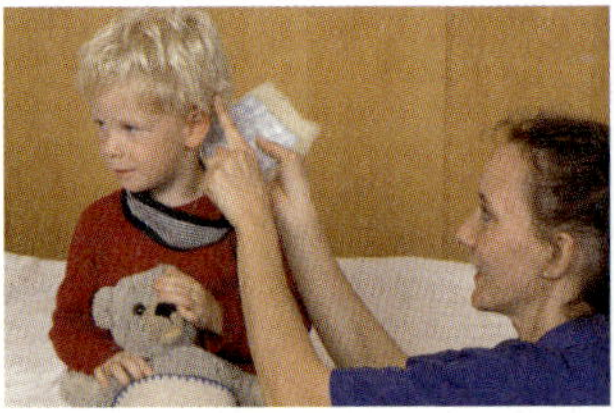

b *Erwärmte Zwiebelauflage (höchstens 37 °C) mit Unterseite auf das Ohr legen. Ohr dabei hinten 2 Fingerbreit überragen. Wird die Wärme gut toleriert, Wollauflage auflegen und alles mit Mütze, Schal oder Stirnband befestigen.*

14

- feuchtwarme Wickel und Infrarotbestrahlungen zur lokalen Wärmebehandlung (nur selten bevorzugen Kinder eine Kühlung).
- ausreichende Flüssigkeitszufuhr, Wunschkost bei Nahrungsverweigerung
- Saug- und Kaubewegungen fördern die Ohrbelüftung → Stillen oder Flaschenernährung fördern, ggf. Kaugummis anbieten.
- **Komplikationen erkennen:**
  - Sekretaustritt beobachten, ggf. Ohren inspizieren. **Auf keinen Fall Wattestäbchen benutzen!**
  - Klingen Beschwerden nicht innerhalb weniger Tage ab, Arzt informieren.
  - Auf Anzeichen einer Hörminderung achten.

14.6 Tonsillitis

> **Definition:** Die **akute Tonsillitis** (Angina tonsillaris) ist eine meist bakterielle Entzündung der Gaumenmandeln.

Symptome

- Halsschmerzen, Schluckbeschwerden, Fieber
- Rötung und Schwellung der Tonsillen, z.T. mit Belägen (je nach Ursache eitrig, milchig, stippchenartig, weiß-gelb, ulzerös)
- beeinträchtigtes Allgemeinbefinden, Appetitmangel, Nahrungsverweigerung

OP-Indikationen

- **Tonsillektomie:**
  - rezidivierende akute Tonsillitiden, chronische Verläufe, Abszessbildung
  - Atemwegsbehinderungen durch massiv vergrößerte Tonsillen
- **Adenotomie:**
  - Hyperplasie der Rachenmandeln mit Beeinträchtigung der Nasenatmung und/oder Verlegungen von Nasennebenhöhlen oder der Eustachischen Röhre mit nachfolgenden Entzündungen
  - adenoide Vegetationen (Polypen)
  - obstruktive Schlafapnoe mit Schnarchen
- Beide Eingriffe erfolgen geplant in einem entzündungsfreien Intervall in Vollnarkose.

14.6.2 Pflegemaßnahmen

Pflegemaßnahmen bei Tonsillitis

- Schmerzlinderung durch Halswickel (im Akutstadium eher kühl, bei chronischen Verläufen eher warm), Gurgeln mit Salbeitee, desinfizierenden oder anästhesierenden Präparaten auf Anordnung
- Gabe von Analgetika und Antipyretika auf Anordnung (auf Wirksamkeit und Nebenwirkungen achten)
- absolute Wunschkost, dabei weiche, säurearme, nicht zu heiße und wenig gewürzte Speisen bevorzugen

Pflegemaßnahmen bei Tonsillektomie (TE) und Adenotomie (AT)

- Durchführung der allgemeinen Maßnahmen zur prä- und postoperativen Pflege (S. 505)
- Kontrolle der Vitalzeichen: Puls, Blutdruck, Aussehen, Hautfarbe, Bewusstseinslage, Körpertemperatur

- Abwurfschalen und Zellstoff bereitstellen, um Mund regelmäßig entleeren zu können.
- Bei lokalen Kälteanwendungen (z.B. Eiskrawatten) auf Kontinuität der Kühlung achten.
- Auf Anzeichen von Infektionen achten. Leichtes Resorptionsfieber am OP-Tag ist normal.
- **Auf Nachblutungen achten**: Größte Gefahr besteht am OP-Tag, bei TE auch am 4.–6. postoperativen Tag, wenn sich Wundbeläge lösen.

> **Merke:** Bei Anzeichen einer Nachblutung wie Kreislaufinstabilität, Blutspucken, häufiges Schlucken, Übelkeit und Erbrechen durch verschlucktes Blut (Hämatemesis) sofort Arzt informieren!

- **Intervention bei Nachblutung:**
  - Kind nicht mehr alleine lassen, es in aufrechte Position oder Seitenlage bringen.
  - Kind beruhigen und auffordern, Blut auszuspucken, ggf. absaugen.
  - Evtl. Eiskrawatte am Hals anlegen (→ Engstellung der Gefäße verringert Blutzufuhr).
  - Bis zum Eintreffen des Arztes Vitalzeichen kontrollieren.
  - Materialien für venösen Zugang und Blutbildkontrolle vorbereiten.
- **Mundpflege:** in den ersten Tagen Spülung mit Kamillen-, Salbeitee oder Panthenollösung (nicht Gurgeln)
- Auf ausreichende Flüssigkeitszufuhr achten, bei Kostaufbau vermeiden:
  - heiße, scharf gewürzte oder säurehaltige Speisen (Obst, Fruchtsäfte)
  - kohlensäurehaltige Getränke
  - harte Speisen wie harte Brotkrusten, Knäckebrot
- Nach TE/AE müssen sich Kinder 10–14 Tage schonen, bei TE besteht für 3 Wochen Sportverbot.

14.7 Lippen-Kiefer-Gaumenspalte

14.7.1 Grundlagen

> **Definition:** Lippen-Kiefer-Gaumenspalten sind relativ häufige Fehlbildungen im Kopf- und Gesichtsbereich (Inzidenz 1:500). Meist liegen ein- oder doppelseitige, durchgehende Lippen-Kiefer-Gaumen-Spalten vor, seltener sind isolierte Gaumen- oder Lippenspalten oder Lippen-Kiefer-Spalten.

Ursachen und Diagnostik

- Störungen der embryonalen Entwicklung in Frühschwangerschaft
- genetische Faktoren (familiäre Häufung)
- Kombinationen mit anderen Fehlbildungen sind möglich, aber selten
- Diagnose meist pränatal durch Ultraschall

Formen und Folgen

- Lippenspalten und Lippen-Kiefer-Spalten treten fast immer links oder rechts (oder beidseits) der Mittellinie auf, die Gaumenspalte liegt mittig.
- Bei Beteiligung des Kiefers oder Gaumens fehlt Trennung zwischen Luft- und Speiseweg im Mund. → große Aspirationsgefahr

- Sogaufbau ist nicht möglich. Lippenspalte erschwert zusätzlich das Trinken.
- Bei Kieferbeteiligung kommen später Zahnfehlstellungen hinzu.
- Gaumenproblematik führt zur auffällig näselnden Sprache.

Therapie

- **Ziel:** möglichst vollständige ästhetische und funktionelle Rehabilitation
- Operativer Verschluss der Lippenspalte erfolgt meist im 3., der des Kiefers und Gaumens im 9.–12. Lebensmonat.
- Es folgen weitere chirurgische, kieferorthopädische und logopädische Maßnahmen bis zur Pubertät.

14.7.2 Pflegemaßnahmen

- Ungestörtes Bonding zwischen Eltern und Kind ermöglichen.

Ernährung

- **Stillen unterstützen:**
  - Kind in halbsitzende bis aufrechte Position (sog. „Hoppe-Reiter-Stellung") bringen → vermindert Aspirationsrisiko und unterstützt Unterkiefer beim Trinken.
  - bei Gaumenspalte ggf. Gaumenplatte einsetzen (s. u.): sie trennt Mund und Nasenhöhlen, verhindert das Zurückfallen der Zunge und erleichtert Positionierung der Brustwarze im kindlichen Mund.
  - Lippenspalte mit einem Finger abdecken → beugt vermehrtem Luftschlucken vor. Dabei auf ungehinderte Atmung achten. Kind ausreichend aufstoßen lassen.
- Bei Stillschwierigkeiten nach Möglichkeit Muttermilch abpumpen und mit der Flasche füttern.
- **Flaschenernährung:**
  - Halbsitzende bis aufrechte Position einnehmen (Aspirationsprophylaxe).
  - Spezielle Spaltsauger verwenden (Abb. 14.2). Durch Austesten geeigneten Sauger für das Kind auswählen.
- Mögliche Ernährungshilfen:
  - **Löffel oder Trinkbecher:** Kind bringt hierbei die Zunge weit nach vorn.
  - **Ernährungsaufsätze** für herkömmliche Spritzen: Milch kann beim Nuckeln am mütterlichen Finger oder an der Brust wohl dosiert in den Mund geträufelt werden.
  - **Brusternährungsset:** Während des Anlegens wird kontinuierlich abgepumpte Muttermilch über ein feines Schlauchsystem in die Mundhöhle zugeführt.
- Sondenernährung ist die einfachste, aber am wenigsten geeignete Ernährungsform, da Saugbedürfnis und Training der Mundmuskulatur vernachlässigt werden.

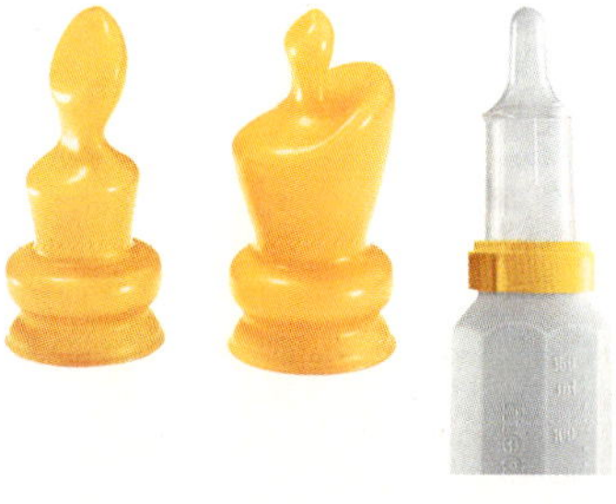

***Abb. 14.2** Spaltsauger.*
***a** Gaumenspaltsauger für Kinder mit unversorgter Gaumenspalte (Fa. Mapa GmbH).*
***b** Lippenspaltsauger für Kinder mit unversorgter, geschlossener Gaumenspalte und offener Lippenkieferspalte (Fa. Mapa GmbH).*
***c** Habermannsauger mit variablem Schlitzsystem und Ventil ermöglicht gleichmäßig dosierten Milchfluss (Fa. Medela).*

Merke: Eine Spaltbildung verursacht keine Schluckstörung. Daher ist das routinemäßige Legen einer Magensonde abzulehnen, bevor nicht alle Alternativen ausgeschöpft sind.

- Milchaustritt aus der Nase während Nahrungsaufnahme ist i.d.R. ungefährlich. Nach der Mahlzeit Naseneingänge vorsichtig reinigen.

Gebrauch der Gaumenplatte

- Gaumenplatte aus Kunststoff dient als Mund-Nasen-Trennplatte bei Gaumenspalte.
- Das Zurückfallen der Zunge wird verhindert, Nahrungsaufnahme erleichtert, ein Sogaufbau ist jedoch nicht möglich.
- Platte wird in ersten Lebenstagen vom Kieferchirurgen angepasst und eingesetzt. Nach Eingewöhnung ist ggf. leichte Fixierung mit Haftcreme möglich.
- Platte 2-mal täglich mit weicher Zahnbürste unter fließendem Wasser reinigen (ggf. Aqua dest. verwenden).
- Bevor Platte wieder eingesetzt wird, Mundschleimhaut auf Druckstellen, entzündliche Veränderungen, Blutungen oder Beläge inspizieren, Auffälligkeiten weiterleiten.

Mund-, Lippen- Nasenpflege

- Wegen erhöhter Gefahr der Austrocknung
  - Mund-Lippen- und Nasenpflege sorgfältig durchführen,
  - ausreichend Flüssigkeit zuführen, Mundschleimhaut mit Muttermilch und Nasenschleimhaut mit Meersalz- oder Kochsalznasentropfen bei Bedarf befeuchten,
  - Lippen und perioro-nasale Haut regelmäßig reinigen, b. Bed. mit Fett- oder Panthenolcreme pflegen.

Postoperative Pflege bei LKG

- **Atmung:** intensiv beobachten, bei Auffälligkeiten Arzt informieren. Seitenlage vermeiden → vermehrt gebildetes Sekret kann besser entleert werden, Absaugen vermeiden
- **Wundheilung:** auf Wunddehiszenz, Infektionen, Blutungen, Gewebsnekrosen, Fistelbildungen, überschüssiges Granulationsgewebe beobachten; sicherstellen, dass das Kind nicht an den Wunden manipuliert
- **Ernährung:** in den ersten Tagen keine Brust- oder Flaschenernährung, sondern Sondenernährung oder alternativ vorsichtig mit einer Spritze mit weichem Ernährungsaufsatz oder weichem Becher; Wechsel der Magensonde vermeiden
- **Schlafen:** nicht in Bauchlage, kein Schnuller
- **Sich beschäftigen:** ruhig und altersgemäß, bei Säuglingen längere Schreiphasen vermeiden

14.8 Soor

14.8.1 Grundlagen

Definition: Soor wird durch Hefepilz Candida albicans ausgelöst und führt bei örtlicher Vorschädigung der Haut oder allgemeiner Abwehrschwäche zur Candidose (Soor).

Formen und Risikofaktoren

- Betroffen sind v.a. Mundhöhle, Speiseröhre, Darmtrakt und Genitalien, aber auch Ösophagus, Kehlkopf, Trachea, Bronchien, Lungengewebe, Darm und Vagina.
- Hand- oder Fußpilz: wird durch Fadenpilz hervorgerufen, kommt v.a. in Feuchträumen (Schwimmbad, öffentliche Duschen) vor
- **begünstigende Faktoren:**
  - Feuchtigkeit (z.B. Urin, Nässe oder Schweiß), Wärme, mechanische Reizung
  - bestehende Infektionen, antibiotische, kortikoide oder zytostatische Therapien
  - unzureichende Hygiene, herabgesetzte Immunabwehr (z.B. AIDS)
  - Einnahme östrogenhaltiger Hormone, Diabetes mellitus

Symptome

- **Mundsoor:** weißliche, fest haftende Beläge v.a. auf Zunge, Gaumen und Wangenschleimhaut, Schleimhaut ist entzündlich gerötet
- **Bei Darmbefall** : Darmentzündung mit schaumigen, sauer riechenden Stühlen
- **Soordermatitis:** v.a. am Anogenitalbereich und in Hautfalten der Achsel- und Leistenregion, bei Säuglingen und Kleinkindern v.a. im Windelbereich
- **Hand- oder Fußpilz:** Juckreiz und Brennen zwischen Fingern oder Zehen, anschließend Bläschenbildung, nach Abstoßen der Epidermis nässende, hochrote Flächen, die von weiß mazerierten Hautfetzen umgeben sind

14.8.2 Therapie und Pflegemaßnahmen

Mundsoor:

- Nach Mahlzeiten Mundschleimhaut nach Anordnung mit Antimykotikum (z.B. Nystatin) behandeln.
- Vor und nach dem Stillen Brustwarze der Mutter mit Antimykotikum einreiben.
- Bei akuten Schmerzen ggf. Lokalanästhetikum 20 Min. vor der Mahlzeit auftragen.
- Bei Flaschennahrung immer frisch ausgekochten Sauger oder sterilen Einwegsauger verwenden.
- Bei schwerem Verlauf ggf. weißliche Beläge mit gerbender und desinfizierender Lösung bepinseln.
- Ab 3. Lebensjahr Mundspülungen mit Salbei- oder Kamillentee
- **Ernährung:** gekühlte breiige, passierte oder flüssige Nahrungsmittel (z.B. Joghurt) bevorzugen, Zucker sowie säurehaltige Säfte und Früchte vermeiden.

Hefepilzbefall des Darmes:

- Ziele: Vermeidung/Linderung von Blähungen und Bauchschmerzen, physiologische Darmtätigkeit, geregelte Stuhlentleerung
- Antimykotika nach Anordnung
- Bauchmassagen mit angewärmtem Basisöl (z.B. Mandelöl), warme Bauchwickel → fördern Abgang der Winde und Wohlbefinden des Kindes
- ballaststoffreiche Kost, ggf. Laktose (Milchzucker)

Soordermatitis im Windelbereich:

- häufig bei Säuglingen, die auch Mundsoor haben
- Ziel: „Austrocknen" des feucht-warmen Hautmilieus:
  - Windeln häufig wechseln, Anogenitalbereich mit lauwarmem Wasser reinigen (keine Öle verwenden!), vorsichtig trocken tupfen.
  - Nach Möglichkeit Kind mit nacktem Gesäß strampeln lassen.
- Hautpflege mittels angeordneter Heilpaste mit antimykotischer Wirkung
- ggf. Bäder oder lokale Pinselungen nach Anordnung, Umschläge mit Calendula-Tinktur

Finger- oder Zehenpilz.

- Antimykotika nach Anordnung

- Haut stets trocken halten, benutze Handtücher nach jedem Gebrauch austauschen.
- Ggf. Bäder mit gerbenden, austrocknenden Substanzen (z.B. Kaliumpermanganat, Eichenrinde)

Hygiene beachten.

- Hygienegrundsätze beachten (S. 196).
- Schutzkittel und Einmalhandschuhe tragen, hygienische Händedesinfektionen durchführen.

14.9 Neurodermitis

14.9.1 Grundlagen

> **Definition: Neurodermitis** ist eine chronisch-rezidivierende, nicht ansteckende Entzündung der Haut. Synonym: atopisches Ekzem

Ursachen

- genetische Disposition (atopische Disposition oder Atopie), wobei Provokationsfaktoren die Ausbildung der Ekzeme begünstigen
- Unspezifische Triggerfaktoren sind Irrtantien (Kälte, Wasser, dunkle Kleidung), Infektionen und psychische Belastungen.
- Nahrungsmittelallergien, Pollenbelastung, Kontaktallergien verschlechtern das Krankheitsbild.
- Neurodermitis ist im Kindesalter sehr häufig: 10–15% der Kinder sind in Deutschland betroffen, Tendenz steigend.

Symptome

Das klinische Erscheinungsbild ändert sich mit dem Lebensalter:

- Ab 3. Lebensmonat: Juckreiz, Rötung, Schuppung, Nässen und Krustenbildung besonders im Gesicht, am behaarten Kopf (Milchschorf) und den Streckseiten der Extremitäten
- Kindes- und Jugendalter: v.a. Ekzemreaktionen in Ellbogen- und Kniebeugen, kleinste Bläschen mit starkem Juckreiz an Händen und Füßen (dyshidrosiformes Reaktionsmuster)
- ggf. aber auch nur trockene Haut und schuppende Veränderungen an Finger- und Zehenspitzen

Diagnostik

- Anamnese, klinisches Bild
- typische klinische Zeichen einer Atopie:
  - Rhagaden hinter den Ohren (Einrisse), gedoppelte Unterlidfalte
  - schüttere laterale Augenbrauen, pelzmützenartiger Haaransatz
  - verstärkte Handlinien, Pityriasis alba (weißlich schuppende Makulae)
  - Blasswerden der Haut bei mechanischer Reizung (weißer Dermagrafismus)
- zusätzlich Bestimmung spezifischer Antikörper (IgE) und bei bekannten Allergien entsprechende Abklärung

Therapie

- Säulen der Therapie sind regelmäßige Pflege und das Vermeiden von Provokationsfaktoren.

- Basistherapie: rückfettende Externa (1–2-mal täglich appliziert) und lauwarme, kurze Ölbäder
- im akuten Stadium: antiinflammatorische Therapie mit Kortikoiden, ab 2. Lebensjahr auch spezielle entzündungshemmende Salben (Tacrolimus, Pimecrolimus)
- Antihistaminika gegen Juckreiz
- in schweren Fällen ggf. systemische Immunsuppression mit Cyclosporin A, Azothioprin oder Interferon

Prognose und Komplikationen

- Neurodermitis heilt in bis zu 90% der Fälle während der Kindheit ab.
- Komplikationen: sekundäre bakterielle Infektionen, Infektion mit Herpes-simplex-Virus

14.9.2 Pflegemaßnahmen

Juckreizlinderung

- Kreislauf von Jucken und Kratzen („Juck-Kratz-Zirkel") muss unterbrochen werden.
- medikamentöse Therapie (s.o.), juckreizlindernde Salben und Bäder
- Örtlich kühlen mit trockener Kälte (kalter Fön, Ventilator, kühle Außentemperatur) oder feuchter Kälte (Kompressen mit Schwarztee oder NaCl 0,9% getränkt, Spülungen mit kaltem Wasser), Raumtemperatur nicht > 20° C.
- Wärmestau durch atmungsaktive, leichte und schadstoffgeprüfte Baumwollkleidung vermeiden (gilt auch für die Bezugspersonen)
- Zuckerhaltige Lebens- und Genussmittel, Farb- und Konservierungsstoffe vermeiden.

> **Merke:** Die Unterbrechung des Juck-Kratz-Zirkels ist eine zentrale Aufgabe der Pflege.

Hautpflege

- **Hautreinigung:**
  - eher kühle Wassertemperatur
  - Unparfümierte pH-neutrale Seifen oder Syndets mit leicht saurem pH-Wert verwenden, Haut nur trocken tupfen.
  - Kurz duschen statt baden (v.a. warm-kalte Wechselduschen).
- **Hautpflege:** mit individuell ausgewählten Produkten ohne Konservierungs- und Farbstoffe
  - Produkte mit Parfümölen, Nussölen, Bienenwachs und Kräutermischungen können allergische Reaktionen auslösen.
  - Verträglichkeit zuerst an Hautstelle prüfen.
  - Haut 2-mal tgl. eincremen, in Akutphase häufiger (dünn auftragen).
  - Zur Hautfettung v.a. Salben, zur Schuppenlösung Wirkstoffe wie Harnstoff und Salizylsäure verwenden.
- **bei entzündeten Hautarealen:** Salben mit Zink-, Bufexamac- oder Schieferölzusatz applizieren, in Akutphase **Kortison:**
  - Darf nur kurzfristig angewendet werden.
  - Nur betroffene Stellen behandeln (Gesicht, Achseln, Genitalbereich und Oberschenkelinnenseiten möglichst aussparen).
  - Beim Auftragen Schutzhandschuhe tragen.

Wundbehandlung

- Grundregel: „trocken auf trocken, feucht auf feucht“
- bei aufgekratzten, nässenden und offenen Hautbezirken → wässrige Lösung (z. B. kühle Umschläge mit Schwarztee oder Kochsalzlösung)
- bei Infektionsgefahr → gerbende Stoffe (desinfizieren und trocknen aus)
- bei akut infizierten Hautbezirken → ggf. antibiotische Therapie

Ernährung

- Mögliche auslösende Faktoren in den Nahrungsmitteln müssen ausgeschlossen werden.
- Durch gezielte Provokationstests und Beobachtung des Kindes lassen sich Allergien und Unverträglichkeiten in Nahrungsmitteln ausfindig machen und entsprechend vermeiden.

> **Merke:** Kein Kind sollte ohne sorgfältige Diagnostik eine pauschale Diätempfehlung erhalten.

14.10 Thermische Verletzungen

14.10.1 Grundlagen

> **Definition:** Der Begriff **thermische Verletzungen** fasst Verbrennungen, Verbrühungen und Erfrierungen zusammen, da sich die Schädigungen nur wenig in ihrer Auswirkung auf die Haut und in ihrer Behandlung unterscheiden. Großflächige chemische Hautverletzungen durch Säuren oder Laugen und Erfrierungen kommen bei Kindern und Jugendlichen in unseren Breiten nur selten vor.

Im Jahr werden in Deutschland ca. 600 schwer brandverletzte Kinder in den entsprechenden Zentren behandelt.

- **Besonderheiten bei Kindern:**
  - Körperoberfläche (KOF) ist im Verhältnis zum Körpergewicht beim kleinen Kind etwa 2,5-mal größer als beim Erwachsenen. → eine Wunde von z. B. 20 % KOF schädigt den Gesamtorganismus eines Kindes wesentlich mehr.
  - Haut ist beim Kind wesentlich dünner→ auch bei weniger Kontakt mit schädigendem Agens sind die Verletzungen schwerer.
  - Beim Kind dauert es länger, die Tiefenausdehnung endgültig zu bestimmen.
- Betroffen sind v.a Kleinkinder, die sich verbrühen.
- Bei Schulkindern nehmen Verletzungen durch Verbrennungen, elektrischen Strom und Explosionen zu.

Ursachen

- Ursachen sind vielfältig. Durch unterschiedliche Einwirkzeiten und evtl. zusätzlich bestehende Verschmutzungen haben sie wesentlichen Einfluss auf die Prognose.

Flächenausdehnung

- wird in Prozent der Körperoberfläche angegeben
- Einschätzung geschieht anhand altersentsprechender Tabellen (Abb. 14.3).
- Als Faustregel zum Abschätzen kleinerer Wunden gilt: Größe der Handinnenfläche einer Person entspricht 1 %

- Unter 10 % betroffener KOF: Gesamtorganismus wird ohne Infektion nicht beeinträchtigt.
- Über 10 % betroffener KOF: Verbrennungskrankheit liegt vor, intensivmedizinische Versorgung ist notwendig.

***Abb. 14.3** Thermische Wunden. Schema und altersbezogene Tabellen zur Dokumentation und Ermittlung der Gesamtausdehnung (% der KOF).*

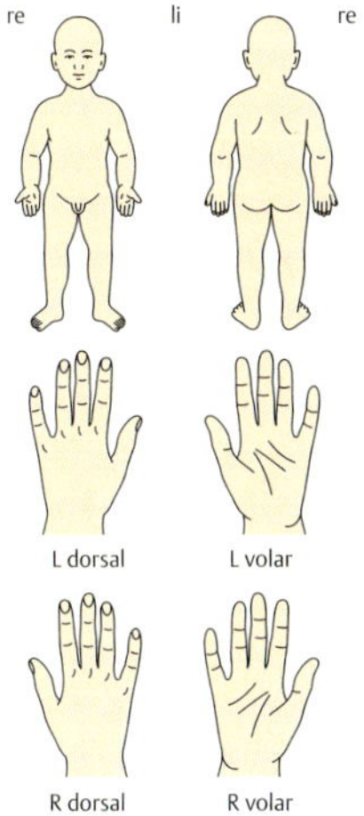

	Alter in Jahren					**% KOF** Grad		
	< 1	1 – 4	5 – 9	10 – 14	> 14	1	2	3
Kopf	19	17	13	11	9			
Hals	2	2	2	2	2			
Rumpf (ventr.)	13	13	13	13	13			
Rumpf (dors.)	13	13	13	13	13			
Gesäß re.	2,5	2,5	2,5	2,5	2,5			
Gesäß li.	2,5	2,5	2,5	2,5	2,5			
Genitale	1	1	1	1	1			
Oberarm re.	4	4	4	4	4			
Oberarm li.	4	4	4	4	4			
Unterarm re.	3	3	3	3	3			
Unterarm li.	3	3	3	3	3			
Hand re.	2,5	2,5	2,5	2,5	2,5			
Hand li.	2,5	2,5	2,5	2,5	2,5			
Oberschenkel re.	5,5	6,5	8	8,5	9			
Oberschenkel li.	5,5	6,5	8	8,5	9			
Unterschenkel re.	5	5	5,5	6	6,5			
Unterschenkel li.	5	5	5,5	6	6,5			
Fuß re.	3,5	3,5	3,5	3,5	3,5			
Fuß li.	3,5	3,5	3,5	3,5	3,5			
					Summe			
					Summe :			

Tiefenausdehnung

Einteilung erfolgt in folgende Schweregrade: (Abb. 14.4):

- Grad I: Erythem, nur Epidermis betroffen
- Grad II: Blasenbildung, Epidermis und Dermis betroffen
- Grad III: Nekrose aller Hautschichten
- Grad IV: Nekrose aller Hautschichten und der Weichteile
- Zusätzlich wird unterschieden zwischen Grad IIa und IIb, denn
  - bei Grad I und IIa heilen Wunden spontan ohne Narben,
  - bei Grad IIb und höher ist operative Behandlung erforderlich, Komplikationen sind häufiger.
- Einteilung dient der Festlegung der lokalen Therapie.
- Bei Kindern ist Tiefenausdehnung oft erst nach Tagen abschätzbar → erschwert die Differenzierung zwischen IIa und IIb und damit die Festlegung der Therapie.

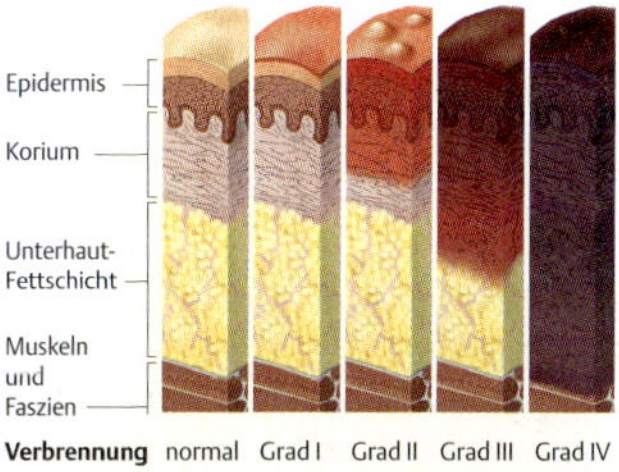

***Abb. 14.4** Einteilung der Eindringtiefe einer thermischen Schädigung in Schweregrade.*

Verbrühung

- machen 70% der thermischen Verletzungen aus
- Je nach Verbreitung des Agens weisen Wundanteile unterschiedliche Schweregrade auf.
- Bedeckte Körperteile sind stärker betroffen, da heiße Flüssigkeit in der Kleidung verbleibt.
- Ölige Flüssigkeiten sind besonders schwierig, da sie höhere Temperaturen als Wasser und längere Kontaktzeiten haben.
- Verteilungsmuster ähnelt sich häufig: Durch vom Tisch heruntergezogene Flüssigkeit sind beim Kleinkind vornehmlich Gesicht, ventraler Rumpf und ggf. Arme betroffen.

Definition: Bei strumpf- oder handschuhförmigen Verbrühungswunden an die Möglichkeit einer Kindesmisshandlung denken (Eintauchen in heißes Wasser).

Verbrennung

- Feuerverbrennungen entstehen durch Stichflamme, brennende Kleidung oder Kontaktverbrennungen (Glut, Bügeleisen).
- Meist liegt Hautschädigung III. Grades vor.
- Bedeckung des Körpers spielt wesentliche Rolle:
  - Stichflamme verbrennt unbedeckte Haut, bekleidete Bereiche bleiben ausgespart.
  - Fängt die Kleidung jedoch Feuer, sind diese Bereiche besonders stark betroffen.
- Bei Verbrennungen durch Strom sind Hautläsionen i.d.R. nur „Spitze des Eisberges“: Darunter bilden sich häufig tiefe Nekrosen von Muskulatur, Leitungsbahnen und Knochen.

Risiken und Komplikationen

- Große Gewebeschädigungen führen zu erheblichem Flüssigkeits- und Elektrolytverlust mit möglicher Kreislaufdepression und evtl. -schock, zum Abfall der Körpertemperatur und großer Infektionsgefahr (Sepsisgefahr) → **Verbrennungskrankheit**
- Bei zirkulären Wunden (Grad III) hat Haut keine Elastizität mehr, um zunehmender Schwellung der Weichteile nachzugeben. An Extremitäten droht Kompartment-Syndrom, am Rumpf eine eingeschränkte Atmung.
- Beim Abheilen tieferer Hautläsionen kommt es ggf. Bildung von hypertrophen Narben oder Keloiden. Daraus können im Bereich der Gelenke Kontrakuren resultieren.

14.10.2 Therapie und Pflegemaßnahmen

Verhalten am Unfallort

- Kind aus der Gefahrenzone bringen.
- Bei Verbrühungen Kind möglichst schnell entkleiden.
- Kühlung: reduziert nur in ersten 2 Min. das Ausmaß der Schädigung; danach lindert sie Schmerzen.
  - Bei kleinen Flächen kühles Wasser, bei größeren Wunden lauwarmes Wasser verwenden, da ansonsten Auskühlung des Kindes droht.
  - **Keine** Puder, Salben u.a. auftragen.
- Vor Transport sind Schmerzmedikation, ggf. auch Intubation notwendig.

Definition: Die Indikation für die Aufnahme eines Kindes in ein Schwerbrandverletztenzentrum ist klar definiert:

- Verbrennung 2. oder 3. Grades im Gesichts-, Hand-, Fuß- oder Anogenitalbereich
- Inhalationstrauma
- Verbrennung 2. Grades > 10% der Körperoberfläche (KOF)
- Verbrennung 3. Grades > 5% der KOF
- infizierte Brandwunde
- mehr als 6-wöchige Behandlung ohne Abheilung

Merke: Das Zeitintervall zwischen Unfall und Therapie ist entscheidend für das Vermeiden/Verringern von Komplikationen und damit für die weitere Prognose. Kreislauf- und Atmungsstabilisierung, Analgesie und Primärversorgung müssen schnellstmöglich durchgeführt werden.

Primärversorgung

- Abklären von Begleitverletzungen (z.B. Fraktur, Inhalationstrauma)
- Nach Wundreinigung werden Blasen abgetragen, ggf. in Narkose.
- Weitere Therapie richtet sich nach betroffener KOF, Lokalisation und initialer Tiefenbestimmung.
- Ersten Verband meist mit Fettgaze und antimikrobieller Salbe (Lavaseptgel) anlegen, im Gesicht nur Kochsalzkompressen auflegen.
- Schweregrad wird beurteilt und Fläche dokumentiert.
- Bei zirkuläre Verletzung 3. Grades folgt Escharotomie (Entlastungsschnitte bis zur Faszie).
- Bei Kopfbeteiligung Haare rasieren.

Weiteres Vorgehen

- Bei thermischen Wunden >10% der KOF (Verbrennungskrankheit) folgt intensivmedizinische Behandlung, u.a. mit speziellem Infusionsschema.
- Alle 2–4 Tage werden Verbandwechsel (evtl. wieder in Narkose) durchgeführt und Tiefenausdehnung überprüft.

Therapie bei Grad I und IIa.

- Grad I: keine Behandlung notwendig, spontane Abheilung
- Grad IIa: Verbände nur bis zum Abtrocknen der Wunde notwendig.

Therapie bei Grad IIb.

- Initiales Vorgehen wie oben beschrieben.
- Salbenverbände mit Lavaseptgel anlegen.
- Im Verlauf werden Dermabrasio bzw. Nekrektomie (Hautschichtenabtragung) durchgeführt. Anschließend kann spezieller Membranverband (Suprathel) aufgelegt oder speziell präparierte eigene Hautzellen aufgesprüht (ReCell) werden.
- Ggf. folgt Spalthauttransplantation.

Therapie bei Grad III.

- Zunächst Vorgehen wie bei Grad-II-Verletzungen.
- Frühzeitig erfolgt Nekrektomie und sobald möglich Spalthauttransplantation.

Nachsorge

Nach Abschluss der Wundheilung folgen

- täglich Bäder zum Ablösen von Krusten, tägliches Eincremen mit fetthaltigen Cremes zum Schutz vor Austrocknung
- Kompressionstherapie mit maßgeschneiderten fest-elastischen Kleidungsstücken, um Hypertrophie zu vermeiden
- Physio- und Ergotherapie zur Kontrakturenprophylaxe
- psychologische Betreuung

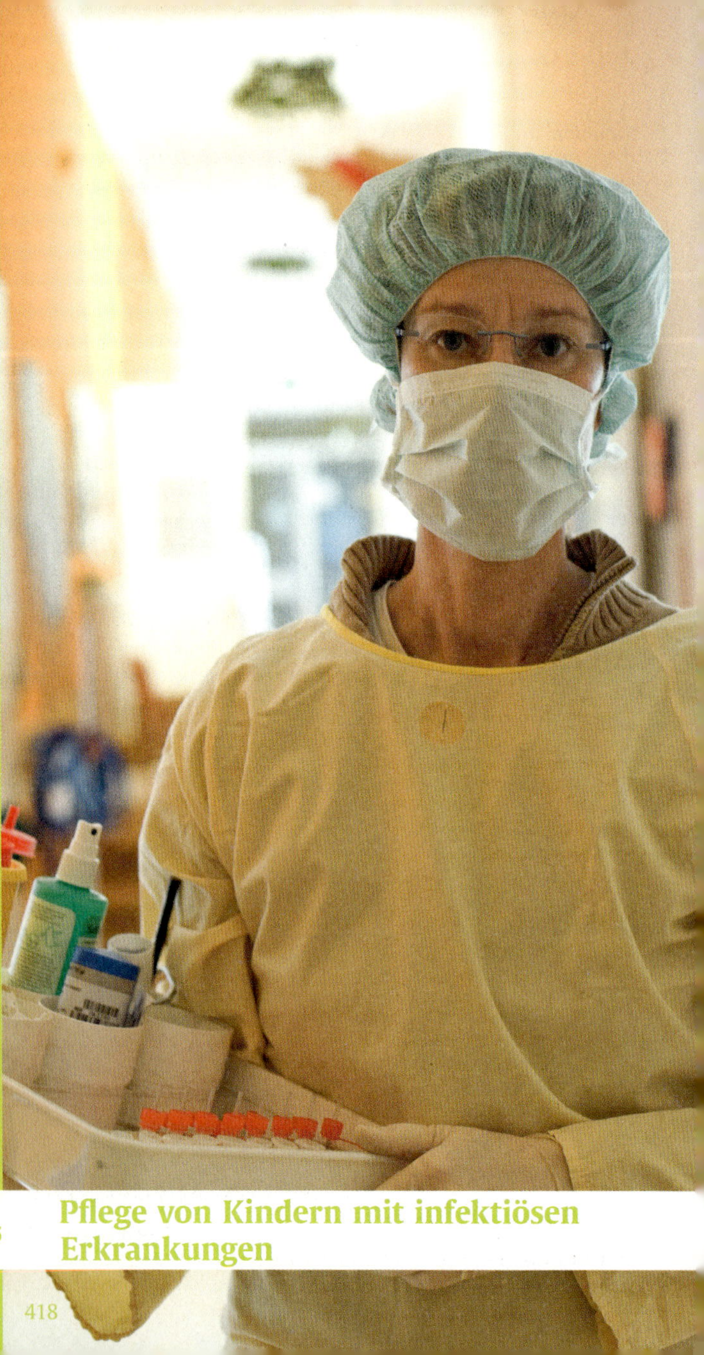

15

Pflege von Kindern mit infektiösen Erkrankungen

15.1 Rechtliche Grundlagen

15.1.1 Infektionsschutzgesetz (IfSG)

- Gesetz zur Verhütung und Bekämpfung von Infektionskrankheiten beim Menschen
- Gesetz regelt u.a.
  - Maßnahmen zur Verhütung und Bekämpfung von übertragbaren Krankheiten
  - Meldepflicht
  - Tätigkeits- und Beschäftigungsverbot sowie Besuchsverbot in Gemeinschaftseinrichtungen bei bestimmten Erkrankungen (oder dem Verdacht)
  - Koordinierung und Früherkennung (z.B. Aufgaben des Robert-Koch-Instituts)
- Nach dem IfSG werden folgende Begriffe definiert:

> **Definition:** Eine **Infektion** ist „[...] die Aufnahme eines Krankheitserregers und seine nachfolgende Entwicklung oder Vermehrung im menschlichen Organismus".
>
> Eine **übertragbare Krankheit** ist „[...] eine durch Krankheitserreger oder deren toxische Produkte, die unmittelbar oder mittelbar auf den Menschen übertragen werden, verursachte Krankheit".

15.1.2 Unfallverhütungsvorschriften

- festgelegt von den Berufsgenossenschaften
- **Biostoffverordnung:** regelt u.a. das Verhalten gegenüber potenziellen Infektionserregern in Einrichtungen des Gesundheitsdienstes für Mensch und Tier.
- **Gefahrenstoffverordnung:** Hiernach sind Mitarbeiter vor Gefahren im Umgang mit Chemikalien wie Desinfektionsmittellösungen zu schulen bzw. zu schützen.
- Alle Mitarbeiter müssen in die Schutzmaßnahmen eingewiesen werden.
- Darüber hinaus besteht für Personal die Empfehlung, sich gegen bestimmte Infektionskrankheiten impfen zu lassen.

15.2 Hygienische Grundlagen

Um sich selbst und andere vor einer Ansteckung zu schützen, müssen Pflegende bei allen Maßnahmen folgende Grundsätze beachten:

- Schutzkittel tragen, um Kontaminationen zu vermeiden.
- Schutzhandschuhe beim Umgang mit Ausscheidungen tragen, um direkten Hautkontakt zu vermeiden.
- Mundschutz tragen, wenn Gefahr aerogener Ansteckung besteht.
- Bei Entsorgung von Wäsche, Essgeschirr und Abfall ggf. zusätzliche Vorschriften beachten.
- Möglichst abwaschbare Spielsachen verwenden.
- Zimmer nur für den Tagesbedarf mit Pflegeutensilien auffüllen.
- Keine Topfpflanzen im Zimmer halten.
- Erkranktes Kind darf Zimmer nur nach Zustimmung des Arztes verlassen.

15.2.1 Isolierungsmaßnahmen

Standardisolierung

- Kinder mit gleichen Infektionskrankheiten werden in einem Zimmer untergebracht (Kohortenisolierung).

- Patienteneigene Toilette ist erforderlich, wenn Erreger über die Ausscheidungen übertragen werden.
- Nur bei direktem Kontakt sind Schutzkittel und Handschuhe zu tragen.

Strikte Isolierung

- notwendig bei Infektionsgefahr durch Tröpfcheninfektion
- Unterbringung in Einzelzimmer mit Schleuse und eigener Toilette/Waschgelegenheit
- Pflegeutensilien werden nur für diesen Patienten verwendet und verbleiben nach Desinfektion im Zimmer.
- Besucheranzahl wird auf engste Angehörige beschränkt.

Schutzisolierung

- dient dem Schutz des Patienten (auch protektive Isolierung oder Umkehrisolierung genannt)
- notwendig bei immunsupprimierten Kindern (z.B. bei onkologischen Erkrankungen, HIV-Infektion)
- Unterbringung im Einzelzimmer
- Alle Personen, die das Zimmer betreten, müssen Schutzkittel und Mundschutz tragen.
- Alle verwendeten Dinge müssen keimfrei bzw. keimarm sein (z.B. sterilisierte Wäsche).
- Geräte werden desinfiziert, Nahrung und Getränke keimarm zubereitet.
- Benutzte Materialien und Schmutzwäsche werden direkt aus dem Patientenzimmer geräumt.

15.3 Impfkalender

- Der Impfkalender für Säuglinge, Kinder, Jugendliche und Erwachsene (Tab. 15.1) umfasst die empfohlenen Standardimpfungen zum Schutz vor Diphtherie, Pertussis, Tetanus, Haemophilus influenzae Typ b, Hepatitis B, humanen Papillomaviren, Poliomyelitis, Pneumokokken, Meningokokken, Masern, Mumps, Röteln sowie gegen Varizellen und für Senioren gegen Influenza und Pneumokokken (s. auch http://www.rki.de).
- Eine gesetzliche Impfpflicht gibt es in Deutschland nicht.

Tab. 15.1 *Impfkalender für Säuglinge, Kinder, Jugendliche und Erwachsene. (Standardimpfungen/Regelimpfungen nach Empfehlungen der Ständigen Impfkommission am Robert-Koch-Institut, Stand Juli 2007)*

empfohlenes Alter	Schutzimpfung gegen
ab 3. Lebensmonat 1. Impfung	■ Tetanus (T), Diphtherie (D), Pertussis (aP), Haemophilus influenzae Typ b (Hib), Poliomyelitis (IPV), Hepatitis B (HB)[1], Pneumokokken
ab 4. Lebensmonat 2. Impfung	■ gegen gleiche Erkrankungen der 1. Impfung (ab 3. Lebensmonat)[2]
ab 5. Lebensmonat 3. Impfung	■ gegen gleiche Erkrankungen der 1. Impfung (ab 3. Lebensmonat)
ab. 12. –15. Lebensmonat	
4. Impfung	■ gegen gleiche Erkrankungen der 1. Impfung (ab 3. Lebensmonat)

Tab. 15.1 *(Forts.) Impfkalender für Säuglinge, Kinder, Jugendliche und Erwachsene. (Standardimpfungen/Regelimpfungen nach Empfehlungen der Ständigen Impfkommission am Robert-Koch-Institut, Stand Juli 2007)*

empfohlenes Alter	Schutzimpfung gegen
1. Impfung	■ Meningokokken (ab vollendetem 12. Lebensmonat, jedoch nicht gleichzeitig mit Pneumokokken oder MMR und Varizellen) ■ Masern, Mumps und Röteln (= MMR) ■ Varizellen
ab. 15.–23. Lebensmonat	Impfstatus überprüfen und ggf. vervollständigen ■ Masern, Mumps und Röteln (Mindestabstand zur 1. Impfung 4 Wochen) ■ Varizellen
ab. 5.–6. Lebensjahr	■ Tetanus, Diphtherie, Pertussis Tetanus-Diphtherie (Td) Totimpfstoff, d.h. reduzierter Diphtherietoxoid-Gehalt (= d) als i.m. Auffrischimpfung
10.–18. Lebensjahr	■ Humane Papillomaviren (HPV) für alle Mädchen zwischen 12 bis 17 Jahren (Impfung mit 3 Dosen vor dem ersten Geschlechtsverkehr abgeschlossen) ■ Tetanus, Diphtherie, Pertussis (Auffrischung) ■ Hepatitis B (für nicht geimpfte Kinder/Jugendliche [Grundimmunisierung] und bei unvollständigem Impfschutz)
ab 18 Jahre	■ Tetanus, Diphtherie (Auffrischimpfung, jeweils 10 Jahre nach der letzten vorangegangenen Dosis)
ab 60 Jahre	■ Pneumokokken ■ Influenzajährliche Regelimpfung mit aktuellem von WHO empfohlenen Impfstoff

[1]Hepatitis-B-Impfung ist bereits nach der Geburt möglich (postexpositionelle Hepatitis-B-Prophylaxe simultan mit HB-Immunglobulingabe bei Neugeborenen von HbsAg-positiven Müttern bzw. mit unbekanntem HBs-Ag-Status, weitere Impfungen dann nach 1 Monat und 6 Monaten nach der Impfung)

[2]Bei monovalenter Anwendung bzw. bei Kombinationsimpfungen ohne Pertussiskomponente kann die Impfung gegen Hib, IPV und HB hier entfallen

15.4 AIDS (HIV-Infektion)

15.4.1 Grundlagen

Erreger und Inkubationszeit

- AIDS (acquired immune deficiency syndrome = erworbenes Immundefektsyndrom)
- Erreger: HIV-Virus (Human immune deficiency virus)
- Inkubationszeit: zwischen ½ und 8 Jahren
- Bei Nachweis einer HIV-Infektion besteht nichtnamentliche Meldepflicht.

Infektionswege

- **parenteral:** durch infiziertes Blut, Körpersekrete, kontaminierte Instrumente, Kanülen, Bluttransfusion
- **sexuell:** durch Sperma und Vaginalsekret
- **prä- und perinatal:** intrauterine Infektion bzw. während der Geburt, später durch Muttermilch
- Frühestens nach 6–8 Wochen können Antikörper nachgewiesen werden, Person ist jedoch schon vorher infektiös.

Symptome

- Frühsymptom: uncharakteristischer, akuter, fieberhafter Infekt mit Lymphknotenschwellung
- nach Monaten bis Jahren: Entwicklung eines sog. Lymphadenopathiesyndrom mit Lymphknotenschwellungen, die länger als 3 Monate andauern
- Begleitsymptome: Fieber, Gewichtsabnahme, verschiedene Hauterkrankungen
- Vollbild: gehäufte zusätzliche Infektionen mit schwerem Verlauf infolge des geschwächten Immunsystems
- HIV-Infektionen werden nach Anzahl der CD4-T-Helferzellen und nach klinischen Kategorien in verschiedene Stadien eingeteilt.

15.4.2 Pflegemaßnahmen

- bei geschwächter Immunabwehr:
  - Schutzisolierung
  - Eltern und Kind über Hygienemaßnahmen informieren und anleiten.
  - Ausgewogene, vitaminreiche Nahrung zuführen.
- bei reduziertem Ernährungszustand, Durchfällen, Gewichtsverlust:
  - Oft kleine Mahlzeiten anbieten, Lieblingsspeisen berücksichtigen.
  - gesteigerte Flüssigkeits- und Kalorienzufuhr
- Überwachung der Medikamenteneinnahme (Compliance)
- Mundpflege zur Soorprophylaxe nach jeder Mahlzeit
- Schmerzbeobachtung und ggf. Maßnahmen zur Schmerzlinderung
- bei Jugendlichen ggf. Aufklärung über Schutzmaßnahmen bei sexuellen Kontakten (z.B. Kondome)
- Förderung der sozialen Integration
- ggf. Sterbebegleitung (S. 211)

15.5 Durchfallerkrankungen

15.5.1 Grundlagen

Erreger und Inkubationszeit

- verschiedene Erreger möglich, auch Viren (z.B. Rotaviren) oder Bakterien (z.B. Kolibakterien)
- Inkubationszeit: zwischen wenigen Stunden und 7 Tagen
- Je nach Erreger besteht Meldepflicht.

Salmonellose

- Erreger: z.B. Salmonella typhi und paratyphi (Meldepflicht)
- Inkubationszeit: bei Enteritis infectiosa 3–72 Std., bei Typhuserregern 14 Tage
- Gefahr des Dauerausscheidens ist gegeben durch Persistieren der Salmonellen in Gallenblase und Darm.

Infektionsweg

- meist Schmierinfektion: Infiziertes Material gelangt über fäkal-oralen Infektionsweg in Verdauungstrakt.
- Infektionsschutzgesetz beachten.

Symptome

- Übelkeit, Erbrechen, aufgetriebener Bauch
- blass-graues Aussehen, kalte Extremitäten

- eingesunkene Fontanelle, reduzierter Hautturgor
- Schwindelgefühl, Kopfschmerzen
- reduzierter Allgemeinzustand bei länger anhaltender Diarrhö

Salmonellose

- wegdrückbare Roseolen (Exantheme) auf der Bauchhaut bei Typhus und Paratyphus
- zuerst Obstipation, dann dünne, schleimig-blutige Stühle, erbsbreiartig bei Typhus
- Gefahr von Bronchopneumonie, Herzbeteiligung, Hirnödem, Kreislaufstörungen, Darmperforation

Schutzmaßnahmen

- separate Toilette oder Steckbecken
- strikte Isolierung bei Salmonelleninfektion
- Schutzhandschuhe beim Wickeln tragen.
- Windel als infektiösen Abfall entsorgen.

15.5.2 Pflegemaßnahmen

- Wasser- und Elektrolythaushalt:
  - Infusionstherapie überwachen, Ein-, Ausfuhr- und Gewichtskontrolle
  - Hautturgor beobachten, bei Dehydrierung ggf. Zufuhr von oralen Rehydrierungslösungen (ORL)
  - Bettruhe, Vitalzeichen, Bewusstsein und Verhalten kontrollieren.
  - Stuhl- und Urinausscheidung beobachten.
- Bei Übelkeit, Erbrechen und Nahrungsverweigerung:
  - Beobachtung von Appetit, Übelkeit, Erbrechen und Bauchschmerzen
  - sobald wie möglich wieder normale Nahrungszufuhr (Realimentation)
  - kleinere, leicht verdauliche fettarme Mahlzeiten
  - keine Cola, Limonade oder Säfte
  - Säuglinge, die gestillt werden, erhalten weiter Muttermilch.
  - Andere Säuglinge erhalten leicht resorbierbare, laktose- und fettarme Diätnahrung, z. B. Gemisch aus Elektrolytlösung, Reisschleim und Milchnahrung oder Karotten.
- Bei Mundtrockenheit auf Mundpflege achten.
- bei Fieber ggf. fiebersenkende Maßnahmen (S. 107)
- bei schmerzhaftem Stuhldrang, Bauchschmerzen:
  - ggf. Wärmeanwendungen auf dem Bauch
  - Kind zur Toilette begleiten, Schamgefühl berücksichtigen.
  - Auf Schmerzäußerungen achten.
- Hautpflege:
  - bei Säuglingen und Kleinkindern Gefahr der Windeldermatitis
  - schonende Hautpflege im Windelbereich, häufig wickeln

Merke: Beim Wickeln von Säuglingen mit Durchfallerkrankungen immer Schutzhandschuhe zum Schutz vor Schmierinfektionen tragen.

15.6 Hepatitis

15.6.1 Grundlagen

Erreger, Inkubationszeit und Infektionsweg

- akute, infektiöse Lebererkrankung (Meldepflicht)
- Erreger: Viren (Hepatitis A, B, C, D, E, G)
- Hepatitis A:
  - Ist nur in der Inkubationszeit (ca. 2–6 Wochen) und in ersten Tagen nach Beginn des Ikterus im Stuhl nachweisbar.
  - Übertragung: wie Hepatitis-E-Virus (HEV) über Schmierinfektion, fäkal-oral, durch Trinkwasser oder Lebensmittel
- Hepatitis B und C:
  - Inkubationszeit bei HBV 6 Wochen bis 6 Monate, bei HBC 3–8 Wochen
  - Übertragung: über Blut- oder Sekretbestandteile, Tränen, Speichel, Muttermilch, Sperma, Vaginalsekret und Menstrualblut
- Hepatitis D: führt zu besonders schweren Verläufen
- Hepatitis G: wird parenteral übertragen
- Infektionsschutzgesetz beachten.
- Prophylaxe: Bei Neugeborenen infizierter Mütter kann innerhalb von 12 Std. p.p. eine Hepatitis-B-Prophylaxe mit simultan HB-Impfstoff und einem HB-Immunglobulin durchgeführt werden.

Symptome

Hepatitis verläuft in zwei Stadien:

- **Prodromalstadium:** dauert mehrere Tage bis einige Wochen, geht mit Gelenk- und Kopfschmerzen sowie Fieber einher
- **Organstadium:**
  - Übelkeit, Erbrechen, Appetitlosigkeit, Widerwillen gegen fettige Speisen
  - Völlegefühl im rechten Oberbauch, Obstipation
  - evtl. Gerinnungsstörungen (Nasen- und Zahnfleischbluten)
  - Ikterus und dadurch bedingter Juckreiz (infolge von Gallensäure im Blut)
- 5–10% der Hepatitis B und 50% der Hepatitis C gehen direkt nach der akuten Infektion oder aber erst nach Monaten und Jahren in ein chronisches Stadium über.
- Hepatitis A verläuft meist ohne Ikterus mit abgeschwächten Symptomen (subklinischer Verlauf).

Schutzmaßnahmen

- Standardisolierung bei Hepatitis B und C
- separate Toilette oder Steckbecken bei Hepatitis A und E
- Schutzhandschuhe beim Wickeln tragen.

Komplikation

- Gefahr des Leberzerfallkomas durch ausgedehnte Nekrosen des Leberparenchyms
- Leberfunktion versagt. Zeichen dafür sind: Schläfrigkeit, Apathie bis hin zu tiefer Bewusstlosigkeit, evtl. motorische Unruhezustände hämorrhagische Diathesen infolge mangelnder Gerinnungsfaktoren, Kreislaufversagen

15.6.2 Pflegemaßnahmen

- Kind v.a. auf Blutungen, Hautfarbe und -beschaffenheit beobachten.
- bei Übelkeit und Appetitlosigkeit, Bauchschmerzen, Müdigkeit:
  - häufige, kleine Mahlzeiten
  - fettarme, kohlenhydrat- und vitaminreiche Kost nach Wunsch
  - in erster Ikteruswoche relativ eiweißarme Kost, wenn die Transaminasen wieder rückläufig sind: Normalkost
  - ausreichend Flüssigkeitszufuhr
  - feuchtwarme Wickel, Leberwickel, Bettruhe, ruhige Beschäftigung

> **Merke:** Durch die eingeschränkte Entgiftungsfunktion der Leber sind viele Medikamente kontraindiziert.

- bei Juckreiz und trockener Haut:
  - kühle Waschungen und Umschläge
  - Fingernägel kürzen (vermeidet Kratzspuren).
- ggf. psychologische Betreuung

15.7 Herpes-Simplex-Infektion

15.7.1 Grundlagen

Erreger, Inkubationszeit und Infektionsweg

- Erreger:
  - Typ I: Herpes labialis, Herpes nasalis
  - Typ II: Herpes genitalis, Herpes perianalis
  - humanes Herpesvirus 6: Dreitagefieber (Exanthema subitum)
- Inkubationszeit: 4–6 Tage
- Übertragung: Tröpfchen- und Schmierinfektion (Inhalt der Bläschen ist infektiös)
- Virus bleibt nach der Erstinfektion latent im Körper. Bei geschwächter Immunabwehr kommt es zu Rezidiven durch Aktivierung des Virus.
- Bei vorgeschädigter Haut, z.B. bei Neurodermitis, kann es zu Superinfektionen kommen.

Symptome

- gruppenweise auftretende, juckende Bläschen
- entzündete, gerötete Haut
- beim Dreitagefieber hohes, schwer beeinflussbares Fieber mit der Gefahr von Fieberkrämpfen

Schutzmaßnahmen

- Pflegende mit Herpes labialis müssen Mundschutz tragen.
- Direkten Kontakt meiden, z.B. nicht küssen.
- Abklärung mit dem Arzt vor dem Besuch öffentlicher Einrichtungen

15.7.2 Pflegemaßnahmen

- bei Fieber, Juckreiz, Brennen, Spannungsgefühl:
  - Auslösende Faktoren, z.B. Stress, vermeiden.
  - fiebersenkende Maßnahmen, kühle Umschläge, Hautpflege
  - bei Vulvovaginitis ggf. Sitzbäder mit desinfizierenden und adstringierenden Zusätzen

- Gefahr der Superinfektion
  - Beobachtung von Haut und Schleimhäuten
  - bei schweren Infektionen Aciclovir-Therapie oral oder i.v.
  - ggf. Antibiotika lokal, i.v. oder oral
  - ggf. lokale Hautbehandlung mit Aciclovirsalbe

Merke: Schwangere Frauen mit Herpes vaginalis sollten per Sectio entbunden werden, da die Gefahr einer Herpessepsis für das Neugeborene besteht.

15.8 Influenza (Virusgrippe)

15.8.1 Grundlagen

Erreger, Inkubationszeit, Infektionsweg

- Erreger: verschiedene Subtypen der RNS-Viren (RNS = Ribonukleinsäure)
- Inkubationszeit: 1–3 Tage
- Übertragung, Tröpfcheninfektion, Influenza ist kurz vor Ausbruch bis zu einer Woche lang ansteckend.
- Meldepflicht besteht nur bei direktem Nachweis.

Symptome

- plötzliches, hohes Fieber bei relativer Bradykardie und allgemeinem Krankheitsgefühl
- Kopf- und Gliederschmerzen
- entzündliche Schleimhautschwellungen an Kehlkopf, Trachea, Bronchien und Bronchiolen
- Schmerzen hinter dem Sternum im Bereich der Trachea
- trockener Reizhusten, evtl. Konjunktivitis
- Nasenbluten, Beeinträchtigung des Kreislaufs, Schwindelgefühl

Komplikationen

- Gefahr der Superinfektion durch Schädigung der Epithelzellen, z.B. Pneumonie, Myokarditis, Alteration des peripheren Gefäßsystems mit Schock-, Ödem- und Blutungsneigung und Gefäßerweiterung
- Beteiligung des ZNS ist möglich.

15.8.2 Schutzmaßnahmen und Pflegemaßnahmen

- Standardisolierung
- Prophylaxe mittels jährlich aktuellem Impfstoff
- mind. 3 Tage Bettruhe, reizarme Umgebung
- Vitalzeichenkontrolle
- Antipyretika nach Anordnung, fiebersenkende Maßnahmen
- Inhalation und Atemtherapie
- bei gestörter Nahrungsaufnahme durch Schmerzen beim Schlucken:
  - flüssig-breiige, leicht verdauliche Kost
  - ggf. Analgetika vor der Mahlzeit nach Anordnung
  - Mundpflege

15.9 Keuchhusten (Pertussis)

15.9.1 Grundlagen

Erreger, Inkubationszeit, Infektionsweg

- Erreger: Bordetella pertussis (Keuchhustenbakterium)
- Inkubationszeit: 1–3 Wochen
- Übertragung: Tröpfcheninfektion, von den ersten Symptomen bis zu 40 Tage ansteckend
  - Höchste Ansteckungsgefahr besteht im 1. Stadium.
  - Kind muss während Ansteckungsfähigkeit isoliert werden. Die antibiotische Therapie reduziert die Ansteckungsdauer.
- Infektionsschutzgesetz beachten.
- Prophylaxe: s. Impfkalender (Tab. 15.1).

Symptome und Komplikationen

Pertussis verläuft in mehreren Stadien:

- **katarrhalisches Stadium** (Stadium catarrhale)**:** ca. 1–2 Wochen:
  - trockener Husten, der auch nachts anhält
  - evtl. Schnupfen, subfebrile Temperaturen
- **Krampfhustenstadium** (Stadium convulsivum)**:** ca. 3–4 Wochen. Endotoxine aus Pertussiserregern führen im ZNS zur Auslösung der Hustenanfälle und Apnoen mit
  - stakkatoartigen Hustenanfällen, evtl. mit rausgestreckter Zunge,
  - kurzem, harten Husten, ziehender Inspiration (Reprise),
  - Luftnot, Erstickungsangst, Zyanose und Tränensekretion,
  - bis zu 50 Hustenanfällen/Tag mit Erschöpfung und evtl. Erbrechen nach dem Hustenanfall,
  - zähflüssigem Schleim, Speichelfluss, Gewichtsabnahme,
  - blutunterlaufenen Augen.
- **Rekonvaleszenzstadium** (Stadium decrementi)**:** Hustenanfälle nehmen an Häufigkeit und Stärke ab, über eine längere Zeit ist ein abgemilderter, aber immer noch stakkatoartiger Husten vorhanden.
- Komplikationen: Bronchopneumonien, Otitis media, Dyspepsie und Enzephalopathien

15.9.2 Schutzmaßnahmen und Pflegemaßnahmen

- strikte Isolierung für die Dauer der Ansteckungsfähigkeit (antibiotische Therapie reduziert Ansteckungsdauer)
- **Atmung:** Es kommt zu Atemnot mit Erstickungsgefahr, v.a. bei Säuglingen besteht vitale Bedrohung durch Apnoe:
  - Während der Hustenanfälle Kind beruhigen, Oberkörper hochlagern.
  - evtl. Sauerstoffgabe nach AVO
  - Hustenanfälle dokumentieren (Häufigkeit, Zeitpunkt, Schwere, Sekretauswurf, Erbrechen)
  - Kind mit Pulsoxymeter überwachen und die Vitalzeichen kontrollieren (Atmung!)
  - Für viel Frischluft und ausreichende Luftfeuchtigkeit sorgen.
  - Keine sekretfördernden Maßnahmen durchführen, da bereits viel Schleim produziert wird, der evtl. abgesaugt werden muss.

- **Ernährung:** ggf. Gewichtsabnahme durch Erbrechen und unzureichende Nahrungsaufnahme:
  - häufige, kleine Mahlzeiten, keine krümeligen Speisen
  - viel Flüssigkeit anbieten, bei Bedarf über die Sonde ernähren, Gewicht kontrollieren
- **Allgemeinbefinden:** oft Erschöpfung durch Hustenanfälle und gestörten Schlaf:
  - minimal Handling, reizarme Umgebung, Ruhephasen berücksichtigen
  - Beobachtung auf Petechien im Gesicht, Riss des Zungenbändchens, Auftreten von Analprolaps und Hernien
- **Eltern:** Während der Hustenanfälle nicht mit dem Kind alleine lassen, Überwachungs- und unterstützende Maßnahmen erklären.

15.10 Meningitis/Enzephalitis

15.10.1 Grundlagen

Erreger und Inkubationszeit

- **Meningitis** (Entzündung der Hirnhäute)**:** Unterschieden werden 2 Arten:
  - **bakterielle Meningitis:** ausgelöst z. B. durch Meningokokken, Pneumokokken, Haemophilus influenzae (Meldepflicht)
  - **seröse Meningitis:** Erreger sind z. B. Herpesviren oder Borrelien. Zu ihr zählt auch die FSME (Frühsommer-Meningoenzephalitis). Sie ist meldepflichtig, die Inkubationszeit beträgt 6–14 Tage.
- **Enzephalitis** (Entzündung des Gehirns):
  - Wird durch Bakterien oder Viren verursacht.
  - Am häufigsten ist Herpesenzephalitis.
  - gefürchtete Komplikation bei anderen Infektionen des Organismus

Infektionsweg

- Tröpfchen- oder Schmierinfektion, ggf. auch hämatogene Ausbreitung
- FSME wird durch Stich einer infizierten Zecke übertragen, jedoch nicht von Mensch zu Mensch.
- Erreger kommt v. a. in Ost- und Mitteleuropa, Süddeutschland und Österreich vor.
- Infektionsschutzgesetz beachten.
- Prophylaxe: s. Impfkalender (Tab. 15.1). Bei FSME ist sowohl aktive als auch passive Impfung möglich.

Symptome

- **Meningitis:**
  - meningitische Zeichen, z. B. Meningismus/Nackensteifigkeit und Opisthotonus
  - Kopfschmerzen, evtl. Krampfanfälle
  - gespannte Fontanelle beim Säugling, ggf. Hirndruckzeichen
  - Gereiztheit, aber auch Müdigkeit
  - Berührungsempfindlichkeit, Bewusstseinseintrübung
- **Enzephalitis:** Symptome ähneln denen der Meningitis. Charakteristisch sind zusätzlich:
  - neurologische Ausfälle, Lähmungen, Krampfanfälle
  - Bewusstseinsveränderungen und -verlust
  - Wesensveränderung, Aggressivität
  - Unruhe, Orientierungslosigkeit

15.10.2 Schutzmaßnahmen und Pflegemaßnahmen

- strikte Isolierung bei Meningokokken bis 24 Std. nach Therapiebeginn, bei Viren für die Dauer der Erkrankung

Bei Meningitis:

- regelmäßige Vitalzeichenkontrolle, Beobachtung der Bewusstseinslage
- Kontrolle von Urinausscheidung und Körpergewicht, ggf. Bilanzierung
- Temperaturkontrollen, fiebersenkende Maßnahmen
- tägliche Messung des Kopfumfangs bei Säuglingen
- bei Kopfschmerzen, Berührungs- und Lichtempfindlichkeit:
  - abgedunkeltes Zimmer, ruhiges Verhalten, Minimal Handling
  - Schmerzmedikamente nach Anordnung, Schmerzenbeobachtung
  - bequeme entspannende Lagerung (Kind mit Kopf in Mittelstellung 30° hochlagern)
- bei Übelkeit und Erbrechen:
  - Kind nicht zum Essen zwingen, Wunschkost
  - in schwereren Fällen parenterale Ernährung

Bei Enzephalitis: Zu den genannten Problemen können zusätzlich auftreten:

- Krampfanfälle, beeinträchtigte Atmung:
  - evtl. Sedierung nach Anordnung
  - Kontrolle der Bewusstseinslage (Glasgow-Koma-Skala, S. 455)
  - Überwachung der Vitalzeichen (Monitoring) und Hirndruckzeichen (S. 439)
  - Ein- und Ausfuhrkontrolle, insbesondere Urinausscheidung
  - Aspirationsschutz bei Bewusstlosigkeit, Keratitisprophylaxe
- keine orale Stimulation aufgrund fehlender Nahrungsaufnahme:
  - Ernährung über Magensonde oder parenteral über Infusionen
  - orale Stimulation, prophylaktische Mundpflege
- eingeschränkte Bewegungsfähigkeit bei neurologischen Ausfällen und Lähmungen:
  - Kontrakturen- und Dekubitusprophylaxe nach Risikoeinschätzung (S. 187)
- gestörte Kommunikationsfähigkeit:
  - mit Kind sprechen, evtl. vorlesen, Lieblingsmusik vorspielen
  - basale Stimulation, dabei Berührungsempfindlichkeit beachten
  - sobald möglich Frührehabilitation

> **Merke:** Bei Meningokokkenmeningitis Haut auf Petechien beobachten. Es besteht die Gefahr eines Waterhouse-Friderichsen-Syndroms.

15.11 Methicillin-resistenter Staphylococcus aureus (MRSA)

15.11.1 Grundlagen

Erreger, Inkubationszeit, Infektionsweg

- Erreger: methicillin-resistente Staphylococcus-aureus-Stämme. Sie sind nicht virulenter als Methicillin-sensible. Therapie ist aber aufgrund der Antibiotikaresistenz erschwert. 15
- Übertragung: Tröpfcheninfektion

15.11.2 Pflegeschwerpunkte und Schutzmaßnahmen

- Strikte Isolierung (S. 420) und strenge Hygieneregeln (Tab. 15.2), um andere Kinder vor nosokomialer Infektion zu schützen.
- ggf. Antibiotikatherapie

***Tab. 15.2** Hygienemaßnahmen bei einem Kind mit MRSA-Besiedlung.*

Maßnahme	Erläuterung
Isolierung	▪ Unterbringung im Einzelzimmer mit strikter Isolierung bis 3 aufeinander folgende Abstriche negativ sind (erfolgreiche Dekolonisation) ▪ Mitpatienten isolieren, bis Abstriche negativ sind
Schutzkleidung im Patientenzimmer	▪ Schutzkittel mind. 1 x pro Schicht bzw. nach Kontamination wechseln ▪ Mund- und Nasenschutz bereits vor dem Zimmer anlegen ▪ Einmalhandschuhe bei Patientenkontakt bzw. bei Kontakt mit kontaminierten Gegenständen/Flächen tragen
laufende Desinfektion	▪ tgl. alle Flächen und Gegenstände, die im direkten Patientenkontakt stehen (z. B. Blutdruckmessgeräte, Fieberthermometer usw.) desinfizieren ▪ diese verbleiben während des Patientenaufenthaltes im Zimmer
Entsorgung	▪ Instrumente im Zimmer in geschlossenem Behälter sammeln und in keimdichter Tüte in die Zentralsterilisation geben ▪ Wäsche im Patientenzimmer in spezielle Wäschesäcke (je nach Regelung der Einrichtung) abwerfen und zum Transport mit zusätzlicher keimdichter Wäschetüte versehen ▪ Abfälle im Zimmer in entsprechende Abfallsäcke (B-Abfall) entsorgen ▪ Geschirr vor Abtransport in Wagen einräumen und diesen sofort verschließen
Dekolonisationsmaßnahmen, Körperpflege	▪ mit antiseptischem Waschzusatz (z. B. Skinsan scrub) tgl. Ganzkörperwaschung inkl. Haupt- und Körperhaare durchführen (i. d. R. über 5 Tage) ▪ Nasenschleimhaut für 5 Tage behandeln (z. B. mit Turixin Nasensalbe) ▪ bei Besiedlung von Nasen-Rachenraum Einmalzahnbürste und Mund-Rachenantiseptik (z. B. Chlorhexidin) verwenden ▪ bei Wundbesiedlung Wundantiseptikum verwenden (z. B. Lavasept-Lösung oder jodhaltige Antiseptika) ▪ Patientenwäsche, Bettwäsche, Handtücher und Waschlappen nach jeder Körperwäsche wechseln ▪ nach antiseptischer Waschung möglichst nur desinfizierte bzw. erneuerte Gegenstände/Utensilien verwenden (z. B. EKG-Elektroden, Blutdruckmanschette)
Kontrolluntersuchungen	▪ Abstriche von Nase, Achsel, Damm, evtl. Wunden oder Hautläsionen (nach AVO)
Besuch	▪ Besucher werden durch Schild am Patientenzimmer aufgefordert, sich beim Pflegepersonal vor dem Eintritt über notwendige Schutzmaßnahmen zu informieren
Transport des Patienten	▪ vorher antiseptische Körperwaschung durchführen, frische Wäsche anziehen ▪ Transport mit Trage oder frischem Bett ▪ kann Patient nicht umgelagert werden, Bettgestell desinfizieren und Bett frisch beziehen ▪ bei Besiedlung der oberen Luftwege muss Patient Mund-Nasenschutz tragen
Schlussdesinfektion	▪ Gegenstände und Materialien, die sich nicht desinfizieren lassen, als Abfall entsorgen ▪ Bettendesinfektion mittels Wischdesinfektion im Patientenzimmer durchführen ▪ Decke, Kissen u. a. zur weiteren Aufbereitung in Plastiksäcke verpacken ▪ Matratze im Transportbezug zur Dampfdesinfektion bringen ▪ private Wäsche in keimdichter Tüte zum direkten Waschen bei mind. 65 °C transportieren

15.12 Masern (Morbilli)

15.12.1 Grundlagen

Erreger, Inkubationszeit, Infektionsweg

- Erreger: Morbillivirus
- Inkubationszeit: 7–21 Tage
- Übertragung: Tröpfcheninfektion und über die Luft
- Ansteckung: besonders ansteckend während des Prodromalstadiums, also 4–5 Tage vor dem Exanthemausbruch und etwa 2 Tage danach
- Infektionsschutzgesetz beachten (Meldepflicht)
- Prophylaxe: s. Impfkalender (Tab. 15.1)

Symptome und Komplikationen

- Prodromalstadium (ca. 10. Tag nach Ansteckung):
  - Fieber, Appetitlosigkeit, Unruhe
  - Schnupfen, trockener Husten
  - Bindehautentzündung mit Lichtempfindlichkeit
  - Koplik-Flecken (kleine weiße, „kalkspritzerartige“ Flecken auf der geröteten Wangenschleimhaut)
- Organstadium (14 Tage nach der Ansteckung):
  - kurzer Fieberabfall mit erneutem Anstieg
  - Exanthemausbruch mit Beginn am Hals und hinter den Ohren, dann Verbreitung über ganzes Gesicht, oberen Thoraxbereich auf ganzen Körper (auch Handinnenflächen und Fußsohlen)
  - dunkelrote, manchmal bräunliche oder livide Färbung, grobfleckig, teilweise konfluierend
  - Rückgang des Exanthems und Fieberabfall etwa am 3. Tag
  - Hautschuppung nach Rückgang des Exanthems
- Komplikationen: Bronchitis, Otitis media, Pneumonie, Meningitis, Enzephalitis

Schutzmaßnahmen

- strikte Isolierung und Schleusen für Dauer der Ansteckungsfähigkeit
- Schleusen spätestens ab dem 9. Inkubationstag empfohlen (auch wenn noch kein Exanthemausbruch besteht)

15.12.2 Pflegemaßnahmen

- Bettruhe, fiebersenkende Maßnahmen
- Vitalzeichen und Bewusstseinslage kontrollieren.
- bei Konjunktivitis mit Lichtempfindlichkeit:
  - Zimmer abdunkeln, Umgebung reizarm gestalten.
  - Verkrustungen am Auge mit NaCl 0,9% entfernen.
  - Augentropfen oder -salben auf Anordnung nach Reinigung applizieren.
- bei behinderter Atmung, trockener Mundschleimhaut:
  - Kind hochlagern, Frischluft zuführen, Inhalationen durchführen.
  - Ausreichend Flüssigkeit anbieten.
  - Mundpflege zur Stomatitisprophylaxe durchführen.
- Wunschkost anbieten.

15.13 Mumps (Parotitis epidemica)

15.13.1 Grundlagen

Erreger, Inkubationszeit, Infektionsweg

- Erreger: Mumpsvirus
- Inkubationszeit: 11–35 Tage
- Übertragung: Tröpfcheninfektion. Speichel ist hochinfektiös. Ansteckungsgefahr besteht 6 Tage vor Ausbruch der Erkrankung bis zu 3 Wochen danach.
- Infektionsschutzgesetz beachten.
- Prophylaxe: s. Impfkalender (Tab. 15.1).

Symptome

- allgemeine Mattigkeit, Kopf- und Halsschmerzen
- subfebrile Temperaturen bis hin zu hohem Fieber
- schmerzhafte Schwellung erst einer Ohrspeicheldrüse, nach 1–2 Tagen auch der zweiten
- dadurch verändertes Aussehen durch abstehendes Ohrläppchen, Ohrenschmerzen

Komplikationen

- Mumpsmeningoenzephalitis, Orchitis (Gefahr der Hodenatrophie mit Fibrose), Pankreatitis
- Infektion im 1. Trimenon der Schwangerschaft kann zu Fehlbildungen beim Embryo, ggf. auch zum Abort führen.

15.13.2 Schutzmaßnahmen und Pflegemaßnahmen

- Standardisolierung für die Dauer der Ansteckungsfähigkeit
- Temperaturkontrolle, Bettruhe, bis 3 Tage nach der Entfieberung
- Kontrolle der Vitalzeichen und Bewusstseinslage, Schmerzbeobachtung
- bei verminderter Nahrungsaufnahme durch Schluck- und Kaubeschwerden:
  - weiche oder flüssig-breiige Kost
  - Mundpflege, z.B. Spülen mit Kamillentee
  - feuchtwarme oder warme Umschläge (Kataplasmen) zur Schmerzlinderung auf die lokale Schwellung
- bei Hodenschmerzen durch Orchitis:
  - weite, nicht einengende Unterwäsche tragen
  - Salbenverbände und Hochlagerung des Hodens

15.14 Röteln (Rubeola)

15.14.1 Grundlagen

Erreger, Inkubationszeit, Infektionsweg

- Erreger: Rubellavirus
- Inkubationszeit: 2–3 Wochen
- Übertragung: Tröpfcheninfektion, Ansteckungsgefahr: 7 Tage vor und ca. 5 Tage nach Ausbruch des Exanthems
- Meldepflicht besteht nur bei konnatalen Infektionen.
- Prophylaxe: Impfung wird für alle Frauen im gebärfähigen Alter empfohlen (s. Impfkalender, Tab. 15.1).

Symptome

- **Prodromalstadium:** dauert 1–2 Tage
  - Müdigkeit, Lymphknotenschwellung seitlich am Hals und im Nacken, leichter Schnupfen, Bindehautentzündung, Kopfschmerzen
- **Exanthemstadium:** Entwicklung des Hautausschlags:
  - beginnt hinter den Ohren, breitet sich dann auf den ganzen Körper aus
  - zartrosa bis hellrot, fein- bis mittelfleckige einzeln stehende Effloreszenzen, fließen nicht zusammen
  - Kind hat leichtes Fieber.

Komplikationen

- selten Meningoenzephalitis
- Rötelnembryopathie durch Infektion der Mutter innerhalb der ersten 3 Schwangerschaftsmonate
  - führt zu schweren Fehlbildungen beim ungeborenen Kind, z.B. Katarakt, Herz- und Gefäßfehlbildungen, Taubheit, Schmelzdefekte und Hypoplasien an Milchzähnen, Mikrozephalie, Retardierung der psychomotorischen Entwicklung, Spina bifida und Kryptorchismus (Lageanomalie des Hodens)

15.14.2 Schutzmaßnahmen und Pflegemaßnahmen

- Neugeborene können Erkrankung auf andere übertragen, daher isolieren!
- Schwangere müssen vor ansteckungsfähigem Kind geschützt werden.
- allgemeine Schonung, Vitalzeichenkontrolle
- Hörvermögen bei Neugeborenen beobachten.
- Komplikationen frühzeitig erkennen.

15.15 Scharlach

15.15.1 Grundlagen

Erreger, Inkubationszeit, Infektionsweg

- Erreger: β-hämolysierende Streptokokken der Gruppe A (Streptococcus pyogenes)
- Inkubationszeit: 2–4 Tage
- Übertragung: Tröpfchen- und Kontaktinfektion über Mund und Rachen sowie über offene Wunden (Wundscharlach)
- Infektionsschutzgesetz beachten.

Symptome

- plötzliches, hohes Fieber mit Schüttelfrost
- gerötete, geschwollene, evtl. eitrige Tonsillen
- geschwollene, druckschmerzhafte Halslymphknoten
- Schluckbeschwerden, Kopfschmerzen, evtl. Erbrechen
- Exanthembildung:
  - kleinste, dicht stehende Pünktchen, intensiv gerötete, samtartige, makulopapulöse Effloreszenzen
  - besonders an Unterbauch, Achselhöhlen, seitlicher Leistengegend, Leistenbeugen und Innenseiten der Oberarme und Oberschenkel
- In 2. Woche beginnt sich die Haut zu schälen (besonders an Handflächen und Fußsohlen).

- weitere Besonderheiten:
  - Gesicht nicht betroffen, Wangen intensiv gerötet, nur Munddreieck (zwischen Kinn, Oberlippe und Nase) bleibt ausgespart (periorale Blässe)
  - Am 5. Krankheitstag wird weißlich belegte Zunge rot mit erhabenen Papillen (Himbeerzunge).
- Zweiterkrankungen können vorkommen, da Immunität nicht lebenslang anhält.

Komplikationen

- Otitis media, Lymphadenitis, Sinusitis
- Sepsis mit Myokarditis, Glomerulonephritis und Rheuma

15.15.2 Schutzmaßnahmen und Pflegemaßnahmen

- strikte Isolierung bis 24–48 Stunden nach antibiotischem Therapiebeginn
- ohne Therapie solange ansteckend, wie Erreger im Rachenbereich nachweisbar sind
- Antibiotikatherapie mit Penicillin nach Anordnung
- Beobachtung auf
  - Erbrechen, Durchfälle, Ödeme,
  - Blutdruck, vegetative Veränderungen, Schmerzen,
  - Urinausscheidung, erneuter Fieberanstieg.
- Analgetika nach Anordnung, ggf. kühlende Halswickel
- flüssig-breiige Kost, keine reizenden Säfte (Obstsäfte), Mundpflege

> **Merke:** Wird das Kind zu Hause betreut, Eltern darauf hinweisen, dass sie bei anhaltendem Fieber erneut ihren Arzt aufsuchen (Gefahr von Komplikationen).

15.16 Pfeiffersches Drüsenfieber (infektiöse Mononukleose)

15.16.1 Grundlagen

Erreger, Inkubationszeit, Infektionsweg

- Erreger: Epstein-Barr-Virus (EBV), gehört zur Gruppe der Herpes-Viren
- Inkubationszeit: 5–12 Tage
- Übertragung: Tröpfchen- oder Schmierinfektion sowie Virusausscheidung über den Speichel („kissing disease")

Symptome dun Komplikationen

- allgemeines Unwohlsein mit Fieber und Halsschmerzen
- Erbrechen und Appetitlosigkeit
- Kopfschmerzen und Schmerzen bei Kopfbewegungen
- generalisierte Lymphknotenschwellung
- Milz- und Leberschwellung
- evtl. nicht juckendes Exanthem am Rumpf
- kloßige Sprache und Schwellung der Augenlider
- Rhinitis und Schwellung der Rachenmandel, Mundatmung
- Komplikationen: ZNS-Beteiligung, Myokarditis, bakterielle Superinfektionen der Atemwege

15.16.2 Schutzmaßnahmen und Pflegemaßnahmen

- strikte Isolierung für die Dauer der Ansteckungsfähigkeit
- Temperaturkontrollen, ggf. fiebersenkende Maßnahmen
- Bettruhe (wegen Gefahr der Milzruptur bei Belastung soll Bettruhe mind. 3 Tage über Entfieberung hinaus eingehalten werden)
- Schmerzbeobachtung, bei Schluckbeschwerden:
  - Analgesie auf Anordnung
  - flüssig-breiige Kost, Mundpflege
  - warme oder kühle Halswickel je nach Befinden des Kindes
- bei behinderter Nasenatmung Inhalationen und Nasentropfen nach Anordnung

15.17 Tuberkulose

15.17.1 Grundlagen

Erreger und Inkubationszeit, Infektionsweg

- Erreger: Mycobacterium tuberculosis
- Inkubationszeit: 19–56 Tage
- Übertragung: Tröpfcheninfektion
- Jeder Mensch mit offener Tbc ist ansteckend, daher Mund-Nasen-Schutz tragen.
- Infektionsschutzgesetz beachten (Meldepflicht).
- BCG-Impfung zur Prophylaxe der Tuberkulose wird von der STIKO **nicht empfohlen.**

Symptome

- abhängig vom Befall des Organsystems (Primärtuberkulose)
- befallen sein können: Hiluslymphknoten (Primärherd Lunge), Lymphknoten, Darm, Peritoneum, Nieren, Genitalien, Leber, Milz, Kehlkopf, Knochen und Gelenke, Hirnhaut
- begleitend kommt es zu: Dystrophie, Appetitlosigkeit, Husten, Atemnot

Tuberkulintest

- dient der Tuberkulintestung bei tuberkuloseverdächtigen Symptomen
- Testung wird nur an intakter Haut vorgenommen!
- Haut an der Innenseite des Unterarms mit Hautdesinfektionsmittel entfetten, anschließend trocknen gelassen.
- **Tuberkulin-Teststempel:** Teststempel für 3 Sek. in die gespannte Haut drücken. Abdruck des Stempels ist sichtbar. Anschließend Teststempel sicher entsorgen (z. B. in Kanülenbox).
- **Mendel-Mantoux-Methode:** Arzt injiziert 0,1 ml der jeweiligen Konzentrationslösung intrakutan an der Unterarminnenseite.
  - Anschließend Teststelle (kindgerecht) markieren.
  - Teststelle bis zum Ablesen nicht waschen und vor Reibung oder Kratzen schützen. Kinder und Eltern darüber informieren.
- Test wird nach 72 Std. (spätestens nach 1 Woche) vom Arzt abgelesen.
- Testergebnis ist „positiv", wenn an Injektionsstelle eine Papel mit bestimmtem Durchmesser sichtbar wird.
- Berücksichtigt werden muss, ob getestete Person gegen Tuberkulose geimpft ist und Kontakt zu Personen mit Tb hatte.
- Auf allergische Reaktionen achten.

Merke: Das Testergebnis kann bei ACTH-, Kortikoid-, immunsuppressiver Therapie oder Viruslebendimpfung falsch negativ ausfallen.

Schutzmaßnahmen

- strikte Isolierung bis 3–4 Wochen nach Therapiebeginn
- Raumdesinfektion bei offener Tuberkulose nach Entlassung
- Mund- und Nasenschutz bei offener Tbc tragen.
- kein Besuch öffentlicher Einrichtungen für die Dauer der offenen Tuberkulose
- Spaziergänge bei offener Tbc nur mit speziellem Mundschutz

15.17.2 Pflegemaßnahmen

- Verabreichung der Medikamente nach Anordnung (Compliance)
- Eltern bei Verabreichung der Antituberkulostatika anleiten.
- Auf mögliche Nebenwirkungen hinweisen (z.B. Rotfärbung des Urins bei Rifampicin).
- Auf vitamin- und kalorienreiche Ernährung achten.
- Allgemeine Schonung, Ruhephasen ermöglichen.
- Bei Beeinträchtigung der Sozialkontakte Gesprächsbereitschaft zeigen, Kur frühzeitig anbahnen.

15.18 Windpocken (Varizellen)

15.18.1 Grundlagen

Erreger, Inkubationszeit, Infektionsweg

- Erreger: Varicella-zoster-Virus. Durch endogene Reaktivierung (v.a. bei Abwehrschwäche) können sie bei Erwachsenen Herpes zoster (Gürtelrose) auslösen.
- Inkubationszeit: 11–21 Tage
- Übertragung: Tröpfcheninfektion oder durch die Luft („Wind"-pocken)
- Ansteckungsgefahr: einen Tag vor Ausbruch des Exanthems bis zur Eintrocknung der Bläschen und Abfall der Borken
- Infektionsschutzgesetz beachten.
- Prophylaxe: s. Impfkalender (Tab. 15.1).

Symptome

- Abgeschlagenheit, leichtes Fieber
- juckende, blassrote Flecken am ganzen Körper, die Knötchen und Bläschen bilden
- Diese trocknen ein und bilden dunkelroten Schorf, der nach mehreren Tagen abfällt.
- Alle Stadien des Ausschlags sind gleichzeitig vorhanden („Sternkartenphänomen" oder „Sternenhimmel").

Schutzmaßnahmen

- Schleusen empfohlen ab 10. Inkubationstag (falls noch kein Exanthemausbruch) bis zum Abfall der Borken
- kein Besuch von öffentlichen Einrichtungen wie Kindergarten
- Isolierung für die Dauer der Ansteckungsfähigkeit

15.18.2 Pflegemaßnahmen

- Juckreizlinderung, Austrocknung der Bläschen:
  - Bläschen mit verordneter Schüttelmixtur betupfen.
  - Badezusatz (z.B. Tannolact) verwenden.
  - Kleidung aus Naturfasern bevorzugen.
  - Hautpflege mit kühlerem Wasser durchführen (Überwärmung vermeiden).
- Zur Vermeidung einer Superinfektion Fingernägel sauber und kurz halten.
- bei Komplikationen Aciclovir oder Antibiotika nach Anordnung
- **Herpes zoster**: bei starken Schmerzen ggf. Analgetika nach Anordnung

16

Pflege von Kindern mit Störungen des Zentralnervensystems

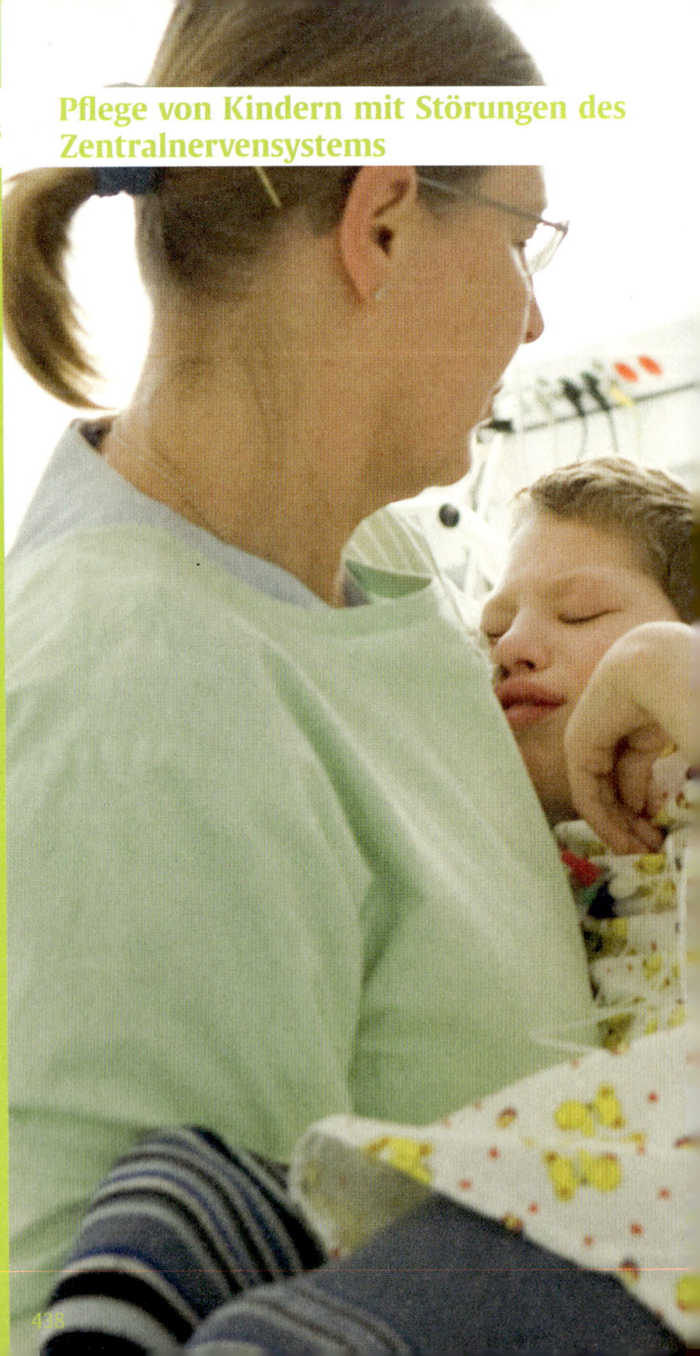

16.1 Hydrozephalus

16.1.1 Grundlagen

Definition: Bei einem **Hydrozephalus** handelt es sich um eine krankhafte Erweiterung der Liquorräume. Unterschieden werden:
- angeborene Hydrozephali (ca. 6 Fälle auf 1000 Geburten)
- erworbene Hydrozephali (z.B. posthämorrhagisch, postinfektiös oder posttraumatisch)

Ursachen

- **Störung der Liquorpassage** (Hydrocephalus occlusus) durch:
  - Aquäduktstenose (Verengung zwischen 3. und 4. Ventrikel)
  - Arnold-Chiari-Malformation (Verlagerung von Teilen des Kleinhirns in den Zervixkanal)
  - Tumoren, Blutgerinnsel
- **vermehrte Liquorproduktion** (Hydrocephalus hypersecretorius) bei Störungen in der Plexusregion, die für die Liquorbildung zuständig ist
- **verminderte Liquorresorption** (Hydrocephalus aresorptivus) durch Beeinträchtigung des meningealen Systems nach Infektionen
- **kompensatorische Erweiterung der Liquorräume nach primärer Hirnatrophie:** In diesem Fall kommt es jedoch nicht zu Liquordrucksteigerungen und zur Ausbildung der klassischen Symptome und Komplikationen.

Symptome

- abhängig vom Alter des Kindes, Ursache und Dauer der Liquorzirkulationsstörung
- **Symptomatik beim Säugling:** Vor Verschluss der Schädelnähte wird zunehmende Liquormenge durch Kopfwachstum ausgeglichen:
  - massive Größenzunahme des Hirnschädels
  - klaffende Schädelnähte, vergrößerte, gepolsterte Fontanelle
  - Venenzeichnung, spärlicher Haarwuchs am Kopf
  - Sonnenuntergangsphänomen, d.h. Augäpfel sind nach unten verdreht, die Iris teilweise vom Unterlid verdeckt
  - beeinträchtigte Kopfkontrolle, ggf. mit Opisthotonushaltung
  - Trink- und Ernährungsschwierigkeiten
  - Schläfrigkeit oder Übererregbarkeit mit Berührungsempfindlichkeit, schrilles Schreien
  - verzögerte statomotorische Entwicklung
- **Symptomatik bei größeren Kindern:** Sind Schädelnähte geschlossen, bilden sich klassische Hirndruckzeichen aus:
  - Kopfschmerz, Berührungs-, Geräusch- und Lichtempfindlichkeit
  - Übelkeit, Erbrechen
  - Bradykardie, Druckpulsentwicklung, Hypertonie
  - Atemstörung: Tachypnoe, periodische Atmung, Cheyne-Stokes-Atmung
  - Veränderung der Körpertemperatur: zentrales Fieber
  - Bewusstseinsstörungen, Apathie oder Übererregbarkeit
  - neurologische Ausfallserscheinungen, auffällige Motorik, Krampfanfälle
  - gestörte Pupillenreaktion: verzögerte Lichtreaktion, veränderte Pupillenform
  - im Augenhintergrund Stauungspapille erkennbar bei Einklemmung des Hirnstamms: weite lichtstarre Pupillen, Hypotonie, Hypothermie, Apnoe

> **Merke:** Die Symptomatik bei Säuglingen mit offener Fontanelle entwickelt sich langsam, Hirndruck bei älteren Kindern mit geschlossenen Schädelnähten kann sich innerhalb kürzester Zeit zur lebensbedrohlichen Krise entwickeln.

Diagnostik und Therapie

- bildgebende Verfahren (Computer- oder Kernspintomografie)
- Anlage eines ventrikulo-peritonealen Shunts (VP-Shunt) zwischen Hirnventrikel und Bauchhöhle
- seltener ventrikolo-atrialer Shunt (VA-Shunt) zwischen Hirnventrikel und rechtem Herzvorhof

16.1.2 Pflegemaßnahmen

Präoperative Pflege

Beobachtung: Engmaschige Beobachtung und Kontrolle von:

- **Vitalzeichen** (Puls, Blutdruck, Atmung und Körpertemperatur)
- **Kopfumfang:** Messpunkte am Kopf des Kindes markieren. Messung erfolgt:
  1. zirkulär, d.h. okzipitofrontal
  2. von Ohr zu Ohr, d.h. biparietal
- Täglich gemessene Werte in einer Kurve grafisch darstellen.
- **Fontanelle:** Füllungs- und Spannungszustand der Fontanelle beobachten, bei klaffenden Schädelnähten und vorgewölbter Stirn mit Venenzeichnung Arzt informieren.
- Größere Kinder nach ihrem Befinden befragen. Äußerungen der Eltern über auffällige Verhaltensweisen oder Beobachtungen ernst nehmen.
- Auffälligkeiten sofort dem ärztlichen Dienst mitteilen.

Lagerung:

- achsengerechte 30°-Hochlagerung, i.d.R. in Rückenlage mit Kopfmittelstellung, zur Druckentlastung (nicht geeignet bei Hydrocephalus occlusus)
- Dekubitusprophylaxe am Kopf durch Weichlagerung, Polster und regelmäßigen Lagewechsel (beugt auch Verformungen des Kopfes vor)
- Stützung des Kopfes mit Lagerungshilfsmitteln, ggf. Helmtherapie (Kopforthese)
- möglichst reizarme Umgebung, d.h. wenig Geräusch- und Lichtbelastung und abgegrenzte Ruhephasen

> **Merke:** Kind auf Druckstellen am Schädel, besonders an Ohren und Hinterhaupt, und anderen Körperpartien beobachten.

Ernährung:

- Kind zur Nahrungsgabe in sitzende oder halbsitzende Position bringen, danach wenn möglich Seitenlage.
- Bei Trinkschwierigkeiten, Übelkeit und Brechreiz: Viele kleine Mahlzeiten anbieten. Eltern entsprechend anleiten.
- Bei häufigem Erbrechen: Nahrung ggf. andicken.
- ggf. parenterale Ernährung

Postoperative Pflege nach Shuntimplantation

Beobachtung:

- Intensivmedizinische Versorgung mit engmaschigen Kontrollen von:
  - Vitalzeichen, neurologischem Status (Bewusstseinslage, Pupillenreaktion, motorische Reaktion, Hirndruckzeichen, s. S. 439)

  - Fontanelle (Prüfung auf Größe, Spannung und Füllung) und Schädelnähten
  - Kopfumfang (S. 440)
- Bei Kopfschmerzen → genaue Beobachtung des Hirndrucks
- Verbände auf Nachblutungen oder Feuchtigkeit durch Liquoraustritt prüfen (feuchte Verbände sofort erneuern).
- Bei ventrikulo-peritonealem Shunt Wundverband ggf. vor Durchnässung mit Urin schützen.
- Bei VW Haut auf Rötung, Schwellung, Schmerzen und Druckstellen prüfen.
- **Liquorkissen:** Können auftreten bei Diskonnektion der Shuntverbindungen oder erhöhtem Hirndruck (Liquor dringt außerhalb des Shunts unter die Kopfhaut) → Auffälligkeiten sofort weiterleiten, ggf. Prüfung der Ventilfunktion durch Neurochirurgen.

Merke: Jede Veränderung des Allgemeinzustandes ernst nehmen und weiterleiten. Abweichungen können Alarmsignal einer Shuntüber-oder Shuntunterfunktion, Hirndruckentwicklung oder einer allgemeinen postoperativen Komplikation sein.

Lagerung:
- In den ersten 24 Std. je nach Shuntsystem flach lagern und Manipulationen minimieren.
- Bei Auffälligkeiten am Spannungs- und Füllungszustand der Fontanelle ggf. Lage verändern: Hochlagerung bei gespannter Fontanelle, Flachlagerung oder gar Kopftieflage bei älteren Säuglingen bei eingesunkener Fontanelle.
- Bei Lagerungen OP-Gebiet zunächst aussparen, jedoch regelmäßig umlagern wegen Kopfformung (ggf. Kopforthese).
- Auf Dekubitusprophylaxe achten.

Ernährung und Ausscheidung:
- Kind zum Nahrungsaufbau in Flachlagerung füttern.
- Obstipationsprophylaxe: Kind darf nicht obstipieren, da Pressen beim Stuhlgang den Hirndruck erhöht.
- Bei infektiösen Diarrhöen besteht bei VP-Shunt die Gefahr aufsteigender Infektionen.

Praxistipp: Eltern sorgfältig im Erkennen von Hirndruckzeichen und neurologischen Auffälligkeiten anleiten, damit sie Komplikationen frühzeitig und selbstständig erkennen können.

Pflege bei externer Liquordrainage

Definition: Eine **externe Liquordrainage** dient der Ableitung des Liquors nach außen zur präoperativen Druckentlastung, als vorübergehende Maßnahme bei passagerer Liquorzirkulationsstörung und/oder zur Liquorableitung bei blutigem oder eiweißreichem Liquor, der einen internen Shunt verstopfen könnte.

- Die Anlage erfolgt unter streng aseptischen Verhältnissen. Der Eingriff entspricht dem der Ventrikelpunktion (S. 456), jedoch mit Spezialkatheter, der mit sterilem Ablaufsystem verbunden wird.

Regelrechter Liquorabfluss:

- Abfließende Liquormenge und Liquordruck können über die Höhe des Auffangkolbens reguliert werden. Die Höhe des Messkolbens wird in cm Wassersäule angegeben und beschreibt den Abstand der Tropfkammer über dem Nullpunkt.
- Der Nullpunkt wird beim liegenden Kind mit der Höhe des Foramen Monroi angegeben. Der Referenzpunkt am kindlichen Schädel variiert je nach Quelle, Klinikrichtlinie oder Herstellerangaben zwischen Gehörgang, Auge und Nasenwurzel.
- Ärztlich angeordnet werden i.d.R. Höhe der Tropfkammer, Kontrollintervalle sowie angestrebte Liquorabflussmenge in ml/h. Soll die Tropfkammer 15 cm über dem Nullpunkt hängen, bedeutet das, dass Liquor in den Auffangkolben abfließt, wenn der Liquordruck 15 cm Wassersäule übersteigt.

Merke: Je höher die Auffangspindel hängt, umso weniger Liquor fließt ab, und umso höher ist der Druck, der im kindlichen Schädel verbleibt (Abb. 16.1).

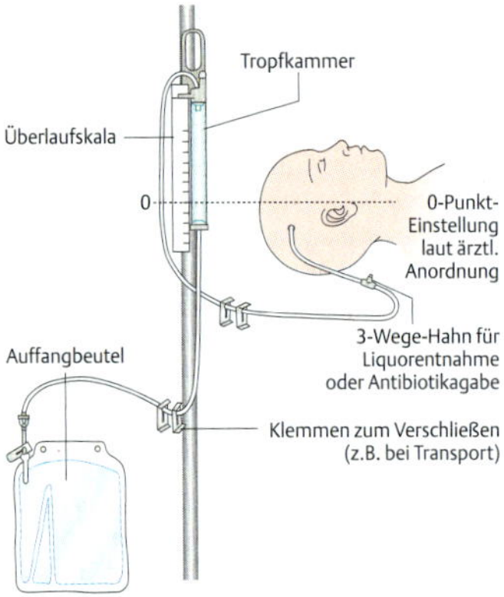

Abb. 16.1 *Liquordrainage.*

Physiologischer Liquordruck:

- **Beachte:**
  - Bei nicht ausreichender Drainage tritt erneut Hirndrucksymptomatik auf.
  - Bei zu rascher Liquordrainage kommt es zur eingesunkenen Fontanelle und ggf. pathologisch verschmälerten Seitenventrikeln („Schlitzventrikel").
- Bei eingesunkener Fontanelle: Liquorabflussmenge nach Anordnung durch Höhenveränderung des Kolbens sowie Flach- oder Kopftieflagerung beeinflussen (keine Kopftieflagerung bei Frühgeborenen).
- Bei Hirndruckzeichen: Zunächst Durchgängigkeit des Systems überprüfen (z.B. abgeknickter Drainageschlauch). Ist System intakt, Auffangkolben auf Anordnung ggf. tiefer hängen.
- Achsengerechte 30°-Hochlagerung kann physiologischen Blut- und Liquorabfluss verbessern.
- Schreiendes Kind sofort beruhigen (Drucksteigerung durch Schreien vermeiden).
- Viele kleine Mahlzeiten, altersgemäße Beschäftigung und Anwesenheit der Eltern wirken beruhigend.
- Kind darf nicht pressen oder husten. → Auf geregelte Verdauung und freie Atemwege achten.

- Bei Manipulationen, die Hirndruck kurzfristig steigern könnten, Liquorablauf auf Anordnung max. 30 Min. abklemmen oder Auffangkolben für diese Zeit höher hängen.

Merke: Das Kind darf niemals über das Ablaufniveau angehoben bzw. aufgesetzt werden, um Überdrainage zu vermeiden! Vorsicht bei höhenverstellbaren Inkubatoren und Betten: Drainage muss gleichzeitig mit dem Bett höhenverstellt werden!

Erkennen von Komplikationen:
- regelmäßige Kontrolle von Vitalzeichen, Allgemeinbefinden, Kopfumfang und Fontanellenspannung
- Beobachtung und Kontrolle von Liquormenge, -beschaffenheit und Liquorabfluss

Infektionsprophylaxe:
- Bei externer Liquordrainage besteht hohes Infektionsrisiko → Hygiene beachten, aseptischer Umgang mit Drainagesystem und aseptische Verbandswechsel gewährleisten.
- Beim VW Einstichstelle auf Rötung, Schwellung, Sekretabsonderung kontrollieren, Schmerzäußerungen des Kindes beachten.
- Bei **Ventrikulitis**: ggf. diskret auftretende, neurologische Auffälligkeiten, aber hohes Fieber, allgemeines Krankheitsgefühl, veränderte Liquorbeschaffenheit, nachweisbare Infektionsparameter
  - Feuchte Verbände sofort erneuern, Undichtigkeiten des Systems sofort beheben.
  - Bei mikrobiologischem Erregernachweis → ggf. Antibiotikatherapie.
- Drainagesystem sollte nicht länger als 14 Tage am Kind belassen werden.

16.2 Spina bifida

16.2.1 Grundlagen

Definition: Spina bifida ist eine Fehlbildung der Wirbelsäule und des Rückenmarks infolge eines mangelnden Verschlusses des Neuralrohrs in den ersten Schwangerschaftswochen (Dysraphie, Neuralrohrdefekt).

Formen

Unterschieden werden:
- **Spina bifida oculta:** Wirbelbogen fehlen
- **Spina bifida cystica:**
  - Durch Spalt wölben sich liquorgefüllte Rückenmarkshäute vor **(Meningozele).**
  - Zusätzlich treten Teile des Rückenmarks mit Haut bedeckt (geschlossene MMC) oder unbedeckt (offene MMC) heraus **(Meningomyelozele, MMC).**
- **Spina bifida aperta**: Rückenmark liegt ohne Bedeckung im Niveau der Rückenhaut (Myelozele, Rachischisis).

Symptome

- **geschlossene Zele:** prallelastische Schwellung über der Wirbelsäule in variabler Größe, beim Pressen oder Schreien verstärkt

- **offene Meningomyelozele:** offene Rückenmarksplatte, zentral dunkelroter Bezirk, seitlich davon erkennbare Rückenmarkshäute, Liquorabfluss aus Zentralkanal und rupturierten Rückenmarkshäuten
- motorische und sensible Ausfälle der von der Zele abwärts gelegenen Spinalnerven, d.h. inkomplette oder komplette Querschnittlähmung:
  - Blasenlähmung mit Inkontinenz, Blasenhochstand und/oder Überlaufblase mit Harnträufeln
  - eingeschränkte Kontrolle des Mastdarms mit Inkontinenz, fehlendem Analreflex und ggf. Analprolaps
  - Lähmung der unteren Extremitäten
  - Fußdeformitäten (z.B. Klumpfuß), kongenitale Deformität der Hüftgelenke
  - Fehlhaltungen der Wirbelsäule (Kyphose oder Skoliose)
- in 80–90% der Fälle auch Ausbildung eines Verschlusshydrozephalus (Arnold-Chiari-Malformation)
- ggf. Begleitfehlbildungen (Herzfehler, Bauchspalten u.a.)

Praxistipp: Da Folsäuremangel bei Schwangeren das Risiko für die Entstehung der Meningomyelozele erhöht, sollte auf eine ausreichende Folsäureversorgung aller Frauen im gebärfähigen Alter geachtet werden.

Diagnostik und Therapie

- pränataler Ultraschall, postnatal durch klinischen Befund
- Diagnosesicherung durch Sonografie, MRT
- operativer Verschluss des Rückenmarks i.d.R. innerhalb der ersten 24 Lebensstunden

16.2.2 Pflegemaßnahmen

Erstversorgung

Nach pränataler Diagnose sollte die Geburt und Erstversorgung in einem Perinatalzentrum mit neurochirurgischer Abteilung erfolgen. Erstmaßnahmen in ersten Lebensminuten und -stunden sind:

- Eine noch geschlossenen Zele mit sterilen Kompressen zum Schutz vor Läsionen abdecken und möglichst atraumatisch versorgen.
- Offene Zelen mit sterilen, NaCl 0,9% getränkten Kompressen abdecken und locker fixieren. Dabei unbedingt Druck auf Nervengewebe vermeiden.
- Kind in Bauchlage bringen, Zelenöffnung durch Unterpolsterung der Hüften am höchsten lagern, damit möglichst wenig Liquor ausfließt.
- Ist Rückenlage indiziert (z.B. bei Intubation), steril abgedeckte Zele durch Unterlagerung von Thorax und Becken frei lagern.
- Kind mit geschlossener Zele kann auch in Seitenlage transportiert werden.
- Kind schnellstmöglich in beheiztem Transportinkubator auf Spezialstation bringen, OP-Vorbereitungen durchführen (S. 505).

Postoperative Pflege

- intensive postoperative Überwachung von Vitalfunktionen, neurologischem Status, Ausscheidung und Kopfumfang
- Lagerung meist in Bauch- und Kopfseitenlage
- Wundgebiet hochlagern, dabei Dehnung und Spannung der Naht vermeiden. Darauf achten, dass das Kind keinen Liquor über die Wunde verliert.

- Nahrungsgabe erfolgt ebenfalls in dieser Lagerung. Ist das nicht möglich, ggf. Ernährung über Magensonde. Diese regelmäßig entlüften, um Blähungen und Erbrechen vorzubeugen.
- Bei VW Wunde auf pathologische Veränderungen überprüfen.

Dekubitusprophylaxe:

- Durch Mobilitäts- und Sensibilitätsverluste der gelähmten Extremitäten besteht erhöhte Dekubitusgefahr
  - v.a. an Knie und Fußgelenken durch Bauchlage,
  - in der Langzeitbetreuung v.a. an Sitzbeinhöckern durch einseitige Druckbelastung beim Rollstuhl fahren.
- Gefährdete Stellen intensiv beobachten, gute Hautpflege gewährleisten (beim inkontinenten Kind auf häufigen Windelwechsel, Genital- und Analhygiene achten).
- Bei fehlender Spontanmotorik nach Abheilen der OP-Wunde regelmäßige Umlagerungen durchführen.

Merke: Eltern über Besonderheiten bei Hautpflege, Prophylaxen und eingeschränktes Empfindungsvermögen ihres Kindes beraten und aufklären.

Kontrakturenprophylaxe:

- Hüftdeformation durch physiologische Hockspreizstellung (z.B. durch Unterlagerung des Gesäßes in Bauchlage) vermeiden.
- In Bauchlage Fußgelenke unterlagern, um Spitzfußstellung zu vermeiden.
- In Seitenlage auf physiologische Beinstellung achten, ggf. gefaltete Stoffwindel zwischen beide Beine legen.
- Passive Bewegungsübungen und Kontrakturenprophylaxe nach physiotherapeutischer Anleitung durchführen, Eltern entsprechend anleiten.
- Pathologische Haltungen und angeborene Fehlstellungen werden sobald möglich physiotherapeutisch und orthopädisch behandelt.

Inkontinenzversorgung und Ausscheidungsregulierung:

- Bei lumbosakraler Meningomyelozele besteht fast immer eine Beckenbodenlähmung.
- Bei sakraler Meningomyelozele verursacht die Durchlaufblase meist eine schlecht beeinflussbare Inkontinenz.
- Zur Langzeitversorgung s. Möglichkeiten der Inkontinenzversorgung (S. 154).
- Bei spastischer Lähmung des Blasensphinkters eignet sich intermittierender Blasenkatheterismus (S. 158) mit sterilen Einmalkathetern zur restharnfreien Urinentleerung.

Praxistipp: Eltern und heranwachsende Kinder in Technik des Katheterismus anleiten. Eine enge Zusammenarbeit mit urologischer Abteilung, Spezialambulanz oder ambulanter Pflegestation ist notwendig.

- Urogenitalsystem durch ausreichende Flüssigkeitszufuhr spülen.
- Obstipation durch diätetische Maßnahmen, Kolonmassagen, Einläufe, Klistiere und Rektalspülungen therapieren (S. 168).
- V.a. bei Säuglingen Obstipation vermeiden, da sie zur pathologischen Erweiterung des Mastdarmes führen kann.
- Bei größeren Kindern kann durch „kontrollierte Obstipation“ und Verwendung von Analtampons Zeitpunkt der Defäkation gezielt gewählt werden → fördert soziale Integration und mindert Hautirritationen.

16.3 Schädel-Hirn-Trauma

16.3.1 Grundlagen

Definition: Der Begriff **Schädel-Hirn-Trauma** (SHT) umfasst alle traumatischen Schädigungen des Schädels, des Hirngewebes und/oder der Blutgefäße im Schädelinneren.

Ursachen

- Unfälle im Haushalt (z.B. Sturz vom Wickeltisch), Verkehrsunfälle, ggf. auch Kindesmisshandlungen

Formen und Symptome

- Unterschieden werden geschlossene oder offene Schädel-Hirn-Traumen mit Hirnverletzungen unterschiedlicher Schweregrade (Tab. 16.1).
- Aufwachphase mit motorischer Unruhe kann sich durch alle Bewusstseinsstadien über längere Zeit gestalten („Durchgangssyndrom"). In manchen Fällen ist keine vollständige Genesung möglich.

Tab. 16.1 *Schweregrade beim Schädel-Hirn-Trauma.*

Symptomatik	Maßnahmen	Prognose
Schädel-Hirn-Trauma 1. Grades		
▪ Kopfschmerzen, Schwindel, Erbrechen ▪ Bewusstlosigkeit max. 15 Min., Dämmerzustand max. 1 Std. ▪ Erinnerungslücke (retrograde Amnesie) ▪ Glasgow-Coma-Scale: 13–15 Pkte.	▪ Beobachtung bzgl. Hirndruckzeichen aufgrund möglicher Hirnblutung	▪ Rückbildung sämtlicher Symptome innerhalb von 4 Tagen
Schädel-Hirn-Trauma 2. Grades		
▪ erhebliche vegetative Störungen bis zum Schock ▪ Bewusstlosigkeit und Dämmerzustand über mehrere Stunden ▪ länger dauernde neurologische Befundabweichungen ▪ Glasgow-Coma-Scale: 9–12 Pkte.	▪ Schockbekämpfung ▪ Linderung der vegetativen Symptomatik ▪ Beobachtung bzgl. Hirndruckanzeichen aufgrund möglicher Hirnblutung und/oder Hirnödementwicklung	▪ Rückbildung neurologischer Befundabweichungen innerhalb eines Monats ▪ Kopfschmerzen, Schwindel und Konzentrationsschwäche können weiter bestehen
Schädel-Hirn-Trauma 3. Grades		
▪ mindestens 1-stündige initiale Bewusstlosigkeit und Dämmerzustand über 24 Stunden ▪ erhebliche Beeinträchtigungen der Vitalzeichen ▪ Hirndruckzeichen durch Ausbildung eines Hirnödems ▪ Hirnsubstanzschädigung ▪ Glasgow-Coma-Scale: 3–8 Pkte.	▪ Intensivüberwachung aller Vitalfunktionen (Gefahr der Mittelhirneinklemmung) ▪ Hirnödemprophylaxe, Intensivtherapie	▪ keine vollständige Genesung möglich ▪ je länger die Bewusstlosigkeit, desto schlechter die Prognose ▪ lang andauernde neurologische und vegetative Ausfallserscheinungen bis zum „Wachkoma" möglich

- Es können sub- und epidurale Hämatome sowie intrazerebrale Blutungen auftreten.
- SHT, Blutung und/oder posttraumatische Hirnschwellung (Hirnödem) können zur Hirndrucksymptomatik (S. 439) mit vitaler Bedrohung führen.
- Schwere SHT sind häufig kombiniert mit weiteren schweren Verletzungen (Polytrauma).

Diagnostik

- Anamnese des Unfallhergangs, neurologischer Status mit Beurteilung der Bewusstseinslage, bildgebende Diagnostik, bei Polytrauma Abklärung weiterer Verletzungen

Therapie

- bei leichten Traumen → Überwachung über 24 Std.
- bei offenen oder Impressionsfrakturen → chirurgische Versorgung
- bei Werten < 11 der Glasgow-Koma-Skala → Neurointensivbehandlung mit kontinuierlicher Überwachung der Vital- und intrakraniellen Druckwerte
- Maßnahmen der Drucksenkung:
  - Minimal Handling
  - leichte Hochlagerung des Kopfes (Rückenlage mit 30° erhöhtem Oberkörper und Kopfmittelstellung)
  - spezielle Beatmung mit Hyperventilation
  - Gabe von Barbituraten und Diuretika oder Kortikoiden (nach kontrollierten Untersuchungen wenig wirksam; neuroprotektive Mittel werden erprobt)
  - chirurgische Dekompression (Entfernen der Schädelkalotte)
- frühe Rehabilitation

16.3.2 Pflegemaßnahmen

Überprüfung der Bewusstseinslage

- Grad der Orientierung: einfache Fragen nach Namen, Alter, Datum usw.
- Säuglinge und Kleinkinder auf Verhaltensänderungen und motorische Auffälligkeiten beobachten (Eltern befragen).
- Beurteilung der Bewusstseinslage (s. S. 454):
  - Prüfung der verbalen und motorischen Reaktionen sowie das Augenöffnen (mit Glasgow-Koma-Skala bzw. Coma Scale für Kinder, S. 455)
  - Prüfung des Pupillenstatus (weit – mittel – eng)
  - Lichtreaktion (prompt – verzögert – keine)
  - Seitendifferenz und Form (normal – entrundet)
- Auf neurologische Ausfälle achten (Sehstörungen, Sprachstörungen, zunehmende Kopfschmerzen, Paresen, Krampfanfälle usw.) → ggf. Arzt informieren.
- Auf Wunden, Schwellungen, Knochenveränderungen, Hämatome und Liquor- oder Blutaustritt aus Nase und Ohr achten.

Merke: Träge oder gar keine Pupillenreaktionen/Lichtstarre, Seitenungleichheit oder Entrundung sind eindeutige Zeichen einer zerebralen Komplikation. → Sofort Arzt informieren!

Praxistipp: Bei Austritt seröser Flüssigkeit aus der Nase kann mittels Schnellteststäbchen glukosehaltiger Liquor von unauffälligem Nasensekret differenziert werden.

Vitalzeichenkontrolle

- engmaschige Kontrolle der Vitalzeichen auf Anordnung (ggf. Monitoring, invasive Hirndruckmessung)
  - bei steigendem Hirndruck: Atmung wird unregelmäßig und periodisch (Biot-Atemtypus), Pulsfrequenz sinkt, Druckpuls wird fühlbar.
  - vor Einklemmung des Mittelhirns ggf. aber auch Tachykardie, systolischer RR-Anstieg, Temperaturregulationsstörungen
- Jede Auffälligkeit sofort weiterleiten, Notfallzubehör griffbereit halten.

Hirndruckprophylaxe

- Kind liegt in Rückenlage mit 30° erhöhtem Oberkörper, Kopf in Mittelstellung → unterstützt venösen Rückstrom aus zerebralen Blutgefäßen.
- Seitendrehung oder Überstreckung des Kopfes ist kontraindiziert!
- Ggf. Analgosedierung, um Hirndruckspitzen zu vermeiden.
- Hirndrucksteigernde Aktivitäten (Toben, Aufregung, Schreien) unbedingt vermeiden.
- Bei Kopfschmerzen Bettruhe einhalten, auf ruhige, evtl. leicht abgedunkelte und reizarme Umgebung achten.
- Auf Minimal Handling achten, schmerzhafte Stimuli (Blutentnahmen, Absaugen usw.) vermeiden oder unter Analgesie durchzuführen.
- Invasive Überwachungen der Vitalparameter ersparen unnötige Manipulationen.

Weitere Maßnahmen

- basale Stimulation
- Dekubitus-, Kontrakturenprophylaxe, Maßnahmen zur Rehabilitation
- Kommunikationsförderung
- Unterstützung eines normalen Schlaf-Wach-Rhythmus
- Unterstützung beim Wiedererlernen der physiologischen Nahrungsaufnahme

16.4 Zerebrale Krampfanfälle

16.4.1 Grundlagen

> **Definition:** Unter **Anfallsleiden** versteht man alle Krankheiten, die mit plötzlich auftretenden neurologischen Veränderungen unterschiedlicher Dauer und Ausprägung einhergehen.

Ursachen

Als Folge einer akuten oder chronischen Funktionsstörung im Gehirn kommt es zur Entstehung überschießender hirnelektrischer Aktivität, die mit Bewusstseinsstörungen, motorischen Phänomenen und/oder Verhaltensauffälligkeiten einhergehen kann.

Formen

- Unterschieden werden nicht epileptische Anfälle (z. B. Affektkrämpfe) und epileptische Anfälle. Hier unterscheidet man Gelegenheitsanfälle und chronische Epilepsien im engeren Sinne.

Definition: Gelegenheitsanfälle sind symptomatische Anfälle, die als vorübergehende Reaktion auf Stoffwechselentgleisungen (z.B. Hypoglykämien, Hypokalzämien), Vergiftungen, Traumen, Blutungen, Sauerstoffmangel, Fieber u.a. auftreten können.

Fieberkrämpfe

- Treten v.a. im Kleinkind- und Kindergartenalter, vereinzelt meist während eines Fieberanstiegs auf.
- Sie dauern selten länger als 15 Min. und verursachen i.d.R. keine langfristigen EEG-Veränderungen.

Definition: Epilepsie im engeren Sinne ist, wenn mehrfach zerebrale Krampfanfälle auftreten und pathologische Veränderungen im EEG nachzuweisen sind.

- Bei ca. 5% der Kinder tritt im Lauf der Entwicklung ein Krampfanfall auf, dabei handelt es sich jedoch nur bei einem Viertel um Epilepsie.
- Anfallsmuster sind unterschiedlich und abhängig vom Lebensalter.
- Symptomatik ist abhängig von der Ausbreitung der Krampfaktivität im Gehirn:
  - Generalisierte Krampfanfälle betreffen das gesamte Gehirn.
  - Fokale Krampfanfälle sind auf einen Anfallsherd im Gehirn begrenzt.
  - Nach herdförmig beginnendem Krampfanfall ist auch sekundäre Generalisierung möglich.
- Dem Krampfanfall kann eine Aura vorausgehen, d.h. die subjektive Wahrnehmung unterschiedlicher vegetativer und sensorischer Phänomene (z.B. das Empfinden von Übelkeit oder optische Halluzinationen).

Symptome und Diagnostik

- plötzliche Verhaltens- oder Bewusstseinsveränderung, auffällige Verhaltensweisen, Unruhe, Angst
- plötzliche Schlaffheit oder muskuläre Hypertonie, rhythmische Zuckungen, Zusammenzucken, plötzlich einschießende Bewegungen, die sich durch Berührung nicht unterbinden lassen
- unkoordinierte oder fahrige Bewegungen, Nesteln, Schmatzen, Veränderungen der Mimik, Speicheln, Kau- und Schluckbewegungen, Rachenlaute
- verdrehte Augen, starrer Blick, Nystagmus, Zucken der Augenlider
- bei Früh- und Neugeborenen: Sauerstoffsättigungsabfall, Apnoen, plötzliche Verhaltens- und Hautkoloritänderungen
- **Begleiterscheinungen**:
  - Stürze, Zungenbiss, Blässe, Akrozyanose
  - Einnässen, Stuhlabgang, Nachschlaf
- Diagnose: klinische Zeichen, EEG

16

Tab. 16.2 zeigt verschiedene Anfallsformen, typische Symptome, Therapie und Besonderheiten.

Tab. 16.2 *Typische Anzeichen von Krampfanfällen.*

typische Symptome	Maßnahmen	Besonderheiten
Neugeborenen-Anfälle		
sehr unspezifisch, möglich sind: ▪ Apnoe, Myoklonien, Schluckauf, muskuläre Hypotonie, plötzliche Streckbewegungen, vegetative Reaktionen, z. B. Hautkoloritveränderungen, irreguläre Atmung, Sauerstoffsättigungsabfälle	▪ genaue Beobachtung und Dokumentation der Anfälle ▪ Diagnostik mit Polygrafie, ggf. weitergehende Diagnostik zur Erforschung der Ursache	▪ bis zum Ausschluss einer Stoffwechselstörung erfolgt eine eiweißfreie Diät
BNS-Anfälle (Blitz-Nick-Salaam-Anfälle)		
▪ ruckartige Vorbeugung des Oberkörpers mit Kreuzen der Arme	▪ medikamentöse Therapie	▪ bei Behandlung mit ACTH ist das Kind immunsupprimiert
einfache fokale Anfälle (auch Partialanfälle, Herdanfälle)		
▪ abhängig von der betroffenen Hirnregion, z. B. halbseitige Zuckungen (Jackson Anfälle), sensorische Anfälle: plötzlich einsetzende irreguläre Empfindungen (Gesichtsfeldausfälle, veränderte Wahrnehmungen, Geräusch-, Geruchs-, Geschmacksempfindungen, vegetative Anfälle mit plötzlichen vegetativen Veränderungen)	▪ Diagnostik, medikamentöse Therapie ▪ Versuch der Biofeedback-Selbstkontrolle	▪ sind häufig Beginn eines komplexeren Anfallsgeschehens und werden als „Aura" wahrgenommen ▪ Betroffene sind i. d. R. beim Anfallsgeschehen bei Bewusstsein
komplex-fokaler Anfall (auch als psychomotorische Anfälle, Temporallappenepilepsie oder Dämmerattacken bezeichnet)		
▪ Beginn meist mit Missempfindungen (Aura), dann häufig Automatismen, stereotyp ausgeformte Bewegungs- oder Handlungsabläufe (nesteln, schmatzen, unkoordinierte Handlungsabläufe, wirres Reden, unkontrollierbare Gefühlsäußerungen)	▪ beim Anfall nicht festoder aufhalten, Ruhe bewahren ▪ bei Anfällen über 20 Min. Notfallmedikation nach Anordnung, medikamentöse Dauertherapie	
Absence (auch Pyknolepsie, Petit mal = frz. Kleines Übel)		
abrupt einsetzende Bewusstseinsstörungen zwischen 5–20 Sek.: ▪ starrer Blick, z. T. Verdrehen der Augen ▪ Unterbrechen der aktuellen Tätigkeit, ▪ bei schweren Verläufen, Kopf rückwärts gerichtet, ggf. Automatismen	▪ keine Hilfe beim kurzen Anfall notwendig ▪ langfristig medikamentöse Therapie, um Anfallsbahnung zu vermeiden	▪ typische Anfallsform des Vorschul- und Schulalters

Tab. 16.2 (Forts.) Typische Anzeichen von Krampfanfällen.

typische Symptome	Maßnahmen	Besonderheiten
Grand-Mal-Anfall (auch generalisierter tonisch-klonischer Anfall, großer Anfall)		
typischer Verlauf: ■ ggf. Aura, Bewusstseinsverlust, tonische Krampfphase mit Anspannung der gesamten Muskulatur, zeitweisem Atemstillstand, Zyanose (15–30 Sek.) ■ klonische Krampfphase mit rhythmischen Zuckungen der gesamten Muskulatur, ■ Zungenbiss, Schaumbildung vor dem Mund möglich ■ nach Krampf häufig Dämmerzustand oder Schlafphase, Kopfschmerzen und Muskelkater ■ Begleiterscheinungen: vegetative Symptome, Harn- und Stuhlentleerung möglich, lichtstarre Pupillen	■ beim Anfall vor Verletzungen schützen, Aspirationsprophylaxe durch Lagerung ■ bei Verletzungen, Grand-Mal-Status (mehrere Anfälle hintereinander ohne das Bewusstsein wiederzuerlangen) akute ärztliche Intervention, ansonsten medikamentöse Dauertherapie	■ häufig treten Anfälle immer wieder zu den gleichen Situationen oder Tageszeiten auf, z. B. Aufwachepilepsien, Schlafepilepsien
Fieberkrämpfe		
■ durch rasch ansteigendes Fieber Ausbilden von Anfallssymptomen wie beim Grand-Mal ■ manchmal auch andere Anfallsarten möglich	■ frühzeitige fiebersenkende Therapie ab 38 °C auf Anordnung ■ bei längeren Krämpfen medikamentöse Unterbrechung mit Diazepam-Rectiolen nach Anordnung ■ beim ersten Fieberkrampf muss eine Erkrankung des Gehirns diagnostisch ausgeschlossen werden	■ Fieberkrämpfe treten zwischen dem 6. Lebensmonat und 5. Lebensjahr auf ■ dauern selten länger als 15 Min. und sind prognostisch günstig ■ sie benötigen i. d. R. keine medikamentöse Dauertherapie

16.4.2 Pflegemaßnahmen

Erkennen von Anfallszeichen

- kontinuierliche Beobachtung auf Anfallszeichen wie plötzliche Veränderungen im Verhalten, Muskeltonus, Bewusstsein, motorische Auffälligkeiten usw. (Kind ansprechen, um Bewusstseinslage zu prüfen)
  - ggf. Sauerstoffsättigungsüberwachung, wenn Kind zu Beginn des Anfalls mit kurzer Hypoxie reagiert (wird meist nur nachts und bei Säuglingen angewendet)
  - Größere Kinder nach Auren befragen, auch diffuse Äußerungen unbedingt ernst nehmen.
  - ggf. Dauer-EEG-Ableitung mit Videodokumentation
- **Anfallsprotokoll:** Situationszusammenhang, Krampfgeschehen, Ablauf, Dauer und Ausprägung genau beobachten und im Anfallsprotokoll dokumentieren.
- ggf. Bedarfsmedikation zur Krampfunterbrechung nach Anordnung

Merke: Bei generalisierten Anfällen ist das Kind während des Anfalls bewusstlos. Bei fokalen Anfällen ist es ggf. noch ansprechbar!

Verhalten beim Krampfanfall

- Arzt rufen, beim Kind bleiben.
- Nach Möglichkeit Kind sicher und weich lagern. Harte Gegenstände aus Reichweite entfernen (ggf. Brille abnehmen).
- Kind während des Anfalls nicht festhalten (Verletzungsrisiko steigt).
- Bei Aspirationsgefahr, Kind in stabile Seitenlage bringen.
- Zurückgefallene Zunge durch Esmarch-Handgriff (S. 533) oder in Bauchlage durch Schwerkraft nach vorne bringen.
- Bei Hypoxie ggf. Sauerstoff verabreichen und Krampf medikamentös unterbrechen.
- Arzt legt antikonvulsive Therapie fest und macht Angaben, ab welcher Anfallsdauer der Krampfanfall medikamentös unterbunden werden soll.

> **Merke:** Ein Zungenbiss lässt sich meist nicht verhindern. Das Einbringen eines Mundkeils ist aufgrund der Kiefersperre schwierig, birgt Verletzungsgefahr für den Helfer und wird daher nicht mehr empfohlen.

Prophylaxe:

- Zum Schutz vor Verletzungen Bett großzügig mit Polstern umranden (ggf. auch gepolsterte Bettgitter). Ist Kind dem Gitterbettalter entwachsen, muss ggf. schriftliche Erlaubnis eingeholt und rechtliche Situation geprüft werden.
- Wenn Kind zu Sturzanfällen neigt, wird ihm ein Epilepsieschutzhelm angepasst.
- Kind beim Baden und potenziell gefährlichen Spiel- und Sportaktivitäten beaufsichtigen und Schutzvorkehrungen treffen (Fahrradhelm, Stützräder, Sicherungsseile oder Schwimmhilfen verwenden).

16.5 Zerebralparese

16.5.1 Grundlagen

> **Definition:** Die **infantile Zerebralparese** (IZP) oder auch zerebrale Bewegungsstörung ist eine bleibende, aber nicht unveränderliche Bewegungs- und Haltungsstörung infolge einer Schädigung des frühkindlichen Gehirns in den frühen Entwicklungsphasen. Synonyme: infantile Paralyse, „Little-Krankheit" („Little's disease")

- Bei einer IZP kommt es zum Verlust von Nervenzellen im Gehirn und somit zur Entwicklungshemmung und Störung des ZNS. Die Weiterentwicklung primitiver Reflexe und die physiologische Entwicklung der Reflexbahnen bleiben aus → irreparabler Defekt.
- Die IZP ist daher von fortschreitenden zerebralen Prozessen wie degenerativen Erkrankungen oder Tumoren abzugrenzen.

Begleiterkrankungen

- Es treten häufig weitere Behinderungen auf, z. B. geistige Behinderung, Epilepsie, Störungen der Sinnesorgane, z. B. Schielen und Gleichgewichtsstörungen, Sprachstörungen u. a.
- Ausprägung und Auftreten der Zusatzbehinderungen sind abhängig vom Ort und Ausbreitung der Gehirnschädigung.

Ursachen

- Ursachen des zerebralen Defekts sind häufig unklar, hauptsächlich jedoch Anoxie (Fehlen von Sauerstoff) und Asphyxie (Pulslosigkeit).
- Betrifft daher in erster Linie Früh- und Neugeborene, hier v.a. Früh- und Mangelgeborene.
- Mögliche Ursachen von zerebralen Versorgungsstörungen (Thom 2003):
  - Respirations-, Herzkreislauf- und Stoffwechselstörungen des Früh- oder Neugeborenen
  - kardiovaskuläre und respiratorische Anpassungsstörungen des Frühgeborenen
  - Geburtsasphyxie, Geburtstraumata
  - Infektionskrankheiten des Säuglings, intrauterine Infektionen und Toxikose
  - intrauterine Durchblutungsstörungen der Plazenta
- Vorgeburtliche Risikofaktoren sind u.a.:
  - Nikotin-, Alkohol-, Drogenkonsum der Mutter
  - Diabetes mellitus der Mutter
  - Infektionen wie Röteln, Herpes oder Toxoplasmose
  - intrauterine Mangelernährung, Mehrlingsschwangerschaften

Merke: Die verschiedenen Ursachen einer IZP sind sowohl auf Schwangerschaft, Geburt als auch auf eine Krankheit zurückzuführen.

Symptome

- frühzeitige abnorme Haltungen und Bewegungen
- abnorme Steifigkeit des Säuglings
- mangelnde Kopfkontrolle, häufiges Überstrecken („Kissenbohren")
- selten Strampelbewegungen, erschwerte Abspreizung beim Windeln
- Ablehnung der Bauchlage, steife Beugehaltung der Arme
- steife Streckung und Überkreuzungstendenz der Beine
- Seitendifferenz in Haltung und Bewegung
- Hemmungen und Stockungen im Bewegungsablauf
- Folgen:
  - verzögerte oder gestörte motorische Entwicklung
  - Defizite in Sprachentwicklung und Nahrungsaufnahme
  - ggf. mangelnde Kontaktfreudigkeit

Merke: Die Ausprägungen der IZP sind vielfältig. Daher ist die Erkrankung meist erst nach dem 2. Lebensjahr richtig zu erkennen.

Formen der IZP

- **Hemiparese, Diparese** und **Tetraparese**
- Je nach Art der Tonusstörung werden unterschieden:
  - **spastische Form** (Spastik = Steifheit der Glieder aufgrund eines erhöhten Muskeltonus mit verlangsamtem oder eingeschränktem Bewegungsablauf)
  - **dyskinetische/dystone Form** (Dyskinesie/Dystonie = unwillkürliche, langsame verkrampfte Bewegungsmuster)
  - **ataktische Form** (Ataxie = Koordinations- und Gleichgewichtsstörung mit abgehackten Bewegungsabläufen)
- Am häufigsten ist die spastische Form (60 %). Sie kann in Form von Tetraparese, Diparese und Hemiparese auftreten, wohingegen die anderen Formen immer den gesamten Körper betreffen.

16.5.2 Pflegemaßnahmen

- Früherkennung von Entwicklungsverzögerungen und Behinderungen, v.a. bei Risikokindern
- Förderung der Eltern-Kind-Beziehung, v.a. Beratung und Anleitung der Eltern bei Pflege, Nahrungsaufnahme, Umgang mit Hilfsmitteln usw.
- Förderung der Kommunikation (S. 67)
- sensible, individuelle, ressourcen- und bedürfnisorientierte Pflege
- regelmäßiger Lagewechsel und Mobilisation zur Unterstützung der vestibulären Wahrnehmung und Orientierung über „Lage im Raum"
- Anwendung spezieller Lagerungen bei Hemiplegie, Tetraspastik, muskulärer Hypotonie u.a. (S. 184)
- Durchführung von Kontrakturen-, Spitzfuß- und Dekubitusprophylaxen v.a. bei schwerstbehinderten Kindern, bei muskulärer Hypotonie, Immobilität und Lähmungen
- Förderung der Körperwahrnehmung durch z.B. basale Stimulation, Physiotherapie nach Bobath- oder Vojta-Methode, Ess- und Spieltherapie u.a.
- frühzeitige Rehabilitationsmaßnahmen

16.6 Diagnostik

16.6.1 Beurteilung der Bewusstseinslage

Bewusstseinsbeeinträchtigungen werden in 5 Stadien eingeteilt (Tab. 16.3).

Tab. 16.3 *Bewusstseinsstadien und Befunde (Huber et al. 1994).*

Stadium	Reaktionen des Patienten, Sprache	Sensibilität	Motorik
ansprechbar/ wach	adäquate Antwort, prompt, spontan, normal, Mimik differenziert, Anweisungen werden sofort ausgeführt	spürt schon leichte Berührung mit den Fingerspitzen	bewegt sich spontan und seitengleich
benommen	zeitlich und örtlich desorientiert, sehr gut weckbar, oft schweigend, Befehle werden verzögert ausgeführt, Mimik differenziert, unzusammenhängende Sprache, Verständnisschwierigkeiten, Echolalie	spürt Kneifen, Stechen	bewegt sich seitenungleich (Spontaneität, Kraft, Widerstand), nicht gezielt auf Anweisungen
somnolent	desorientiert, apathisch, antriebslos, schläft ein, keine spontanen Worte, Lallen, Artikulation schlecht, Mimik undifferenziert	spürt Kneifen, Stechen	Abwehrbewegungen, bei Schmerz gezielt
soporös	völlig desorientiert, kein Schmerzlaut, nur mit Schmerz weckbar, Mimik nur bei Schmerz	spürt Stechen	Abwehrbewegungen bei Schmerz ungezielt
Koma	keine Reaktionen	spürt nichts	keine Reaktionen außer einigen Reflexen

Die Zustände können ineinander übergehen und mit der Glasgow-Koma-Skala beurteilt werden (Tab. 16.4).

Tab. 16.4 *Glasgow-Koma-Skala (modifiziert für das Kindesalter). Standardisiertes Punktebewertungssystem zur Überwachung von bewusstseinsgestörten Patienten.*

IA	**Verbale Antwort (über 2 Jahre)**
5	verständliche Sprache, volle Orientierung
4	unverständliche Sprache, Verwirrtheit
3	inadäquate Antworten, Wortsalat
2	unverständliche Laute
1	keine verbale Äußerung
IB	**Verbale Antwort (unter 2 Jahre)**
5	fixiert, erkennt, verfolgt, lacht
4	fixiert kurz, inkonstant, erkennt nicht sicher
3	zeitweise erweckbar, trinkt/isst nicht mehr, Bedrohreflex negativ
2	motorische Unruhe, nicht erweckbar
1	keine Antwort auf visuelle, akustische, sensorische Reize
II	**Motorische Antwort**
6	gezieltes Greifen nach Aufforderung
5	gezielte Abwehr auf Schmerzreize
4	ungezielte Beugebewegung auf Schmerzreize
3	ungezielte Armbeugung/Beinstreckung auf Schmerzreize
2	Streckung aller Extremitäten auf Schmerzreize
1	keine motorische Antwort auf Schmerzreize
III	**Augenöffnen**
4	spontanes Augenöffnen
3	Augenöffnen auf Zuruf
2	Augenöffnen auf Schmerzreize
1	kein Augenöffnen auf jegliche Reize
IV	**Okulomotorik (Kaltspülung äußerer Gehörgang, Puppenaugenphänomen)**
4	konjugierte Augenbewegungen, Pupillenreaktion auf Licht beidseits erhalten
3	konjugierte tonische Augenbewegungen bei o.g. Reflexen
2	Divergenzstellung beider Bulbi bei o.g. Reflexen
1	keinerlei Reaktion bei o.g. Reflexen, Pupillenreaktion auf Licht erloschen

Max. Punktzahl von 15 findet sich bei unbeeinträchtigten Menschen. Die Kategorien IA und IB sind alternativ zu gebrauchen.
Ab einem GCS von 8 Punkten oder weniger ist i.d.R. neurologische Intensivpflege erforderlich.

Einschätzen der Bewusstseinslage

Maßnahmen, um die Bewusstseinslage eines Kindes einzuschätzen, sind:

- **Ansprache des Kindes:** Sie erfolgt in ruhigem und gut verständlichem Ton.
- **Bewegungen ausführen lassen:** Kind z.B. einen Arm heben lassen, einen Gegenstand ergreifen.
- **Reaktionen auf stärkere Reize:** z.B. Wirkung von Kälte oder von akustischen Reizen, aber auch das Verhalten des Kindes bei der Blutentnahme.
- **Reflexe prüfen:** Ist in erster Linie ärztliche Aufgabe. Pflegeperson sollte erkennen, ob z.B. der Saug-, Husten- und Schluckreflex vorhanden ist. Diese Reflexe können vorsichtig mit einem Beruhigungsschnuller, Sauger oder Löffel geprüft werden.
- **Pupillenkontrolle:** Wichtiges Kriterium bei der Feststellung des neurologischen Zustandes. Geprüft werden Pupillenreaktion, -weite, -form und -position sowie evtl. Seitendifferenz.
  - **konsensuelle Pupillenreaktion:** seitengleiche Pupillenreaktion
  - **Isokorie:** gleiche Pupillenweite auf beiden Seiten
  - **Anisokorie:** seitendifferente Pupillenweite

Merke: Befunde:
- **einseitige Pupillenerweiterung:** ggf. Kompression des Nervus occulomotorius
- **beidseitige auffallende Pupillenerweiterung:** bei zerebraler Hypoxie
- **beidseitig enge Pupillen:** Hinweis auf sekundäre Kompression bei intrakraniellem Druckanstieg
- **weite, entrundete und reaktionslose Pupillen:** bei Ausfall der Hirnstammfunktion
- Einige Arzneimittel (z.B. Mydriatikum oder Opiate) beeinflussen die Pupillenweite.

16.6.2 Liquorpunktion

Definition: Die **Liquorpunktion** ist die Punktion des Subarachnoidalraums bzw. des Lumbalkanals mittels Hohlnadel. Die häufigste Punktionsstelle ist im Lumbalbereich, seltener sind die Subokzipitalpunktion und bei Säuglingen die Ventrikelpunktion.

Indikation und Kontraindikation

- **diagnostisch:** Messung des Liquordrucks, mikroskopische Zellzahlbestimmung sowie chemische, bakteriologische und serologische Untersuchungen
- **therapeutisch:** zur intrathekalen Gabe von Zytostatika sowie als Spinalanästhesie zur Schmerzbekämpfung.
  - Ventrikelpunktion kann zur Druckentlastung beim Hydrozephalus eingesetzt werden.
- **Kontraindikation:** infizierte Haut der Punktionsstelle, erhöhter Hirndruck

Material

Zusätzlich zum allgemeinen Material:
- 3–6 sterile Liquorröhrchen
- Liquorpunktionsnadel mit Mandrin und Arretierung
- evtl. Pandyschälchen und Pandyreagenz

Vorbereitung

Zusätzlich zur allgemeinen Vorbereitung:
- Zum Ausschluss einer Stauungspapille durch den Augenarzt werden nach Anordnung Augentropfen zur Weitstellung der Pupille verabreicht.
- Direkt vor der Liquorpunktion BZ-Kontrolle nach Anordnung durchführen. Der Glukosegehalt des Liquors beträgt normalerweise $^{2}/_{3}$ des Blutzuckers, ein niedrigerer Wert kann auf eine bakterielle Infektion hinweisen.

Durchführung

Punktionsstellen

- **Lumbalpunktion:** zwischen 3. und 4. oder 4. und 5. Lendenwirbel (hier befindet sich kein Rückenmark mehr, da es bereits auf Höhe des 2. Lendenwirbels endet)
- **Subokzipitalpunktion:** zwischen Hinterhauptsschuppe und Dornfortsatz des 2. Halswirbels
- **Ventrikelpunktion:** große Fontanelle bei Säuglingen (sofern diese noch nicht verschlossen ist)

Lagerung

- **Lumbalpunktion im Sitzen:** v.a. bei größeren Kindern
  - Der Rücken des Kindes ist dem Arzt zugewandt, das Gesäß befindet sich an der Kante der Untersuchungsliege. Die Pflegeperson steht seitlich neben dem Kind, umfasst den Nacken und hält Arme und Beine fest. Der Rücken des Kindes ist zum Katzenbuckel gekrümmt (Abb. 16.2).
- **Lumbalpunktion im Liegen:** v.a. bei Säuglingen, Kleinkindern und Schwerkranken
  - Kind liegt auf der Seite, der Rücken ist dem Arzt zugewandt. Die Pflegeperson umfasst Arme und Beine (Abb. 16.2).
- **Subokzipitalpunktion:** Wird immer im Liegen durchgeführt.
- **Ventrikelpunktion:** Säuglinge werden wie zu einer Blutentnahme am Kopf gehalten.

***Abb. 16.2** Lagerung zur Lumbalpunktion.*

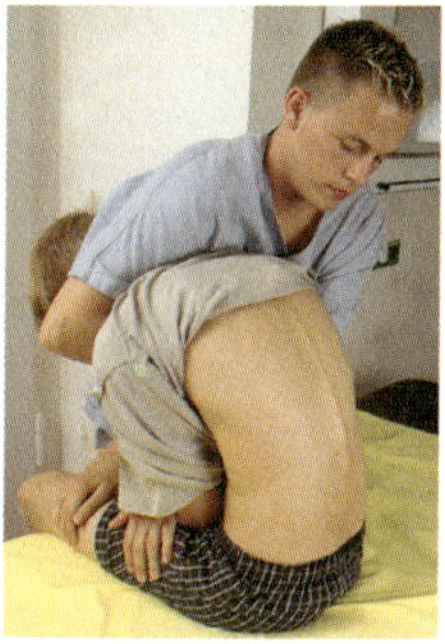

***a** Bei größeren Kindern wird Rücken zum sog. Katzenbuckel gekrümmt.*

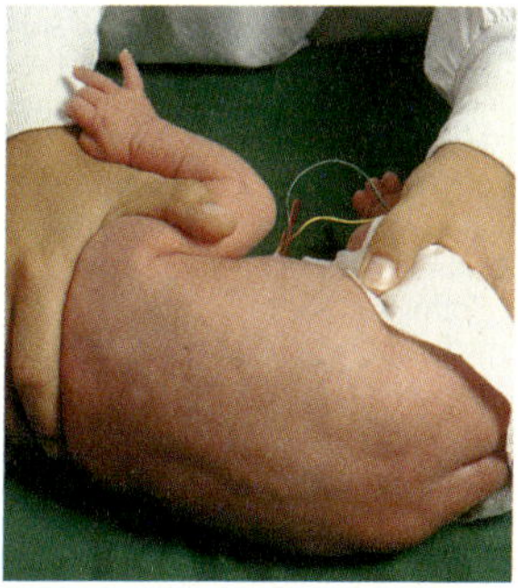

***b** Bei Säuglingen und Kleinkindern erfolgt Lumbalpunktion meist im Liegen.*

Assistenz

Neben den allgemeinen Maßnahmen bei Punktionen ist Folgendes zu beachten:

- Nach Einführung der Punktionsnadel durch den Arzt wird Mandrin entfernt und steril abgelegt. Die ersten 3 Tropfen Liquor werden in das Pandyschälchen geleitet.

> **Merke:** Bei positiver Pandyreaktion werden weiße Schlieren sichtbar. Es kommt zur Ausflockung von Eiweiß. Erhöhtes Eiweiß im Liquor kann ein Hinweis auf eine bakterielle Infektion sein.

- Dann wird in jedes Laborröhrchen ca. 1 ml Liquor aufgefangen (bei Entlastungspunktion entsprechend mehr).
- Der Mandrin wird wieder eingesetzt, die Punktionsnadel entfernt.
- Punktionsstelle mit trockenem, sterilem Tupfer abdecken und Pflasterverband darüber kleben. Der Tupfer verbleibt, um Druck auszuüben und so Liquoraustritt zu verhindern.

Manuelle Messung des Liquordrucks

- In seltenen Fällen wird Liquordruck einmalig manuell gemessen.
- Hierzu wird eine Verlängerung (z.B. Perfusorleitung) an die Lumbalkanüle angeschlossen und diese senkrecht gehalten.
- Mit einem Maßband wird festgestellt, wie hoch der Liquor steigt.
- Wert gibt Liquordruck in cm/H_2O (Wassersäule) an.
- Für Mehrfachmessungen werden bei liegender Liquordauerableitung Systeme mit integrierter Druckmessung verwendet, die Messwerte werden auf dem Monitor angezeigt.

Nachsorge

- Kind sofort nach Entfernen der Punktionsnadel auf den Bauch legen, um Liquoraustritt ins Gewebe zu verhindern. Anschließend zurück ins Zimmer fahren oder tragen.
- Größere Kinder sollen die ersten 2 Std. auf dem Bauch und weitere 22 Std. flach liegen bleiben, um Kopfschmerzen und Schwindel zu vermeiden.
- Säuglinge und Kleinkinder nach Möglichkeit auch in liegender Position halten.
- Kind darauf hinweisen, dass es möglichst nicht husten oder pressen soll.
- Reichliche Flüssigkeitszufuhr unterstützt Nachbildung des Liquors.
- Liquorröhrchen beschriften und sofort ans Labor weiterleiten (bei längerer Liegezeit kommt es zum Zellzerfall und ggf. falschen Laborergebnissen).
- In manchen Kliniken wird Zellzahl direkt vom Arzt mikroskopisch bestimmt.
- Einmalmaterial entsorgen, Pandyschälchen desinfizieren.
- Komplikationen:
  - Postpunktionssyndrom: Kopfschmerzen, Rückenschmerzen, Erbrechen
  - Infektion, Einklemmung des Hirnstamms
  - Paraplegie durch Fehlpunktion
  - Nach Ventrikelpunktion besteht Gefahr von intrazerebralen und ventrikulären Blutungen → daher auf Beobachtung der Bewusstseinslage und neurologische Parameter achten.

16.6.3 Elektroenzephalogramm (EEG)

> **Definition:** Ein **Elektroenzephalogramm (EEG)** registriert mittels am Kopf angebrachter Elektroden die Hirnströme des Kindes.

- EEG ist wichtigstes Hilfsmittel in der Epilepsiediagnostik.
- Geringste elektrische Spannungsunterschiede, die in den neuronalen Strukturen des Gehirns ihren Ursprung haben, werden an der Kopfhaut mittels Oberflächenelektroden abgeleitet und grafisch dargestellt.
- Elektroden werden an genau definierten Punkten am Kopf positioniert. Für Säuglinge wird sog. Babyhaube mit reduzierter Elektrodenanzahl verwendet.
- Aufgezeichnet werden Schwingungen, die je nach Frequenzbereich als Alpha-, Beta-, Theta- oder Deltawellen definiert werden.
- Pathologische bzw. epilepsietypische Muster sind „Spike-Waves".

EEG-Formen

- Wach-EEG, Schlaf-EEG
- Langzeit-EEG, Schlafentzugs-EEG

Vorbereitung

Schlaf-EEG:

- Sedierung nach Anordnung verabreichen.
- Danach Kind nicht mehr alleine lassen, Vitalzeichen und Bewusstseinslage engmaschig überwachen.
- Da häufig die Hirnströme während der Einschlafphase relevant sind, darf Kind nicht vor dem EEG einschlafen.

Schlafentzugs-EEG:

- Jugendliche dürfen die ganze Nacht nicht schlafen, Kleinkinder werden ab 24 Uhr oder 4 Uhr morgens geweckt.
- Im Krankenhaus muss Pflegepersonal – sofern kein Elternteil anwesend ist – das Kind altersgerecht beschäftigen.

> **Merke:** Das Kind sollte bei der Untersuchung in ausgeglichenem Allgemeinzustand sein.

Durchführung

- Während des EEGs muss der Kopf des Kindes still liegen bleiben.
- Bei Kind mit Epilepsie ggf. Notfallmedikationen (z.B. Diazepamrektiole) bereithalten.
- Nach dem EEG soll Kind ausschlafen können (Eltern informieren oder ggf. für ausreichend Ruhe im stationären Bereich sorgen).

17

Pflege von Kindern mit Störungen des Blutsystems

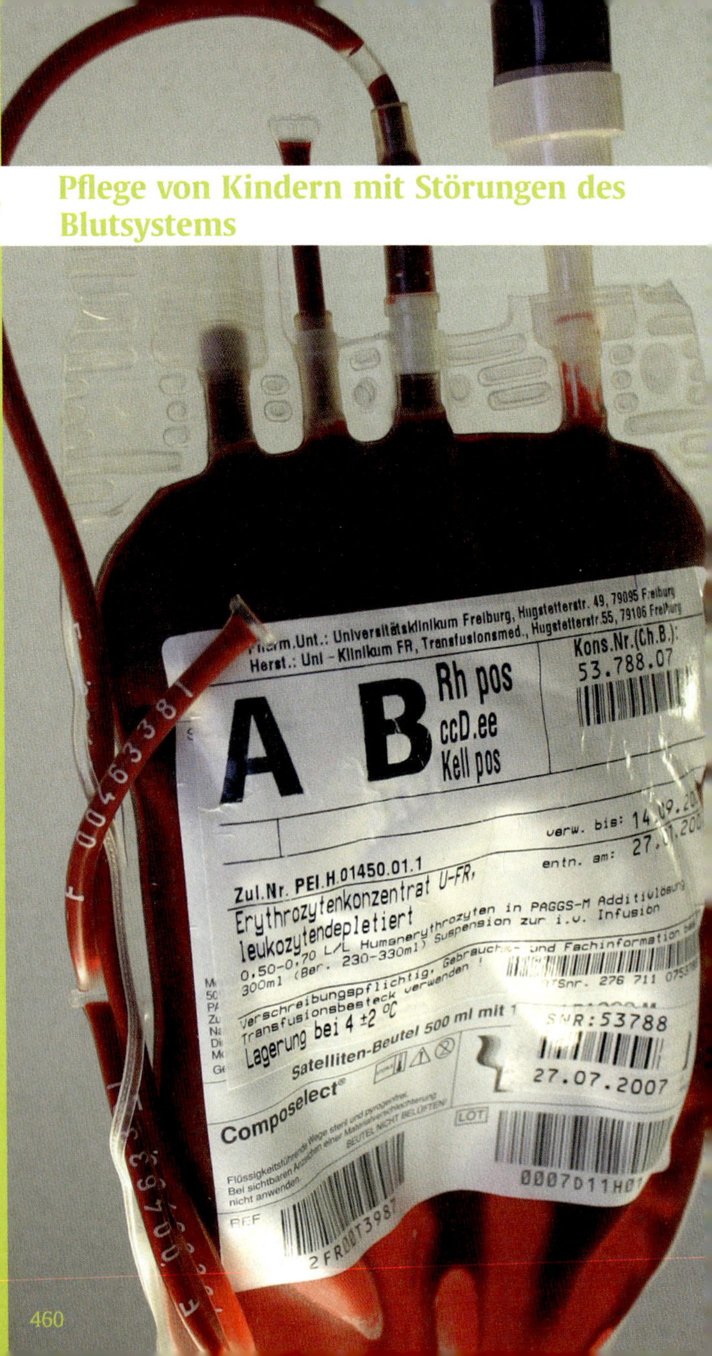

17.1 Anämie

17.1.1 Grundlagen

> **Definition:** Als **Anämie** bezeichnet man eine verminderte Anzahl der Erythrozyten und/oder des Hämoglobingehalts.

Ursachen

Die Ursachen werden in Tab. 17.1 zusammengefasst.

Tab. 17.1 *Ursachen von Anämien.*

Anämie durch vermehrten Blutverlust	Anämie durch gestörte Erythrozytenproduktion	Anämie durch gesteigerten Untergang von Erythrozyten (chronisch hämolytische Anämien)
akute Blutung	Infektion	Thalassämie
chronische Blutung	Eisenmangel, aplastische Anämien	Kugelzellanämie Sichelzellanämie

Die häufigste Anämieform im Kindesalter ist die Eisenmangelanämie.

Symptome

- Müdigkeit, Kopfschmerzen, Antriebslosigkeit
- Tachykardie, Appetitlosigkeit, Schwindel
- verminderte Leistungsfähigkeit und Infektanfälligkeit
- Blässe von Haut- und Schleimhaut
- bei größeren Kindern Mundwinkelrhagaden, trockene Haut, spröde Haare und brüchige Fingernägel
- bei Anämie durch Blutverlust Kreislaufprobleme, Kurzatmigkeit, Bewusstlosigkeit, vitale Bedrohung bei akuter Blutung

17.1.2 Pflegemaßnahmen

Deckung des Eisenbedarfs durch die Ernährung

Der Eisenbedarf wird durch ausgewogene Ernährung gedeckt. Die Zufuhr durch gemischte Kost liegt bei 10–30mg am Tag. Die Speicherreserven befinden sich in der Leber. Tab. 17.2 zeigt den täglichen Eisenbedarf.

Tab. 17.2 *Eisenbedarf.*

Alter	Eisenbedarf/Tag
Säuglinge–4 Monate	0,5mg
4 Monate–6 Jahre	8mg
7>–9 Jahre	10mg
bis 18 Jahre, ♂	12mg
bis 18 Jahre, ♀	15mg

- Bei Neugeborenen und Säuglingen bis zum 4. Lebensmonat wird der Eisenbedarf hauptsächlich aus den vorgeburtlichen Eisenreserven gedeckt. Sie sind nach ca. 6 Monaten aufgebraucht. Da Muttermilch nur relativ wenig Eisen enthält, Eisen ab diesem Zeitpunkt mit Beikost zuführen.
- Eisen aus Fleisch kann der Körper leichter aufnehmen. Vegetarier sollten bei der Auswahl von Getreide und Gemüse auf eisenhaltige Nahrungsmittel achten.
- Eine bessere Resorption lässt sich in Verbindung mit Vitamin C erreichen.

- Beim Kauf von fertigen Babynahrungsmitteln auf die Zutatenliste achten.
  - Die Ernährung durch frisches Obst oder Obstgläschen ergänzen.

Medikamentöse Eisenzufuhr

Ist der Eisenbedarf durch Nahrung nicht zu decken oder ist er durch vermehrten Blutverlust erhöht, wird Eisen medikamentös zugeführt:

- Eisenpräparate sind ca. 30 Min. vor dem Essen einzunehmen.
- Sie sollten zusammen mit viel Wasser oder Fruchtsaft getrunken werden, um Nebenwirkungen zu mindern.
- Nachspülen sowie gute Zahnhygiene beugen einer Verfärbung der Zähne vor.

> **Merke:** Milch und schwarzer Tee sind ungeeignet, da sie die Resorption beeinträchtigen.

- Nebenwirkungen der Eisenpräparate können sein:
  - Magen-Darm-Probleme (Übelkeit, Erbrechen, Durchfall, Sodbrennen), Dunkelfärbung des Stuhls (unbedenklich), positiver Hämoccult-Test.

> **Praxistipp:** Werden Eisentropfen versehentlich verschüttet, hinterlassen sie Rostflecken, daher ist Kleidung zu schützen.

Stillen einer Blutung

- Ist die Blutung offensichtlich, versuchen, sie zu unterbrechen (z.B Druckverband).
- Zum Eigenschutz Einmalhandschuhe tragen.
- Treten leichte Nachblutungen nach Operationen auf, Ränder auf dem Verband markieren.
- Blutungen nach Operationen im HNO-Bereich fallen auf, wenn dem Erbrochenen Hämatin und/oder frisches Blut beigemengt ist. Blutstillung durch kontinuierliche Kühlung des Nackens mittels Eiskrawatte. Sofort Arzt informieren.
- Bei Blutungen aus dem Magen-Darm-Bereich ist unverzüglich eine ärztliche Diagnostik einzuleiten und die Kreislaufsituation zu überwachen.

> **Praxistipp:** Kinder haben oft Angst, wenn sie bluten. Deshalb ist es besonders wichtig, sie zu beruhigen.

Stabile Kreislaufsituation

Bei hohem, akutem Blutverlust steht die Kreislaufsituation im Vordergrund.

> **Definition:** Anzeichen für einen **hypovolämischen Schock** sind blasse, kühle, marmorierte Haut, zyanotische Akren und Lippen. Der Puls ist schwach tastbar, schlecht gefüllt und fadenförmig, außerdem besteht eine Tachykardie. Die Amplitude des Blutdrucks ist vermindert, später kommt es zur Hypotonie.

- Kontrolle der Vitalfunktionen (Puls, Blutdruck, Atmung, Bewusstseinslage).
- Ist der Puls an der Arteria radialis schlecht zu fühlen, an der Arteria carotis tasten.
- EKG-Überwachung mittels Monitor bei Schockgefahr bzw. im Schock.
- Zur Unterstützung des Kreislaufs Beine hochlagern.

- Bei Verschlechterung des Allgemeinzustandes evtl. Sauerstoff verabreichen (S. 90).
- Ist das Kind bewusstlos, in stabile Seitenlage bringen.
- Die Zentralisation des Kreislaufs bewirkt eine schlechtere Durchblutung der Extremitäten, deshalb vor Auskühlung schützen.
- Kind unverzüglich der Intensivtherapie zuführen.

17.2 Chronisch hämolytische Anämien

17.2.1 Grundlagen

> **Definition: Hämolytische Anämien** sind durch eine verkürzte Lebensdauer der Erythrozyten gekennzeichnet.

Ursachen und Auswirkungen

Die Ursachen werden in Tab. 17.3 zusammengefasst.

Tab. 17.3 *Chronische Anämien.*

Kugelzellanämie	Sichelzellanämie	Thalassämie
Vorkommen		
Mitteleuropa	Mittelmeerraum, vorderer Orient, Afrika	Mittelmeerraum
Pathophysiologie		
Defekt in der Erythrozytenmembran, dadurch erschwerte Passage durch Leber und Milz mit zeitweise starker Anämie durch Hämolyse	Hämoglobinopathie, dadurch sichelartige Verformung der Erythrozyten bei Sauerstoffmangel und Abbau in Leber und Milz, außerdem kann es durch Thrombenbildung im gesamten Kreislauf zu Schmerzkrisen kommen	Hämoglobinopathie, es wird vermehrt fetales Hämoglobin gebildet, das eine verringerte Lebensdauer hat
Behandlung		
▪ Bluttransfusionen bei schweren Anämien ▪ Entfernung der Milz nach dem 5. Lebensjahr	▪ bei Schmerzkrisen reichliche Flüssigkeitszufuhr durch Infusionen, ausreichende Schmerztherapie ▪ bei aplastischen Krisen Bluttransfusionen	▪ regelmäßige Bluttransfusionen ▪ Gabe eisenausschwemmender Medikamente ▪ Entfernung der Milz

Symptome

- Blässe, leichter Ikterus, dunkelgefärbter Urin (Urobilinogen),
- vergrößerte Milz, Neigung zu Gallensteinen,
- während akuter hämolytischer Schübe können Fieber, Schüttelfrost, Bauchschmerzen auftreten.

Bei der Kugel- und Sichelzellanämie kommt es im Gegensatz zur Thalassämie nur in unregelmäßigen Abständen zu hämolytischen Krisen bzw. Schmerzkrisen. Die Heilung der Thalassämie kann nur durch eine Knochenmarktransplantation erreicht werden. Bis dahin werden die meisten Kinder konventionell behandelt. Das bedeutet, im Zyklus von 3–4 Wochen wird eine individuell berechnete Menge Erythrozytenkonzentrat verabreicht.

Im Folgenden wird besonders auf die Pflege der Kinder mit Thalassämie eingegangen. Pflegeprobleme entstehen durch:

- verminderte Leistungsfähigkeit, Müdigkeit, Abgeschlagenheit
- mangelnde Akzeptanz der Therapie
- erhöhte Infektanfälligkeit bei splenektomierten Patienten
- Bauchschmerzen bei gesteigertem Blutabbau, vergrößerte Leber und Milz
- Hautveränderungen durch subkutane Infusionen
- möglicherweise Angst vor Bluttransfusionen (z.B. Infektionen)
- sekundäre Hörschäden durch die Chelattherapie (Eisenausschwemmung)
- Beeinträchtigung durch chronischen Verlauf der Erkrankung
- psychische Belastung durch verkürzte Lebenserwartung und Verschlechterung des Allgemeinzustandes

17.2.2 Pflegemaßnahmen

Erkennen von Komplikationen

- Durch die vielen Transfusionen kommt es zu einem vermehrten Blutabbau.
- Dabei wird Eisen freigesetzt.

Definition: Hämosiderose heißt, dass Eisen in den Organen angelagert wird. Betroffen sind v.a. Herz, Leber, Pankreas, Schilddrüse, Hypophyse, Ovarien und Testes. Die Folgen können Leber-, Herzinsuffizienz, Diabetes mellitus, Hypothyreose, fehlender präpubertärer Wachstumsschub und Verzögerung der Sexualentwicklung sein.

- Um Spätschäden gering zu halten, wird ca. ab dem 4. Lebensjahr meist eine Dauertherapie mit einem Medikament zur Eisenausschwemmung durchgeführt. Dieses wird als subkutane Infusion mittels spezieller Pumpen gegeben.
- In Einzelfällen kann bei extrem hoher Eisenbelastung die Infusion hochkonzentriert intravenös erfolgen.

Merke: Während der Infusion können allergische Reaktionen mit Quaddelbildung, Juckreiz, Gesichts-, Zungen- und Kehlkopfschwellung auftreten. In diesem Fall ist die Infusion zu unterbrechen und der Arzt zu informieren.

- Bei erhöhtem Blutbedarf kann eine Splenektomie notwendig werden. Damit verbunden ist eine erhöhte Infektanfälligkeit (besonders: Pneumokokkensepsis):
  - Kinder erhalten prophylaktisch eine Pneumokokkenimpfung,
  - sie müssen für zunächst 4–6 Jahre Penizillinpräparate einnehmen,
  - obligatorisch ist die Hepatitis-Impfung.

Selbstständiger Umgang mit der Therapie

- Bei guter Mitarbeit der Patienten kann das dritte Lebensjahrzehnt bei Erhaltung der Lebensqualität ohne Knochenmarkstransplantation erreicht werden.
- Zu Beginn der häuslichen Therapie ist evtl. unterstützend ein ambulanter Pflegedienst einzuschalten.
- Die Anleitung der Eltern beinhaltet folgende Aspekte:
  - Durch nächtliche Gabe der subkutanen Infusion gibt es die geringsten Einschränkungen im Alltag.

- Die zubereitete Infusionslösung ist 24 Stunden bei Zimmertemperatur haltbar, die Trockensubstanz muss im Kühlschrank aufbewahrt werden.
- Die Infusionsstellen sind vorzugsweise am Bauch und nach jeder Infusion zu wechseln.
- Infusionseintrittsstellen sind auf Schmerzen, Schwellung sowie pigmentierte Verhärtungen hin zu beobachten.
- Durch die Eisenausscheidung kann eine unbedenkliche Dunkelfärbung des Urins auftreten.
- Eine Nebenwirkung der enteisenden Medikamente kann eine zunehmende Schwerhörigkeit sein, deshalb finden regelmäßig Hörtests statt.

Bestmögliche psychosoziale Situation

Bei der Thalassämie treffen mehrere Faktoren zusammen, die den Patienten beeinträchtigen:

- Im Kindesalter sind die Klinikaufenthalte und Infusionen belastend.
- Im Schulkindalter sind die Kinder oft kleiner als ihre Klassenkameraden und nicht so belastbar.
- Durch häufigeres Fehlen in der Schule kann die Integration erschwert sein, außerdem muss der Unterrichtsstoff nachgeholt werden.
- Jugendlichen Patienten fehlt häufig die Motivation, die Therapie durchzuführen. Belastend wirkt v.a.,
  - dass sie in der körperlichen und sexuellen Entwicklung hinter ihren Altersgenossen zurückbleiben,
  - dass die Langzeitauswirkungen von Erkrankung und Therapie auftreten,
  - dass die Lebenserwartung eingeschränkt ist und mit zunehmender Invalidität einhergeht.

17.3 Erworbene Blutungskrankheit

17.3.1 Grundlagen

Ursachen

- Tritt häufig bei Kindern zwischen 2–7 Jahren auf.
- Auslösende Faktoren können virale und bakterielle Infektionen sowie seltener Arznei- und Nahrungsmittelallergene sein.
- Die Ursachen sind z.T. ungeklärt.

Symptome

> **Definition:** Bei der **Purpura Schoenlein-Henoch** handelt es sich um ein gefäßbedingtes Blutungsleiden. Durch eine Autoimmunreaktion werden die Kapillarwände durchlässiger und somit steigt die Blutungsbereitschaft, außerdem kann es zur Ödembildung kommen.

- Haut- und Schleimhautblutungen,
- Gelenkbeschwerden, Bauchschmerzen und leichtes Fieber,
- Hautblutungen können als Petechien, Ekchymosen sowie als makulopapulöse Effloreszenzen auftreten,
- betroffene Körperstellen sind die Streckseiten der Beine, Gesäß, Fußgelenke bzw. alle Stellen, die übermäßig belastet werden (z.B. durch Reiben der Kleidung),
- Blutungen können auch im Magen-Darm-Trakt und den Nieren auftreten, dadurch kolikartige Bauchschmerzen (häufig).

17

Definition: Die **idiopathische Thrombozytopenie** (ITP) ist die häufigste Blutungserkrankung im Kindesalter. Es handelt sich um eine autoimmunologische Reaktion, bei der Autoantikörper gebildet und die Thrombozyten beschleunigt phagozytiert werden.

- Bei Thrombozytenzahlen unter 20 000/µl können petechiale Hautblutungen und Ekchymosen auftreten, häufig begleitet von starkem Nasenbluten.
- Blutungen im Urogenital- und Magen-Darm-Trakt sind möglich.
- Zu schweren Blutungen oder Hirnblutungen kommt es selten.

Therapie

- Purpura Schoenlein-Henoch:
  - Die Therapie erfolgt symptomatisch.
  - Sind Streptokokken nachgewiesen, wird mit Penizillin behandelt.
- Idiopathische Thrombozytopenie:
  - Kinder werden mit Immunglobulinen behandelt.
  - In manchen Fällen kann die ITP in eine chronische Thrombozytopenie übergehen.

Merke: Immunglobuline werden laut Herstellerangaben aufgelöst und verabreicht. Zu beachten ist dabei, das Lösungsmittel vorher auf 37 °C zu erwärmen. Die Chargennummer muss im Dokumentationssystem vermerkt werden. Unverträglichkeitsreaktionen können ähnlich wie bei Bluttransfusionen auftreten, deshalb werden während der Verabreichung die Vitalzeichen überwacht.

17.3.2 Pflegemaßnahmen

Erkennen und Vermeiden neuer Blutungen

- Bei der Körperpflege Haut und Effloreszenzen beobachten und dokumentieren.
- Urin und Stuhl täglich auf Blutbeimengungen untersuchen.
- Konsequente Einhaltung einer Bettruhe für ca. 1–2 Wochen.
- Kleidung sollte bequem und locker sein.
- Hinzu kommen prophylaktische Maßnahmen, die bei Thrombozytenzahlen unter 20 000/µl zu beachten sind (S. 467).
- Mundhygiene mit weicher Zahnbürste oder Lösung durchführen.
- Auf invasive Maßnahmen sowie auf routinemäßiges Blutdruck- und rektales Fiebermessen verzichten.
- Für ein ausreichendes Beschäftigungsangebot sorgen.

Ausreichende Nahrungsaufnahme

- Wegen Einblutungen in die Magen- und Darmschleimhaut kann es zu Bauchschmerzen kommen. Die Kinder sind oft appetitlos:
  - Kleine Portionen und Wunschkost anbieten.
  - Auf leichte Schonkost achten.
  - Verzicht auf z. B. blähende und scharfe Speisen.
  - Auf ausreichende Flüssigkeitszufuhr achten.
- Bei Bauchschmerzen kalte Bauchwickel anwenden.
- Ggf. Analgesie verabreichen.

Linderung von Gelenkbeschwerden und Ödemen

- Bei der Purpura Schönlein-Henoch können die Gelenke schmerzhaft geschwollen sein. Am häufigsten sind Fuß-, Hand- und Kniegelenke betroffen.
- Ödeme vorwiegend an Hand- und Fußrücken sowie Augenlidern zu beobachten.
- Hochlagerung der Beine und Kühlung erzielt manchmal eine Verbesserung. Meist genügt jedoch die konsequente Einhaltung der Bettruhe.
- Ggf. Schmerzmedikamente verabreichen.

17.4 Hämophilie

17.4.1 Grundlagen

> **Definition: Hämophilie** ist eine angeborene chronische Erkrankung mit erhöhter Blutungsneigung durch Mangel an Gerinnungsfaktoren.

Ursachen

- Durch den Mangel kommt es zu einer gestörten Blutgerinnung.
- Die Erkrankung wird zu $^2/_3$ vererbt, sie kann aber auch durch Spontanmutationen entstehen. Sie betrifft fast ausschließlich Jungen.

> **Definition:** Man unterscheidet **Hämophilie A** und **Hämophilie B**, je nachdem, ob der Gerinnungsfaktor 8 (ca. 85%) bzw. 9 (ca. 15%) betroffen ist. Nach der prozentualen Restaktivität der Gerinnungsfaktoren werden 4 Schweregrade unterschieden.

Symptome

- Bei einer Restaktivität unter 1% kann es bereits bei geringer mechanischer Einwirkung zu Hämatomen und Blutungen in Muskulatur, Gelenken und inneren Organen kommen.

Therapie

- Therapieform hängt von Art und Schwere der Erkrankung ab und erfolgt durch die Substitution der Gerinnungsfaktoren.
- Bei der schweren und z.T. auch bei der mittelschweren Hämophilie erfolgt eine prophylaktische Dauerbehandlung mit Gerinnungspräparaten. Die Injektion ist dabei 2–4-mal wöchentlich intravenös notwendig.

17.4.2 Pflegemaßnahmen

Vermeidung von Blutungen

- Bei Kleinkindern durch eine sichere Umgebung Blutungen vorbeugen.
- Zum Schutz vor Verletzungen Knie- und Ellenbogenschützer und Helm tragen.
- Blutungen im Mund durch Zahnpflege mit weicher Zahnbürste vorbeugen.
- Impfungen subkutan verabreichen.
- Eine gesunde Ernährung vermeidet eine übermäßige Belastung der Gelenke durch Übergewicht.
- Kräftige Muskeln und ein sicheres Körpergefühl sind ein guter Schutz der Gelenke.
- Geeignete Sportarten: Schwimmen, Radfahren, Wandern, Tischtennis, Segeln.

Merke: Bei Schmerzen sollten Analgetika nur nach ärztlicher Rücksprache verabreicht werden, da sie häufig Einfluss auf die Blutgerinnung haben. Kontraindiziert sind salizylhaltige Arzneimittel, da sie zur Beeinträchtigung der Thrombozytenfunktion führen!

Erkennen von Blutungen, Blutstillung

In den verschiedenen Altersstufen sind Körperteile und Organe in unterschiedlichem Ausmaß blutungsgefährdet (Tab. 17.4).

Tab. 17.4 *Häufig auftretende Blutungen bei Hämophilie in Abhängigkeit vom Lebensalter.*

Alter	Blutungsort
1. Lebensjahr	■ meist ohne Besonderheiten ■ Neigung zu Hämatomen
Kleinkindalter	■ mit zunehmender Beweglichkeit kommt es zu Gelenk- und Muskelblutungen ■ Schnitt- und Bissverletzungen in der Mundhöhle, Nasenbluten, Blutungen in den Mundboden
Schulkindalter	■ zunehmend Muskel- und Gelenkblutungen (v. a. Knie-, Sprung- und Ellenbogengelenk) ■ Blutungen im Urogenitaltrakt und durch Zahnwechsel
Jugendalter	■ gehäufte Gelenk- und Muskelblutungen ■ Beginn von Blutungen im Magen-Darm-Trakt

- Treten kleinere Verletzungen wie Schnitt- und Schürfwunden auf, zunächst allgemeine Maßnahmen zur Blutstillung (Hochlagern, Kühlung, Kompression) einleiten.
- Ist die Blutung nach ca. 15 min nicht gestillt, Gerinnungspräparate substituieren.
- Bei leichter bis mittelschwerer Hämophilie A kann evtl. die Faktorkonzentration aus körpereigenen Speichern durch die Gabe des Hormons DDAVP (Minirin) angehoben werden.
- Bei der Blutstillung sind Handschuhe zum Eigenschutz zu tragen.

Merke: Akut lebensbedrohliche Blutungen sind Hirnblutungen (selten), Blutungen in Mundboden und Zungengrund sowie Verletzungen von Leber und Milz.

Substitution der Gerinnungsfaktoren

- Erfolgt als langsame intravenöse Injektion oder als Kurzinfusion.
- Lösungsmittel auf 20–37 °C erwärmen.
- Trockensubstanz nach Zugabe des Lösungsmittels durch vorsichtiges Schwenken auflösen.
- Trübe Lösungen und Lösungen mit Ausflockungen nicht verwenden.
- Kind auf allergische Reaktionen beobachten.
- Produkt und Chargennummer im Dokumentationssystem vermerken.

Lagerung

Die meisten Gerinnungspräparate müssen bei 2–8 °C im Kühlschrank gelagert werden. Es gibt inzwischen auch Präparate, die bis zu 2 Monate bei Raumtemperatur gelagert werden können (z. B. für Reisen). Sie dürfen nach dieser Zeit nicht wieder in den Kühlschrank.

Sicherheit

Viele Blutgerinnungspräparate werden derzeit noch aus Blutplasma gewonnen. Doch inzwischen gibt es empfindliche Nachweismethoden und zuverlässige Verfahren zur Virusinaktivierung, sodass das Risiko einer HIV-Infektion minimiert ist. Einer Hepatitisinfektion wird durch Impfen ab dem Säuglingsalter vorgebeugt. Seit 1993 werden Gerinnungspräparate auch gentechnologisch (rekombinante Präparate) hergestellt.

Physiologische Beweglichkeit der Gelenke

- Blutungen in Gelenken und Muskulatur können zu Atrophie und Verkürzung des Muskelgewebes, außerdem zu Fehlstellung, Deformierung des Gelenks und Kontrakturen führen. Deshalb ist Bewegungstherapie notwendig.
- Bei schwerwiegenden Schäden sind intensive Rehabilitationsmaßnahmen durchzuführen.
- Nur wenn alle konservativen Maßnahmen erfolglos sind, wird ein operatives Vorgehen erwogen.

Soziale Integration, psychische Stabilität

- Kind nicht in seinen körperlichen Aktivitäten durch Verbote einschränken.
- Hinweise zum Schutz vor Verletzungen altersentsprechend erläutern.
- Lehrer und Erzieher über die Erkrankung informieren.
- Für den Notfall sollte das Kind immer seinen Bluterausweis mitführen.
- Keine Berufe wählen, bei denen eine erhöhte Verletzungsgefahr besteht.
- Eltern und Kinder an die kontrollierte Selbstbehandlung heranführen.

Merke: Problematisch ist die soziale Integration häufig, da Hämophilie oft in Zusammenhang mit einer HIV-Infektion gebracht wird. Gespräche und Informationsmaterial können dazu beitragen, Unsicherheiten bei Betreuungspersonen abzubauen.

17.5 Störungen des leukozytären Systems

17.5.1 Grundlagen

Merke: Eine erhöhte Anzahl von Leukozyten nennt man **Leukozytose**, sie kommt zum Beispiel bei bakteriellen Infekten vor. Bei einer Verminderung spricht man von **Leukopenie**.

- Leukozyten sind für die Abwehr von Infektionen im Organismus zuständig. Ihre Anzahl im Blut liegt normalerweise – altersabhängig – zwischen 4500–17000/µl.
- Die Leukozyten werden in Granulozyten, Lymphozyten und Monozyten unterteilt.
- Den größten Anteil bilden mit 40–70% die Granulozyten.

Ursachen

- Durch angeborene oder erworbene Defekte können Granulozyten vollständig fehlen (Agranulozytose) oder stark vermindert sein (Neutropenie).
- Auslöser einer Agranulozytose kann auch eine allergische Reaktion auf Medikamente oder
- eine Nebenwirkung der Behandlung mit Zytostatika (S. 492).

Symptome

- hohes Fieber, z.T. lebensbedrohliche Infektionen,
- charakteristisch sind Ulzerationen der Mundhöhle und des Magen-Darm-Traktes.

Therapie

- Prophylaktisch werden die Kinder antibiotisch behandelt.
- Außerdem wird versucht, das Knochenmark mit Glukokortikoiden und hämatopoetischen Wachstumsfaktoren zu stimulieren.
- Bei allergischer Ursache: Weglassen des auslösenden Medikaments.

17.5.2 Pflegemaßnahmen

Da die Kinder abwehrgeschwächt sind, selbst kleinste Hinweisen auf eine Infektion beachten. Folgende Pflegeprobleme können auftreten

- mangelnde Akzeptanz der Hygienemaßnahmen,
- schmerzhafte Schleimhautulzerationen und Aphthen im Mund und Analbereich,
- dadurch bedingt: erschwerte Nahrungsaufnahme und Ausscheidung,
- schmerzhafte Lymphknotenschwellungen,
- hohes Fieber, Durchfall,
- Langeweile, da u.U. eine Umkehrisolation erforderlich ist.

Die Kinder sind in vielen Lebensaktivitäten eingeschränkt. Das Hauptpflegeziel ist die Vermeidung von Infektionen. Die Pflegemaßnahmen entsprechen denen bei Leukopenie (S. 498).

17.6 Diagnostik

17.6.1 Knochenmarkpunktion

> **Definition:** Punktion der Markräume platter Knochen zur Entnahme von Knochenmark

- **Diagnostik:** Histologische und zytologische Untersuchungen zur Diagnostik von Erkrankungen des blutbildenden Knochenmarks.
- **Therapie:** zur Knochenmarkspende.

Material

- Benötigt werden zusätzlich zum allgemeinen Material
  - Knochenmarkpunktions- oder Biopsienadel mit Mandrin und Arretierungsplatte in der passenden Größe,
  - 20ml Spritze, mehrere 5ml Spritzen, sterile Nierenschale,
  - Heparinampullen 5000 IE/0,5ml, Uhrglasschälchen,
  - ca. 20 beschriftete und entfettete Objektträger,
  - geschliffener Objektträger zum Ausstreichen des Knochenmarkblutes,
  - sterile Kompressen, Pflasterverband, elastische Binde,
  - Sandsack zur Lagerung, Versandmaterial.

Vorbereitung

- Sie erfolgt entsprechend den allgemeinen Maßnahmen (S. 229).
- Meist erfolgt der Eingriff unter Kurznarkose.

Durchführung

- Punktionsstellen sind der vordere und hintere Beckenkamm.
  - Bei Säuglingen kann die Tibia punktiert werden.
  - Ab etwa dem 10. Lebensjahr kann die Punktion am Sternum erfolgen.

- Das Kind wird je nach Punktionsstelle gelagert:
  - **Punktion des vorderen Beckenkamms:** Bei Punktion in Rückenlage Arme auf dem Bauch verschränken und Polster unter das Gesäß schieben (Abb. 17.1). In Seitenlage die Beine anwinkeln und Kopf durch ein kleines Kissen stützen.
  - **Punktion des hinteren Beckenkamms:** Punktion kann in Bauchlage erfolgen, dabei ein Polster unter Bauch und Becken legen (Abb. 17.2a). Für die Punktion in Seitenlage gilt das Gleiche wie bei Punktion des vorderen Beckenkamms (Abb. 17.2b).
  - **Tibiapunktion:** Kind liegt auf dem Rücken, Unterschenkel mit einem kleinen Sandsack oder Molton unterpolstern.
  - **Sternalpunktion (sehr schmerzhaft):** Kind liegt in Rückenlage auf harter Unterlage, Schultern durch einen flachen Sandsack unterstützen. Arme liegen am Körper.
- Zur allgemeinen Durchführung kommen folgende Schritte hinzu:
  - Pflegeperson zieht das Heparin mit sterilen Handschuhen in die 5ml Spritzen auf und legt sie in der sterilen Nierenschale ab.
  - Soll ein Hautschnitt durchgeführt werden, reicht sie dem Arzt das Skalpell an. Arzt führt die Punktionsnadel ein und entfernt den Mandrin.
  - Mit 20ml Spritze wird Knochenmarkblut aspiriert. Es wird auf das Uhrglasschälchen gegeben und auf die Objektträger ausgestrichen.
  - Für weitere Diagnostik werden die heparinisierten 5ml Spritzen mit Knochenmarkblut gefüllt und das Material durch Schwenken gut vermischt.
  - Mandrin wird wieder eingesetzt und Punktionsnadel entfernt.
  - Punktionsstelle wird mit steriler Kompresse abgedeckt, Druckverband angelegt.

Nachsorge

- Punktionsstelle 2 Stunden mit einem Sandsack beschweren.
- Kind hat 4 Stunden, bzw. bis zum Nachlassen der Sedierung, Bettruhe.
- Verband mindestens alle 2 Stunden auf Nachblutungen zu kontrollieren.
- Kontrolle der Schmerzen,
- Komplikationen können sein
  - Hämatom und Nachblutungen, Schmerzen, Osteomyelitis.

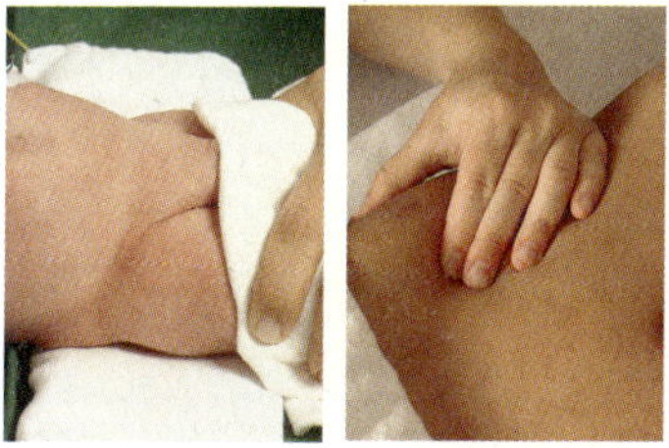

Abb. 17.1 Punktion des vorderen Beckenkamms. **a** Säugling in Rückenlage, **b** älteres Kind in Rückenlage.

Abb. 17.2 Punktion des hinteren Beckenkamms. **a** Älteres Kind in Bauchlage, **b** Säugling in Seitlagerung.

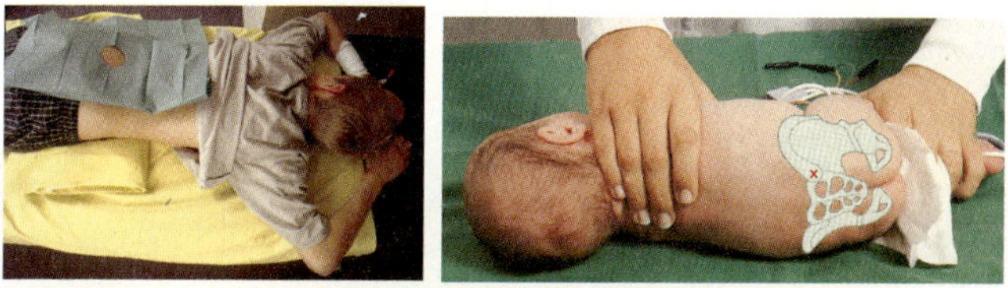

18

Pflege von Kindern mit psychosomatischen und psychiatrischen Störungen

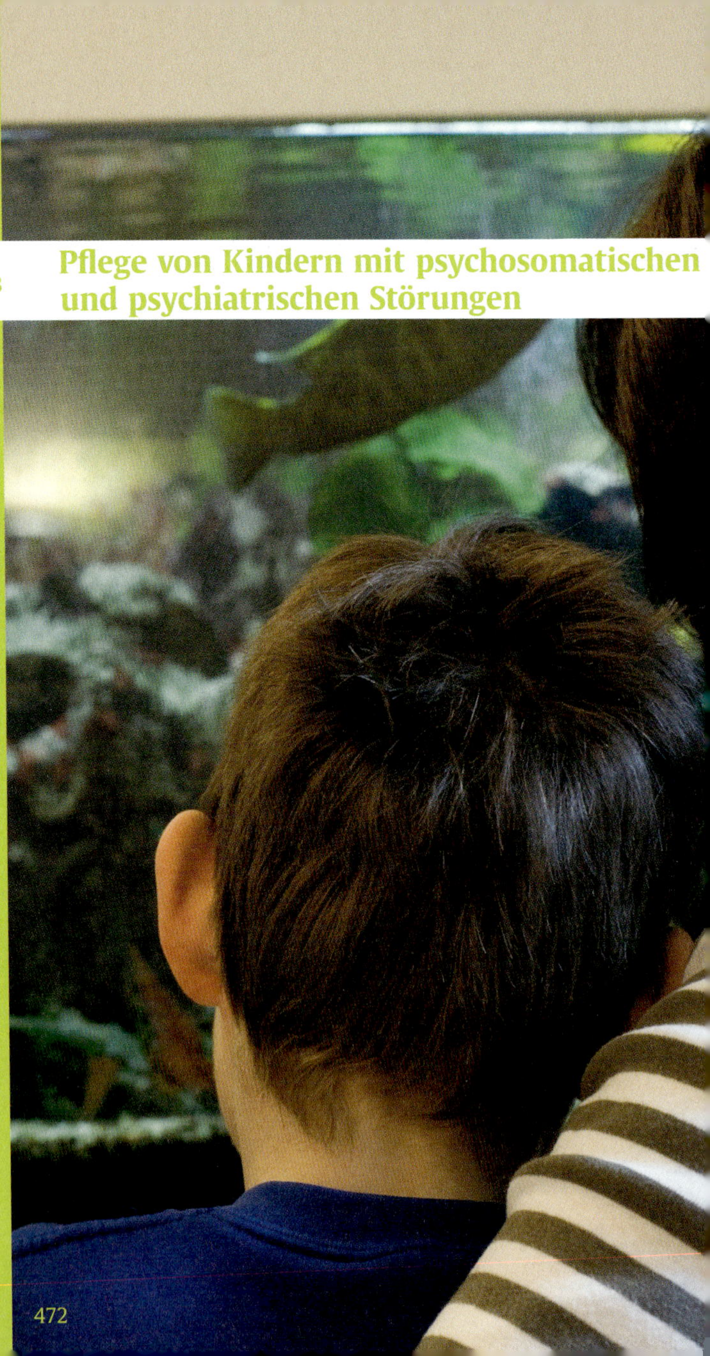

Definition: Die **Psychiatrie** wird auch als die sog. „Seelenheilkunde" bezeichnet. Als ein Fachgebiet der Medizin bezieht sie sich auf psychische bzw. seelische Störungen und deren Auswirkungen.

Psychosomatik betrachtet die seelisch-körperlichen Wechselwirkungen und die Bedeutung seelischer Vorgänge für die Entstehung und den Verlauf körperlicher Störungen bzw. Erkrankungen.

18.1 Therapieformen

18.1.1 Psychotherapie

Definition: Die **Psychotherapie** ist eine allgemeine Bezeichnung für alle Formen der psychologischen Behandlung von psychischen Störungen. Zu den Behandlungen zählen u. a. Familientherapie, Erziehungsberatung, Gesprächstherapie, Gruppentherapie, Spieltherapie, Reittherapie, Maltherapie, Musiktherapie, autogenes Training, eine unterstützende medikamentöse Therapie (Pharmakotherapie), Hypnose und Bewegungstherapie.

Eine weitere psychotherapeutische Behandlungsmöglichkeit ist die Verhaltenstherapie. Ziel ist:

- Auseinandersetzung mit einem bestimmten Verhalten durch das Verlernen, Umlernen oder Lernen von neuen Verhaltensweisen.
- Erfolg wird objektiv durch die Beobachtung der Verhaltensänderung überprüft.

Operante oder instrumentelle Konditionierung. Person bringt eine Handlung hervor, auf die eine Reaktion der Umwelt, je nach gewünschtem Verhalten, erfolgt. Dieses geschieht mit positiver Verstärkung des erwünschten Verhaltens durch Belohnung. Zeigt ein Kind ein nicht erwünschtes Verhalten, erfolgt eine negative Verstärkung durch Bestrafung.

Desensibilisierung. Sie wird vorwiegend bei emotionellen Problemen (z. B. Angststörungen) angewandt. Der angstauslösende Reiz soll geschwächt bzw. aufgehoben werden. Dies geschieht durch eine langsam an den Reiz heranführende Vorgehensweise. Begonnen wird dabei zunächst mit der Einschätzung und gedanklicher Vorstellung der Angstsituation. Die Steigerung der Konfrontation mit den angstauslösenden Reizen erfolgt dann je nach individueller Gefühlslage, bis der Betroffene die Situation ohne Hilfestellung alleine bewältigen kann.

18.1.2 Medikamentöse Therapie

Definition: Als **Psychopharmaka** werden Medikamente bezeichnet, die auf psychische Vorgänge im Menschen Einfluss haben. Sie wirken z. B. beruhigend oder stimulierend.

Sie können je nach psychischer Verfassung unterschiedliche Auswirkungen zeigen. Zudem muss berücksichtigt werden, dass Kinder auf Medikamente oftmals anders reagieren als Erwachsene:

- Zu beachten sind die allgemeinen Regeln der medikamentösen Therapie (S. 235).
- Die regelmäßige Einnahme ist Voraussetzung für eine wirkungsvolle Therapie.
- Allgemeine Nebenwirkungen der Pharmaka sind
  - vegetative Erscheinungen (z. B. Mundtrockenheit, Tachykardie),
  - extrapyramidale Syndrome (Bewegungsstörungen),
  - innere Unruhe, erhöhte Krampfbereitschaft,
  - gastrointestinale Störungen wie Obstipation oder Durchfälle und Übelkeit,
  - Schlafstörungen, Müdigkeit, Verhaltensänderung.

18.2 Aufmerksamkeits- und Hyperaktivitätsstörungen

18.2.1 Grundlagen

Definition: Aufmerksamkeits- und Hyperaktivitätsstörungen sind gekennzeichnet durch Unaufmerksamkeit, motorische Unruhe (Hyperaktivität) und Impulsivität. Man unterscheidet Aufmerksamkeitsstörung ohne Hyperaktivität (**ADS**=Aufmerksamkeitsdefizitstörung oder ADD=Attention Deficit Disorder) von Aufmerksamkeitsstörung mit Hyperaktivität (**ADHS**=Attention Deficit Hyperactivity Disorder).

Ursachen

Diskutiert werden

- hirnorganische Dysfunktionen, Umwelteinflüsse, erbliche Belastung,
- ungünstige Erziehungspraktiken, situative Anforderungen,
- unbeabsichtigte Verstärkung, Nahrungsmittelallergie.

Merke: Meist sind Jungen betroffen. Bei Kleinkindern überwiegt der übermäßige Bewegungsdrang. Größere Kinder und Jugendliche fallen durch Unruhe und Zappeligkeit auf.

Symptome

- Aufmerksamkeits- und Konzentrationsstörung
- ständige Ruhelosigkeit, Bewegungsunruhe
- Impulsivität im Denken und Handeln
- leichte Erregbarkeit, geringe Selbstkontrolle
- hohe Ablenkbarkeit, Antriebsüberschuss
- Distanzlosigkeit, gestörtes Sozialgefüge, „nicht still sitzen können"
- Mangel an Ausdauer, „eine Arbeit nicht zu Ende bringen können"

18.2.2 Pflegemaßnahmen

Motorische Unruhe mindern

- Bei starker Unruhe erfolgt evtl. eine medikamentöse Behandlung (Neuroleptika). Damit soll eine Erhöhung der Konzentration von Dopamin und Noradrenalin im Gehirn erreicht werden. Gehirnaktivität und damit die Konzentrationsfähigkeit verbessern sich:
  - Tagesablauf berücksichtigen: Die Kinder erhalten meist morgens, jedoch nicht auf nüchternen Magen, ihre Medikamente.

  - Häufige Nebenwirkungen sind: Appetitlosigkeit, Schlafstörungen.
  - Beruhigungsmittel sind weniger geeignet, da sie eher aufputschen.

- Bewegung und Ergotherapie sind zum motorischen Ausgleich wichtig. Entspannungsübungen dagegen helfen, dem Kind zur Ruhe zu kommen.
- Wichtig: Reduzierung der Reize, die auf das Kind einströmen. Gute Bedingungen sind
  - z.B. Räume, die mit wenig Bildern und Möbeln eingerichtet sind,
  - Reduzierung von Lärmquellen,
  - geringe Anzahl von Schülern in einer Klasse oder in der Therapiegruppe,
  - Einzelzimmer.

- Ein strukturierter Tagesablauf hilft: festgelegte Zeiten zum Aufstehen, Essen, Hausaufgaben machen erleichtern die Konzentration.
- Während der Maßnahmen sollte keine Ablenkung erfolgen.
- Klare Aufforderungen und Absprachen sind für das Kind leichter verständlich.
- Ein ausgeglichenes Verhalten der Betreuer beruhigt die Kinder.
- Kind sollte für ruhiges, rücksichtsvolles Verhalten gelobt und belohnt werden.

> **Merke:** Dem Kind ist besondere Zuwendung zu widmen, wenn es kein auffälliges Verhalten zeigt, um Beachtung nicht von der Anwesenheit des negativen Verhaltens abhängig zu machen.

Verantwortung für eigenes Verhalten übernehmen

- Viele Kinder können durch ihre Aufmerksamkeitsstörung kaum alle gestellten Regeln einhalten. Dennoch muss das Kind lernen, Verantwortung für sein eigenes Verhalten zu übernehmen.
- Die Verantwortlichkeit für das eigene Verhalten kann durch Spiegeln der damit ausgelösten Konsequenzen verdeutlicht werden.
- Günstig ist, mit positiven Verstärkern zu arbeiten, die für ein angemessenes Verhalten durch Belohnung geschehen.
- Tritt ein bestimmtes negatives Verhalten des Kindes beabsichtigt auf, kann es notwendig werden, dieses mit einer Bestrafung zu missbilligen. Dies kann z.B. durch das Sammeln von negativen Punkten für unangemessenes Verhalten geschehen.
- Viele Kinder zeigen Schwierigkeiten, die Regeln der Institution auch zu Hause einzuhalten. Z.B. wenn die Eltern die Regeln nicht mit der nötigen Konsequenz besetzen. So kann vereinbart werden, bei dem Besuch der Eltern bei jedem Missachten der aufgestellten Regeln einen traurigen Smiley aufzumalen. Sind z.B. 10 Smileys erreicht, bringt die Mutter das Kind zurück in die Gruppe.

18.3 Jugendliche mit dissozialem Verhalten

18.3.1 Grundlagen

> **Definition:** Unter **Dissozialität** wird die Verwahrlosung eines Menschen oder sozialwidriges Verhalten verstanden. Zugrunde liegt eine gestörte Gemeinschaftsfähigkeit bis zur Gemeinschaftsunfähigkeit (Assozialität) infolge innerer Beziehungslosigkeit zur menschlichen Gesellschaft.

Symptome

- Aggressivität und Gewalttaten (gegen andere oder sich selbst),
- Lügen, Schule schwänzen, Weglaufen, Stehlen oder andere Straftaten,
- neben der direkten, zielgerichteten körperlichen Gewaltäußerung können auch andere Verhaltensweisen sichtbar werden, z.B. Protest, Trotz, motorische Unruhe oder angstauslösendes Verhalten Schwächeren gegenüber.

Ursachen

Diskutiert werden

- negatives Vorbildverhalten, das der Jugendliche in der eigenen Familie, in der Schule und im Freundeskreis erfährt,
- zu wenig emotionale Wärme,
- zu wenig oder zu viel Strenge- und Regelvermittlung.

Merke: Die Struktur eines verwahrlosten Jugendlichen zeigt ein Fehlen von innerem Halt, sowie von Werte- und Regelbewusstsein.

18.3.2 Pflegemaßnahmen

- Die Behandlung erfolgt oftmals nach dem Auftreten von Straftaten durch eine Zwangseinweisung in eine psychiatrische Klinik.
- Nach einer stationären Therapie wird versucht, den Jugendlichen in einem Heim oder einer Wohngruppe an ein selbstverantwortliches Leben in einer Gemeinschaft heranzuführen.
- Nahziel ist, andere vor dem Jugendlichen und ihn vor sich selbst zu schützen.
- Fernziel ist die soziale Integration.

Erlernen von Selbstkontrolle und angemessener Selbstbehauptung

- Die Jugendlichen sollen lernen, ihre eigenen Aggressionen wahrzunehmen und ihr Fehlverhalten zu reflektieren.
- Aggressives Verhalten soll abgebaut und alternatives Verhalten eingeübt werden.
- Neben dem Verhalten, das oft sinnlose Wut zum Ausdruck bringt, werden ihm auch seine Äußerungen gespiegelt.
- Auf reale Situationen folgen die vorher vereinbarten Konsequenzen, um die Missbilligung des Fehlverhaltens deutlich zu machen.
- Wichtig ist die Eigeneinschätzung am Ende eines Tages bzw. nach einem Vorfall, was zum einen eine Stellungnahme ermöglicht, aber auch evtl. Abweichungen der Sichtweisen zu dem der Betreuer über eine Situation aufzeigt. Ist eine Situation oder sogar ein ganzer Tag erfolgreich bewältigt worden, kann eine entsprechende Belohnung erfolgen.
- Bekannte auslösende Situationen sollten entschärft werden.
- Sport hilft nicht nur beim Abreagieren, sondern bedeutet auch Ablenkung und sinnvolle Beschäftigung.
- Zur Vorbeugung von Aggressivität können z.B. selbstbeschriftete Instruktionskarten zur Selbstberuhigung eingesetzt werden. Diese können z.B. folgenden Text enthalten: „Ich bleibe ruhig", „Ich werde nicht wütend".
- Durch Entspannungstechniken kann zusätzlich versucht werden, Stress abzubauen und die psychische Belastbarkeit zu erhöhen.

18.4 Enuresis/Enkopresis

18.4.1 Grundlagen

> **Definition:** Unter **Enkopresis** bzw. **Enuresis** versteht man unwillkürlich auftretende Stuhl- bzw. Urinausscheidungen ohne erkennbare organische Ursachen, bei der Enkopresis ab einem Alter von 4 Jahren, bei der Enuresis ab dem 5. Lebensjahr.

- **Enkopresis** bedeutet Einkoten, **Enuresis** hingegen Einnässen.
  - Tritt das Einnässen nur nachts auf, spricht man von „**Enuresis nocturna**".
  - Tritt es nur tagsüber auf, dann wird es als „**Enuresis diurna**" bezeichnet.

Das Auftreten der Enkopresis wird meist tagsüber beobachtet, selten nachts. Unterschieden wird

- **primäre Enkopresis/Enuresis**: Kind war über das 4./5. Lebensjahr hinaus noch nie sauber bzw. trocken.
- **sekundäre Enkopresis/Enuresis**: Kind beherrschte bereits die Ausscheidungskontrolle, beginnt aber wieder einzukoten bzw. einzunässen.

18.4.2 Pflegemaßnahmen

Es ist i.d.R. davon auszugehen, dass kein Kind absichtlich einnässt oder einkotet. Drohungen und Strafen können daher das Erleben der Ereignisse für das Kind noch verschlimmern.

Harn- bzw. Stuhldrang wird bemerkt

- Toilettentraining durchführen.
- Ballaststoffreiche Kost kann zur Unterstützung der Stuhlregulierung förderlich sein.
- Ziel ist, das Kind zur Mitarbeit am Trainingsprogramm zu motivieren. Dazu wird es bei erfolgreichem Toilettengang bzw. sauberer Unterhose oder einer „trockenen Nacht" belohnt.
- Eine Bestrafung bei Misserfolg geschieht nicht. Jedoch soll das Kind Verantwortung übernehmen, indem es z.B. seine verschmutzte Wäsche selbst wäscht.
- Bei Enuresis erfolgt ggf. eine medikamentöse Therapie mit trizyklischen Antidepressiva: Sie entspannen die Muskulatur, die eine Entleerung der Harnblase bewirken und senken die Schlaftiefe.

Kinder werden in der Gruppe akzeptiert

- Kind nicht vor anderen bloßstellen.
- Fähigkeiten bewusst fördern und positiv herausstellen.
- Kind wichtige Aufgaben übernehmen lassen (z.B. Tisch decken).
- Um das Kind auf seine Ausscheidung aufmerksam zu machen, können für die Nacht Klingelmatten oder Klingelapparate eingesetzt werden. Sie reagieren auf Feuchtigkeit mit einem Signalton, durch den das Kind geweckt wird.

18.5 Jugendliche mit Essstörungen

18.5.1 Grundlagen

Ursachen

Anorexia nervosa

> **Definition:** Die **Anorexia nervosa** oder Magersucht stellt eine Form der Nahrungsverweigerung mit extremer Gewichtsabnahme dar. Dies geschieht aufgrund der Einschätzung, zu dick zu sein, bzw. die Angst davor, dick zu werden. Antrieb ist der suchtartige Drang, Kontrolle über das eigene Gewicht zu besitzen. Häufig betroffen sind Mädchen zwischen 12–18 Jahren.

- Verweigerung der körperlichen Entwicklung und weiblichen Rolle,
- zwanghaft-perfektionistische Persönlichkeit,
- asketische Ideale wie Models,
- nicht akzeptierte elterliche Rollenvorbilder,
- Protest gegen eine pseudoharmonische Familienatmosphäre mit Konfliktvermeidung,
- häufig ist eine gestörte familiäre Interaktion zu beobachten,
- Gewichtsreduktion wird durch extreme Diät bzw. Fasten, übermäßige Bewegung, Erbrechen und evtl. Missbrauch von Laxanzien, Diuretika oder Schilddrüsenhormonen erreicht.

Bulimia nervosa

> **Definition: Bulimia nervosa** ist gekennzeichnet durch Heißhungerattacken, die einen Verzehr von überdimensionalen Nahrungsmengen zur Folge haben. Anschließend wird versucht, durch selbst induziertes Erbrechen einer Gewichtszunahme vorzubeugen.

- Durch die zwanghafte Beschäftigung mit dem Essen werden „Fressanfälle" ausgelöst:
  - Speisen werden wieder erbrochen.
  - Im Vergleich zur Anorexia nervosa ist das Körpergewicht meist höher und schwankt stärker.
- Störungen in der Wahrnehmung des Körperschemas sind ebenfalls zu beobachten.

Symptome

- rascher und hoher Gewichtsverlust (bei Anorexia nervosa)
- fehlende Fettpolster
- Äußerung von Furcht vor Gewichtszunahme
- Ausbleiben bzw. Fehlen der Menstruationsblutung (Amenorrhoe)
- erhöhter Kalorienverbrauch durch verstärkten Bewegungsdrang und unpassende Kleidung
- trockene, schuppige Haut, Zahnschäden durch Erbrechen
- Täuschungsmanöver bei der Gewichtskontrolle
- verminderte Vitalfunktionen, z. B. Hypotonie, erniedrigte Körpertemperatur (Frieren)
- Scheinobstipation

18.5.2 Pflegemaßnahmen

Akzeptanz einer geregelten Nahrungsaufnahme und Gewichtszunahme

Anorexia nervosa.
- Verhinderung einer akuten Lebensbedrohung steht im Vordergrund.
- Evtl. erfolgt eine Zwangsernährung.
- Ist die akute Bedrohung überwunden, Nahrungsaufnahme durch einen in einer Ernährungsberatung festgelegten Essensplan regeln.
- Jugendlichen in die Essensauswahl und -zubereitung einbeziehen.
- Nach Möglichkeit kalorienreiche Nahrungsmittel bevorzugen.
- Über die Ernährung ein Protokoll, evtl. ein Ernährungstagebuch führen.
- Ernährungszustand und Allgemeinzustand beobachten (tägliche Gewichtskontrolle).
- Gewichtsgrenzen mit positiven oder negativen Konsequenzen festlegen.
- Begleitende Gespräche führen.
- Werden Manipulationen entdeckt, diese direkt ansprechen.
- Interessen der Jugendlichen mit einbeziehen und fördern.
- Soziale Integration und Kontakt zu anderen Jugendlichen fördern.

Merke: Für die Entwicklung eines gegenseitigen Vertrauensverhältnisses ist es wichtig, keine zu strengen Kontrollen der Nahrungsaufnahme durchzuführen.

Bulimie.
- Zunächst ist die Unterbrechung der Essattacken wichtig.
- In der Verhaltenstherapie wird der Umgang mit dem Essen thematisiert, dazu gehören
  - Selbstbeobachtung mit Essprotokollen,
  - Vereinbarung über zeitlich festgelegte Essenszeiten,
  - Beschäftigungen im Tagesablauf planen,
  - evtl. durch Entspannungsübungen die Körperwahrnehmung fördern,
  - in Gesprächen nach Ursachen für das gestörte Essverhalten suchen.

Merke: In der Familientherapie sollte der Kontakt zu den Eltern langsam, dosiert und gezielt ermöglicht werden. Bei erfolgreicher Beteiligung an der Therapie können auch Gespräche/Kontakt mit der Familie erlaubt werden. Ziel ist es, dass Betroffene über ihre Situation auch mit der Familie offen sprechen können.

Positive Körperwahrnehmung zur Steigerung des Wohlbefindens

- Trockene und schuppige Haut mit rückfettenden Bädern und Lotionen pflegen.
- Auf geeignete Kleidung achten.
- Realistische Wahrnehmung und Akzeptanz des eigenen Körpers durch Wahrnehmungsübungen und Entspannungstechniken fördern.

18

18.6 Jugendliche mit suizidalem Verhalten

18.6.1 Grundlagen

Definition: Unter **Suizidalität** werden alle Aktivitäten verstanden, die der Selbsttötung dienen.

Ursachen

- eine nicht zu bewältigende Lebenskrise
- ein traumatisierendes Ereignis
- bei Jugendlichen der Zwiespalt zwischen Kindsein und Autonomieentwicklung
- eine zugrunde liegende Depression

Definition: Unter **Depression** versteht man eine tiefe Traurigkeit mit dem Unvermögen, sich über etwas zu freuen oder für etwas Interesse zu entwickeln.

Auswirkungen

- Die häufigsten Suizidhandlungen bei Jugendlichen werden durch Tablettenvergiftung, Pulsaderschnitte, Strangulation und Sprung in die Tiefe ausgeübt.
- Eine Wiederholungsgefahr besteht nach dem ersten, nicht vollendeten Versuch in 20–50% der Fälle.
- Suizidale Gedanken sind geschlechtlich gleich stark ausgeprägt. Der Versuch des Selbstmordes wird von Mädchen 3–7-mal häufiger als von Jungen unternommen.
- Der Tod ist nicht immer ernsthaft beabsichtigt. Suizidversuche können auch aus Provokation geschehen, um auf sich aufmerksam zu machen.
- Jede Äußerung eines Suizidgedankens und Suizidversuchs sollte ernst genommen werden.
- Bei Jungen zeigt sich bedingt durch die Anwendung „härterer Methoden", z. B. Erhängen, Erschießen, Hinabstürzen, ein höherer Anteil tatsächlich tödlich endender Suizidversuche.
- Als Zeichen der Selbstmordgefährdung können Perspektivlosigkeit, Schwermütigkeit, Gehemmtheit, Niedergedrücktheit, Traurigkeit und Verstimmtheit beobachtet werden.

Merke: Suizidgefährdete Jugendliche sprechen über ihre Absichten oder senden Signale aus! Die Äußerung von Selbstmordgedanken kann z. B. durch Phantasievorstellungen, spielerische Darstellung der Selbstmordsituation zum Ausdruck kommen. Meist hören die Jugendlichen plötzlich auf, über ihr Vorhaben zu reden. Dann ist oft der Entschluss, sich das Leben zu nehmen, endgültig gefällt.

18.6.2 Pflegemaßnahmen

Schutz vor schädigenden Handlungen

- Bei Ankündigung einer „suizidalen Krise" wird eine stationäre Aufnahme in eine psychiatrische Einrichtung notwendig.
- Der Jugendliche ist auf Gegenstände zu untersuchen, mit denen er sich selbst verletzen kann.

Merke: In der akuten Phase sollte die suizidgefährdete Person nicht unbeaufsichtigt sein.

- Das Team wählt Bezugspersonen, die an den ersten Tagen der stationären Betreuung abwechselnd anwesend sind.
- Evtl. ist eine unmittelbare Einzelbetreuung erforderlich.
- Auf Signale und Äußerungen achten, die auf eine Absicht zum Selbstmord hindeuten.
- Dem Jugendlichen durch wohlwollende und geduldige Begegnung Geborgenheit und Nähe vermitteln.
- In Gesprächen aufmerksam zuhören und Situation ernst nehmen.
- Keine (gut gemeinten) Ratschläge geben, Lösungswege soll Jugendlicher selbst entwickeln.
- Das Selbstbewusstsein des Jugendlichen stärken durch das Spiegeln seiner Stärken und das Entgegenbringen von Wertschätzung und Zuwendung.
- Vor einer Entlassung sog. „Suizidverträge" aushandeln. Sie beinhalten, dass sich der Jugendliche bis zum nächsten Treffen nichts antun darf. Die Erfahrung zeigt, dass noch Suizidgefährdete oft nicht einwilligen.

Konflikte können verbalisiert werden

- Gesprächstherapie hilft Jugendlichen, die eigene Situation zu reflektieren und evtl. Lösungswege zu entwickeln.
- Musiktherapie oder Kunsttherapie sind nonverbale Formen des Ausdrucks von Gefühlen.
- Gesprächsbereitschaft deutlich signalisieren, geduldig und ruhig zuhören.
- Mit Jugendlichen zusammen Absprachen bezüglich erlaubter Freiheiten treffen, z. B. die Besuchsregelung.

Angenehme Erlebnisse ermöglichen

- Verschiedene Aktivitäten anbieten, Interessen und Stärken berücksichtigen.
- Körperwahrnehmung und Entspannung fördern.
- Sobald wie möglich an Gruppengeschehen teilnehmen lassen.

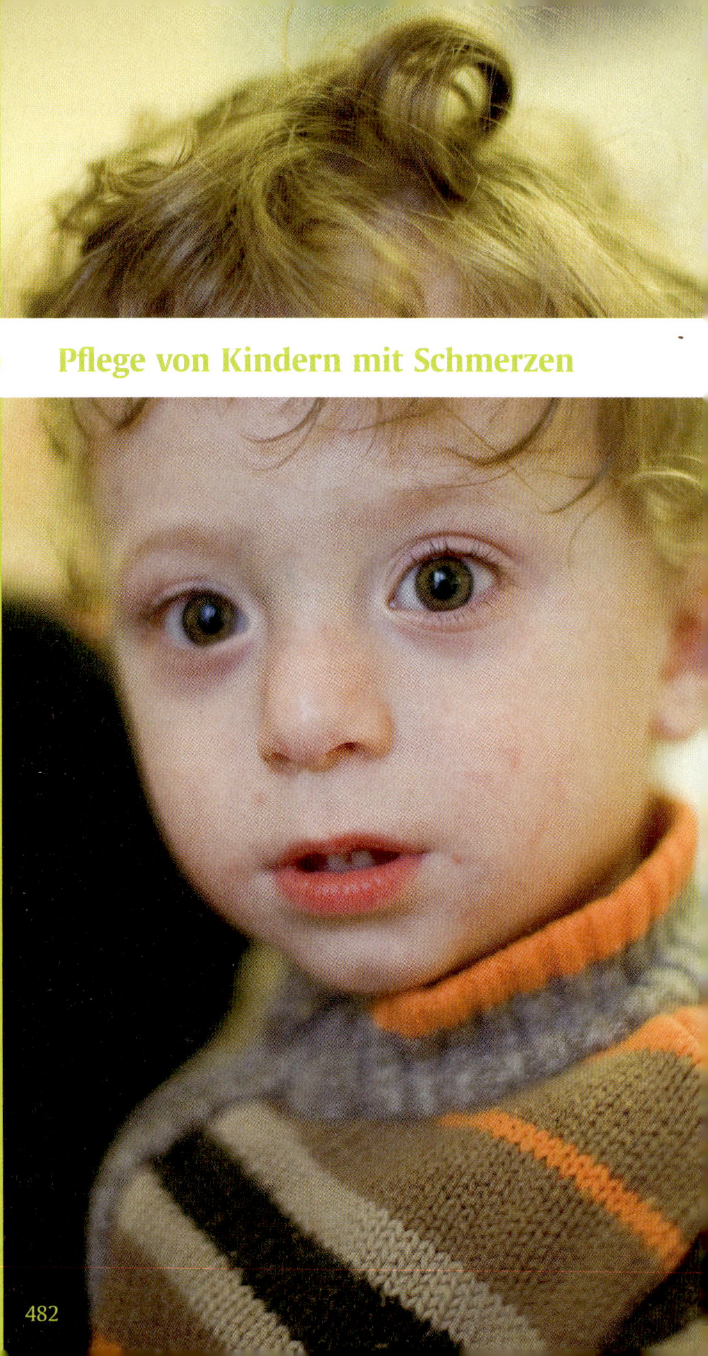

19 Pflege von Kindern mit Schmerzen

Definition: „**Schmerz** ist das, wovon die betreffende Person sagt, es seien Schmerzen; sie bestehen immer, wenn die betreffende Person sagt, dass sie vorhanden seien." (McCaffery 1997)
Schmerz ist eine „unangenehme sensorische und/oder emotionale Erfahrung, die mit akuten oder potenziellen Gewebeschäden in Verbindung gebracht oder mit solchen Begriffen beschrieben wird. Schmerz ist immer subjektiv." (International Association for the Study of Pain 1986)

Begriffsbestimmungen.

- **Akute Schmerzen** dauern höchstens drei Monate und lassen bei Einsetzen der Heilung nach.
- **Chronische Schmerzen** sind Schmerzen, die länger als drei Monate anhalten oder die ständig wiederkehren.
- **Schmerzschwelle** bezeichnet den Augenblick, ab dem ein Reiz als Schmerz wahrgenommen wird.
- **Schmerztoleranz** bezeichnet die Dauer oder das Ausmaß der Schmerzen, die ein Mensch ertragen will oder kann.
- **Körpereigene Schmerzabwehr** schützt in einem gewissen Ausmaß vor Schmerzen durch die Hemmung der Schmerzweiterleitung vom Rückenmark zum Gehirn und durch die Ausschüttung körpereigener, schmerzlindernder Substanzen, der sog. Endorphine.
- **Sensibilisierung oder Schmerzgedächtnis** ist die erhöhte Empfindlichkeit von Neuronen des ZNS für Reize, auch wenn die ursprüngliche Schmerzursache bereits vollständig verschwunden ist:
  - Bei Allodynie führen harmlose Reize (Berührung) zu Schmerzen.
  - Bei Hyperalgesie führen Schmerzreize zu abnorm starker Schmerzempfindung.

19.1 Schmerzerfassung

Definition: „Schmerz sollte als „fünftes Vitalzeichen" betrachtet und genau so sorgfältig und regelmäßig gemessen und dokumentiert werden wie die Herzfrequenz, der Blutdruck, die Atemfrequenz und die Körpertemperatur." (International Association for the Study of Pain 2005)

Schmerzparameter

- subjektives Schmerzerleben, z. B. Stöhnen, Jammern, Weinen, Schreien
- beobachtbares Verhalten, z. B. Veränderungen von Mimik, Gestik, Schonhaltungen
- Gesichtsausdruck bei Säuglingen mit Schmerzen: abwärts zusammengezogene Augenbrauen, gerunzelte Stirn mit vertikalen Falten zwischen den Augenbrauen, erweiterte und vorgewölbte Nasenwurzel, zusammengekniffene Augen sowie eine winkelförmig heruntergezogene Mundpartie.
- physiologische Veränderungen, z. B. Herzfrequenz, Atmung, Blutdruck
- Veränderung hormoneller und biochemischer Werte, z. B. Adrenalin, Kortison, Laktat

19.1.1 Hilfsmittel zur Einschätzung von Schmerzen

Schmerzskalen sind Hilfsmittel, um das Vorhandensein von Schmerzen zu erfassen und die Intensität der Schmerzen zu messen. Die gebräuchlichsten Schmerzskalen erfassen die akuten Schmerzen i.d.R. gut, jedoch chronische Schmerzen schlecht bis gar nicht.

Skalen zur Fremdeinschätzung

19

> **Definition: Schmerzskalen** sind Instrumente zur Fremdeinschätzung von Schmerzen, d.h. Pflegepersonal oder Ärzte, manchmal auch Eltern, beurteilen anhand dieser Skalen, ob ein Kind Schmerzen hat und wie stark dieser Schmerz ist.

NIPS (Neonatal Infant Pain Score, Neugeborenen-Schmerz-Skala). Die Skala ist gut untersucht und einfach zu handhaben. Sie ist für die Bestimmung von Schmerzen aufgrund invasiver Maßnahmen bei nichtbeatmeten Früh- und Neugeborenen gut geeignet. Die Person, die das Baby beobachtet, muss sechs verschiedene Schmerzparameter bestimmen. Jeder Parameter erhält eine Punktzahl.

KUS-Skala (kindliche Unbehagens- und Schmerzskala). Die KUS-Skala ist einfach anzuwenden und gut untersucht. Sie kann bei nichtbeatmeten Neugeborenen und Kleinkindern bis zum Ende des 4. Lebensjahres zur Beurteilung postoperativer Schmerzen eingesetzt werden. Es müssen fünf Verhaltensparameter bestimmt werden, die jeweils einen Punktwert erhalten (Tab. 19.1).

Tab. 19.1 *KUS-Skala (Büttner 1998; zitiert nach Huber 2006).*

Beobachtung	Kriterien	Punkte
Weinen	gar nicht	0
	Stöhnen, Jammern, Wimmern	1
	Schreien	2
Gesichtsausdruck	entspannt, lächelnd	0
	Mund verzerrt	1
	Mund und Augen grimassierend	2
Rumpfhaltung	neutral	0
	unstet	1
	aufbäumen, krümmen	2
Beinhaltung	neutral	0
	strampelnd, tretend	1
	an den Körper gezogen	2
motorische Unruhe	nicht vorhanden	0
	mäßig	1
	ruhelos	2
Punktezahl		

Sedierungsbogen. Der Sedierungsbogen für beatmete Früh- und Neugeborene und Säuglinge der Universitätskinderklinik Köln bestimmt fünf verschiedene Faktoren, die mit Punkten bewertet werden müssen. Er ist einfach zu handhaben und hilft bei der Beurteilung von Schmerzen und des Sedierungsgrades, allerdings existiert er noch nicht sehr lange und ist hinsichtlich seiner Zuverlässigkeit noch nicht gut untersucht.

Merke: Die Fremdbeobachtung von Schmerzen wird oft als objektiver angesehen als die Selbsteinschätzung. Höchstwahrscheinlich ist diese Annahme falsch. In verschiedenen Studien über- oder unterschätzten Beobachter die Intensität der Schmerzen oder sie bewerteten eindeutige Schmerzzeichen als Folge von Hunger, Ärger oder Müdigkeit. Eltern und Pflegepersonal liefern Zusatzinformationen bezüglich der Schmerzerfassung, die wichtigste Quelle der Information ist jedoch das betroffene Kind.

Instrumente zur Selbsteinschätzung

Sie können bei Kindern etwa ab dem 4. Lebensjahr eingesetzt werden. Folgende Grundsätze sind zu beachten

- dem Kind stets glauben,
- verschiedene Gefühle abfragen (Schmerz, Heimweh, Angst),
- mehrfach am Tag die Selbsteinschätzung durchführen lassen, da Schmerzzustände sich rasch ändern können.

„Oucher"

Eine Skala mit Fotos von Kindergesichtern, kombiniert mit einer Zahlenskala, wurde bereits bei Kindern ab drei Jahren angewendet. Das unterste Foto zeigt ein Kindergesicht, das keine Schmerzen ausdrückt. Das zweitunterste Foto zeigt ein Kindergesicht, das ein wenig Schmerzen ausdrückt und so weiter bis zum obersten, sechsten Bild, das ein Kindergesicht zeigt, das die stärksten Schmerzen ausdrückt. Das Kind soll auf das Gesicht zeigen, das so aussieht, wie es sich selbst gerade fühlt. Kinder, die bis 100 zählen können, dürfen wahlweise die Zahlenskala nutzen, wobei der Wert Null „keine Schmerzen" und der Wert 100 die stärksten Schmerzen bedeutet.

Smiley-Analogskala

Sie ist eine genaue und zudem beliebte Skala. Das Kind wählt das Gesicht, das seinem eigenen Empfinden am besten entspricht. Diese Skala ist einfach anzuwenden und kann bei Kleinkindern ab 3 Jahren eingesetzt werden (Abb. 19.1). Allerdings zeigt das Gesicht für die stärksten Schmerzen ein weinendes Kind, was möglicherweise von Jungen nur ungern ausgewählt wird („Ein Junge weint doch nicht"). Eine vergleichbare, in Studien noch besser untersuchte Skala ist die „Faces Pain Scale" (Gesichter-Skala), die ab ca. vier Jahren eingesetzt werden kann (Faces Pain Scale: http://www.painsourcebook.ca).

Abb. 19.1 *Smiley-Analogskala. Kinder ab 3 Jahren können mit dieser Skala ihre Schmerzen selbst einschätzen.*

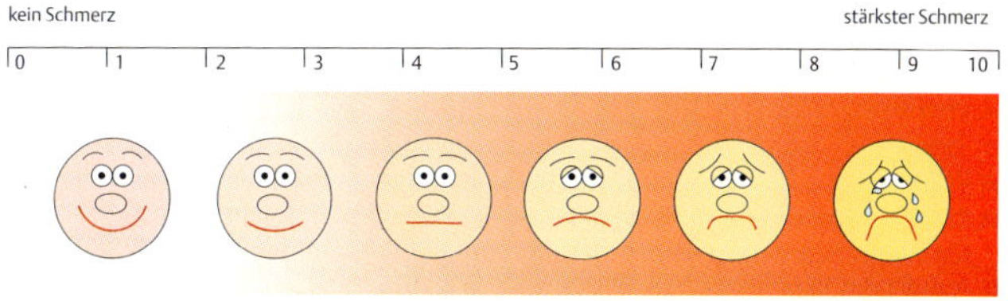

Eland-Farbskala

Sie liefert im Gegensatz zu den meisten anderen Skalen sowohl Informationen über die Schmerzintensität als auch über die Schmerzquelle. Das Kind legt selbst fest, welche vier Farben für welche Schmerzintensität stehen (Abb. 19.2). Diese Skala ist einfach anzuwenden, erfasst sowohl akute als auch chronische Schmerzen und kann bei Kindern ab dem 5. Lebensjahr eingesetzt werden.

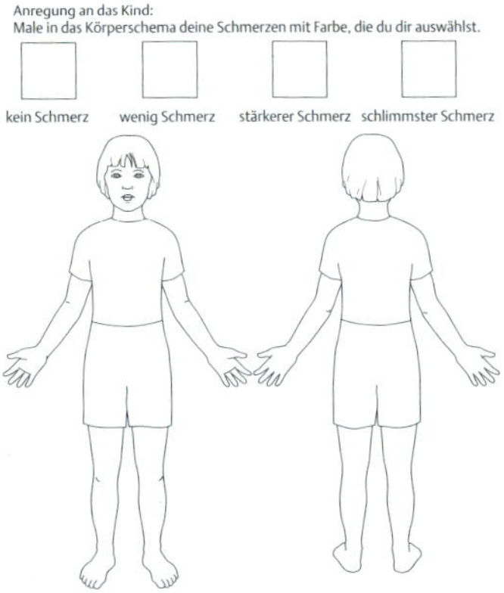

Abb. 19.2 *Eland-Farbskala. Mithilfe eines Körperschemas können Schmerzlokalisation und Schmerzintensität dargestellt werden.*

Spontane Äußerungen, Fragen

- Äußert sich ein Kind spontan zu Schmerzen, muss das berücksichtigt werden (z.B. Kinderzeichnungen).
- Je nach Alter des Kindes können von der Pflegeperson gezielte Fragen zum Thema Schmerz gestellt werden.

Schmerztagebuch

Bei chronischen Schmerzen empfiehlt sich das Führen eines kindgerecht gestalteten Schmerztagebuches. Das Kind führt es selbst, was etwa ab dem 7./8. Lebensjahr möglich ist. Das Kind soll Stärke, Häufigkeit und Dauer seiner Schmerzen dokumentieren und erhält dafür geeignete Verstärker. Zusätzlich werden auslösende Faktoren für die Schmerzen notiert sowie Medikamente, ob das Kind bestimmte Aktivitäten unternommen oder unterlassen hat und wie das Kind sich fühlte (Schmerzfragebögen für Kinder, Jugendliche und Eltern sowie ein Schmerztagebuch für die Kinderonkologie unter http://www.schmerzenbeikindern.de).

19.1.2 Pflegemaßnahmen

Schmerzprävention

- Vor geplanten Punktionen ein lokalanästhesierendes Pflaster kleben.
- Venöse statt kapilläre Blutentnahmen durchführen.
- Stress und Unruhe vermeiden („Minimal Handling").
- Vorbeugende Gabe von Lokalanästhetika oder/und Analgetika je nach Eingriff.
- Regelmäßige Gabe von Analgetika nach einem Eingriff (nicht abwarten, bis das Kind über Schmerzen klagt).
- Äußert das Kind trotz fester Basisanalgesie Schmerzen (sog. Durchbruchsschmerzen), ein zusätzliches Analgetikum als Bedarfsmedikation so rasch wie möglich verabreichen.

- Möglichst schmerzlose Verabreichung, d.h. oral, rektal oder intravenös über einen liegenden Gefäßzugang.
- Saccharose per os bei Früh- und Neugeborenen vor der Intervention
- Hautkontakt herstellen in jedem Lebensalter.

Schmerzlinderung

Nicht-pharmakologische Maßnahmen

Merke: Die wichtigste nicht-pharmakologische Maßnahme zur Schmerzprävention und Schmerzlinderung ist die Einbeziehung der Eltern.

Schmerzlindernde Lagerungen.
- Ruhigstellung des betroffenen Körperteils bei bewegungsabhängigen Schmerzen,
- Hochlagern oder bequemes Unterpolstern,
- regelmäßiges Umlagern.

Zur praktischen Durchführung von Lagerungen siehe S. 184.

Physikalische Maßnahmen. Sie beinhalten die Anwendung von Wärme oder Kälte. Zur praktischen Durchführung von physikalischen Maßnahmen siehe S. 109.

Psychologische Schmerzbeeinflussung. Diese Methoden können Schmerzen nicht nehmen, aber den Umgang mit Schmerzen erleichtern. Daher sollten sie, wenn möglich, zur Ergänzung der medikamentösen Schmerztherapie eingesetzt werden. Aufgrund von Ablenkung richtet das Kind seine Aufmerksamkeit nicht mehr auf seine Schmerzen oder einen bevorstehenden Eingriff.

Praxistipp: Bei der **gelenkten Imagination** soll sich das Kind in Gedanken in eine andere Situation versetzen. Diese Methode ist etwa ab dem vierten Lebensjahr einsetzbar. Beispiele:
- Die „Zauberdecke" wird vor einer Punktion auf die Einstichstelle gelegt und zaubert die Schmerzen fast völlig weg.
- Ein „Schmerzschalter" wird in Gedanken vom Kind gedrückt, bis die Schmerzen ausgeschaltet sind.

Pharmakologische Maßnahmen

Grundprinzipien der medikamentösen Schmerztherapie sind:
- **Präventive Anwendung** von Analgetika: Der Schmerz sollte möglichst stets unter Kontrolle sein, d.h. Schmerzmittel werden verabreicht, bevor der Schmerz auftritt oder bevor er stärker wird.
- **Genaue Verordnung**: Sowohl Dosierung als auch Verabreichungsintervall und Verabreichungsform müssen für jedes Kind individuell angepasst werden.

Lokalanästhetika. Werden als Gel oder Spray zur Betäubung der Schleimhäute eingesetzt. Sie können zu Schleimhautreizungen führen.

Merke: Bei der Anwendung von Lidocain muss beachtet werden, dass es seine volle anästhesierende Wirkung erst nach einer Einwirkzeit von 5–10 Minuten erreicht. Wird eine Magensonde oder ein Katheter mit Lidocain-Gel benetzt und sofort eingeführt, wirkt das Lidocain-Gel lediglich als Gleitmittel.

Zur Oberflächenanästhesie der Haut wird **EMLA** eingesetzt, d.h. **e**utektische **Mi**schung von **L**okal**a**nästhetika (Lidocain und Prilocain). EMLA-Salbe ist auf einem Pflaster fertig erhältlich, das auf einen ausgewählten Hautbezirk aufgeklebt und dort 60 Minuten belassen wird. Soll ein venöser Zugang gelegt oder Blut entnommen werden, so muss nach Entfernen des Pflasters 10–15 Minuten gewartet werden, bis die Venen wieder deutlich sichtbar sind.

Merke: Da bereits nach fünf Minuten Einwirkzeit ein gewisser lokalanästhetischer Effekt vorhanden ist, sollte besser ein EMLA-Pflaster nach kurzer Einwirkzeit wieder entfernt als gar keines geklebt werden. Ein ähnlich wirksamer Stoff ist Tetracain 4%.

Systemisch wirkende Analgetika. Grundsätzliche Regeln im Umgang mit Arzneimitteln und Betäubungsmitteln S. 235.

Empfehlungen der WHO. Die Weltgesundheitsorganisation (WHO) hat 1986 Empfehlungen zum Einsatz von Schmerzmitteln bei der Behandlung von Tumorschmerzen herausgegeben (Abb. 19.3).

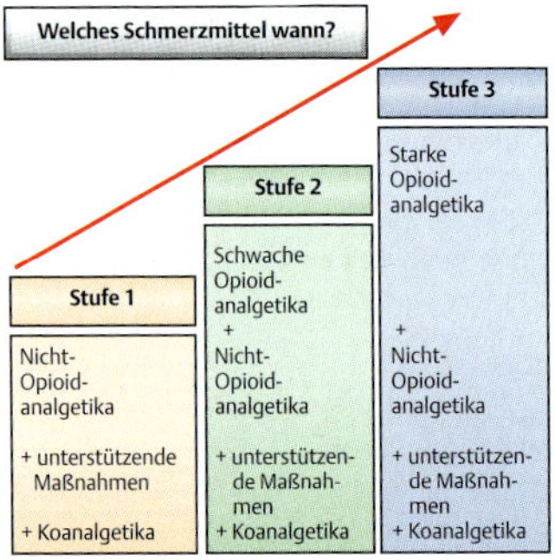

Abb. 19.3 *WHO-Stufenschema. Empfehlungen der WHO zur medikamentösen Schmerztherapie.*

- **Nichtopioide Analgetika** wirken in unterschiedlichem Maß analgetisch, antiphlogistisch, antipyretisch und spasmolytisch. Sie wirken im Gewebe am Entstehungsort der Schmerzen analgetisch. Einen Überblick gibt Tab. 19.2.
- **Opioide Analgetika** wirken im Zentralnervensystem schmerzstillend, indem sie im Rückenmark und im Gehirn Rezeptoren an den Nervenenden besetzen. Werden Opioide zur Schmerzlinderung regelmäßig eingenommen, kommt es nach einer gewissen Zeit (7–14 Tage) zu einer körperlichen Gewöhnung. Damit keine Entzugssymptome auftreten, müssen Opioide daher immer „ausgeschlichen" und dürfen nicht abrupt abgesetzt werden. Einen Überblick über die gebräuchlichsten Medikamente gibt Tab. 19.2.

Tab. 19.2 *Analgetika.*

Medikament	Dosierung	Applikationsweg	Besonderheiten
Nichtopioide Analgetika			
Paracetamol	15–20mg/kg KG alle 6h	p.o., rektal	▪ wirkt antipyretisch ▪ hepatotoxisch bei Überdosierung ▪ Antidot: Azetylzystein

Tab. 19.2 (Forts.) Analgetika.

Medikament	Dosierung	Applikationsweg	Besonderheiten
Ibuprofen	5–10mg/kg KG alle 6–8h	p.o., rektal, i.v.	▪ bei Kindern > 6 Monate einsetzbar ▪ wirkt antipyretisch
Diclofenac	1mg/kg KG alle 8h	p.o., rektal, i.v.	▪ bei Kindern > 6 Jahre einsetzbar ▪ häufig gastrointestinale Nebenwirkungen
Metamizol	10mg/kg KG alle 4h	p.o., i.v. als Kurz- oder Dauerinfusion	▪ Blutdruckkontrolle bei Infusionsbeginn ▪ Gefahr der arteriellen Hypotonie
Indomethacin	2–3mg/kg KG/Tag in 1–3 Einzelgaben	p.o., rektal	▪ sehr stark antiphlogistisch
Opioide Analgetika			
Tramadol	0,5–1,0mg/kg KG alle 6–8h	p.o., rektal, i.v. als Kurzinfusion (15–30min) oder Dauerinfusion	▪ zur Behandlung mittelschwerer Schmerzen ▪ Übelkeit und Erbrechen bei zu rascher Injektion ▪ bei Kindern > 1 Jahr
Piritramid	0,05–1,0mg/kg KG alle 6h	i.v. als Dauerinfusion	▪ inkompatibel mit vielen Medikamenten und Infusionslösungen ▪ bei postoperativen Schmerzen
Morphin	0,2–0,3mg/kg KG alle 4h p.o.; 0,1mg/kg KG alle 2–4h i.v.; 0,04mg/kg KG/h als Dauertropf (Startdosis)	p.o., rektal, i.v. als Kurz- oder Dauerinfusion	▪ Morphingranulat kann zum Sondieren in Wasser gelöst werden ▪ wird wegen seines Himbeergeschmacks auch von Kleinkindern gut toleriert ▪ Standard bei starken Schmerzen und bei Mukositis unter Chemotherapie
Fentanyl	1 µg/kg KG pro Gabe	transdermal als Membranpflaster, i.v. als Einzelinjektion oder Dauerinfusion, transbukkal als Lutscher	▪ Pflaster nur bei stabilen Schmerzen ▪ Pflaster nicht zerschneiden ▪ Atem- und Kreislaufdepression möglich
Hydromorphon	0,015mg/kg KG alle 2–4h	i.v. als Einzelinjektion oder Dauerinfusion; p.o.	▪ Ersatzopioid bei Leber- oder Niereninsuffizienz oder wenn Morphin nicht vertragen wird
Levomethadon	0,05mg/kg KG alle 4–8h i.v. 0,1mg/kg KG alle 4–8h oral	p.o., i.v.	▪ Wechselopioid bei starken oder neuropathischen Schmerzen ▪ besonders in der Palliativphase onkologisch erkrankter Kinder
Buprenorphin	0,003–0,006mg/kg KG alle 6–8h	i.v., sublingual, transdermal	▪ postoperativer Schmerz ▪ bei Kombination von Tumorschmerzen und Niereninsuffizienz

Opioide haben Nebenwirkungen, die prophylaktisch behandelt werden müssen (Tab. 19.3).

- Nach einer Woche Behandlung mit Opioiden entwickelt sich i.d.R. eine Toleranz in Bezug auf die Symptome Übelkeit/Erbrechen, Atemdepression und Sedierung. Nicht aber die Obstipation.
- Koanalgetika oder Adjuvanzien sind Medikamente, die zusätzlich zu nichtopioiden und opioiden Analgetika eingesetzt werden, weil sie antidepressiv, sedierend oder analgetisch wirken.

Tab. 19.3 *Therapie von Opiatnebenwirkungen.*

Nebenwirkung	Behandlungsmöglichkeit
Juckreiz	■ Waschung mit Stiefmütterchentee, 1–3 Mal täglich (1–2 Esslöffel getrocknete Stiefmütterchen mit 500ml kochendem Wasser überbrühen, 5min ziehen lassen, absieben und zu 3–4 l Waschwasser dazugeben) ■ Clemastin (z.B. Tavegil) i.v. oder p.o. ■ Naloxon (z.B. Narcanti) niedrigdosiert als Dauertropfinfusion ■ evtl. Wechsel des Opioids
Übelkeit	■ Vomex-Kaugummi oder Vomex-Zäpfchen ■ Metoclopramid (z.B. Paspertin) p.o. ■ Ondansetron (Zofran) i.v.
Harnverhalt	■ Eukalyptusölkompresse zweimal täglich für 30 Minuten auf die Blase legen und mit einer Wärmflasche warmhalten ■ Carbachol (z.B. Doryl) p.o. oder s.c. ■ Einmalkatheterisierung oder bei Opiatdauerinfusion Blasenkatheter
Obstipation	■ Lactulose (z.B. Bifiteral) p.o. ■ Macrogol (Movicol) p.o. ■ Natriumpicosulfat (Laxoberal) p.o.; ggf. Gabe rektaler Laxanzien
Ulkus	■ Ranitidin (z.B. Sostril) p.o. ■ Misoprostol (z.B. Arthrotec) p.o.
Müdigkeit	■ Methylphenidat (z.B. Medikinet, Ritalin) p.o. morgens und mittags (um den Nachtschlaf nicht zu beeinträchtigen)

Patientenkontrollierte Analgesie. Bei der kontinuierlichen Gabe von Analgetika mittels Spritzenpumpen besteht die Möglichkeit der patientenkontrollierten Analgesie (PCA), d.h. die bedarfsweise Eigenapplikation von kleinen Analgetika-Gaben durch den Patienten. Die PCA kommt bei postoperativen Schmerzen und bei Tumorschmerzen zum Einsatz und eignet sich für Kinder ab ca. dem 6. Lebensjahr. Bei Kleinkindern kann evtl. eine elternkontrollierte Analgesie durchgeführt werden. Unerlässlich ist die Überwachung von Atemfrequenz, Sauerstoffsättigung und Sedierungsgrad.

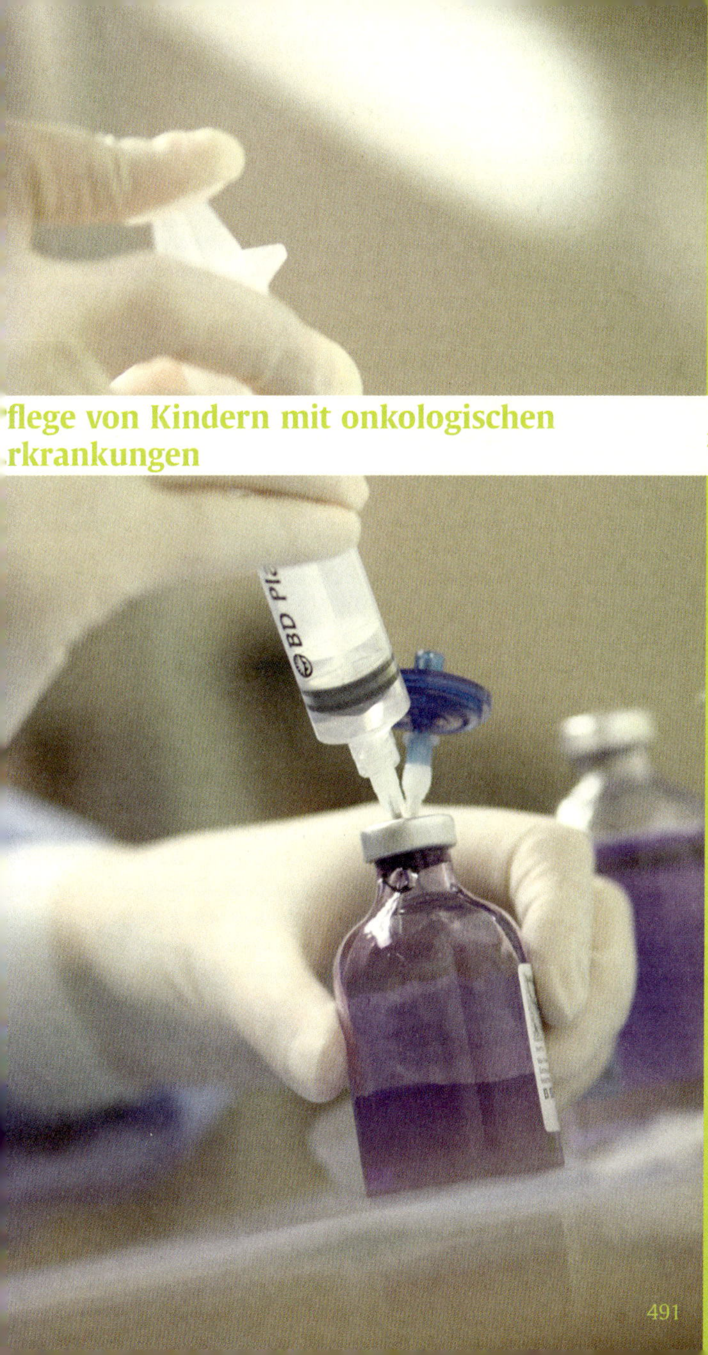

flege von Kindern mit onkologischen rkrankungen

20

20.1 Grundlagen der zytostatischen Therapie

20.1.1 Zytostatika

Definition: Unter **Chemotherapie** versteht man die Verabreichung von Medikamenten, die das Zellwachstum hemmen und zum Absterben der unkontrolliert wachsenden Krebszellen führen sollen. Die Medikamente werden als Chemotherapeutika oder Zytostatika bezeichnet.

Zytostatika können intravenös, peroral, subkutan oder intrathekal (in den Liquorraum) verabreicht werden. Sie greifen in unterschiedlichen Phasen der Zellteilung (Mitose) ein und verhindern dabei eine Teilung der Zellen, z.B. durch:
- Einbau falscher Basen in die DNS der Zellkerne (sog. Antimetabolite)
- Entzug der für das Wachstum wichtigen Folsäure (Folsäureantagonisten z.B. Methotrexat)
- Anhängen langer Alkylreste an die DNS der Zellkerne (sog. alkylierende Substanzen)
- Wirkung als sog. Spindelgift (Gift klemmt sich in die Teilungsspindel während der Mitose)

In Tab. 20.1 sind die wichtigsten Zytostatikagruppen im Überblick dargestellt. Da die unterschiedlichen Zytostatika an unterschiedlichen Phasen der Mitose ihre Wirkung entfalten, ist es verständlich, dass der maximale Therapieeffekt durch die gleichzeitige Verabreichung verschiedener Zytostatika zu erzielen ist (Prinzip der Polychemotherapie).

***Tab. 20.1** Wichtige Zytostatika.*

Alkylierende Substanzen	Antimetaboliten	Mitoseinhibitoren (Spindelgifte)	Antibiotika	Sonstige
▪ Busulfan ▪ Carmustin ▪ Ifosfamid ▪ Cyclophosphamid ▪ Cisplatin ▪ Melphalan	▪ Cytarabin ▪ Thioguanin ▪ Mercaptopurin ▪ Methotrexat	▪ Etoposid ▪ Vincristin ▪ Vinblastin	▪ Bleomycin ▪ Daunorubicin ▪ Doxorubicin ▪ Dactinomycin	▪ L-Asparaginase ▪ Procarbazin ▪ Hydroxyurea

- Zytostatika greifen alle Zellen mit rascher Zellteilung an.
- Dadurch werden auch immer gesunde Zellen durch die Chemotherapie vernichtet, z.B.
  - Knochenmark (Bildungsstätte von Erythrozyten, Thrombozyten und Leukozyten),
  - Schleimhäute (Magen-Darm-Trakt), Keimzellen.

20.1.2 Ziele der Therapie

- Vollständige Vernichtung der gesamten malignen Zellen, um eine Remission zu erzielen.
- Vollständige Vernichtung der malignen Zellen nach zellreduzierender Operation und/oder Radiotherapie.
- Vernichtung maligner Zellen, um eine Operation und/oder Bestrahlungstherapie mit kurativer Absicht durch Verkleinerung des Ausgangstumors zu ermöglichen.
- Vernichtung okkulter, sich dem klinischen Nachweis entziehender Metastasen.

- Palliation, d.h. Linderung der Schmerzen und/oder Beschwerden, entweder im Sinne der Wachstumsverzögerung eines Malignoms oder im Sinne der bloßen Symptommilderung.
- Diese Ziele sind je nach Situation mit Einzelsubstanzen (Monotherapie) oder mit mehreren Substanzen (Polychemotherapie) zu konzipieren bzw. sinnvoll.
- Eine zytostatische Behandlung mit kurativer Absicht ist heute i.d.R. eine aggressive Kombinations-Chemotherapie, wobei auf die erforderlichen supportiven Maßnahmen zur Vermeidung oder Minderung der Toxizität größter Wert zu legen ist. Ein Fehler hierbei kann den gesamten Therapieerfolg in Frage stellen.

20.1.3 Sicherer Umgang mit Zytostatika

Merke: Im Merkblatt 620 der Berufsgenossenschaft heißt es: „Mit Zytostatika dürfen nur Personen umgehen, die unterwiesen sind."

Der Umgang mit Zytostatika birgt große Gefahren, deshalb empfiehlt die Berufsgenossenschaft, Zytostatika entweder zentral in der Apotheke oder dezentral am Verabreichungsort (Station), in jedem Fall aber in entsprechenden Sicherheitswerkbänken zuzubereiten. Empfohlen sind

- Schutzkleidung (Brille, Kittel, Atemschutz, flüssigkeitsdichte Einweghandschuhe),
- adäquate technische Ausrüstung, Training.

Zytostatikazubereitung

Die Zytostatika kommen meist steril zubereitet in der jeweiligen Applikationsart (intravenös, Kurzinfusion, intrathekal) aus der Apotheke. Lagerungsform, Zubereitungs- und Verfallsdatum werden von der Apotheke mittels Aufkleber auf den Spritzen oder Infusionsbeuteln vermerkt. Beim Auspacken und Richten der Zytostase ist unbedingt zu achten:

- In den Zuständigkeitsbereich des Pflegepersonals gehören sterile Versorgung der Zubereitung mit einem Infusionssystem und sorgfältige Überwachung von Kind und Infusion nach Applikation der Zytostatika durch den Arzt.
- Bei Broviac- und Intraport-Katheter gilt: Medikamente bleiben bis kurz vor der Applikation eingepackt!
- Orale Zytostatika dürfen nicht „zermörsert" verabreicht werden. Gründe: ungenaue Dosierung, Unsicherheit der Resorption und Gefährdung durch Einatmen der freigesetzten Aerosole. Der Wirkstoff soll erst im Magen freigesetzt werden. Anderenfalls droht eine Verätzung der Speiseröhre.
- Kontaminiertes Material (z.B. Spritzen, Kanülen, Ampullen) als „Sondermüll" in dafür vorgesehene verschlossene Behälter entsorgen.

Nebenwirkungen

Früh auftretende reversible Reaktionen

Sie können nach Stunden oder auch erst nach Wochen auftreten, zu ihnen gehören

- Übelkeit, Erbrechen, Appetitlosigkeit, Haarausfall,
- Schleimhautläsionen, vor allem Mund (Mukositis) und Speiseröhre,
- Anstieg der Harnsäure im Blut (Hyperurikämie),
- Harnblasenentzündung mit blutigem Urin (hämorrhagische Zystitis),
- Nierenschädigung, Gewichtsabnahme oder -zunahme,
- Neurotoxizität mit Auftreten von Muskelschmerzen (z.B. bei Vincristin),
- Schädigung der Nerven,
- Knochenmarksdepression mit Leukopenie (Neutropenie) und Immunsuppression,

- Thrombopenie mit erhöhter Blutungsneigung,
- Anämie infolge der Knochenmarksdepression,
- Hautrötungen, Hautausschläge, Hautverfärbung,
- Fieber, Bindehautentzündung,
- Kardiomyopathie, Leberschädigung und Ikterus, Lungenfunktionsstörung,
- Minderung des Hörvermögens, Darmverschluss,
- allergische Reaktion (z.B. Asparaginase, Teniposid),
- paravenöse Injektion/Infusion einhergehend mit Schmerzen und Gewebsnekrosen (besonders bei Vincristin, Lyovac-Cosmegen, Adriblastin).

Spätreaktionen

Sie treten oft erst nach monate- oder jahrelanger Chemotherapie auf, zu ihnen gehören

- Amenorrhoe, Infertilität, Kardiomyopathie, Lungenfibrose,
- Immunsuppression, evtl. Zweittumoren,
- Wachstumsstörungen bei Bestrahlungstherapie und bei Hirntumoren.

20.2 Pflege eines Kindes mit onkologischer Erkrankung

20.2.1 Allgemeine Pflegemaßnahmen

Kinder, die an Krebs erkrankt sind und sich einer Chemotherapie unterziehen müssen, erfahren vielfältige Einschränkungen in den Lebensaktivitäten. Täglich durchzuführende Pflegemaßnahmen sind:

- Einschätzen der Situation des Kindes (physisch und psychisch),
- Körperpflege, regelmäßige Mundinspektion, Mund- und Lippenpflege,
- bei Säuglingen optimale Gesäß- und Genitalpflege, Beobachtung von Hautläsionen,
- täglicher Wechsel von Dreiwegehahnbänken und Infusionsbesteck sowie der sterilen Systeme am zentralen Venenkatheter,
- bei peripheren Zugängen zusätzlich Schienen- und Verbandwechsel,
- tägliche Körpergewichtskontrolle bei Infusionstherapie,
- bei Kortisontherapie 1-mal täglich Blutdruck-Kontrolle,
- bei Wilms-Tumoren 3-mal täglich Blutdruck-Kontrolle,
- bei abdominellen Tumoren 1-mal täglich nüchtern Bauchumfangskontrolle,
- Urin-pH-Kontrolle 3-mal täglich.

Intakte Haut

Durch die gestörte Immunabwehr infolge Chemotherapie kommt es zu Entzündungen und Eiterungen.

- Um den Säureschutzmantel zu erhalten, ist es wichtig, die Haut nach dem Baden oder Waschen mit einer dem natürlichen pH-Wert der Haut angepassten Körperlotion einzucremen.
- Haut ständig beobachten. Häufig ist sie zu trocken und die Kinder kratzen sich, oft sind die Lippen rissig und die Kinder reißen die Hautfetzen ab. Jede Verletzung aber ist zugleich eine neue Eintrittspforte für Erreger.

Merke: Pflegebäder und Salben mit erhöhtem Fettgehalt zur Hautpflege und täglich mehrmaliges Einfetten der Lippen beugen Austrocknung vor.

- Kinder und Eltern anhalten, regelmäßig auf Haut- oder Schleimhautveränderungen/-verletzungen, besonderes im Anogenitalbereich, zu achten.
- Hautreizungen im Genitalbereich bei harn- und stuhlinkontinenten Kindern und windelversorgten Säuglingen können sich rasch zu schwerwiegenden Problemen entwickeln. Eine intensive Hautpflege mit medizinischen Bädern und Spülungen ist sinnvoll.
- „Wickelkinder" sollten so wenig wie möglich in der Feuchtigkeit liegen.
- Kleine Aphthen oder rote Schwellungen im Schleimhautbereich können der Beginn einer ernsthaften Infektion sein.

Merke: Jede andere Rötung und Schwellung der Haut oder auch nur ein „Stippchen" können sich innerhalb von Stunden zu massiven Infektionsherden, z. B. Phlegmonen, ausbreiten.

- Hautstellen in diesem Fall mit einer desinfizierenden und adstringierenden Lösung einpinseln.
- Eine offene Behandlung ist wünschenswert bei Kindern, die gewickelt werden, da sonst eine „feuchte Kammer" entsteht, in der die Infektionserreger besonders gut gedeihen.
- Offene Hautstellen mit jodhaltigen Lösungen oder Salben behandeln (Vorsicht bei Säuglingen!).
- Keine Pasten verwenden, da der Verlauf unter Pastenabdeckung nicht mehr zu beurteilen ist.

Merke: An jeder Punktions- oder Infusionseinstichstelle und insbesondere bei länger liegenden Venenverweilkanülen kann es zu Hautinfiltraten kommen, die leicht eitern oder nekrotisieren, was wiederum unter Defektheilung zu Beugekontrakturen führen kann.

- Von Punktionsstellen geht oft eine Thrombophlebitis aus. Dann evtl. schon vorbeugend mit heparinhaltigen Salben behandeln.
- Sind Hautläsionen (z. B. durch wiederholtes Einstechen) vorhanden, werden sie mit desinfizierenden Substanzen gepinselt.
- Auf Ödeme der Haut infolge des Eiweißmangels, Herz- oder Niereninsuffizienz achten.

Intakte Schleimhäute

Am häufigsten treten Schleimhautveränderungen in Mund, Speiseröhre und Magen-Darm-Trakt auf. Sie sind für Kinder sehr belastend und schmerzhaft und führen oft zur Beeinträchtigung der Nahrungsaufnahme.

Nasenpflege

Trockene und rissige Nasenschleimhäute sind eine der häufigsten Ursachen für Nasenbluten und eine ideale Eintrittspforte für Krankheitserreger. Die Gefahr der Austrocknung kann durch regelmäßige Pflege der Nasenschleimhaut mit Nasensalben verringert werden.

Merke: Inhalationen sollten nach Möglichkeit unterbleiben, da Inhalationsgeräte nicht komplett sterilisiert werden können und deshalb einen guten „Nährboden" für Bakterien abgeben. Inhalationen sind nur unter strengster Beachtung von hygienischen Richtlinien und bei Sterilisation der Inhalationsaufsätze oder bei Verwendung von Einmalmaterial möglich.

Mundpflege

Dem Mund, v.a. dem Speichel, kommt eine besondere Bedeutung bei der Infektabwehr zu. Verschiedene chemotherapeutische Behandlungen bringen die Speichelproduktion praktisch zum Erliegen:

- Spülungen mit anästhesierenden und desinfizierenden Lösungen vornehmen.
- Lokale Pflege mit einer antimykotischen Suspension durchführen.
- Vor Beginn der Chemotherapie eine gründliche Untersuchung der Mundhöhle vornehmen. Dazu gehören: Zahnstatuserhebung, evtl. spezielle Zahnuntersuchungen und Zahnsanierung.

Zähneputzen

Um Verletzungen des Zahnfleischs vorzubeugen, eine weiche Zahnbürste verwenden und spätestens nach vier Wochen erneuern. Bei einem Thrombozytenwert unter 30000 sollte das Zähneputzen unterbleiben, ebenso bei einem Leukozytenwert unter 1000.

Mundspülungen

- Regelmäßig (4–10-mal täglich und nach jeder Mahlzeit) mit desinfizierender Lösung und destilliertem Wasser durchführen.
- Entzündungen der Mundschleimhaut mit z.T. desinfizierenden Substanzen bepinseln.
- Zusätzlich pflegende Mundlösung und ein Oberflächenanästhetikum im Wechsel mit der Grundlösung und destilliertem Wasser anwenden.
- Geeignete Lösungen sind:
  - „Spültee" (auf 1l: 4 Gewürznelken, 1kl. Stück Zimtrinde, je 1 TL Rosmarin, Thymian, Majoran u. Bohnenkraut; in kochendem Wasser 10min. ziehen lassen und 2-mal die Stunde durchführen),
  - Spülungen mit Natriumbicarbonat 8,4% in einer Verdünnung 1 : 5 bis 1 : 10 mit sterilem Wasser (hilft Beläge abzutragen und erzeugt einen für Keimwachstum ungünstigen pH-Wert),
  - Eiswürfel,
  - bei Nebenwirkungen von Methotrexat an den Mundschleimhäuten eine Mundspülung mit Leukovorintee (3-mal täglich eine Ampulle auf 150ml Tee).

Merke: Von Spülungen mit Kamillentee ist abzuraten, da er die Mundschleimhäute austrocknet.

Stomatitis und Mukositis

- **Stomatitis**: Entzündung des Mundes mit Aphthen, Schmerzen, schlechter Atemgeruch, mit Blut vermischter Speichel, weiße Bereiche am Zahnfleisch, der Mund fühlt sich trocken an, beginnt typischerweise an der Zunge/Mundschleimhaut,
- **Mukositis**: dickflüssiger, sämiger Speichel, Schmerzen, gerötete Schleimhaut mit Geschwürbildung.

Die Erscheinungen beginnen gewöhnlich wenige Tage nachdem die Therapie begonnen wurde und haben ihren Höhepunkt ungefähr eine Woche danach. Nach Abschluss der Therapie klingt die Mukositis langsam ab, vorausgesetzt, sie wird nicht durch eine Infektion, Blutungen oder eine wiederholte Therapie verstärkt.

Intakte Haut bei Bestrahlungstherapie

Die Radiotherapie (Linear- oder Betatron-Bestrahlung) ist neben der konventionellen Chemotherapie eine weitere Behandlungsmöglichkeit bei Tumorerkrankungen. Auch sie führt zu Nebenwirkungen wie Schleimhautulzera in Mund und Rachen sowie Hautrötungen mit Spannungsgefühl. Die Haut kann u.U. aufplatzen. Außerdem können Erbrechen und Enteritiden auftreten.

- Das eingezeichnete Bestrahlungsfeld darf während und bis zu vier Wochen nach Bestrahlungsende nicht gewaschen werden. Waschen würde die Nebenwirkung noch verstärken.
- Bestrahlte Hautgebiete trocken behandeln, da Feuchtigkeit Hautveränderungen begünstigt.
- Treten Nebenwirkungen auf, wird der Hautbezirk gepudert oder mit steroidhaltigen Salben gepflegt. Ebenso sind i.d.R. Reibungseffekte durch Frottieren oder eng anliegende Kleidung zu vermeiden.
- Bei Bestrahlung am Kopf auf regelmäßige Mundpflege/-spülungen achten.
- Bestrahlte Hautregionen keiner intensiven Sonnenbestrahlung aussetzen.
- Zytostatika wie Adriblastin, Methotrexat und Lyovac-Cosmegen verstärken den Bestrahlungseffekt.

Erkennen von Blutungen und Blutungsprophylaxe

Thrombozytopenie

- Kinder müssen vor Verletzungen geschützt und auf Blutungszeichen untersucht werden.
- Verboten sind:
  - heiße Bäder, Dampfbäder (wegen gefäßerweiternder Wirkung),
  - heiße Wickel, heftiges Naseputzen,
  - Pressen beim Stuhlgang, Einläufe, rektale Temperaturkontrollen,
  - intramuskuläre und subkutane Injektionen.
- Nasenbluten lokal mit einem Hämostatikum (Topostasin, Claudenwatte) behandeln.
- Eine Eiskrawatte im Nacken kann die Blutung zum Sistieren bringen.
- Kind und Eltern brauchen emotionale Unterstützung, da das Auftreten von Blutungen Ängste auslöst.
- U.U. Gabe von Thrombozytenkonzentraten.

Merke: Bei einer Thrombopenie (Thrombozyten <20000) sollte beachtet werden: keine Blutdruck-Messungen (außer bei klinischer Verschlechterung), kein Zähneputzen, (eingeschränkte) Bettruhe.

Anämie

- Zeigt sich durch Blässe, Müdigkeit, eingeschränkte Leistungsfähigkeit, Kopfschmerzen, Sehstörungen, Tachykardie.
- Transfusionen von filtrierten, gewaschenen, Zytomegalie-Virus-freien und mit 30 Gray bestrahlten Erythrozyten können notwendig sein (S. 255).

Minimierung des Infektionsrisikos

- Bei entzündeten Einstichstellen erfolgt die Pflege mit einer antiseptischen Lösung.
- Täglich alle zuleitenden Infusionssysteme wechseln. Zudem Schienen entfernen, Bezug erneuern und nach Reinigung der Haut wieder fixieren.
- Pflege eines immunsupprimierten Kindes erfolgt in einer keimarmen Umgebung und unter aseptischen Kautelen.

Merke: Das Kind muss in dieser Phase beim geringsten Infektionsverdacht intensiv überwacht werden.

Alle das Kind betreuenden Personen und Besucher müssen infektfrei sein und eine strenge Händedesinfektion durchführen.

- Bei Kindern/Jugendlichen in einer leukopenischen Phase auf Nägelschneiden verzichten.
- Nägel vor Beginn der Chemotherapie schneiden.
- Während der Chemotherapie/Leukopenie lediglich mit einer Einweg-Sandblattfeile feilen.
- Bei Hautverletzungen mit einer desinfizierenden Lösung behandeln.
- Generell verboten sind das Tragen von Ohrringen, Piercings und Zahnklammern.

Pflegemaßnahmen bei Leukopenie

Bei Abfall der Leukozyten unter 1000/mm^3 besteht generalisierte Infektionsgefahr. Maßnahmen sind:

- sauberes Einzelzimmer mit Doppeltüren,
- Schleusen (zweite Tür erst öffnen, wenn die erste Tür geschlossen ist),
- Mundschutz, strenge Händedesinfektion,
- evtl. Kittelpflege (Leukozyten unter 500/mm^3),
- täglicher Bettwäschewechsel,
- Waschlappen und Handtücher nur einmal verwenden,
- keine Topfpflanzen/Blumen in den Zimmern, Wasserfilter benutzen.

Physiologische Nierenfunktion

Durch die Zytostatikatherapie kommt es zu massivem Zellzerfall und damit zu einem Anstieg der Harnsäure. Bei der Überwachung der Nierenfunktion zu beachten sind:

- Wegen Übelkeit und Erbrechen trinken Kinder weniger.
- Gabe von Natriumbikarbonat sorgt für einen alkalischen Urin-pH (angestrebter Wert 7,5–8) und verbessert die Ausscheidung der erhöhten Harnsäure.
- Wie viel Natriumbikarbonat zugegeben wird, richtet sich nach dem Gewicht des Kindes und der angeordneten Menge der Glukoselösung (Richtdosis 2ml/kg Körpergewicht).
- Die Kontrolle des Urin-pHs zeigt, ob ausreichend gepuffert worden ist.

Merke: Mindestens einmal pro Schicht soll eine Urinuntersuchung mittels Teststreifen durchgeführt werden. Je nach pH-Werten sind häufigere Kontrollen obligat.

- Bei einer voraussichtlichen Hyperurikämie kann eine zusätzliche medikamentöse Therapie durch ein Urikostatikum vorausgehen.
- Bevor nierenschädigende Medikamente verabreicht werden, auf das Ergebnis einer Kreatinin-Clearance und der Harnsäurebestimmung im Serum warten!
- Medikamente wie Aminoglykoside oder Amphothericin B können zusätzliche Nierenschäden verursachen oder die nephrotoxischen Komponenten der Zytostatika verstärken.
- Auf ausreichende Flüssigkeitszufuhr achten.
- Flüssigkeitsumsatz beugt auch einer sterilen hämorrhagischen Zystitis vor.
- Um die Urinausscheidung exakt zu überwachen, muss eine genaue Ein- und Ausfuhrbilanz zu festgelegten Zeiten erfolgen.
- Gewichtskontrolle 1–2-mal täglich vornehmen.

Ausreichende Nährstoffzufuhr

- Wünsche und Bedürfnisse der Kinder berücksichtigen.
- Ausgewogene Nahrung anbieten.
- Während der Chemotherapie sowie Leukopenie nur geschältes Obst anbieten.
- Gemüse sollte kurz erhitzt (blanchiert) werden.

- Bei Entzündungen der Mundschleimhaut, Erbrechen und Durchfall werden ausgewählte reizarme Nahrungsmittel erfahrungsgemäß besser toleriert (Tab. 20.2).

Tab. 20.2 *Ernährungsbeispiele bei Entzündungen der Mundschleimhaut, Erbrechen und Diarrhoe.*

Symptom	geeignete Lebensmittel	zu meidende Lebensmittel
Entzündungen der Mundschleimhaut	▪ weiche Kuchen und Puddings ▪ milde Fruchtsäfte ▪ kalte Früchte (Wasser-/Honigmelone) ▪ schwach gewürzte Speisen ▪ salzfreie Dosensuppen ▪ Hühnerfrikassee, fein zerkleinertes Fleisch	▪ grobe Getreidesorten ▪ frisch gepresste (Zitrus-) Fruchtsäfte ▪ extrem heiße oder kalte Nahrungsmittel ▪ stark gewürzte, scharfe Nahrungsmittel
Erbrechen	▪ gekochtes Fleisch ▪ Fisch ▪ gebackene Kartoffeln ▪ Toast ▪ fettarme Milch ▪ Fruchtsaftkonzentrate	▪ gebratenes Fleisch, Hühnchen ▪ Speck, Pommes frites ▪ Kartoffelchips ▪ cremige Speisen, Rahmkäse ▪ Speiseeis, große Mengen Süßspeisen
Diarrhoe	▪ Salzstangen, Zwieback, Weißbrot ▪ Teigwaren aus Weizenmehl ▪ Sojamilchprodukte, weißer Reis ▪ Banane, geschälter und geriebener Apfel ▪ Möhren und Rote Beete	▪ Bohnen und Hülsenfrüchte ▪ blähendes Gemüse ▪ Zitrusfrüchte ▪ Milch

Wohlbefinden steigern

Übelkeit und Erbrechen in Verbindung mit einer Zytostatikabehandlung sind völlig anders als üblich. Sie dauern häufig über Stunden, Tage oder Wochen an. U.U. kommt es zu Wellen der Übelkeit mit dazwischen liegenden langen Phasen quälenden Unwohlseins. Maßnahmen zur Linderung sind:

- Umstellung der Applikationsart von Medikamenten: intravenöse oder rektale Gabe anstelle oraler Verabreichung,
- Antiemetikumgabe,
- Zeit für das Kind aufwenden und Gespräche mit ihm führen, um psychische Faktoren zu erkennen.

Akzeptanz der Medikamentengabe

- Hilfreich sind realistische, einhaltbare Absprachen und Versprechungen, das Anbieten verschiedener Einnahmemöglichkeiten (z.B. mit dem Lieblingsgetränk) und das Loben und Trösten des Kindes.
- Bei Säuglingen orale Medikamente nicht in die Nahrung mischen.
- Die kontinuierliche Medikamenteneinnahme ist ein wichtiger Bestandteil der Therapie. Deshalb die Kinder informieren, unterstützen und motivieren.

Erkennen von Nebenwirkungen der Medikamente

Kortison

- Glukokortikoide führen zur Steigerung des Appetits und bei längerer Einnahme zu beträchtlicher Gewichtszunahme.
- Kinder bekommen ein rundes Gesicht und meistens einen dicken Bauch.
- Süßigkeiten und Salz in der Nahrung möglichst vermeiden.
- Es kann zur Ausscheidung von Zucker im Harn und zum Ansteigen des Zuckerspiegels kommen.

- Magengeschwüre und Bluthochdruck können auftreten.
- Eine Blutdruckkontrolle erfolgt 1-mal täglich und bei Bedarf.
- Die Infektanfälligkeit ist erhöht.

Zytostatika

- Allergische Reaktionen können auftreten.
- Bei intravenöser Applikationen über periphere Zugänge können bei einigen Zytostatika lokale Reizungen bis zu schwerer Phlebitis auftreten.
- Bei Fehlinjektion von Actinomycin-D oder Vincristin können tiefe Nekrosen entstehen.

Merke: Eine häufige lokale Reaktion nach Anthrazyklingabe ist eine i.A. benigne Phlebitis mit lokalem Ödem, verstärkter Venenzeichnung und Juckreiz. Kortikosteroide oder Antihistaminika können systematisch prophylaktisch oder therapeutisch erfolgreich eingesetzt werden.

Paravasate

- Im Gegensatz zur **benignen Phlebitis** finden sich bei **Paravasaten** meist ausgeprägte, sofort einsetzende Schmerzen an der Injektionsstelle.
- Die entscheidende protektive Maßnahme ist die sofortige konsequente Kühlung, die die vermutlich zelluläre Aufnahme von Anthrazyklinen verringern kann. Bei guter Verträglichkeit sollte die Kühlung strikt über 24 Stunden fortgesetzt werden.
- Besonders gefährlich sind in dieser Hinsicht
  - ADB, DB, Mitomycin,
  - alle anderen tumorhemmenden Antibiotika,
  - alle Spindelgifte (VCR, VDS, VBL).

Sollte es zu einem Paravasat kommen, sofort folgende Maßnahmen ergreifen:

- Infusion/Injektion stoppen, Arzt sofort informieren,
- Venenverweilkanüle zunächst liegen lassen, den Kanüleninhalt versuchen zu aspirieren,
- lokale Therapie durch den Arzt,
- pflegerische Maßnahmen durchführen (Tab. 20.3).

Tab. 20.3 *Pflegemaßnahmen bei Paravasat.*

angewandte Medikamente	pflegerische Maßnahmen
Alkaloide und Epipodophyllotoxine	milde Wärme (Umschläge)
Anthrazykline	sofort kühlen (24 Std.); Auftragen von topischem Dimethylsulfoxid; die doppelte Größe des Paravasatbereichs behandeln; die Stelle trocknen lassen und alle 8 Stunden 7 Tage lang wiederholen
Actinomycin-D	sofort kühlen (24 Std.)
Mitomycin, Fluorouracil, Cisplatin, Carboplatin, Ifosfamid, Cyclophosphamid	sofort kühlen (24 Std.)
andere Zytostatika	Hochlagern der Extremität über 24–48 Std., offen lassen, evtl. milde Wärme

- Schmerzen, Erythem oder Schwellung an der Injektionsstelle nach 3–4 Wochen sind Indikationen für die Vorstellung bei einem Chirurgen.

Merke: Der Verdacht auf ein Paravasat bedarf der Dokumentation in den Pflegeakten und der Meldung an die vorgesetzte Stelle, da diese Komplikation zu einer Schadenshaftung führen kann. Einige Kliniken verlangen das Ausfüllen eines speziellen „Extravasatformulars".

- Für die Behandlung eines Paravasats werden benötigt:
  - 5er Spritze, Mobilat Kältepack, Cold/Warmpack, Mullkompressen,
  - sterile Handschuhe, Stieltupfer, Einmalkanülen Gr. 18,
  - Hydrocortison Creme 1%, Flasche Dimethylsulfoxid,
  - Amp. Natriumchlorid 0,9%, 2 Ampullen Hylase „Dessan" 1 : 500 IE.

20.2.2 Umgang mit Broviac-Katheter, Hickman-Katheter und Portkatheter

Die operative Einlage erfolgt in Narkose durch den Chirurgen.

Port-Katheter. Port-Katheter bestehen aus einer unter der Haut platzierten Kammer und einem daran angeschlossenen Katheter, der in eine größere Vene eingeführt wurde; die Spitze liegt in der Hohlvene. Der Port liegt also komplett intrakorporal, was den Patienten eine große Mobilität ermöglicht.

Perkutane Katheter. Perkutan eingebrachte Katheter (z. B. Hickman oder Broviac) haben ihre Anschlüsse außerhalb der Haut, verlaufen eine längere Strecke unter der Haut, bevor sie in gleicher Weise wie der Port-Katheter in eine Vene eintreten, um mit der Spitze zentral zu enden. Eine Muffe aus Kunststoffgewebe befindet sich am subkutanen Teil des Katheters; in diese wächst Bindegewebe ein, sodass sie – nach einer gewissen Zeit – eine Sicherung gegen zu leichtes Herausrutschen darstellt. Die lange subkutane Distanz zwischen Hautaustritt- und Veneneintrittstelle sorgt für eine geringere Infektionsgefahr als bei „normalen" zentralen Venenkathetern. Perkutane Katheter können einen, zwei oder drei Kanäle besitzen (1-, 2- oder 3-lumig). Bei mehreren Kanälen können mehrere miteinander nicht mischbare Infusionen gleichzeitig gegeben werden. Für die meisten Chemotherapien sind daher perkutane Katheter vorzuziehen.

Katheterpflege am Beispiel des Broviac-Katheters

Jede Klink hat einen eigenen Standard für die Pflege. Grundlegende Bedingungen sind:

Merke: Sämtliche Manipulationen am Katheter und die Vorbereitungen müssen immer unter aseptischen Bedingungen durchgeführt werden.

Vorbereitung

- Spritzen aus der Verpackung nehmen und auf eine sterile Unterlage legen.
- Mit sterilen Handschuhen aufziehen und bis zur Verwendung steril aufbewahren.
- Arzt entfernt den Verband um die Katheteröffnung, ohne den Katheteranschluss zu berühren.
- Desinfektion.
- Ablage auf einem sterilen Tupfer oder Tuch.
- Arzt zieht sterile Handschuhe an.

Durchführung

- Katheter vor der Öffnung des Verschlusses oder vor Spritzenwechsel abklemmen.
- Nach Eröffnung des Katheters mit einer Spritze die Katheterfüllung abziehen.

> **Merke:** Die Heparinplombe darf auf keinen Fall aus dem Katheter in den Körper hinein injiziert werden, um eine Infektion oder Embolie zu vermeiden. Alle Manipulationen, die höheren Über- oder Unterdruck erzeugen, sind streng zu vermeiden.

- Nach Entfernen der Heparinplombe Katheter mit physiologischer Kochsalzlösung spülen.
- Nun mit neuer Heparinplombe füllen, deren Volumen sich etwa am Kathetervolumen orientiert (0,5ml Heparin zu 5000IE auf 1,5ml Kochsalzlösung 0,9%).
- Kurz bevor 0,5–1,0ml in den Katheter gefüllt ist, erneut abklemmen.
- Verschluss mit einem neuen, sterilen Schraubverschluss versorgen, dabei sorgfältig darauf achten, dass der lumenwärts gerichtete Verschlussanteil mit dem sterilen Handschuh nicht in Berührung kommt.
- Sollte das Gewinde mit Blut verunreinigt sein, die Blutreste entfernen.
- Katheteranschluss mit einer sterilen Kompresse umwickeln und umkleben.

Verbandwechsel

- Wechsel des Hautverbandes bei durchsichtigem Pflaster alle fünf Tage vornehmen, bei anderen Pflasterverbänden jeden zweiten Tag bei unauffälliger Eintrittsstelle.
- Übliche Bedingungen eines Verbandwechsels unter sterilen Bedingungen.
- Eintrittsstelle des Katheters inspizieren.
- Bei Rötung oder Sekretion einen Hautabstrich nehmen.
- Bereich mit einer desinfizierenden Salbe/Lösung behandeln.
- Verbandwechsel muss nun täglich erfolgen.

Einen Verband sowie einen Kontaminationsschutz zeigen Abb. 20.1 und Abb. 20.2.

Abb. 20.1 *Broviac-Katheter.*

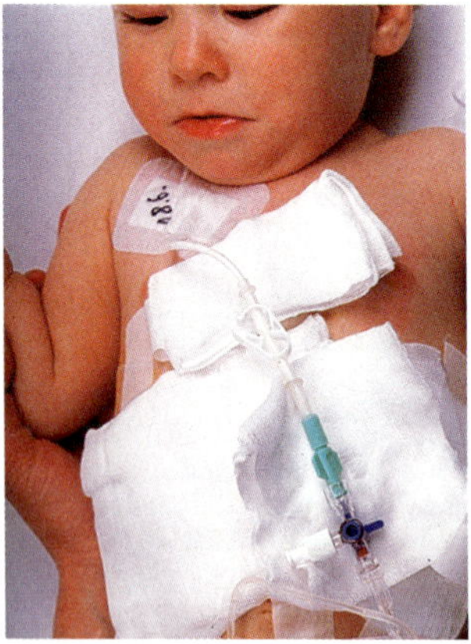

Abb. 20.2 *Kontaminationsschutz. Schutztasche mit kindgemäßen Stoffmotiven für den Broviac-Katheter.*

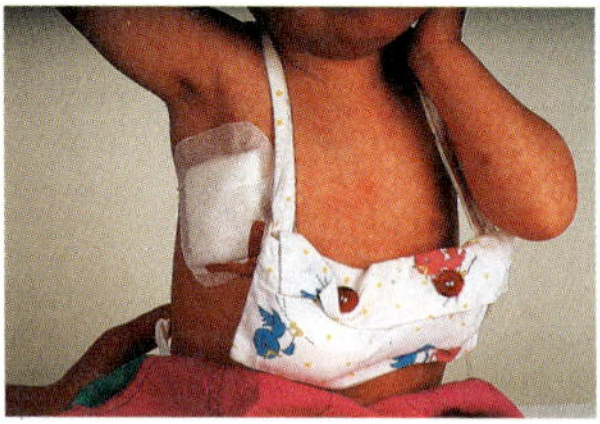

Hygiene

- Tragen steriler Handschuhe bei allen Manipulationen am Katheter.
- Zuleitende Infusionssysteme sowie Infusionsbesteck einmal täglich unter sterilen Bedingungen wechseln.
- Dreiwegehahnbänke in sterile Kompresse verpacken.

20.2.3 Schmerzlinderung

Für Schmerzerfassung und -behandlung siehe S. 483. Bedürfnisse eines Kindes mit Schmerzen können sein:

- Zuwendung, Liebe, menschliche Kontakte,
- Sicherheit, gute Symptomkontrolle, das Gefühl, versorgt zu sein,
- Zugehörigkeit, Verständnis, Annahme, Selbstwertgefühl.

Chronische Schmerzen können Folgeerscheinungen wie Schonhaltung, Muskelverspannung, Störung der Atmung und des Kreislaufs, Appetitlosigkeit, Brechreiz und Erbrechen haben. Unterstützung erfolgt durch:

- bequeme Lagerung, Anwendung von Wärme/Kälte bei Verspannung (S. 109),
- Körperkontakt, Einreibungen oder Massagen (durchblutungsfördernd),
- Beschäftigung, um die Aufmerksamkeit von den Schmerzen abzulenken,
- Begleitung, also für das kranke Kind da sein, wenn es Hilfe braucht.

20.2.4 Emotionale Unterstützung

- Kinder sollten möglichst feste Bezugspersonen haben.
- Eine abwechslungsreiche Gestaltung des Tagesablaufs ist wichtig.
- Sich Zeit für Gespräche nehmen: Meist fragen Kinder nicht nach der Krankheit, sie interessieren sich aber sehr genau für ihre „Leukos" und übrigen Blutwerte. Sie kennen die Namen der Zytostatika und wissen um deren Nebenwirkungen.
- Auf der Station sollte eine fröhliche Atmosphäre im Vordergrund stehen, aber auch Nöte, Ängste und Trauer ihren Platz haben.
- Selbsthilfegruppen können Eltern und Kindern helfen, mit der krisenhaften Lebenssituation umgehen zu lernen.

Haarausfall

Er ist besonders für Jugendliche schwer zu verkraften. Pflegepersonen sollten Gelegenheit schaffen, sich Sorgen und Fragen anzuhören und versuchen, dem Kind zu helfen, mit dem veränderten Aussehen zurechtzukommen.

Onkologische Nachsorgemaßnahmen

Wichtig ist, in dieser Situation auf eine familienorientierte Nachsorge/Rehabilitation hinzuweisen. Die Rehabilitation wird i.d.R. über den zuständigen Rentenversicherungsträger oder ggf. über die zuständige Krankenkasse beantragt. Da das Antragsverfahren sehr aufwendig und umfangreich ist, bedarf es der Unterstützung durch den psychosozialen Dienst des jeweiligen onkologischen Zentrums, um zu gewährleisten, dass alle Familienmitglieder eine Kostenzusage erhalten.

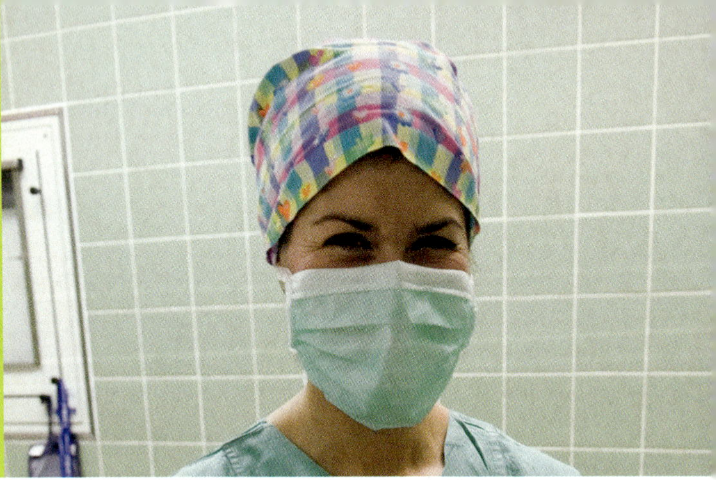

21 Perioperative Pflege

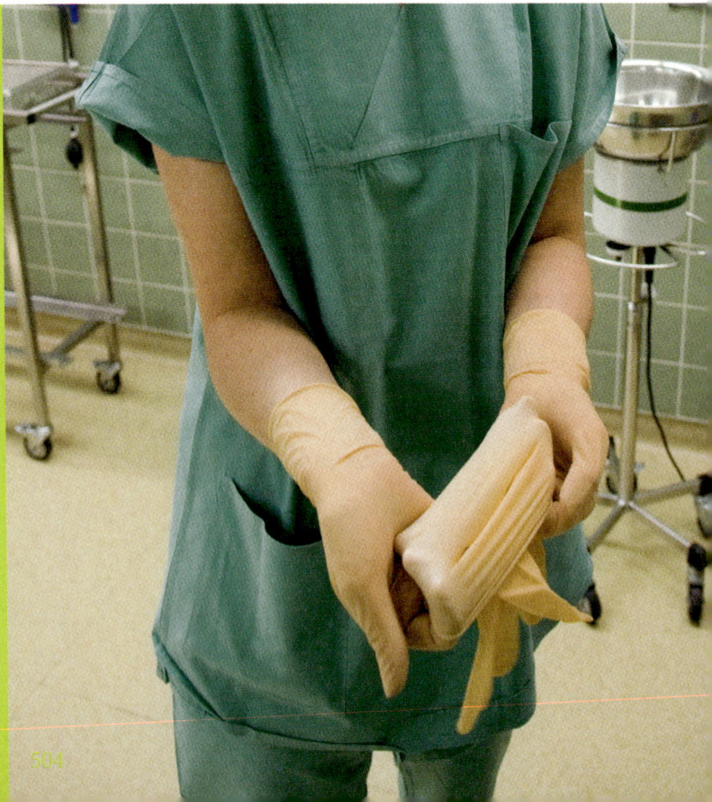

Allgemeine pflegerische Aufgaben vor der Operation sind

- Kontaktaufnahme,
- individuelle Situationseinschätzung,
- Entspannung und Angstminderung, dazu gehören
  - Information, Kooperation, Prämedikation,
- Ausschluss von Risikofaktoren:
  - Körpermessungen, Vitalwerte, Beobachtung, Allergien
  - Urin- und Stuhluntersuchungen, Blutuntersuchungen
  - Herzfunktion (EKG), Fremdkörper, z. B. Zahnspange, Brille entfernen
  - Kosmetika (z. B. Nagellack entfernen), Thromboseprophylaxe
- ggf. Nahrungskarenz einhalten:
  - Süßigkeiten u. a. aus dem Nachttisch entfernen,
  - größere Kinder erhalten bis spätestens 20.00 Uhr eine letzte leichte Mahlzeit und bis 22.00 Uhr Tee. Säuglinge bekommen bis 24.00 Uhr Milch bzw. um 4.00 Uhr die letzte Flasche Tee,
  - ggf. „Nüchtern"-Schild aufhängen,
  - ggf. Kind am Morgen einen Pflasterstreifen mit der Aufschrift: „Ich muss nüchtern bleiben" auf den Schlafanzug kleben,
- Abführmaßnahmen, Blasenentleerung, Hautreinigung, ggf. Rasur.

21.1 Pflegerische Aufgaben vor der Operation

21.1.1 Prämedikation

- Erfolgt i. d. R. auf Abruf, da bis zum Narkosebeginn nur ca. 30–40 min vergehen sollten.
- Nach dem Telefonanruf Kind zur Toilette schicken.
- Bei p. o.-Medikation nicht nachtrinken lassen, Tabletten nur mit einem Schluck Wasser anbieten.
- Dokumentation.
- Nach der Prämedikation Kinder auf Unverträglichkeitsreaktionen beobachten und Vitalzeichen kontrollieren.

Merke: Die Kinder dürfen nach Verabreichung der Prämedikation nicht mehr aufstehen, da sie schläfrig sind und sich durch einen Sturz u. U. verletzen können. Laute Geräusche sollen vermieden werden, damit die beruhigende Wirkung gefördert wird.

Zur Prämedikation stehen verschiedene Medikamente zur Verfügung (Tab. 21.1).

Tab. 21.1 *Medikamente zur Prämedikation.*

Medikament	Wirkung	Nebenwirkung
Dormicum (Sedativum/Hypnotikum)	Einleitung einer Narkose	Müdigkeit, Schläfrigkeit, Schwindelgefühl, Kopfschmerzen, evtl. paradoxe Reaktionen (akute Erregungszustände) u. a.
Atropin (Vagolytikum)	peristaltikhemmend, spasmenlösend, sekretionhemmend	Tachykardie, Mundtrockenheit, Hautrötung u. a.

Gründe für eine Prämedikation sind
- Minderung von Angst und Anspannung,
- Erleichterung der Narkoseeinleitung,
- Reduzierung des Narkotikaverbrauchs und damit Senkung des Narkoserisikos,
- Analgesie, Verminderung der Peristaltik und Sekretion.

21.1.2 Transport des Kindes in den Operationssaal

- Ggf. Transportdienst rechtzeitig bestellen.
- Alle Unterlagen mitnehmen
  - Patientenkurve, Krankengeschichte,
  - Röntgenbilder, Untersuchungsbefunde,
  - Narkoseprotokoll, Einwilligungserklärung.
- Bett mit Namen des Kindes, der Station sowie Telefonnummer versehen.
- Notwendige Lagerungshilfsmittel, Ersatzwindeln und Infusionsgeräte mitnehmen.
- Der Transport erfolgt in Blickrichtung des Kindes.
- Kind sollte von Elternteil oder einer vertrauten Person begleitet werden.

21.1.3 Aufenthalt im Vorbereitungsraum

- Eine vertraute Person sollte bis zum Einschlafen dabei sein.
- Größere Kinder, die noch wach sind, sollten sich von ihren Eltern verabschieden können.
- Wer das Kind einschleust, sollte keinen Mundschutz tragen.
- Eltern sollten über den ungefähren Zeitpunkt der Rückkehr ihres Kindes informiert sein.

21.1.4 Vorbereitung des Zimmers

- Ein ruhiges Zimmer für die Rückkehr des Kindes richten.
- Raum gut lüften und aufräumen.
- Dem Eingriff entsprechend Materialien richten
  - notwendige operative Anschlüsse prüfen,
  - evtl. Schienen bereitstellen,
  - Infusionsständer, Blutdruckgerät, Überwachungsblatt,
  - evtl. Mundpflegetablett, Nierenschale,
  - Aufhängevorrichtung für Drainagen.
- Absaugvorrichtung, Sauerstoffanschluss, Beatmungsbeutel mit Maske und evtl. Notfallmedikamente und Überwachungsmonitor für den Notfall griffbereit stellen.
- Klingel auf Funktionstüchtigkeit testen.

21.2 Pflegerische Aufgaben nach der Operation

21.2.1 Übernahme des Kindes zum Rücktransport

- Rücktransport sollte durch zwei Pflegepersonen erfolgen.
- Immer einen Beatmungsbeutel mitnehmen.
- Nachfragen, ob evtl. Sauerstoff benötigt wird.
- Das Kind sollte bei Übernahme bei vollem Bewusstsein sein.
- Prüfen, ob z.B. die Harnableitungen gekennzeichnet und geöffnet sind.
- Folgende Informationen bei der Übergabe einholen
  - Umfang und Verlauf der Operation sowie der Narkose,

- erhaltene Medikamente und Transfusionen,
- aktuelle Vitalzeichenwerte, Bewusstseinslage und erfolgte Urinausscheidung,
- spezielle Lagerungen des Kindes, die postoperativ erfolgen müssen,
- Zeitpunkt der Flüssigkeits- und Nahrungsaufnahme,
- Medikamentenverordnung,
- Art und Häufigkeit der Kontroll- und Überwachungsmaßnahmen.

- Das Kind in einer flachen Kopf-Seiten-Lage zur Aspirationsprophylaxe lagern.
- In Blickrichtung transportieren. Kind beobachten.
- Tropfgeschwindigkeit der Infusionen kontrollieren.
- Kind vor Auskühlung schützen.

Wärmesysteme. Während des operativen Eingriffs besteht die Gefahr eines Wärmeverlustes, der zu erhöhtem Sauerstoffverbrauch, erhöhtem Herzzeitvolumen und verlängertem postnarkotischem Unwohlsein führt. Um einer Hypothermie während der Operation vorzubeugen, können Ganz- oder Teilkörperdecken des Patientenwärmsystem, z. B. „WarmTouch", verwendet werden. Früh- und Neugeborene in einem vorgewärmten Transportinkubator transportieren.

21.2.2 Komplikationen erkennen

In den ersten Stunden nach der Operation besteht eine erhöhte Gefahr von Komplikationen, sodass eine kontinuierliche Beobachtung erfolgen muss. Je nach Operationsart kann es zu Störungen kommen, aus denen sich folgende Pflegeprobleme ergeben:

- Gefahr der Atemdepression durch Narkoseüberhang und Schmerzmittel (Opiate)
- Gefahr der veränderten Bewusstseinslage durch Narkosewirkung und evtl. Volumenmangel
- Gefahr der Aspiration durch Erbrechen
- Gefahr der Pneumonie durch Flachlagerung und Schonatmung infolge von Schmerzen
- Gefahr einer Thrombose durch Veränderung der Blutgerinnung
- Dekubitusgefahr durch Immobilität, Schienen u. a.
- Schlafstörungen durch ungewohnte Umgebung, Schmerzen und Schlaflage
- Einschränkungen der Selbstständigkeit
- Ängste und Unsicherheit vor schmerzhaften Eingriffen wie Blutentnahmen
- Verletzung des Schamgefühls durch Eingriffe im Genitalbereich
- Soorgefahr durch Sonden- oder parenterale Ernährung
- Meteorismus durch Darmatonie
- Gefahr eines Harnwegsinfektes durch einen Blasendauerkatheter
- Gefahr von Wundheilungsstörungen infolge einer Infektion

21.2.3 Pflegerische Intervention

Erkennen einer veränderten Bewusstseinslage

- Bewusstseinslage anfangs in kürzeren und später in erweiterten Intervallen kontrollieren.
- Kind sanft anfassen und leise ansprechen.
- Reagiert das Kind nicht, fester anfassen und lauter sprechen.
- Bei eingetrübten/neurologischen Patienten Pupillenreaktion kontrollieren.
- Evtl. standardisierte Beurteilungen mithilfe der Glasgow-Koma-Skala (S. 455).

Freie Atmung

- Kinder anfangs flach in eine Kopf-Seiten-Lage zur Aspirationsprophylaxe lagern.
- Für die Nachschlafphase kann auch ein Guedel-Tubus eingelegt werden.

- Regelmäßige Kontrolle von Atemfrequenz, -rhythmus und -qualität sowie des Hautkolorits.
- Bei gefährdeten Kindern kontinuierlich Sauerstoffsättigung überwachen.

Flüssigkeits- und Nahrungskarenz

- Zeitpunkt der oralen Flüssigkeitszufuhr und des Nahrungsaufbaus hängt vom Ausmaß und der Lokalisation der Operation ab.
- Sofern nicht am Magen-Darm-Trakt operiert wurde, kann die erste Teegabe nach 2–4, evtl. 6 Stunden nach Narkoseende und ärztlicher Anordnung erfolgen.
- Wurde im Bereich des Magen-Darm-Traktes operiert, ist die Nahrungskarenz länger
  - im Bereich des Ösophagus bis zu 10 Tagen,
  - im Bereich des Magens 2–4 Tage,
  - im Bereich des Dickdarms 5–8 Tage. Eine Ausnahme bildet die Operation einer hypertrophischen Pylorusstenose, da die Magenschleimhaut i.d.R. nicht durchtrennt wird (S. 358).

Pneumonieprophylaxe

Da die Kinder aufgrund von Schmerzen häufig eine Schonatmung aufweisen, muss eine gezielte Pneumonieprophylaxe zur freien Atmung erfolgen (S. 91).

Erkennen einer instabilen Kreislaufsituation

- Puls und Blutdruck anfangs in kurzen Abständen kontrollieren.
- Die Frequenz wird ärztlich angeordnet.
- Hautfarbe, Hautfeuchte und Hauttemperatur kontinuierlich beobachten.
- Die Urinproduktion ist ein wichtiger Parameter für eine stabile Kreislaufsituation. Deshalb die Urinmenge kontrollieren und ggf. eine Flüssigkeitsbilanz erstellen (S. 350).

> **Merke:** Unruhe, Tachykardie und Blutdruckanstieg können auch durch eine volle Blase verursacht werden.

- Ggf. zentralen Venendruck kontrollieren (S. 251).

Physiologische Körpertemperatur

- Körpertemperatur unmittelbar nach der Ankunft auf der Station ermitteln.
- Temperaturbeobachtung dient auch dazu, beginnende Infektionen zu erkennen.
- Resorptionsfieber in den ersten fünf postoperativen Tagen ist physiologisch und sollte 38,5 °C nicht übersteigen (S. 103).

21.2.4 Schmerzminderung und Wohlbefinden

- Reduzierung von Schmerzen und Ängsten trägt auch zur Vermeidung eines Stresssulkus bei.
- Kinder aufmerksam auf Schmerzäußerungen beobachten (S. 483).
- Bei Bedarf erhalten Kinder eine Analgesie.
- Regelmäßige (Lage-)Kontrolle von Gipsen und Schienen.
- Nach Eingriffen im Abdomen entspannt eine Knierolle die Bauchdecke.

> **Merke:** Bei einer Thrombosegefährdung sollte auf Knierollen verzichtet werden, da durch den Auflagedruck und die damit verbundene Verlangsamung der Blutströmung die Entstehung von Thromben in den Beinvenen begünstigt wird.

- Ruhigstellung der operierten Extremität lindert Schmerz.
- Auflegen einer Hand auf die Wunde mit einem leichten Druck beim Husten, Lachen und Bewegen reduziert Schmerzen.
- So viel Hilfestellung wie nötig geben, jedoch so früh wie möglich mobilisieren.
- Am ersten postoperativen Tag evtl. nur eine Teilwaschung vornehmen, um das Kind nicht zu überfordern.
- Haare täglich pflegen, um ein Verfilzen zu vermeiden. Haarschmuck seitlich anbringen.
- Kinder erhalten die Möglichkeit, ungestört zu schlafen.
- Zur Frühmobilisation können Kinder mithilfe einer Drehbewegung an die Bettkante gesetzt werden, damit das erste Aufstehen so wenig wie möglich Schmerzen bereitet.

Physiologische Blutzirkulation

Zur Vermeidung einer Thrombose wird bei gefährdeten Jugendlichen eine Prophylaxe durchgeführt (S. 190).

Infektfreie Nieren und ableitende Harnwege

- Die erste Urinentleerung sollte spätestens 6–8 Stunden postoperativ erfolgt sein.
- Nach einer Anästhesie kann es zu Miktionsstörungen kommen, Hilfen siehe S. 153.
- Aseptischer Umgang mit sämtlichen Ableitungen der Harnwege.

Störungsfreie Wundheilung

- **Wundbeobachtung:** Wundverband unmittelbar postoperativ auf Nachblutungen kontrollieren. Sind geringe Blutmengen nachgesickert, so werden sie auf dem Verband markiert (Abb. 21.1). Bei Zunahme Arzt informieren.

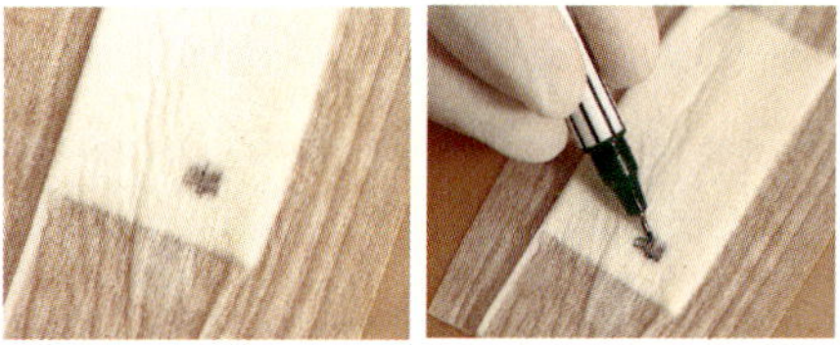

***Abb. 21.1** Wundverband. **a** Durchgebluteter Verband, **b** Pflegeperson zeichnet die Grenze der Blutung auf den Verband, um Nachblutungen zu erkennen.*

- **Verbandwechsel:** Der erste Verband wird i. d. R. vom Chirurgen ab dem 2.–4. Tag unter aseptischen Bedingungen gewechselt. Die weiteren Verbandwechsel werden dann i. d. R. täglich durchgeführt, um den Verlauf der Wundheilung beurteilen zu können, sofern es sich nicht um hydrokolloide Verbände o. Ä. handelt (S. 263).
- **Wundsekret:** Wichtig ist die Überwachung des Wundsekretes in den Ableitungssystemen sowie der korrekte Umgang mit allen Drainagen (S. 270).
- **Wundbehandlung:** Ruhigstellung der Wunde fördert den Heilungsprozess. Die Wunde sollte bis zur Nahtentfernung nicht mit Wasser in Berührung kommen. Bei kleineren Wunden ist ab dem 3. postoperativen Tag das Duschen möglich, sofern das Operationsgebiet durch einen Okklusivverband geschützt ist.
- **Magenablaufsonde:** Sie dient der Entlastung der Operationsnähte im Magen-Darm-Bereich. Sie wird anfangs auf Ablauf, d. h. tief, gehängt. Bei Nachlassen der Sekretion kann sie dann auf Magenniveau und anschließend über Niveau gehängt werden. Wird dies vom Patienten gut toleriert, d. h. erfolgt kein Erbrechen, kann sie im geschlossenen Zustand nach Rücksprache mit dem Arzt gezogen werden.

- **Nahrungsaufbau:** Nach unkomplizierten Eingriffen im Bereich des Magen-Darm-Traktes kann nach ca. sechs Stunden löffelweise Tee verabreicht werden. Wird dieser gut vertragen, kann nach 24 Stunden Zwieback und am nächsten Tag Breikost gegessen werden. Tritt kein Erbrechen ein, kann die Nahrung zügig aufgebaut werden. Bei bestimmten Operationen stehen i.d.R. klinikspezifische Kostaufbaupläne zur Verfügung. Nach ausgedehnten Eingriffen am Magen-Darm-Trakt muss für mehrere Tage eine parenterale Ernährung durchgeführt werden (Nahrungskarenz, S. 508).
- Bei **Flüssigkeits- und Nahrungskarenz** wird das Kind parenteral ernährt. Die Überwachung der Infusion sowie Einstichstelle des Zugangs erfolgt anfangs halbstündlich, später in größeren Intervallen. Bei lang andauernder Nahrungskarenz werden besonders Hunger-, aber auch evtl. Durstgefühle für die Kinder häufig zum großen Problem. Das Pflegepersonal sollte, soweit möglich darauf achten, dass andere Kinder in Anwesenheit der Betroffenen nicht essen.

Intakte Haut und Schleimhaut

- Bei einer parenteralen oder Sondenernährung sorgfältige Mundpflege durchführen.
- Wird das Kind über Ernährungssonden ernährt, sollte eine sorgfältige Dekubitusprophylaxe der Schleimhaut erfolgen (S. 187).
- Ggf. Dekubitusprophylaxe einleiten.

Anregen der Darmperistaltik

- Postoperativ kann es zu einer Darmatonie kommen.
- Zur Anregung der Darmperistaltik kann ein Darmrohr gelegt werden.
- Nach großen Eingriffen am Magen-Darm-Trakt wird das Darmrohr im Operationssaal gelegt und evtl. durch eine Naht fixiert.
- Vorsichtiges Ausstreichen des Darmes im physiologischen Verlauf kann bei festgesetzten Winden helfen.
- Lokale Wärmezufuhr in Form von feuchtwarmen Auflagen fördert die Peristaltik. Sie muss außerhalb des Wundgebietes erfolgen und ärztlich angeordnet sein.
- Ggf. intravenöse Gabe von peristaltikanregenden Medikamenten.
- Eine Stuhlentleerung sollte am dritten postoperativen Tag erfolgt sein. Sonst mithilfe eines Abführmittels, Klysmas oder Mikroklists anregen (S. 170).
- Bei Operationen am Magen-Darm-Trakt kann das Abführen des Stuhles auch erst ab dem fünften postoperativen Tag erfolgen.
- Stuhlentleerung dokumentieren, um den Kindern weitere Abführmaßnahmen zu ersparen.

> **Merke:** Wundschmerzen, die durch Pressen verstärkt werden, können dazu führen, dass der Stuhl einbehalten wird.

Optimistische Grundstimmung

- **Einbeziehung der Eltern:** Für die Kinder bedeutet die Anwesenheit eines Elternteils Trost. Die Eltern übernehmen unter Anleitung i.d.R. unterschiedliche Pflegeaufgaben wie Temperaturmessung, Waschen u.a. Durch Aufmunterung, Zuspruch und Rücksichtnahme können unangenehme Situationen für die Kinder erträglicher gemacht werden. Bemitleiden vonseiten der Eltern ist jedoch wenig hilfreich.
- **Beschäftigung:** Langeweile bedeutet für die Kinder i.d.R. eine große Belastung. Die Beschäftigung des Kindes sollte daher alters- und situationsgemäß erfolgen (S. 203).

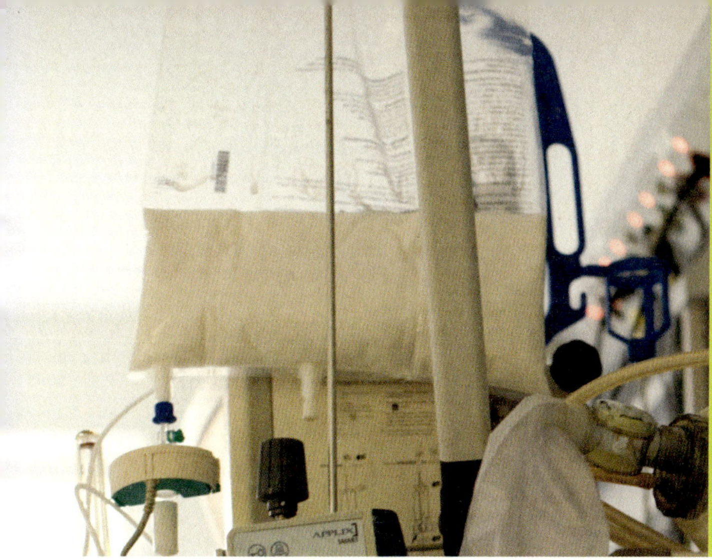

flege kritisch kranker Kinder 22

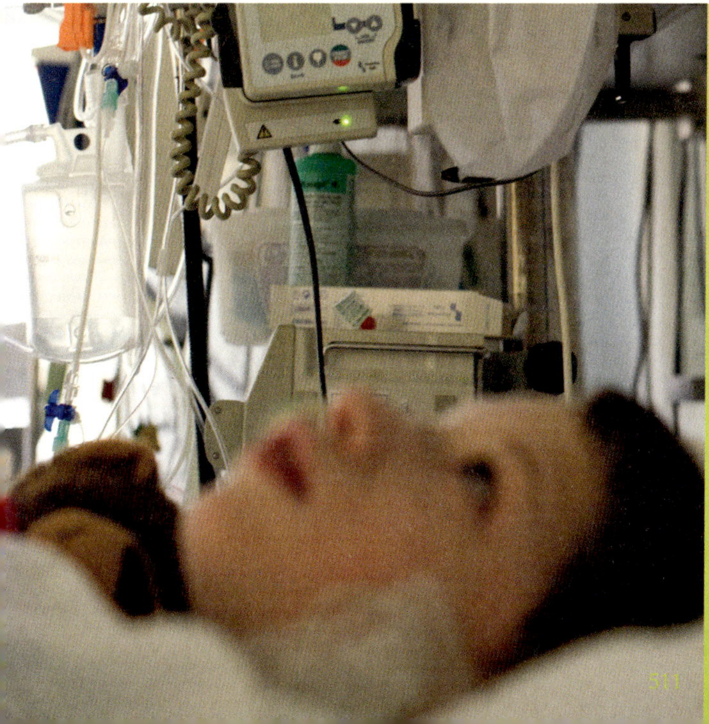

Definition: Unter **klinischer Überwachung** versteht man die pflegerische Beobachtung eines kritisch kranken Kindes mittels der Sinne Sehen, Hören, Fühlen, Riechen.

Bei der **apparativen Überwachung** (englisch: Monitoring) unterscheidet man

- nicht-invasive Überwachung (z.B. Pulsoxymetrie, EKG-Ableitung),
- invasive Überwachung mittels Messkathetern oder -sonden (z.B. Blutdruck, intrakranieller Druck).

22.1 Spezielle Intensivpflegemaßnahmen

22.1.1 Unterstützung bei der Intubation

Definition: Unter **Intubation** versteht man das Einbringen eines Tubus (lateinisch: Röhre) in die Trachea, entweder über die Nase (nasotracheal) oder über den Mund (orotracheal), um einen sicheren Atemweg zu schaffen, über den eine Beatmung möglich ist.

- **Orotracheale Intubation:** Sie ist rasch und technisch einfach durchzuführen, allerdings ist die Tubusfixierung und die Mundpflege schwierig. Ein oral liegender Tubus wird von wachen, nicht sedierten Kindern häufig schlecht toleriert.
- **Nasotracheale Intubation**: Diese ist technisch schwieriger, oft kann nur ein kleinlumigerer Tubus verwendet werden als bei der orotrachealen Intubation. Bei Schulkindern und Jugendlichen besteht ein erhöhtes Risiko für eine Sinusitis. Andererseits kann der Tubus sicher fixiert werden, die Mundpflege ist gut durchführbar und der Tubus wird auch von wachen Kindern meist gut toleriert.

Indikationen zur Intubation sind z.B.

- Ateminsuffizienz, Beatmung bei und nach Operationen,
- Reanimation, Unfälle.

Material

Merke: Sinnvoll ist der Einsatz eines Notfallwagens, in dem das gesamte benötigte Material griffbereit liegt.

Endotrachealtubus. Die Größe des benötigten Tubus ist abhängig von Alter und Körpergröße des Kindes (Tab. 22.1).

Merke: Als Faustregel gilt ab dem Alter von zwei Jahren:

(Alter : 4) + 4 = Tubusgröße in mm Tubusinnendurchmesser (ID).

Tab. 22.1 Tubusgrößen (ID = Innendurchmesser in cm) für Kinder.

Alter	Tubus ohne Cuff	Tubus mit Cuff	Absaugkatheter
Frühgeborenes < 750g	2,0		Ch 5
Frühgeborenes < 2500g	2,5		Ch 5
Neugeborenes 2,5–4,5kg	3,0–3,5		Ch 6
bis 6 Monate	3,5–4,0		Ch 8
6–12 Monate	4,0–4,5	3,0 mit Cuff	Ch 8
1–2 Jahre	4,5–5,0	3,5 mit Cuff	Ch 8–10
2–4 Jahre	5,0–5,5	4,0 mit Cuff	Ch 10
4–6 Jahre	5,5–6,0	4,5 mit Cuff	Ch 10
6–8 Jahre	6,0–6,5	5,0 mit Cuff	Ch 10
8–10 Jahre		5,5 mit Cuff	Ch 10
10–12 Jahre		6,0 mit Cuff	Ch 12
12–14 Jahre		6,5 mit Cuff	Ch 12

- Vor dem Einsatz von Tuben mit Cuff ist dieser auf Dichtigkeit zu kontrollieren (kurz mit Luft füllen). Manche Systeme werden auch mit Wasser gefüllt.
- Der Cuffdruck sollte < 20–25mmHg sein.
- Weitere Modelle sind selbstregulierende Systeme mit schaumstoffgefülltem Ballon (Foam Cuff) oder ein isobares System mit einem Latex-Referenz-Ballon (Lanz-System).
- Möglichkeit der apparativen automatischen Cuffdruckkontrolle ist vorhanden, die mittels Alarm auf einen zu hohen oder zu niedrigen Druck hinweist. Bei der Verwendung eines elektronischen Cuffwächters wird der Cuffdruck 1mmHg über dem Spitzendruck der künstlichen Beatmung eingestellt.
- Ein Cuff sollte nicht völlig entblockt werden, sondern eine Restfüllung von einigen Millilitern Luft enthalten. Das verhindert, dass der Ballon scharfkantige Falten wirft, die die Trachealschleimhaut schädigen können und dass sog. „Aspirationsstraßen" für Sekret entlang der Cuff-Falten entstehen.

Laryngoskop. Das Laryngoskop wird benötigt, um den Kehlkopfeingang sichtbar zu machen. Der Spatel ist in gerader oder gebogener Form und in verschiedenen Größen erhältlich.

Intubationszange (Magillzange). Die Intubationszange hilft, den Tubus durch den Kehlkopf in die Trachea vorzuschieben.

Führungsstab. Ist ein stabiler, verformbarer Metallstab mit Kunststoffummantelung und dient der Schienung des Tubus bei orotrachealer Intubation. Vor der Anwendung muss Gleitgel aufgetragen werden, damit der Führungsstab nach der Intubation leicht wieder entfernt werden kann. Das hintere Ende des Führungsstabs sollte zum Schutz vor Verletzungen stets umgebogen werden, sodass die vordere Spitze nicht über die Tubusspitze hinausragt.

> **Merke:** Der Führungsstab wird nur bei orotrachealer Intubation angewendet, um dem Tubus mehr Stabilität zu verleihen bzw. ihm eine stärkere Krümmung zu geben. Bei der nasotrachealen Intubation ist er nicht erforderlich.

Beatmungsbeutel und -maske. Sie sind in unterschiedlichen Größen erhältlich. Die Beatmungsmaske muss Mund und Nase des Kindes bedecken und dicht sitzen, ohne dass bei ihrer Anwendung Druck auf die Augen ausgeübt wird. Runde Masken mit weichem Wulst sind für Ungeübte leichter dicht zu halten als anatomisch geformte Masken.

Weiteres Material.

- funktionstüchtige Absauganlage mit Absaugkathetern in passender Größe,
- ein Sauerstoffanschluss,
- Monitor zur Überwachung von EKG und Sauerstoffsättigung,
- Stethoskop,
- einsatzbereites Beatmungsgerät,
- Medikamente zur intravenösen Sedierung,
- evtl. Atropin zur Vorbeugung einer reflektorischen Bradykardie.

Lagerung. Säuglinge und Kleinkinder in „Schnüffelposition" auf dem Rücken lagern. Größere Kinder werden mit leicht überstrecktem Kopf und einer kleinen Rolle unter den Schultern gelagert.

Durchführung

- Systolenton am EKG-Monitor laut stellen.
- Ggf. intravenös Medikamente verabreichen.
- Nasen-Rachen-Raum und evtl. Magen zum Schutz vor Aspiration absaugen.
- Präoxygenierung: Das Kind erhält Sauerstoff über Beatmungsbeutel und -maske.
- Pflegende reicht Arzt das Material an, beobachtet den Zustand des Kindes und schiebt bei Bedarf nach Ansage den Tubus etwas vor oder übt von außen leichten Druck auf den Kehlkopf aus, um die Intubation zu erleichtern.
- Ist der Tubus platziert, Beatmungsbeutel anschließen und bebeuteln: Der Thorax sollte sich gleichmäßig heben. Arzt überprüft durch Auskultation, ob die Lunge seitengleich und gleichmäßig belüftet ist. Anschließend wird der Tubus mit Pflaster fixiert und an das Beatmungsgerät angeschlossen.
- Zur Entlastung des Magens eine Magensonde legen, die zunächst nach oben offen aufgehängt wird, damit Luft entweichen kann, die während der Maskenbeatmung in den Magen gelangt ist.
- Röntgenkontrolle der Tubuslage.
- Dokumentation.
- Die Fixierung des Tubus nach nasotrachealer Intubation ist in Abb. 22.1 dargestellt.

Abb. 22.1 *Tubusfixierung mit Dreipunkttechnik.* ***a*** *Geschnittenes Tubuspflaster,* ***b*** *Fixation am Nasenrücken,* ***c*** *Tubuspflaster wird um den Tubus gewickelt; bei der 2. Umrundung wird es nach unten um den Tubus geschlungen und dann auf Nasenrücken, Nasenflügeln und Wange fixiert,* ***d*** *der Vorgang wird auch mit der 2. Pflasterhälfte zur anderen Gesichtsseite durchgeführt,* ***e*** *beatmetes Kind mit korrekt geklebtem Pflaster.*

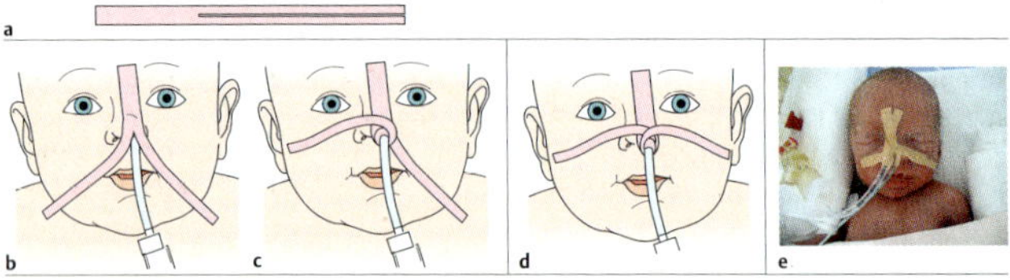

22.1.2 Endotracheales Absaugen

- Kind und Eltern informieren.
- Endotracheales Absaugen erfolgt stets unter sterilen Kautelen.

- Für jeden Absaugvorgang einen neuen sterilen Katheter nutzen.
- Häufigkeit des Absaugens ist abhängig von der Sekretmenge, Zeitpunkt durch Auskultation bestimmen.
- Durchmesser des Absaugkatheters sollte maximal 2/3 des Tubusinnendurchmessers betragen, dies ist jedoch bei Früh- und Neugeborenen sowie Säuglingen häufig nicht umsetzbar (Tab. 22.1).
- Ein zu großer Katheter verursacht beim Kind Erstickungsgefühle, da er fast das gesamte Tubuslumen verlegt, außerdem wird durch den hohen intrapulmonalen Sog die Entstehung von Atelektasen begünstigt.

Praxistipp: Endotracheales Absaugen ist eine sehr unangenehme Maßnahme und mit Atemnot, Hustenreiz und Erstickungsangst verbunden. Die Pflegende sollte dem Kind ein altersentsprechendes Unterstützungsangebot machen

- Eltern können ihr Kind unterstützen (z. B. Hand halten),
- Früh- und Neugeborenen sowie Säuglingen eine umgrenzende Lagerung anbieten,
- langzeitbeatmete wache Kinder können häufig selbst angeben, wann sie abgesaugt werden müssen.

Material

- Ergänzend zum Vorgehen beim Absaugen des Nasen-Rachen-Raumes (S. 90) werden sterile Handschuhe benötigt sowie NaCl 0,9 % in einer kleinen Spritze, um das Trachealsekret zu verflüssigen und das Einführen des Absaugkatheters zu erleichtern. Die Menge des benötigten NaCl 0,9 % richtet sich nach der Größe des Kindes (Tab. 22.2).

Tab. 22.2 *Menge der Spülflüssigkeit zum endotrachealen Absaugen.*

Alter	Menge
Frühgeborene	bis 0,3ml
Neugeborene	bis 0,5ml
Säuglinge	0,5–1,0ml
Kleinkinder	1,0–2,0ml
Schulkinder	3,0 bis maximal 5,0ml

Merke: Allgemein werden zum Anspülen 0,1–0,2ml Spülflüssigkeit pro Kilogramm Körpergewicht verwendet.

- Anspülen verursacht Hustenreiz, kann Surfactant aus der Lunge spülen und erhöht die Gefahr der Keimbesiedlung der unteren Atemwege. Es sollte nur eingesetzt werden, wenn es wirklich erforderlich ist.
- Um den Absaugkatheter gleitfähig zu machen, kann auch Silikonspray verwendet werden oder ein Spray zur Befeuchtung der Mundschleimhaut (künstlicher Speichel).

Merke: Da sich beim endotrachealen Absaugen potenziell infektiöse Aerosole bilden, sollte die Pflegeperson zum Selbstschutz einen Mund-Nasen-Schutz und eine Schutzbrille tragen. Eine andere Möglichkeit zur Reduktion der Infektionsgefahr ist die Verwendung eines geschlossenen Absaugsystems (S. 517).

Durchführung

- Systolenton am EKG-Monitor laut stellen.
- Alarme am Monitor und am Beatmungsgerät vorübergehend inaktivieren.
- Zur Aspirationsprophylaxe ggf. die Magensonde öffnen.
- Es ist sinnvoll, das endotracheale Absaugen mit zwei Pflegenden durchzuführen:
  - Nach Aktivierung des Sogs und Öffnen der Verpackung des Absaugkatheters zieht die erste Pflegende den sterilen Handschuh an die Hand, mit der sie den Absaugkatheter in den Tubus einführt.
  - Bei Bedarf wird der Tubus von der zweiten Pflegenden mit NaCl 0,9% angespült und für 3–5 Beatmungshübe wieder mit den Beatmungsschläuchen verbunden.
  - Die erste Pflegende nimmt den Absaugkatheter steril aus der Packung und führt ihn zügig in den Tubus ein, bis die Tubusspitze erreicht ist. Dabei fixiert sie den Tubus mit ihrer anderen Hand (Abb. 22.2).
  - Je nach Katheterart wird der Absaugkatheter entweder ohne Sog eingeführt (konventioneller Katheter) oder mit Sog (Luftkissenkatheter) und nach Erreichen der korrekten Position zügig mit leicht drehenden Bewegungen wieder zurückgezogen.

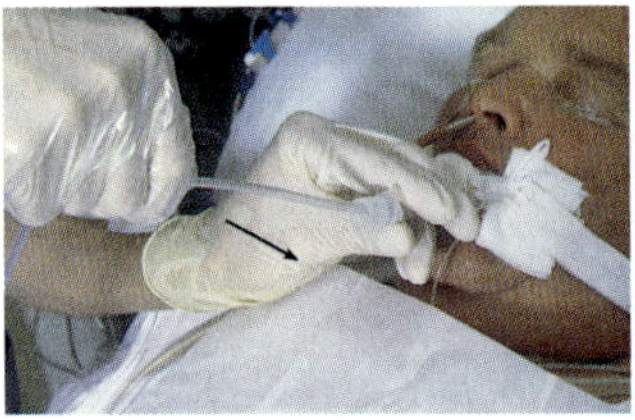

Abb. 22.2 *Endotracheales Absaugen. Einführen des Katheters in den Tubus.*

> **Merke:** Insgesamt sollte das endotracheale Absaugen nur 10s dauern, um Erstickungsgefühlen des Kindes und dem Abfall der Sauerstoffsättigung vorzubeugen. **Tipp**: Die Pflegende kann selbst die Luft anhalten, um ein Gefühl für die Dauer zu bekommen.

- Bei Abfall der Herzfrequenz oder der Sauerstoffsättigung Absaugvorgang beenden.
- Stabilisierung des Kindes abwarten bzw. durch Gabe von Sauerstoff und/oder zusätzlichen Beatmungshüben unterstützen.
- Ist mehr als ein Absaugvorgang erforderlich, erhält das Kind zwischen zwei Absaugvorgängen eine Pause.

Nachsorge

- Absaugsekret hinsichtlich Menge, Aussehen, Konsistenz und evtl. Geruch beurteilen.
- Kind beobachten: Thoraxexkursion, Herzfrequenz, Sauerstoffsättigung, Blutdruck, Hautkolorit, Hustenstoß.
- Nach dem Absaugen wird der Tubus wieder mit dem Beatmungsgerät konnektiert.
- Versichern, dass der Thorax des Kindes sich gleichmäßig und seitengleich hebt.
- Bei Bedarf Lunge auskultieren.

22.1.3 Geschlossenes endotracheales Absaugen

Diese Systeme haben eine geschlossene Schutzhülle aus Plastik um den Absaugkatheter, die ihn vor einer Verunreinigung von außen schützt, daher darf dieser Katheter mehrfach benutzt werden.

Vorteile des geschlossenen Absaugsystems sind:

- keine Dekonnektion der Beatmungsschläuche, die Beatmung wird während des Absaugvorgangs weitergeführt,
- bei pulmonalen Infektionen des Patienten besteht eine wesentlich geringere Gefahr der Kontamination für das Pflegepersonal,
- Materialersparnis, da keine sterilen Handschuhe verwendet werden müssen und der geschlossene Absaugkatheter je nach Herstellerinformation und klinikinterner Regelung 24–48h verwendet werden kann,
- sterile Vorgehensweise ist garantiert,
- Trachealsekret kann im Sichtfenster gut beurteilt werden,
- Absaugkatheter hat farbige Längenmarkierungen, mit deren Hilfe die maximale Einführtiefe exakt bestimmt werden kann,
- endotracheales Absaugen kann von einer Pflegeperson allein durchgeführt werden, ohne den Patienten zu sehr zu belasten.

Durchführung

- Nach der hygienischen Händedesinfektion sollten laut Empfehlung des Robert-Koch-Instituts unsterile Handschuhe angezogen werden, da der Fingertip als potenziell hoch verkeimt gilt.
- Geschlossenes Absaugsystem an den Absaugschlauch anschließen, Fingertip schließen.
- Bei Bedarf über den Spülansatz mit sterilem NaCl 0,9% anspülen, dabei wird das Ansatzstück leicht nach oben gehalten, damit die Flüssigkeit nicht in den Beatmungsschlauch zurückläuft.
- Nach dem Anspülen mit der linken Hand Tubus und Ansatzstück fixieren, mit der rechten Hand Absaugkatheter entsprechend der Tubuslänge bis zur richtigen Längenmarkierung vorschieben.
- Beim Einführen des Katheters die Schutzhülle zwischendurch gleichmäßig nach hinten abstreifen.
- Ist der Katheter eingeführt, mit dem Absaugen beginnen, indem die rechte Hand das Kontrollventil drückt, während die linke Hand weiterhin den Tubus fixiert.
- Katheter bei intermittierendem Sog in 2-s-Intervallen langsam zurückziehen, bis sich die schwarze Markierung an der Katheterspitze in Parkposition unterhalb des Spülansatzes befindet.

> **Merke:** Der intermittierende Sog ist schonender als ein kontinuierlicher Sog, der sonst viel von den Beatmungshüben absaugt.

- Nach dem Absaugen Katheter spülen, indem bei gedrücktem Kontrollventil langsam ca. 2ml NaCl 0,9% in den Spülansatz instilliert werden.
- Das Ansatzstück nach unten halten, damit die Spülflüssigkeit nicht in den Tubus läuft.
- Nach dem Spülen das Kontrollventil schließen, Absaugschlauch dekonnektieren und Adapter des geschlossenen Absaugsystems mit der Schutzkappe verschließen.
- Das weitere Vorgehen entspricht dem beim offenen endotrachealen Absaugen.

Sekretmobilisation. Allgemeines zu Lagerungsdrainagen steht auf S. 82 und zu sekretlockernden Maßnahmen auf S. 87. Aufgrund der Grunderkrankung ist der Hustenreflex teils stark eingeschränkt. Wenn allgemeine sekretmobilisierende Maßnahmen nicht ausreichen, kann der Einsatz eines sog. Hustenassistenten (Cough Assist) hilfreich sein, insbesondere bei der Heimbeatmung. Bei diesem Gerät erfolgt die Einatmung mit positivem Druck, bei der Ausatmung entsteht ein Sog, der das Sekret aus den tiefer liegenden Atemwegen zur Trachea transportiert.

22.2 Künstliche Beatmung

Formen der künstlichen Beatmung sind

- invasive Beatmung über Endotrachealtubus oder Trachealkanüle,
- nicht-invasive Beatmung über eine Maske.

Die Beatmungsformen unterscheiden sich hauptsächlich dadurch, wie groß der verbleibende Anteil der Spontanatmung des Patienten im Verhältnis zur Atemarbeit des Beatmungsgeräts ist. Heimbeatmungsgeräte haben i.d.R. weniger Beatmungsmöglichkeiten als Beatmungsgeräte für die klinische Behandlung.

> **Merke:** Alle Beatmungsgeräte, auch für die Heimbeatmung, sind aktive Medizinprodukte nach dem Medizinproduktegesetz und dürfen von Ärzten und Pflegenden nur bedient werden, wenn die betreffende Person in die sachgerechte Handhabung, Anwendung und den Betrieb eingewiesen wurde.

22.2.1 Atemgasklimatisierung

> **Definition:** Den Vorgang der Anfeuchtung und Erwärmung des Inspirationsgases bei der künstlichen Beatmung bezeichnet man als **Atemgasklimatisierung**.

Bei der Beatmung wird die physiologische Funktion der Nase bei der Erwärmung und Anfeuchtung der Einatemluft ausgeschaltet bzw. umgangen. Fehlende Wärme und Feuchtigkeit führen zur Austrocknung des Flimmerepithels und zur Eindickung des Schleims in den Atemwegen.

Formen der Atemgasklimatisierung

> **Merke:** Aktive und passive Systeme zur Atemgasklimatisierung dürfen beim Einsatz am Patienten nicht miteinander kombiniert werden.

Passive Atemgasklimatisierung. Wärme und Feuchte aus der Ausatemluft werden in einem Filter zurückgehalten und anschließend der Einatemluft wieder zugeführt. Diese Filter heißen Wärme- und Flüssigkeitsaustauscher (englisch Heat and Moist Exchanger=HME), die oft auch als „künstliche Nase" bezeichnet werden. Viele HME haben eine zusätzliche Filterfunktion für Bakterien und Viren. Man unterscheidet HME für beatmete Patienten und HME für Patienten, die über eine Trachealkanüle spontan atmen. Alle HME-Filter sind Einwegprodukte und müssen regelmäßig gewechselt werden, dies ist i.d.R. alle 24h erforderlich und bei Verschmutzung mit Sekret sofort.

Merke: Passive Atemgasbefeuchter sind preiswerter als aktive Systeme zur Atemgasbefeuchtung und bei ihrer Anwendung kann es nicht versehentlich zu einer Überhitzung der Atemgase kommen.

Aktive Atemgasklimatisierung. Geräte, die in das Beatmungsschlauchsystem eingebaut werden und die Einatmungsluft mittels Energiezufuhr anfeuchten und erwärmen. Bei Kindern sollten ausschließlich Systeme mit beheizten Schläuchen verwendet werden, um der Bildung von Kondenswasser im Schlauchsystem vorzubeugen. Das Gerät sollte die Atemgastemperatur patientennah messen und über eine Alarmfunktion verfügen.

Merke: Bei Kindern mit Hypothermie darf die Atemgastemperatur nicht über der Körpertemperatur liegen, sonst kann die Schleimhaut durch Überhitzung geschädigt werden.

Bei der aktiven Atemgasklimatisierung muss beachtet werden, dass ein Überangebot an Feuchtigkeit negative Folgen hat. Das Flimmerepithel bleibt funktionstüchtig, ist aber nicht mehr in der Lage, Partikel in die großen Atemwege zu bewegen, da das Atemwegssekret durch die hohe Feuchte so verdünnt wird, dass es sich nicht mehr transportieren lässt.

Beim Einsatz eines Gerätes zur aktiven Atemgasklimatisierung muss
- die Einstellung von Temperatur und Feuchte regelmäßig dokumentiert werden,
- das Beatmungsschlauchsystem aus hygienischen Gründen regelmäßig gewechselt werden.

22.2.2 Unterstützung bei der Extubation

Definition: Unter **Extubation** versteht man die Entfernung des Endotrachealtubus.

Damit eine Extubation erfolgreich ist, müssen einige Voraussetzungen erfüllt sein:
- ausreichende Spontanatmung des Kindes,
- Kreislaufstabilität, normale Körpertemperatur,
- intakte Schutzreflexe, keine Bewusstseinstrübung.

Material

- alle Materialien zur erneuten Intubation (S. 512),
- Absauggerät mit Absaugkathetern in unterschiedlichen Größen,
- Beatmungsbeutel mit passender Maske und Sauerstoffanschluss,
- abschwellende Nasentropfen,
- Sauerstoffbrille in der korrekten Größe,
- ggf. eine Spritze zum Entblocken des Cuffs,
- bei Frühgeborenen wird häufig vor der Extubation ein atemstimulierendes Medikament oral verabreicht.

Vorbereitung

- Eine Extubation sollte tagsüber stattfinden.
- Evtl. kann ein Elternteil in den ersten Stunden danach beim Kind bleiben.
- Vier Stunden vor der Extubation erhält das Kind zum Schutz vor Aspiration keine Nahrung oder Flüssigkeit über die Magensonde mehr.

Durchführung

- Kind informieren, mit erhöhtem Oberkörper auf dem Rücken lagern.
- Evtl. vorhandenen Magenrestinhalt über die Magensonde aspirieren.
- Kind endotracheal sowie in Mund und Nase absaugen.
- Beatmungsschläuche vom Tubus dekonnektieren.
- Kind bebeuteln.
- Tubuspflaster anfeuchten und vorsichtig lösen.
- Cuff nun restlos entblocken. Größere, verständige Kinder auffordern, tief einzuatmen, damit sich die Stimmbänder öffnen und der Tubus ohne Reibung herausgezogen werden kann.
- Tubus während der Inspiration des Kindes zügig zurückziehen.
- Nasenloch, in dem der Tubus lag, absaugen.
- Ggf. abschwellende Nasentropfen in jedes Nasenloch geben.
- Bei Bedarf erhält das Kind eine Sauerstoffbrille, Sauerstoffvorlage oder Sauerstoffgabe über den Inkubator.
- Manchmal wird auch direkt auf eine Form der nicht invasiven Beatmung gewechselt, z.B. nasaler CPAP (Continuous Positive Airway Pressure) beim Frühgeborenen. Das Kind sollte möglichst bequem und atemerleichternd liegen, dies kann beim Früh- oder Neugeborenen die Bauchlage bedeuten.

Nachsorge

- In der ersten Zeit nach der Extubation sollte das Kind nicht allein gelassen werden.
- Auf Zeichen einer beginnenden Ateminsuffizienz beobachten.
- Bei Stridor oder Obstruktion evtl. eine Inhalation durchführen.
- Auffallende Schläfrigkeit kann auf einen CO_2-Anstieg hinweisen.
- Anfangs sollte das Kind möglichst wenig sprechen, um die Stimmbänder zu schonen.
- Je nach Zustand des Kindes etwa eine halbe Stunde nach der Extubation eine Blutgasanalyse durchführen.
- Etwa 4 Stunden nach erfolgreicher Extubation kann bei ausreichender Atmung die Infusion reduziert und wieder mit der enteralen Ernährung begonnen werden.

22.2.3 Nicht-invasive Beatmung

> **Definition:** Die **nicht-invasive Beatmung** (NIV = non invasive ventilation) ist eine Beatmungstherapie über eine dicht sitzende Maske ohne Schaffung eines künstlichen Atemweges wie bei der Intubation. Die nicht-invasive Beatmung und die invasive Beatmung sind zwei Therapiemöglichkeiten, die sich gegenseitig ergänzen. Bei Früh- und Neugeborenen ist die nicht-invasive Beatmung über nasalen CPAP eine sehr häufig angewandte Beatmungsform.

Vorteile

- Schluckvermögen bleibt erhalten, Mikroaspirationen werden vermieden,
- physiologischer Hustenstoß bleibt erhalten,
- Keimbesiedlung der unteren Atemwege entlang des Tubus oder der Trachealkanüle entfällt, es treten weniger nosokomiale Pneumonien auf.

Nachteile

- Oft mangelnde Akzeptanz durch das Kind,
- Probleme mit den Masken (Leckage, Druckstellen).

Merke: Für langzeitbeatmete Kinder besteht die Möglichkeit, individuell angepasste Masken zu verwenden.

Indikation

- Vermeidung der Intubation bei respiratorischer Insuffizienz,
- optimale Beatmungstherapie unter Erhaltung der Spontanatmung,
- Entwöhnung von der maschinellen Beatmung (Weaning).

Maskenformen

- **Nasenmaske:** Kind kann mit der Maske sprechen, trinken und essen, sein Gesichtsfeld wird nicht sehr eingeschränkt, allerdings gibt es stets ein Leck beim Öffnen des Mundes, dies ist häufig im Schlaf problematisch. Nasenmasken gibt es mit einem Gelrand oder mit einer Silikondichtung.
- **Mund-Nasen-Maske:** Sie ist günstig bei schwerer Atemnot, da Menschen dabei fast ausschließlich über den Mund atmen (ausgenommen Früh- und Neugeborene und Säuglinge!).
- **Ganzgesichtsmaske:** Sie kommt zum Einsatz, wenn eine Mund-Nasen-Maske wegen Druckstellen auf dem Nasenrücken nicht (mehr) eingesetzt werden kann.
- **Beatmungshelm/CPAP-Helm:** Ist ein transparenter Helm, bei dem aufgrund des großen Volumens die Gefahr der $C0_2$-Rückatmung besteht und der eingestellte Beatmungsdruck nicht so sicher appliziert werden kann wie bei den Masken.

Beobachtung

Um die Effektivität der NIV zu beurteilen, folgende Parameter beobachten:

- ruhigere Atmung, weniger Erschöpfung des Kindes,
- adäquate Sauerstoffsättigung (Überwachung mittels Pulsoxymeter),
- Höhe der erforderlichen Sauerstoffzufuhr,
- Blutgasanalyse.

Zu Beginn der Behandlung wird eine Stabilisation angestrebt, nach etwa 2–3 Stunden sollte in der Blutgasanalyse eine Besserung erkennbar sein.

Abbruch der NIV

Bei folgenden Problemen sollte die NIV abgebrochen und eine invasive Beatmung erwogen werden:

- fortbestehende Sauerstoffsättigung < 85% bei einer Sauerstoffzufuhr von 50%,
- steigender Kohlendioxidgehalt im Blut (Hyperkapnie),
- Kreislaufinstabilität,
- fortschreitende Bewusstseinstrübung (oft durch steigenden Kohlendioxidgehalt im Blut).

Rehabilitation. In der häuslichen Intensivpflege kann die NIV auch bei heimbeatmeten Kindern eingesetzt werden, allerdings eher bei Kindern, deren Beatmungsdauer pro Tag unter 12–14 Stunden liegt. Besonders geeignet ist die NIV bei Kindern mit stabilem oder nur langsam fortschreitendem Krankheitsverlauf wie bei neuromuskulären Erkrankungen. Da das Wachstumshormon nachts in mehreren Schüben ausgeschüttet wird und noch unklar ist, ob der Auflagedruck der Beatmungsmaske bei der nächtlichen Beatmung zu Wachstumsstörungen im Mittelgesicht führt, muss bei Säuglingen und jungen Kindern die Indikation streng gestellt werden.

22.2.4 Tracheostomapflege und -wechsel

> **Definition:** Unter einer **Tracheotomie** versteht man die operative Eröffnung der Trachea, unter **Tracheostomie** oder **Tracheostoma** die dadurch entstandene Öffnung.

Arten von Trachealkanülen

- **Tuben aus Kunststoff:** Sind Einwegprodukte, die entweder aus einer Kanüle bestehen oder aus einer Außen- und Innenkanüle. Sie besitzen am äußeren Ende einen Normkonnektor, an den entweder ein Handbeatmungsbeutel oder ein Beatmungsschlauchsystem angeschlossen werden kann. Es gibt sie mit oder ohne Cuff.
- **Tuben aus Metall (Silber)**: Sie sind einerseits wieder verwendbar, dünnwandig und provozieren kaum die Bildung von Granulationsgewebe, andererseits sind sie starr und haben keinen Cuff, daher werden sie nur bei spontan atmenden Patienten eingesetzt. Silberkanülen bestehen aus einer Außen- und einer Innenkanüle, letztere wird auch als „Seele“ bezeichnet.
- Trachealkanülen gibt es ebenso wie Endotrachealtuben in verschiedenen Größen (ab 2,5mm Innendurchmesser).

Indikation

22

- angeborene Fehlbildungen wie beidseitige Choanalatresie
- subglottische Stenose
- Tracheomalazie, Stimmbandparese
- Langzeitbeatmung über Monate bis Jahre

Vorteile

- Verminderung des Totraums durch kürzeren Weg für das Atemgas,
- größerer Komfort für das Kind, da Mund und Nase frei sind,
- Sprechen ist möglich bei Verwendung einer Sprechkanüle,
- Essen und Trinken sind möglich,
- Beatmung wird erleichtert, da im Verhältnis zum Endotrachealtubus größere und kürzere Kanülen verwendet werden,
- ein Tracheostoma wird möglichst geplant im Operationssaal angelegt, in Ausnahmefällen auch direkt auf der Intensivstation,
- die pflegerischen Aufgaben im Zusammenhang mit dem Tracheostoma umfassen
  - Absaugen bei Bedarf, um die Durchgängigkeit der Kanüle zu erhalten,
  - Cuffdruckkontrolle bei Kanülen mit Cuff,
  - Pflege der Haut um das Stoma bzw. nach Neuanlage des Tracheostomas,
  - Wechsel der Trachealkanüle.

Tracheostomapflege

Die Häufigkeit der Tracheostomapflege richtet sich nach dem Zustand des Stomas. Nach der Neuanlage des Stomas ist sie häufiger erforderlich als bei einem gut verheilten Stoma. Sie sollte mindestens ein Mal pro Tag durchgeführt werden, bei Verschmutzung oder Durchfeuchtung der Kompressen häufiger.

Material

- Händedesinfektionsmittel, unsterile und sterile Handschuhe,
- sterile Kompressen oder sterile Watteträger,
- sterile Schlitzkompressen oder geschlitzte Wundauflagen (z.B. Metalline),
- Hautdesinfektionsmittel,
- neues gepolstertes Fixierungsband für die Trachealkanüle.

Vorbereitung

- Kind informieren.
- Kind mit einer kleinen Schulterrolle lagern, sodass der Hals gut zugänglich ist.

Durchführung

- Hände desinfizieren und unsterile Handschuhe anziehen.
- Fixierungsband lösen.
- Gebrauchte Schlitzkompresse und benutzte Handschuhe verwerfen.
- Eine zweite Pflegende fixiert die Trachealkanüle und hält ggf. den Kopf des Kindes.
- Tracheostoma auf Rötung, Krusten, Sekret, Schwellung oder Druckstellen und unangenehmen Geruch inspizieren.
- Erste Pflegende reinigt das Tracheostoma mit sterilen Handschuhen und sterilen Kompressen oder sterilen Watteträgern von innen nach außen (Abb. 22.3)
  - ein verheiltes, reizloses Tracheostoma kann mit NaCl 0,9% gereinigt werden,
  - ist das Tracheostoma noch nicht verheilt oder infektiös, wird ein Hautdesinfektionsmittel z.B. Octenisept verwendet,
  - praktisch sind spezielle Stoma-Reinigungstücher,
- eine sterile Schlitzkompresse oder geschlitzte Wundauflage um die Trachealkanüle legen, sodass der Schlitz sich oberhalb der Kanüle befindet (Abb. 22.4),
- neues Fixierungsband an der Kanülenplatte einfädeln, Band glatt um den Hals führen und schließen,
  - wenn kleine Kinder den Klettverschluss selbst öffnen, muss evtl. ein Stoffband verwendet werden, das mittels Knoten fixiert wird,
- Kind für Mitarbeit loben.

> **Merke:** Das Fixierungsband sitzt genau richtig, wenn ein Finger der Pflegenden zwischen das Band und den Hals des Kindes passt.

> **Merke:** In eine sterile Kompresse sollte nicht mittels Schere ein Schlitz geschnitten werden, da die Schnittkante sich auflöst und kleine Fädchen am Tracheostoma reiben oder in die Wunde hineingelangen können.

***Abb. 22.3** Tracheostomapflege. Reinigung des Tracheostomas unter aseptischen Bedingungen mit steriler Kompresse und sterilen Handschuhen.*

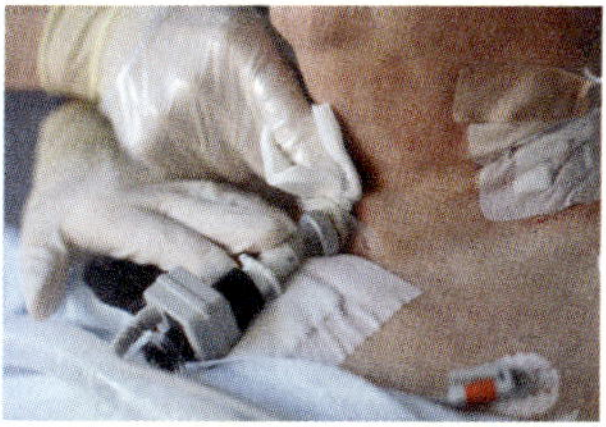

***Abb. 22.4** Schlitzkompresse um die Trachealkanüle.*

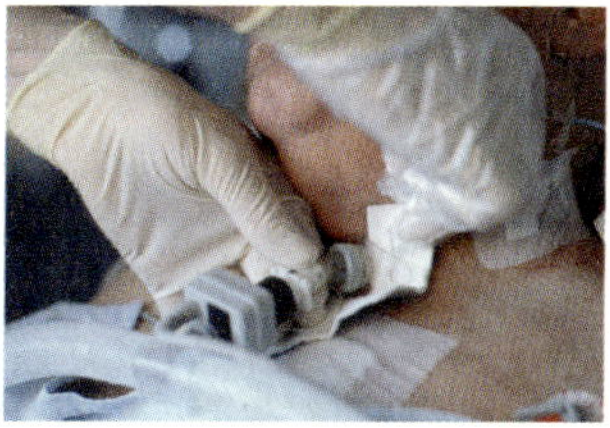

Verbandauflage.

- Bei Metalline-Schlitzkompressen ist die Silberseite antihaftbeschichtet und wirkt auf der Haut entzündungshemmend und antibakteriell.
- Die weiße, saugfähige Seite bei vermehrtem Sekretaustritt einsetzen.

- Bei starker Sekretabsonderung empfiehlt sich die Anwendung einer besonders saugfähigen, geschlitzten Wundauflage, z.B. aus Polyurethanschaum.
- Bei Bedarf Wundschutzcreme dünn auftragen und eine dünne Mullkompresse auflegen, um die geschädigte Hautstelle vor Reibung durch das Fixierungsband zu schützen.

Trachealkanülenwechsel

Merke: Am Bett eines Kindes mit einer Trachealkanüle sollte stets das erforderliche Material für einen Trachealkanülenwechsel bereitliegen, falls dieser aufgrund Fehllage, Herausrutschen, Materialdefekt oder Kanülenobstruktion notfallmäßig erforderlich wird.

Der erste Wechsel nach operativer Anlage eines Tracheostomas wird vom Arzt durchgeführt. Gelingt dies problemlos, erfolgen die weiteren Wechsel i.d.R. durch das Pflegepersonal. Sobald das Tracheastoma gut verheilt ist, können die Eltern angeleitet werden.

Merke: Normalerweise wird ein Trachealkanülenwechsel geplant und in möglichst großem Zeitabstand zu einer Mahlzeit durchgeführt, damit es nicht zu Erbrechen und Aspiration kommt.

Material

- Trachealspreizer oder Nasenspekulum,
- Cuffdruckmesser,
- Spritze zum Entblocken und Blocken des Cuffs,
- Trachealkanüle mit Halteband in der passenden Größe sowie in der nächst kleineren Größe,
- Gleitgel, evtl. eine Einführhilfe (Obturator).

Vorbereitung

- Kind informieren.
- Kind mit einer kleinen Nackenrolle auf dem Rücken lagern, sodass der Kopf leicht zurückfällt und die Trachealkanüle gut zugänglich ist.
- Bei Bedarf endotracheal absaugen.
- Cuff der neuen Trachealkanüle auf Dichtigkeit prüfen.
- Handelt es sich um eine längenverstellbare Kanüle, Kanüle auf die erforderliche Länge einstellen, d.h. die Distanz vom Ende der Kanüle bis zur Halteplatte individuell für das Kind einstellen.
- Auf die Spitze der Kanüle etwas Gleitgel aufbringen.

Durchführung

- Eine Pflegende hält den Kopf des Kindes und die liegende Trachealkanüle.
- Eine weitere Pflegende entblockt bei Bedarf den Cuff, löst die Fixierung der alten Trachealkanüle und richtet unter sterilen Bedingungen die neue Trachealkanüle.
- Die erste Pflegende zieht die alte Kanüle in einem leichten Bogen vorsichtig heraus, der Krümmung der Kanüle entsprechend.
- Die zweite Pflegende führt die neue Kanüle in das Tracheostoma ein, mit einer ruhigen, kontrollierten Bewegung, die ebenfalls der Krümmung der Kanüle entspricht.
- Wenn die Kanüle einen Cuff hat, diesen blocken.

- Kind wieder an das Beatmungsgerät anschließen, Kanüle fixieren und eine neue Trachealkompresse anbringen.

> **Merke:** Möglicherweise muss das Kind beim Herausziehen oder Einführen der Kanüle husten oder würgen, daher sollte es wissen, wann die Maßnahme beendet ist.

- Lunge auskultieren, ob die Belüftung seitengleich ist.
- Kind bequem lagern.
- Cuffdruckkontrolle vornehmen.
- Material fachgerecht entsorgen.
- Dokumentation.

Probleme beim Trachealkanülenwechsel.

- Manchmal fällt das Einführen der Kanüle leichter, wenn die Pflegende die Kanüle quer zum Tracheostoma ansetzt und sie dann mit einer 90°-Drehung in das Stoma einführt.
- Wenn das Tracheostoma nach Herausziehen in sich zusammenfällt, sodass die Öffnung verschlossen ist, versuchen, das Tracheostoma wieder zu öffnen, indem man mit den Fingern die Haut leicht von der Öffnung wegzieht.
- Bei manchen Kindern ändert sich die Größe der Öffnung mit der Atmung des Kindes. Die Pflegende sollte versuchen, die Kanüle in dem Moment einzuführen, in dem sich das Tracheostoma am weitesten öffnet.
- Mithilfe eines Trachealspreizers oder eines Nasenspekulums kann das Tracheostoma erweitert werden, um die neue Kanüle einzuführen.
- Ein durch die Kanüle geschobener Absaugkatheter kann als Führungsschiene benutzt werden. Bei manchen Trachealkanülen ist eine Einführhilfe bereits im Set beigefügt.

> **Merke:** Scheitert das Einführen der Trachealkanüle erneut, muss sofort ein Arzt herbeigerufen werden. In der Zwischenzeit wird das Tracheostoma mit einer Kompresse abgedichtet und das Kind mittels Maske und Beatmungsbeutel beatmet.

Rehabilitation: Sprechen mit Trachealkanüle

Das Sprechen mit einer Trachealkanüle ist nur möglich, wenn Luft in der Exspiration zumindest teilweise durch den Kehlkopf strömt. Dies ist möglich bei:

- Kanülen, die etwas kleiner sind als der Durchmesser der Trachea, sodass Luft neben der Kanüle vorbeigelangen kann; ihre Anwendung ist nur möglich, wenn auch mit der kleineren Kanüle eine ausreichende Beatmung oder Spontanatmung gesichert ist.
- Kanülen mit Fensterung/Siebung, ihre Anwendung ist bei Kindern jedoch häufig problematisch, da Granulationsgewebe in die Fensterung einwachsen kann und bei Kleinkindern oft die Fensterungen an der Innenwand der Trachea anliegen und keine Luft durchlassen.
- Kanülen mit Fensterung, die durch Anwendung einer Innenkanüle verschlossen werden können, diese sind für Säuglinge und Kleinkinder jedoch meist zu dick in ihrer Wandstärke.
- Sprechventile für beatmete Kinder, die bei entblocktem Cuff auf den Normkonnektor der Trachealkanüle aufgesetzt werden; bei der Einatmung öffnet sich das Ventil, bei der Ausatmung schließt es sich, sodass die Ausatemluft über den Kehlkopf ausströmt.

- Trachealkanülenverschluss oder Caps beim spontanatmenden Kind, die die Trachealkanüle verschließen.

Merke: Jede dieser Möglichkeiten erfordert vom Kind mehr Anstrengung als die Exspiration über die Trachealkanüle. Daher sollten stimmbildende Hilfsmittel anfangs nur für wenige Minuten eingesetzt werden. Das Kind sollte während dieser Zeit stets einen Erwachsenen bei sich haben. Die Zeiten mit Stimmhilfsmittel werden in kleinen Schritten verlängert. Eine logopädische Behandlung kann dabei unterstützen.

Sprechventile haben weitere Vorteile
- physiologisches Schlucken ist wieder möglich,
- Schluckreflex wird getriggert, Speichel kann wieder geschluckt werden,
- Kehldeckel kann wieder geschlossen werden,
- effektives Abhusten wird ermöglicht,
- Geruch und Geschmack werden stimuliert.

22.3 Umgang mit Pleuradrainagen

22.3.1 Grundlagen

Merke: Unter **Pleuradrainage** versteht man einen Schlauch, der in die Pleurahöhle (Raum zwischen den Pleurablättern) eingelegt wird und nach außen führt.

Indikation

- Ableiten von Luft (Pneumothorax), die sich aufgrund einer Pleuraverletzung im Pleuraspalt sammelt; ein Pneumothorax kann spontan entstehen oder aufgrund eines Thoraxtraumas oder als Nebenwirkung der künstlichen Beatmung.
- Ableiten von Flüssigkeiten (Blut, Eiter, Lymphe, Wundsekret) nach Thoraxtrauma, thoraxchirurgischem Eingriff oder als Begleiterscheinung einer Pneumonie.
- Das praktische Vorgehen bei Anlage einer Pleuradrainage wird auf S. 320 näher erläutert.

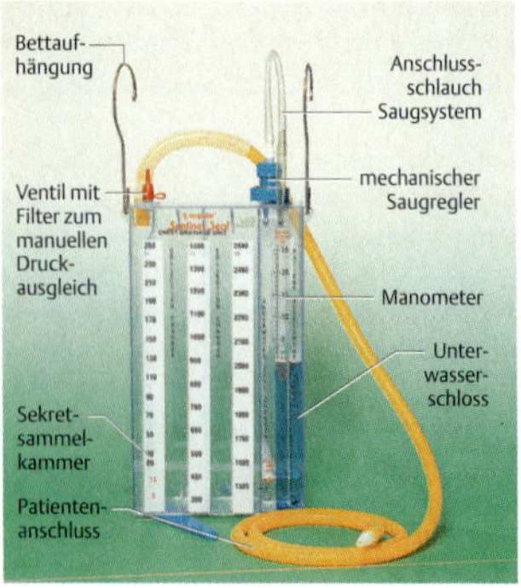

Abb. 22.5 *Mehrkammersystem einer Pleuradrainage.*

- An die Pleuradrainage kann ein Einwegsystem oder ein wieder verwendbares Mehrkammersystem angeschlossen werden (Abb. 22.5):
  - Beide Modelle haben ein Wasserschloss, ein Sekretsammelgefäß und eine Saugkontrollkammer bzw. eine Saugkontrollflasche.
  - Das Pleuradrainagesystem wird mithilfe eines Druckwandlers an einen Druckluftanschluss oder an einen Vakuumanschluss angeschlossen.

22.3.2 Pflegemaßnahmen bei liegender Pleuradrainage

- Kontinuierliche Überwachung von Atmung, EKG und Sauerstoffsättigung, Überwachung des Blutdrucks,
- Lagerung des Kindes mit erhöhtem Oberkörper,
- Kontrolle der Drainagefixierung,
- regelmäßiges Abhören des Thorax, auf gleichmäßige und seitengleiche Belüftung achten,
- Beobachtung der Drainageaustrittsstelle auf Rötung oder das Austreten von Sekret,
- Kontrolle des Drainageschlauches auf knickfreien Verlauf, Vermeiden der Ansammlung von Sekret in durchhängenden Schlauchanteilen,
- Kontrolle der Sogstärke am Pleuradrainagesystem auf den angeordneten Wert,
- falls erforderlich Nachregulieren der Sogstärke,
- ggf. Gabe von Analgetika (Reibung an der Pleura ist schmerzhaft),
- behutsames Bewegen und Mobilisieren des Kindes, bei dem jeglicher Zug auf die Drainage vermieden wird,
- Kontrolle der Drainage auf freien Fluss, ggf. Ausstreifen des Drainageschlauches,
- Kontrolle der ablaufenden Sekretmenge, Bilanzierung, Beobachtung des Sekrets (blutig/serös/gelblich/milchig-trüb),
- ggf. Entnahme von Sekret unter aseptischen Bedingungen für mikrobiologische oder laborchemische Untersuchung,
- Transport eines beatmeten Kindes mit Pleuradrainage nur mit geöffneter Drainage, da es sonst zu einer Ansammlung von Luft im Pleuraspalt und zur Kompression der Lunge, evtl. auch des Herzens kommen kann (sog. Spannungspneumothorax),
- Abklemmen der Drainage auf ärztliche Anordnung,
- Assistenz beim Ziehen der Drainage,
- Anlegen eines luftdichten Dachziegelverbandes und anschließend weiter engmaschige Überwachung.

Merke: Pleuradrainagen dürfen ohne Anordnung nicht abgeklemmt oder diskonnektiert werden!

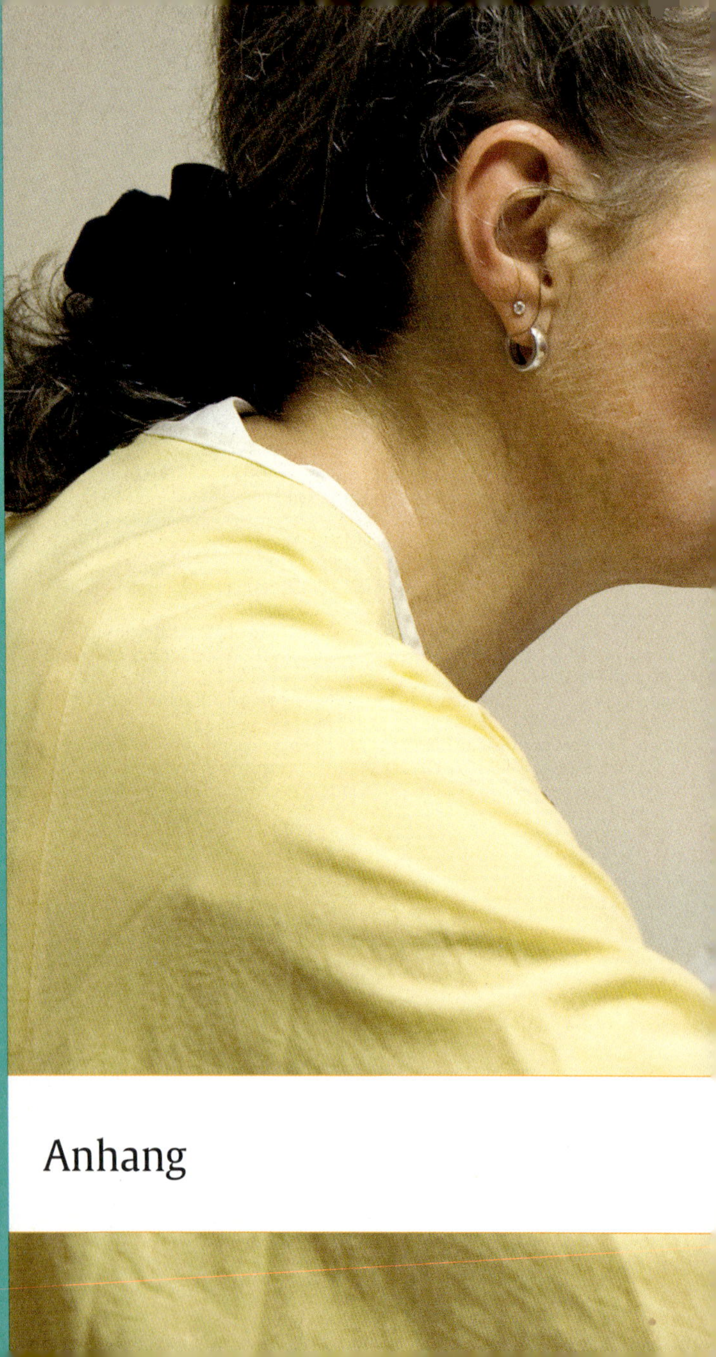

Anhang

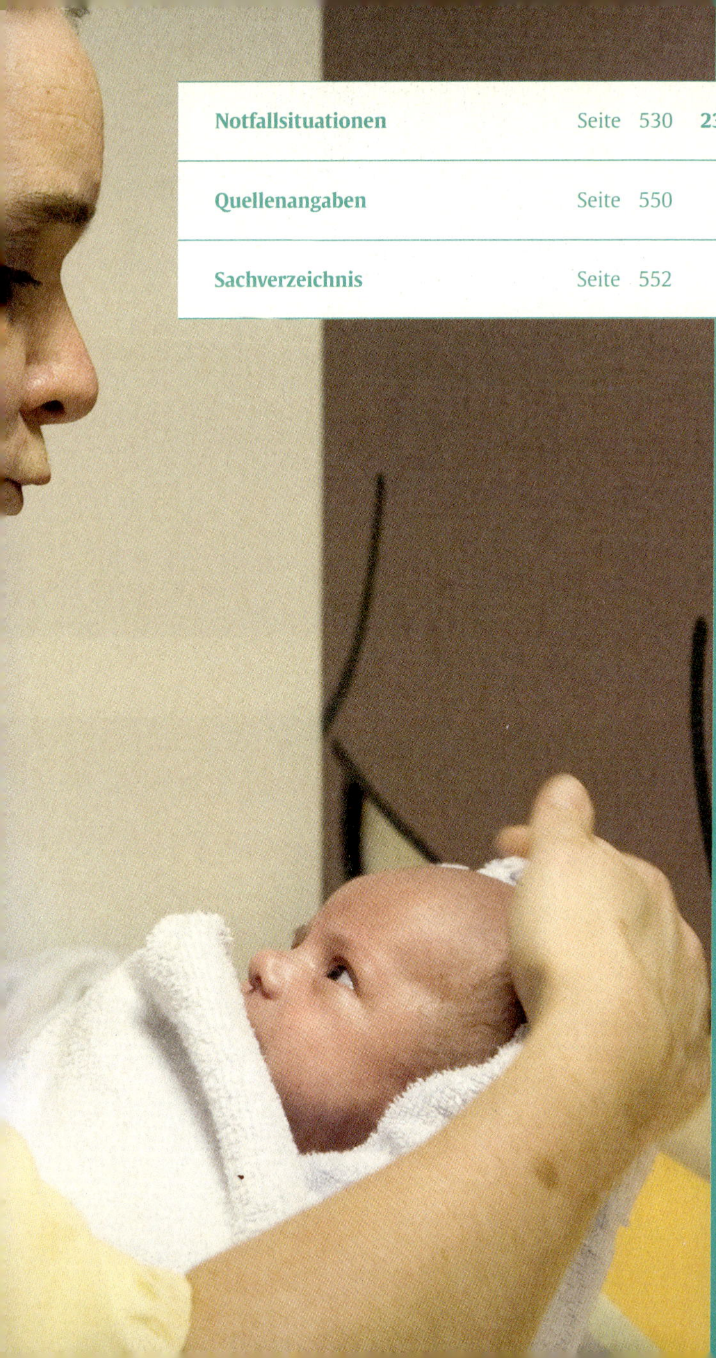

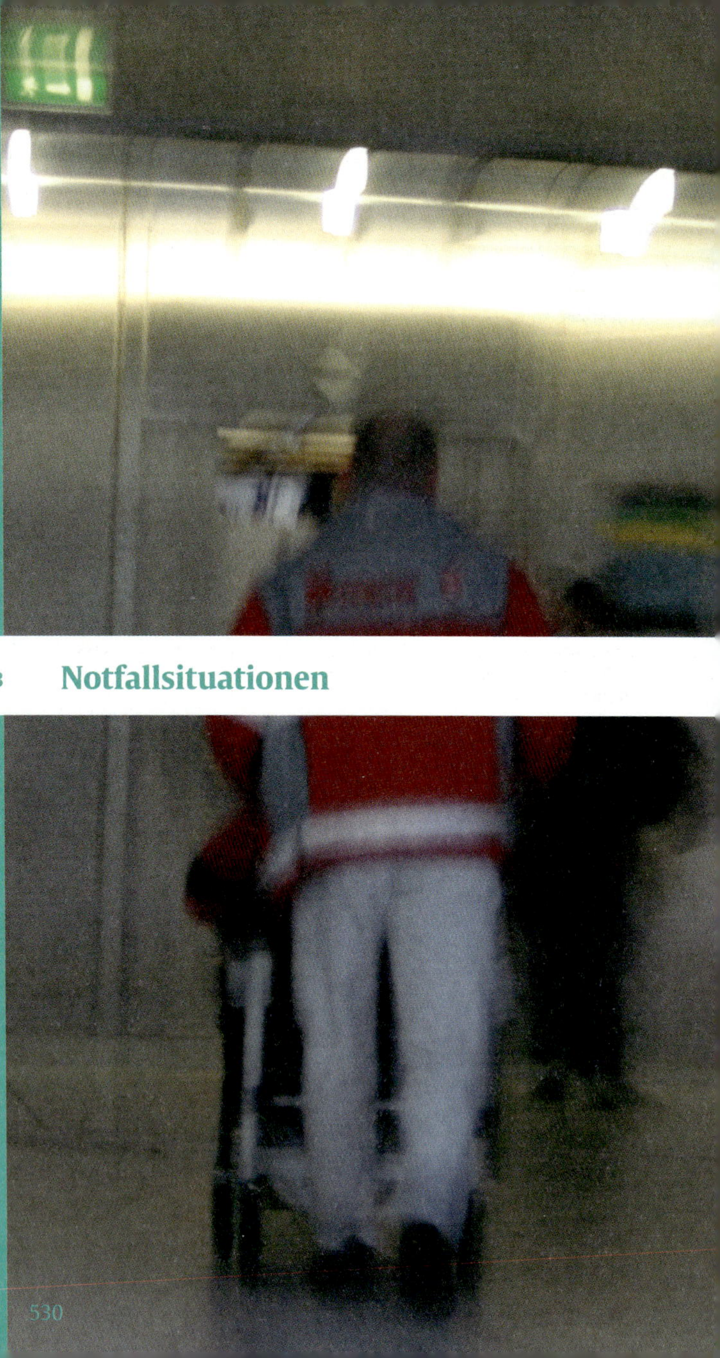

23 Notfallsituationen

23.1 Notfallmanagement

23.1.1 Erkennen eines Notfalls

Die Situation des Patienten muss sofort eingeschätzt werden. Die sog. „Blickdiagnose“ umfasst:

- **Ansprechbarkeit:** Die Bewusstseinslage wird durch Ansprechen oder Anfassen geprüft, bei Säuglingen erkennt man die Bewusstseinslage am „gerichteten Blick“, d.h. daran, dass das Kind gezielt seine Bezugsperson oder etwas Interessantes anschaut.
- **Atemfunktion:** Achten auf sichtbare Thoraxbewegungen, hörbare Atemgeräusche und fühlbare Thoraxexkursionen.
- **Kreislaufkontrolle:** Suchen nach sichtbaren Kreislaufzeichen wie Bewegung oder andere Lebenszeichen, Pulskontrolle mittels Stethoskop oder Pulstastung an der Arteria brachialis (bei Säuglingen unter 1 Jahr) bzw. der Arteria carotis (bei Kindern über einem Jahr).

> **Merke:** Steht kein Stethoskop zur Herzkontrolle zur Verfügung und ist ein Puls nicht auf Anhieb ertastbar, wird beim Fehlen von Bewusstsein, Atmung und weiteren Lebenszeichen auf das weitere Aufsuchen eines Pulses verzichtet und von der kompletten Leblosigkeit ausgegangen. In diesem Fall muss sofort eine Reanimation (Herz-Lungen-Wiederbelebung) erfolgen.

Wiederbelebungszeit. Ist die Zeitspanne zwischen Herz-Kreislauf-Atemstillstand und der irreversiblen Schädigung von Organen. Sie beträgt beim Gehirn 4–6 Minuten, beim Herzen 15–30 Minuten. Einfluss darauf haben

- Körpertemperatur, Alter,
- mögliche Vorschädigungen der Organe.

23

23.1.2 Hilferuf

Als erste Maßnahme wird der Hilferuf abgegeben, sofern dies ohne Verlassen des Notfallpatienten möglich ist. Tritt ein Notfall in häuslicher Umgebung ein, können Angehörige gerufen werden, die den Notruf auslösen. In der Öffentlichkeit oder in der freien Natur ist es sinnvoll, Passanten um die Auslösung eines Notrufes zu bitten.

Wenn ein Notruf ohne Verlassen des Notfallpatienten nicht möglich ist, gilt folgende Regelung:

1. **Sofortiger Notruf, Call first:** Bei Erwachsenen, die leblos aufgefunden werden, kann ein Kammerflimmern vorliegen, in diesem Fall hängt die Prognose von einer sofortigen Rettungsdienst-Alarmierung ab.
2. **Zuerst Rettungsversuche, Call fast:** Bei Kindern, die vermutlich ein Atemproblem als Notfallursache haben, wird (falls eine Delegation des Notrufs nicht möglich ist), unverzüglich mit 5 Beatmungen und ca. 1 Minute weiteren Reanimationsbemühungen begonnen, bevor ein Notruf abgesetzt wird.

> **Merke:** Die Notfallmeldung per Telefon erfolgt über die Rufnummer **112** oder die klinikinterne Notrufnummer und beinhaltet die sog. **5 Ws**:
>
> 1. **W**er? Patient, Name,
> 2. **W**ie viele Patienten bei einem Massenunfall bzw. wie alt ist der Patient,
> 3. **W**as? Art des Notfalls
>   - Unfall, Verletzung welcher Art,
>   - Atemstörung, z.B. massive Dyspnoe, Zyanose, Atemstillstand,

- Herz-Kreislauf-Störung: z.B. Rhythmusstörung, Herzstillstand,
- neurologische Auffälligkeit: Bewusstlosigkeit, Krampfanfall,
- sonstige Auffälligkeiten: anaphylaktische Hautreaktion, Blutung usw.

4. **W**o? Ort: Adresse, bzw. Station, Zimmernummer,
5. **W**arten! Der Notruf ist erst dann beendet, wenn der Gegenüber signalisiert, dass alles verstanden wurde und Hilfe auf den Weg geschickt wird.

23.1.3 Ruhe bewahren

In Notfallsituationen ist es unbedingt notwendig, Ruhe zu bewahren. Wichtig ist, die äußeren Bedingungen so zu gestalten, dass ruhiges Arbeiten erleichtert wird:

- Nach Möglichkeit unbeteiligte Passanten bitten, die Maßnahmen nicht zu behindern.
- Im Krankenhaus wird entweder das bedrohte Kind in einen „Eingriffsraum“ gefahren oder andere mobile Kinder und anwesende Besucher werden solange aus dem Zimmer gebeten.
- Unnötiges Material beiseite räumen und eine freie Arbeitsfläche schaffen.
- Alle Notfallutensilien sollten ohne zusätzliche Wege erreichbar sein.
- Für verbrauchtes Material eine Abwurfmöglichkeit bereitstellen.
- I.d.R. reichen 2–3 helfende Personen beim Kind sowie ein „Springer“ in Rufweite, der evtl. Material besorgt, Notfallmedikamente aufzieht sowie Außenarbeiten erledigt, z.B. Blutproben verschickt oder Funktionsdiagnostik bestellt.

Merke: Die Aufgabenbereiche und Zuständigkeiten der einzelnen Helfer werden klar und eindeutig festgelegt.

Abb. 23.1 *Reanimationsschemata (nach ERC [European Resuscitation Council Guidelines for Resuscitation] 2005). **a** Erwachsene, **b** Kinder.*

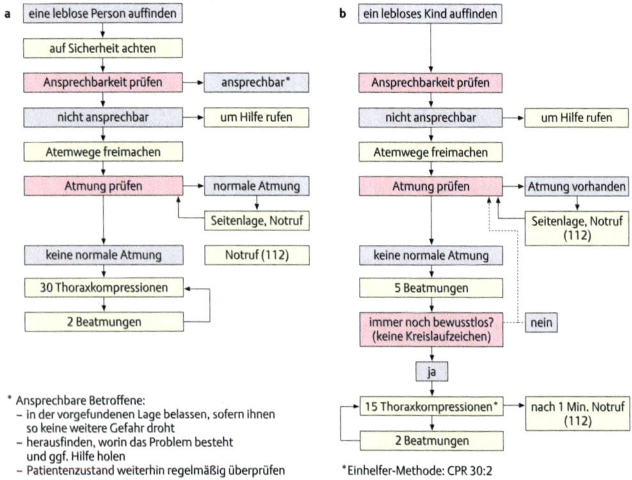

23.1.4 Reanimationsschema

Die aktuellen Empfehlungen für Erste Hilfe bei Erwachsenen und Kindern zeigt Abb. 23.1.

Bei Erwachsenen, bei denen in den meisten Fällen ein Herzproblem die zentrale Ursache eines Notfalles ist, hat sich die Reihenfolge der Erstmaßnahmen inzwischen geändert, bei Kindern ist es beim bewährten **A-B-C-D-E-Schema** geblieben.

A – Atemwege freimachen

- Mund auswischen, Atemwege absaugen.
- Der physiologische Luftstrom durch die Atemwege kann durch die Lagerung des Kopfes erleichtert werden:
  - Bei Säuglingen wird der Kopf in „Schnüffelposition" (Abb. 23.2) gebracht. Die „Schnüffelstellung" ist auch die optimale Ausgangsposition für eine Beutelbeatmung.
  - Bei Kleinkindern und Schulkindern wird der Kopf leicht überstreckt. Die Pflegende greift mit einer Hand an die Stirn und beugt den Kopf zurück, mit der anderen Hand greift sie gleichzeitig ans Kinn, hebt den Unterkiefer und öffnet leicht den Mund. Bei Schwierigkeiten kann der Esmarch-Handgriff (Abb. 23.3) angewendet werden: Hierbei werden 2 Finger jeder Hand an den Kieferwinkel gelegt und der Unterkiefer nach vorn geschoben.
- Ein altersgerechter Guedel-Tubus kann die Atemwege freihalten.
- Reicht das Freimachen der Atemwege allein nicht aus, sind weitere Maßnahmen notwendig.

Abb. 23.2 *„Schnüffelposition".*

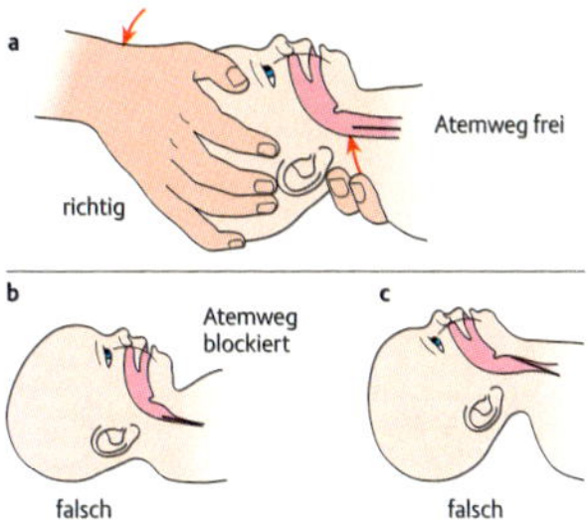

Abb. 23.3 *„Esmarch"-Handgriff.*

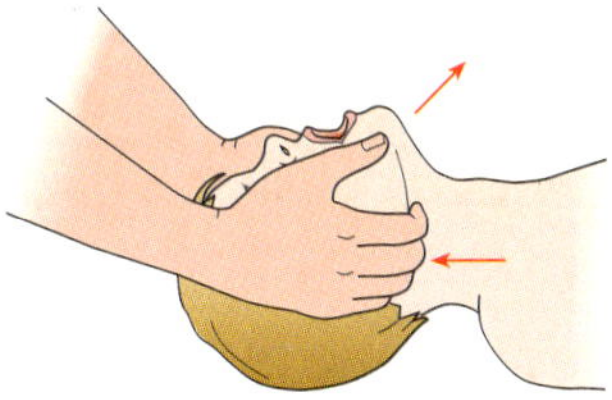

B – Beatmung

Künstliche Beatmung erfolgt
- Mund-zu-Mund, Mund-zu-Nase,
- über Maske, über Beatmungsgerät.

Bei Säuglingen und Kleinkindern erfolgt die Atemspende gleichzeitig in Mund und Nase, indem der Helfer seine Lippen über Mund und Nase legt und ein geringes Atemzugvolumen wählt („Ein-Mund-voll-Beatmen" (Abb. 23.4a). Hierbei werden mit dem Mund des Helfers Mund und Nase des Säuglings dicht umschlossen und so viel Luft eingeblasen, wie in die aufgeblähten Wangen des Ersthelfers passt.

Bei größeren Kinder und Erwachsenen erfolgt die Atemspende wie folgt:

Mund-zu-Mund-Beatmung.
- Ausatemluft in den leicht geöffneten Mund blasen.
- Die Nase muss dabei zugehalten werden (Abb. 23.4b).

***Abb. 23.4** Atemspende. **a** Bei Säuglingen und Kleinkindern, **b** bei größeren Kindern.*

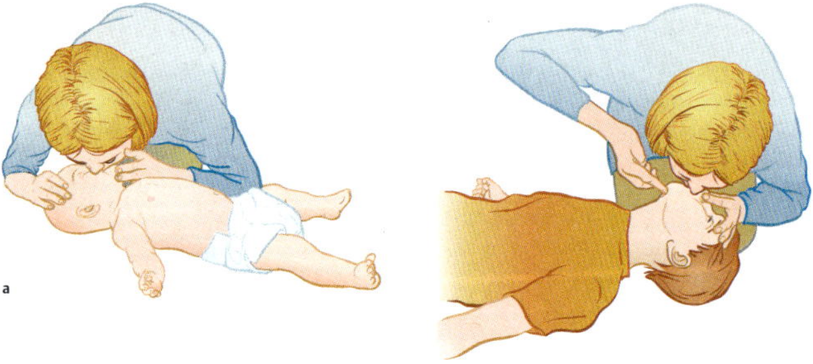

a

b

- Der Helfer atmet normal ein, überstreckt den Hals des Kindes leicht, hält die Nase des Kindes zu, legt seine Lippen auf den Mund des Kindes und bläst seine Atemluft in die Lunge des Patienten, sodass sich der Brustkorb sichtbar hebt.

Mund-zu-Nase-Beatmung.
- Sie erfolgt bei schweren Mundverletzungen, erschwerter Mundöffnung, Beatmung im Wasser oder Schwierigkeiten bei ausreichender Abdichtung bei der Mund-zu-Mund-Beatmung.
- Der Helfer atmet normal ein, überstreckt den Hals des Kindes leicht, verschließt dessen Mund durch Hochschieben der Unterlippe, legt seine Lippen auf die Nase des Notfallpatienten und bläst seine Atemluft in die Lunge des Patienten, sodass sich der Brustkorb sichtbar hebt.

Praxistipp: Aus hygienischen Gründen sollte sich der Helfer vor ausgetretenem Sekret aus dem Mund-Nasen-Raum schützen. Möglich ist das Abdecken des Mund-Nasen-Raumes mit einem luftdurchlässigen Papiertaschentuch oder speziellen Beatmungsfiltertüchern bzw. Einmalmasken.

Beutelbeatmung.
- Beatmungsbeutel und -maske in der für das Kind passenden Größe wählen.
- Nase und Mund des Kindes müssen durch Maske bedeckt sein und am Nasenrücken sowie am Kinn dicht abschließen (Abb. 23.5).
- Der Beatmungsbeutel darf nicht auf die Augenbulbi gedrückt werden.

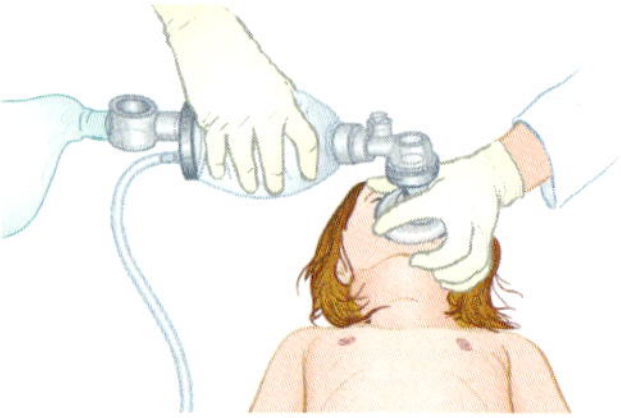

***Abb. 23.5** Beutelbeatmung.*

- Zur Inspiration Beatmungsbeutel langsam mit angepasstem Druck 1 – 1,5 Sekunden komprimieren.
- Spürt man einen starken Widerstand während der Maskenbeatmung, prüfen, ob die Atemwege frei sind und ob die Lagerung des Kindes korrekt ist.

- Möglich ist auch, dass das Kind gegen die Beatmung presst oder der angebotene Druck zu hoch ist. Dieses muss unbedingt vermieden werden, da die Gefahr der Thoraxüberblähung und eines Pneumothorax besteht.
- Es werden zunächst fünf Beatmungen versucht, bei Erfolglosigkeit wird sofort zur Thoraxkompression übergegangen.

C (Circulation) – Kreislauf sichern

- Der Druckpunkt bei Kindern jeden Alters liegt im unteren Sternumdrittel.
- Um jedoch Druck auf den Oberbauch zu vermeiden, sollte auf jeden Fall von der Stelle, an der Rippenbögen und Sternum zusammentreffen, ein Fingerbreit kopfwärts für den Druckpunkt eingehalten werden.
- Bei **Neugeborenen** und zwei anwesenden Helfern wird der Thorax mit beiden Händen umfasst und die Massage mit den Daumen durchgeführt („Zangengriff", Abb. 23.6).
- Die Thoraxkompression bei **Säuglingen** mit einem Helfer erfolgt mit zwei Fingern, da von der Seite gearbeitet werden muss, um auch die Beatmungen durchführen zu können (Abb. 23.7).

Abb. 23.6 *„Zangengriff".*

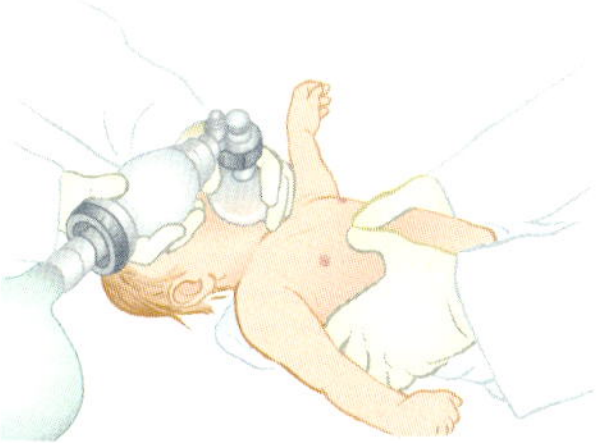

Abb. 23.7 *Thoraxkompression bei Säuglingen.*

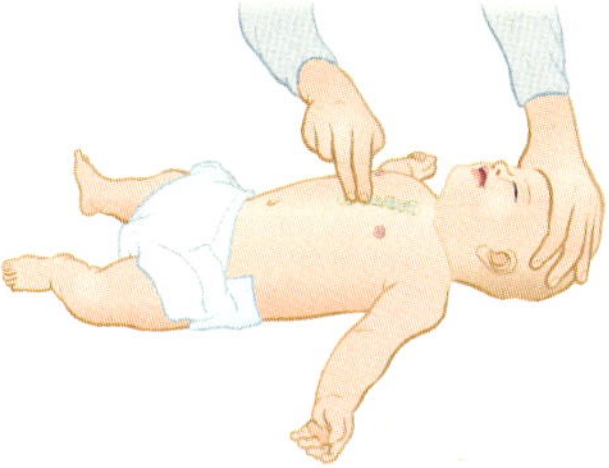

- **Kinder über einem Jahr** werden auf eine harte Unterlage, einem Brett, dem Kopfteil der Schulkinderbetten oder auf den Fußboden gelegt.
- Mit dem Handballen wird der Druck sagittal auf den Kompressionspunkt ausgeübt. Die Kompressionstiefe beträgt ein Drittel des Thoraxdurchmessers. Ab dem Schulalter werden hierfür wie bei der Erwachsenenreanimation beide Arme verwendet (Abb. 23.8).

Abb. 23.8 *Thoraxkompression bei größeren Kindern.* ***a*** *Mit einem Arm,* ***b*** *mit zwei Armen.*

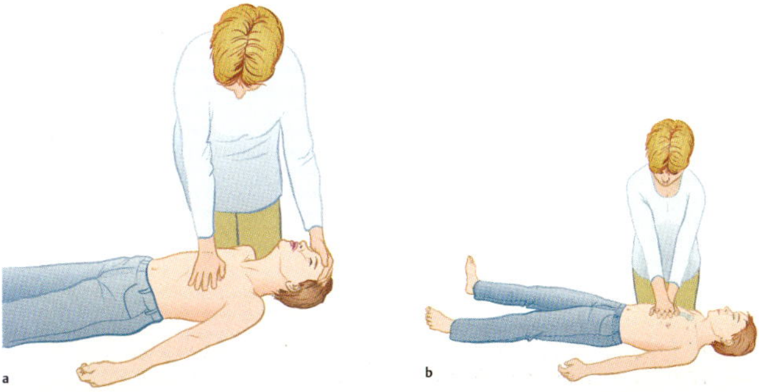

Merke: Thoraxkompressions-Beatmungsverhältnis: Um von Laien kein schwieriges Umdenken von Erwachsenen auf Kinder zu verlangen, wird bei deren Schulung für die Einhelfermethode das Verhältnis von 30 Kompressionen zu 2 Beatmungen gelehrt.

Fachpersonal sollte die Zweihelfermethode und dabei das Verhältnis von 15 Kompressionen auf 2 Beatmungen für Kinder anwenden, wenn zwei geschulte Helfer anwesend sind.

D (Drugs) – Medikamente

- Im Notfall werden 1–2 Blutgefäßzugänge benötigt.
- Häufig ist jedoch bei Kreislaufdysregulation die periphere Durchblutung so schlecht, dass das Legen einer peripheren Infusion Probleme bereitet. Nach drei erfolglosen Punktionsversuchen wird die Anlage eines intraossären Zuganges empfohlen (Abb. 23.9).

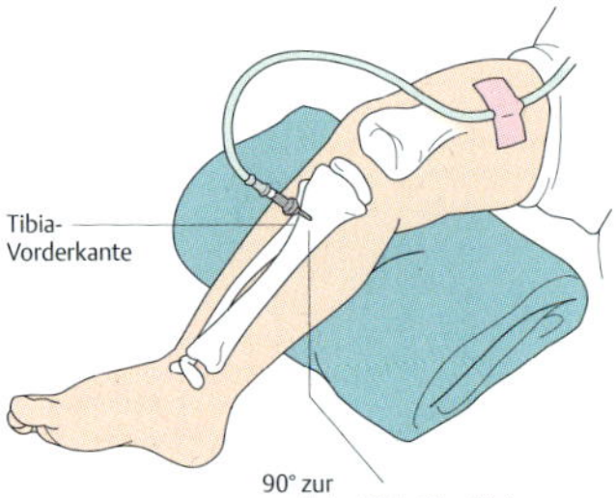

Abb. 23.9 *Intraossärer Zugang.*

- Bei Kindern unter 6 Jahren wird der Zugang unterhalb des Knies gelegt, bei Kindern über 6 Jahren oberhalb des Knöchels.
- Selbst bei sehr schlechter Kreislaufsituation werden Medikamente aus dem Markraum schnell resorbiert.
- Nach Medikamentengabe muss ein intraossärer Zugang mit physiologischer Kochsalzlösung nachgespült werden.
- Infusionen müssen per Druckinfusion verabreicht werden, um die Verteilung der Wirkstoffe sicherzustellen und Widerstände zu überwinden.
- Der intraossäre Zugang kann bis zur Anlage eines sicheren venösen Zuganges genutzt werden.

Merke: Notfallmedikamente werden bei drohenden Notfällen vorsorglich aufgezogen, die für das Kind geeigneten Medikamente und ihre Dosierung festgelegt und eindeutig dokumentiert. Die Spritzen werden mit Wirkstoffname und Konzentration, Aufziehdatum und Uhrzeit beschriftet. Eine Übersicht über Notfallmedikamente bietet Tab. 23.1.

Tab. 23.1 Notfallmedikamente.

Medikament	Indikation	Darreichungsform	Wirkung/Nebenwirkung
Adrenalin/ Suprarenin	Asystolie, Reanimation, Anaphylaxie	Fertigspritze (Verdünnung 1 : 10000) für i.v.-Verabreichung, Ampullen (1 : 1000) für intratracheale Verabreichung	■ Steigerung von Blutdruck, Herzfrequenz und Herzleistung ■ Senkung der peripheren Durchblutung und der Nierendurchblutung ■ Zunahme des Sauerstoffbedarfs ■ Hyperglykämie ■ kurze Halbwertszeit ■ Alkalose inaktiviert die Wirkung
Atropin	Bradykardien, AV-Überleitungsstörungen	i.v., i.m.	■ Verhinderung von Bradykardien ■ Verminderung der Speichelsekretion ■ Weitstellen der Pupillen ■ Verlangsamung der Darmmotorik
Lidocain	Kammerflimmern, tachykarde ventrikuläre Rhythmusstörung	i.v.	■ Blockierung der fehlgeleiteten Erregungsleitung ■ Blutdruckabfall, Sinusbradykardie
Adenosin	paroxysmale ventrikuläre Tachykardie	i.v.	■ pharmakologische Kardioversion ■ Normalisierung der Herzfrequenz ■ in höherer Dosierung blutdrucksenkend
Dopamin	Schock, Schockniere	i.v.-Dauerinfusion	■ Steigerung von Herzfrequenz, Herzleistung, Blutdruck und Nierendurchblutung ■ stark venenreizend, benötigt eigenen i.v.-Zugang oder ZVK
Dobutamin	Kreislaufversagen, Herzinsuffizienz	i.v.-Dauerinfusion	■ Steigerung von Herzfrequenz, Herzkontraktion, Herzzeitvolumen ■ Senkung des peripheren Gefäßwiderstandes, dadurch Blutdruckabfall möglich ■ extrem kurze Halbwertszeit ■ Gefahr der akuten Dekompensation beim Wechsel der Infusionsspritze ■ hyperosmolar
Natriumhydrogenkarbonat	metabolische Azidose	i.v., Verdünnung nur mit Aqua dest. (oder Glukose 5 %), nicht mit NaCl 0,9% (inkompatibel); Infusionszusatz	■ metabolische Pufferung, pH-Normalisierung ■ Gefahr der Alkalose, Hirnblutung ■ Inaktivierung von Katecholaminen ■ CO_2-Anstieg
Humanalbumin	Volumenmangel, metabolische Azidose	i.v.-Dauerinfusion in unterschiedlicher Konzentration möglich	■ Blutdrucksteigerung ■ pH-Normalisierung ■ hyperosmolare Wirkung ■ ZVD-Erhöhung ■ allergische Reaktionen möglich ■ Blutprodukt: Dokumentation mit Chargennummer

Tab. 23.1 (Forts.) Notfallmedikamente.

Medikament	Indikation	Darreichungsform	Wirkung/Nebenwirkung
Phenobarbital	Status epilepticus, Erregungszustände	i.v. beim Verdünnen gut schwenken, i. m. in Ausnahmefällen, schmerzhaft, weil zähflüssig	▪ Hebung der Krampfschwelle ▪ Sedierung, allgemeine Dämpfung des ZNS ▪ Gefahr der Atemdepression bei hoher Dosierung ▪ Spiegelkontrollen, lange Halbwertszeit
Diazepam	Krampfanfall, Unruhe	i.v., Rektiolen	▪ Unterbrechung des Krampfanfalls ▪ Sedierung ▪ paradoxe Wirkung möglich ▪ Gefahr der Atemdepression bei hohen Dosierungen

E – Elektrotherapie

- Eine Defibrillation wird bei Kammerflimmern, eine Kardioversion bei tachykarden Rhythmusstörungen durchgeführt.
- Die altersentsprechende Paddelgröße beträgt bei Kindern bis 10kg 4,5cm, bei größeren Kindern 8–12cm.
- Nach Auftragen des Elektrodengels Paddels rechts parasternal unterhalb der Klavikularlinie, links bei der vorderen Axillarlinie in Höhe des Herzspitzenstoßes aufsetzen. Man beginnt mit einer kleinen Energiedosis, die bei notwendigen Wiederholungen langsam gesteigert wird (2 bis maximal 4 Joule/kgKG).

Merke: Bei der Energiefreigabe dürfen weder das Kind noch leitfähige Materialen berührt werden. Es besteht die Gefahr eines Stromschlages!

Beenden der Reanimation

- Der leitende Arzt entscheidet anhand der Daten bezüglich der Ursache des Notfalls und der Grunderkrankung des Kindes über die Reanimationsdauer und die Indikation zum Abbrechen der Reanimationsmaßnahmen.

23.1.5 Neugeborenenreanimation

Für die Reanimation eines Neugeborenen direkt im Kreißsaal gelten die Empfehlungen, die in Abb. 23.10 schematisch dargestellt sind. Weitere wichtige Punkte sind:

- Wärmeverlust durch Wärmelampe, Abtrocknen, Einhüllen in warme Tücher, ggf. Abdecken mit Spezialfolie verhindern.
- Die ersten Beatmungen als Bläh- bzw. Entfaltungsbeatmungen durchführen, um die Lungenentfaltung zu unterstützen und Restflüssigkeit zu entfernen.
- Ein Neugeborenes mit mekoniumhaltigem Fruchtwasser vor dem ersten Atemzug im Mund-Nasen-Rachenraum absaugen. Ist bei der Larynxinspektion Mekonium in den Atemwegen sichtbar, wird eine sofortige Intubation einer Maskenbeatmung oder sonstigen Atemstimulation vorgezogen.
- Bei Neugeborenen mit Bauchwanddefekten und Zwerchfellhernien auf eine Beutelbeatmung ohne vorherige tracheale Intubation falls möglich verzichten, um den Magen-Darm-Trakt nicht mit Luft zu füllen. Ebenfalls kritisch ist die Beutelbeatmung bei einer Ösophagusatresie.
- Bei der Erstversorgung von Neugeborenen sollen die Eltern regelmäßig über den Zustand ihres Kindes informiert werden und ggf. in die Entscheidung über weitere Maßnahmen einbezogen werden.

Abb. 23.10 Handlungsschema bei der Neugeborenenreanimation.

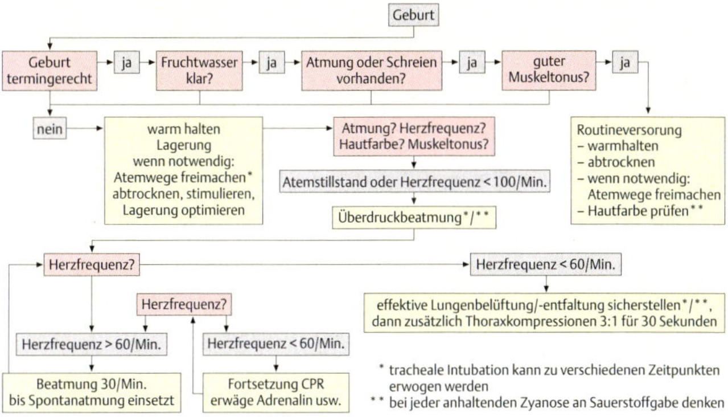

23.2 Akute Atemstörung

23.2.1 Ertrinken

Bei Kleinkindern ist durch den sog. „Atemschutzreflex" (reflektorischer Verschluss der Stimmritze nach Eindringen von Wasser) auch ein Ertrinken in sehr flachen Gewässern möglich.

Erstmaßnahmen

- Falls nötig: Reanimation über längeren Zeitraum durchführen, da durch Hypothermie der Sauerstoffbedarf sinkt und trotz längerer Reanimationsdauer die Prognose gut sein kann → keine Beendigung der Reanimationsbemühungen bei einem Patienten, der seine Normtemperatur noch nicht wieder erreicht hat.
- Intubation, Beatmung mit PEEP (positivem endexspiratorischem Druck)
- Herzdruckmassage, Vorbereitung der Notfallmedikamente.
- Vor weiterer Auskühlung schützen.
- Auch bei Beinahe-Ertrunkenen Atmung auf Dyspnoezeichen beobachten.

23.2.2 Aspiration von Fremdkörpern

Symptome

- beobachtetes Verschlucken, plötzlich einsetzende Atemnot, Husten
- je nach Lokalisation des Fremdkörpers seitenungleiche Atmung
- Zyanose und Bewusstseinseintrübung

Erstmaßnahmen

- Das Kind zu kräftigem Husten auffordern.
- Wenn der Hustenstoß zu schwach ist, können folgende Techniken helfen:
  - Bei Säuglingen und Kleinkindern in Kopftieflage maximal 5 feste Schläge zwischen die Schulterblätter geben (Abb. 23.11a).
  - Alternativ max. 5 Thoraxkompressionen in Rückenlage (Position wie bei der Herzdruckmassage, die Kompressionen jedoch kräftiger und langsamer, siehe Abb. 23.11b).
  - Nur bei älteren Kindern das sog. „Heimlich-Manöver" anwenden (Abb. 23.11c): kräftige Kompression des Epigastriums bei wachen Kindern in aufrechter Position.

Merke: Da beim Heimlich-Manöver die Gefahr von Oberbauchverletzungen besteht, muss nach dieser Maßnahme unbedingt eine ärztliche Untersuchung der Bauchorgane vorgenommen werden. Daher wird diese Maßnahme auch nur bei schwersten Formen einer Atemwegsverlegung empfohlen.

- Lässt sich der Fremdkörper durch diese Maßnahmen nicht entfernen, Kind nur noch vorsichtig bewegen, um eine Lageveränderung des Fremdkörpers zu vermeiden.
- Bei Bedarf Sauerstoff verabreichen sowie eine Bronchoskopie zügig vorbereiten, besonders bei quellbaren Fremdkörpern.

Abb. 23.11 *Maßnahmen nach Aspiration eines Fremdkörpers.* ***a*** *Dosierte Rückenschläge bei einem Säugling,* ***b*** *Thoraxkompressionen bei Säuglingen,* ***c*** *Heimlich-Griff bei größeren Kindern.*

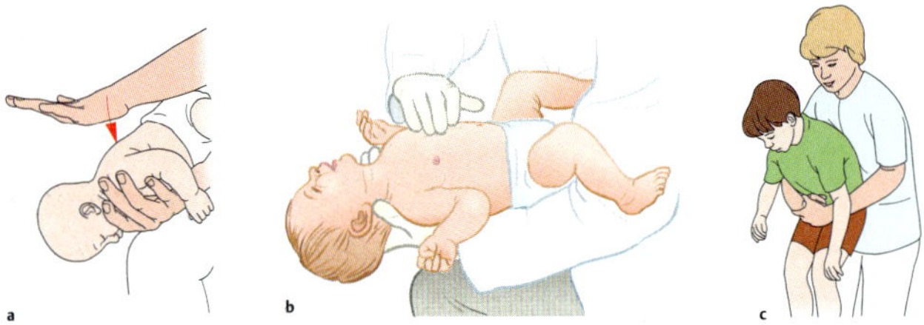

23.2.3 Krupp-Syndrom

Symptome

Plötzlicher Beginn, meist nachts oder in den frühen Morgenstunden. Beim Krupp-Syndrom lassen sich 4 Phasen unterscheiden:

1. Phase: Heiserkeit, bellender Husten,
2. Phase: inspiratorischer Stridor, Einziehungen
3. Phase: starke Atemnot, Steigerung der bisherigen Symptome, Unruhe, Angst, Blässe, Tachykardie
4. Phase: Erstickungsgefahr, Zyanose, Bewusstseinstrübung durch Sauerstoffmangel, Bradykardie

Erstmaßnahmen

- Ruhe bewahren, Kind und Eltern beruhigen, ggf. Sedierung nach ärztlicher Anordnung in 1. und 2. Phase,
- Kind aufsetzen, Frischluftzufuhr, feuchte Tücher aufhängen, Verneblung von Warmluft, Sauerstoffzufuhr,
- kühle Getränke anbieten (keine Milch), ausreichende Flüssigkeitszufuhr zur Sekretverflüssigung,
- engmaschige Vitalzeichenkontrolle, besonders Atmung, auf Stridor achten, kontinuierliche Anwesenheit der Pflegeperson bei schwerer Symptomatik,
- medikamentöse Abschwellung der Trachealschleimhaut auf ärztliche Anordnung, z.B. kortikoidhaltiges Zäpfchen, Inhalation mit Sympathomimetika,
- bei Zyanose Sauerstofftherapie.

23.2.4 Epiglottitis

Symptome

- akuter Beginn, schwerstkrankes Erscheinungsbild, hohes Fieber,
- kloßige Sprache, Schluckbeschwerden, Speichelfluss, Angst,
- Apathie durch Sauerstoffmangel, Bradykardie bei Inspiration,

Erstmaßnahmen

- Aufrechte Sitzposition (Gefahr der Atemwegsverlegung im Liegen),
- Sauerstoffapplikation, ggf. Maskenbeatmung in sitzender Position,
- Bereitschaft zur Intubation, Blutentnahme vor möglicher Intubation,
- keine unnötigen Manipulationen wie Absaugen,
- rasche Intubation, es droht die Atemwegsverlegung durch weitere Schwellung des Kehldeckels,
- Reanimationsbereitschaft,
- rascher Beginn der antibiotischen Therapie.

> **Merke:** Die Prävention erfolgt durch Hib-Impfung (S. 420).

23.2.5 Status asthmaticus

Symptome

- starke exspiratorische Dyspnoe, exspiratorisches Giemen
- Bronchialobstruktion, verlängertes Exspirium
- Kind nimmt selbstständig entlastende Haltung ein
- Einsatz der Atemhilfsmuskulatur, Angst
- ggf. Hinweis auf allergisches Geschehen (S. 543)

Erstmaßnahmen

- Sitzende Lagerung,
- ggf. Entfernung möglicher Allergene (z.B. Federkissen),
- Atemtherapie, Physiotherapie, atemerleichternde Maßnahmen,
- Gabe von Bedarfsmedikation nach dem Notfallplan, Bronchodilatation durch Dosieraerosole oder Inhalationen,
- bei Sauerstoffmangel: Sauerstoffgabe,
- Flüssigkeitszufuhr zur Verbesserung der Sekretolyse,
- ggf. intravenöse bronchodilatatorische Dauerinfusion,
- ggf. Kortikoide und Antihistaminika.

23.2.6 Insektenstich im Mund/Rachen-Raum

Symptome

- Kind schreit nach Stich des Insekts. Einstichstelle schwillt an.
- Bei einem Stich in den Rachenraum droht die Verlegung der Atemwege.

Erstmaßnahmen

- Kalte Getränke anbieten, größere Kinder Eiswürfel lutschen lassen,
- umgehende Arztkonsultation, Notruf,
- Beobachtung der Schwellung und der Atmung auf Geräusche und Dyspnoe,
- ggf. Gabe eines Antihistaminikums.

23.3 Akute Herz-Kreislaufstörungen

Symptome

- keinerlei körperliche Belastungsfähigkeit, Unruhe, Angst,
- Tachy- oder Bradykardie, Rhythmusstörungen,
- Blutdruckabfall, Schwindelgefühl, Kollaps,
- grau-blasses bis zyanotisches Hautkolorit, kalte Extremitäten, Kaltschweißigkeit,
- Ödeme, ggf. großer Bauch durch Lebervergrößerung,
- Bewusstseinseintrübung bei starker Zirkulationsstörung.

23.3.1 Paroxysmale Tachykardie

Symptome

- anfallsartig auftretende Erhöhung der Herzfrequenz bis auf das Doppelte der altersüblichen Frequenz,
- Frequenzen von 300 Schlägen pro Minute möglich.

Erstmaßnahmen

- Auslösen eines Vagusreizes durch Trinken eiskalter Getränke, Auflegen von Eiswasserbeuteln auf die Stirn für 10–15 Sekunden, Auslösen des Würgereizes, einseitige Karotissinusmassage,
- Medikation nach ärztlicher Anordnung (Adenosin, β-Blocker, Digitalis, Sedierung) unter kontinuierlicher EKG-Monitorkontrolle,
- Bereitstellen weiterer Notfallutensilien, gerichteter Medikamente, Defibrillator.

23.3.2 Kardiogener Schock

Der kardiogene Schock ist die Folge von Kardiomyopathie, Myokarditis oder Dekompensation bei angeborenen Herzfehlern (S. 324). Es besteht die Möglichkeit von Kreislaufversagen.

Erstmaßnahmen

- Sitzende Lagerung, Sauerstoffapplikation,
- bei Bedarf Beatmung bzw. Reanimation,
- strenge Flüssigkeitsrestriktion, Ein- und Ausfuhrkontrolle,
- Medikation (Katecholamine, Digitalisierung, Diurese) nach ärztlicher Anordnung,
- Bereitstellen weiterer Notfallutensilien.

23.3.3 Volumenmangelschock

Symptome

- trockene Schleimhäute, herabgesetzter Hautturgor,
- zurückgehende Urinausscheidung, eingesunkene Augen,
- Tachykardie, Blutdruckabfall,
- marmorierte kalt-schweißige Haut, Bewusstseinstrübung,
- beim Säugling: eingesunkene Fontanelle,
- Zeichen von Volumenmangel durch Blutungen:
  - auffallende Blässe,
  - Blutung nach außen oder Hämatombildung, z. B. wachsende Körperumfänge (etwa Bauchumfang bei abdominellen Blutungen).

Erstmaßnahmen

- Schocklagerung (Beine und Arme hochlagern),
- Sauerstoffgabe, bei starker Unterversorgung Beatmung,
- Assistenz beim Legen von 1–2 Infusionskanülen, bzw. ZVK (S. 249),
- Infusionstherapie (Plasmaexpander, Ringer-Laktat-Lösung),
- häufige Laborkontrollen,
- ggf. medikamentöse Kreislaufunterstützung (Katecholamine),
- bei Blutungen: Blutstillung, Transfusion.

23.3.4 Anaphylaktischer Schock

Symptome

- Ausschlag, Quaddeln, Juckreiz, Schleimhautschwellung,
- Stridor, Bronchokonstriktion, Kreislaufstörungen,
- Blutdruckabfall, Tachykardie, Schock, Bewusstseinstrübung.

Erstmaßnahmen

- Allergenexposition unterbinden,
- medikamentöse Therapie (Adrenalin, Antihistaminika, Kortikoide).

23.4 Neurologische Notfälle

23.4.1 Zerebraler Krampfanfall

Symptome

- plötzlicher Bewusstseinsverlust,
- Sturz mit möglichen Begleitverletzungen,
- tonische und/oder klonische Bewegungen,
- Zyanose, Zungenbiss, Speichelfluss,
- Einnässen, weiten Pupillen.

> **Merke:** Der Krampfanfall kann fokaler oder generalisierter Ausprägung sein. Kindliche Krampfanfälle können manchmal ein ganz anderes diskreteres Muster aufweisen als der klassische Grand-mal Anfall.

Erstmaßnahmen

- Vor Begleitverletzungen schützen (weich lagern, verletzungsgefährdende Gegenstände wegräumen, Kind nicht festhalten),
- auf freie Atemwege achten, Seitenlage zum Aspirationsschutz, ggf. Absauggerät bereithalten,
- bei Zyanose Sauerstoffzufuhr,
- medikamentöse Unterbrechung des Krampfanfalls rektal oder i.v.,
- Fieber senken,
- falls möglich, Behandlung der auslösenden Ursache.

23.4.2 Bewusstlosigkeit

Symptome

- eingeschränkte oder fehlende motorische oder verbale Reaktion,
- bei tiefer Bewusstlosigkeit Fehlen der Schutzreflexe.

Erstmaßnahmen

- Stabile Seitenlage (Abb. 23.12), Auslösen des Notrufes,
- kontinuierliche Beobachtung des Kindes,
- engmaschige Kontrolle der Vitalzeichen und Neurologie (z.B. Pupillen),
- Einleiten der Diagnostik (Labor, CT, LP, EEG) auf ärztliche Anordnung,
- wenn möglich Ursache beseitigen.

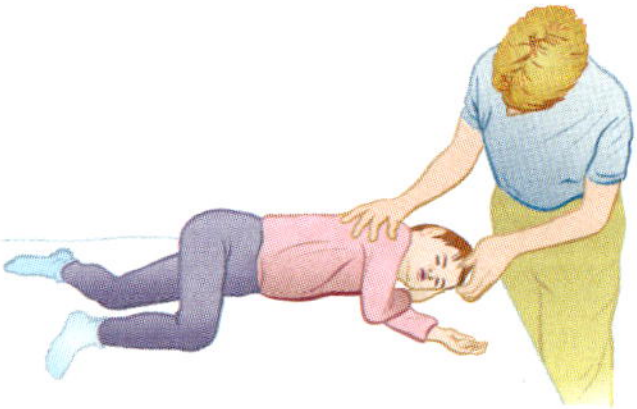

Abb. 23.12 *Stabile Seitenlage.*

23.5 Vergiftungen

23.5.1 Symptome

Bei Vergiftungen treten Symptome aller Art auf (abhängig vom Gift), siehe Tab. 23.2.

Tab. 23.2 *Häufige Vergiftungen.*

Giftstoff	Symptome	Maßnahmen
Alkohol	Benommenheit, Übelkeit, Bewusstlosigkeit, Atemstörungen, Koma, Krampfanfälle	■ Blutalkoholspiegel bestimmen ■ Vitalzeichen- und Bewusstseinskontrolle ■ intravenöse Zufuhr von hochprozentiger Glukoselösung auf ärztliche Anordnung
Atropin (Tollkirschen)	hochrote Gesichtsfärbung, trockene Schleimhäute, erweiterte Pupillen, Pulsbeschleunigung, Unruhe, Halluzinationen, Koma, Krämpfe	■ Vitalzeichen- und Bewusstseinskontrolle ■ nur bei vorhandenem Bewusstsein primäre Giftentfernung (Erbrechen oder Magenspülung) ■ Gabe des Antidots Prostigmin auf ärztliche Anordnung
Benzin	Kopfschmerzen, Benommenheit, Übelkeit, Gefahr der Aspirationspneumonie, Atem- und Kreislaufinsuffizienzgefahr	■ gründliches Spülen benetzter Hautareale ■ **Vorsicht**: keine Magenspülung oder induziertes Erbrechen! ■ Gabe von Kohle und Glaubersalz auf ärztliche Anordnung ■ Vitalzeichenkontrolle ■ symptomatische Maßnahmen
Kodein (in manchen Hustensäften)	Pupillenverengung, Schläfrigkeit, Atemdepression	■ Beobachtung ■ primäre Giftentfernung bei größeren Dosen ■ ggf. Gabe des Antidots Naloxon durch den Arzt bei Atemdepression
Opiate (Drogenmissbrauch)	Übelkeit, Erbrechen, Bewusstlosigkeit, Erlöschen der Reflexe, Pulsverlangsamung, Blutdruckabfall, Atemdepression, Koma, enge Pupillen	■ engmaschige Vitalzeichen- und Bewusstseinskontrollen ■ Gabe des Antidots Naloxon auf ärztliche Anordnung ■ Magenspülung nach Intubation mit 0,2-prozentiger Kaliumpermanganatlsg., auch bei parenteraler Vergiftung ■ symptomatische Maßnahmen

Tab. 23.2 (Forts.) *Häufige Vergiftungen.*

Giftstoff	Symptome	Maßnahmen
Paracetamol (häufig in suizidaler Absicht)	Übelkeit, Erbrechen, Bauchschmerzen, nach 2–5 Tagen Leberversagen, Nierenversagen, Kardiomyopathie möglich	▪ primäre Giftentfernung ▪ Gabe des Antidots Azetylzystein auf ärztliche Anordnung ▪ Beobachtung über mindestens drei Tage, bes. auf Leberbeschwerden
Pilze	unterschiedliche Symptomatiken, gastrointestinal, neurologisch	▪ primäre Giftentfernung ▪ engmaschige Kontrolle von Vitalzeichen und Bewusstseinslage ▪ ggf. Atropin als Antidot auf ärztliche Anordnung ▪ symptomatische Maßnahmen
Rauch	Inhalationsvergiftung, Atemnot, sekundäres Lungenversagen	▪ Inhalation von Kortikoiden auf ärztliche Anordnung ▪ engmaschige Kontrolle der Atmung ▪ symptomatische Maßnahmen
Salizylsäure (Schmerzmittel, häufig in suizidaler Absicht)	Unruhe, Übelkeit, Erbrechen, Durst, Krämpfe, Kreislaufversagen, Blutungen infolge Hypoprothrombinämie, später Nierenversagen möglich	▪ primäre Giftentfernung ▪ Gabe von Natriumbikarbonat oral auf ärztliche Anordnung ▪ bei Blutungen Substitution von Vitamin K ▪ ggf. Hämodialyse
Spül-, Waschmittel	Unruhe, Übelkeit, Erbrechen, Durchfälle, Blähungen, Bauchweh	▪ Aspirationsprophylaxe ▪ keine Magenspülung ▪ Gabe von Silikonentschäumern ▪ reichlich orale Flüssigkeitszufuhr zur Verdünnung
Säuren (z.B. konzentrierte Reinigungsmittel)	Verätzungen an Speiseröhre und Magenschleimhaut, Schluckbeschwerden, blutiges Erbrechen, Glottisödem möglich, Schädigung von Haut und Schleimhäuten bis zu Nekrosebildung	▪ **Vorsicht:** kein Erbrechen auslösen! Erneute Verätzungsgefahr! ▪ Wasser zur Verdünnung der Säure trinken lassen ▪ Verätzungen an der Haut mit reichlich Wasser spülen ▪ Gabe von Kortikoiden auf ärztliche Anordnung

23.5.2 Erstmaßnahmen

Vorklinisch

- Transport des Kindes in die Klinik unter ärztlicher Begleitung,
- Substanzen sicherstellen und mitnehmen (z.B. Tabletten, Beeren, Erbrochenes),
- bei Verdacht auf Vergiftung Anruf bei den Giftnotrufzentralen (Tab. 23.3, Abb. 23.13),
- Überprüfen der Vitalfunktionen, Bewusstseinslage und Stabilisierung,
- zum Selbstschutz Schutzhandschuhe tragen, keine Mund-Zu-Mund-Beatmung.

In der Klinik

- Kontinuierliche Überwachung aller Vitalparameter, bei bekanntem Gift Kontrolle der gefährdeten Körperfunktionen,
- Labordiagnostik, für alle Fälle bei unklaren Vergiftungserscheinungen erste Urinportion und Erbrochenes aufheben,
- primäre Giftentfernung: Entfernen von Giftresten im Mund und auf der Haut des Kindes, Spülen mit reichlich Wasser,
- Verdünnung der aufgenommenen Giftstoffe durch Anbieten von geringen Mengen Flüssigkeit (keine Milch und keine kohlensäurehaltigen Getränke),

- falls das Kind erbricht: Erbrochenes für toxikologische Untersuchungen aufheben,
- ggf. Gabe von medizinischer Aktivkohle zum Binden von Giftstoffen,
- ggf. Gabe eines Antidots,
- ggf. Magenspülung (heute nur noch in Ausnahmesituationen)
  - das Kind zum Aspirationsschutz seitlich lagern,
  - dicke Magensonde bzw. Magenspülschlauch oral legen,
  - auf Vagusreizung, Bradykardie achten,
  - körperwarme isotone Spülflüssigkeit (z.B. NaCl 0,9%) in Einzelportionen von 5–10ml/kg KG eingeben und wieder ablaufen lassen,
  - Vorgang wiederholen, bis die Spülflüssigkeit klar zurückkommt,
  - Spülflüssigkeit zur Giftidentifikation aufheben.

Tab. 23.3 *Giftnotrufzentralen.*

Berlin	030/19240 http://www.giftnotruf.de
Bonn	0228/19240 http://www.meb.uni-bonn.de/giftzentrale
Freiburg	0761/19240 http://www.giftberatung.de
Göttingen (zuständig für Bremen, Hamburg, Niedersachsen, Schleswig-Holstein)	0551/19240 http://www.giz-nord.de
Homburg/Saar	06841/19240 http://www.uniklinikum-saarland.de/giftzentrale
Mainz	06131/19240 oder 0700-GIFTINFO http://www.giftinfo.uni-mainz.de
München	089/19240 http://www.toxinfo.org
Nürnberg	0911/3982451
Erfurt (zuständig für Mecklenburg-Vorpommern, Sachsen, Sachsen-Anhalt, Thüringen)	0361/730730 http://www.ggiz-erfurt.de

Merke: Kein induziertes Erbrechen und keine Magenspülung bei

1. bewusstseinseingeschränkten Kindern,
2. Aufnahme von Säuren oder Laugen (Verätzungsgefahr, Gefahr der Schädigung der Ösophagusschleimhaut),
3. Aufnahme von Benzin und organischen Lösungsmitteln sowie Lampenölen, da Gefahr von Mikroaspirationen, die zu Pneumonien und Lungenschädigungen führen.

Bei bewusstlosen Kindern Magenspülung nicht ohne vorherige Intubation (Aspirationsgefahr) durchführen; bei Gefahr von Krampfanfällen erst nach antikonvulsiver Therapie!

23

Merkblatt Giftnotruf	
Telefonnummer: ______________ (z. B. 030/19240)	
Bitte falls möglich bereithalten:	
– Womit:	• Definition des Giftstoffes • Produktname • Bestandteile • Firma • Verpackung
– Wann:	• möglichst genaue Zeitangabe der Einnahme und der ersten Symptome
– Wieviel:	• möglichst genaue Mengenangabe (Anzahl der Tabellen, Flüssigkeitsmenge, ...)
– Wer:	• Alter • Geschlecht • Gewicht • ggf. Vorerkrankungen • gesundheitliche Verfassung
– Wie:	• Art der Aufnahme (oral, Hautkontakt, Inhalation, ...)
– Weshalb:	• Irrtum • Suizidversuch • Suchtverhalten • ...
– aktueller Zustand:	• Ansprechbarkeit • Auffälligkeiten • ...

Abb. 23.13 *Merkblatt Giftnotruf.*

23.6 Traumatische Notfälle

Die Erstmaßnahmen zu Verbrennung/Verbrühung sind auf S. 416 aufgeführt.

23.6.1 Polytrauma

> **Definition:** Als **Polytrauma** bezeichnet man das Auftreten unterschiedlicher traumatischer Affektionen durch Verkehrsunfälle, Haushaltsunfälle und Misshandlungen. Es kommt zur Beeinträchtigung des Allgemeinzustandes, Volumenmangel bei Blutverlusten, Bewusstseinseintrübung bis Bewusstlosigkeit.

Symptome

- **Schädel-Hirn-Trauma:** Bewusstlosigkeit, Kopfverletzung, Liquor- oder Blutaustritt aus Nase oder Ohr, neurologische Ausfälle, auffällige Pupillenreaktionen (z. B. Seitendifferenzen), Krampfanfälle (S. 543).
- **Thoraxtrauma:** seitenungleiche Atmung, massive Dyspnoe, Ateminsuffizienz, Hämatothorax, Pneumothorax,
- **Bauchtrauma:** Prellmarke, wachsender Bauchumfang, Abwehrspannung, Verfärbung der Bauchdecke.

Erstmaßnahmen

- Lagerung des Kindes nach Indikation:
  - bei Schädel-Hirn-Trauma 30° hoch, Kopfmittelstellung,
  - bei Thoraxtrauma auf erkrankte Seite lagern,
  - bei Bauchtraumen Rückenlage mit angewinkelten Beinen,
  - Frakturen und traumatische Affektionen der Wirbelsäule immobilisieren, z. B. mit Vakuummatratzen oder Schienen,
  - bei Schock ggf. Schocklagerung,

- Versorgung von Blutungen
  - sterile Wundabdeckungen,
  - bei starken Blutungen: betroffenes Körperteil falls möglich hochhalten, Arterie komprimieren, Druckverband anlegen,
  - mögliche Fremdkörper nicht am Unfallort entfernen,
- Schutzmaßnahmen gegen Auskühlen,
- Schocktherapie, Analgesierung oder Sedierung auf ärztliche Anordnung,
- Vitalzeichenkontrollen, EKG-Monitoring, neurologische Kontrollen sowie weitere Kontrollen abhängig vom verletzten Gebiet, Wundverbandskontrollen,
- Diagnostik (Röntgen, Sonografie, Computertomografie),
- konsiliarische chirurgische bzw. neurochirurgische Versorgung,
- intensivmedizinische postoperative Versorgung.

23.7 Physikalische Notfälle

23.7.1 Hitzschlag

> **Definition: Hitzschlag** ist ein Wärmestau bei feuchtwarmer Witterung und Überanstrengung, der zur Überhitzung des Körpers führt.

Symptome

- heiße und trockene Haut, hochrotes Gesicht,
- Mattigkeit bis Benommenheit, erhöhte Körpertemperatur bis 40 °C.

Erstmaßnahmen

- Betroffenen an einen kühlen und ruhigen Ort bringen,
- Oberkörperhochlagerung,
- Kleidung öffnen,
- vorsichtige Kühlung mit Umschlägen (nur wenige Grad unter Körpertemperatur) an gut durchbluteten Körperstellen, z. B. Stirn, Handgelenken, Leiste,
- engmaschige Vitalzeichen-, Körpertemperatur- und Bewusstseinskontrolle.

23.7.2 Sonnenstich

> **Definition:** Der **Sonnenstich** ist eine Hirnhautreizung durch direkte Sonneneinstrahlung auf Kopf und Nacken. Sie tritt besonders bei Säuglingen und Kleinkindern ohne Kopfbedeckung auf.

Symptome

- Kopfschmerzen, Benommenheit, Unruhe, Meningismus,
- ggf. Körpertemperaturerhöhung, hochroter Kopf, Übelkeit, Erbrechen.

Erstmaßnahmen

- Betroffenen in den Schatten bringen, 30°-Oberkörperhochlagerung,
- vorsichtige Kühlung, Auflegen von kühlenden Tüchern in den Nacken,
- Beruhigung durch Zureden und Anwesenheit,
- Vitalzeichen- und Bewusstseinskontrolle,
- Ausschluss einer Meningitis durch den Arzt.

23.7.3 Unterkühlung

Symptome

- Blässe, Akrozyanose,
- Steifwerden von Armen und Beinen,
- Somnolenz bis Bewusstlosigkeit,
- Depression von Atmung und Kreislauffunktion (Bradypnoe, Bradykardie) bis zum klinischen Tod.

Erstmaßnahmen

- Weitere Auskühlung vermeiden (z.B. Entfernen nasser Kleidung),
- bei schwerer Unterkühlung aktive und passive Bewegung des Kindes vermeiden (Gefahr durch Einströmen kalten Körperschalenblutes),
- Vitalzeichenkontrolle, neurologische Kontrollen,
- ggf. vorgewärmte Infusionslösungen infundieren (max. 37 °C),
- ggf. aktive Wiedererwärmung mittels Magen- oder Colon-Lavage, Peritonealdialyse,
- falls Reanimation erforderlich, keine Todesfeststellung vor Wiedererwärmung!

> **Merke:** Rettungsfolien dienen nicht der Wiedererwärmung, können aber weiterem Wärmeverlust vorbeugen.

23.7.4 Stromunfall

Symptome

- Herzrhythmusstörungen, Kammerflimmern,
- „Strommarken“ (Verbrennungen) an den Ein- und Austrittsstellen.

Erstmaßnahmen

- Stromkreis unterbinden,
- bei Hochspannungsleitungen Stromkreisunterbindung durch Elektrizitätswerk, Sicherheitsabstand von 5–10 Metern einhalten,
- Vitalzeichenkontrolle, EKG-Kontrolle, ggf. Reanimation,
- sterile Versorgung der Brandwunden,
- Anstrengung des Kindes vermeiden.

Quellenangaben

[1] Baacke D. Die 6- bis 12jährigen. Weinheim: Beltz; 1992

[2] Berufsverband Kinderkrankenpflege Deutschland e.V. (ehemals: Berufsverband für Kinderkrankenschwestern und Kinderkrankenpfleger BKK, Hrsg.). Bildungskonzept Kinderkrankenpflege, Integrität und Dynamik eines Berufsbildes. Lübeck: Schmidt Römhild Verlag; 1994

[3] Charlier S. Grundlagen der Psychologie, Soziologie und Pädagogik für Pflegeberufe. Stuttgart: Thieme; 2001

[4] Deutsche Atemwegsliga: http://www.atemwegsliga.de

[5] Deutscher Berufsverband für Pflegeberufe e.V. (DBfK, Hrsg.). Berufsordnung des Deutschen Berufsverbandes für Pflegeberufe (DBfK) für Altenpflegerinnen und Altenpfleger, Kinderkrankenschwestern und Kinderkrankenpfleger, Krankenschwestern und Krankenpfleger. Eschborn: DBfK-Verlag; 1992

[6] Eckardt N. Wann die Mutter ihr Kind lieben lernt. Heilberufe; 2006: 1

[7] Ekert B, Ekert C. Psychologie für Pflegeberufe. Stuttgart: Thieme; 2005

[8] Georg J, Frowein M, Hrsg. Pflegelexikon. 2. Aufl. Bern: Hans Huber; 2001

[9] Hobmair H. (Hrsg.). Psychologie. 3. Aufl. Troisdorf 2003: Bildungsverlag EINS; 2003

[10] Hoehl M, Kullick P, Hrsg. Gesundheits- und Kinderkrankenpflege. 3. Aufl. Stuttgart: Thieme; 2008

[11] Kersting M, Alexy U. Empfehlungen für die Ernährung von Säuglingen. 5. Aufl. AID-Infodienst Verbraucherschutz, Ernährung, Landwirtschaft e.V. Bonn: Deutsche Gesellschaft für Ernährung e.V.; 2006

[12] Kersting M, Alexy U. Schwangerschaft und Stillzeit: Empfehlungen für die Ernährung von Mutter und Kind. Bonn: AID-Infodienst Verbraucherschutz, Ernährung, Landwirtschaft e.V., Deutsche Gesellschaft für Ernährung e.V.; 2002

[13] Kersting M, Alexy U. optimiX: Empfehlungen für die Ernährung von Kindern und Jugendlichen. 4. Aufl. Bonn: AID-Infodienst Verbraucherschutz, Ernährung, Landwirtschaft e.V., Bonn, Deutsche Gesellschaft für Ernährung e.V.; 2005

[14] Knobloch S. Basales Spielen. Vortrag auf der Tagung „Basale Stimulation – Pflege und Förderung im Austausch" am 10. und 11. 5.1996 in Landau/Pfalz

[15] Lexikon der Krankheiten und Untersuchungen. 2. Aufl. Stuttgart: Thieme; 2008

[16] Loh S. von. Entwicklungsstörungen bei Kindern. Stuttgart: Kohlhammer; 2003

[17] Lohaus A., Ball, J. Gesundheit und Krankheit aus der Sicht von Kindern. 2. Aufl. Göttingen: Hogrefe; 2006

[18] Manthey M. The Practice of Primary Nursing. Oxford: Blackwell Science Ltd; 1980

[19] http://www.nanda.org (NANDA international)

[20] Neuhäuser G. Schädel-Hirn-Trauma – Krankheitsbild und Diagnostik. Kinderkrankenschwester 1996; 4: 130

[21] Obladen M, Bein G, Kattner E, Waldschmidt J, Hrsg. Neugeborenenintensivpflege. Grundlagen und Richtlinien. 5. Aufl. Berlin: Springer; 1995

[22] Oerter R, Montada L. Entwicklungspsychologie. 5. Aufl. München: Beltz; 2002

[23] http://www.rki.de (Robert-Koch-Institut)

[24] Schenk-Danzinger L. Entwicklungspsychologie. 2. Aufl. Wien: öbvhpt VerlagsgmbH & Co.KG.; 2006

[25] Schippers AD. Angewandte Pflegeforschung – Primary Nursing. PrInterNet 2007; 08/06

[26] Schmitt GM et al. Kindheit und Jugend mit chronischer Erkrankung. Göttingen: Hogrefe; 1996

[27] Schnekenburger FG, Deutsch J, Hrsg. Pädiatrie und Kinderchirurgie für Pflegeberufe. Stuttgart: Thieme; 2009

[28] Schönweiß G. Dialysefibel. 2. Aufl. Bad Kissingen: abakiss; 1996

[29] Suer PH. Sexuelle Gewalt gegen Kinder. Hamburg: Rasch und Röhring; 1998

[30] Stadelmann I. Die Hebammensprechstunde. 12. Aufl. Ermengerst: Stadelmann; 2001

[31] Thom U. Neurochirurgische und neurologische Pflege. 2. Aufl. Heidelberg: Springer; 2003

[32] Wachtel U, Hilgarth R. In: Ernährung und Diätetik in Pädiatrie und Jugendmedizin. Bd. 1: Ernährung. Stuttgart: Thieme; 1994

[33] Weinberger S. Kinder spielend helfen. Weinheim: Beltz; 2001

[34] Willig W, Kammerell T, Hrsg. Psychologie, Sozialmedizin, Rehabilitation. Lehrbuch für die Ausbildung in der Krankenpflege. Balingen: Selbstverlag Willig; 2001

[35] Wong DL et al. Maternal Child Nursing Care. 2nd ed. St. Louis: Mosby; 2002

[36] Zimbardo GP, Gerrig RJ. Psychologie. 16. Aufl. München: Pearson Education; 2004

[37] Ziegenhain U, Fries M, Bütow B, Derksen B. Entwicklungspsychologische Beratung für junge Eltern. Weinheim: Juventa; 2004

Sachverzeichnis